Gunter Neeb

Vom Füllen der Leere

Yang-Leere mit der Feuerschule und Chinesischer Phytotherapie behandeln

4521 Schiedlberg/Austria
Telefon: +43 (0)7251 22235
E-Mail: office@bacopa.at, verlag@bacopa.at
www.bacopa-verlag.at

Lektorat: Gabriela Messerli und Lena Fehlinger MSc
Layout: Birgit Kempke
Printed in the European Union

ISBN 978-3-901618-83-3

1. Auflage 2023

Gunter Neeb

Vom Füllen der Leere

Yang-Leere mit der Feuerschule und Chinesischer Phytotherapie behandeln

BACOPA VERLAG

Dankesworte: Mein Leben mit der Huo Shen Pai

Wo soll man nur anfangen?
Im Jahre 1994 traf ich beim Studium in der Hauptstadt von Yunnan im Praktikum einen interessanten Arzt der chinesischen Medizin, der mir fantastische Erfolge bei rheumatischen Erkrankungen mit alkoholischen Bädern von unpräparierten Fu Zi-Wurzeln zeigte, seinen Schülern aber die Rezepte dafür in Nummern verschlüsselt beibrachte. Ohne zu wissen, bei wem ich da famulierte, schrieb ich dennoch mit, so gut ich konnte.
Sein Name war Wu Sheng-Yuan, und man erzählte mir, er sei der Sohn des berühmten Doktors »Wu Fu-Zi« (Wu Pei-Heng), der weit über Yunnan hinaus bekannt gewesen war. Das war mein erster Kontakt mit der Familie Wu.
Im April 2008 reiste ich nach Kunming in Yunnan, um eine Ausbildungsreise für europäische Therapeuten vorzubereiten. Natürlich nutzte ich die Gelegenheit, etwa 20 Kilo interessante Bücher über chinesische Medizin zu kaufen.
Darunter war auch ein Buch mit dem Namen »Überblick über die Feuerschule« (中医火神派讨论). Kaum war ich wieder zu Hause, schnappte sich meine Frau Bi-Hsia das rote Buch und las mir täglich begeistert daraus vor.
Ich mußte es unbedingt auch lesen und war ebenso begeistert, so dass ich im August 2008 in der Zeitschrift für TCM (VGM) den ersten Artikel zum Thema Feuerschule veröffentlichte. Und daraufhin eine Serie zum Thema begann, deren aktualisierte Essays auch hier zu finden sind.
Noch im selben Jahr traf ich meine Schweizer Kollegin Gabriela Messerli, die damals bereits mehr als 10 Jahre damit arbeitete. Ihr Lehrer war ein Schüler von Tang Bu-Qi, der selbst Schüler Zhengs gewesen war.
Als mich die Reise 2009 nach wieder nach Kunming führte, verbrachte ich eine Weile mit Wu Rong-Zu, dem Enkel Wu Pei-Hengs, der mir half, die Inhalte der Feuerschule noch besser zu verstehen. Davor aber, beim Unterricht in der Universität für TCM Kunming, wo ich mit der angereisten Ärztegruppe chinesische Patienten behandelte, kamen meine damals erst einjährigen Erfahrungen zur Anwendung. Und nach dem Ambulatorium und den Lektionen von Dr. Wu, brachte ich wieder kistenweise Bücher und Arzneien für den Eigenbedarf (kiloweise guten Fu Zi ☺) nach Hause.
Im September 2009 schrieb ich den ersten von mehreren Artikeln über die Feuerschule in Australiens renommiertestem CM-Magazin THE LANTERN, woraufhin ich 2010 zu Vorlesungen in Melbourne, Brisbane und Sydney und dem TCM-Kongress in Adelaide eingeladen wurde.
Zuvor, im Sommer 2009, als ich zurück in Deutschland war, stiftete mir die DWGTCM den Förderpreis für wissenschaftliche Arbeiten um das Übersetzungsprojekt des *Tang Ye Jing* zu beginnen, welches die Grundlage für das spätere *Shang Han Za Bing Lun* war.
Die Übersetzung sollte drei Jahre dauern, und mithilfe von meiner Frau Dr. Bi-Hsia Yeh, von Jui-Feng und Ernst Bankwitz, (die bereits 2008 das *Fu Xing Jue Fa Tu* übersetzt hatten) und Johannes Baumgartner gelang es uns, das Werk erstmalig in der Welt in eine andere Sprache

zu bringen. Es wurde 2012 von der DWGTCM zum kostenlosen Download ins Internet gestellt. Hierzu bedanke ich mich bei Dr. Ingolf Hosbach von der DWGTCM und besonders Gabriela Messerli, für das Probelesen des *Tang Ye Jing* ebenso wie auch dieses Buches.
Ich begann anschließend mit der Übersetzung von Zheng Qin-Ans erstem Buch *Yi Li Zhen Zhuan*, dessen erste drei der vier Rollen bereits ein Jahr später, 2013, also früher als englische Versionen in der Schweiz, in einer Vorlesung der ATMA vorgestellt wurden und ebenso 2014 in der österreichischen Donau-Universität Krems, der Sydney-University in Australien und bei vielen anderen Akademien und Veranstaltern in Europa und Australien.
An diese alle geht ebenfalls mein Dank. Zuletzt möchte ich mich noch beim Bacopa-Verlag und Walter Fehlinger in Schiedlberg bedanken, der dieses Buch herausbringt.
Nach China geht mein Dank in den Süden nach Taibei an Chang Chung-Gwo, der mich in der Praxis der Akupunktur unterrichtete und Lee Feng-Shan, meinen Qi-Gong Meister und Mentor; in den Westen nach Kunming an Zheng Jin, meinen Lehrer und Freund; und in den Norden nach Tianjin an Zhang Bo-Li, meinen Lehrer und Doktorvater.
Alle noch vorhandenen Fheler, sind auf meine Nachlässigkeit zurückzuführen, aber das trübt hoffentlich nicht die Freude am Lesen dieses nun endlich erschienenen Buches.
Weitere Skripte und Informationen finden Sie unter www.Doc-N.de.

Gunter Neeb, Taunusstein, im Februar 2023

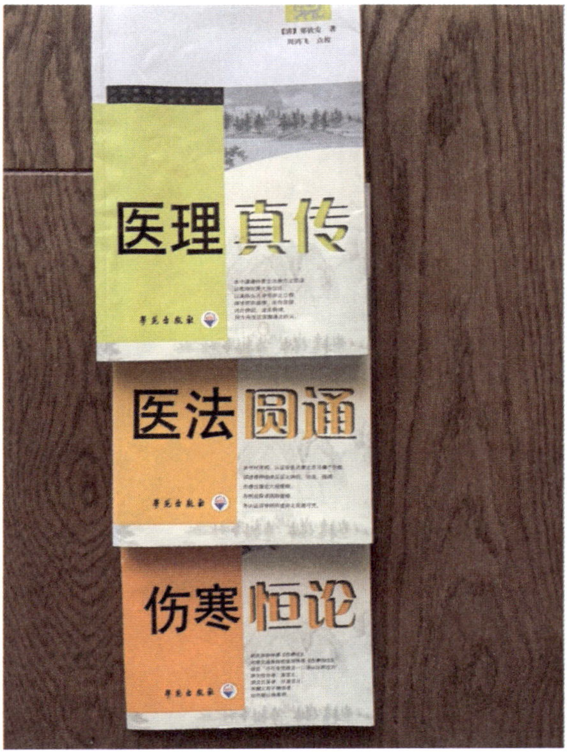

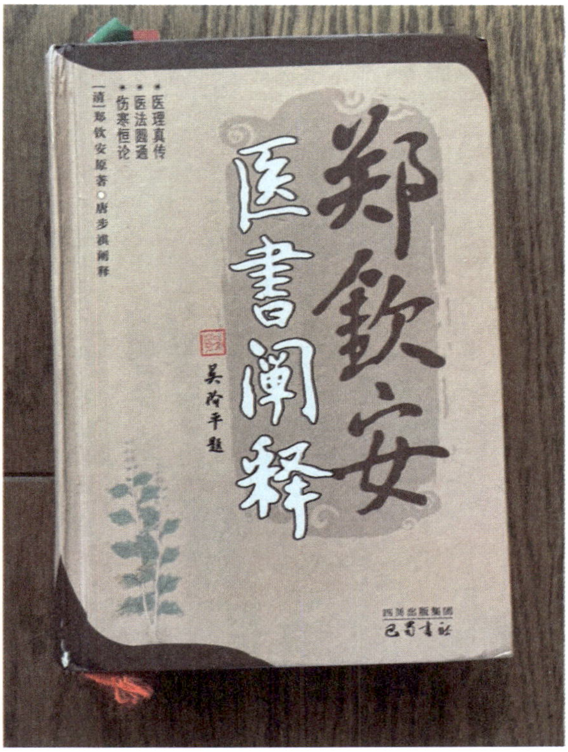

Alle Bücher von Zheng Qin-An (links) und Tang Bu-Qis Band mit Kommentaren (rechts)

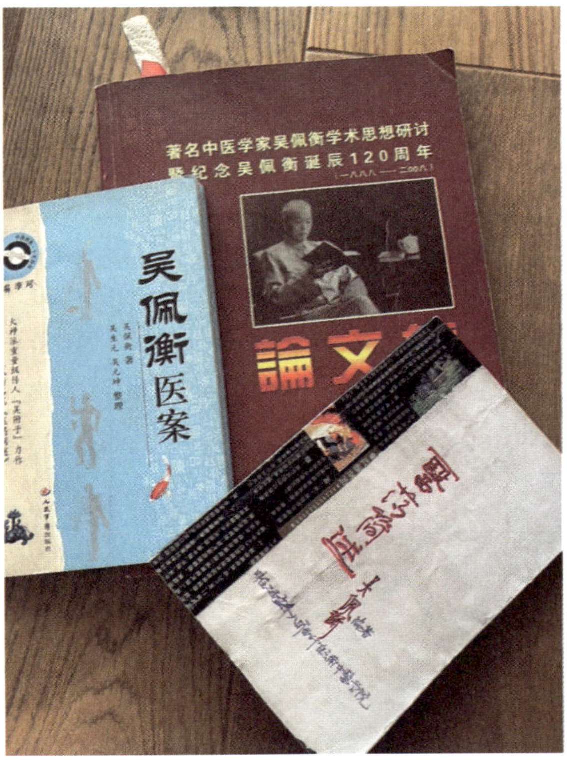

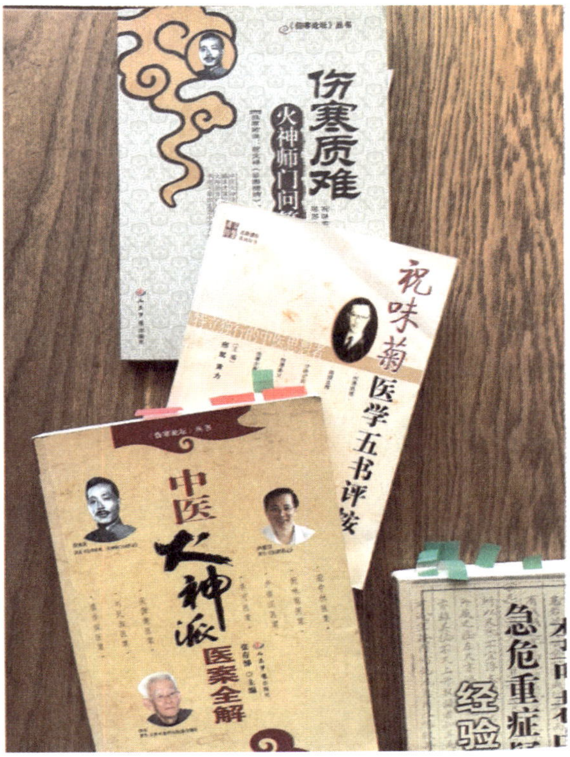

Bücher von Wu Pei-Heng (links) und Zhu Wei-Ju (rechts)

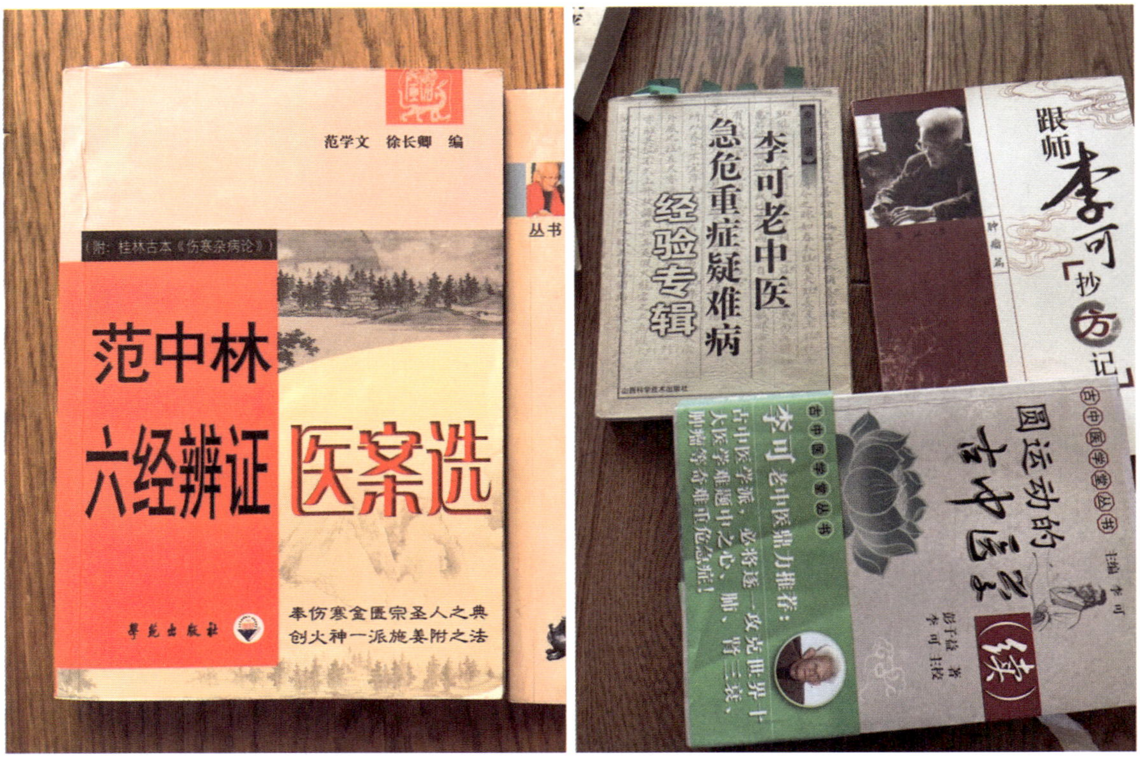

Buch von Fan Zhong-Lin (links) und Bücher von Li Ke (rechs)

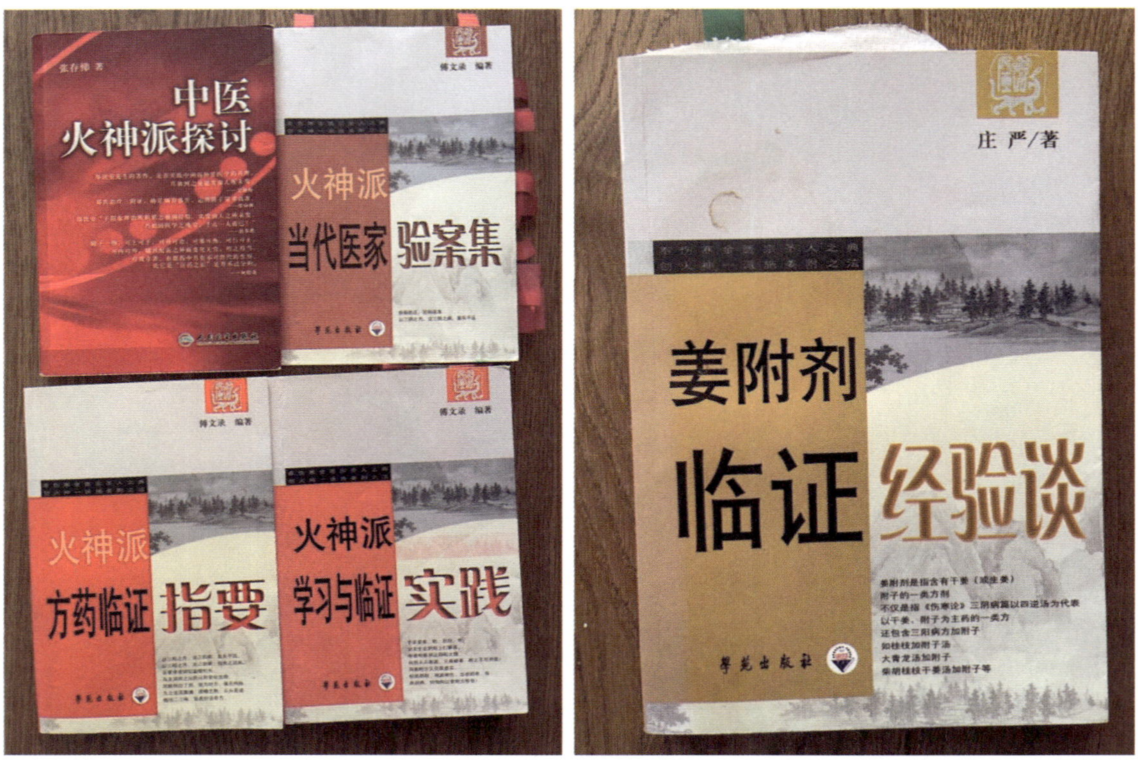

Weitere Bücher über die Huo Shen Pai (Feuerschule) von modernen Autoren

Vorwort

Warum überhaupt Feuerschule? Oder: Was sich nach 35 Jahren Chinesischer Medizin für mich verändert hat

Nachdem ich nun selbst alle fünf Wandlungsphasen der alten Chinesischen Zeitrechnung in allen 12 Jahren, dem hierzulande als Tierkreiszeichen bekannten Zwölferzyklus beendet habe, mein graues Haar endlich weiß geworden ist, habe ich zum Glück das Alter erreicht, in welchem ich mir einen Bart wachsen lassen darf.[1]
Auch die Chinesische Medizin ist mir in den 35 Jahren seit meiner ersten Begegnung sehr vertraut, so dass ich nun meinen chinesischen Spitznamen »Lao Nei«[2] auch zu Recht tragen darf.

Seit fast 10 Jahren habe ich kein Buch mehr geschrieben und auch meine Aufsätze und Vorlesungen habe ich für mehr Zeit mit der Familie aufgegeben. Dennoch werde ich immer wieder nach diesem Buch gefragt, und gedrängt, es doch endlich zu schreiben. Da die Feuerschule insbesondere für die Behandlung schwieriger Fälle geeignet ist, ist der potenzielle Leser dieses Buches in seinem Wissen entweder bereits fortgeschritten oder ein sehr interessierter Anfänger. Dennoch wird man im Studium der chinesischen Medizin irgendwann an den Punkt kommen, wo dieses zusätzliche Wissen weiterhilft.

Ein Wort der Warnung: Die Ärzte der Feuerschule, deren Bücher und Aufsätze von mir hier zum ersten Mal übersetzt wurden, haben sich ausführlich mit den philosophischen Grundlagen der Medizin Chinas beschäftigt. Dazu gehören das Shang Han Lun und Jin Gui Yao Lüe ebenso wie das Yi-Jing, das Buch der Wandlungen und daoistischen Autoren des ersten Jahrtausends wie Tao Hong-Jing. Man muß das nicht zwangsläufig kennen, um einen kranken Menschen zu behandeln, aber es ist spannend zu lesen, wie gut uralte Erfahrungen mit modernen wissenschaftlichen Erkenntnissen zusammenpassen.

Ich habe daher meine Übersetzungen aus dem Chinesischen, meine Skripte und Aufsätze zu diesem Thema zusammengefasst und erweitert.

1 Da vielen Chinesen erst im Alter ein ordentlicher Bart wächst, gilt es als unpassend, als junger Mann einen Bart zu tragen und scheint die Würde des Alters nur vorzutäuschen. Jetzt aber ist dem nichts mehr entgegen zu setzen, auch nicht von meiner Frau, die ja Chinesin ist, und es daher wohl wissen muß.

2 Ein Wortspiel, das mir meine Lehrer an der Tianjiner Uni gaben. Von meinem Chinesischen Namen Nei, Long-Dao (»Nei« bedeutet innen, Insider) und der Bezeichnung für Ausländer Lao Wai (Erwürdiger von Außerhalb, Wai = Außen). »Lao Nei« war also eine nicht ganz ernst gemeinte Bezeichnung für den »ehrwürdigen Insider«.

Dem einen wird daher einiges bekannt vorkommen und hoffentlich als Erinnerung aufgefrischt werden, dem anderen hoffentlich vieles neu und umso mehr eine Bereicherung sein. Ich hoffe daher, dass sowohl Erinnerungen als auch Bereicherungen zur Freude am Lesen beitragen. Zum Einstieg daher mein 2010 in Australien veröffentlichter Aufsatz über meine Erfahrung von 30 Jahren.

Wandel

Jian Shan Shi Shan (Man sieht einen Berg – und es ist ein Berg)
Jian Shan Bu Shi Shan (Man sieht einen Berg – und es ist kein Berg)
Jian Shan You Shi Shan (Man sieht einen Berg – und es ist wieder ein Berg)

altes Sprichwort aus dem Chan-Buddhismus

Der Berg

Als vor einigen Jahrhunderten die Reisenden aus dem Westen die Kunde vom Reich der Mitte mitbrachten, regte es die Fantasie der Künstler und Gelehrten an und es entstanden Malerei und Porzellanbilder von China, wie man es sich damals vorstellte: Chinesen alle mit mandelförmigen Augen, Zopf und flachem, runden Bauernhut, Drachen, die durch die Lüfte segelten, Schriftrollen mit unverständlichen Krakeln, und viel Bambus. Diese, der Wahrheit nur entfernt entsprechende Menagerie nannte man später Chinoisie, von **Chin**a und Phanta**sie**.

Als ich zum ersten Mal die Philosophen Lao-Zi und Zhuang-Zi las, muß ich wohl 16 gewesen sein. Erst die Übersetzung von Wilhelm ins Deutsche, dann von Blofeld ins Englische und schließlich von Granet ins Französische. Je mehr ich las, desto mehr Abweichungen entdeckte ich und als typischer Westler dachte ich, es könne ja nur eine Version die Richtige sein. Es sollte noch 20 Jahre dauern, bis ich sie im Original lesen konnte und erfuhr, dass sie – pluralistisch wie die Chinesen selbst – alle nicht falsch waren, ebenso wie meine Idee davon.
Mit ähnlichen, vielleicht etwas naiven Vorstellungen ging ich 1988 nach Taiwan, hatte inzwischen Übersetzungen des Huang Di Nei Jing[3] und verschiedene Versionen des »Buches der Wandlungen« (Yi-Jing) gelesen, und in und nach meinem Studium etwas Akupunktur gelernt, ja sogar von Porkerts »Klinischer Chinesischer Pharmakologie« 1978 angeregt, selbst eine Feldstudie über die Erhältlichkeit von Chinesischen Arzneien und deren eventueller Austauschbarkeit mit westlichen Pflanzen gemacht.

So kam ich in Taiwan an und ich sah den Berg. Wie erwartet war es ein Berg. Taiwan hatte noch viel von der alten Tradition bewahrt, die für mich die chinesische Kultur und deren Medizin auf dem Papier ausgemacht hatte. Ich lernte Teezeremonien, Qi-Gong bei meinem daoistischen Meister, als dessen Schüler ich wie vor Jahrhunderten mit Kotau (Ke-Tou) und

3 Aus dem Chinesischen ins Vietnamesische und von dort ins Französische von van Nghi, von dort dann ins Deutsche

Räucherstäbchen um Einweihung bat, lernte Akupunktur bei einem geduldigen Lehrer, studierte an der Uni alte chinesische Sprache und Literatur einschließlich des Dao-De-Jing des alten Lao-Zi. Ich sah noch Zeremonien einer Triade für den Gott der Unterwelt, lernte Gelehrte mit langem Bart und Chang-Pao kennen, die sich zum Go-Brettspiel (eigentlich Wei-Qi) trafen und trotz der Umweltverschmutzung und Raufereien im Parlament, trotz Kaffeshops und Hi-Tech lernte ich ein China kennen, das meinem Bild zuvor zu entsprechen schien. Die Mehrheit der Jungen interessierten die Kung Fu-Movies zwar mehr, aber es gab noch viele alte Meister, die Wu-Shu Techniken wirklich beherrschten und lehrten.

Ein Höhepunkt war ein langes Gespräch mit dem Nestor der Chinesischen Medizin in Taiwan, Chen Li-Fu, der noch mit Chiang Kai-Shek (Jiang Jie-shi) aus dem Festland herübergekommen war und dafür gesorgt hatte, dass die traditionelle Medizin trotz des westlich-orientierten Kurses der Regierung nicht ganz unterging, indem er das China Medical College of Chinese Medicine in Taizhong und die Yi-Jing Research Society in Taipei gründete und förderte.

Meine wichtigste Frage an ihn war, von welcher Seite ich das Studium der chinesischen Medizin am besten angehen sollte, und er riet mir in der ganz frühen Philosophie anzufangen: Mit dem Yi-Jing und dem Nei-Jing und dem Shang Han Lun.

Ich begann also eifrig und war bald wieder etwas entmutigt, entzog sich mir in der Praxis die Anwendbarkeit der philosophischen Bücher in ihrer Mehrdeutigkeit. Alles konnte so rum, aber auch wieder ganz anders ausgelegt werden. Mir fehlte frustrierenderweise die Erfahrung, nämlich zu wissen wann ich welche Interpretation zu verwenden hatte. Akupunktur und Qi-Gong funktionierten auch ohne die philosophischen Hintergründe ganz gut, aber die Tiefen der Arzneimitteltherapie, die in Taiwan größtenteils nach dem 6-Schichten-Modell des Shang Han gemacht wurden, entzogen sich mir.

Der Nicht-Berg

Im Jahre 1994 begann ich schließlich das regelrechte Universitätsstudium auf dem Festland und war ganz froh, plötzlich alles geordnet und logisch, für den akademischen Anspruch aufbereitet vorzufinden. Die Pharmakologie der Arzneien erklärte einiges, wenn auch nicht alles, die Experimente und Forschungen an Mensch und Tier, an denen ich selber Teil hatte, überzeugten mich, dass es nichts Mystisches an den Arzneien gab, was nicht auch wissenschaftlich erforscht werden könnte. Ich mußte zwar im Studium auch die vier Klassiker (Nei Jing, Shang Han, Jin Gui und Wen Bing) lernen, aber erfuhr in der Praxis, dass die meisten Ärzte, umso weniger auf die alten Bücher gaben, je jünger sie waren. Der Frust mit den praktischen Interpretationsmöglichkeiten der alten Texte wurde durch die moderne Wissenschaft befriedigend ersetzt. Und auf einmal…

… war kein Berg (von alten, mysteriösen Büchern) mehr da.

Ich begann die letzten Mysterien zu entmystifizieren und entwickelte erfolgreich eine logisch-wissenschaftliche Weise, die Pulsdiagnose zu interpretieren, schrieb die ersten pharmakologischen Wirkweisen der Arzneimittel in deutscher Sprache nieder, und schnitt mit dem Schwert (vielleicht dem Occamschen) durch den Wust an Philosophie und Aberglauben.

Doch mein Skeptizismus wurde immer mal wieder zurückgeworfen, wenn ich dachte, diese »Arznei« kann doch nun wirklich keine nachweisbare Wirkung haben: Verbranntes Menschenhaar, Kinder-Urin, Flughörnchenkot und was nicht alles so beschrieben wurde in den alten Büchern. Doch zu meiner Überraschung ergaben die pharmakologisch-technischen Untersuchungen immer wieder positive Wirkungsnachweise und lieferten ein Erklärungsmodell für den Einsatz dieser seltsamen Ingredienzien.
Schulterzuckend mußte ich gestehen, dass die Alten doch ganz schön oft wußten was sie taten. Aber es funktionierte auch ohne sie ganz gut. Je weiter ich die akademischen Weihen bestürmte, desto wissenschaftlicher, desto westlicher wurde mein Studium. Ich arbeitete als Arzt im Forschungszentrum, hatte eigene Patienten und Studenten und als ich schließlich abschloss und begann in eigener Praxis zu therapieren, war ich ganz zufrieden mit dem Wissen, das auch in der Praxis ganz gut funktionierte.
Meist arbeitete ich nach dem Zang-Fu Modell, nach Qi und Xue, differenzierte nach Yin-Yang, voll-leer, heiß-kalt, BIAO und Li. Und es funktionierte ganz gut.

Bei vielleicht 20 % der Patienten aber, da gab es Probleme: entweder sie waren zu schwach und die Arznei bekam ihnen nicht, oder die Krankheit war zu stark und sie reagierten nicht oder nur träge auf meine Rezepturen. Und dann gab es noch die bereits Gesundeten, die nach ein paar Jahren mit Rezidiven wiederkamen: auch hier sprach der Körper schlecht auf die erneute Behandlung an. Gab es hier ein gemeinsames Muster? Mein innerer »Inspektor Weißkittel« versuchte, ein kleinstes gemeinsames Vielfaches zu erkennen, aber – vergeblich.

Nun ja, meine Ergebnisse konnten sich schon sehen lassen, PAVK III-Patienten, also solche mit durchblutungsbedingter »Schaufensterkrankheit«, die dank Blutstasetherapie wieder Bergtouren machten, Kinder und Erwachsene mit vollständiger Asthma-Rekonvaleszenz, Hypertoniebehandlung mit Restitution, Gynäkologie, Dermatologie und sogar Krebstherapie, alles ganz ansehnlich, oder?

Aber war da vielleicht noch etwas?

Ja, da waren noch die von allen älteren Lehrern empfohlenen Klassiker, manche nur 200, manche 2000 Jahre alt. Wenn es hier um Krankheitsbeschreibungen und Fälle ging, stutzte ich regelmäßig, wie gut die Erfolge der Alten waren. Einige Verschreibungen und alles war in Butter? Entweder schrieben sie ausschließlich ihre Erfolge auf, übertrieben mächtig, etwas war anders mit ihren Patienten oder ... sie wußten etwas, das ich nicht wußte.
Ich verschob die offene Frage auf später und machte weiter wie bisher.

Dann stieß ich durch einen Zufall auf ein Buch in Yunnan, wo ich vor vielen Jahren einmal famuliert hatte. Alle Ärzte brachten mir damals einiges bei, Dr. Su Lian über Hepatitis, Dr. Wang über Magenerkrankungen und so weiter. Einer aber zeigte mir seine Erfolge an Pa-

tienten, doch als ich seine Rezepturen aufschreiben wollte, wurde es obskur: Er chiffrierte seine Anweisungen wie »WenLi-Rezept 12, plus x minus y«
»Typisch Familientraditionsarzt«, dachte ich, »immer die Geheimniskrämerei mit ihren Rezepturen.« Es war der Sohn eines der vier berühmtesten Ärzte Yunnans, der Sohn von Wu Pei-Heng, Wu Sheng-Yuan.

Dessen Vater war bei allen Leuten als Dr. Fu Zi bekannt gewesen, weil er so hohe Dosen Akonit verschrieb. Nun hatte ich eben dort also ein Buch gefunden mit Namen »Ein Streifzug durch die Feuerschulentherapie«. Zunächst hatte es meine Frau gelesen und war begeistert. Da sie die gleiche Ausbildung hat wie ich, und zudem noch taiwanesische Chinesin ist, hatte sie es schneller durch als ich und kam jeden Tag, um mir andere Stellen aus dem Buch zu zeigen, die sich schlichtweg unglaublich anhörten. Ich hatte sie selten so aufgeregt gesehen und beschwichtigte immer: »Papier ist geduldig«. Sie antwortete »aber es sind Fälle von 20 verschiedenen Ärzten der Feuerschule, die nicht alle übertrieben sein können« und ich schaute es mir schließlich auch an.

Ich war verblüfft: Yang wieder herstellen um Yin zu nähren, Inneres wärmen statt kalter Arzneien um Fieber zu senken, Rezepturen mit nur 3 Arzneien für 30 Indikationen, Erstverschlimmerungen durch Yin-Feuer und immer wieder hohe Dosen Fu Zi, Rou Gui, Gan Jiang, Ma Huang, Xi Xin. Es stellte alles auf den Kopf was ich bisher gelernt hatte. Und doch: Die Erklärungsmodelle waren schlüssig, die Differenzierung fast simpel und Wirkungen in der Praxis unglaublich.

Es gab nur eine Möglichkeit, diese Ideen zu testen oder zu widerlegen: In der Praxis! Und während ich meine Patienten weiterhin orthodox behandelte nahmen wir zuhause Si Ni Tang und Fu Zi in immer weiter steigender Dosis ein: Mein alter Zahnschmerz kam wieder. Typisch für Yin-Feuer sagt die Feuerschule: Mehr Fu Zi und Rou Gui und die Entzündung geht weg. Ich nahm also mehr Fu Zi und Rou Gui und die Entzündung ging weg. Um mich herum begannen die Infektwellen, doch wir blieben alle verschont.

Und dann kamen die ersten Patienten mit Ergebnissen zurück, die nach vorsichtiger Anwendung der Feuerschule gemischt mit konventioneller TCM behandelt wurden. Es ermutigte mich schließlich, höher zu dosieren. Ich selbst war inzwischen bei 90 g Fu Zi als Rohdroge und hatte verschiedene Wirkungen und Nebenwirkungen an mir ausprobiert. Meine Schwiegereltern waren längst bei 180 g pro Fu Zi Tag und spürten kaum etwas. Ebenso mein Vater mit 60 g Wu Tou. Klar, sagt die Feuerschule, sie sind älter, ihr Yang ist schwächer.

Und dann: Der zweite Schwung Patienten mit reinen Feuerschulen-Rezepturen behandelt. Ich saß Tag für Tag hinter dem Schreibtisch und hörte von Wundern: Nach 5 Jahren Gehörverlust wieder komplette Rekonvaleszenz. Makuladegeneration von 10 % Sehkraft auf 45 % mit angewachsener Netzhaut. Ein Mann steht nach 8 Jahren Hemiplegie aus dem Rollstuhl auf und übt täglich mit dem Rollator. Eine wegen Infertilität kommende Frau wird nach nur 4 Wochen schwanger, und, und, und...

Und wieder: Der Berg

Ich hatte ein Märchenbuch in die Hand bekommen und die Elfen und Salamander darin waren herausgesprungen und lebten – nun als Haustiere in meiner Praxis. Die Erfolge waren ebenso unglaublich wie in den Fällen, die in dem Buch beschrieben wurden. Doch die täglichen Erfolge waren überzeugender als alles Gedruckte.
Da begann ich mehr Literatur über die Feuerschule zu lesen. Mein Schwager war in China und schickte sie mir. Er schrieb, dass die Feuerschule seit kurzem auch in China und Taiwan extrem populär geworden seie – besonders unter den jungen Studenten.
Ich bekam endlich meine Bücher von Zheng Qin-An, Wu Pei-Heng und anderen Feuerschule-Ärzten. Ich wollte schließlich wissen, warum es so gut funktionierte: Die Antworten hierzu aber standen in keinem Pharmakologiewerk, sie standen in – erraten – dem Buch der Wandlungen, dem Huang Di Nei Jing und dem Shang Han Lun!

Und jetzt, nach all den Jahren Praxis und Erfahrung verstand ich die Texte in den richtigen Bezug zu setzen. Und ebenso wurde mir klar, warum die Feuerschule überall so populär wird: Sie entstand in einer Zeit, als aufgrund der Euphorie über die erfolgreiche Seuchenbekämpfung mit kalten Wen Bing-Arzneien immer mehr Kälte gefördert wurde.
Deren thermisches Äquivalent aber sind die meist kühlenden Antibiotika, die auch im modernen China bei 50-60 % aller Erkältungen z. T. wahllos gegeben werden. Was bedeutet dies? Wärmeerzeugende Prozesse im Darm durch die aktive Darmflora werden vermindert; die Patienten leiden dann oft unter Inkretionsschwäche, Enzymmangel oder einfach Dysbiose und produzieren weiche, teils unverdaute Stühle, was nach der Chinesischen Medizin als iatrogene Kälte oder Milz-Yang-Leere der Verdauungsorgane interpretiert wird.

Doch das ist noch nicht alles:

- Vor kurzem hatte ich einen Patienten, dessen Temperatur wegen einer Entzündung im Krankenhaus ständig gemessen wurde. Mit Erleichterung stellte man fest, das seine Temperatur sich keineswegs dem Fieber näherte, also fiebersenkende Arzneien nicht verordnet werden mußten. Seine Körpertemperatur lag mit 34-35 Grad Celsius auch nicht im physiologischen Bereich, dies aber wurde schulterzuckend als harmlos abgetan. Es gäbe ja auch keine Arznei, die seine Temperatur heben könne.
- Helfen Antibiotika aber nicht, weil kein Antibiogramm erstellt wurde, oder gar gegen Virusinfekte verwendet, oder ist bereits eine Immunerkrankung vorhanden, dann kommen meist Cortikoide zum Einsatz. Deren katabole Wirkung im Körper ist ja ursprünglich ein Relikt aus der Zeit, wo der Körper bei Gefahr Reserven (z. B. Blutzuckermobilisierung für die Muskeln) freimachen mußte, wird aber daher nicht über lange Zeit produziert. Extern zugeführtes Kortison stört daher die Funktion der empfindlichen hypophysär-andrenocortikalen Achse, die schließlich für die Nebennierenrinde eine Atropie fördert, aber auch den Abbau des Knochengewebes und anderer Gewebe fördert.
- Ganz extrem ist es im Bereich der Onkologischen Chemotherapie, denn die dort verabreichten Mitosegifte hemmen ja gerade die Zellteilung und die daraus resultierende Oxidationswärme.

Abgesehen von der häufig anzutreffenden Kachexie, friert der Patient zusätzlich durch die Zellgifte. In der Statistik des chinesischen Arztes Sun Geng-Chan[4] von 1000 seiner Krebspatienten fanden sich über 80 % Patienten, die nach der TCM ein Kältesyndrom aufwiesen.
Warum das historisch so ist, wurde bereits angesprochen. Tendenz ist auch hier, katabole Prozesse zu begünstigen und Wärme zu mindern aber andererseits Kälte nicht als Übel anzusehen.
Doch nicht nur der Trend in der Schulmedizin läßt das Yang, die Lebenswärme, schwinden, auch in der modernen Gesellschaft wird es kälter in uns und um uns:

Durch immer weniger Zeit muß die Nahrungsaufnahme immer schneller werden. So ist es häufig üblich, Brotzeiten, kalte Fertigkost oder in der Mikrowelle dürftig Aufgewärmtes zu sich zu nehmen, oder gar Gekühltes aus dem Kühlschrank zu essen. Der Körper muß mit seiner eigenen Wärme diese Nahrung auf 37 Grad erhitzen, statt dass warme Mahlzeiten thermische Kalorien zuführen und verliert damit physikalisch von der Wärmeeinheit Kalorien. Gekühlte Getränke, Eiscreme und andere unter der Raumtemperatur liegende Nahrungsmittel gehören auch hierzu.
Ferner ist es bei Frauen das Idealbild, möglichst schlank zu sein und darum »kalorienbewußte«, »kalorienarme« »light«-Kost wie Salate und Rohkost oder gar für Nicht-Wiederkäuer unverdaubare Kost wie rohe Getreidekörner (Müsli etc.), zu sich zu nehmen.

Interessant ist, dass die größte epidemiologische Studie über Ernährung und Erkrankung diese »Angst vor Kalorien« gar nicht bestätigt, sondern zeigt, das nicht die Kalorienmenge, sondern die Art der Nahrungsmittel eine weit größere Rolle für die Gewichtszunahmen spielt. Dies sind nur schwache, aber dauerhafte Einflüsse.

- In einer gerade veröffentlichten kanadischen Studie, ließ man die Teilnehmer sich an ein Ereignis sozialer Kälte wie z. B. durch Mobbing erinnern und dann die Raumtemperatur schätzen. Die Vergleichsgruppe sollte dagegen an ein Ereignis menschlicher Wärme und des Mitgefühls denken und die Temperatur schätzen. Das Ergebnis war, dass auch soziale Kälte das subjektive Empfinden der Raumtemperatur um einige Grad fallen ließ.
  Eine andere Studie ließ die Teilnehmer potenzielle Bewerber beurteilen, die eine Gruppe trank dazu Eiskaffee, die andere heißen Kaffee. Je wärmer das Getränk, desto positiver fielen die Bewertungen aus.
  Wie »cool« unsere Gesellschaft eigentlich ist, und was dies für ihre Mitglieder bedeutet, wäre nun die nächste Frage. Die nächste Eiszeit hat in uns vielleicht schon begonnen.
  Immerhin, nach 3 Jahren Infektwellen mit einem Virus und der daraus resultierenden Forschung, stößt auch die Biomedizin auf das Prinzip des Schadens durch Kälte: Eine im Dezember 2022 veröffentlichte Studie der Harvard Universität kommt zu dem Resultat, dass eine Reduzierung der Temperatur um 12,7 °C, die Abwehr der extrazellulären

4 Buch: Sun Geng Chan 40 Nian Zhiai Jingyan ji, in Hua Ling Chu Ban She (Erfahrung des Arztes Sun Geng-Chan in 40 Jahren Krebstherapie)

Vesikel der Nasenschleimhaut gegenüber attackierenden Atemwegsviren um etwa die Hälfte reduziert, so dass eine kalte Umgebung die ErKÄLTung fördert.[5]

Für mich zumindest ist eine neue Ära angebrochen: Ich kann in der Theorie gar nicht schnell genug die alten Klassiker lesen, die Rezepturen der Feuerschule in der Praxis anwenden und aufgeregt die Idee der Feuerschulenlehre an alle weitergeben. Dieser Schatz aus der Chinesischen Medizin ist vielleicht das Wertvollste, was ich in den letzten 20 Jahren gelernt habe. Für alle schwierigen Fälle, wenn die »normale TCM« nicht ausreicht, gibt es die Feuerschule! Wir haben im Deutschen aus dem alten Zen-Sprichwort ein anderes gemacht. Bei uns wird es übersetzt mit:

Zuerst ist ein Berg.
Dann ist kein Berg.
Dann ist.

Auch gut. Aber eigentlich heißt es:

Man sieht einen Berg – und es ist ein Berg
Man sieht einen Berg – und es ist kein Berg
Man sieht einen Berg – und es ist wieder ein Berg.

Für mich jedenfalls ist die Chinesische Medizin wieder ein Berg geworden. Und zwar ein schöner – und besteigbarer.

5 »Cold exposure impairs extracellular vesicle swarm-mediated nasal antiviral immunity« in: J Allergy Clin Immunol. 2023 Feb151(2):509-525.e8.doi: 10.1016/j.jaci.2022.09.037. Epub 2022 Dec 6.)
Es scheint sich also auch in der schulmedizinischen Forschung etwas zu tun, was die Weisheit der Alten bestätigt.

Inhalt

Teil Eins

Eigene Erfahrungen mit dem Füllen der Leere und Leeren der Fülle

Einführung: Welches Prinzip ist das Richtige?

Wenn es um das Auffüllen von Yin-Leere geht, so kennen wir in den Arzneimitteln zwei Gruppen, die dazu beitragen, diese Leere und deren Verlust zu behandeln:
Die erste Gruppe ist die der Yin-Tonika, deren klebrige und nicht-klebrige Vertreter es klug einzusetzen gilt. Da gibt es z. B. Mai Men Dong für Herz-Yin-Leere, Nü Zhen Zi für Leber und Gou Qi Zi für die Niere. Doch was nützt das Auffüllen dieser Leere, wenn der Verlust des Yin immer weiter geht?
Hier wird zur zweiten Gruppe von Arzneien geraten, die den Verlust aufhalten und stabilisieren, Suo Yang für Sperma und Sheng Mu Li oder Fu Xiao Mai gegen Verlust durch Schweiß, Fu Pen Zi gegen den Flüssigkeitsverlust durch den Urin, Hai Piao Xiao bei Metrorrhagien.

In der Feuerschule wird interessanterweise nicht das Yin, sondern das Yang gestärkt, um das auslaufende Yin wieder halten zu können:
Gan Jiang gegen weichen Stuhl, Huang Qi gegen Schweißverlust im BIAO oder der Lunge, Xi Xin bei vasomotorischer Rhinitis oder Bu Gu Zhi mit Fu Zi gegen Nykturie.

Als begleitende Maßnahmen wird natürlich mehr Flüssigkeitszufuhr und Schlaf empfohlen zum Auffüllen des Yin und weniger diuretische Getränke zum Aufhalten des Verlustes. Das ist das eine Prinzip.

Nachdem ich nun seit einigen Jahren die Phytotherapie der Feuerschule (Huo Shen Pai) erfolgreich bei allen durch Leere des Yang verursachten Erkrankungen verwende, fragt man sich natürlich irgendwann, ob es hier außer dem mächtigen Füllen des Yang und damit der ursprünglichsten Lebensenergie nicht auch ein Prinzip gibt, das dem sekundären Füllen der Yin-Leere irgendwie im Yang entspricht.
Während die Feuerschule dem VERLUST von Yin mit warmen Yang-Tonika vorbeugt, müßte ein Equivalent hierzu dem VERLUST von Yang mit etwas »Yin-artigem« vorbeugen, richtig?

Doch während Yin als Körperflüssigkeit der **Substanz** entspricht, ist ja das Yang eher der **Energie** zugeordnet. Unser Therapeutikum müßte also logischerweise dem Verlust von Energie vorbeugen.

Doch wo verlieren wir am meisten Energie? Ist es körperliche Erschöpfung beim Arbeiten, Verausgabung bei unserer Körperlichen Kraft? Das mag in vorindustrieller Zeit der Fall gewesen sein, aber heute verlieren wir unser Yang nicht mehr im Muskel, sondern im Geist!

Die größte Verausgabung der feinstofflichen Energie erfolgt heutzutage im Geistigen, durch Gedanken, Planung, Sorge, Anspannung, kurz durch das Phänomen Stress, das entwicklungsgeschichtlich beim Urmenschen körperlich abgebaut wurde, aber heute den Geist erschöpft.

Während wir die mächtigste Waffe gegen körperliche Leere unserer Energie in den Yang-Arzneien der Feuerschule finden (wie zum Beispiel im TSH erhöhenden Fu Zi) müssen wir, wie im obigen Beispiel wieder zum Gegenteil greifen, um die Löcher zu stopfen, durch die uns das Yang als geistige Energie weiterhin verloren geht:

Das Gegenteil des hellen, schnellen und heißen Yang ist das dunkle, langsame und kühle Yin. Dunkelheit wie im nächtlichen Schlaf, der immer zu kurz kommt – Entschleunigung durch meditatives Innehalten im Tun und kühle Entspannung durch »Chilling« wie es heute heißt.

Damit schließt sich der Kreis des Füllens der Leere:

Yin wird mit Yin-Arzneien aufgefüllt und die Löcher des Verlustes durch Yang gestopft – Yang wird mit Yang-Arzneien aufgefüllt und der Verlust durch Herausschleudern der Energie durch Yin-Verfahren beruhigt.

Yin-Leere:

Substanzielles Yin im leeren Yin und energetisches Yang gegen weiteren Verlust des leeren Yin.

Yang-Leere:

Substanzielles Yang im leeren Yang und energetisches Yin gegen weiteren Verlust des leeren Yang.

Man könnte auch sagen:
»Bei Yang-Leere: Tonisieren der körperlichen Leere mit Feuerschule und Verhindern der geistigen Fülle durch »Fasten der Gedanken«, eine Meditation wie sie daoistische Schulen früher zu üben pflegten.

Wer die Feuerschule innerhalb der Chinesischen Medizin kennt, kann nicht bestreiten, dass sie die mächtigste Waffe gegen die Leere von Yang, Yin, Qi und Blut ist. Daher wollen wir mit ihr beginnen.

Klimaerwärmung und Feuerschule

Während uns die Wissenschaft zeigt, dass es immer wärmer wird, und die Jugend zu Recht um ihre Zukunft fürchtet, die durch Hitze und Trockenheit zerstört werden könnte, scheint die Idee der Feuerschule, der Körper brauche mehr Wärme scheinbar fehl am Platz zu sein – war doch die Hauptperiode der kleinen Eiszeit am Ende des 16. Jahrhunderts bis in das letzte Viertel des 17. Jahrhunderts vorhanden. Und auch die Vulkanausbrüche des Laki (1739), eines unbekannten Vulkans (1808) und schließlich des Tambora (1815) führten zu Kälte-Phänomenen wie beispielsweise dem »Jahr ohne Sommer« 1816 und anderen Hungersnöten durch Ernteausfälle.

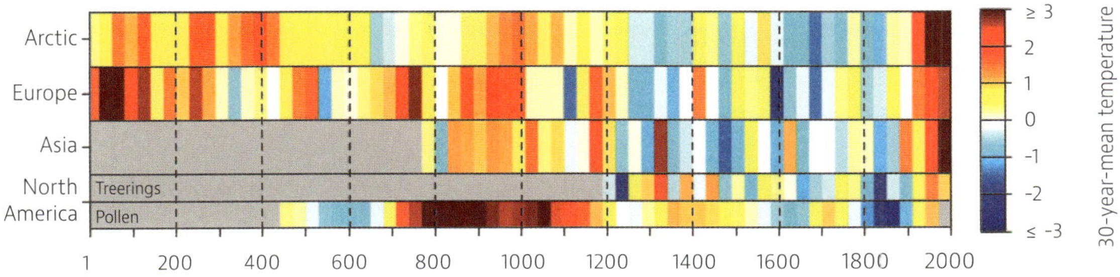

Karte aus: »The good bad undefined Little Ice Age2« 6/3/2020 Dr. Heli Huhtamaa University of Bern

Auch in Asien konnte man vom 13. Jahrhundert beginnend eine Abkühlung der mittleren Temperatur registrieren, welche in Europa erst in der zweiten Hälfte des 20. Jahrhunderts und in Asien erst im letzten Viertel in eine Erwärmung überging, wie sie seit 2000 Jahren nicht mehr vorhanden war.

Viel früher entstanden Eisenhutarten aus der Gruppe der Hahnenfußgewächse als arktische Gattung aus kalten Perioden der Ober-Kreidezeit vor ca. 90 Millionen Jahren und begannen, sich aus Sibirien nach Süden auszubreiten.[6] Damals war es vermutlich ebenso kalt oder kälter.

Wenn wir nun aber die Klimaerwärmung als aktuelles Phänomen werten, welches die Pole abschmelzen und die Temperaturen steigen läßt, werden sich manche fragen:

Warum also noch von innen heizen mit »warmen« Pflanzen wie den Eisenhutgewächsen, wenn es doch von außen immer wärmer wird?

Nun, zunächst sehen wir ja gegenwärtig Wetterphänomene wie Überschwemmungen, Stürme, heiße und trockene Sommer, aber auch ungewöhnlich kalte Winter, so dass man nicht davon ausgehen kann, dass durch gestiegene globale Temperaturen glatt und gleichmäßig wärmere Durchschnittstemperaturen zu erwarten sind, sondern auch starke Schwankungen mit extremen Wetterlagen.

Zum anderen ist der Mensch heute im Vergleich zur kleinen Eiszeit dem Wetter nicht mehr ausgeliefert, sondern die Technik verwandelt die 45 Grad heißen Sommer, die ich in Taiwan erlebt habe, in eiskalte Innenraum-Erlebnisse durch die permanenten Dauerkühlungen der Klimaanlagen.

Auch die moderne Medizin kann dem Fieber mit vielen Medikamenten das Garaus machen, aber Hypothermie oder Erfrierungen werden noch genauso mit vorsichtiger Wärme von außen behandelt, wie bereits vor Jahrhunderten so geschehen. Eine Medikation gegen Kälte besteht nicht, ebenso wenig, wie bei einer Reduzierung der Bauchwärme durch Antibiotika, da die Bakterien im Darm die Wärmeproduktion des braunen Fettgewebes anregen.[7]

Noch extremer ist es im Bereich der Onkologischen Chemotherapie, denn die dort verabreichten Mitosegifte hemmen ja gerade die Zellteilung und die daraus resultierende Oxidationswärme. Abgesehen von der häufig anzutreffenden Kachexie, friert der Patient zusätzlich durch

6 https://science.sciencemag.org/content/319/5860/189

7 https://www.sciencedirect.com/science/article/pii/S2211124719301779 und https://www.sciencedirect.com/science/article/pii/S0092867415014841

die Zellgifte. In der Statistik des chinesischen Arztes Sun Geng-Chan[8] von 1000 seiner Krebspatienten fanden sich über 80 % Patienten, welche nach der TCM ein Kältesyndrom aufwiesen.

Kälte ist ja in der Physik kein positiv definierter Begriff, sondern einfach die Abwesenheit von Wärme auf einer Skala. Wenn ich auf kaltem Badezimmerboden stehe, gebe ich von meiner Körperwärme an die Steinplatten ab: Der Boden wird wärmer und ich bekomme kalte Füße. Man könnte sagen, ich fülle die Leere der Steinplatten großzügig mit meiner Yang-Energie. Das ist aber den Steinplatten egal, da sie nicht leben, wohingegen ich das Angleichen der Fußwärme an den Boden als unangenehm empfinde, weil meine Lebensform nun mal – wie das Dao De Jing sagt – »im Leben warm und biegsam ist, und im Tode steif und kalt.«

Aber ohne Medikation und Klimaanlage könnten wir doch einfach drei warme Mahlzeiten zu uns nehmen, wie in China empfohlen, oder?
Stattdessen aber ist es bei uns üblich Brotzeiten, kalte Fertigkost oder in der Mikrowelle dürftig Aufgewärmtes zu sich zu nehmen, oder gar Gekühltes aus dem Kühlschrank zu essen. Der Körper muß dann mit seiner eigenen Wärme diese Nahrung auf 37 Grad erhitzen, anstatt dass umgekehrt die warmen Mahlzeiten *thermische* Kalorien zuführen und verliert damit physikalisch von der Wärmeeinheit Kalorien. Gekühlte Getränke, Eiscreme und andere unter der Raumtemperatur liegende Nahrungsmittel gehören auch hierzu.
Ferner ist es bei Frauen das Idealbild, möglichst schlank zu sein und darum »kalorienbewußte«, »kalorienarme« »light«-Kost wie Salate und Rohkost oder gar für Nicht-Wiederkäuer eigentlich unverdaubare Kost, wie rohe Getreidekörner (Müsli etc.), zu sich zu nehmen und sich dann zu beschweren, wenn die Blase mal wieder entzündet ist.

Eine der schlimmsten Formen von Kälte, die soziale Isolation und Mangel an menschlicher Wärme aufgrund von Lockdown, Homeoffice, Homeschooling und Quarantäne haben uns die Jahre 2020 und 2021 beschert. Die Psyche hat ja mit physikalischer Kälte nichts zu tun, werden viele einwenden. Aber auch das ist nicht so: In einer kanadischen Studie ließ man die Teilnehmer sich an ein Ereignis sozialer Kälte erinnern und dann die Raumtemperatur schätzen.
Die Vergleichsgruppe sollte dagegen an ein Ereignis menschlicher Wärme und des Mitgefühls denken und die Temperatur schätzen. Das Ergebnis war, dass auch soziale Kälte das subjektive Empfinden der Raumtemperatur um einige Grad fallen ließ.[9]
Bei einem anderen Experiment ließ die Wärme einer Tasse heißen Kaffees in der Hand die Teilnehmer eine fiktive Person anhand eines Beurteilungsbogens positiver beurteilen, als Versuchspersonen, die eine Tasse Eiskaffee in der Hand hatten.[10]
Ganze Bände über den Schaden durch Kälte sprechen zum Beispiel auch die mageren, oft jungen Patientinnen, manche noch mit Raynaud-Phänomenen, also blauen oder weißen Fingergliedern bei Winterkälte oder im klimatisierten kühlen Office, viele auch mit Menstru-

8 Buch: Sun Geng Chan 40 Nian Zhiai Jingyan ji, in Hua Ling Chu Ban She (Erfahrung des Arztes Sun Geng-chan in 40 Jahren Krebstherapie)

9 Zhong, Leonardelli (University of Toronto): »Does social exclusion literally feel cold?«
In: Psychological science, 9/2008, Blackwell Publ., Canada

10 Williams, Bargh (Universities Yale and Colorado): Experiencing physical warmth promotes interpersonal warmth«
In: Science, 10/2008, Band 322, Ss.606 ff.

ationskrämpfen, wo bei die Wärmflasche oder Heizkissen hilft, weil die Uterusmuskulatur sich erst bei Wärme entkrampft und entspannt.

Auch im Alter nimmt die Temperaturempfindlichkeit gegenüber Kälte zu, so dass viele Protagonisten der Feuerschule täglich zur Prophylaxe die heißen Arzneien zu sich nahmen: Zheng Qin-An, der Begründer der Feuerschule, wurde 87 Jahre alt, Wu Pei-Heng 85, Fan Zhong-Lin 94, Tang Bu-Qi 87, Lu Zhu-Zhi ebenfalls 87 und Lu Yuan-Ding 80, Bu Xiao-Lan 94, Zhen Su-Sheng 90, Chen Hui-Tang 83, Lü Chong-An mit 88 Jahren, während Xu Xiao-Pu mit »jungen« 74 Jahren starb, wurde Li Ji-Chang 103 und lebte bis 1982.
Sie alle wurden zwischen 1824 und 1894 geboren, als die durchschnittliche Lebenserwartung in China für Männer bei 50 Jahren lag.
Ein Familienrezept aus der Lu-Familie zum Beispiel, bestand einfach nur aus täglich einem Esslöffel einer Rezeptur, bestehend aus 10kg dick eingekochtem Fu Zi, der nochmals mit 5kg Honig gekocht wurde.
Sie wurde prophylaktisch zwischen Sommersonnenwende und Wintersonnenwende, also in der kalten Jahreszeit eingenommen, wie der aktuell 74-jährige Lu Chong-Han zu berichten weiß, der jüngste Spross der Lu-Ärztefamilie.
Während also die meisten Männer in China zu dieser Zeit eine mittlere Lebensspanne um die 50 Jahre hatten, wurden diese »Feuerschüler« mit achtzig bis hundert Jahren ungewöhnlich alt im Vergleich zu ihren Zeitgenossen.

Aber ob bei uns die unter Kälte induziertem Asthma leidenden älteren Herren, die mit Socken schlafen gehen müssen; die Kälte-Migräne Patientinnen, deren Blutgefäße sich durch kalten Wind verengen, die Patientinnen mit unerfülltem Kinderwunsch, die Winter-Hypertoniker (siehe weiter hinten in diesem Buch), die Patienten mit Kälte-Urtikaria oder die Rheumatiker, die im Winter am liebsten in den Süden fliehen würden: Sie alle leiden unter Kälte. Sie alle brauchen zumindest die innere Wärme, besser noch Wärme von innen *und* außen.
Abgesehen von den vorwiegend hemmenden, blockierenden, antagonistischen antibiotischen, antimykotischen, antiphlogistischen Arzneien, erschöpfen auch chronische Erkrankungen den gesunden Körper von uns Warmblütlern, so dass eine langwierige Erkrankung immer mit irgendeiner Leere-Erscheinung verbunden ist, auch wenn die anfangs noch in Fülle war.

Auch dort wo sie entstanden ist, in der TCM, findet die Feuerschule Einsatz: Bei der falschen, durch kühlende oder kalte Chinesische Arzneien verursachten Yang-Leere.
Viele CM-Ärzte in China ordnen z. B. Tumore fälschlich als Re-Du (Hitze-Toxin) ein, lassen sich vom Begriff Inflammation (Ent-ZÜNDUNG) in die falsche Richtung leiten oder glauben alle Exantheme der Haut müssten gekühlt werden.
Das ist zwar nicht immer falsch, aber ein guter Arzt in China sollte auch zwischen echter und falscher Hitze unterscheiden können. Ein Beispiel für die Anwendung heißer Arzneien bei Lungenkrebs ergibt eine Studie von Dr. Yu Quan-Yu:

Bei 50 Patienten mit primären Bronchial- und Lungenkarzinomen erreichte er mit heißen Arzneien bei 62 % völlige Rekonvaleszenz, im Vergleich mit gewöhnlicher TCM nur 35 % ($p<0,05$).[11]

11 Aus: Chengdu ZhongYiXueYuan Bao Nr.3/1987

Seine zwei Formeln im Vergleich waren folgende:

Warme Formel (Feuerschule)	**Normale Formel (TCM)**
1. Bei Milz-Lungen-Leere: Zhi Fu Zi 120 g Huang Qi 30 g Wang Bu Liu Xing 30 g Gui Zhi 15 g Da Zao 15 g E Zhu 12 g	1. Bei Milz-Lungen-Leere: Dang Shen 30 g Yi Yi Ren 30 g Dong Gua Zi 30 g Chong Lou 30 g Bai Hua She She Cao 30 g Zi Cao 15 g
2. Bei Nieren-Lunge-Leere: Zhi Fu Zi 120 g Wang Bu Liu Xing 30 g Mai Men Dong 15 g Tian Men Dong 15 g E Jiao 12 g E Zhu 12 g	2. Bei Nieren-Lunge-Leere: Chong Lou 30 g Wang Bu Liu Xing 30 g Bai Hua She She Cao 30 g Mai Men Dong 15 g Tian Men Dong 15 g
Diese beiden Grundformeln wurden noch individuell ergänzt, z. B. mit Gan Cao usw.	Diese beiden Grundformeln wurden noch individuell ergänzt, z. B. mit Gan Cao usw.

Dr. Yu kam auch durch den Vergleich dieser zwei Verfahren zu dem Ergebnis, dass unter den Patienten mit Lungenkrebs viele mit Yang-Leere sind, die dementsprechend auch mit warmen Arzneien behandelt werden müssen.

Sei es also in China oder bei uns: Auch durch die metabolische Hemmung der Wärme im ganzen Körper, obwohl man eigentlich nur einen »heißen« Teil kühlen wollte, entsteht durch diesen Kunstfehler eine iatrogene Yang-Leere.
Wir können also nicht bestreiten, dass eine Yang-Wiederherstellende Therapieform wie die Feuerschule noch immer ihre Daseinsberechtigung hat und sie gehört daher eigentlich zur Grundausbildung in Chinesischer Arzneimitteltherapie zu den unverzichtbaren Arzneimittelschulen. Auch bei der Klimaerwärmung und Warmblütlern wie uns.

Yang-Fülle im Kopf und Yang-Leere im Bauch

Selbstverständlich kann man mit den begrenzten Möglichkeiten der Arzneien, die uns im Westen zur Verfügung stehen allerhand leichte und mittlere Erkrankungen behandeln. Doch wenn es einmal schnell gehen muß oder ein sehr komplexer Fall nicht auf Standardtherapie reagiert, dann sind andere Ansätze notwendig. Hier kommt die Feuerschule ins Spiel.

Diese holt die ursprünglichen Selbstheilungskräfte »wieder ins Boot«, die dem Patienten durch falsche Lebensweise oder falsche Therapien verloren gingen. Sie muß daher an einem früheren Ort ansetzen, als alle anderen Theorien, nämlich am Nieren-Yang.

Ist diese Batterie wieder aufgeladen, dann hilft dem Therapeuten der »innere Heiler«, um die Gesundung zu erreichen. Wer diese effiziente Hilfe auf dem Wege der Feuerschule gewonnen hat, möchte diesen Ansatz nie wieder in seinem Werkzeugschatz missen.

Leider hat die schöne Sache einen Haken: Da die Feuerschule sehr schwere und hartnäckige Erkrankungen bekämpft, muß sie auch sehr starke, meist heiße Arzneien, wie Fu Zi, Ma Huang, Xi Xin, Wu Zhu Yu, Liu Huang usw einsetzen, um zum Ziel zu kommen.

Diesem Einsatz steht aber nicht nur unzureichende Kenntnis der Arzneien im Wege, sondern deren falscher Einsatz führt oft zur Verschlimmerung der Symptomatik, was wiederum den unerfahrenen Therapeuten abschreckt und vom Sammeln weiterer Erfahrungen abhält.
So kann beispielsweise ein als Yin-Feuer[12] nach Außen in die Haut vorgedrungenes Ming Men-Feuer durch den Einsatz heißer Arzneien die Hautproblematik verschlimmern, während der korrekte Einsatz selbiger Arzneien in Kombination mit den richtigen Botenarzneien oder der richtigen Dosierung zur Abheilung führt, in dem sich die physiologische Hitze im unteren Erwärmer sammelt.
Das ist dann das Yang im Yin, das Lebensfeuer im kalten Nieren-Wasser während die Hitze der Haut Yang im Yang als Entgleisung darstellt.
Dem Therapeuten obliegt es nun zu diagnostizieren, ob er es wirklich mit Fülle, wie Nässe-Hitze in der Haut zu tun hat, die dann auch vorsichtig ohne Milzverletzung gekühlt werden darf, oder eben mit einer Leere (scheinbare)-Fülle-Kombination, zu welcher die genaue Kenntnis der Feuerschule die Voraussetzung ist.

Hier nun kommt uns die Geschichte zur Hilfe:
Während zu Hungerszeiten oder nach dem Pauschaleinsatz heißer Arzneien, Schulen wie Zhu Dan-Xis »Yin-Nährende Schule« entstanden, führten Jahrhunderte später die Erfolge der Wen Bing Schule bei febrilen Epidemien dazu, ebenso alle Patienten jung oder uralt erst einmal mit pauschal kühlen Arzneien zu behandeln – ohne gut Diagnose.

Damals waren die chinesischen Patienten also in der gleichen Lage, wie unsere heutigen »durchgekühlten« Patienten. Schon ein halbes Jahrhundert vor der Feuerschule schrieb der konfuzianische Arzt und Gelehrte Xu Da-Chun:

»Das Feuer vom Drachen-Donner der Niere folgt dem Wasser (Schweiß) aufwärts. Gäbe man nun kalte Arzneien, so stärkte man nur das (Yin-)Feuer. Es gibt nur eine Wahl und das ist die Verwendung hoher Dosen von Fu Zi und Ren Shen und den Zusatz von salzigen und deszendierend (zur Niere) wirkenden Arzneien, wie Sheng Mu Li und Tong Bian. Wenn einer davon eine Schale trinkt, so senkt es sich in den unteren Erwärmer und das Drachen-Donner kehrt zurück auf seinen rechten Platz, so dass auch das Schwitzen aufhört.«

Ist dieses Problem denn typisch für unsere Zeit?

12 Ein Yin-Feuer ist nicht das gleiche wie Leere-Hitze. Leere-Hitze besteht, wenn bei »normalem« Yang nicht genügend Yin zur Kühlung vorhanden ist, wie z. B. bei Menopausalsymptomen. Yin-Feuer dagegen, besteht bei einem schwachen Yang, welches sich in seine physikalische Richtung (oben und außen) zurückzieht, und dort Symptome erzeugt, die fälschlich als Hitze gedeutet werden können. Siehe auch Kapitel über Yin-Feuer

Liu He-Jian (1120-1200), ein anderer der vier großen Meister der Jin/Yuan-Dynastie schrieb, dass Kälte nur eindringen könne, wenn das Herz-Feuer leer ist. Wie könnte das heute aussehen?

Wir stehen heute in einer Situation, wo die Mehrheit der Patienten einen »heißen Kopf« hat und zugleich kalte Füße. Was muß ich also tun, wenn z. B. ein männlicher Patient mit Ejaculatio präcox zu mir kommt? Ich muß für seinen Kopf das heiß gewordene *Shen* wieder ins Herz senken, denn seine Angst über das potenzielle Versagen liegt in der Zukunft. Senke ich seinen Geist wieder ab ins JETZT, dann besteht die Angst nicht mehr.

Zugleich muß ich seinen Körper wieder dazu bringen, sein Jing festzuhalten, und hier haben sich Yang-Tonika wie Suo Yang als ebenso wirksam erwiesen wie Rou Gui und Fu Zi.
Das gleiche Prinzip gilt auch, wenn ich Yin-Verluste mit warmen oder Yang-spezifischen Arzneien behandele:
Zum Beispiel Gui Zhi und Bai Shao bei Yin-Verlust durch schwitzen, aber ebenso gegen Schweiß wie profusen Nasenfluß (vasomotorische Rhinitis) kann auch Huang Qi verwendet werden, da es auf BIAO ebenso wie auf Lunge wirkt. Dünnen Stuhl kann man mit Bu Gu Zhi oder Gan Jiang behandeln, Nykturie mit Fu Zi in Kombination mit Bu Gu Zhi, Durchfälle mit Wu Zhu Yu und viele andere Beispiele.

Genau genommen werden hier »Feuerschule-Prinzipien« angewendet, in dem Yin-Verluste der Körperflüssigkeiten durch Auffüllen des schwachen Yang am Weglaufen gehindert werden, anstatt wie in der TCM mit zusammenziehenden und stabilisierenden Arzneien zu arbeiten.
Aber dieses Prinzip des »Yin-Leere-Nähren durch Yang-Stärken« ist viel älter als die Feuerschule, die es nur auf einen Punkt gebracht hat:

Im Yi Yin Tang Ye Jing (Klassiker der Sude und Dekokte des Yi Yin[13]), dem Buch, auf dem die Entwicklung von Shang Han Lun und Jin Gui Yao Lue beruhen heißt es:

»Wann immer ein Oberflächen Fülle Symptom vorhanden ist, dürfen keine abführenden Methoden angewandt werden. Abführende Methoden führen zu leichten Hitzezeichen.«[14]

Auch an vielen anderen Stellen des alten Textes findet man die Prinzipien der Feuerschule wieder, obwohl die Ursprünge des Textes bereits 3500 Jahre zurückliegen.
Im Kapitel über Pulse wird ein Beispiel angeführt, das in seiner Entstehung sowohl zum »Fu Re-Syndrom« der Wen Bing Schule paßt, in Behandlung und Kontraindikationen aber zur Feuerschule. Es heißt dort:

»Obwohl der Patient berichtet, dass es im Hals schmerzt, so kann hiernach dennoch ein Durchfall erfolgen.«

Bereits 100 Jahre vor der Feuerschule, mitten in der kleinen Eiszeit, erklärte Wu Qian (1689~1748, Qing-Dynastie) im »Yi Zhong Jin Jian« (Spiegel der Klassiker, 1739) hierzu, dass in den ersten drei Monaten des Frühlings die in den Organen versteckten Pathogene des Winters hervorkommen und je nach ihrer Schwere, über Leben und Tod entscheiden können.

13 Diese weltweit erste Übersetzung der Grundlagen chinesischer Arzneimitteltherapie finden Sie im Anhang unter den klassischen Texten

14 Im Original, Kap. 3.1 heißt es nicht »Fa Re« = Hitzegefühl, sondern »Wo Re« was ungefähr »festgehaltene, lokale Hitze« bedeutet. Siehe Kapitel 3.1. Tang Ye Jing

»Ist der Körper geschwächt, so sind die Pulse typische Shaoyin-Pulse und somit ein Hinweis auf Leere des Yang (z. B. Ruo-Mai, versteckter Puls). Wenn nun zwar scheinbare Symptome des Taiyang, also BIAO-Erkrankungen wie Shang Han, Wen Bing oder Halsschmerzen auftreten, die Pulse aber auf Leere hinweisen, so kann hier auch noch ein Durchfall erfolgen, und es darf keinesfalls mit kalten BIAO-befreienden oder purgierenden Arzneien behandelt werden.«

Es handelt sich also um ein Yin-Feuer, das am besten mit den Methoden der Feuerschule behandelt werden kann.

Wenn wir uns also die Mühe machen, die alten Texte der erfahrenen Meister der Vergangenheit zu lesen, so finden wir immer wieder Stellen, die die Ideenlehre von Wen Bing (Febrile Erkrankungen), Huo Shen oder anderen längst vorweggenommen haben. Ob im Nei Jing, wo das Yin Feuer in alten Ausgaben Drachen-Feuer, in neuen Yin-Feuer heißt[15] oder in der Methodik des Shang Han, welches die Therapie wiederum aus dem oben genannten Tang Ye Jing übernahm.[16]

Wenn also der theoretische Ansatz der Feuerschule gar nicht neu ist, nämlich das Yang nicht zu schwächen und bei Krankheit als Helfer zu stärken oder hierbei heiße Yang-Arzneien nur als Anstoß der Therapie zu benutzen, wird man sich sicher fragen, warum gerade die Feuerschule so en vogue ist, während es doch Dutzende anderer Denkmodelle gibt.

Außerdem heißt es ja, heutzutage sind wir schon so Yang betont, alles muß schnell gehen, der Stress überhitzt unseren Kopf durch Burn-Out usw., warum dann noch eine Yang betonende Schule?

Doch hier muß man klar unterscheiden:
Unser Geist, das *Shen* ist ausgepowert und leer, weil hier die Yang-Prinzipien zu stark vorherrschen, hier besteht das Bedürfnis nach »chill-out« durch Muße, Meditation oder Mindfulness. Hier ist eine Nährung des durch Feuer erhitzten Herz-Yin gefragt, wie nie zuvor: Stille, Dunkelheit (wie im Schlaf), Abkühlen des überhitzten Verstandes sind hier die Mittel der Wahl, besser noch als Yin-nährende Arzneien.
Aber auch mit Arzneien gibt es Möglichkeiten: Diese Shen-Unruhe wurde bereits im Shang Han Lun durch Herz-Hitze kühlendes Huang Lian und Nieren-Yang wärmendes Rou Gui oder die Huang Lian E Jiao Tang behandelt.

Die Feuerschule nennt es das Absenken von Drachen-Feuer ersten Grades mittels der typischen Formeln wie Zheng Qin-Ans »Bu Kan Yi Li Dan« (Fu Zi, Rou Gui, Hai ge Ke, Sheng Jiang, Gan Cao) oder Zhu Wei-Jus mehr auf das Shen wirkende Modul mit schweren mineralischen Arzneien, wie seine »Wen Qian Pei Wu« (Fu Zi, Long Chi, Ci Shi, Fu Shen, Suan Zao Ren) als Ausgangsbasis. Für den Geist gibt es also die logistische Methodik mit Arzneien oder die allopathische Methode mittels Nährens des Geistes. Meine persönliche erfahrungsbasierte Empfehlung ist hier die Vipassana-Meditation, weil sie sich gut in den

15 Stau-Feuer sollst Du bewegen, Yang-Feuer vermindern, Yin-Feuer wärmen und leiten.
郁火发之，阳火直折，阴火温导。 Aus: Ming-Dynastie-Ausgabe des Huang Di Nei Jing

16 »Hieraus kann man ersehen, dass der Halsschmerz der Zhu Fu Tang kein gewöhnliches Fülle-Feuer zur Ursache hat und auch kein einfaches Leere-Feuer, sondern dass hier der Drache des ministerialen Feuers hochsteigt. Daher sind kühle Hals-Hitze klärende (Arzneien) ohne Wirkung – im Gegenteil, sie führen sogar noch zusätzlich zu Durchfällen.«

Alltag integrieren läßt. Aber auch daoistische Methoden das Herz zu stärken lassen sich gut anwenden, wie mein Kollege Prof. Heiner Frühauf sie vorschlägt.

Der Körper hingegen wird im Westen nicht mehr allzu verausgabt, Muskelkater haben die meisten (wenn überhaupt) nur von Freizeitsport, nicht von der Arbeit. Diesen Körper aber kühlen wir permanent durch »kalorienarme« Mahlzeiten, oder gar gekühlte Getränke, durch Klimaanlagen, stoffwechsel-reduzierende Arzneien wie Antibiotika (via Reduzierung der Wärmeerzeugung durch Darmbakterien (DIT = diet induced Thermogenesis), Betablocker, Antiphlogistika, Schlafmittel oder gar kühle Phytotherapeutika, chinesisch oder nicht. Die Krönung sind sicher die Mitosegifte in der Chemotherapie, da sie den Oxidationsprozess (= *Feuer*) bereits in den Mitochondrien hemmen.
Der in den USA Krebspatienten mit Chinesischer Medizin behandelnde taiwanesische Arzt Ni Hai-Xia, behauptet, dass bei Patienten mit kalten Füßen die Prognose immer infaust seie.

Auch aus pharmakologischer Sicht sind die warmen Yang-Arzneien gut für die kalten Füße oder den kalten Unterleib, wie die durchblutungsfördernde Wirkung Rou Gui, die Schilddrüsenfunktion erhöhende Wirkung von Fu Zi.

Da unser warmblütiger Körper aber – wie schon Lao-Zi sagt – im Leben warm und biegsam ist, im Tode aber kalt und steif, sollten wir weder den Körper unterkühlen, aber auch nicht den Geist überhitzen.
Der Volksmund drückt dies dann einfach so aus:

»Stirne kühl und Füße warm – macht den reichsten Doktor arm.«

Nun bleibt natürlich die Frage nach dem Risiko übrig, das immer im Zusammenhang mit der Feuerschule hochgespielt wird. Hierzu gibt es zwar eine Menge Forschung, aber was nützen die Worte dem Zaghaften, der sie nicht hören will. Chinesische Medizin war jedoch und sollte auch heute noch eine empirische Medizin sein, denn der größte Schatz den sie birgt, ist die gesammelte Erfahrung von tausenden Jahren und zehntausenden Ärzten. Ich kann daher nur raten, sich selbst davon zu überzeugen, wie sie wirkt und was nicht passieren kann.

Der Rote Kaiser Yan Di, auch Flammenkaiser genannt, war Shen Nong. Nur durch den Selbstversuch kam er zu seinem Arzneiwissen. Er sammelte und probierte alle damals bekannten Arzneien.

Den Wandlungsphasen folgte er dem Grünen Kaiser Qing Di (Holz, Osten) genannt Fu Xi, der als Urvater der Menschheit gilt, und dem Ackerbau, Musik, die Trigramme des Yi-Jing und vieles andere zugeschrieben wird. Auf den Roten Kaiser, Yan Di also Shen Nong folgte dann der Gelbe Kaiser, dem das Nei-Jing zugeschrieben wird.

Auch Hahnemann, Edward Jenner, Max von Pettenkofer, Joseph Goldberger, Albert Hoffmann, und zuletzt Barry Marshall beim Nachweis von Helicobacter-Pylorus als Krankheitsursache scheuten nicht vor Selbstversuchen zurück. Marshall bekam sogar den Nobelpreis dafür.

Doch nur gute Dokumentation und umfangreiches Vorwissen und Erfahrung schützen vor möglichen Schäden.

Natürlich werden viele Anwender, die wie auch ich früher, weil sie es nicht anders gelernt haben, Angst vor dem Schreckgespenst Akonitum haben, und auch bei Ma Huang oder gar Xi Xin keinen Mut bei deren Einsatz zeigen.

Ich rate aber jedem, der wirklich deutliche Erfolge in seiner Therapie sehen möchte, es in der Praxis auszuprobieren. Vielleicht so, wie beim Akupunktieren: Zuerst bei sich selbst, dann am Gesunden, und dann am kranken Patienten. Natürlich kann bei falscher Anwendung jede Nadelung am Rumpf zum Pneumothorax führen und jede Nadelung am Kopf wichtige arterielle Gefäße treffen. Ich habe aber nicht gehört, dass man deshalb die Nadelung am Kopf oder Rumpf verbieten müßte.

Die Protagonisten dieses Buches waren mit dem Yi-Jing ebenso vertraut, wie mit dem Nei-Jing, dem Shang Han und dem Jin Gui. Sie kannten außer den Jing-Luo und Akupunkturpunkten auch die in modernen Lehrbüchern in chinesischen Universitäten nicht mehr aufgeführten Wu Yun Liu Qi (Fünf Bewegungen und sechs Energien), die Tian Gan Di Zhi (Himmelsstämme und Erdenzweige); der Nong Li Bauernkalender und der Kalender der Halbmonate nach den Wu Yun Liu Qi, die Sternkonstellationen und deren Symboltiere, alles Grundlagen, die in der gewöhnlichen TCM nicht vorkommen. Wenn also in diesem Buch so manches verwirrend oder neu ist: Nicht verzagen! Es lohnt sich, tiefer in die Materie einzudringen, auch wenn sie vielleicht so aussieht, wie ein Bild der Zusammenhänge aus der Familie Wu in Yunnan:

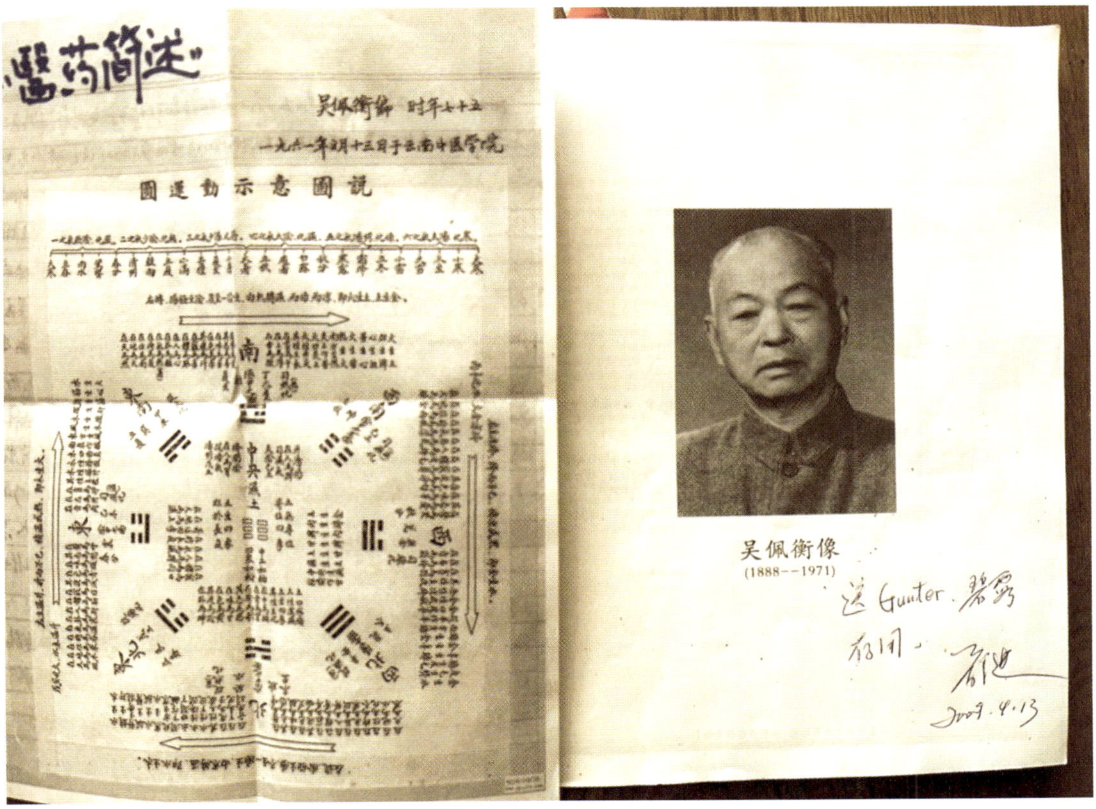

In diesem Sinne, liebe Leser : Feuer Frei !

Grundlagen der Feuerschule: Ideengeschichte der Denkmodelle und Schulen in der Medizin Chinas

Um die Ursprünge der Feuerschule zu ergründen, müssen wir uns kurz in die historischen Annalen der Chinesischen Medizin begeben. Während gewisse Münchner Medizin-Historiker – wenn von der Klatschpresse über Chinesische Medizin befragt – nicht müde werden zu erzählen, dass der Begriff »TCM« erst in der maoistischen Ära begründet wurde und daher erst 50 statt 2500 Jahre alt ist, fragt man sich natürlich über den tiefen Sinn dieser Aussage; außer man postuliert ein gewisses Minderwertigkeitsgefühl bei der »jungen« Medizin.[17]
Während die Chinesische Medizin zuvor wie eine Handwerkskunst von Meister zu Schüler gelehrt wurde, bekam sie nach der universitären Modifikation die Zusatzssilbe »Xue«, also medizinische *Lehre*.
Die theoretischen Grundlagen dieser Lehre basieren auf dem Jahrhunderte alten medizinischen Lehrgerüst, welches seine Logik aus den verschiedenen philosophischen Schulen der streitenden Reiche (475-221 v.Z.) übernahm. Mit diesem »Schweizer Taschenmesser« an teils widersprüchlichen Theorien und Ideen, wurden die empirisch bekannten Therapieerfahrungen in Modelle gefügt, die es leichter machten, sie zu lernen und zu lehren.[18]
Diese Anleihe bei der Philosophie klingt etwas dünn, doch sollten wir nicht vergessen, dass die noch junge Medizin des Westens bis heute ebenfalls noch keine eigenen theoretischen Grundlagen hervorgebracht, sondern diese aus den anderen Naturwissenschaften wie Biologie, Chemie und Physik zusammengeklaubt hat.[19]

Was hingegen tatsächlich vor etwa 50 Jahren mit der Umwandlung von der Volksheilkunde, mit ihren teils konkurrierenden Ideen, zu einer universitären Lehre geschah, war eine Vereinheitlichung von verschiedenen Meinungen. Anders als im Westen gab es hier nicht nur unterschiedliche Ansätze wie zwischen Chirurgie und Innerer Medizin, sondern auch andere theoretische Ansätze zur gleichen Erkrankung. Traditionelle Ärztefamilien gaben ihre teils geheimen Lehren oft nur den Schülern der Linie in ihren Toren (Men) weiter oder gehörten einer ganzen Lehrschule (Pai) an. Von diesen gab es durch die lange Geschichte natürlich

17 Mir war es zum Beispiel während meiner 12 Jahre in beiden Chinas nie aufgefallen, dass die Chinesen neuerdings Buchstaben benutzen, stattdessen hieß das, was wir im Westen »TCM« nennen Zhongyi 中醫 (Chinesische Medizin = CM) im Gegensatz zu Xiyi 西醫 (Westliche Medizin). Ironie aus. Bevor diese Abgrenzung zum Westen notwendig war, hieß diese einfach nur »Yi« (Medizin) oder Yiyao 醫藥 (Medizin und Arzneimittelkunde)

18 Da die Natur und ebenso der menschliche Körper und seine Funktionen keinem logisch-idealen Aufbau folgen, besteht die Kunst der Therapie nun darin, in jedem individuellen Fall die beste Theorie für die Anwendung zu wählen. Wenngleich ein Korkenzieher des Taschenmessers mit etwas Mühe auch Büchsen öffnet, so wäre es doch besser, ihn nur für Korken zu verwenden. In der westlichen Medizin ist der Schritt von Theorie zur Praxis freilich einfacher, besonders in der Chirurgie: Wenn ich nur einen Hammer als Werkzeug habe, sieht jedes Problem wie ein Nagel aus

19 Thure von Uexküll: Theorie der Humanmedizin, 3. Auflage, U&S, München, 1998

einige, unter welchen die Feuerschule eigentlich die Jüngste ist. Diese neun Schulen (Pai) und ihre Therapieansätze waren[20]:

Der Anfang der Pharmakotherapie in China: Yin Yis Tang Ye Jing

Heute sind das Original des Tang Ye Jing, wie auch das des Shang Han Lun, *Huang Di Nei Jing* und *Wai Jing* (Äusserer Klassiker) und viele andere Bücher des Chinesischen Altertums als Ganzes verloren gegangen. Es ist aber bewiesen, dass es vor zweieinhalb Jahrtausenden ein solches Buch bereits gab, welches später in Tang Ye Jing Fa (Methode des *Tang Ye Jing*) geändert wurde und vor allem vor dem Shang Han Za Bing Lun in der Arzneimitteltherapie bevorzugt verwendet wurde. Letzterer hat die logische aber etwas schematische Kombination der Arzneien vermutlich an die klinischen Erfahrungen seiner Zeit angepaßt, sozusagen eine frühe »Evidence Based Medicine«.

Vermutlich stammt es, ebenso wie das Huang Di Nei Jing nicht aus der Hand einer einzigen Person, sondern wurde vielleicht von Yi Yin zu Beginn der Shang Dynastie tausend Jahre vorher begonnen und ihm als Ganzes später zugeschrieben.

Zur Zeit Zhang Zhong-Jings *Shang Han Za Bing Lun* (später: *Shang Han Lun* und *Jin Gui Yao Lue*) muß es noch einige wenige Ausgaben des Tang Ye Jing gegeben haben, denn im Vorwort von Zhangs späterem Zeitgenossen Huang Fu-Mi (*Zhen Jiu Jia Yi Jing*) finden sich noch viele Hinweise auf das Tang Ye Jing, das also Huang noch gekannt haben muß. Huang merkt an, dass Zhang Zhong-Jing basierend auf dem Tang Ye Jing eine Erweiterung der Kommentare begann, die insgesamt 10 Rollen (Abschnitte) ergab. Er lobt, dass es ein sehr effektives Buch mit wirksamen Formeln seie. Huang erklärt also das Werk von Zhang Zhong-Jing als eine Erweiterung des damals noch vorhandenen Tang Ye Jing von Yi Yin, dass sich das Tang Ye Jing also – wenngleich anders geordnet – vollständig im Shang Han Za Bing Lun zitiert – befindet.

Die Frage ist daher also: Worin unterscheidet sich Yi Yins Werk von dem des großen Zhang?

Der Gelehrte Arzt Yang Shao-Yi nimmt an, dass Zhang die Symptomatik und Therapie sowohl in den Einleitungen der jeweiligen Kapitel jeder der sechs Schichten schon erwähnt hat, wie auch in den einzelnen Abschnitten später nochmals und dass diese doppelten Erwähnungen in den heute noch erhaltenen Ausgaben des Shang Han als redundant gestrichen wurden.

Während alle sechs Schichten schon erwähnt werden, hat erst Zhang den Schwerpunkt auf Shang Han (und die Taiyang-Schicht) gelegt.

Yi Yins im Tang Ye Jing verwendete Formeln decken sich mit vielen Arzneien im Shen Nong Ben Cao (später als Shen Nong Ben Cao **Jing** aus der Tang Dynastie erhalten). Zhang hat sie aus der logischen Struktur der daoistischen Methodik in eine auf seiner Erfahrung basierenden, mehr praktisch orientierten Zusammensetzung geändert. Doch bereits im Tang Ye Jing findet sich die Struktur der acht Leitkriterien (Yin-Yang, Kalt-Heiß, Innen-Außen und Leere- Fülle).

20 Weitere Details zur historischen Entwicklung der Chinesischen Medizin in: Gunter Neeb: 2000 Years of Chinese Medicine in: The Lantern, Issue 1-4, Melbourne, Australia

Die Methodik der fünf Geschmäcker, auf welcher die Zusammenstellung der Arzneien basiert, hat für Jahrhunderte die Gelehrten fasziniert, da sie ein *Analogon zum Einsatz der Wandlungsphasentheorie in der Akupunktur darstellt* (»antike Punkte«), aber diese um Diagnose ergänzt.

Erst im 5 Jh. wurde sie vom daoistischen Arzt und Arzneikundigen Tao Hong-Jing im sogenannten *»Bu Xing Jue«* entschlüsselt. Auch diese »Entschlüsselung« ging verloren und wurde erst in den 70er Jahren des letzten Jahrhunderts in den Höhlen von Dun Huang als Diagramm wiedergefunden. In diesem Diagramm (Tangyejing Fa Tu) wird die stringente Logik der Formelzusammenstellung nach den fünf Geschmäckern erklärt. Nur wenige Ärzte in der chinesischen Medizin haben dieses System in der Arzneimitteltherapie verwendet, wie zum Beispiel Dr. Li Yang-Po, der zwar Yangs Kompilation des Tang Ye Jing kannte, aber sein System noch **vor** der Entdeckung des Dun Huang Diagramms entwickelte. In der Akupunktur hingegen beruhen die Ling Gui Ba Fa-Methode und das Zi Wu Liu Zhu System auf ähnlichen Prämissen der Himmelsstämme-Erdenzweige und der Wandlungsphasen-Theorie.

Letztendlich wurde also vor mehr als 2000 Jahren auch die Arzneimitteltherapie nach diesen daoistischen Systemen verwendet. Auf diese Methodik wird noch in einem anderen Text gründlich eingegangen werden.

Ursprung aller Schulen: Regulierung der Disharmonien

Die erste systematische pharmakologische Therapie, des ersten Jahrtausends also nach der Zeitrechnung, heute die *Shang Han Lun* Schule, wurde von Zhang Zhong-Jing mit seinem Gesamtwerk des *Shanghan Zabing Lun* begründet (später getrennt in *Shang Han Lun* und *Jin Gui Yao Lue*). Hier stand der Schaden (Shang) durch Kälte (Han) im Vordergrund, der zweite Teil, die goldene (Jin) Schatztruhe (Gui) enthielt Erkrankungen aus der inneren Medizin und Gynäkologie. Die Diagnose gründete auf dem 6 Schichten Modell. Bekannte Formeln sind z. B. Ma Huang Tang und Xiao Chai Hu Tang. Details weiter unten im Text.

Erst wieder 1000 Jahre später begannen die vier Meister der mongolisch regierten Jin und Yuan-Dynastie mit einer Renaissance der CM, aus der vier neue Schulen hervorgingen, die jedoch einzelne Aspekte der Krankheitsentstehung und deren Therapie betonten:

Kühlung des Feuers: Die von Liu Wan-Su (1120-1200) begründete, mit San Xiao Lun und anderen Büchern wie *Suwen Xuanji Yuanbing Shi* (Erklärung der Pathogenese basierend auf dem Su Wen) und *Shang Han Zhige* (Diskussion des *Shang Han Lun*), die »Han Liang Pai« oder Schule der Kühlung. Die Einteilung der Pathogenese erfolgte über die 5 Wandlungsphasen und die 6 Pathogene (Wind, Hitze, Sommerhitze, Nässe, Trockenheit, Kälte). Er sah allerdings Feuer als das größte Übel an, da dieses aus allen exogenen Pathogenen entstehen kann. Daher wurden vorwiegend kalte Arzneien benutzt. Bekannte Rezepturen aus seiner Feder sind Fangfeng Tongsheng San und Liu Yi San.

Attacke der Fülle: Die Gongxie Pai oder Schule der Purgierung, vom konfuzianisch durch die indische Medizin beeinflussten Zhang Zhi-He (1156-1228, Buch: *Rumen Shiqin*) be-

gründet. Ihr Ziel war es ebenso durch Attacke die Pathogene mittels Schwitzen, Erbrechen und Abführen zu purgieren (z. B. mit Ephedra, Veratrum, Rheum, also Ma Huang, Li Lu und Da Huang). Auch chirurgische Eingriffe waren hier bekannt. Zhang erfand auch die Behandlung mittels psychologischer Methoden, basierend auf den Wandlungsphasen. Seine Attacken der Erkrankungen benutzten strikt keine Tonisation und wurden von manchen seiner Zeitgenossen als zu harsch oder gefährlich empfunden.
Nach den beiden attackierenden Schulen gab es vielleicht als Gegenbewegung die zwei tonisierenden Schulen, nämlich:

Tonisierung der Mitte: Die Milz-Magen Schule oder Erde-stärkende Schule »Bu Tu Pai« von Li Dong-Yuan (1180-1251), der in seinem Buch *Pi Wei Lun* (Abhandlung über Milz und Magen) die Differenzierung in Fülle/Leere und Hitze/Kälte und die Behandlung durch Tonissierung der Mitte mittels Qi-Tonika (Dang Shen, Huang Qi) und Mitte-Yang anhebenden Arzneien (Sheng Ma, Chai Hu) propagiert. Falsches Essen, Überanstrengung und negative emotionale Einflüsse schaden der Mitte: Wenn Magen und Milz erst mal geschädigt sind, dann ist jede weitere orale Therapie schwierig. Daher verwendete er gerne warme Qi-Tonika wie Ginseng und Astragalus. Von ihm stammen Formeln wie Bu Zhong Yi Qi Tang oder sheng Mai San.

Nähren des Yin und Jing: Das Yang zuviel und Yin zuwenig ist, propagierte dagegen der letzte der vier Meister der Jin-Yuan Dynastien, der Konfuzianer Zhu Dan-Xi (1281-1358) in vielen Büchern wie *Dan Xi Xinfa* (Danxis Kernmethode) und *ge Zhi Yu Lun* (Abhandlung über Einzelheiten der Untersuchung). Er faßte das Vorwissen der drei anderen Schulen zusammen, sein Hauptanliegen aber war das Nähren des durch Sexualität und Aktivität geschwächten Nieren-Yin, vor allem auch bei Leere-Feuer.
Er befürchtete, dass scharfe und aromatische Arzneien ebenfalls das Yin schädigen und verwendete vorwiegend Yin-Tonika wie Shou Di, Bai Shao, Zhi Mu, und Gui Ban, wenn gleich in seinen Formeln auch Blockaden (von Qi und Blut) und Schleim mit einbezogen wurden. Bekannte Formeln sind daher Vorläufer von Liu Wei Di Huang nämlich Wan Da Bu Yin Wan und Zhi Bai Di Huang Wan.

Tonisieren von Nieren-Yin und Yang: Die Wen Bu Pai (Wärmen und Tonisieren) entstand in der Ming Dynastie aus Li Dong-Yuans Ideen. Deren bekanntester Lehrer war Zhang Jie-Bin (1562-1639). Zhang war Daoist und schrieb viele Bücher, die auf das Huang Di Nei Jing zurückgriffen (*Lei Jing*) und vor allem die Idee des kaiserlichen und ministerialen Feuers weiter entwickelten. Sein Ziel war die Stärkung der Niere. Seine Arzneien waren vorwiegend warm und süß z. B. Fu Zi und Shou Di Huang. Von ihm stammen die Formeln Zuo Gui Wan und You Gui Wan.

Kühlen des Warmen: In der Zeit der großen Seuchen entstand als neuer Ansatz die Idee, dass febrile Erkrankungen einen anderen Ansatz der Behandlung erfordern als der Schaden durch Kälte. Die Wen Bing Pai, die Schule der febrilen Erkrankungen mit ihrer Diagnose in Modelle der 4 Schichten (Wei, Qi, Ying, Xue) und der Einteilung in die Drei Erwärmer wurde von Meistern wie Ye Tian-Shi (1667-1746, Buch: *Wen Bing Lun*) und Wu You-Ke

(1758-1836, Buch: *Wen Bing Tiao Bian*) begründet. Diese Schule verwendet wieder vorwiegend Hitze-Toxine attackierende und andere kühle Arzneien, sowie Schaden an Yin und Blut behandelnde Arzneien wie Jin Yin Hua und Lian Qiao. Typische Formeln sind Sang Ju Yin und Yin Qiao San.

Attacke der Blutstase: Die Hui Tong Pai (Vereinigungsschule) begann mit Ärzten wie Wang Qing-ren (1768-1831), der blinden Glauben an die Klassiker kritisierte und stattdessen versuchte diese mit den aus dem Westen bekannt werdenden anatomischen Studien in Einklang zu bringen. Sein Buch *Yi Lin Gai Cuo* (1831) war außerdem das Grundlagenwerk der Blutstase. Ein weiteres Mitglied war Tang Zong-hai (1861-1912), der sich in seinem *Xue Zheng Lun* ebenfalls mit Blut befasste, und später Zhang Xi-Chun (1860-1933) and Yun Tie-qiao (1878-1935). Zhang kombinierte z. B. Aspirin mit kühlenden Arzneien und war damit in China in den 30er und 40er Jahren des letzten Jahrhunderts beliebt. Das Blut und dessen Erkrankungen standen auch schon früher, im 19. Jahrhundert besonders im Vordergrund. Es wurden daher viele Blut bewegende Arzneien verwendet. Bekannte Formeln sind z. B. die antistasischen Formeln (Zhu Yu Tang) von Wang Qing-Ren, oder die Da Huo Luo Dan von Zhang Xi-Chun.

Wiederherstellen des Yang (Fu Yang): Die neunte Schule schließlich war die Huo Shen Pai, die Feuer (Geistes-)schule begründet durch Zheng Qin-An (1824-1911), selbst Schüler des Gelehrten Liu Yuan (ca. 1768[21]-1855), Synonyme Liu Zhi-Tang und Liu Xiang-wen, Gelehrten-Name »Einsiedler des klaren Yang« (Qing Yang Ju Shi) welcher Konfuzianismus, Buddhismus und Taoimus mit Medizin verband.
Zheng veröffentlichte nach langen Jahren der Studien des Nei Jing, des Yi-Jing (Buch der Wandlungen) und des *Shang Han Lun* seine drei Bücher *Yi Li Zhen Zhuan, Yi Fa Yuan Tong* und *Shang Han Heng Lun*. Abweichend von Zhang Jie-Bin hielt er die Tonisierung mit warmen Arzneien für den besten Ansatz, das mit der Geburt im Laufe des Lebens schwindende Nieren-Yang und dessen Lebensfeuer im Ming Men wieder herzustellen. Er verwendete daher gerne Fu Zi, Rou Gui und Gan Jiang, meist in hoher Dosis. Typische Rezepturen sind Modifikationen des Gui Zhi Tang und des Si Ni Tang.

Wenn gleich die Herren Doktoren Wu Pei-Heng, Fan Zhong-Lin und der Begründer der Feuerschule Zheng Qin-An im Volksmund oft mit Spitznamen wie Wu »Fu-Zi«, Fan Jiang-Fu (also Fan »Ingwer-Fu Zi«) und Zheng »Huo-Shen« bedacht wurden, besteht die Lehre der Feuerschule aus weit mehr als nur dem Verschreiben hoher Dosen von Akonit und Ingwer, die zusammen mit dem Gan Cao natürlich die Urformel »Si Ni Tang« aus dem *Shang Han Lun* repräsentieren.

Gehen wir hier nochmals genauer auf die letzte Schule ein:
Die Huo-Shen-Pai (wörtl. Feuer-Gesinnung oder Feuriger Geist) ist im Westen am bekanntesten (wenn überhaupt) durch ihren Yunnanesischen Protagonisten Wu Pei-Heng (吴佩衡) 1888-1971, mit Spitznamen Dr. Wu Fu-Zi genannt. Dieser übernahm die seit Jahrhunderten

21 Andere Quellen geben 1767 an

bestehende Idee des Yang-Tonisierens durch die Akonitwurzel und erlangte seine Berühmtheit durch die Tatsache, dass er Akonitumvergiftungen durch rohe oder unfertig gekochte Wurzeln, wie sie die Bauern oft im Winter in der Gemüsesuppe verwendeten, mit präparierten Fu Zi-Wurzeln behandelte. Dieses kann man heute pharmakologisch erklären, da die ungiftigeren Alkaloide des präparierten *Fu Zi* die giftigeren des unpräparierten aus dem Körper verdrängen.

Seinen Sohn, Wu Sheng-Yuan, der 1994 in Kunming Direktor des TCM-Krankenhauses war, lernte ich in meiner Famulationszeit als Lehrer dort noch persönlich kennen. Auch mit seinem Enkel Wu Rong-Zhu hatte ich 2009 einen langen Gedankenaustausch. Die Chinesische Medizin in Yunnan hat der Familie Wu viel zu verdanken. Auch in der Nachbarprovinz Sichuan, wo sie ihre Ursprünge hatte, ist die Feuerschule weit verbreitet, im Gegensatz zum regierenden Norden, wo andere Schulen und deren Lehrer im Mittelpunkt standen.

Daher lernt man im Mainstream der TCM die Ideen dieser südwestchinesischen Schule kaum kennen, obwohl es in der klinischen Praxis besonders bei komplizierten Fällen, besonders wertvoll ist, sich diese Besonderheiten zu eigen zu machen. Zum Beispiel bei den häufigen »oben heiß und unten kalt-Symptomen« ...

Was zeichnet die Huo-Shen-Schule also aus?

- Die theoretischen Grundlagen basieren alle auf dem »Verstehen des Yin und Yang« im Huang Di Nei Jing und verlassen diese Grundlage auch bei der Rezepturenerstellung nicht.
- In der Praxis werden oft die Zhang Zhong-Jing-Methodik und Formeln aus dem Shan Han Lun (wie z. B. *Si Ni Tang, Bai Tong Tang, Ma Huang Fu Zi Xi Xin Tang*) verwendet, mit wenigen aber oft warmen Arzneien wie *Fu Zi, Rou Gui, Gan Jiang*, etc., diese aber z. T. hoch dosiert, d.h. *Fu Zi* manchmal zwischen 100-600 g. Unpräparierten *Fu Zi* sah z. B. Zhu Wei-Ju als Vater aller Arzneien an.
- Obwohl die warmen ‚Yang'-Arzneien oft und viel verwendet werden, heißt dies nicht, dass hierfür andere gemieden würden, sondern alle Arzneien kamen zur Anwendung – wie auch in anderen Schulen (z. B. Wen-Bu-Schule nach Li Dong-Yuan oder Han-liang-Schule nach Liu Wan-Su)
- Bei der arzneilichen Verwendung von Fu Zi und seinen Verwandten in hohen Dosierungen haben die Vertreter dieser Schule einen reichen Erfahrungsschatz gesammelt, der durch die arzneiliche Zubereitung und Kombination (*Pei Yao*) die Wirkung erhöht und die Nebenwirkungen vermindert. Zhu Wei-Ju zum Beispiel kombinierte *Fu Zi* oft mit *Ci Shi, Suan Zao Ren* usw. und Wu Pei-Heng bestand auf einem mindestens ein- bis dreistündigen Kochvorgang, bei welchem zum Test mit der Zunge geprüft wurde, ob die Arzneischeiben noch ein taubes Gefühl auf der Zunge hervorrufen.
- In der Theorie wurde Erkrankung auf Yin und Yang, Wurzel und Zweig wie im Nei-Jing abstrahiert, doch in der Therapie waren die Protagonisten dieser Schule stets praktisch und sehr konkret orientiert, so dass auch ihre Formeln wie im *Shang Han Lun* selten mehr als zehn Arzneien hatten.

Zheng Qin-An (鄭欽安) 1804-1901, sozusagen der erste »Kopf« der Huo Shen-Schule, ein daoistischer Arzt, studierte auch das Gleichgewicht von Yin und Yang im Yi-Jing (Buch der Wandlungen) und im Huang Di Nei Jing, wunderte sich aber beim Studium des Shan Han Lun, warum dessen Autor Zhang Zhong-Jing das Si Ni Tang mit dem Fu Zi erst verwendete um das bereits zusammengebrochene Yang wiederherzustellen, anstatt sich schon viel früher die Yang tonisierende Wirkung des Anhängsels[22] der Akonit-Hauptwurzel (*Wu Tou*) zu Nutze zu machen.

Von ihm stammt auch die Idee, dass *Fu Zi*, da es nicht sehr scharf ist (d. h. nach oben zerstreuend wirkend), aber das Yang in alle 12 Leitbahnen zurückbringen kann (so wie auch *Gan Cao* als Botenarznei für alle 12 Leitbahnen wirkt), besser geeignet ist, um gleichzeitig das Ming Men-Feuer und das damit verbundene Nieren-Yang durch Tonisierung wiederherzustellen, als andere ‚klassische' Yang-Tonika wie *Lu Jiao, Yin Yang Huo* usw.

Zugleich eignet sich *Fu Zi* außer zum Tonisieren (*Bu-Fa*) natürlich auch zum Attackieren (*Gong-Fa*) und zwar durch sein starkes Yang zum Attackieren der Yin-Pathogene Kälte und Nässe. Im Nei Jing Su-wen heißt es: »Giftige Arzneien bedeutet, dass das Gift das Pathogen attackiert. Wenn das Pathogen zerstört ist, kann das korrekte Qi wiederhergestellt werden. Das was hier attackiert, ist also eigentlich tonisierend.[23]«

Im Buch der Wandlungen heißt es ja über die Trigramme Qian und Kun »Das Yang zählt eins und bringt das Yin, die Zwei hervor.« Die Wurzel von Yin, Qi und Blut lag also im Yang, wie es sein daoistischer Lehrer Liu Zhi-Tang es ihn gelehrt hatte. Dieser trug den Beinamen »Der Einsiedler des klaren Yang« und Zhengs Tonisierung des Ur-Feuers brachte ihm im Volk bald den Spitznamen Zheng Huo-Shen ein (Zheng Feuer-Gott oder Zheng mit der Feuer-Mentalität), was nach seinem Tod zum Namen dieser Schule wurde. Wie man in Zhengs erstem Buch (Yi Li Zhen Zhuan, komplett übersetzt im Anhang) sieht, war er dem volkstümlichen Daoismus und dem Buddhismus gegenüber sehr offen, und bezieht sich auch oft auf das Buch der Wandlungen (*Yi-Jing*).

Die Huo-Shen-Schule wurde fortgeführt von Hu Shou-Zhi (卢铸之) 1876-1963, Fan Zhong-Lin (范中林) 1895-1989, dem obengenannten Wu Pei-Heng und einigen Anderen. Dennoch wurde sie nie in die Hauptlehre der TCM integriert, obwohl ihre Rezepturen unkompliziert sind, aber ihre Denkweise sehr komplex und die Erfahrung des Therapeuten muss entsprechend groß sein. Auch wurde ihr enger Bezug zum ›Buch der Wandlungen‹ und den daoistischen Werken von den Kommunisten als feudalistisch angesehen und daher verpönt.

Dennoch sind es gerade diese Fälle, an denen sich orthodoxe Therapeuten die Zähne ausgebissen haben, in welchen sie besonders erfolgreich waren. Ihre Fallakten lesen sich spannend wie Krimis. Interessant am Rande ist vielleicht auch die Tatsache, dass die Vertreter dieser Schule alle sehr langlebig (über 90 Jahre) waren, was vor mehr als 100 Jahren noch

22 Übersetzung »Fu Zi« = Anhängsel, nämlich der Hauptwurzel ***Chuan* Wu Tou**, wegen Farbe und Form wörtl. »Si**chuan**ischer **Krähenkopf**« genannt

23 Zum Nachlesen in Chinesisch aus dem Su Wen: 《素問》所謂毒藥攻邪也。夫其攻邪而正氣複，是攻之即所以補之«。

seltener war als heute. Natürlich waren sie alle daoistisch orientiert und stärkten ihr Nieren-Yang. Egal warum, es lohnt sich jedenfalls, ihre Aufzeichnungen zu studieren…

Ohne es zu wissen, machte auch ich mir die Denkweise der Huo-Shen Schule zu Eigen, unter anderem bei der Behandlung von Hautkrankheiten. Wie oft schon hatte ich in Materia Medica und Dermatologie-Kursen erzählt, dass sich z. B. bei der Akne die Haut des Patienten während der Pulstastung klamm-feucht und kühl anfühlt, dieser oft friert und darum instinktiv dazu neigt, erhitzte Nahrungsmittel wie Kaffee, geröstete oder scharfe Speisen zu sich zu nehmen. Diese fördern aber nicht sein ›gesundes Feuer‹ sondern seine Nässe und die Haut ‚blüht' deshalb noch stärker auf.

Und obwohl die Haut bei purulenter Akne eindeutig Hitzezeichen zeigt, war es mir wichtig hervorzuheben, dass hier die warme Arznei Gui Zhi mit in die Formel muß: Der Grund liegt darin, dass das gewärmte physiologische Ming Men-Feuer – wenn mit den Zimtzweigen nach außen gebracht – das pathologische Nässe-Hitze-Feuer aus der Haut vertreibt und daher Hitze mit Hitze bekämpft.

Dies war mir früher immer eine interessante Ausnahme der Hitze-Therapie, doch die Feuerschule stellte fest, dass diese Nieren Yang-Lehre in unserer Qi und Yang aufbrauchenden Zeit weit öfter vorkommt, als ich zuvor dachte. Weshalb, wird klar, wenn man die Yin-Feuer-Theorie hinzunimmt.

Wichtige Grundlage zum Verständnis: Das Yin-Feuer

Liu Wan-Su, Begründer der oben beschriebenen »kühlenden Schule« (Han liang Pai) und einer der vier großen Meister der Jin-Yuan-Periode, war einer der ersten, die ein Syndrom erkannten, das mit einer Yang-Leere und Yin-Fülle des Unteren Erwärmers zu tun hatte, die sich oben scheinbar als Hitze (Zahnschmerzen, Aphten, Herpes[24]) manifestiert hatte.

Wenn nun die Hitze im Unteren Erwärmer durch Kaltes wie *Da Huang* gekühlt, oder klebrige Yin-Tonika die scheinbare Yin-Leere durch klebrige Arzneien wie Shou Di nähren würde, dann sei es »als gebe man dem mythologischen Wasser-Drachen (Drache im Wasser = Yin im Yang) noch mehr Kraft«, so dass er donnernd hinauffährt in den Himmel, um dort Unruhe zu stiften. Er nannte es daher Drachen-Donner-Feuer (*Long-Lei Zhi Huo*).

Li Dong-Yuan, Begründer der warm-tonisierenden Schule (Wen Bu Pai) und ein weiterer der vier Großen, entwickelte die Theorie weiter, denn wenn Yin nähren und kühlen falsch war, musste es ja eine andere Therapiemöglichkeit geben. Seine Idee, vor 700 Jahren zuerst als Yin-Feuer (*Yin huo*) beschrieben, erklärte genauer, welche Mechanismen hierbei zum Zuge kamen:

Yin-Feuer ist nicht mit Leere-Hitze durch Yin-Leere zu verwechseln: Letztere entsteht ja durch einen Mangel an Wasser, welches das physiologische Feuer nicht mehr ausgleichen kann, und ist natürlich häufig die Ursache für Hitzewallungen in der Menopause.

24 Zheng Qin-An sagte dazu: »Im Mund gibt es kaum Fülle-Feuer!« Damit wollte er sagen, dass die meisten Entzündungen in der Mundhöhle auf Yin-Feuer zurückzuführen sind

Yin-Feuer aber, so Li, basiert hauptsächlich auf einer Mitte-Qi-Leere, die auch dem Nieren-Yang als Quelle aller Yang-Energien die Kraft entzieht, wie eine Glühbirne, die die Batterie leer macht.

1. Nur Magen-Qi kann das Yuan-Qi der Niere durch Speise ›füttern‹, also die Batterie wieder aufladen oder »das kleine ministeriale Feuer nähren«, wie es im Su-Wen heißt.[25] Kalte und Nässe fördernde Nahrungsmittel hemmen daher das Yuan-Qi. Die Milz, wenn durch Grübeln und Stress geschädigt, raubt ihrem Ursprung, dem Nieren-Yang, die Kraft.
2. Yang ist ja auf- und Yin absteigend, wie Hitze und Kälte, weshalb z. B. Nässe- und Kälte-Pathogene gerne von unten kommen, Sommerhitze aber von oben. Auch im physiologischen Sinne soll ja das ministeriale Feuer im Ming Men dem kaiserlichen Feuer im Herzen zu Hilfe kommen, die Yang Energie ›Qi‹ sorgt für ein ›am Platz halten der Organe, die sich sonst absenken würden‹. Physiologisches Yin hingegen geht nach unten, wie das Wasser der Blase.
   Wenn nun Yin-Pathogene wie Nässe und Kälte (nennen wir sie spaßeshalber mal »Admiral Müsliriegel« und »General Speiseeis«) nicht nur nach unten drücken und das Yang von Milz und Niere schwächen, sondern sich im Unteren Erwärmer stauen, dann befindet sich dort das physiologische Ming-Men Feuer unter zweifachem Beschuss:
   Es erhält keinen Proviant vom Magen-Qi und muss sich als geschwächtes Yang mit den Yin-Pathogen Angreifern auseinandersetzen. Was dann häufig passiert, ist eine kombinierte Yuan-Qi- und Nieren-Yang-Leere. Aber es gibt noch eine weitere Möglichkeit, wenn es dem belagerten Minister zu eng wird im Unteren Erwärmer: Er flieht hinauf zum Kaiser (-lichen Feuer), um dort eine Exilregierung zu gründen oder sogar den Thron zu besetzen! Dieses führt weiter oben zur Auseinandersetzung zwischen den beiden Mächten, deren Symptome sich dann als Zahnschmerzen, Herpes, Entzündungen oder Hitzezeichen im Kopf oder Brustbereich aber auch der Haut manifestieren.
3. Dies bedeutet, dass das physiologische Lebensfeuer wie ein Pathogen nach oben lodert, wo es nicht hingehört und als Symptom eine Herz-Hitze oder Gingivitis verursacht, während es unten die Nieren (und deren Yuan-Qi als letzten Statthalter) noch kälter und Yang-ärmer zurücklässt, die den Yin-Pathogen Truppen zum Opfer fallen, so dass die Füße und Rücken kälter werden und der Untere Erwärmer Opfer von weiteren von unten eindringenden Yin-Pathogenen werden kann, wie z. B. Nässe-Kälte oder -Hitze bei der Blasenentzündung oder Fußpilz, um nur einige dieser Bösewichte zu nennen. Denn auch das Wei-Qi der »Volksmiliz« hat inzwischen nachgelassen, obwohl es ja seinen Ursprung weiter oben in der Lunge hat.

25 Das Qi durch übermächtiges (pathologisches) Feuer schwächt, das Qi des kleinen Feuers (Ming Men) stärkt. Übermächtiges Feuer frisst das Qi auf, das Qi (der Mitte) füttert das kleine Feuer. Übermächtiges Feuer zerstreut das Qi, kleines Feuer gebiert neues Qi. (Kapitel: YinYang YinXiang DaLun) 《陰陽應象大論》云：«壯火之氣衰，少火之氣壯，壯火食氣，氣食少火，壯火散氣，少火生氣«。

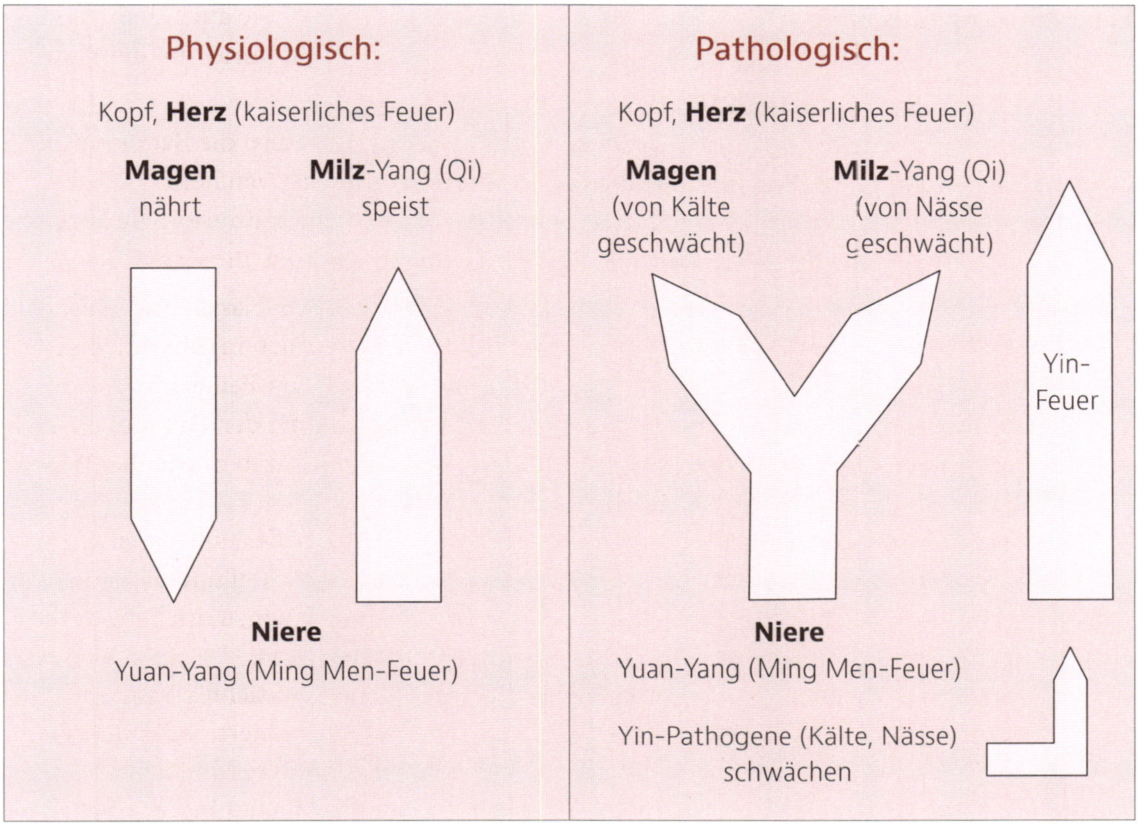

Das Problem bei der Therapie mit Qi-Tonika durch Li Dong-Yuan und seine Milz-Magen-Schule (Pi Wei Lun) ist nun, dass seine z. B. in *Bu Zhong Yi Qi Tang* vorgeschlagenen Arzneien wie *Huang Qi* und *Ren Shen* selbst warmen, süßen Charakter haben und zwar unten die schwache Niere tonisieren, aber oben das pathologische Yin-Feuer fördern können.[26]

Er nahm daher kalte Arzneien hierzu um vorzubeugen. Therapeutisch ist dies aber eine schmale Gratwanderung zwischen Attacke und Tonisation (*Gong* und *Bu*). Natürlich können unsere Kollegen in China im Zickzackmarsch immer rechtzeitig gegensteuern, wenn es aus dem Ruder läuft, da sie ihre Patienten 1–2 Mal pro Woche zu Gesicht bekommen. Wie aber soll man dieses fragile Therapiegleichgewicht stabilisieren, wenn man seine Patienten allenfalls monatlich sieht?

Zum Glück gibt es aber die Huo-Shen-Schule! Von der komplexen Idee des Yin-Feuers und deren Behandlung machte diese Schule ausgiebig Gebrauch. Und obwohl sie wahrscheinlich den besten Therapieansatz hat, machte sie nie von dem heute geläufigen Namen »*Yin Huo*« (Yin-Feuer) Gebrauch, sondern nannte dieses Syndrom »Yang-Leere mit Yin-Hitze Zeichen« (*Yang xu Yin xiang*).

26 Wu Pei-Heng kritisiert Li Dong-Yuan: »Das ist wie Chen Xiu-Yuans Kritik an Li Dong-Yuan: (er) hat nur an die Tonisierung des nachhimmlischen (postnatalen) Mitte-Qi gedacht, und dabei vergessen an das vorhimmlische Yuan-Qi zu denken.« 此乃陳批評李東垣，只重視後天脾胃之中氣，而忽視先天之元氣

Feuerschulenphilosophie

Es liegt also eigentlich nahe, dort anzufangen, wo alles anfing: Beim Yang. Der Big Bang war ein Anstoß, aus dem die Materie sich bilden konnte. Im Buch der Wandlungen kommt als erstes Trigramm ebenfalls das Yang-Trigramm Qian, aus dem dann das Yin-Trigramm Kun entsteht (Siehe Kapitel **Ausflug in die Daoistische Medizin**).
Wie uns die moderne Physik lehrt, kann aber sowohl Materie aus Energie entstehen, wie Energie auch wieder aus der Materie. Und auch im Yi-Jing erzeugt ja das Yin wieder neues Yang. Soweit sollte also ein dynamisches Gleichgewicht zwischen beiden bestehen. Genauso erzählt es uns das Huang Di Nei Jing wo es heißt, dass Yang und Yin sich gegenseitig erzeugen, bedingen und brauchen.

- Wie kommt es dann aber, dass uns die moderne TCM zwar erzählt, dass das Nieren-Yang bei leerem Nieren-Yin als falsche Hitze emporlodert, weil das Wasser das Feuer nicht mehr kontrollieren kann, aber praktisch nie die Rede davon ist, dass Feuer das Wasser und dessen Folgen kontrollieren kann?
- Kontrollverlust über Wasser durch Feuer-Leere wird zwar erwähnt, aber nie betont, da heißt es zum Beispiel:
  Wenn das Nieren-Yang leer ist, wird auch das Blasen-Qi leer und der Körper kann das Wasser nicht mehr halten, mit Symptomen wie Nykturie oder Polyurie.

1. Wenn die Niere die Milz nicht mehr wärmt, wird der Stuhlgang dünn und wässrig.
2. Wenn die Niere die Lunge nicht mehr stärkt, so schwächelt das Wei-Qi mit der Folge der Porenöffnung und vermehrtem spontanen Tagschweiß.
3. Ferner wird es als Symptom für Yang-Leere angesehen, wenn durch Temperaturschwankungen wie Essen einer heißen Suppe bei zuvor kalter Umgebung ein dünner wässriger Nasenfluß beginnt.
4. Wenn eine Blut-Leere, z. B. nach Blutverlusten vorliegt, so gibt man ja auch Qi-tonisierende Arzneien wie Dang Shen, die ja auch pharmakologisch nachweislich eine hämatopoetische Wirkung haben.

Nun wissen wir das zwar alles, aber wer von uns käme auf die Idee, das Yang zu stärken, wenn das Yin fehlt?

Meine eigene überraschende Erfahrung war bei Yin-Leere Patienten, denen ich zur Zufuhr von Flüssigkeit riet, dass die vermehrte Flüssigkeitszufuhr sofort wieder ausgeschieden wurde. Sogar der Nieren-Yin Puls blieb trotz der zusätzlichen Yin-nährenden Arzneien leer, bis zu dem Augenblick, wo ich mit Feuerschule-Arzneien wie Fu Zi das Ming Men-Feuer stärkte. Die Folge war: Flüssigkeiten zirkulierten länger, beide Nieren-Pulse wurden stärker. Zum ersten Mal auch der Nieren-Yin Puls nach Jahren der wenig erfolgreichen Verschreibung von Yin-Arzneien wie Nü Zhen Zi, Han Lian Cao, Mai Men Dong, Bai He, sogar tierischer Yin-nährender Arzneien wie Gui Ban oder Bie Jia.

Egal ob Flüssigkeitsverlust durch weichen Stuhl, häufige Harnentleerung, durch Schweißverlust oder Nasenfluß: Überall ist das schwache Yang die Ursache.

Die Standardtherapie sind dann sammelnde und zusammenhaltende Arzneien wie Rou Dou Kou, Fu Pen Zi, Fu Xiao Mai oder Wu Wei Zi. Manchmal erkennt man auch wie die Milz-Magen Schule den Wert der Qi-Tonika wie Huang Qi (Astragalus) beim Verlust durch Schweiß oder weichen Stuhl.
Dass aber der heiße Fu Zi auch schweißhemmend, dass Sheng Jiang, Gan Jiang und auch Rou Gui fiebersenkend wirken, wird meist deshalb vergessen, weil man ja denkt, »die sind ja warm oder heiß«, würden also die Hitze Symptome verschlimmern.

Doch bereits um 1770 kannte der konfuzianische Arzt Xu Da-Chun die Theorie, das Yang zu stärken, um Schweiß zu hemmen, wenn er aus Leere entstand:

»Das Feuer vom Drachen-Donner der Niere folgt dem Wasser (Schweiß) aufwärts. Gäbe man nun kalte Arzneien, so stärkte man nur das (Yin-)Feuer. Es gibt nur eine Wahl und das ist die Verwendung hoher Dosen von Fu Zi und Ren Shen und den Zusatz von salzigen und deszendierend (zur Niere) wirkenden Arzneien, wie Sheng Mu Li und Tong Bian (Kleinkindurin). Wenn einer davon eine Schale trinkt, so senkt es sich in den unteren Erwärmer und das Drachen-Donner kehrt zurück auf seinen rechten Platz, so dass auch der Schweiß aufhört.«

(...) Ein Arzt, der zwischen dem Verlust von Yin und dem Verlust von Yang beim Schwitzen unterscheiden kann, wird keinen Fehler in seiner Verschreibung machen. Doch wie wird dies unterschieden?

Beim Schwitzen durch Yin-Verlust besteht Hitzeabneigung, mit warmen Händen und Füßen und (objektiv) warmer Haut mit warmem Schweiß. Der Patient hat Durst und es verlangt ihn nach kühlen Getränken. Sein Atem ist agitiert und sein Puls überflutend (Hong-Mai).

Beim Schwitzen durch Yang-Verlust ist es nun umgekehrt: Der Patient fürchtet Kälte, die Extremitäten und Haut sind kühl mit kaltem Schweiß. Seine Geschmacks(-vorlieben) sind nach faden oder leicht süßlichen (Speisen) und er ist nicht sehr durstig, hat aber ein Bedürfnis nach heißen Getränken. Sein Atem geht schwach und seine Pulse sind schnell, oberflächlich und leer.

Aus: Wang Yin Wang Yang Lun, Yi xue yuan liu lun, 1757

Er beschreibt hier genau das, was etwa 50 Jahre später der Begründer der Feuerschule Zheng Qin-An in die Praxis umsetzte. Allerdings wird in der Feuerschule immer zuerst die vorhimmlische Energie (xian tian), das Yang gestärkt, bevor man die nachgeburtliche Energie (hou tian), das Qi tonisiert, um nicht wie Li Dong-Yuan den Fehler der Stärkung der Yin-Pathogene durch Ginseng und Huang Qi zu begehen, wie in der Yin-Feuer Theorie beschrieben.
Heute weiß man, dass solche eher statisch »trägen« Qi-Tonika immer dynamische Qi-Bewegende Arzneien benötigen, um die Milz mit ihrer Macht nicht zu überlasten[27], doch welche Dynamik übertrifft schon die des Yangs selbst, wenn es wieder alles bewegt?

Schon Zheng Qin-An wettert in seinen Büchern erzürnt: »Es sind mehr Leute durch Ginseng und Shi Gao gestorben, als je durch *Fu Zi* sterben werden.«

27 Zu schwach um die Tonisation zu absorbieren heißt es dann. 虚不受補

Wenn wir nun all dies berücksichtigen, wie kommt es dann, dass man den »Vater der Arzneien« (Zitat Feuerschüler Zhu Wei-Ju) nicht viel öfter oder häufiger einsetzt? Warum gibt es so wenig Ideen in der Schulmedizin, die Temperatur zu erhöhen außer durch Hyperthermie, die aktive Fiebertherapie mit abgetöteten Bakterien?

Der Grund ist wohl ein psychologischer: Ein falscher Griff auf die Herdplatte wirkt sofort prägend und kommt häufiger vor als schleichend langsame Erfrierungen. Und das in dem Lebensabschnitt, wo Fieber bei Kindererkrankungen noch eine Rolle spielt und Yang-Leere oder Angst vor dem kalten Schnee eher von der Freude am Winter verdrängt wird. Auch sind Sonnenbrand, Hitzeschlag und Sonnenstich einprägsamer als kalte Füße. Erfrierungen sind in unseren Breitengraden eher selten. Es ist auch anzunehmen, dass schon die ersten Menschen sich mit Tierfellen vor der langsamen Kälte schützen konnten, aber die Macht des blitzschnellen, sich ausbreitenden Feuers war für sie wohl eine mehr Ehrfurcht gebietende Erscheinung.

Wenn also eine Ent-*zündung*, englisch In*flamm*ation z. B. die Gelenke befällt, so denkt man in der Schulmedizin an Immun*suppressive*, entzündungs*hemmende*, oder COX2-*Inhibitoren* die Mitochondrien eher *verlangsamende Arzneien*, obwohl ja selbst aus pharmakologischer Sicht die Mutterwurzel des chinesischen Eisenhuts (Chuan Wu Tou oder Cao Wu Tou) entzündungshemmend und schmerzstillend wirkt.

Aber nun schätzen Sie mal: Haben Sie mehr Arthritispatienten oder auch Asthmatiker mit Sommerverschlimmerung oder eher mit Winterverschlimmerung?

Wieviel Kälte oder Yang-Leere muß denn nun vorliegen, um am besten mit der Feuerschule weiterzukommen? Schauen wir uns hierzu einmal einige Beispiele aus der Feuerschule zur Anschauung an.

Beispiele

Auch wenn der geneigte Leser[28] noch keine Erfahrung in der Anwendung dieser Therapie hat, so möge er diese Beispiele zunächst einfach als typische Vorgehensweise verschiedener Vertreter der Feuerschule anschauen und am besten erst nach Abschluss des Buches beurteilen.

28 Auch wenn das derzeit politisch inkorrekt sein mag, so verwende ich hier doch das generische Maskulinum und meine damit auch ganz besonders die Leserinnen unter allen. Allein das man Leserinnen ohne Gender-Sternchen sieht, ist heute schon fast so selten wie ein echter Händedruck, anstatt einen vollgehusteten Ellbogen in die Seite gerammt zu bekommen. Als Ausrede für mein Beharren auf die Sprache, die mir als Jüngling lehrerseitig einbetoniert wurde, möchte ich den lieben Loriot (Vico von Bülow) zitieren:
»Ein weiterer Vorzug des alten Menschen beruht auf seiner Überzeugungstreue. Diese auch als Altersstarrsinn geschätzte Eigenschaft beendet unergiebigen Gedankenaustausch. Ein im höheren Alter willkommener Zeitgewinn.«

Fall eins aus der Feuerschule (von Fan Zhong-Lin)

Tai Yang Zheng (Feng Shi Bi) Wind-Nässe-Bi

Frau Tang, 37 J., Arbeiterin aus Chengdu

Historie: 1964 plötzlich beginnend häufig Schwindel und Kraftlosigkeit, Schmerzen in allen Gelenken. Am 30.10.1965 abends, Schweregefühl und Schmerzen mit Unfähigkeit sich zu drehen und Dinge mit den Händen zu greifen, auch Laufen vor Schmerz unmöglich, jede Bewegung schwierig, so dass sie sogar gefüttert werden muß. Nach einigen Tagen Einweisung ins Krankenhaus xy, wo man die Diagnose Rheuma stellt.
Mehr als 10-mal Therapie mit Akupunktur ohne großen Erfolg, so dass sie zu mir in die Sprechstunde kam. Ich erzählte ihr, dass es sich um ein Syndrom des Taiyang handelt, dass in etwa drei Monaten wieder in Ordnung sein müßte.

Zu Beginn wurde sie von zwei Helfern hereingebracht, da sie in allen Gelenken stechende Schmerzen hatte. Ferner bestanden Schwindel, Tinnitus, kalte Extremitäten, Kälte- und Windabneigung, der Mund war trocken, kein Bedürfnis zu trinken.
Die Zunge war blaßrot und gedunsen mit Zahnabdrücken, der Belag dünn weiß.
Der Puls war an Cun und Guan leer und oberflächlich, an Chi schwach und tief.

Therapieprinzip ist: Wärmen der Leitbahnen, Kälte zerstreuen, Nässe verfolgen, Schmerz stillen.
Ausgangsrezeptur ist die **Gan Cao Fu Zi Tang**

Rp
Zhi Gan Cao 30 g, *Zhi Fu Zi* 60 g, *Bai Zhu* 12 g, *Gui Zhi* 18 g, *Sheng Jiang* 30 g

Der Akonit wurde hier 90 Minuten gekocht, danach erst die anderen Arzneien hinzugefügt. Einnahme 3x täglich für 2 Tage, Karenz von kalten und rohen Speisen.

Anmerkung von Fan: Obwohl der Puls oberflächlich war, und Windabneigung bestand, durften hier nicht nur BIAO-Arzneien verwendet werden, denn es bestanden ja auch Li-Leere Zeichen wie Schwindel, kalte Hände und Füße, trockener Mund, sowie Puls und Zungenzeichen.
Das hieß, dass hier eine Art Taiyang Syndrom bestand, so dass keine reine Si Ni Tang verwendet werden konnte. Im *Shang Han Lun* heißt es:

Wenn Wind und Nässe sich vereinen, so sind Knochen und Gelenke heiß und schmerzhaft, wenn dann bei Bewegung der Schmerz extrem wird und kein Strecken und Beugen mehr möglich (...) dann hilft hier das Gan Cao Fu Zi Tang.

Gan Cao mehrt das Qi und reguliert die Mitte, Fu Zi wärmt die Leitbahnen, zerstreut Kälte und stillt Schmerz. Bai Zhu trocknet Nässe und stärkt die Milz, Gui Zhi vertreibt Wind und stärkt die Abwehr, macht Yang durchgängig, mit Hilfe von Shen Jiang, dessen Schärfe wärmend und zerstreuend wirkt.

2. Besuch
Nach den 2 Tagen wurde der Schmerz weniger, so dass einige Gelenke schon bewegt werden konnten. Ich fügte zur obigen Rezeptur noch hinzu:

Ma Huang und Xi Xin um das Vertreiben von Wind und Kälte zu fördern und trug ihr auf diese Rp weitere 5 Tage einzunehmen.

3. Besuch
Die Patientin konnte alleine, aber mit Hilfe eines Gehstocks zur Sprechstunde kommen. Alle Schmerzen waren verringert. Auch Schwindel, Tinnitus, Kälteabneigung waren deutlich geringer. Ich verschrieb obige Rp plus Fu Ling um die Nässe auszuleiten für weitere 5 Tage.

4. Besuch
Alle Körperbewegungen wirken bereits flüssiger, auch der AZ (Allgemeinzustand) war gut, aber es bestand noch Schmerz und Schweregefühl in Hüfte und Beinen. Obwohl nun schon ein guter Anfang gemacht war, war doch noch ein weiterer Weg zurückzulegen. Man muß hier Milz und Nieren stärken, die Körperöffnungen öffnen und die Nässe austreiben, damit das Pathogen endgültig beseitigt ist.
Ich verschrieb nun eine Modifikation der Li Zhong Wan:
Dang Shen 50 g, *Gan Jiang* 120 g, *(Zhi) Bai Zhu* 60 g, *Zhi Gan Cao* 60 g, *Zhi Fu Zi* 120 g,
Fu Ling 60 g, öliges *Rou Gui* (beste Qualität) 30 g, *Gui Zhi* 15 g, *Gou Qi Zi* 60 g,
Hu Po (Succinium) 60 g zu Pulver gemahlen und zu bohnengroßen Pillen verarbeitet.
Einnahme 2x3 g davon für 3 Monate, wonach alles wieder in Ordnung war.

1979 nach mehr als 10 Jahren berichtet sie, dass obwohl ihr manche Gelenke manchmal leicht wehtäten, aber keine Bewegungseinschränkung bestehe und sonst auch alles in Ordnung sei.

Fall zwei aus der Feuerschule (von Fan Zhong-Lin)

Bronchial-Asthma und Emphysem bei Shao Yin-Syndrom
Herr Liu, 49 Jahre, Arbeiter aus der Provinz Anhui

Vor mehr als 10 Jahren bekam Herr Liu eine chronische Bronchitis, die oft auftrat, und sich immer im Winter verschlimmerte, so dass er stationär behandelt werden mußte.
Das xy Krankenhaus in Anhui diagnostizierte Bronchialasthma und Lungenemphysem, das auch bei Behandlung auf keine langfristige Besserung hoffen ließ.
Am 4.7.1978 stellte er sich in meiner Sprechstunde vor, wo ich es als Shao Yin-Syndrom diagnostizierte. Nach acht Malen in der Sprechstunde trat die Erkrankung bis heute – mehr als ein Jahr danach – nicht mehr auf.

Anamnese: Atemnot, Herzrasen, Schwächegefühl, gelegentlicher Husten, hierbei Abhusten von weißem dünnem Sputum. Äußerlich war Herr Liu etwas übergewichtig, mit roten Wangen, zyanotischen Lippen.
Seine Zunge war blaßweiß, der Belag weißgrau, dick und klebrig.
Im Moment gab es keine akuten Attacken, aber die Wurzel der Erkrankung saß im Inneren, so dass man hier von einem Shao Yin-Syndrom ausgehen konnte.
Das Therapieprinzip ist es hier, in den vorhimmlischen Energien das Ur-Yang (Yuan-Yang) wieder zu stärken, damit es gegen die Yin-Pathogene vorgehen und sie vertreiben kann. Als Ausgangsformel eignet sich hier natürlich die Si Ni Tang.

Rp
Zhi Fu Zi 60 g, *Gan Jiang* 60 g, *Gan Cao* 18 g, öliges *Rou Gui* (beste Qualität) 15 g, *Bai Zhu* 30 g für zwei Einnahmen pro Tag.
Diese Rp wurde mit kleinen Modifikationen für 20 Tage eingenommen, bis die Symptomatik sich eindeutig besserte.

2. Besuch
Nach den 3 Wochen bestand noch Kurzatmigkeit und Müdigkeit nach körperlicher Anstrengung. Die Zunge war weiterhin blaß, nur der Belag etwas zurückgegangen. Wenn das physiologische Yang zusammenbricht, kann sich das pathologische Yin ausbreiten, daher dauert so etwas lange bis zur Genesung. Also setzte ich die ursprüngliche Methode weiter fort.

3. Besuch
Nach weiterer Einnahme von über 20 Rezepturen waren Atemnot und Erschöpfbarkeit deutlich zurückgegangen. Auch die (mitralbäckchenartige) dunkle Rötung der Wangen ging zurück. Die Zunge wurde schon etwas roter und der klebrige Belag ging zurück.
Die Therapie hier ist Fu-Zheng (Die »Wiederherstellung des Korrekten«[29]), und hierdurch die Vertreibung der Pathogene. Geeignet ist eine modifizierte Kombination aus Si Ni Tang und Li Zhong Wan als Pille zur längeren Einnahme über zwei Monate.

Rp
Zhi Fu Zi 150 g, *Gan Jiang* 150 g, *Gan Cao* 6 g, *Hong Shen (roter Ginseng)* 30 g, *geröstetes Bai Zhu* 120 g, *Rou Gui* (beste Qualität) 60 g, *Gou Qi Zi* 120 g, *Tu Si Zi* 120 g, *Zi He Che* (Plac. Hominis) 120 g zu Pulver gemahlen und mit Rohrohrzucker zu kirschgroßen Pillen verarbeitet. Einahme ist 2x zwei Pillen pro Tag (2x2/d.).

Im Winter 1978 konnte der Patient im Innenhof etwas machen, was seit Jahren im Winter unmöglich war: Bei der größten Kälte konnte er hinaus gehen und seine TaijiQuan-Übungen machen, sowie anschließend für eine Stunde einen kleinen Lauf machen ohne dass das Asthma auftrat.

Im April 1979 kam der Patient speziell aus Anhui herbeigereist, um den »alten Dr. Fan« zu sehen, und zu zeigen, wie sich alles hervorragend gebessert hatte. Zu Beginn war eine kurze Gehstrecke oder zwei Stockwerke Treppen beschwerlich gewesen und er mußte häufig ins Krankenhaus. Jetzt arbeitete er wieder ohne Beschwerden und machte Sport und fühlte sich täglich besser.

In beiden Fällen gibt Fan hier als ROHARZNEI 60 g Fu Zi, je auch 30-60 g Gan Jiang oder Sheng Jiang und auch Gan Cao war im Fall Eins mit 30 g angegeben. Nach einiger Zeit gibt er Arzneipillen die etwa unseren heute über Monate verschriebenen GRANULATEN entsprechen.

29 扶正 Fu Zheng, die Wiederherstellung 扶, des Korrekten 正 (Qi). Bekannter Begriff in der CM, oft in Zusammenhang mit der Methodik gebraucht, z. B. Fu zheng qu xie, »das Korrekte wiederaufbauen und das Pathogen vertreiben«, oder Fu zheng hua yu, »das Korrekte wiederaufbauen und die Blutstase vertreiben«, usw., also meist eine Kombination aus Bu (Tonisieren) und Gong (Attackieren)

Gewiß, mag man hier denken, dies sind ja auch eindeutig Patienten mit Kälteverschlimmerung gewesen, aber wie kann man denn die heißen Yang Arzneien bei den vermeintlich hitzigen Erkrankungen einsetzen? Schauen wir uns hierzu zwei weitere Fälle mit scheinbar »heißen« Symptomen an:

Fall drei aus der Feuerschule (von Wu Pei-Heng)

Allergisches Ekzem

Frau Li, 25 Jahre, Hochschullehrerin aus Kanton, wohnhaft in Kunming. Zuvor selten krank und von robuster Gesundheit, war im April 1965 auf Dienstreise in Zhennan. Das Wetter war zu dieser Zeit sehr feucht und heiß. An einem dieser Tage nach der Arbeit blies ihr ein Wind entgegen, wonach sie plötzlich fühlte, wie ihr ganz heiß im Gesicht wurde, gleichzeitig fror sie aber am ganzen Körper.

An diesem Tag traten im Gesicht kleine papelartige Eruptionen auf, und die Haut wurde knallrot und spannte. Gleichzeitig befiel sie dort ein starker Juckreiz.

Der Betriebsarzt diagnostizierte ein »allergisches Ekzem«, verschrieb ihr ein Antihistaminikum, gab ihr eine Kalzium-Glukonat-Injektion und anderes.

Das Gesichtsekzem ging aber nicht zurück und ferner entstand ein weiteres, gelblich-weiße Flüssigkeit nässendes Ekzem in den beiden Ellenbeugen. Nachts war der Juckreiz unerträglich, so dass der Schlaf darunter litt.

1. Diagnose

Am 1. Mai kehrte sie nach Kunming zurück und kam sofort in meine Sprechstunde. Der Puls war behäbig-oberflächlich, die Zunge blaß, mit dünnem, weißem Belag.

Dies ist eine Disharmonie zwischen Qi und Blut, Ying und Wei (Bauenergie und Abwehrenergie) waren geschwächt, so dass Sommerhitze und Nässe eindringen konnten und sich in der Haut sammelten. Dort wandelte sich die Nässe in Wind, die dann ein Nässe-Ekzem der Haut verursachten.

Therapieprinzip ist hier die Regulation von Ying und Wei, vertreiben des Windes und der Nässe, sowie eine Stabilisierung des BIAO.

Als Formel geeignet ist hier daher eine Modifikation von Gui Zhi Tang und Yu Ping Feng San:

Huang Qi 30 g, *Fang Feng* 15 g, *Bai Zhu* 20 g, *Gui Zhi* 20 g, *Bai Shao* 10 g, *Chan Tui* 5 g,
Ci Wu Jia 10 g (hier: Rx. Acantopanax giraldii), *Bai Ji Li* 10 g, *She Chuang Zi* 10 g,
Sheng Jiang 3 Scheiben, *Da Zao* 3 Stücke, *Gan Cao* 10 g

Nach der Einnahme dieser Rezeptur für 2 Tage gingen die Symptome völlig zurück und sind auch bis heute nicht mehr wieder aufgetreten.

Gui Zhi Tang und Yu Ping Feng San sind zwar keine kühlenden, aber auch keine extrem heißen Rezepturen, also auch nicht gerade typisch für die Feuerschule. Heißt dies also, das bei Fieber und Hitzesymptomen keine »Jiang und Fu«-Arzneien verwendet werden? Weit gefehlt! Hier ein Paradebeispiel aus den Fällen von Wu Pei-Heng.

Fall vier aus der Feuerschule (von Wu Pei-Heng)

Herr Yang, männl. 32 Jahre. Zu Beginn ein Wind-Kälte Infekt mit Hitzegefühl und Kopfschmerz. Ein anderer Arzt gab ihm daher mehr als 10 Verabreichungen von bitteren und kalten Hitze-kühlenden Arzneien, doch je mehr er einnahm, desto schlimmer wurden die Symptome, weil hier eine iatrogene Erkrankung entstand.
Der Patient erzählte: Er hatte rote Augen, geschwollene trocken-heiße Lippen, er trug keine Schuhe, weil sich Körper zu heiß anfühlte, war gereizt und konnte vor Hitze nicht einschlafen, so dass schon Verwirrung bestand und er wirres Zeug redete. Der Körper war heiß wie Feuer, aber der Patient hatte Verlangen nach kochend heißen Getränken. Der Urin war dunkel, es bestand bereits seit einigen Tagen eine Verstopfung und aß nichts.
Der Puls war oberflächlich und leer, fast zerstreuend (fu, xu, san).

Dr. Wu befand dies erscheine recht wie ein Hitze-Syndrom. »Doch der Patient sollte eigentlich ein starkes Durstgefühl mit Verlangen nach kalten Getränken verspüren, wie kam es also, dass er stattdessen kochend Heißes trinken mochte? Der leere, oberflächliche und fast sich zerstreuende Puls ist ein Vorbote, dass Yang und Qi kollabieren werden.«
In dieser Notsituation muß das Yang zurückgeholt und stabilisiert werden, es eignet sich also die Bai Tong Tang (Das ›Weiße Durchgängig machende Dekokt‹) als Therapie.
Die Rezeptur war schon geschrieben, doch der Patient hatte noch Zweifel sie zu benutzen. Dr. Wu riet ihm zunächst zu testen, ob er pulverisiertes Rou Gui mit heißem Wasser heruntergespült vertragen würde, wenn er es vertrüge, so beweise dies, dass es sich um ein Yin-Syndrom (Ausdruck der Feuerschule für Yang Leere mit Yin-Feuer) handele. Der Patient tat wie geheißen. Nach dem Einnehmen erbrach er plötzlich einige Schalen voll schleimiger Flüssigkeit und fühlte sich anschließend (körperlich) klarer und geistig sehr wohl. Danach trank der Kranke die Bai Tong Tang mit Rou Gui und Fu Zi zu je 60 g. Hiernach wurden alle Symptome besser. Nach weiteren 10 Einnahmen war die Erkrankung komplett verschwunden.

War es nun zunächst echte Hitze und dann durch Schwächung des Yang ein Yin-Feuer?
Lassen wir den Vater der Feuerschule Zheng Qin-An, hierzu zu Worte kommen. Er erklärt in seinem dritten Buch, dem *Shang Han Heng Lun* auf Seite 859:

Wie man exogene Hitze von innerer Hitze unterscheidet

Wenn Ärzte Krankheiten behandeln, so ist es essentiell die Methoden die Inneres und Äußeres betreffen zu unterscheiden, denn Pathogene können von Außen ins Innere eindringen oder eben von Innen nach Außen, dies ist ein fundamentaler Unterschied. Wenn nun ein Hitze-Symptom entsteht, egal ob bei Frauen, Männern, Alt oder Jung, kaum dass man Hitze sieht, sollte man nicht sofort annehmen, dass es sich um eine Erkältung (wörtlich: ein exogenes Pathogen) handelt, denn der Unterschied ist groß.

Erst nach vielen Jahrzehnten habe ich viele Erfahrungen gesammelt und wage nicht sie geheim zu halten, sondern gebe sie der Welt bekannt um dieser damit zu helfen.
Obwohl von alters her Generationen verstrichen so ist doch bisher leider noch niemand auf diese Idee gekommen, so dass ich es hier deutlich beschreiben muß.

Mal heißt es von Außen mal von Innen, aber wie läßt es sich unterscheiden? Was sind die Symptome?
Egal ob bei Frauen, Männern, Alt oder Jung, sobald exogene Pathogene vorhanden sind, so dringen diese durch die kleinen Poren und Öffnungen (von Außen nach Innen) ein und wenn sie durch die Funktion des Qi im Inneren verschlossen sind, so geht es den Menschen so schlecht, dass sie sich hinlegen müssen mit Symptomen wie Gliederschmerzen, Kopfschmerzen, Zugempfindlichkeit, Frieren und ähnliches.

Wenn es hingegen von innen nach außen dringt, egal ob bei Frauen, Männern, Alt oder Jung, so werden sie nicht müde, so als ob sie gar nicht krank wären, aber es ist ihnen eben nur heiß. Diese Hitze besteht auch nur manchen als Hitzegefühl in den Extremitäten (wörtl. Handflächen), manchen wird es nur in der ersten Tageshälfte heiß und manchen nur in der zweiten Tageshälfte, manchen nur nachts, jeder auf seine Art.
Aber das Gesicht ist meist blaß, die Lippen bläulich, es besteht kein Durstgefühl, der Mund ist sogar komplett feucht, es besteht kein Bedürfnis nach Essen, die Ausscheidungen sind unauffällig, außerdem gibt es kein Durstgefühl.
Sogar wenn das Gesicht rot wie Zinnober ist, der Mund rot und die Lippen rissig, solange die Zunge feucht ist, der Urin normal und klar **oder ein Bedürfnis nach heißem Wasser besteht,** so gilt das Gleiche wie oben ohne Ausnahme (d.h. es ist eine von Innen kommende Hitze).

Ein eigener Fall aus der Gynäkologie

An diesem Fall wollen wir nun vergleichen, wie die gleiche Patientin mit »normaler TCM« und wie mit dem Huo-Shen Ansatz behandelt wird:

Es ist eine Patientin mit Menopausalproblemen, die in ihren TCM-Mustern ein teuflisches Fünfeck mit einem so genannten Yin-Feuer aufweist. »Teuflische Drei-, Vier- und Fünfecke«, wie ich sie gerne nenne, sind Widersprüche beim Arzneimitteleinsatz, die bei falscher Anwendung statt Besserung eine weitere Komplikation erzeugen können.

Nehmen wir hier also die Patientin etwas idealisiert, beruhend auf einem echten Fall:

Die Patientin war in der Jugend immer sehr schlank, fror leicht, bis hin zu Raynaud-artigen Fingerspitzen im Winter und häufigen Harnwegsinfekten. Weil es »Igitte-Diäten« und »Flau im Spiegel« so wollten, ernährte sie sich auch immer, wie sie glaubte, furchtbar (!) gesund durch Rohkost und Müsli. Nachdem ihr als sehr ehrgeiziger und nervöser Persönlichkeit durch die Leber-Qi Stagnation auch noch eine Blutstase mit Myomen beschert wurde, wurden ihr GnRH-Analoga[30] verschrieben, die sie aber nach einem Jahr wegen Müdigkeit als Nebenwirkung wieder absetzte. Ihre Menstruation war immer sehr schmerzhaft und mit Koageln, als PMS-Spannung in der Brust.

30 GnRH-Analoga sind Arzneistoffe die eine ähnliche chemische (»analoge«) Struktur haben wie Releasing-Hormon(GnRH) und dadurch an GnRH-Rezeptoren der Hypophyse binden können und die gleiche Wirkung erzielen. Sie werden u.a. zur antineoplastischen Therapie bei Prostata- und Brustkrebs sowie bei Endometriose eingesetzt

Die Chance zur Kräftigung ihrer Nieren machte sie zunichte durch die leider erst nach der 3. IVF[31] einsetzenden Schwangerschaft und das nur aus drei Tagen bestehende Wochenbett und die (da selbstständig) schnellstmögliche »Wiedereingliederung in den Arbeitsprozess« nach nur zwei Wochen.

Kein Wunder also, dass nun auch nach den Jahren der Mega-Gestagen-Hormonspirale und Hormonachterbahn vor der IVF, dem Frust als Selbstständige (ihr Leber-Qi-Holz attackierte auch weiterhin kräftig das Erde-Milz-Qi) sich schließlich ihre Nieren in die Frühpensionierung begaben und die Wechseljahre einsetzten. Natürlich ließ sie sich Hormonersatz verschreiben, um keine Leistungstiefs durch die Wechseljahreshitze und das Schwitzen zu haben, bis sich bei der Mammographie ein Zufallsbefund ergab, der sich nach der Biopsie zwar als gutartig herausstellte, aber wonach ihr von ihrem vorsichtigen Gynäkologen angeraten wurde, besser auf HET (Hormonersatztherapie) zu verzichten, da Mutter und Großmutter beide Mamma-Ca-Patientinnen waren.

Von da an stürzte die ganze Hormonsymptomatik auf sie herein:
Nachtschweiß, tagsüber Hitzewallungen abwechselnd mit Frieren, Reizbarkeit, nachts Einschlafstörungen mit Früherwachen, starke Müdigkeit, die als Wechseljahres-Depressionen behandelt werden, trockene Schleimhäute, wechselhafte mal zu feste, verstopfte mal zu weiche Verdauung, ein schwacher Puls, rechts mehr als links und auch an den hinteren Positionen, eine blasse, vorne dick weiß, hinten dick gelb belegte Zunge mit Zahneindrücken, außerdem oft Zahnfleischschmerzen, zu welchen der Zahnarzt aber keinen Befund finden konnte.
Sie war beim Chinesen um die Ecke, nahm *Bu Zhong Yi Qi Tang* und *Liu Wei Di Huang Wan* ein, dann weitere Yin-Tonika und Hitze kühlende Arzneien, wonach sich die Symptomatik verschlechterte. Was soll man nun tun? Was würden Sie tun?

Syndromdifferenzierung, sortiert nach Relevanz wie allgemein in der TCM üblich:

Leere:
Yin-Leere: Trockenheit, Früherwachen, schwacher Puls links hinten und Historie: GnRh-Analoga
Yang-Leere: Frieren, blasse Zunge, schwacher Puls insgesamt rechts und rechts hinten, Einschlafstörungen, Müdigkeit, Historie: GnRh-Analoga und Unfruchtbarkeit
Qi-Leere: weicher wechselhafter Stuhl, Zahneindrücke, Müdigkeit, Historie: Milz-Killer-Diäten

Fülle:
Falsche Hitze: Hitzewallungen, Nachtschweiß, Reizbarkeit
Nässe, evtl. Schleim: Zungenbelag, Verdauungsymptome, Historie: Ernährung
Qi-Stagnation: Beruf, Persönlichkeit, Brustspannung als PMS
Blutstase: Historie: Myome
evtl. Hitze im Unteren Erwärmer: gelber hinterer Zungenbelag, Historie. Cystitis

31 In-Vitro-Fertilisation, kurz IVF bezeichnet man eine Methode zur künstlichen Befruchtung im Reagenzglas. Die Eizellgewinnung erfolgt durch »Fernsteuerung« des weiblichen Zyklus mittels extern zugeführter Hormone. Diesen Vorgang bezeichnet man als Follikelstimulation: Zuerst die Unterdrückung des physiologischen Zyklus durch Gabe von GnRH-Analoga (s.o.), dann die Stimulation durch FSH (Hormonspritze) zur Stimulierung der und bei erfolgreicher Reifung der Eizelle wird der Eisprung durch eine weitere Hormongabe mit HCG veranlasst

Konventionelle Therapie der TCM mit potenziellen Nebenwirkungen

Yin-Tonika:
Problem: Klebrige Yin-Tonika wie *Liu Wei Di Huang Wan, Shou Di, Tian Men Dong* können Nässe fördern und schwächen die Milz.
Lösung: daher nur *Nü Zhen Zi, Han Lian Cao, Bai He, Mai Men Dong* usw.

Yang-Tonika:
Problem: *Er Xian Tang oder Lu Rong* können die Hitze fördern
Lösung: daher nur *Tu Si Zi* oder *Yin Yang Huo.*

Milz-Qi-Tonika:
Problem: *Bu Zhong Yi Qi Tang* oder *Huang Qi* und *Yuan-Qi* Tonika wie *Ren Shen* können Hitze fördern.
Lösung: daher *Bai Zhu, Bai Bian Dou* und *Shan Yao.*

Nässe/Schleim behandelnde Arzneien:
Problem: *Hou Po, Cang Zhu, Huo Xiang* trocknen das Yin weiter aus
Lösung: daher nur diuretisch Nässe ausleiten mit *Ze Xie, Fu Ling, Yi Yi Ren.*

Qi bewegen:
Problem: *Chuan Lian Zi* schadet der Milz, weil zu kalt, *Chai Hu* braucht Qi auf, *Bai Shao* fördert durch Klebrigkeit die Nässe
Lösung: daher nur sanfte, warme Qi-Beweger wie *Chen Pi* oder *Xiang Fu* oder *Yu Jin.*

(Falsche) Hitze kühlende Arzneien:
Huang Lian oder *Da Huang* wären zu kalt und könnten der Milz schaden.
Lösung: daher sanftere Arzneien wie *Di Gu Pi* oder *Zhi Mu.*

Diese sanfte Formel bestünde beispielsweise aus:
Nü Zhen Zi 12 g und
Han Lian Cao 12 g (*Er Zhen Tang* nährt Nieren- und Leber-Yin)
Mai Men Dong 18 g (nährt Yin und kühlt Herz-Hitze)
Tu Si Zi 18 g (nährt Jing, somit Nieren-Yin und -Yang)
Shan Yao 18 g (nährt Nieren-Yin und Milz-Qi)
Bai Zhu 9 g (tonisiert Milz und trocknet etwas aromatisch)
Zhi Gan Cao 3 g (tonisiert Milz, harmonisiert Formel)
Ze Xie 12 g (leitet diuretisch Nässe aus und kühlt so Feuer auch des Kopfes)
Yu Jin 9 g (bewegt Leber-Qi und Blut)
Zhi Mu 12 g (kühlt falsche Hitze und beugt Yin-Verlusten vor)

Diese Formel mit Ergänzungen und Streichungen immer wieder regelmäßig an den Status quo angepasst, würde sicher mit der Zeit den gewünschten Therapieerfolg erbringen.

Die Huo-Shen-Schule dagegen würde sozusagen »den Drachen beim Schwanz packen« und es ganz anders angehen. Sie unterscheidet hauptsächlich in Yin und Yang, Wurzel und Zweige.

Syndromdifferenzierung, sortiert wie in der Huo Shen-Schule üblich

Wurzel

Yang: Yang-Leere (ursprüngliche Konstitution) einschließlich Qi-Leere: Frieren, blasse Zunge, schwacher Puls insgesamt rechts und rechts hinten, Einschlafstörungen, Müdigkeit, Historie: GnRh-Analoga und Unfruchtbarkeit, weicher wechselhafter Stuhl, Zahneindrücke, Müdigkeit, Historie: Milz-Killer-Diäten

Yin: Yin-Leere (im späteren Alter hinzugekommen): Trockenheit, frühes Erwachen, schwacher Puls links hinten und Historie: GnRh-Analoga

Zweige

Yin-Pathogene: (Nässe, evtl. Schleim, Kälte): Zungenbelag, Verdauungssymptome, Historie: Ernährung

Yin-Feuer: Reizbarkeit durch Herz-Hitze, Nachtschweiß, Hitzewallungen

Qi-Stagnation und Blutstase als Folge von Yang-Leere: Beruf, Persönlichkeit, Brustspannung als PMS sowie Historie: Myome

Hitze im Unteren Erwärmer: gelber hinterer Zungenbelag, Historie: Cystitis

Die Formel der Huo-Shen-Schule würde demnach so aussehen:

Acht Arzneien bestehend aus *Qian Yang Dan* (Yang senkendes Elixier) plus *Feng Sui Dan* (Knochenmark versiegelndes Elixier) mit *Dang Gui, Suan Zao Ren* und *sheng Mu Li*

Yang:
Fu Zi 24 g (alle Dosierungen unter 30 g gelten als nebenwirkungsfrei, bei Dosierungen darüber hinaus müssen bestimmte Regeln beachtet werden, um Nebenwirkungen zu vermeiden[32]). Behandelt die lebenslange Nieren-Yang-Leere, bringt die Yang-Truppe zurück in den »Norden«, d.h. den Unteren Erwärmer.[33]

Yin:
Gui Ban 9 g (ein ebenbürtiger starker Yin-Nährer, der die Niere zurückbringt) und den Yin-Verlust beim Schwitzen zurückhaltende *sheng Mu Li* 18 g, das auch aus dem Salzwasser (= Niere) stammt und zusätzlich das *Shen* beruhigt.

Qi bewegen, Nässe trocknen:
Sha Ren 21 g (sammelt die Niere und trocknet nicht so stark aus, wenn gleichzeitig *Gui Ban* gegeben wird)

32 Wer mich kennt, weiß, ich konnte nicht widerstehen: Tatsächlich vertrug ich im Selbstversuch für eine Woche 30 g präparierte Fu Zi problemlos und hatte nur einmal eine typische Nebenwirkung als ich in der zweiten Woche 50 g Fu Zi in einer Formel mit den eigentlich Nebenwirkungs-hemmenden Arzneien Gan Cao und Gan Jiang unmittelbar zwischen zwei Gläsern Rotwein einnahm. Wie in der Pharmakologie von Chen/Chen nachzulesen ist, verstärkt Ma Huang ebenso wie Alkohol die Toxizität von Fu Zi.
Resultat: Eine Nacht lang eine kribbelnde taube Zungenspitze und 1 Stunde nach der Einnahme ein warmer Kribbelschauer den Rücken herunter für einige Sekunden. Das war alles an Nebenwirkungen, hingegen waren die überraschenden Hauptwirkungen solche wie weniger Müdigkeit, mehr Appetit, bessere Verdauung, keine Zahnschmerzen mehr und vieles andere so erstaunlich, dass ich weiter unten ausführlich darüber berichten werde

33 In China wurde in den Karten der Süden oben und der Norden unten dargestellt, da sich die Hauptstädte alle im Norden befanden und die Karten vor dem Kaiser ausgebreitet nach unten hin gezeigt wurden

Hitze kühlen:
Huang Bai 18 g (sammelt das Yin der Niere und kühlt das Yin-Feuer)

Qi tonisieren:
Gan Cao 15 g (stärkt die Milz)

Leber-Qi und Blut:
Suan Zao Ren 18 g (bringt die *Hun*-Seele zur Leber zurück, fördert den Schlaf), *Dang Gui* 15 g (nährt und bewegt sanft Leber-Blut und macht den Stuhl weich durch seine Förderung der gesunden Darmflora ohne allzu klebrig für die Milz zu sein. Seine MAO-hemmenden Eigenschaften machen es auch zu einem sanften Antidepressivum.)

Anweisung: Morgens nach dem Frühstück und nachmittags vor dem Abendessen einzunehmen, um die bestmögliche Verträglichkeit zu garantieren. Je nach Lage von Yin und Yang würden die Hauptarzneien Huang Bai und Fu Zi (nicht Gui Ban und Fu Zi) höher oder geringer dosiert.

Qian Yang Dan **(Yang senkendes Elixier)** aus Zheng Qin-Ans Feder

Sha Ren 30 g, mit Ingwersaft präparierter *Fu Zi* 24 g, *Gui Ban* 6 g, *Gan Cao* 15 g

Sammelt das Qi und bringt es zur Niere zurück.

Sha Ren zerstört die Yin-Pathogene (vor allem Nässe) und verbindet Niere mit Mitte, *Fu Zi* bringt das ministeriale Feuer zurück und unterstützt so das kaiserliche Feuer (und attackiert die Kälte), *Gui Ban* »aus dem Lebens-Qi des salzigen Wassers stammend« nährt Yin und verbindet mit Yang. *Gan Cao* schließlich tonisiert die Mitte, die dann das Yuan-Qi nähren und dem Nieren-Yang wieder Stärke zuführen kann.

Feng Shui Dan[34] **(Knochenmark versiegelndes Elixier)** aus Zheng Qin-Ans Feder

Huang Bai 30 g, *Sha Ren* 21 g, *Zhi Gan Cao* 9 g

Sammelt das Qi und bringt es zur Niere zurück. Stärkt gleichzeitig Oberen, Mittleren und Unteren Erwärmer.

Das geschmacklich bittere *Huang Bai* hat den Bezug zum Feuer des Herzens, hat durch seine gelbe Farbe den Erdebezug, der die Milz von Nässe befreit und durch die Kälte des Winters den Bezug zur Niere. Daher hat es den Bezug zu allen drei Erwärmern. Das scharfe warme *Sha Ren* sammelt das Qi der fünf Zang-Organe und bewegt sie zur Niere hin. *Gan Cao* harmonisiert oben und unten und hilft über die Mitte dem Ministerialfeuer.

Bitter und süß (*Huang Bai* und *Gan Cao*) helfen der Yang-Wandlung, scharf und süß (*Sha Ren* und *Gan Cao*) helfen der Yin-Wandlung.

Beide Rezepturen sammeln das Qi und bringen es zur Niere zurück, verbinden Yin und Yang. *Qian Yang Dan* enthält das heiße *Fu Zi* und *Feng Sui Dan* das kalte *Huang*

34 Nicht zu verwechseln mit der im *Tang Ye Jing* und *Shang Han Lun* genannten *Bu Shui Tang* (Wasser tonisierendes Dekokt)

Bai, eines senkt das (durch Yin-Feuer gestörte) physiologische Yang zurück zur Niere (= *Qian*), das andere sorgt dafür, dass es nicht durch Yin-Pathogene von dort verjagt werden kann und versiegelt es so (= *feng*).

»Der wahre Yang (-Drache) fliegt nicht mehr weg. Wenn korrekt kombiniert, trocknet der heiße *Fu Zi* nicht mehr aus, noch kann das bittere, kalte *Huang Bai* der Niere schaden. Heiii! Wenn das nicht großartig ist!«[35] *(Zitat von Zheng Qin-An)*

Ganz spannend hierzu war für mich die Erfahrung der obigen Menopausal-Patientin: Sie kam später wieder, mit der nachdrücklichen Bestätigung, dass es ihr nun gut gehe, sich aber (aufgrund meiner Aussage, dass ich so heiße Arzneien verschrieben hatte) hatte zwingen wollen, kalte Getränke »zur Kühlung« zu sich zu nehmen, obwohl zuvor immer das gegenteilige Bedürfnis bestand. Dieses Experiment glückte aber nicht: Es wurde ihr sofort übel, wenn sie etwas aus dem Kühlschrank zu sich nahm. Der Körper wehrte sich also heftig gegen die neue Kälte.

Kontraindikationen

Selbstverständlich gibt es bei allen Arzneimitteln, ob pflanzlich oder chemisch, auch Kontraindikationen, denn wir greifen ja verändernd in ein dynamisches SYSTEM ein, bei dem der Ausgangszustand und seine Veränderung durch Arzneien berücksichtigt werden müssen. Ein guter Arzt wird also auch nach der Einnahme beim Patienten eine erneute Analyse des veränderten Systems machen, da es sich – sofern erfolgreich behandelt – nicht mehr im gleichen Zustand befindet wie zuvor.
So können beispielsweise heiße Arzneien den Körper irgendwann von der Yang-Leere in zuviel Hitze überführt haben, und müssen dann durch moderate Arzneien ersetzt werden.

Wann sind die Methoden der Feuerschule also nicht indiziert?

1. Bei gesunden Kindern mit Fieber – Diese haben, wenn nicht durch die oben erwähnten Faktoren geschwächt, noch genug eigenes Nieren-Yang.
2. Patienten mit Hypertonie und Ödemneigung: Fu Zi in Mengen unter 100 g Rohdroge kann, wie bei der Behandlung des Schockzustandes erwünscht mit Si Ni Tang den Blutdruck erhöhen (ähnlich wie Huang Qi wenn es unter 30 g verschrieben wird). Hier ist eine genaue Syndromdifferenzierung und die pharmakologische Kenntnis der Arzneien nötig. Wir werden diese im nächsten Kapitel genauer anschauen.
3. Vorsicht bei digitalisierten Patienten oder solchen mit gleichzeitiger Einnahme von Antiarrythmika, die ohne Medikation eine tachykarde Arrythmie haben.
4. Rou Gui wird meist gemahlen und mit dem Dekokt heruntergespült. Wegen seiner Reizung der Schleimhäute wird daher auch in der Feuerschule selten mehr als 15 g gegeben. Empfindliche Patienten wie Allergiker sollten zum Dekokt entweder pulverisiert weniger nehmen oder die höhere Dosis mit dem Granulat oder Dekokt zugleich in den letzten 5 min. köcheln.

35 Wörtlich: 潜阳丹有附子之燥烈，封髓丹有黄柏之苦寒， 一潜一封，真阳难飞，交替服用，既无附子之燥烈，又无黄柏之苦寒，岂不妙哉！

5. Vorsicht auch bei Patienten mit aktiven Schilddrüsenerkrankungen: Fu Zi erhöht LH und TSH im Tierversuch. Am besten die Werte kontrollieren. Hier kommen oft von Kollegen falsche Behandlungsstrategien, wenn das TSH durch Fu Zi erhöht ist, müssen nicht noch weitere Thyroxingaben verschrieben werden.
6. Auch gibt es eine Minderheit von Patienten, die empfindlich auf Gan Jiang reagieren, wenn die Magenschleimhaut schon vorher gereizt war.

Ferner ist bei der niedrigen Dosierung der heißen Arzneien leichter eine Erstverschlimmerung durch nicht gesenktes Yin-Feuer oder eine erhöhte Ausscheidung möglich, als dies mit der Verschreibung von vielen Arznei-Modulen wie z. B. bei Li Dong-yuan vorkommt.

Merke: Die Schwere der Dosis bestimmt die Richtung der Arznei.

Drei Beispiele:

Leicht/schwer bei Bai Zhu: *Qi bleibt in der Mitte (Erde) bei kleiner Dosis oder steigt ab zum Darm bei hoher Dosis.*

Huang Qi: *leichte Dosis: Blutdruck kann steigen, Yang nach außen zur Haut bringen. Schwere Dosis: Blutdruck fällt – Harnausscheidung nimmt zu.*

Fu Zi: *Bei zu kleiner Dosis steigt das Yin-Feuer weiter nach oben (Kopf) oder außen (Haut), bei hoher Dosis wird Ming Men-Feuer erneuert und zieht Yin-Feuer zurück in den unteren Erwärmer.*

Mai Ya: *hohe Dosis beim Abstillen, niedrige zum Milcheinschuss.*

Relation der Arzneidosis innerhalb der Formel

Durch Veränderung der Dosis ihrer Bestandteile kann man daher die Formel in eine völlig andere Wirkungsrichtung verändern. Zhang Zhong-Jing mit seinen 112 Formeln war hier ein wahrer Meister.

Wu Pei-Heng schreibt hierzu in seinem Buch »Die Zehn Generäle der Arznei«:

Zum Beispiel Xiao Cheng Qi Tang, Hou Po San Wu Tang und Hou Po Da Huang Tang, alle enthalten diese drei Arzneien, aber die Dosierung ist nicht identisch, daher hat auch die Purgation jeweils ein anderes Ziel. Xiao Cheng Qi Tang ist zum Purgieren von verstopftem Stuhlgang, deshalb ist Da Huang die Kaiserarznei und die Qi-Arznei (Hou Po) der Minister (Menge: Da Huang 4 liang, Hou Po 2 liang, Zhi Shi 3 große erhitzte Stücke).

Hou Po San Wu ist vor allem, um das Qi zu senken, daher ist Hou Po die Kaiserarznei, die purgierende Arznei der Minister (Hou Po 8 liang, Da Huang 4 liang, Zhi Shi 5 Stk.).

Hou Po Da Huang Tang ist zum purgieren von Aszites oder Wasseransammlung in der Brust mit Stauungsgefühl, wenn der San Jiao nicht durchgängig ist. Daher wird diese Rezeptur zur Regulierung des Qi des oberen Erwärmers benutzt, so dass sowohl Qi wie auch Wasser sich bewegen (Hou Po ein Chi =ganzer Streifen, Da Huang 6 liang, Zhi Shi 14 Stk.).

Obwohl die Arzneien in den 3 Formeln gleich sind, sind durch die unterschiedlichen Dosierungen auch unterschiedliche Indikationen gegeben, dies sollte ein Gelehrter berücksichtigen.

oder

Si Ni Tang und Tong Mai Si Ni Tang enthalten beide Fu Zi, Gan Jiang und Gan Cao aber die erste hat einen hohen Anteil Gan Cao, letztere erhöht den Anteil an Gan Jiang und Fu Zi und ist bei schwereren lebensgefährlichen Situationen nach Zusammenbruch des Yang indiziert.

oder

Gui Zhi Tang und Gui Zhi Jia Shao Yao Tang erhöht den Anteil an Bai Shao, um Verdauungsstörungen und Druck in der Brust zu behandeln oder Gui Zhi jia Gui Tang (Gui Zhi Tang mit nochmals Gui Zhi) erhöht den Anteil an Gui Zhi um Halsschmerzen oder Beng Tun zu behandeln.

Durch Verschiebung der Dosis einer Arznei in der Formel und dem Wechsel der Kaiserarznei kann man also große Veränderungen in der Wirkung der Rezeptur erreichen.

Nebenwirkungen

Die häufigsten unerwünschten Nebenwirkungen, die man den Patienten mitteilen sollte, sind Yin-Feuer Zeichen am Kopf wie Pickelchen im Gesicht (Diagnostisch relevant: oft über entzündeten Herden wie Zähne, Sinusitiden usw. Nur am Kinn sind sie eher Hinweise für das Verdauungssystem), Aufflackern alter Entzündungen wie Gingivitis, nicht ausgeheilte Otitis. Ferner kommen vorübergehende Verschiebungen des Monatszyklus vor.
Fu Zi alleine verändert auch die Schlafzyklen: Es kommt anfangs zu seichterem Schlaf mit mehr Träumen (Yang), nach einiger Zeit aber zu einem erholsameren Tiefschlaf (Yin).

Ma Huang wenn es korrekt als Dekokt zubereitet wird, erhöht weder den Blutdruck, noch putscht es auf, wenn das Ephedrin mit dem Kochschaum abgeschöpft wird, wie im *Shang Han Lun* ausführlich beschrieben.
(Siehe auch im Kapitel über Arzneien unter Ma Huang).

Diagnose und Differenzialdiagnose nach Zheng Qin-An

Wie erkennen und unterscheiden wir nun die verschiedenen Feuer-Arten?

Zheng Qin-An schreibt dazu in seinem ersten Buch »Yi Li Zhen Zhuan, Kapitel 2«:

Wenn das Yang Qi keinen Schaden genommen hat, dann können die hundert Erkrankungen nicht auftreten. Wenn aber das Yang Qi Schaden genommen hat, dann kommen die Yin-Pathogene zuhauf, und wenn das Qi der Yin-Pathogene übermächtig ist, dann vermag es das Yuan Yang zu verdrängen. Wenn das Yuan Yang nach oben stürmt, dann fließt es zu den leeren Zang Fu und Jing Luo hin. Wenn die Leere der Leitbahnen zu den Augen führt, dann befällt das Yuan Yang die Augen. Wenn die Leere der Leitbahnen zu den Ohren führt, dann befällt das Yuan Yang die Ohren. Wenn die Leere der Leitbahnen zur Schädeldecke führt, dann zeigt sich das Yuan Yang in der Schädeldecke. Dies ist der Mechanismus wie das Yuan Yang herausströmt.

Und weiter:

Die Erkrankung, bei der das Wahre Qi nach außen drängt, zeigt sich oft in der gleichen Form wie ein Yang-Pathogen. Viele Menschen vernachlässigen dies oft, da sie nicht wissen, dass das nach oben treibende Yang sehr ähnlich aussieht wie eine exogene Infektion durch Yang-Pathogene.
Ich habe sehr häufig diese meist als »das leere Feuer lodert hoch« bezeichneten Syndrome gesehen, die Patienten verlangt es meist nach warmen Getränken und Kaltes können sie überhaupt nicht ertragen; umso schlimmer, wenn sie dann auch noch fälschlich mit Yin nährenden Arzneien behandelt werden..«

aus Abschnitt: Kan-Gua

Frage: Wenn der Patient plötzliche Schwellungen am Ohr hat, bei leicht geröteter Haut, mit etwas livider Farbe, leichtem Schmerz, oder der Körper ist sehr heiß, die Wangen leuchtend rot, ohne Durst, auf der Zunge ein klarer, weißer Zungenbelag, beide Chi-Pulsstellen haben große, oberflächliche aber leere Pulse (fu, da, xu), was ist das dann?

Antwort: Das ist das vorhimmlische Yuan Yang, das nach außen driftet, das Shaoyang der Qi-Funktionen steigt nach oben. Denn die beiden Ohren gehören zur Welt des Shaoyang (Galle, Sanjiao). Wenn sie nun plötzlich geschwollen und leicht schmerzhaft sind (... etc.), dann weiß man, dass dies keine Zeichen für ein Shaoyang-Wind-Feuer sind. Denn beim Shaoyang-Syndrom müsste der Mundgeschmack bitter sein, der Hals trocken, abwechselnd heiß und kalt, rote Schwellungen, die sehr schmerzhaft sind, Lippen und Zunge auf keinen Fall blass und klar.

Wenn der Patient aber einen klaren, weißen Belag hat, so ist es zweifellos Yang-Leere mit Yin-Pathogenen. Wenn der Körper zwar heiß ist, aber kein Kopfschmerz oder Gliederschmerz besteht, also exogene Pathogene auszuschließen sind, so ist dieses Syndrom ein nach außen treibendes Yuan Yang.

Zu den beiden Chi-Pulsstellen mit großen, oberflächlichen, aber leeren Pulsen (fu, da, xu) kann man sagen, dass ein tiefer, feiner, etwas nachgiebiger Puls noch normal wäre, da die Chi-Pulsstelle das Speichern des Wassers anzeigt und Flüssigkeiten normalerweise immer nach unten fließen. Wenn stattdessen jedoch der Puls groß aber leer ist, dann weiß man, dass das Yin (als Pathogen) in großer Fülle ist: Der eine schwache Strahl an Sonnenlicht steigt auf dem Wasserspiegel nach oben.[36]

aus Abschnitt:Fragen und Antworten zur Yang-Leere

Für Zheng Qin-An ist die Differenzialdiagnose von Fülle-Feuer und *Yin*-Feuer letztlich ganz einfach. Er schreibt, wenn auch nur ein Zeichen wie z. B. starke Müdigkeit oder Bedürfnis nach warmen Getränken zu den Hitzezeichen wie Fieber, gelber Zunge, schnellem Puls, etc. hinzukommt, so besteht eine zugrundeliegende *Yang*-Leere, ergo muss wie bei *Yin*-Feuer behandelt werden.

Er unterscheidet dagegen drei Grade von *Yin*-Syndrom *(Yin Zheng San Hou)*:

- *Chun Yin Zhi Xiang* = Reine *Yang*-Leere mit *Yin*-Symptomatik
- *Yin sheng ge Yang* = Schwere *Yin*-Symptomatik verdrängt das *Yang*
- *Yang Xu Yu Tuo* = Starke *Yang*-Leere vor dem Zusammenbruch

36 今見青白苔，而陽虛陰盛無疑。身雖大熱，無頭疼、身痛之外感可據，元陽外越之候的矣。況兩尺浮大而空，尺爲水髒，水性以下流爲順，故脈以沈細而濡爲平。今浮大而空，則知陰氣太盛，一線之陽光，附陰氣而上騰.

Diese differenziert man wie folgt:

1. *Chun Yin Zhi Xiang* = Yang-Leere mit reiner *Yin*-Symptomatik

Hierbei gibt es reine *Yang*-Leere mit einer Symptomatik, die auf *Yin*-Zeichen hinweist. *Yin* ist ja Stille, Kälte, Steifheit usw. Die Symptome sind hier also ausgeprägte Müdigkeit (auch bei gutem Schlaf), leise, geringe Sprache und schwacher Atem, fahle Haut und Schwäche und Gliederschwere, Frieren und kalte Extremitäten, Bedürfnis nach Wärme oder warmen Getränken, Inappetenz, Schmerzen im Bauch und bei Menses, Verlust von Körperflüssigkeiten wie z. B. durch Speichelfluss, laufende Nase bei Temperaturwechsel (z. B. beim Suppe essen), schnelle Passage von Flüssigkeiten als Urin, weicher Stuhl, vermehrte Schweißneigung (vor allem tags, aber auch nachts), Spermatorrhö oder weißer Fluor.

Auch blasse feuchte Zunge, mit Pulsen wie tief, fein, schwach, verlangsamt, leer, versteckt, intermittierend, knotig, kurz und kraftlos.

Da hier noch keine Zeichen vorhanden sind, dass das Yang nach oben strebt, genügt hier als Therapie das Wärmen und Tonisieren der Niere, zum Beispiel mit *Rou Gui* oder *Gu Sui Bu*.

2. *Yin Sheng Ge Yang* = Schwere *Yin*-Symptomatik verdrängt das *Yang*

Hier unterscheidet Zheng wieder in zwei Grade: Wenn das exogene *Yin* unten zunimmt, verdrängt es das *Zhen Qi* nach oben und stört die *Zang*- und *Fu*-Organe, hier ist das Bedrängen des kaiserlichen Feuers das Häufigste. Symptome sind Herzklopfen, Nervosität, Unruhe, Schlafstörungen. Bei der Lunge kann es ein nervöser Husten sein, bei der Milz Aufstoßen, bei der Leber Reizbarkeit. Er nennt dies »Flut von *Yin*-Pathogenen bedrängt das *Yang*«. Hier genügen *Yang* wärmen und manchmal auch noch *Ming Men*-Feuer sanft zurückbringende salzige Arzneien, wie z. B. Muscheln wie *Hai Ge Ke*.

Beim zweiten Grad kommen Hitzezeichen hinzu: Er nennt es »Echte Kälte-Falsche Hitze«. Hier zeigen sich die typischen oben beschriebenen *Yin*-Feuer-Symptome mit Röte, Entzündung, Blutungen oder lokaler Wärme oben oder außen. Es entspricht dem *Yin*-Feuer, daher müssen hier *Yang* wärmende und *Ming Men*-Feuer sanft zurückbringende oder noch unten zwingende, schwere Arzneien wie *Ci Shi, Long Chi* verschrieben werden.

3. *Yang Xu Yu Tuo* = Starke *Yang*-Leere vor dem Zusammenbruch

Hier können einerseits sowohl Drachen-Donner-Feuer-Symptome wie Schädeldeckenkopfschmerz, Hitzewallungen, *Beng Tun*-(hochkrabbelndes Schweinchen) Syndrom[37], geplatzte Gefäße im Auge oder Horton-Kopfschmerzen (ähnlich einer Migräne) auftreten, wie auch schon schwerste Krankheitszeichen wie Ödeme, Fieber mit Nachmittagsgipfel, Schüttelfrost, massenhaft wässrige geruchlose Stühle, Kreislaufzusammenbrüche, sowie Schocks und massive Blutungen.

37 Beng Tun, »gallopierendes oder hochkrabbelndes Schweinchen«, erstmals von Zhang Zhong-Jing im *Shang Han Lun* genanntes Syndrom, das meist auf Nieren-Leere hinweist. Es wird als ein Gefühl beschrieben, als ob eine Substanz oder ein Gas, welches vom Abdomen aus nach oben, durch den Brustkorb bis in die Kehle aufsteigen würde.
Es gehört, wie auch das *Pi*-Klumpengefühl zu den fünf Akkumulationen (*Wu Ji*). Siehe auch im CM-Lexikon meines Buches »Das Blutstasesyndrom«

Für das Drachen-Donner-Feuer kann man, wenn Nässe besteht, Nieren-*Yang* Arzneien wie *Yin Yang Huo* und *Rou Gui* mit Leber-Wind Arzneien wie *Quan Xie, Bai Jiang Can* usw. kombinieren. Wenn keine Nässe besteht, sind *Shan Yu Rou* und sogar *Shou Di Huang* als Einsatz möglich.

Bei drohendem Zusammenbruch des *Yang* ist die Anwendung von *Fu Zi* wie zum Beispiel in der *Si Ni Bei* (Kombinationen des Vier Kontravektiven Dekoktes) unerlässlich, bei Fieber in der *Bai Tong Tang* (Weißes durchgängigmachendes Dekokt), bei inneren Blutungen des Verdauungstraktes *Zao Xin Tu*, bei anderen Verlusten der nachhimmlischen Substanz Blut müssen *Pao Jiang, Ai Ye* und *E Jiao*, und Variationen der *Dang Gui Bu Xue Tang* mit *Dang Gui* und *Huang Qi* im Verhältnis 1:5 verwendet werden.

Fassen wir noch einmal zusammen, was diagnostisch für *Yin*-Feuer und Drachen-Donner-Feuer typisch ist:

Feuer-Symptome:

Diese oben beschriebene Entzündung flammt durch das fehlgeleitete *Yang* meist auf als

- Blutungen wie Nasenbluten, Zahnfleischbluten, aber auch
- Schmerzen wie Kopfschmerzen, Zahnschmerzen, aber auch Trigeminusneuralgien durch Wind
- Entzündungen latenter Herde wie Zahnentzündungen, Zahnfleischentzündungen, Ulzera im Mund sowie Halsentzündung oder Tonsillitis, Otitis, Konjunktivitis, Sinusitis
- Druckgefühl der Schädeldecke oder hinter den Augen, gerötete Augen
- Aufflackern von heißen Hautzeichen wie Juckreiz, Rötung oder Erythemen, Exanthemen, Akne oder Pusteln.

Auftreten der Feuer-Symptome nach folgenden Auslösern:

- Bei Frauen mit *Yang*-Leere kommen die Symptome meist dann hervor, wenn das *Yang* durch den Anstoß der Endometrium-Abstoßung erschöpft ist, also zu Beginn der Menstruationsblutung.
- Bei allen Patienten sind meist bereits subakute Infekte oder leichte Entzündungen vorhanden, die dann aktiviert werden.
- Auch Hautallergien als Reaktion auf »kalte« Antibiotika können dieselbe Reaktion sein.
- Ausgelöst auch oft durch Medikamente wie entzündungshemmende, immunsuppressive, hormonsuppressive, zellteilungshemmende und andere in irgendeiner Form hemmend wirkende Arzneien.

Gleichzeitig bestehende grundlegende Leere-Symptome:

Gemeinsam haben diese *Yin*-Feuer Reaktionen alle, dass sie vorwiegend lokale Hitzezeichen im Bereich des *Yang* (oben, außen) aufweisen, während sie gleichzeitig offensichtliche *Yang*-Leere-Zeichen zeigen wie kalte Füße oder Knie, Neigung zu Frieren, Abneigung gegen kalte Getränke oder kein Durst, Flüssigkeitsverluste durch spontanen Schweiß, hohe Urinfrequenz, Nasenfluss, dünnen Stuhl usw.

Es bestehen schwache oder verlangsamte oder feine oder tiefe Pulse und manchmal auch blasse Zunge sowie eine geschwächte oder erschöpfte Konstitution, oft magerer Körperbau, Müdigkeit trotz Schlaf.

Wir werden die Diagnose und Differenzialdiagnose der *Yang*-Leere mit Pulsdiagnose und Zungenzeichen im nächsten Teil dieser Serie im Detail erklären.

Wie einige dramatische Fälle von Zheng und anderen Protagonisten der Feuerschule zeigen, können die *Yin*-Feuer Zeichen überwiegen und die Leere-Zeichen fast völlig überdecken. Anamnestisch lässt sich dann aber meist erfragen, wie der Zustand *vor* dem Ausbrechen des *Yin*-Feuers war.

Beim Drachen-Donner Feuer, wo ja auch das Leber-*Yang* am Aufsteigen beteiligt ist, kommen die Symptome oft »schnell wie ein Blitz« und sind von Jahres- oder Tageszeit abhängig: nachts besser, morgens schlechter, mittags (zum Sonnenzenit) am stärksten, am späten Nachmittag wieder etwas besser. Bei Jahreszeiten beginnt das Symptom im Winter, im Frühling wird es am Schlimmsten, nach dem Sommer lässt es etwas nach. Heutzutage ist Stress mit Leber-*Qi*-Stau ebenfalls ein häufiger Auslöser des »Donners«, also des Leber-Anteils im Drachen-Donner-Feuer.

Hier ist das Aufsteigen des Feuers vom Fuß oder Bauch zum Kopf am deutlichsten zu spüren. Auch wenn Wind-Hitze solche Symptome macht, sollte sie wie das Drachen-Donner Feuer (siehe dort) therapiert werden.

Zitieren wir noch einmal den Begründer der Feuerschule, Zheng Qin-An:

Nach vielen Jahren der reiflichen Überlegung habe ich zu einer profunden Strategie des Arzneimitteleinsatzes gefunden, die von der allgemein üblichen abweicht:
Ungeachtet dessen, ob es sich um Oben, Mitte oder Unten handelt, ob Mann, ob Frau, ob alt oder ob jung

- **solange** Symptome auftreten wie eine violette Zunge, viel Speichel im Mund, schwacher Puls oder Atem, Müdigkeit und Schwäche, Blässe der Lippen, Durstlosigkeit oder Verlangen nach warmen Flüssigkeiten, keine Behinderung von Stuhl und Urin
- **sogar** wenn es zugleich äußerlich nach großer Hitze aussieht, oder Kopf- und Körperschmerz vorhanden sind, oder wenn die Augen entzündet sind oder Aphten im Mund
- **dann** verwende ich ohne zu zögern Arzneien, die den Keim der vorhimmlischen Energien stärken – und keine Behandlung bleibt erfolglos!

Aber

- **solange** ich einen gelben, trockenen Zungenbelag sehe, oder Austrocknung der Säfte, oder Durst und Verlangen nach kühlen Getränken, oder kraftvollen Puls und Atem, oder der Mensch eher aufgeregt oder gereizt ist
- **sogar** wenn sich der Körper kalt wie Eis anfühlt
- **dann** verwende ich ohne zu zögern Arzneien, die das vorhimmlische Yuan-Yin behandeln, und von Hundert Malen geht keiner fehl.

Pulsdiagnose im Tang Ye Jing vor etwa 2500 Jahren

Frage: Beim Puls gibt es drei Stellen, bei welchen sich Yin und Yang gegenseitig beeinflussen: Ying und Wei, Xue und Qi. Ein- und Ausatmen, kommen und gehen, oben und unten treffen sich in der Mitte.[38]
Weil die Atmung durch die Lunge fließt, so verbinden sich auch Jin und Ye.[39]
Der Puls bewegt sich durch die zeitlichen Einflüsse und verändert sich so, dass er durch Vergleiche beschrieben werden kann:

Im Frühling ist er (starr) wie eine Lautensaite (Xian), im Herbst nach oben treibend (fu), im Winter nach unten sinkend (chen), im Sommer überflutend (hong).

Beim Analysieren der Farben und Beurteilen des Pulses stellt man Unterschiede in der Größe fest, die sich aber in kurzer Zeit wieder verändern können.

Untersucht man die Cun und Guan Pulsstelle, so kann man mal kurze, mal lange Pulse differenzieren.

Die oberen und unteren Ebenen können sich widersprechen, hier vorhanden und dort abwesend. Wenn sich die Krankheit verändert, so folgt auch der Puls mit aufsteigen oder absinken.

Dies alles kann die Sinne verwirren oder die Beurteilung beeinflussen, so dass man die Struktur vergisst.

Um eine klare Differenzierung zu erhalten, würde ich mir daher wünschen, dies nun detailliert beschrieben zu bekommen.

Der Meister sprach:

Alles wonach von Euch hierbei gefragt wurde, berührt die ursprünglichsten und tiefsten Wege der Pulsdiagnose:

Der Puls wird in drei Positionen (Pulsstellen) geteilt, nämlich Cun, Guan und Chi. Der Fluß von Wei-(Qi) und Ying(-xue) unterliegt den gleichen Maßen und Gewichtungen.

Der (typische) Nieren-Puls ist tief (chen) und der Herz-Puls überflutend (hong); der Lungen-Puls ist oberflächlich (fu) und der Leber-Puls ist saitenförmig (xian).

Dies ist eine unbeugsame Regel, die auch nicht den Bruchteil eines Milligramms davon abweicht.[40]

Hinein und heraus, aufsteigen und abfallen, alles bewegt sich mit der Präzision eines Umlaufs der Wasseruhr. Wenn das Wasser zwei Ke (Viertelstunde[41]) herabgetropft ist, so ist der Puls eine Runde um den ganzen Körper geflossen und kehrt zur Cun-Stelle des Pulses zurück, so dass sich hier (Information über) Leere und Fülle zeigen. Ebenso die gegenseitigen Veränderungen, die Interaktion zwischen Yin und Yang.

38 d. h. in der Milz

39 d. h. die Körperflüssigkeiten

40 Wörtlich: den Teil eines Zhu, d. h. ein Vierundzwanzigstel eines liang, das wiederum damals knapp 16 g entsprach, also 0,66 g

41 Wörtlich 2 »Ke«, wobei eine Wasseruhr damals 100 Ke pro Tag hatte, so dass ein Ke etwas mehr als 15 Minuten entsprach

Der Wind zeigt sich durch oberflächlichen, unten leeren Puls (fu, xu); die Kälte durch gespannten, saitenförmigen Puls (xian, jin). Ein herabgesunkener tiefer Puls (chen) deutet auf Wasserakkumulation, bei Zhi Yi[42] (Mukus) ist der Puls rasend und saitenförmig (ji, xian).

Ist der Puls beweglich und saitenförmig (dong, xian) so bedeutet es Schmerz; beschleunigt und überflutend (shuo, hong) ist Reizbarkeit und Hitze.

Angenommen es gibt keine Entsprechung, so sollte man darüber nachdenken, was der Grund für diese Abweichung ist: Der Puls kann an den drei Pulsstellen unterschiedlich sein, so dass sich daher jeweils verschiedene Erkrankungen widerspiegeln.
Ein übermäßiger Puls kann verantwortlich sein[43], aber dasselbe gilt auch, wenn der Puls zu schwach ist (um genau wahrzunehmen).

Frage: Im Klassiker heißt es, es gibt den Druck beim Puls, der drei *Shu* entspricht, sowie den Druck der sechs *Shu* entspricht. Was bedeutet das?

Der Meister sprach:

Ein Puls, der leicht berührt wird, mit einem Druck, der dem Gewicht von drei *Shu* entspricht, erreicht das Qi der Lunge.
Drückt man so schwer, wie es sechs *Shu* entspricht, so erreicht man das Qi des Herzens.
Wenn es so schwer wie neun *Shu* ist, so erreicht man das Qi der Milz.
Wenn es so schwer wie zwölf *Shu* ist, so erreicht man das Qi der Leber.
Drückt man bis auf den Knochen, so erreicht man das Qi der Niere. Die *Shu* ist eine kleine Bohnenart.

Angenommen, es bestünde Durchfall und an der Cun-Position, der Guan-Position und der Chi-Position ware überall kein Puls zu spüren, aber in der Mitte der Chi-Position würde man (beim Atmen) immerhin wieder einen wiederholten Schlag einer Pulswelle spüren, so würde man sagen, dies ist das Qi der Niere.[44]
Wenn aber ein Schadens-Puls zu spüren ist, so ist die Behandlung schwierig.
Ein Schadens-Puls weist auf eine besiegte Milz hin. Ist die Milz besiegt, so kommt die Welle nicht zur rechten Zeit.

Aus: Yi Yin's Tang Ye Jing, Abschnitt »Über Standards bei der Pulsdiagnose, Teil 1 und 2« (siehe im letzten Teil dieses Buches)

42 喘咳面肿，不得卧，此饮留於肺，名曰支饮也: Keuchen und Husten, bei Gesichtsödem, Unfähigkeit sich gerade hinzulegen, wenn dieser dünne Mukus in der Lunge residiert, so nennt man dies Zhi Yin (Zweig-Mukus)

43 Nämlich in dem er schwächeren Puls überdeckt

44 Im Yi Zhong Jin Jian (Spiegel der Klassiker) von Wu Qian heißt die Erklärung zu dem hier etwas unklaren Text: Es heißt hier, die Pulswelle hebe den Kopf; d. h. beim Einatmen folgt nach der ersten Welle eine zweite und beim Ausatmen ebenso, zusammen vier Pulsschläge. Dies zeigt an, auch wenn der Durchfall weiterbesteht, dass das Yuan-Qi zwischen den Nieren noch nicht zusammengebrochen ist, und daher die Behandlung leichter ist. Gäbe es nur noch zwei Pulsschläge pro Atemzug, so spricht man vom Schadens-Puls ohne Magen-Puls, der den Zusammenbruch von Qi indiziert und daher auf schwierige Behandlung hinweist

Pulsinterpretation nach dem Sechs-Schichten-Modell des Shang Han Lun vor 1800 Jahren nach Zheng Qin-An

Erklärungen zur Dreifingertastung

»Früher hat man die Arterie am Radiusköpfchen (Cun-Kou, wörtl. Mündung am ›Cun‹, dem Maß für das Fingerzoll) gewählt, die mit dem Finger gedrückt wird und in drei Pulsstellen, nämlich oben (Cun), mittig (Guan) und unten (Chi) gegliedert wird. Es ist ja genau genommen ein gesamtes Qi des Körpers, das in drei Teile geteilt wird, nämlich Himmel (kaiserliches Feuer), Erde (Milz-Magen) und Wasser (Niere und Ming-Men) und letztlich als ein Ganzes wieder zusammenarbeitet.

Die drei Taststellen der Pulse (distal, mittig, und proximal), werden beim Tasten in die Ebenen geteilt, nämlich oberflächlich tastbar, in der Mitte tastbar und in der Tiefe tastbar. Diese drei mal drei ergeben neun (an jeder Hand), was nicht falsch sein kann, da man das Prinzip leicht nachvollziehen kann.
Es wird benutzt, um im menschlichen Körper die oben, mittig und unten sitzenden Zang und Fu, Jing und Luo, und deren Erkrankungen zu erkennen. Mit dieser Methode ist es nicht schwer zu diagnostizieren. Aber aufgrund unterschiedlicher Interpretationen wird das Prinzip immer unklarer:
Mal heißt es links ist Herz, Dünndarm, Leber, Galle und Niere, und rechts ist Lunge, Dickdarm, Milz, Magen, Ming-Men-Feuer, aber mal heißt es auch links ist Herz, Tan-Zong, Leber, Galle und Niere, und rechts ist Lunge, Zong-Qi, Milz, Magen, Ming-Men-Feuer, dann wieder heißt es, der Dünndarm sei proximal an der linken Chi-Pulsstelle zu finden und der Dickdarm proximal an der rechten Chi-Pulsstelle.

Auch heißt es, die linke Chi-Pulsstelle zeige das Yuan-Yin (Ur-Yin) an, und die rechte Chi-Pulsstelle das Yuan-Yang (Ur-Yang). Dies hört sich widersprüchlich an, so dass es schwer wird, dem noch zu folgen – auch ich kann dem nicht ohne Zweifel zustimmen. Woran ich zweifle? Ich zweifele daran, ob es überhaupt richtig ist, alles einzuteilen.

Wenn man nach den 12 Zi-Wu Erdenzweigen beurteilt, dann liegt das kaiserliche Feuer des Herzens an der Cun-Position vorne links und die Leber als Holz in der mittleren Guan-Position, die hintere Chi-Position des Wassers der Niere ist dann links hinten, das ist soweit logisch.
Dass dann die Lunge aber an der rechten Cun-Position vorne sein soll, macht nach den Zi-Wu Erdenzweigen keinen Sinn, da sie dann nicht den Stämmen Mao-You entspricht. Ferner muß man zweifeln, welchen Sinn es macht, links das Nieren-Yuan-Yin und rechts das Nieren-Yuan-Yang an den Chi-Positionen zu suchen. Wenn man schaut das Yin und Yang zusammengehören und sich als Qi gleichmäßig nach oben, unten und in alle vier Extremitäten verteilen, so sind sie doch aus einer Quelle. Welchen Sinn macht es da sie in links und rechts zu suchen? Allgemein gesagt, wenn die Bewegung des Yin-Qi und Yang-Qi im Körper nicht klar ist, so muß man dies erklären.«

aus: Zheng Qin-An: Yi Li Zhen Zhuan Teil zwei

Weniger bekannte Methoden der Pulsdiagnose

Worauf nimmt Zheng Qin-An hier Bezug? In der daoistischen Medizin sowie ihrer Berechnung von Wetter, Schicksal und anderen Künsten wurde die (meist im Bild immer linke[45]) Hand zu Hilfe genommen, um Berechnungen auszuführen. Den Himmel repräsentiert hier der Daumen als »Zeiger«, mit welchem zunächst im *Erde* repräsentierenden Viereck die zwölf Erdenzweige angeordnet waren:

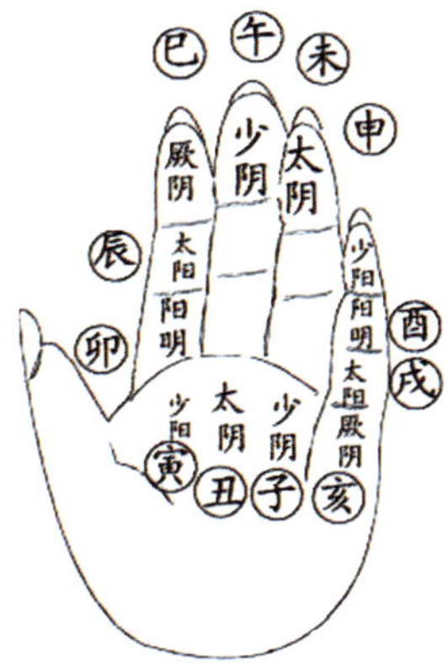

1. Erdenzweige

Von unten nach oben repräsentierten die drei Fingerglieder des Zeigefingers Mao, Chen und Si; die Spitze von Mittelfinger und Ringfinger Wu und Wei; und die drei Glieder des kleinen Fingers von oben nach unten die Di Zhi (Erdenstämme) Shen, You und Xü. Die letzten vier Di Zhi werden von **rechts nach links** in den Ballen über den Spitzen der Fingergrundgelenke repräsentiert. Diese sind Hai, Zi, Chou und Yin.

2. Sechs Schichten

Nach dem gleichen Muster läuft ein Kreislauf der sechs Schichten:
Dort, wo der Di Zhi Mao beginnt, also im untersten Glied des Zeigefingers wird der Platz von Yang Ming gesehen, gefolgt von unten nach oben von Tai Yang und Jue Yin. An der Spitze des Mittelfingers Shao Yin, daneben an Ringfingerspitze Tai Yin und an der Spitze des kleinen Fingers Shao Yang. Danach wiederholt sich der Kreislauf und das zweite Glied des kleinen Fingers ist wieder Yang Ming, das erste Tai Yang und die vier Ballen unter den Fingern sind von rechts nach links, also im Uhrzeigersinn, nochmals Jue Yin, Shao Yin, Tai Yin und Shao Yang.

3. Hexagramme des Yi-Jing

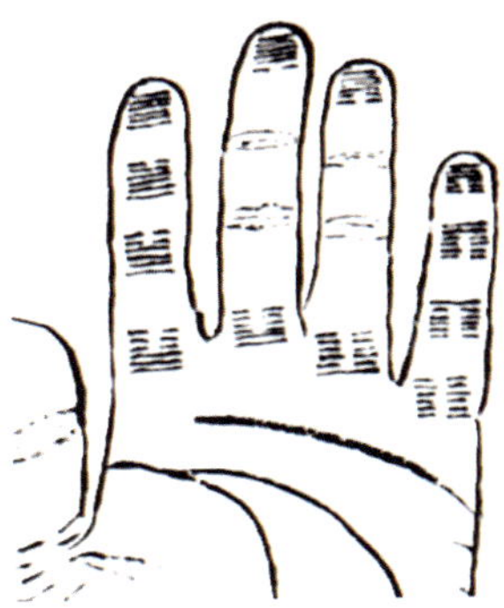

Korrespondierend mit den gleichen Stellen der Hand beginnt das unterste Glied des Zeigefingers mit dem Hexagramm DA ZHUANG (Hexagramm 34), darüber GUAI (43) und an der Spitze des Zeigefingers QIAN (1, der Himmel).
Die beiden Fingerspitzen der mittleren Finger korrespondieren zu GOU (44) und DUN (33) und die Glieder des kleinen Fingers, wieder von oben nach unten beginnend mit PI (12), darunter GUAN (20) gefolgt von BO (23).
Die vier Knochenköpfe der Fingergrundknochen mit den Ballen bezeichnen wieder von rechts nach links die Hexagramme KUN (2, die Erde), FU (24), LIN (19) und zuletzt TAI (11).

Wie die Daoisten ihre Berechnungen mittels Fingerknochen vornahmen, würde an dieser Stelle zu weit führen. Jedoch für alle, die sich tiefer damit beschäftigen möchten kann ich auf ein späteres Werk »Daoistische Medizin« verweisen, welches ich dieses Jahr beginnen möchte.

45 Für Linkshänder oder gelenkige Rechtshänder ist auch die rechte Hand möglich, obwohl der linken eine symbolische Bedeutung zugemessen wird

Interessant ist auch eine Pulsdiagnose, wie sie in Taiwan noch vor 30 Jahren während meines Aufenthaltes praktiziert wurde:
Hier wurden die sechs Pulsstellen jeweils links und rechts in nur zwei Pulsebenen, nämlich oben und unten (entsprechend Yang und Yin) eingeteilt und die sechs Zang-Organe den Di Zhi, also Erdenzweigen zugeordnet.
Dieses schien eine Art Projektion der obigen Fingerknochen-Methode auf die sechs Pulsstellen zu sein und somit eine Kombination aus daoistischer und moderner Pulsdiagnose, wie sie seit etwa 150 Jahren in allen Teilen Chinas gelehrt wird und auch Zheng Qin-An sie benutzte.

Moderne Pulstastung in China und Taiwan seit etwa 150 Jahren

Erklärungen:			
Pulsstelle →	Cun (Pollex, vorne)	Guan (Clusa, mittig)	Chi (Pes, hinten)

Pulsebene ↓	Reihenfolge des Tastens	Art des Pulsfühlens (Druck) ↓
Oben (Fu)	1. ↓	Tasten (Ju)
Mitte (Zhong)	3. ↕	Suchen (Xun)
Unten (Chen)	2. ↑	Drücken (An)

Hierbei wird nach Auffinden der Arterie am Radialisköpfchen zunächst von oben nach unten scheibchenweise »scannend« die Pulswelle bis zum Abdrücken ertastet, die nach mehrmaligem Hoch- und Herunterdrücken bei Ju, Xun und An die Form der Welle und ihr Auftreten in der Arterie wie bei einem Tomogramm erarbeitet.

Wir achten hierbei auf die sieben Parameter Rhythmus, Geschwindigkeit, Kraft, Länge, Breite, Höhe und Form der Pulswelle:

1. Periodik d. h. Rhythmus (bei 50 Schlägen)
2. Geschwindigkeit <70, >90, <140/min.
3. Kraft (Höhe mal Länge), d.h Amplitude
4. Drei Dimensionen (Tiefe, Breite, Länge)
5. Form der Pulswelle (steil oder flach in Auf- und Abstieg)

Die Tiefen entsprechen etwa 50-100 g, 100-600 g und 300-800 g Fingerdruck.

Ich möchte hierzu ergänzen, dass zwar die universitäre Ausbildung in der Pulsdiagnose auch in China heutzutage extrem schlecht geworden ist, andererseits aber auch bei uns ein Erlernen der Pulsdiagnose ein, vielleicht **das** wichtigste Diagnose-Instrument für den Thera-

peuten darstellt, ohne dessen Kenntnis viele Informationen verloren gehen, und ohne diese Kenntnis auch die Aufzeichnungen der berühmten Ärzte nur halb verständlich sind. Ich rate daher jedem, der sich ernsthaft mit chinesischer Arzneimitteltherapie befassen möchte dazu, sich die Pulsdiagnose anzueignen.
Weitere Hinweise zur Pulsdiagnose finden sich unter den klassischen Texten in Zheng Qin-Ans Buch »Yi Li Zhen Zhuan« (Echte Weitergabe von Prinzipien der Medizin), Abschnitt, *Diagnose durch Pulstastung* und in Yi Yins »Tang Ye Jing« (Klassiker der Sude und Dekokte), Abschnitt *Über Standards bei der Pulsdiagnose.*

Ein Ausflug ins Shang Han Lun

Da viele konservative chinesische Ärzte, besonders in Südwest-China, große Fans des *Shang Han Lun* sind und der Name auch »Abhandlung über Schäden durch Kälte« bedeutet, ist es sinnvoll zum Verständnis der Feuerschule sich auch mit dem *Shang Han Lun* zu beschäftigen.

Differenzierung nach den Doppelmeridian-Stadien

Ein Pathogen dringt nach der Shan Han-Theorie vom BIAO (Tai-Yang Syndrom) ins Li ein, wobei die Yang-Achse den Übergang von Yang zu Yin bildet. Die acht Leitkriterien lassen sich daher folgendermaßen darstellen wie ein menschlicher Körper:

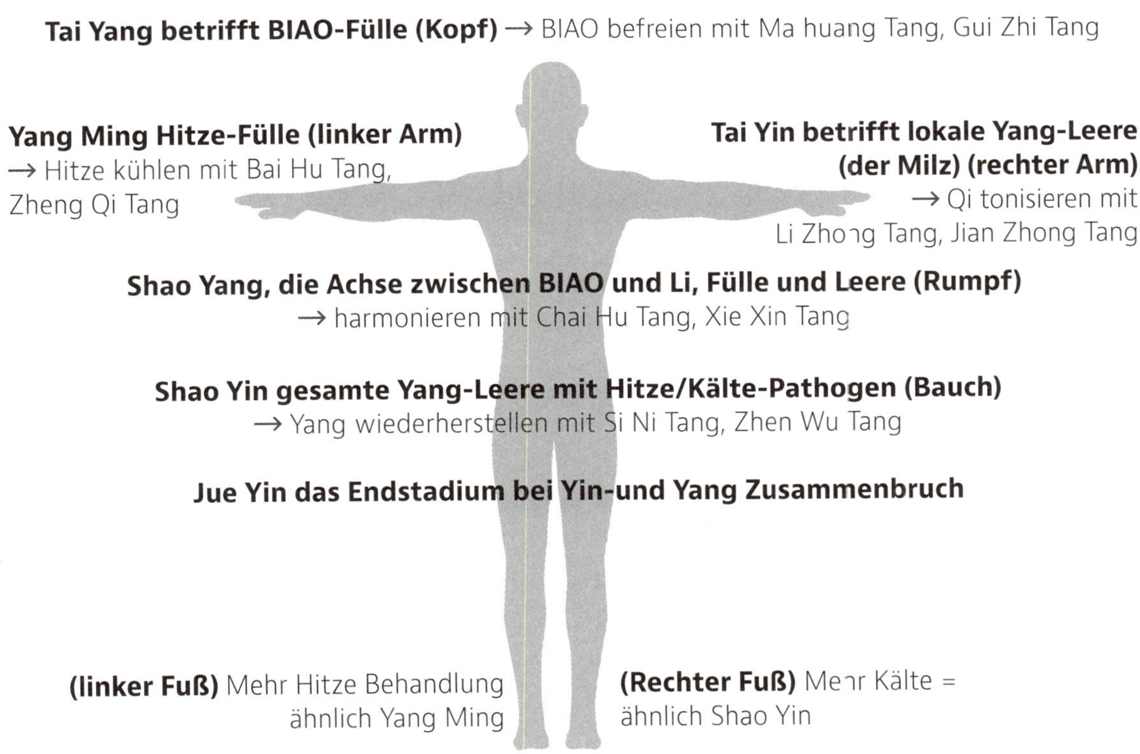

Legende: Yang: Oben, Links, Fülle, BIAO / Yin: Unten, Rechts, Leere, Li

Arzneimittelanwendung

Arzneien im Shang Han Lun und ihre Kombinationen

Die drei Arzneien Gui Zhi, Bai Shao und Gan Cao bilden hier das grundlegende Dreieck der Shan Han Rezepturen. Die anderen sind die weiterführende Grundlage von den für alle 113 Formeln insgesamt 89 benutzten Arzneien des Shan Han. Mit den unten stehenden 28 Arzneien kommt man schon auf ein mehr als ein Drittel der Gesamtarzneizahl (31) der 89 Arzneien und kann fast alle Formeln nachvollziehen.

Es werden meist benutzt zum:

Biao befreien	Ma Huang, Lian Qiao, Zhu Ye, Sheng Jiang
Hitze kühlen	Chai Hu, Shi Gao, Zhi Mu, Zhi Zi, Dan Dou Chi
Nässe-Hitze kühlen	Hua Shi, Huang Qin, Huang Lian
Husten stillen	Xing Ren
Nässe/Schleim umwandeln	Hou Po, Ban Xia
Qi bewegen	Zhi Shi
Blut bewegen	Mu Dan Pi, Tao Ren
Qi tonisieren	Ren Shen, Da Zao, Bai Zhu
Blut nähren	Dang Gui, E Jiao, Shou Di Huang
Shen beruhigen	Long Gu, Mu Li
Purgieren	Da Huang, Mang Xiao

Differenzierung nach den Formeln basierend auf dem Shang Han Lun

Gui Zhi und Bai Shao Yao

a. Für BIAO-Syndrome zum Regulieren von Ying und Wei (z. B. bei Schwitzen bei Huan-Mai, Wind-Kälte, die sich nicht in Wind-Hitze wandelt)

b. Li (Interior)-Syndrom zum Regulieren von Qi und Blut (z. B. Schmerz durch Kälte in den Leitbahnen).

Beispiele: Gui Zhi Tang, Gui Zhi Fu Ling Wan und Dang Gui Si Ni Tang.

Gui Zhi und Gan Cao

Zum Stärken des Yang, senken von Kontravektivem Qi und bei Palpitationen.

Beispiele: Gui Zhi Gan Cao Tang, Ling Gui Zhu gan Tang, Zhi Gan Cao Tang.

Bai Shao und Gan Cao
Zum Nähren des Yin, gegen Spasmen und Kontraktionen; bei Bauchschmerzen (z.B. bei RLS 9 g/18 g). Beispiele: Shao Yao Ga Cao Tang, Zhi Gan Cao Tang.

Ma Huang und Gui Zhi
Diaphoretisches Befreien des BIAO, Kälte zerstreuen, bei Schüttelfrost und Fieber, Kopf- und Gliederschmerz, gespanntem Puls bei Abwesenheit von Schweiß.
Beispiele: Ma Huang Tang, Da Qing Long Tang, Xiao Qing Long Tang.
Für gleiche Symptomatik mit mehr Kälte und sehr tiefem Puls anstatt Gui Zhi wird das heißere Fu Zi verwendet. Beispiel: Ma Huang Fu Zi Xi Xi Tang.

Ma Huang und Xing Ren
Zum Stärken der Lunge und gegen Fülle-Asthma. Beispiele: Ma huang Tang, Ma Xing Shi Gan Tang, Da Qing Long Tang, Xiao Qing Long Tang.

Ma Huang und Shi Gao
Zum Stärken der Lunge und Klären von Fülle-Hitze (bei Asthma, hohem Fieber).
Beispiele: Ma Xing Shi Gan Tang, Yue Bi Tang.

Ma Huang und Fu Zi (siehe unter Ma Huang und Gui Zhi)

Ma Huang und Lian Qiao
Zum Zerstreuen akkumulierter Hitze des Li (Inneren) oder toxischer Hitze (bei Geschwüren oder Ikterus). Beispiele: Ma Huang sheng Ma Tang, Ma Huang Lian Qiao, Chi Xiao Dou Tang.

Chai Hu und Huang Qin
Zum Balancieren der Shao Yang Achse und bei Fieber, abwechselnd mit Schüttelfrost. Beispiele: Xiao Chai Hu Tang, Da Chai Hu Tang.

Huang Lian und Gan Jiang
Bei gleichzeitig Magen-Hitze mit Darm-Kälte (Gan Jiang wärmt und zerstreut und Huang Lian kühlt und senkt ab, daher bei Unruhe im Brustraum, Übelkeit, Bauchschmerz und Durchfall.) Beispiele: Huang Lian Tang, Wu Mei Wan, Xie Xin Tang.

Huang Qin und Huang Lian
Gegen Nässe und Hitze; zur Entgiftung; bei Akkumulation von Hitze im Verdauungstrakt (schmerzhafter Druck im Bauch und übelriechenden Durchfällen). Beispiele: Xie Xi Tang, Ge Gen Qin Lian Tang.

Zhi zi und Gan Jiang
Zum Reduzieren von Hitze im Oberen Erwärmer und wärmen des Mittleren Erwärmers. Bei Unruhe durch Herz-Hitze und gleichzeitig Mitte-Yang Leere. Beispiel: Zhi Zi Gan Jiang Tang.

Zhi Zi und Dan Dou Chi
Wie Zhi zi und Gan Jiang für Hitze-Stau-Gefühl im Brustraum mit Unruhe und Reizbarkeit, aber außerdem Schlaflosigkeit. Beispiel: Zhi Zi Chi Tang und Zhi Zi Sheng Jiang Chi Tang.

Shi Gao und Zhi Mu
Zum starken Kühlen der Hitze, bei Durst und Ruhelosigkeit mit hohem Fieber und Schwitzen. Beispiel: Bai Hu Tang

Shi Gao und Zhu Ye
Wie Shi Gao und Zhi Mu, aber milder für den Magen und langsamer wirksam, weniger bitter z. B. bei Kinder-Rezepturen. Beispiel: Zhu Ye Shi Gao Tang.

Da Huang und Mang Xiao
Schnelles, purgierendes Ausleiten von Fülle-Hitze mit festem Stuhl oder Verstopfung, Fieber und Bauchschmerzen. Beispiel: Da Cheng Qi Tang, Pi Yue Wan.

Zhi Shi und Hou Po
Zur Bewegung von Qi und gegen Stagnation, auch Verdauungsstagnation des Darmes; bei Völlegefühl in Brust (Hou Po) und Abdomen (Zhi Shi).
Beispiel: Da Cheng Qi Tang, Zhi Zi Hou Po Tang.

Gui Zhi und Tao Ren
Gegen Blutstase und Schwellungen, zum Senken des Blutes nach unten. Bei Dymenorrhoe durch Kälte, Myomen und Uterustumoren. Beispiel: Gui Zhi Fu Ling Wan.

Mu Dan Pi und Tao Ren
Wie oben gegen Blutstase und Schwellungen, aber bei Tumorbildung in allen gynäkologischen Indikationen, sowie Hitze-Akkumulation mit Husten und Kurzatmigkeit.
Beispiel: She Gan Ma Huang Tang, Xiao Qing Long Tang.

Gan Jiang und Gan Cao
Zum Stärken des Milz-Yangs bei Mitte-Leere mit Borborygmen, Abdominalschmerz und Durchfall, sowie bei Kälte in Milz und Lunge mit kaltem profusem Schleim.
Beispiel: Li Zhong Tang, Si Ni Tang, Xiao Qing Long Tang, Gan Jiang Gan Cao Tang.

Fu zi und Gan Jiang
Zum Wärmen der Leitbahnen und Wiederherstellen des Yang. Bei Kältegefühl mit Erbrechen, Durchfall, Schwitzen bei kalten Extremitäten, schwachem und tiefem Puls.
Beispiel: Si Ni Tang, Fu Zi Gan Jiang Tang.

Fu Zi und Gui Zhi
Wie oben aber auch zum Vertreiben von Fülle-Kälte.
Beispiel: Fu Zi Gui Zh Tang, Gui Zhi Qu Shao Yao Jia Fu Zi Tang.

Fu Zi und Bai Zhu
Bei Kälte-Nässe mit tiefem Puls, schmerzhaften Gelenken und Besserung durch Wärme.
Beispiel: Fu Zi Tang, Zhen Wu Tang, Gan Cao Fu Zi Tang.

Shou Di Huang und E Jiao
Zum Nähren von Blut und Yin. Bei Yin/Blut-Leere mit Blutverlusten wie Geburtsblutungen, Lochien usw. Beispiel: Xiong Gui Jiao Ai Tang, Zhi Gan Cao Tang, Huang Lian Tang.

Fu Ling und Bai Zhu
Zum Tonisieren der Milz und bei Nässe. Bei trübem Urin, Qi-Leere-Schwindel, Palpitationen. Beispiel: Ling Gui Zhu Gan Tang, Wu Ling San, Zhen Wu Tang.

E Jiao und Hua Shi
Zum Blut nähren und Nässe diuretisch ausleiten. Bei Unruhe, Durstgefühl und zu wenig Urin. Beispiel: Zhu Ling Tang.

Sheng Jiang und Da Zao
Zum Regulieren von Ying und Wei, ähnlich Kombination drei, aber hier vor allem zum gleichzeitigen Beruhigen des Li und Zerstreuen des BIAO.
Beispiel: Xiao Cha Hu Tang, Gui Zhi Tang.

Ban Xia und Sheng Jiang
Zum Harmonisieren des Magens und senken von Kontravektivem Qi bei Übelkeit und Erbrechen. Beispiel: Xie Xin Tang, Xiao Chai Hu Tang.

Long Gu und Mu Li
Zum Festigen und Sammeln bei Verlust von Körperflüssigkeiten und Absenken des Shen, z. B. bei Schwitzen, Blutverlust, Jing-Verlust und Unruhe mit Herzklopfen.
Beispiel: Gui Zhi jia Long Gu Mu Li Tang, Chai Hu jia Long Gu Mu Li Tang.

Auf diesen etwa 30 Arzneikombinationen basieren daher weit über die Hälfte der Formeln und damit kann die Differenzierung nach den Standardformeln logisch erschlossen werden.

Von den 112 oder nach anderer Zählweise 113 Formeln des Shang Han enthalten 21 Formeln Fu Zi, also fast 24%. Die Dosierung nach Zhang Zhong-Jing betrug z. B. für die Si Ni Tang ein »*mei*« das heißt ein ganzes komplettes Wurzelstück, also ungefähr 20-25 g. Für die Tong Mai Si Ni Tang wurde sogar noch höher dosiert, z. B. 2-3 *mei*, also 70-80 g. Hierbei unterschied er aber ob zur Wiederbelebung des lebensgefährlich zusammenbrechenden Yang – hierzu verwendete er die im Westen heute nicht erhältliche Rohdroge »Sheng Fu Zi« (unpräpariert) – und zur Stärkung des Yang und wärmen des Inneren, sowie attackieren der Yin Pathogene das präparierte »Zhi Fu Zi.«

Wir wollen uns das Phänomen des chinesischen Begriffs *Feuer*, im guten und schlechten Sinne, seine Diagnose und korrekte Behandlung hier nun einmal gründlich aus der Sicht der alten Klassiker anschauen.

Was bedeutet eigentlich Feuer?

Cheng Guo-Peng (1680-1733): Die Erklärung des Zeichens »Feuer«

火

Anfangs gab es im Nei Jing zum Zeichen »Feuer« die beiden Namen Zhuang Huo (mächtiges Feuer) und Shao Huo (junges Feuer). Später sprach man dann vom Tian Huo (himmlisches F.), Ren Huo (menschlisches F.), Jun Huo (Kaiserliches F.), Xiang Huo (ministeriales F.), Long Huo (Drachen F.), Lei Huo (Donner F.), die alle eine andere Bedeutung haben. Zhu Dan-xi wiederum benutzte die beiden Zeichen Fülle und Leere, um diese zusammenzufassen.

Man kann dies eine gute Art heißen, von Feuer zu sprechen. Doch während alle diese Idee nachahmten, wußte man plötzlich nicht mehr, wie man vorgehen sollte, um es zu therapieren. Wie darf das sein? Diese gefährliche Art der Differenzierung ist bis heute noch nicht gelöst, so dass ich dies mit einigen einfachen Worten erklären möchte:

Also, Fülle-Feuer entsteht aus den sechs exogenen Pathogenen sowie durch Schaden durch Ernährung. Es dringt von Außen ein, und ähnelt daher einem Räuber.

Leere-Feuer resultiert aus den sieben Emotionen und sexuellen Lüsten, körperlicher Verausgabung und Überanstrengung des Shen, es kommt von innen und geht nach außen und ähnelt eher einem Kind.

Ist ein Räuber im Haus, so muß man ihn vertreiben. Ob mit zerstreuenden, auflösenden, erfrischenden, kühlenden und ähnlichen attackierenden Arzneien, diese sind alle geeignet, so wie man Messer, Pistole, Schwert und Lanze alle für diesen einen Zweck verwenden kann, nämlich den Räuber zu vertreiben.

Ein widerstrebendes Kind dagegen sollte man beruhigen, ob mittels Qi tonisierenden, Wasser nährenden, Milz bewegenden und ähnlichen Arzneien, sie alle dienen als Methode zur Beruhigung wie mittels Essen und Trinken oder der Gebrauch von Utensilien dem einen Prinzip folgen, das Kind zu erziehen. Denn Kinder sind die Wurzeln, die unseren Körper (später) stützen, wenn wir sie vertreiben wie wir einen Räuber vertreiben, rotten wir damit die Wurzel unseres Lebens aus, die unseren Körper ernährt.

Man darf daher einen Räuber nicht für ein Kind halten und noch weniger ein Kind für einen Räuber halten.

Bei der Krankheitsentstehung kommt in acht von zehn Fällen das Feuer zur Sprache und in zwei von zehn Fällen die Kälte. Wenn man also hierin nicht klar und deutlich unterscheidet, so fürchte ich, wird es die späteren Gelehrten plötzlich verwirren.

Ich unterscheide es daher immer wieder klar:

Als äußerliches Feuer, was durch Wind, Kälte, Sommerhitze, Nässe, Trockenheit und Feuer, sowie aufgrund von Hitzeschäden durch Ernährung zustande kommt, das ist das Räuberische Feuer. Den Räuber kann man vertreiben aber darf ihn nicht verweilen lassen.

Als innerliches Feuer, was durch die sieben Emotionen und sexuelle Lüste, durch körperliche Verausgabung und Überanstrengung des Shen zustande kommt, ist das Kindliche Feuer. Kinder kann man erziehen, aber man darf ihnen nicht schaden.

Vier Methoden den Räuber zu vertreiben:

Biao befreien: Wind-Kälte die blockiert, führt zu Hitze die sich im Inneren staut, dieses Feuer muß hinausgetrieben werden, daher eignen sich Rezepturen wie sheng Yang San Huo Tang (Yang hebendes, Feuer zerstreuendes Dekokt aus dem Pi Wei Lun mit Chai Hu, sheng Ma, ge Gen, Qiang Huo, Fang Feng, Du Huo, Zhi Gan cao, Ren Shen, Bai Shao).

Kühlen: Wenn sich Hitze im Inneren gesammelt hat, dann eignen sich kühle, kalte Rezepturen wie Huang Lian Jie Du Tang (Entgiftendes Dekokt mit Huang Lian, Huang Qin, Huang Bai und Zhi Zi).

Purgieren: Wenn sich das Feuer im Inneren massiv angestaut hat, so dass der Stuhl verstopft ist, so eignet sich die Purgation nach unten als gründliche Methode, (wörtl.: »dem Feuer im Topf das Brennholz zu nehmen«) mit Formeln aus der Cheng Qi Tang – Familie (Da Cheng Qi Tang, Xiao Cheng Qi Tang, Tiao Wei Cheng Qi Tang usw.).

Kontrolle: Wenn die Hitze sich im Inneren über lange gestaut hat, so dass das Kühlen es nicht erreicht und das Purgieren nicht geht (weil bereits Leere besteht), weil auch das Wahre Nieren Yin zusammengebrochen ist, so dass es das Feuer nicht mehr kontrollieren kann, oder wie man auch sagt »das Kalte ist nicht mehr kalt weil das Wasser fehlt«, dann muß die Niere genährt werden, mit der Di Huang Tang (Bei Fülle-Hitze mit Verausgabung des Yin: sheng Di Huang, Huang Qi, Fu Ling, Xuan Shen, Shi Chang Pu, Ren Shen, Yuan Zhi, , Sheng Jiang, Zhi Gan Cao).

Vier Methoden das Kind zu erziehen:

Bewegen: Wenn sich das Qi in der Leber gestaut hat, sich die fünf Stauungen (siehe im Internet hierzu meine Übersetzung: http://tcminter.net/Artikel/xudachun.html) gegenseitig steigern, so muß man es entsprechend seinem Charakter (der Wandlungsphase) frei fließen und aufsteigen lassen. So muß man einen Stau des Holzes bewegen, mit Formeln wie Xiao Yao San, welches den Leber-Stau und viele andere Staus lösen kann.

Nähren: Wenn das Feuer leer nach oben lodert dann muß die Niere genährt werden, oder wie man auch sagt, »wenn das Wasser regiert, dann ist der Glanz des Feuers ungefährlich« mit Formeln aus der »Di Huang Familie« (Liu Wei Di Huang Tang, Ba Wei Di Huang Wan, usw. die Rehmannia Sechser Formeln).

Wärmen: Durch körperliche Verausgabung und (geistige) Ermüdung des Shen nimmt das Yuan-Qi Schaden und es entsteht Yin-Feuer, welches die Erde (Milz) bedrängt. In den Klassikern heißt es: »Verausgabte muß man wärmen.« Und es heißt auch: Süße, wärmende Arzneimittel können große Hitze vertreiben«, wie mit Formeln wie die Bu Zhong Yi Qi Tang (Li Dong-Yuans Ansatz, das Yin-Feuer über die Erde zu bekämpfen, ausführlich zu finden bei Flaws).

Leiten: Wenn das Nieren Qi kalt und leer ist, so treibt seine Wurzel (das Ministeriale Feuer) als Feuer haltlos nach oben. Hier nimmt man diverse scharfe, heiße Arzneien zusammen mit solchen aus dem Wasser, damit nach unten geleitet wird, wie man auch sagt »den Drachen zurück ins Meer leiten« oder »das Feuer zur Quelle zurückbringen.« Zum Beispiel mit Formeln wie Ba Wei Tang. (Cheng meint hier wohl die Liu Wei Di Huang plus Fu zi und Rou Gui, aber es gibt auch mit gleichen Namen eine mehr Yang-betonte Formel mit gleichem Namen, die Wu Zhu Yu, Gan Jiang, Ding Xiang, Rou Gui, Ren Shen, Dang Gui und Mu Xiang enthält).

Unter den obigen Methoden zur Therapie des Feuers eignet sich die Attacke ganz sicher nur für den Räuber und das Erziehen aber nur für das Kind.
Wenn nun die Fülle stark ist, aber zugleich eine Leere des Korrekten, dann kann man auch Attackieren und Tonisieren zugleich, oder Wasser nähren und Feuer kontrollieren, was immer wieder wirksam ist.
Dabei verwendet man die Methode, das Kind zu erziehen mit einer Formel zum Vertreiben des Räubers, keinesfalls aber mit der Methode den Räuber zu vertreiben mit Mitteln das Kind zu erziehen.
Die Idee das Korrekte zu stärken, damit es selbst Pathogene vertreiben kann macht also Sinn, das Zheng zu vermindern um den Körper zu schützen macht keinen Sinn. Leider gibt es heutzutage viele, die den Räuber tonisieren oder wärmen, aber noch mehr gibt es solche, die keine Hemmungen haben, das Kind zu attackieren. Wer also die wahren Bedeutungen des Zeichens »Feuer« nicht versteht, der bringt den Leuten Zerstörung.
Sollte man da nicht Vorsicht walten lassen?

Ein Ausflug in die daoistische Medizin

Für den klinischen Nutzen der Therapie ist die Kenntnis der historischen Grundlagen zwar nicht absolut notwendig, so dass man dieses Kapitel auch überspringen mag, wenn es nur um die Anwendung geht, doch für ein vollständiges Verständnis der Ideengeschichte ist es sicher interessant, wie sich die Ideen der Zeit von vor dem *Shang Han Lun*, in der heutigen Feuerschule widerspiegeln.
Für alle, die in dieses Thema noch tiefer eindringen wollen, finden sich im Anhang die Übersetzungen der klassischen Texte.

Wenn wir uns bei der Diagnose nach Yin und Yang als Hauptkriterium richten, und über die **Ursachen** der *Yang*-Leere Bescheid wissen, müssen wir anschließend zum Abschnitt über die häufigen **Folgen** der *Yang*-Leere und deren Behandlung kommen.

In der Praxis kennen Sie das sicher auch:
- Die Patientin hat kalte Füße und einen heißen Kopf;
- der Patient hat kalte Füße und Schwächen im Urogenitalbereich, aber Entzündungen im Kopf oder Hals;

- das Kind hat rote Hautausschläge, sich die bei Verwendung kühler Arzneien noch mehr verschlimmern;
- es besteht Wechseljahreshitze mit schwitzen, aber zugleich frieren;
- der Puls ist verlangsamt und leer, aber die Zunge dick und gelb belegt;
- auf der gesamten linken Körperseite besteht Kälte, aber auf der rechten Hitze;
- Sie geben *Yin*-nährende Arzneien, aber der Krankheitszustand verschlimmert sich …

Was haben diese Fälle gemeinsam, außer dass sie schwer zu behandeln sind? Sie zeigen Widersprüche von kalt und heiß, Fülle und Leere, oben und unten, links und rechts, oder kurz: Widersprüche von *YIN* und *YANG* auf.

Aber heißt es denn nicht, dass *Yang* oben und *Yin* unten sein soll, steigt nicht die Hitze auf und Kälte fällt, ist nicht links unsere *Yang*-Seite und soll man nicht laut Huang Di Nei Jing Hitze kühlen und Kälte wärmen, und so weiter?

Feuer ist nicht gleich Feuer, wie unsere obigen Zitate zeigen sollen.

Diese Widersprüche beschäftigten chinesische Ärzte schon seit Jahrhunderten und sie fanden eine Erklärung, mit der sich diese Probleme lösen ließen: Li Dong-yuan (aka Li Gao) nannte es das *Yin*-Feuer, wenn die innere Hitze in den Kopf stieg, Liu Wan-su (aka Liu He-Jian) nannte die von seinen kalten Arzneien ausgelöste Reaktion mit Feuer der Haut oder Feuer im oberen Körper das Drachen-Donner-Feuer und Zheng Qin-An, der Begründer der Feuerschule, nannte es einfach das »*Yin*-Syndrom«, da es von zu viel Yin und zu wenig Yang verursacht wird.

Historische Theorie und Hintergründe zum Yin-Feuer alias Yin-Syndrom

Yi-Jing (auch Zhou Yi, Buch der Wandlungen)[46]

Wenn die Prinzipien von Himmel und Erde im Yi-Jing enthalten sind, wie können dann Körper und Geist nicht auch im Yi-Jing enthalten sein? Durch die Beweglichkeit des Yi-Jing, durch seine Wandlungen, ist auch das antike Modell der Anatomie in der Chinesischen Medizin in den 64 Hexagrammen enthalten.

Zhang Jing-Yue, Lei Jing Fu Yi, 1624

Fangen wir dort an, wo alles anfängt: Nachdem die Leere, die Null, das ungeordnete Chaos das eine Dao hervorbrachte, entstanden daraus das duale *Yin* und *Yang*, die sowohl im Nei Jing als auch im Yi-Jing (Buch der Wandlungen) den Anfang darstellen. Alles lässt sich in diese zwei einteilen, und jedes Teil wieder weiter unterteilen. Laut chinesischer Philosophie

46 Selbst der Name dieses Buches, dem ich übrigens großen Respekt zolle, ist ziemlich wandelbar: Yi-Jing, I Ging, I Ching, Yi Jing, Buch der Wandlung, Klassiker der Wandlungen, Wandel-Klassiker, FischnamedWanda und was hastenichgesehn. Da aber auch das bekannte Huang Di Nei Jing meist nicht Nei-Jing oder Neijing geschrieben wird, verwende ich hier die erstgenannte Konvention. Yi-Jing. Der Klassiker der Wandlungen

leben wir Menschen in der *Yang*-Welt, die *Yin*-Welt ist den Toten und Geistern vorbehalten, denn diese sind kalt und dunkel, während unsere Welt dank unserer Sonne, dem größten *Yang (Tai Yang)*, warm und hell ist.

Im Yi-Jing wird das *Yang* mit einem durchgehenden Strich ⚊, das *Yin* mit einem unterbrochenen Strich ⚋ dargestellt, der symbolisch mit sexuellen oder abstrakten Phänomenen erklärt werden kann.

Nun gibt es aber das *Yang* im *Yin* und das *Yin* im *Yang*, wie schon oben erklärt. Diese werden dann so dargestellt:

Dann gibt es noch das *Yang* im *Yang* und das *Yin* im *Yin*, die aus zwei geraden bzw. zwei unterbrochenen Linien bestehen. Da es im Yi-Jing heißt, dass die Dreiheit Himmel-Erde-Mensch aus der Dualität entstanden sei, folgen nun die so genannten Trigramme mit drei Linien, von denen es insgesamt 8 gibt. Hier z. B. *Yang-Yang-Yin*, das Trigramm XUN und *Yin-Yang-Yang*, das Trigramm *DUI*.

Sie stehen z. B. für *Yang* im *Yang* im *Yin*, oder *Yin* im *Yang* im *Yang* usw. und entsprechen den acht Winden, Himmelsrichtungen oder acht Naturphänomenen. Diese Trigramme sind die Grundlage des Yi-Jing. Ihre Permutationen ergeben die 64 Hexagramme, bestehend also jeweils aus sechs Strichen, wie zum Beispiel so:

QIAN (Himmel) KUN (Erde) LI (Feuer) KAN (Wasser)

Von links nach rechts im Bild zuerst die 6 Striche, die aus 2 Trigrammen *QIAN* bestehen (Trigramme *QIAN* und *QIAN* aufeinander stehend = Himmel), also mit 2-mal 3 geraden Linien oben und unten zum Hexagramm mit dem gleichen Namen kombiniert. Dann folgt das doppelte Trigramm *KUN* (Erde) als Hexagramm *KUN*, mit sechs unterbrochenen Strichen, dann das Hexagramm *LI*, (Feuer) aus den zwei Feuer-Trigrammen (*Yang-Yin-Yang*) und ganz rechts das Hexagramm *KAN* (Wasser), das aus den 2 übereinander liegenden Trigrammen *KAN* (*Yin-Yang-Yin*) besteht. Aus den Wandlungen der 8 x 8 Trigramme entstehen die 64 Hexagramme, mit Hilfe derer sich laut Yi-Jing die zehntausend Dinge (= das Universum) erklären lassen.

Für uns in dieser Abhandlung sind vor allem die zwei Trigramme für Feuer und Wasser, also Symbole für *Yin* und *Yang*, von Bedeutung. Sie heißen 坎 (KAN) und 离 (LI).

Es heißt nun, wenn die 8 Trigramme als Kreis oder Achteck angeordnet werden, so ist dies die vorhimmlische Konstellation, also vor unserer Geburt. Sie hat oben das *Yang*-Trigramm *QIAN* 乾 für das absolute *Yang* und *KUN* 坤 für das absolute *Yin*. Im Zyklus, dem

Achteck nach unserer Geburt, sitzt aber das Feuer (*Li*) anstelle des puren *Yang* (*Qian*) und das Wasser (*Kan*) anstelle des puren *Yin* (*Kun*), um eine dynamische Bewegung zu garantieren, die für das Leben notwendig ist.

Gehen wir nun zum Anfang zurück, wo wir gesagt haben, dass unsere gesamte Welt *Yang* ist, aber nur durch das dynamische Mischen von *Yin* und *Yang* Leben entsteht. Beispielsweise das Licht des größten *Yang*, nämlich der Sonne, wird über nach oben wachsendes, also zum *Yang* tendierendes Holz in harte *Yin*-Substanz verwandelt und unter der Erde als Zellsaft im *Yin*-Bereich gespeichert. Beim Verbrennen durch Feuer wird es wieder frei und strebt als Wärme nach oben.

Hierzu folgender Vergleich im Körper:

Oben im Körper (*Yang*) ist dann also Wandlungsphase Feuer und als Organ das aktive, dynamische Herz (= *Yang*) mit seinem regierenden kaiserlichen Feuer (*Yang*), das das *Yin*-Blut in seinem Innersten (*Yin*) pumpt, repräsentiert durch das Trigramm *LI*, also eine unterbrochene *Yin*-Linie inmitten zweier durchgehender *Yang*-Linien. Also oben und unten *Yang*, in der Mitte *Yin*. Dies ist das Trigramm *LI*.
Unten im Körper (*Yin*) ist die »kalte« Niere (*Yin*), das Organ des Wassers (*Yin*), dazwischen ist das aktive, verteilende ministeriale Feuer (*Yang*), das die Niere wärmt. Also oben und unten *Yin*, in der Mitte *Yang*. Dies ist das Trigramm *KAN*.

Zwei Trigramme namens *LI* ergeben wie oben im Bild das Hexagramm *LI* und die Verdopplung von *KAN* (aufeinandergestellt) ergibt wieder wie ganz rechts im Bild Hexagramm *KAN*.

Huang Di Nei Jing

Die zwei Feuer sind kaiserliches (primäres) und ministeriales (sekundäres) Feuer. Das Herz beherbergt das kaiserliche Feuer, denn am Himmel oben ist die Sonne (das »große Yang«) das Feuer. Das kaiserliche Feuer hängt unten an Leber und Niere. (...) Wenn der Drache das Meer bewegt, dann fällt (Regen-)Donner auf die Erde ... Daher kann das Wasser nicht das Feuer löschen.

Beim Menschen ist das (sekundäre) ministeriale Feuer im *Ming Men* das Drachen-Feuer. Das (sekundäre) ministeriale Feuer des *Shao Yang* (eigentlich Blase, aber hier: Leber), ist das Donner-Feuer. Drachen und Donner gehören zusammen. Wenn das Lebens-Feuer (hier wörtlich: *Ming Huo* 命火) schwach ist, so ist der Puls an der rechten, hinteren Chi-Stelle (Nieren-*Yang*) schwach[47]. Zur Behandlung muss die Quelle des Feuers gestärkt werden.

君火以明 – 相火以位 (Das Kaiserliche Feuer muss klar und stark sein, damit das ministeriale Feuer treu seinen Platz einnimmt)

Nei Jing, Su wen, Tian yuan ji da lun

Unten im Körper (*Yin*) ist die Wandlungsphase Wasser und als Organ das *Zang*-Organ Niere (*Yin*), deren ministeriales Feuer (*Yang*) ist ein Feuer im Wasser, wie im Trigramm *KAN*, eine durchgehende *Yang*-Linie umgeben von zwei unterbrochenen *Yin*-Linien.

47 龙雷相附，命火衰右尺脉弱。

Das Blut als Flüssigkeit strebt natürlich nach unten und kühlt aus, wenn nicht das *Ming Men*-Feuer der Niere es wärmt. Das *Ming Men*-Feuer, auch Drachen-Feuer genannt, strebt als *Yang*-Energie im Prinzip nach oben und außen, zu Kopf und Haut, wenn nicht das kaiserliche Feuer ihm befiehlt, nach unten zu gehen, dort Wache gegen *Yin*-Pathogene zu halten und das *Yuan Qi* zu speisen. Wenn das Feuer des Herzens also korrekt arbeitet, dann ist dies der nach unten wirkende Teil dieses Zyklus.

Erst als *Yang Qi* nach der *Qi*-Umwandlung *(Qi Hua)* umgewandelt darf es hochsteigen und das nachhimmlische Milz-*Qi* speisen. Dies ist der nach oben arbeitende Teil des Zyklus.

Der ebenfalls in der Mitte angesiedelte Magen, der wie die Milz erst nach der Geburt zu arbeiten beginnt (nachhimmlisch = Post partum), sendet nun wieder seine Energie hinunter zum *Yuan Qi*. Dieser Teil geht wieder nach unten und so weiter.

Zheng Qin-An, der Begründer der Feuerschule (Yi Li Zhen Chuan) schreibt dazu:

KAN gehört zum Wasser, also zum Yin, sowie auch zum Blut und es beherbergt das wahre Yang (Zhen Yang). Der mittlere Strich im Trigramm ist gerade und symbolisiert daher den Himmel. Am Anfang war der Himmel, und aus dem Himmel entstand das Wasser. Beim Menschen sind dies die Nieren. Das wahre Yang steckt hier zwischen den zwei Yin, es wohnt in der Erde der beiden Yin. Die Wurzel des Lebens steckt dort und von dort werden die Samen gepflanzt, so dass es in den Büchern das wahre Yang genannt wird.

Doch leider werden diese zwei Zeichen immer unterschiedlich erklärt, je nach Quelle, wird es einem nicht klar. (...)

Die beiden Zeichen Zhen Yang (wahres Yang) heißen mal ministeriales Feuer, mal Ming Men-Feuer, mal Drachen-Donner-Feuer, mal wurzelloses Feuer, mal Yin-Feuer, mal Leere-Feuer. Wenn daraus eine Krankheit entspringt, so heißt es mal das Yuan-Qi wird nicht gehalten, mal das Yuan-Yang driftet nach außen, mal das Wahre Feuer lodert nach oben, mal das Nieren-Qi wird nicht gehalten, mal das Qi kehrt nicht zur Quelle zurück, mal das einsame Yang treibt unverankert nach oben, mal das Leere-Feuer sammelt sich oben – Name für Name wird genannt. Alles nur um das das Yang im Trigramm KAN zu beschreiben.

aus Abschnitt: Kan-Gua, KAN Trigramm

Pathogenese

Das *Yang* muß also physiologisch nach unten und das *Yin* nach oben streben, um die Gesundheit zu erhalten. Daher ist jede Bewegung, die diesem zuwiderläuft, eine pathologische Bewegung. Das *Yin-Feuer* nun entsteht, wenn exogene *Yin*-Pathogene stärker sind als die regierende Macht des kaiserlichen Feuers und den im Wasser wohnenden Drachen (= Feuer im Wasser) nach oben zu vertreiben versuchen. Dann wird durch das *Yang* von unten das obere Yang im Herz bedrängt (z. B. mit Symptomen wie Herzklopfen, Unruhe, Reizbarkeit). *»Das seichte Wasser beheimatet den Drachen nicht« (Qian Shui Bu Yang Long)*, der Beginn des *Yin*-Feuers.

Wie auch immer, das Qi und Yin des Shaoyang wächst beständig, sein Yang aber nimmt beständig ab. Auch wenn sein Feuer stark ist, so bricht es doch leicht zusammen. Wenn Yin abnimmt und Yang wächst, so bedeutet das Stärke, wenn aber Yin wächst und Yang abnimmt, so bedeutet das »Krankheit«. Acht oder neune von zehn der Krankheiten kommen von der Schwäche des Ming Men-Feuers, vom Übermaß des Ming Meng Feuers aber nur eine oder zwei.[48]

Huang Yuan-yu, 1705-1758

Der Begriff Yin-Feuer

Gibt man nun kalte Arzneien, die die lokale Hitze in den *Yang*-Abschnitten des Körpers kühlen sollen, so wird auch die Mitte gekühlt; das heißt, der Magen sendet weniger Energie an die Niere und die Niere benötigt umgekehrt weit mehr Wärme, um die Milz mit Energie zu speisen.

Dieses schwächt die Niere weiter und der Prozess eskaliert schließlich, wenn die *Yang*-schwächende Kälte durch entzündungshemmende (Stoffwechselprozesse verlangsamende) Arzneien oder im Darm die Wärmeprozesse störende Arzneien schließlich den ganzen *Drachen (Ming Men*-Feuer) aus dem nur noch seichten Wasser heraus nach oben treiben, wo das kaiserliche Feuer bedrängt wird, mit Herz-*Shen*-Symptomen. Dieses ist die erste Stufe, das *Yin*-Feuer.

Der Begriff Drachen-Donner-Feuer

Wenn der Prozess sich durch kalte Arzneien verschlimmert, treibt die verdrängte, gestaute *Yang*-Energie noch weiter in eine *Yang*-Richtung. Also zur Haut ins Äußere oder nach oben, wo der im Normalfall kühle Kopf dann von heißen Entzündungsprozessen bedrängt wird. *»Das zu kalte Wasser treibt den Drachen hinaus (Shen Shui Han Ji, Bi Shen Huo Fu Yong Yu Shang).«* Da Leber und Nieren aus der gleichen Quelle stammen und das fehlende *Yang* der Niere keine Flüssigkeit mehr halten kann, wird auch das Leber-*Yin* nicht mehr ernährt.

Das dann leer gewordene Leber-*Yang*, d.h. »der Donner«, vereinigt sich mit dem aufsteigenden Yin-Feuer und ergibt dann das *Drachen-Donner-Feuer* (Long Lei Zhi Huo), das sich nicht mit Leber-*Yin* nährenden Arzneien behandeln lässt, obwohl es oft als »falsche Hitze« und allein durch *Yin*-Leere-Feuer gedeutet wird. Tatsächlich liegt die Ursache – und daher auch die Therapie – im Nieren-*Yang*. Wird dieses gestärkt, und das Feuer zur Quelle zurückgebracht, dann bildet sich auch neues *Yin*, sogar ohne Einsatz von *Yin*-Arzneien.

Der Begriff Yin-Syndrome

So fördern also alle »kalten« Medikamente, egal ob westlich oder östlich, bei einem Patienten mit einer Tendenz zu falscher Hitze durch *Yang*-Leere (falsche Kälte) die lokalen Hitzeprozesse in Hals, Kopf oder Haut.

Da dies sowohl durch äußere oder innere Yin-Pathogene wie auch durch *Yin*-Arzneien (kalt oder klebrig) verursacht werden kann, nannte sie Zheng Qin-An nur die »Yin-Syndrome.«

48 然少阳之气阴方长而阳方消，其火虽盛而亦易衰。阴消阳长则壮，阴长阳消则病。病于相火之衰者十之八九，病于相火之旺者十之一二。(黄元御之论六气)

Im Prinzip sind daher die Begriffe *Yin*-Feuer und das Drachen-Donner-Feuer praktisch zwei Aspekte des gleichen Prinzips, letzteres eine Verschlimmerung davon durch ärztlichen Eingriff, sozusagen das zweite Stadium der Nieren-*Yang*-Leere. Da sie sich nur graduell aber therapeutisch nicht sehr unterscheiden, faßte Zheng Qin-An sowohl Yin-Feuer, wie Drachen-Feuer und auch Drachen-Donner-Feuer unter dem Namen Yin-Syndrome zusammen, da bei allen der Leere-Anteil auf *Yin*-Symptome wie Schwäche, Frieren usw. hinweist.

夫虚者阳气出也 – 夫实者阳气入也 (Wenn das Yang Qi hinausgeht, gibt es Leere – wenn das Yang Qi hineinkommt, gibt es Fülle)
Huang Di Nei Jing, Su wen

Sind *Yin*-Syndrome also eine Mischung aus Fülle und Leere? Anfangs zwar nicht, denn Fülle beinhaltet einen fremden pathologischen Faktor. Wenn aber eine Nieren-*Yang*-Leere z. B. durch einen vorhimmlischen Mangel (Frühgeburt, schlechte Ernährung in der Schwangerschaft) begann, so sind noch keine exogenen Pathogene vorhanden. Sobald aber Kälte oder Nässe hinzukommen oder wegen Hitze *Yin*-Arzneien gegeben werden, dann muss man auch von Leere-Fülle-Kombination sprechen.

Sind *Yin*-Syndrome eine Mischung aus Hitze und Kälte? Auch hier muss man den Grad der Erkrankung beachten: die ursächliche Leere-Kälte überwiegt zwar, doch je mehr *Yin* das *Yang* aus der Niere von unten verdrängt, desto mehr lokale Hitze-Symptome entstehen, zuerst im Herz und *Shen*, dann in Kopf oder Haut.

Man darf nur nicht den Fehler begehen, die Hitze-Symptome mit *Yin*-Arzneien zu behandeln. Wann aber sind *Yin*-nährende Arzneien dann überhaupt angebracht? Dann, wenn zugleich oder zuvor ein echtes Fülle-Feuer das *Yin* getrocknet hat, ohne dass das *Yang* geschwächt wurde.

Zheng Qin-An erklärt in *Yi Li Zhen Zhuan* auf ganz besondere Weise:

Wenn das leere Feuer nach oben schlägt und ähnliche solche Syndrome, so ist es klar, dass das Wasser (d. h. das Yin-Pathogen) zu stark ist. Steht das Wasser ein Zoll weit hoch, so ist auch der Drache nur einen Zoll hoch (der Drache steht für Feuer); steht das Wasser eine Elle hoch, so ist auch der Drache eine Elle hoch. Das tiefe Wasser bietet dem Drachen Gelegenheit zu schwimmen; es ist nicht so, dass der Drache nicht nach unten will und die Regeln verletzt.

Daher heißt es in den Klassikern: »Wenn Yin übermächtig ist, so muss Yang schwächeln« von daher lässt es sich doch verstehen, dass man Arznei benutzen muss, die Yang stärkt und Yin senkt.

Jedoch ist es meist üblich, kaum dass ein Arzt das »leere Feuer nach oben schießen« sieht, dass er ohne genau nach dem Grund zu suchen von »Yin nähren und Yang senken« spricht und meint es zu verstehen, ohne zu merken, dass ja das Yuan-Yin (das Ur-Yin der Nieren) noch mächtig ist, aber eben das Yang (das heißt, das kaiserliche Feuer) zu schwach.

Wenn nun also nicht das Yang gestärkt wird, sondern das Yin genährt, ist es dann nicht, wie wenn man Raureif auf einen längst schneebedeckten Boden gibt? Was ist so einer außer einem Stümper unter den Ärzten?
aus Abschnitt: Kan-Gua

Wenn die Diagnose von Yang-Leere oder Yin-Feuer feststeht, kommen bei der Therapie nun die Kombinationen der entsprechenden Arzneimittel zum Einsatz.

Arzneimittel und Formeln zum Yang tonisieren und Yin-Feuer behandeln

Das gesunde Feuer muß nach oben und außen wärmen und sich verteilen (abwehren) ebenso, wie Wärme auch in der Natur hochsteigt. Zugleich aber muß das Feuer auch nach innen und unten, um das kalte Wasser der Niere zu wärmen, so wie die Wärme der Sonne auch bei Nacht im Erdboden gespeichert wird. Dies ist eine zyklische Bewegung.
Während das Wasser vom Feuer nach oben und außen getrieben wird, wie zum Beispiel durch Gui Zhi, muß das Feuer vom Kaiser nach unten zum Wärmen der kalten Niere gesendet werden, wie es Rou Gui macht.

Wenn also noch keine Leere oder Yin-Feuer besteht, so kommt die eine der beiden Hauptmethoden der Familie Lu in der Feuerschule in Frage, die Gui Zhi Fa (Ramulus Cinnamomi) Methode. Sie macht sich die schon im *Shang Han Lun* mit den Gui Zhi Variationen verwendete Kraft des Nieren-Yang zu nutzen, denn Ramulus Cinnamomi nimmt ja das warme Nieren-Yang und hilft so dem Wei-Qi bei Fülle im BIAO nach oben und außen, um das Pathogen zu vertreiben. Das physiologische Yang wird also mit einer Gui Zhi-Formel nach außen gebracht um eine Erkrankung aus der Taiyang-Schicht zu vertreiben. Wir werden diese Methode später noch beschreiben. Hier braucht man also das »gesunde« Ming Men-Feuer, um im Zyklus nach oben zu steigen und exogene Pathogene zu attackieren. Das heißt, sie wird in den Yang-Schichten (besonders Taiyang, aber auch Yangming und Shaoyang möglich) verwendet. Doch zum Zimt kommen wir noch weiter unten.

Die zweite Hauptmethode dagegen, wird bei den drei Yin-Schichten des *Shang Han Lun* verwendet, (Taiyin, Shaoyin, Jueyin) das heißt bei Leere und im Inneren. Hier muß das manchmal schwache kaiserliche Feuer das oft ebenfalls schwache Ming Men Feuer nach unten befehlen. Doch dies ist ja eben genau die Geschichte des Yin-Feuers:

Während in der nicht-lebendigen Welt alles Yang nach oben und außen strebt und alles Yin nach unten und innen, muß es in der lebendigen Welt ebenso eine zyklische Bewegung nach unten geben, die als Kaiser-Minister-Verbindung bezeichnet wird. Tut sie das nicht, dann entsteht ein krankhafter Prozeß.

Bei geschwächtem Yang, wie es ja heute leider häufig der Fall ist verwendet die Feuerschule die so genannte Si Ni Fa (Vier Kontravektiven-Dekokt) Methode. Hier wird der Teil des Zyklus gestärkt, in welchem das Yang absteigen soll. Diese Methode bringt das Yang nach unten und behandelt dessen Leere. Im *Shang Han Lun* ist dies ein Leere-Problem der Shaoyin-Schicht. Und dies wollen wir nun im Detail erklären.

Tang Bu-Qi, ein Schüler von Zheng und selbst berühmter Vertreter der Feuerschule schreibt in seinem Kommentar zu Zhengs erstem Buch:

»Wenn es heißt, das das leere Feuer nach oben schlage, was man heute ja sehr oft zu sehen bekommt, dann wird dies oft als chronische Halsentzündung beschrieben, als Rachenentzündung, Entzündungen des Mundraumes usw. Obwohl hier meist bereits Hitze kühlende, Toxine entgiftende, Yin nährende, Feuer ausleitende Methoden verwendet wurden, also Formeln wie Liu Shen

Wan (Sechs Götter Pillen), Hou Yan Wan (Halsentzündungspillen) usw. so hört doch die Krankheit nicht endgültig auf. Der Autor hat dagegen häufig Yang gestärkt, und Yin gehemmt, zum Beispiel mit Gan Cao Gan Jiang Tang, ***Fu Zi*** Li Zhong Tang und ähnlichen Methoden, und jede davon mit großem Erfolg.«

In »Zheng Qin-An Yi Shu Zhen Zhuan Jian Ze« Ba Shu Chu Ban She, Chengdu 1996

Therapiepraxis des Yin-Feuers und seiner Verwandten mit Arzneien und Rezepturen

1. Schritt: Hippokrates‘ »Nihil non nocere!« gilt hier als erstes Gebot, nämlich um nicht den Zustand zu verschlimmern, unbedingt auf Nieren-Qi noch mehr schwächende, also klebrige, Nässe fördernde oder bittere, kalte Arzneien zu verzichten. Dann muß unbedingt das kalte Wasser der Niere gewärmt werden, mit warmen Yang-Tonika, von welchen das Bekannteste natürlich der in der Feuerschule beliebte Fu Zi ist.

Hierzu eine Übersicht der Arzneien und Formeln:

Ming-Men stärkende Arzneien	Wirkweise
Chuan Wu Tou, Cao Wu Tou, Fu Zi (Rx. Aconitum carmichaeli, Rx. A. Kuznezofii, Rx. A. Carminaeli lateralis)	Vertreiben alle Yin-Pathogene aus den 12 Leitbahnen, wärmen die Niere, aber nur Fu Zi bringt auch das Yang bei drohendem Kollaps zurück und wärmt den Körper. Die Mutterwurzeln werden eher bei Schmerzen durch Kälte-Bi verwendet.
Liu Huang (Sulfurum depuratum)	Wärmt Ming Men Feuer, bringt Yang zurück und den stärkt den Darm bei Kälte-Verstopfung, lenkt Qi zurück in die Niere bei Asthma.
Chen Xiang (Rx. Aquilaria)	Wärmt und stärkt die Niere bei Spermatorrhoe, senkt Qi bei Asthma u. COPD
Shen Si Wei = Jiu Zhi (Wein präp.) Tu Si Zi, Yan Zhi (Salzwasser präp.) Bu Gu Zhi, Yin Yang Huo und Gou Qi Zi)	Modul von Li Ke, um das Qi der Niere sanfter zu stärken und aktivieren, aber ohne Fu Zi und Gan Jiang, daher ausgeglichener in Yin und Yang und etwas langsamer.
Rou Gui (Cx. Cinnamomi, zitiert aus Wu Pei-Hengs *Die Zehn Hauptarzneien*)	Geht in Fuß-Jueyin, wärmt die Leber und das Blut, bricht Blutstase und löst Zhengjia auf, treibt Nässe-Kälte aus Rücken und Knie, sowie Schmerzen im Abdomen, kräftigt das Herz, wärmt harmonisierend Nässe-Kälte des Blutes. Es kann nach oben loderndes leeres Feuer zurück zur Quelle leiten. Der Effekt erhöht sich noch mehr, wenn er mit Fu Zi kombiniert ist, so dass er die lebensbedrohliche Yang-Leere-Kälte der Niere behandelt. Außerdem wirkt er befeuchtend, und kann daher bei Trockenheit des Yin zur Bildung von Flüssigkeiten verwendet werden.

Qin Jiao (Pericarpium zanthoxyli Peperiti, zitiert aus Shen Nong Ben Cao)	Qin Jiao, genannt im Shen Nong Ben Cao als Pericarpium oder Samen (= Jiao Mu) ist eng mit Chuan Jiao verwandt, mit einer etwas größeren Frucht, aber mit den gleichen Eigenschaften (scharf, heiß, mit Nieren, Herz und Milz). Es ist ein Ming Men Feuer Tonikum, das zugleich das aufsteigende Nieren-Qi zurückbringt, und beide Yin-Pathogene Kälte und Nässe und kalten Schleim oder pathogene Flüssigkeit vertreibt. Auch in seiner Eigenschaft die Leitbahnen zu befreien ähnelt es stark dem Fu Zi, außer dass es auch die Zähne stärkt. Es kann also bei Halsschmerzen, Nahrungsstagnation, Nachtschweiß, Schmerzen in Herz und Abdomen durch Kälte, Erbrechen und Durchfall durch Kälte, und vor allem die Samen auch bei Ödemen verwendet werden.

Nieren-Yang stärkende Rezepturen (mit Autor)	**Wirkweise**
Zhang Zhong-Jing: Si Ni Tang (Fu Zi, Gan Jiang, Gan Cao), Tong Mai Si Ni Tang, Wu Zhu Yu Si Ni Tang	Das Vier-Kontravetionen-Dekokt und seine Variationen wurden mit 80 g unpräpariertem Fu Zi bei Zusammenbruch des Yang (Schock, Kreislaufkollaps, etc.) verwendet um mächtig das Yang zurückzuholen. In niedrigerer Dosierung mit präpariertem Fu Zi baut es das Yang wieder auf. Geeignet für Erkrankungen der drei Yin-Schichten.
Zhang Zhong-Jing: Zhen Wu Tang	Diese, vor dem Shang Han noch Xuan Wu Tang (Dunkler Krieger Dekokt) genannte Formel, wärmt das geschwächte Yang und fördert das Blasen-Qi bei Wasseransammlung. Ferner kann man das Dekokt auch bei exogener Wind-Kälte in der Taiyang-Schicht geben, wenn Fieber trotz Schweiß nicht fällt.
Zhang Zhong-Jing: Bai Tong Tang (Cong Bai, Fu Zi, Gan Jiang)	Senkt Fieber, geeignet für Störungen und Obstruktionen zwischen Yin und Yang.
Zhang Zhong-Jing: Gan Jiang Fu Zi Tang (Gan Jiang, Fu Zi)	Bei Yang-Kollaps, wenn keine Qi-Leere oder Mitte-Leere beteiligt ist.
Zhang Zhong-Jing: Fu Zi Li Zhong Tang (Fu Zi, Bai Zhu,	Häufigste Rezeptur der Feuerschule zur Nachbehandlung und Daueranwendung bei Rekonvaleszenz, da hier vor- und nachhimmlische Energie konsolidiert werden.

Wen Bi-Yuan: Beng Tun Tang (Hong Shen, Fu Zi, Zhi Gan Cao, Rou Gui, Chen Xiang, Sha Ren, Sha Yao, Fu Ling, Ze Xie, Huai Niu Xi)	Zum Stärken des Yang und Ming Men Feuers ohne dass es nach oben lodern kann.
Zhang Zhong-Jing: Jiang Fu Fu Ban Tang (Sheng jiang, Fu Zi, Fu Ling, Ban Xia)	Bringt Yang zurück, senkt Yin-Feuer und bewegt pathogenes Wasser und Schleim.
Zhuan Yan: Wu Zhu Yu, Ding Xiang, Rou Gui, Bi Bo und je nach Syndrom plus Cang Zhu/ Hua Jiao/ Sheng Jiang/ Gan Jiang/Mang Xiao etc.	Mit Eiweiß als Nabelpflaster oder auf Bauchpunkte für Kinder gut geeignet. Hautreaktionen durch Rou Gui möglich.

2. Schritt: Wenn bereits Feuer bis in den Hals, Kopf oder Haut gestiegen ist, dann muß dieses, anstatt gekühlt zu werden, natürlich wieder hinunter ins Ming Men gebracht werden. Man kann dies sanft dorthin leiten, mit Arzneien wie Rou Gui oder Gui Ban und Formeln wie Qian Yang Dan oder auch brachial herunterdrücken mit schweren mineralischen Arzneien wie Ci Shi, Long Gu, Mu Li und Formeln oder Module wie Zhu Wei-Jus Wen Qian Yang Dui Yao-Kombination, wenn Leber und Niere, also Drache und Donner beide beteiligt sind.

Hierzu eine Übersicht der Arzneien und Formeln:

Zum Ming Men absenkende Arzneien:	Wirkweise
Rou Gui	Ideal als zum Ming Men hinlenkende, gleichzeitig wärmende Arznei zur Prävention von Yin-Feuer beim Yang tonisieren. Oft mit einer erhöhten Dosis Gan Cao kombiniert, wenn auch die Mitte leer ist.
Gu Sui Bu, Du Zhong, Yin Yang Huo	Beide Yang-Tonika, Gu Sui Bu besser für Yin-Feuer Zahnschmerzen, Du Zhong und Yin Yang Huo gegen Drachen-Donner-Feuer (2. Stufe des Yin-Feuers).
Sha Ren mit Huang Bai	Sha Ren sammelt alles Qi im Nieren-Yuan, Huang Bai kühlt Feuer ohne Yang zu verletzen, zusammen ideal bei Nässe-Yin-Feuer.
Chuan Niu Xi, Huai Niu Xi	Beide wirken Feuer nach unten leitend, aber nur Huai Niu Xi hat eine Nieren tonisierende Wirkung, Chuan Niu Xi wirkt mehr bewegend auf das Blut.
Gui Ban, Bie Jia	Beide sind Schildkrötenarten und wirken als Yang (Lebensfeuer) im Yin (Wasser) Arzneien, aber Gui Ban nährt mehr das Yin, Bie Jia löst mehr auf.

Zhe Shi, Ci Shi, Meng Shi	Die schweren Mineralien »drücken« unruhiges Shen und aufsteigendes Leber-Yang zurück zu ihrem Ursprung, sind aber bei Milz-Leere schwer verdaulich: Dai Zhe Shi senkt Qi bei Asthma und Erbrechen und Schluckauf. Meng Shi wirkt auch gegen Leber-Wind und Husten, Ci Shi hat die breiteste Wirkung auf Senken von Lungen-Qi, Leber-Yang und Herz-Shen.
Zi Shi Ying (Fluorit)	Süß, warm, tonisiert Mitte Qi, beruhigt und tonisiert He-Shen und Le-Hun; macht Gefäße durchgängig, senkt Yin-Feuer zurück zu seinem Ursprung.
Hai ge (Ke) Fen	Schwächer in Ming Men zurückleiten, aber löst Schleim und Hitze der Lunge.
Sheng Mu Li, Zhen Zhu Mu, Shi Jue Ming	Alle Muschelarten als Yang (Lebensfeuer) im Nieren-Yin (Salzwasser) Arzneien, aber Mu Li hält das Yin im Körper, Zhen Zhu Mu beruhigt das Shen des Herzens aber Shi Jue Ming kühlt auch Magen-Feuer.
Long Gu, Long Chi	Senkt aufstrebendes Ming Men-Feuer bei 1. Stufe von bedrängtem Kaiser-Feuer, beruhigt das bedrängte Shen im Herzen. Long Chi wirkt stärker auf Shen und tonisiert mehr die Niere.
Wu Zhu Yu	Bei oralen Ulzerationen oder Kopfhautekzemen durch Yin-Feuer und nach oben schlagendem Drachen-Donner-Feuer mit hypertonen Symptomen.

Zum Ming Men absenkende Rezepturen (mit Autor)	**Wirkweise**
A. Yin-Feuer ersten Grades	*Ministeriales Ming Men Feuer bedrängt kaiserliches Feuer des Herzens*
Zhu Wei-Ju: Wen Qian Pei Wu (Fu Zi, Long Chi, Ci Shi, Fu Shen, Suan Zao Ren)	Dieses Modul eignet sich vor allem für das erste Stadium von Yin-Feuer, wenn das Herz bedrängt wird und Schlafstörungen, Nervosität und ähnliches das Shen stören. Auch das Dreiermodul Fu Zi, Long Chi und Ci Shi wurde von ihm gerne hierzu mit anderen Arzneien kombiniert.
Zheng Qin-An: Bu Kan Yi Li Dan (Fu Zi, Rou Gui, Hai ge Ke, Sheng Jiang, Gan Cao)	Bei Herzerkrankungen mit Tachykardie, Ödemen. Stärkt das kaiserliche Feuer, damit es das ministeriale Feuer nach unten zurückbefehligen kann. Bei Yin-Feuer zum kaiserlichen Feuer.

Zhang Zhong-Jing: Huang Lian E Jiao Tang (Lt. Shang Han Lun Kommentatoren)	Für Yin-Feuer, das nur bis zum Herzen geht (Palpitationen, Schlaflosigkeit) und das kaiserliche Feuer bedrängt Shang Han, Shaoyin Bing (Zeile 303). Nur wenn sich aus der Kälte unten schon reine Herz-Hitze entwickelt hat.
Zhang Zhong-Jing: Ku Jiu Tang (Lt. Shang Han Lun Kommentatoren)	Bei fortgeschrittenem Yin-Feuer mit Halsschmerzen und Ulzerationen (Shang Han, Shaoyin Bing, Zeile 312) mit schwerer Pharyngitis (nicht in der Lage zu sprechen). Der Weinessig der Formel soll das Holz kräftigen, damit es das aufsteigende »Qi« wieder kontrolliert und absenkt.
B. Yin-Feuer zweiten Grades mit Drachen-Feuer durch Kälte	*Senkt Drachen-Feuer oder Drachen-Feuer mit Yin-Leere und beginnendem Drachen-Donner-Feuer*
Zheng Qin-An: Qian Yang Dan (Ingwersaft präparierter Sha Ren 30 g, Fu Zi 24 g, Gui Ban 6 g, Gan Cao 15 g)	Sha Ren zerstört die Yin-Pathogene, verbindet Niere mit Mitte, Fu Zi bringt das ministeriale Feuer zurück und unterstützt so das kaiserliche Feuer (und attackiert die Kälte), Gui Ban »aus dem Lebens-Feuer des salzigen Wassers stammend« nährt Yin und verbindet mit Yang. Gan Cao schließlich tonisiert die Mitte, die dann das Yuan-Qi nähren und dem Nieren-Yang wieder Stärke zuführen kann. Tonisiert Yang und senkt Yin-Feuer ab. Puls: An Chi oberflächlich und groß oder überflutend.
Zheng Qin-An: Feng Sui Dan (Huang Bai 30 g, Sha Ren 21 g, Gan Cao 9 g)	Das geschmacklich bittere Huang Bai hat den Bezug zum Feuer des Herzens, hat durch seine gelbe Farbe den Erdebezug, der die Milz von Nässe befreit und durch die Kälte des Winters den Bezug zur Niere. Daher hat es den Bezug zu allen drei Erwärmern. Das scharfe warme Sha Ren sammelt das Qi der fünf Zang-Organe und bewegt sie zur Niere hin. Gan Cao harmonisiert oben und unten und hilft über die Mitte dem Ministerialfeuer. Senkt beginnendes Yin-Feuer und attackiert Yin-Pathogene Nässe und Kälte.
Zhang Jing-Yue: You Gui Yin (Shou Di Huang, je nach Schwere 6-90 g, Shan Yao 12 g, Shan Zhu Yu 6 g, Gou Qi Zi 12 g, Gan Cao 6-12 g, »jiang zhi« Du Zhong 12 g, Rou Gui 6-12 g, Zhi Fu Zi 12-18 g	Bei Leere des Ming Men Feuers, Schwerer Yin-Symptomatik verdrängt das Yang nach außen oder nach oben, bei Symptomen wie oben heiß unten kalt oder außen heiß innen kalt. Tonisiert zugleich Yin und Yang, bei Yin-Feuer oder Drachen-Feuer mit Yin-Leere.

C. Beim dritten Grad, dem Drachen-Donner-Feuer	*Wirkt stärkend und senkend auf Niere Ming Men-Feuer und Shaoyang Galle-Leber-Feuer, also Drachen-Donner-Feuer*
Zhu Wei-Ju und Zheng Qin-An: Qian Yang Feng Sui Dan-Modifikation (Sha Ren, Fu Zi, Gui Ban, Gan Cao, Huang Bai, Long Chi, Mu Li, Ci Shi, Suan Zao Ren, Fu Ling)	Bei ausgeprägtem Drachen-Donner-Feuer mit Yang-Leere und Leber-Qi-Stau mit bedrängtem Herz-Shen. Stichworte sind hier: Hitze-Kälte-Reizbarkeit-Unruhe-Angst
Li Ke: Yin Huo Tang (Shou Di Huang, »Yan Zhi«= In Salzwasser präpariertes Ba Ji Tian, Tian Men Dong, Mai Men Dong, Fu Ling, Wu Wei Zi plus Rou Gui)	Diese Formel ist für Drachen-Donner-Feuer mit gleichzeitiger Leber Yin-Leere geeignet, enthält aber klebrige Arzneien und darf nicht bei Nässe verwendet werden. Typischer Einsatz wenn die Pulse alle überflutend und oberflächlich sind. Puls: Alle Stellen oberflächlich und groß oder überflutend. Bei nur vollen Chi-Pulsen, kommt Qian Yang Dan (s.o.) hinzu.

3. Schritt: Er besteht darin, nach der Behandlung des Yin-Feuers, die nachhimmlische Energie, vor allem das Qi, aber auch Blut zu stärken, nachdem das »Feuer unter dem Kochtopf wieder brennt«. Hierzu eignen sich die Qi-Tonika, die warmen wie Hong Shen, Ren Shen und Huang Qi nur, wenn das Yin-Feuer nicht mehr glimmt, ansonsten die neutraleren Arzneien wie Dang Shen, Shan Yao, Da Zao, Gan Cao oder – wenn das Yang wieder stark genug ist – sogar die kühleren wie Xi Yang Shen oder Yi Yi Ren.

Bei gleichzeitig leerer nachhimmlischer Energie	*Senkt verschiedene Yin-Feuer-Arten und tonisiert oder lenkt auch das Qi nach unten.*
Zhang Xi-Chun: Lai Fu Tang (Shan Yu Rou 60 g, sheng Mu Li, Long Gu je 30 g, Bai Shao 18 g, Tai Zi Shen 12 g, Zhi Gan Cao 6 g	Bei Qi-Tuo-Syndrom (Zusammenbruch des Qi), bei lebensgefährlichem Kollaps. Senkt Yin-Feuer und tonisiert Yin und Qi, stabilisiert Ming Men.
Li Ke: Jia Wei Beng Tun Tang (Fu Zi, Hong Shen, Gan Cao, Rou Gui, Sha Ren, Chen Xiang, Fu Ling, Shan Yao, Niu Xi	Bei Gefühl von »kaltem« im vorderen Brustraum aufsteigenden Qi, dem »hochrennenden Schweinchen-Syndrom« (Beng Tun). Besonders für Donner-Feuer mit kontravektivem leeren Qi.
Wu Rong-Zu: Variation der Qian Yang Feng Sui Dan (Fu Zi 100 g, Zhi Gui Ban 15 g, Sha Ren 10 g, Chao Huang Bai 5-10 g, Rou Gui 15 g, Xi Xin 6 g, Gu Sui Bu 15 g, Bai Zhu 15 g, sheng Mu Li 20 g, Long Gu 20 g, Zi Shi Ying 20 g, zhi Gan Cao 10 g	Hier wurde die Dosis von Gui Ban erhöht und Rou Gui zugefügt, um die Formel stärker zur Niere leitend zu machen. Dosis von Huang Bai vermindert, um wärmer zu machen. Von Zhu Wei-Jus Variation wurden Mu Li, Long Gu und Zi Shi Yang übernommen um den Donner (Leber) zu senken aber statt Fu Ling verwendet Wu Bai Zhu um das Qi mehr zu stärken und Nässe zu trocknen und statt Suan Zao Ren nimmt er Gu Sui Bu damit die Niere das Wasser besser speichert, Xi Xin zum stärkeren Zerstreuen der Kälte. Die Formel ist für Vor- und Nachhimmlische Stärkung geeignet.

4. Schritt: In diesem Schritt kann man in diesem Stadium sogar einen kleinen Anteil kühle/kalte Arzneien geben, wie z. B. Huang Qin, Huang Lian, oder sogar Da Huang, aber nur wenn zugleich warme Yang-Tonika wie Fu Zi gegeben werden. Feste Formelkombinationen gibt es hier durch die Vielzahl an Möglichkeiten keine.

Diese Schritte sind nicht absolut so einzuhalten, es kommt immer auf den Grad der Nieren-Yang Leere und des Feuers an, wann man welche Arzneigruppe einsetzt.

Zusammenfassung: Therapie des Feuers

Zunächst muß bei Feuer deutlich zwischen Fülle und Leere unterschieden werden, denn einzig das Fülle-Feuer darf gekühlt werden. Dann muß man unterscheiden, ob es sich um Yin-Leere-Feuer oder Yang-Leere Feuer handelt. Bei Yin-Leere Feuer sollte man Nieren-Yin nähren und sanft kühlen oder mit neutralen oder warmen Arzneien vorgehen.
Bei Nieren-Yang Feuer gibt es drei Arten: Reines Yin-Feuer, Drachen-Feuer oder Leber-Feuer und Donner-Feuer oder Nieren-Feuer.
Bei reinem Yin-Feuer können Yang stärkende Arzneien verwendet werden, bei Drachen-Feuer muß Yang gestärkt und nach unten bewegt werden und das Donner-Feuer muß im Ming Men versiegelt, und mit starken heißen Arzneien und hoher Dosis die schwächenden Yin-Pathogene attackiert werden.

Grundlagen der Arzneiverwendung in der Feuerschule

Tatsächlich verschrieben alle Feuerschule-Jünger und Lehrer fast alle vorhandenen Arzneien, aber nur in seltenen Fällen d.h. bei echter Fülle-Hitze auch kalte Arzneien. Jeder hatte bestimmte Abneigungen gegen Arzneien, die er praktisch nie verwendete. So mochte zum Beispiel Zheng Qin-An den weißen Ginseng (Ren Shen) und den Xi Yang Shen (Panax quincefolium) nicht, weil sie ihm zu klebrig-stagnierend oder zu kalt waren. Fan Zhong-Lin hatte aus unbekannten Gründen eine Abneigung gegen Bai Zhu, und Wu Pei-Heng war nicht für bei Wen Bing Hitze-Toxine behandelnde Arzneien zu begeistern, doch wie ihre Rezepturen zeigen, waren dies individuelle Besonderheiten.

Wu Pei-Heng nannte sogar die vier kalten Arzneien Da Huang, Mang Xiao, Shi Gao und Huang Lian unter seinen »Zehn Arznei-Generäle« (siehe Teil 4). Die anderen seiner Lieblingstruppe waren allerdings warme Arzneien: Außer Fu Zi, Gan Jiang und Rou Gui waren es noch Gui Zhi, Ma Huang und Xi Xin.

Er schreibt in seinem Buch »**Wu Pei-Heng Yi Yao**« (Medizin und Arznei des Wu Pei-Heng):

Wenn man eine unerwartete Nebenwirkung erhält, so ist hier eine falsche Anwendung verantwortlich. Auf keinen Fall sollte man es der Stärke dieser Arzneien in die Schuhe schieben, oder schlimmer gar wegen dieser starken Arzneiwirkung die »schlimmen« Arzneien verbieten. Wenn man für die Krankheit korrekt verschreibt, dann sind eben solche wie Wu Tou, Fu Zi, Mang Xiao, Huang Lian usw. sogar geeignet den Sterbenden vom Totenbett zum Leben zurückzuholen.

Bei falscher Anwendung können »gute« wie Ren Shen, Huang Qi, Dang Gui, Di Huang usw. ebenfalls große Fehler verursachen. Daher heißt es: »Ginseng kann unzählige Menschen töten ohne dass es jemand stört, Fu Zi und Da Huang aber retten viele Menschenleben ohne dass sie jemand dafür preist«.
Solange man genau zwischen Fülle und Leere, Hitze und Kälte unterscheiden kann, so weiß man, ob die Anwendung korrekt ist oder nicht.
Viele häufig verwendete Rezepturen enthalten starke (»schlimme«) Arzneien wie die obigen: Da ist zum Beispiel links der grüne Drache (Da Qing Long Tang mit Ma Huang), rechts der weiße Tiger (Bai Hu Tang mit Shi Gao), vorne ist das korrekte Qi (Zheng Qi Tang mit Mang Xiao) und das Ausgeleitete Herz (Ban Xia Xie Xin Tang mit Ren Shen), hinten sind die Vier Kontravektionen (Si Ni Tang mit unpräpariertem *Fu Zi*) und der Wahre Krieger (Zhen Wu Tang, mit präpariertem Fu Zi).

Aha, hier geht es nun ans Eingemachte: Wie schon im ersten Teil erwähnt, waren die Feuerschule-Protagonisten alle Kenner des *Shang Han Lun* und verwendeten erstens gerne dessen Rezepturen. Zweitens wurden diese modifiziert und höher dosiert, und drittens mit einer Vorliebe für Arzneien, die das Innere wärmen und Yang stärken.
Zheng Qin-An, der Begründer der Feuerschule schrieb als sein drittes Werk einen Kommentar über das gesamte *Shang Han Lun*. In diesem beschreibt er jeweils seine eigenen Erfahrungen zu den Formeln und nimmt auch kein Blatt vor den Mund, wenn er glaubt, dass Abschreibfehler oder andere Ursachen falsche Anwendungen beschreiben.
In dieser Eigenart ähnelt er dem anfangs zitierten Protagonisten der Blutstase-Schule Wang Qing-Ren, der in seinem Yi Lin Gai Cuo ebenso die Klassischen Texte kritisch hinterfragte und eigene Ideen und Erfahrungen hinzufügte.
Auch heute noch gelten die Formeln des *Shang Han Lun* als Ausgang für viele Therapieansätze der Feuerschule. Daher hier kurz eine Zusammenfassung des *Shang Han Lun* und seiner häufigsten Arzneien und Kombinationen.

Klassische und moderne Rezepturen (Jin Fang und Shi Fang)

Die Jing Fang Schule verwendet ausschließlich die knapp 90 Arzneien und die 113 Formeln des *Shang Han Lun* und Jin Gui Yao Lue nach Zhang Zhong-Jing. Auch werden in den Formeln nur wenige Arzneien (maximal 10) verwendet. In dieser Schule gibt es zwar nur wenige Arzneien, aber man muß viele Formeln auswendig lernen. Außer den wenigen Anhängern der Shang Han-Schule in China arbeitet die japanische Kampo Medizin noch heute ausschließlich nach diesen Prinzipien. Ihr Nachteil ist, dass sie etwas rigide in der Struktur ist und scheinbar wenig Platz für kreative Flexibilität läßt, was aber – wie die Feuerschule nun zeigt – durchaus nicht sein muß. Während aber die Feuerschule kreativ die starren Grenzen der Shang Han-Schule in der Formelmodifikation und die der modernen TCM in der Dosierung der Arzneien durchbricht, kann man ihre Formeln kaum verstehen, wenn man deren Ursprung, d.h. die Shang Han Formeln nicht kennt.

Ich selbst gehörte ja eher der Shi Fang (moderne Schule) an, die häufig viele komplexe Arzneimodule wie die Bu Tu Pai (Erde-Tonisation Schule) nach Li Dong-Yuan verwendet.[49] Ein Vorteil dieser Schule ist die erhöhte Sicherheit durch Verringerung der Nebenwirkungen. So haben zum Beispiel 24 Arzneien einer komplexen Formel für ein einziges Krankheitssyndrom mit acht Symptomen jede Arznei für sich andere unerwünschte Nebenwirkungen, die jeweils nur ein vierundzwanzigstel Wirksamkeit haben. Sind es aber acht Module zu je drei Arzneien so summieren sich die erwünschten Hauptwirkungen der Arzneien pro Modul dreifach.

In dieser Schule liegt der Schwerpunkt aber darin, dass man viele der populären 450 Arzneien und ihre besonderen Eigenschaften und Nebenwirkungen kennen muß. Es ist die heutzutage in China populäre Schule, da man diese Rezepturen auch für lange Zeit verschreiben und komplexe Syndromkombinationen verwenden kann. Ihr Nachteil ist, dass man sich in den komplexen Formeln verstricken kann, wenn man die Module nicht gut genug kennt. Ihr weiterer Nachteil ist zugleich ein Vorteil: Man muß immer wieder eine neue Formel dem aktuellen Status quo des Patienten anpassen: Dies macht mehr Arbeit und ist schlechter kommerzialisierbar und nach westlicher Forschungsweise nicht vergleichbar. Der Vorteil dieser Dynamik ist es, immer exakt dem individuellen Krankheitsverlauf folgen zu können.
Diese Dynamik läßt die Feuerschule trotz ihrer Basis auf den klassischen Jing Fang-Rezepturen zu.

Maße und Gewichte im Shang Han Lun und der Feuerschule

Das *jin* und das *liang* waren die größten Maße für Arzneien vom Altertum bis heute. Während man wußte, dass diese Maße sich oft gewandelt hatten, waren sich die Gelehrten nicht einig, wieviel nun die Maße wirklich waren.

Heute ist in der VR China auf dem Markt ein *jin* auf 500 g und 10 *liang* normiert, doch weiß man, das 1 *jin* seit Jahrhunderten 16 *liang* entsprachen und noch in Taiwan und Hong Kong entspricht es 600 g. Das *liang*, häufigstes Maß im *Shang Han Lun* wäre demnach heute etwa 30 g.
Doch soviel das konnte damals nicht sein, denn die Tong Mai Si Ni Tang (Vers 317) benutzt
2 *liang* Gan Cao,
3 *liang* Gan Jiang (starke Patienten bis 4 *liang*, heißt es im Text) und
1 großes Stück (Chin.: *mei*) rohes unverarbeitetes *Fu Zi*.

Nach heutigem Maß wären das also
60 g Gan Cao
90-120 g Gan Jiang
20-30 g sheng *Fu Zi*

49 So heißt es in der Chinesischen Medizin: Von Li Dong-Yuan kann man keine Formeln, sondern nur Module lernen

Bis vor kurzem versuchte man daher noch die Maße des Shang Han auf den heutigen Stand »zu normieren«, d. h. man schrieb unlogischerweise

6 g Gan Cao
12 g Gan Jiang
12 g Präparierter Fu Zi

Dann wäre ein »altes« *liang* etwa 3 g, also ein Zehntel dessen, was dem *liang* heute entspricht.[50] Doch hier sieht man auf den ersten Blick, dass die Relationen zwischen Gan Cao und Gan Jiang nicht stimmen können. Auch wäre die gesamte Arzneimenge in vielen Formeln bei oft 1-2 Litern Wasser insgesamt nur 20-40 g, was auch zu wenig ist.

Fan Zhong-Lin, ein Feuerschulen-Protagonist verwendet im Fall 42 bei Shao Yin Nasenbluten bei einem 5-jährigen Jungen die Tong Mai Si Ni Tang einmalig in folgender Dosis:

20 g Gan Cao
30 g Gan Jiang
30 g Tian Xiong (=Name für ein großes Stück Fu Zi von guter Qualität)

»Sein« *liang* entspricht also etwa 10 g.

Doch zum Glück hat man vor kurzem bei Ausgrabungen Aufzeichnungen gefunden, die Licht in diese Dunkelheit werfen[51]: Man fand eine Standardisierungs-Bronzewaage aus dem Jahre 179 n. Z. mit Inschrift zur Erklärung, so dass man ausrechnen konnte, dass damals 12 *jin* heutigen 2996 Gramm, also knapp 3 Kilo entsprachen.
Demnach entsprach zur Zeit des »Tang Ye Jing« und »Shang Han Za Bing Lun« in der Östlichen Han-Dynastie ein *jin* heutigen ca. 250 g, ein *liang* lag also bei 15,6 g.

Demnach wäre also das korrekte Maß für die Tong Mai Si Ni Tang das Folgende:

ca. 31 g Gan Cao
ca. 46 g Gan Jiang (was von der Schärfe her noch zumutbar ist) und
ca. 30 g Fu Zi.

Auch die berühmte Gui Zhi Tang (Cinnamom Dekokt) bestand also aus:

45 g Gui Zhi
45 g Bai Shao
30 g Gan Cao
45 g Sheng Jiang (Sheng Jiang ist weniger scharf im Geschmack als Gan Jiang)
ca. 35 g Da Zao (12 *mei* = Stk., heißt es im Text, diese unterscheiden sich aber in der Größe von Akonitwurzeln)

Insgesamt also um 200 g pro Tag. Wenn man nun diese neuen Erkenntnisse zugrunde legt, erscheinen die »hohen« Dosierungen der Feuerschule gar nicht als neu, sondern eher als eine Renaissance des *Shang Han Lun*.

50 Wie z. B. im Shang Han Ming Fang Jie Xi (Genaue Analyse und Erklärung berühmter Shang han Rezepturen) von Zhang Jian-zhi, in: Renmin Wei sheng Chuban Shi, Beijing, 1999

51 In: Shi Ji (Hg.): Shang Han Lun, Xiandai Zhongyiyao Yinyong yu Yanjiu Daxi, Shanghai Zhongyiyao Daxue (Universität für TCM Shanghai):, 1996 und in: Shi Xu-guang: Zhang Zhong-Jing Shanghanlun zhong Chuang yongyao ji Peiwu tedian fenxi (The point of recipes and their compatibility in Shang Han Lun) in »CFYF Beijing Fuyang Forum«, 2008

Die Besonderheit ist ja auch, dass die hohen Dosierungen der Rohdrogen nur für einige Tage verwendet wurden. Gibt man sie für länger, dann verwendete man Arzneipillen, die sogenannten »Wan«, die dann etwa in den Dosierungen einem guten Granulat entsprechen (siehe z. B. Fall von Wu Pei-Heng im Teil 2).[52]
Bleibt noch die Frage nach den 30 g des unpräparierten Akonits, die laut Shang Han allerdings mit 3 *sheng* (ein *sheng* = damals 200 ml) Wasser auf kleiner Flamme auf etwa 1 ½ sheng gekocht werden, was mehr als einer Stunde Kochzeit entspricht. Wie hoch dann noch diese Toxizität ist, wollen wir in den nächsten Abschnitten klären.
Wenn wir allerdings Zheng Qin-Ans Texte aus der Qing-Dynastie lesen, dann müssen wir dieses neuere Maßsystem bedenken.

Gewichte

Damals (in der Qing-Dynastie, zu Zheng Qin-Ans Zeiten) war ein
Jin 596,8 g und ergaben **16 liang**.
Ein **liang** waren also **37,3 g** und ergaben **10 qian.**
Ein **qian** in der Qing-Dynastie wären also heute **3,73 g.**

Noch früher (zu Zhang Zhong-Jings Zeiten in der Östlichen Han-Dynastie) war ein
Jin 220 g und ergaben **16 liang**.
Ein **liang** waren also **13,8 g** und ergaben **24 zhu** (qian gab es noch nicht).
Ein **Zhu** in der Qing-Dynastie wären also heute **0,57 g.**

Hohlmaße

Im **Altertum**, zur Zeit des Shang Han Za Bing Lun wurden auch Hohlmaße verwendet, zum Beispiel für Mang Xiao und feinere Pulver. Hohlmaße, die im 1. Jahrhundert der Qin und Han-Dynastien verwendet wurden, waren *hu, dou, sheng* und *ge*, welcher etwa dem zehnten Teil eines damaligen Liters entsprach.

Ein Dan[53] 石= 10 dou 斗= 100 sheng 升= 1,000 ge 合= 2000 龠 yue. Also immer der zehnte Teil.

1 Dan 石 = 10000 ml, 1 dou 斗 = 1000 ml, 1 sheng 升 = 100 ml, 1 ge 合 = 10 ml, 1 yue 龠 = 10 ml

Ein damaliges Dan entsprach also damals demnach einem heutigen Hektoliter, dou 10 Litern, ein sheng 1000 ml, ein ge 100 Millilitern und 1 yue 10 Milliliter.

52 Beispiel: Nimmt ein Patient nach seinem Körpergewicht von 80 kg berechnet 16 g Granulat pro Tag ein, so entspräche dies bei guten Granulaten im Verhältnis 1:5 dann 80 g Rohdroge. Da er aber selbst in einer sehr kleinen Formel noch andere Arzneien zu sich nimmt, kommt er bei 16 g Granulat/d. niemals auf 80 g einer einzigen Arznei wie z. B. Fu Zi
Nehmen wir zum Beispiel die Formel Si Ni Tang aus dem Shang Han Lun mit Gan Cao, Gan Jiang und Fu Zi im Verhältnis 30:45:30 Gramm, so müßte er als Granulat bei einer Konzentration (Verhältnis Granulat zu Roharznei) von 1:5 täglich 21 g davon zu sich nehmen. Sein Gewicht muß dann über 200 kg betragen. Bei statt 21 g nur 16 g auf 2x täglich verteilt, nimmt er dann etwa ein Viertel weniger ein als die Rohdrogen im Shang Han vorsahen, d. h. er kommt nur auf etwa auf etwa 2x12 g Fu Zi täglich. Enthält die Formel mehr als die 3 obigen Arzneien, so nimmt die Menge des Fu Zi immer weiter in Verhältnis ab

53 Das Zeichen für Dan 石 im 4. Ton wird heute Shi gesprochen und bedeutet Stein

Wen das noch nicht verwirrt:

In der Zeit der Feuerschule, der **Qing-Dynastie**, also fast 2000 Jahre später, waren die Hohlmaße so:

1 hu 斛 = 50000 ml, 1 dou 斗 = 10000 ml, 1 sheng 升 = 1000 ml, 1 ge 合 = 100 ml, 1 yue 龠 = 10 ml

Heute gelten in China zum Glück die metrischen Maße, also 1 Gong sheng (Standard-Liter) ergibt 1000 ml und ein Gong jin (Standard-Kilo) ergibt 1000 g.

Zheng Qin-An nimmt in seinen Büchern aber oft Bezug auf die Shang Han Rezepturen und erklärt auch seine eigenen Gewichtsangaben.

Pharmakologie und Toxikologie der häufigsten Arzneipflanzen der Feuerschule

»Es gibt nichts, das keinen Nutzen hat:
Himmelsvogel und Krähenkopf (Tian Xiong und Wu Tou) sind mächtig giftige Arzneien, aber in der Hand eines guten Arztes vermögen sie Leben zu retten.«[54]

Liu An: Huai Nan Zi, Kap. 10.16, ca. 140 vor der Zeitrechnung

Der Eisenhut

Nachdem wir nun eine Reise durch die letzten Jahrhunderte Chinas gemacht haben, wollen wir uns noch einmal anschauen, was die literarischen Quellen, die Praxis und die moderne pharmakologische Forschung zur Pharmakologie und Toxizität der drei heißen Arzneien *Fu Zi*, Gan Jiang, Rou Gui und auch dem Xi Xin zu sagen hat.

Die Arten der Wurzel: Fu Zi und Tian Xiong, Lat.: Rx. Aconitum lateralis

Offizinal von den etwa 30 Eisenhutarten Chinas sind nur die rohen (sheng) und 4-6 Std. gekochten, d. h. präparierten (Zhi) Wurzeln von Aconitum carmich aeli (Chuan Wu Tou) und A. Kuszenoffii (Cao Wu Tou) und die im 2. Jahr neu getriebenen Lateralwurzeln (Fu Zi) von A. Carmichaeli, die präpariert als Scheiben (Pian) verwendet werden. Ferner gibt es noch den Tian Xiong (= Himmelsmann), d. h. Wurzeln von langer, dünner Konsistenz, die nicht in Scheiben geschnitten werden, sondern ganz verwendet werden und als besonders stark gelten.

54 <物莫无所不用，天雄乌喙，药之凶毒也，良医以活人>

Es gibt von über 20 verschiedenen Möglichkeiten heute nur noch drei Verfahren bei der Präparation[55]:

- randlose, d.h. mit geschälter Außenhaut verwendete, hauchdünn geschnittene und mit Magnesiumchlorid präparierte Scheiben, die im Schwefelrauch weiß (Bai) gebleicht werden, sog. Bai Fu Pian. Ihre pharmakologische Wirkung wird als mild (0,17% Aconitin) beschrieben.
- Solche mit schwarzem (Hei) Rand, die Hei Fu Pian (mit einer teefarbenen Flüssigkeit aus Rohrzucker und Pflanzenöl präparierte Scheiben, die gedünstet werden und deren Inneres von ölig-durchscheinendem Beige ist). Diese haben laut einer Analyse von 1954 0,27% Aconitin und
- dann gibt es noch Yan Fu Pian, die nur im Sommer nach der Ernte gewaschen, gesäubert und 5 Tage lang mehrmals in 50% Salzlauge gelegt werden. Sie hatten 0,34% Aconitin im Vergleich zu 1,1% in frischen Wurzeln.[56]

Der maximale Gehalt der Alkaloide der frischen Wurzel beträgt 2 %.
Diese Präparation geschieht vor Ort, d. h. bei den Anbauern, in der Arzneimittelfabrik kommt dann nochmals ein vier- bis sechsstündiger Dämpfprozess hinzu, der die Toxizität laut dem offiziellen Organ *Zhong Yao Xue* (1998; 367-371) auf zwischen 1/2000 bis 1/4000 reduziert. Um die Toxizität weiter zu verringern, empfahlen fast alle Feuerschulen-Ärzte, bei hoher Dosierung das Dekokt auch des präparierten Akonits nochmals 60-120 Min. auf kleiner Flamme köcheln zu lassen und als Begleitarzneien Gan Cao, Gan Jiang, oder Fang Feng zu verwenden, die die Wirkung erhalten aber die Giftigkeit verringern.
Die Hauptwirkstoffe der Akonitarten sind über verschiedene 20 Alkaloide, vor allem Diterpenalkaloide wie Aconitin, Mesaconitin, Hypaconitin, sowie Fettsäuren, Higenamin und Aminophenole.

Dosis: 3-15 g, bei Kreislaufzusammenbruch und Schock bis 30 g (laut offiziellen Lehrbüchern)[57]

Toxizität der reinen Alkaloide: Durch eine langfristige Blockierung der Na-Kanäle, wird zunächst die reizsteigernde und später die lähmende Wirkung erzielt, die in Überdosierung zum Herztod führt. Das in der Wurzel enthaltende Gemisch an Wirkstoffen wird durch die Präparation auf etwa ein Viertausendstel reduziert und durch die Einnahme mit Rx. Glycyrrhiza (Gan Cao) und Rx. Zingiberis (Gan Jiang) weiter reduziert.

Die LD50 beträgt beim unpräparierten Fu Zi oral bei Laborratten 5,49 g/kg und beim präparierten noch 165 g/kg. Allerdings schwanken die Angaben sehr je nach Versuchstier und Versuch.

55 Lei Guo-lian et al.: Zhongyao Paozhi Jishu Zhinan, Shijie Tushu Chubashe, Beijing 2002

56 Quelle: Yang Yi-Ya: Fuzi de Yanjiu, Hebei Yi XueYuan, Hebei 1980

57 Aus dem offiziellen Werk (Bd. I) des Zhong Hua Ben Cao, Hg.: Guojia Zhongyiyao Guanliju (Nationale Ministerialabteilung für Chinesische Arzneimittel), bei Shanghai Kexue Jishu Chubanshe, Shanghai, 1996. In der Feuerschule gelten Dosierungen unter 30 g ebenfalls als harmlos

Pharmakologie:

1. Wirkungen auf das Herz: Kardiotonisch bei Insuffizienz, die Erhöhung des Durchflusses der Koronararterien, eine antiarrythmische Wirkung bei bradycarden Arrythmien. Ferner schützte es das Myocard vor Ischämien.[58]
2. Ferner oftmals nachgewiesen sind seine antiphlogistischen und analgetischen Wirkungen, die die weltweite Anwendung der Akonitarten bei rheumatischen und Gelenkschmerzen erklären, teilweise durch Stimulation der NNR, wobei in Tierversuchen auch nach Entfernung der NNR noch deutliche entzündungshemmende Wirkungen nachgewiesen werden konnten.[59] Hier wurde eine Bindung des Superoxidanion-Radikals in der Synovialflüssigkeit durch das dl-demethylcoclaurin (DMC) vermutet.[60]
3. Die Immunleistung erhöhende Wirkungen beinhalten: Fu Zi erhöht die Milzaktivität wie auch die Produktion der T-Lymphozyten, sowie der Immunglobuline, Komplementfaktor, es reguliert die Interferonproduktion in beide Richtungen, und wirkt allergische Reaktionen hemmend. Auch eine antihistaminische und eine antiasthmatische Wirkung auf die Bronchien wurde im Tier nachgewiesen.[61] Auch die passive Artusreaktion wird deutlich gehemmt.
4. Hormonsystem: Es erhöht die TSH und LH-Produktion.
5. Verdauungssystem: Es erhöht die Darmmotilität.
6. Blutgerinnung: Es vermindert die Thrombozytenaggregation.
7. Zum Blutdruck gibt es widersprüchliche Tierforschung: sowohl eine Erhöhung durch Adrenalinausschüttung kommt vor, was ja der Wirkung von Si Ni Tang bei Schockzuständen entspricht, aber auch eine Blutdrucksenkung durch die gefäßerweiternde Wirkung von Aconitin wurde nachgewiesen. Bei hoher Dosierung von Chuan Wu Tou steigt der Blutdruck wieder.
8. Die Polysaccharide senken den Blutzucker 10-30 min. nach der Einnahme.[62] Ferner erhöht reines Akonitin (!) die Nierendurchblutung und vermindert die Natriumausscheidung.
9. Nervensystem: In einigen Tierstudien wirkt es beruhigend.

Ferner, meist nur im Tierversuch nachgewiesen: Unpräparierter Akonit senkt die Körpertemperatur bei Versuchstieren um 1-2 Grad, wenn die Dosis größer als 0,1 g/kg ist. Interessanterweise senken die oral verabreichten Gesamtauszüge bei Huhn und Ratte Unterkühlungsschäden und senken durch äußere Kälte verursachte Nekrosen.[63]
Es wirkt auf längere Zeit als Antioxidans: Bei alten Versuchsratten erhöhte es die tägliche Antioxidationsrate (TAA), die Superoxiddismutase (SOD) der Erythrozyten, die Na/K-AT-

58 Fang Wen-jian et al.: Yiyong Zhongyao Yaolixue, Renmin weisheng Chubanshe, Beijing 1998, Ss. 307-314

59 Zhong Yao Tong Bao (Zeitschrift für chinesische Arzneimitteltherapie) 1988; 13(6):40

60 Zhang JT, Chen WW: Protection of the synovial fluid by higenamine, Acta Pharm. Sin. 1985, 20 (5), 423-426

61 Liu Chang-xiao et al.: Modern resaerch and application of Chinese medicinal plants, Hong Kong Medical Publisher, hong Kong, 2000, Ss. 119-139

62 Yin Jian et al.: Zhongyao XiandaiYanjiu yu linchuang, Bd.1, Xueyuan Chubanshi, Beijing 1995, Ss.391-401

63 Shen Pei-An (Hg.) Zhongyao Buliang Fanying yu Linchuang, 2nd Junyi Daxue Chubanshe, Shanghai 2007, Ss. 74-85

Pase des Myocards, die LFU der Leberzellen, und senkte den Gehalt an Oxidationsprodukten (MDA und LPF) in Leber und Gehirn. Leider alles nur bei Ratten nachgewiesen.[64]
Weitere neuere Ergebnisse: Fördert Proteinsynthese und Glukosestoffwechsel des Gehirns.[65]

Mögliche Wechselwirkungen: laut Chen/Chen[66] könnten Wechselwirkungen bestehen zwischen Antiarrhythmika und den herzwirksamen Alkaloiden.

Chuan Wu Tou, Lat.: Rx. Aconitum carmichaeli Debx.
Der Wu Tou enthält die gleichen drei Hauptalkaloide Aconitin, Mesaconitin, Hypaconitin, sowie Talatisamin, Carmichaelin und diverse Polysaccharide.

In erster Linie ist die antiphlogistische und analgetische Wirkung sowie eine lokalanästhetische durch das Mesaconitin von Bedeutung. Auch die Wirkungen auf das Herz entsprechen denen von Fu Zi, der Lateralwurzel. Ansonsten gibt es hierzu wenig Forschung, die zumindest tierexperimentell mehrfach belegt ist.
Ausschließlich zu Chuan Wu Tou im Tierversuch ist die krebshemmende Wirkung in mehreren Studien an Sarkom, Lungen-, Magen- und Lungen-Ca nachgewiesen worden. Meist handelte es sich um Injektionen der Wu Tou-Auszüge.
Ferner wurde in Japan eine blutzuckersenkende Wirkung durch Wu Tou nachgewiesen, was der bei Vergiftungen oft vorkommenden Hypoglykämie entspricht.

Toxizität und Nebenwirkungen wie bei der Tochterwurzel Fu Zi. Die Dosis wird hier aber in den Lehrbüchern mit 1,5-4,5 g angegeben. Hier 60-120 min. vorkochen.

Zu dem seltener verwendeten **A. Kusnezoffii (Cao Wu Tou)** gibt es noch weniger Forschungsergebnisse, da er aber die drei Hauptalkaloide Aconitin, Mesaconitin, Hypaconitin enthält, kann man von der gleichen Wirkung auf Entzündungen und Herzerkrankungen ausgehen. Die Dosis beträgt hier offiziell 1,5-3 g und 60-120 min. vorkochen.

Forschungsbeispiele und deren Sinn und Anwendbarkeit:
Die sogenannte Forschung besteht manchmal nur darin, sich einen Buhmann mit schlechtem Ruf (z. B. das giftige Akonit) zu suchen und ein paar arme Versuchstiere solange damit oder mit seinen isolierten Auszügen zu quälen, bis ein pathologischer Prozess entsteht. Denn irgendeine Folge des Stresses wirkt immer pathologisch.
Noch weniger Nachweis ist nur in Vitro möglich, so hat man z. B. auf isolierte Samenleiter von Ratten eine konstriktive Wirkung eines der Fu Zi-Alkaloide gefunden, was so weit von der Realität des wässrigen Gesamtauszuges der Pflanze und ihrer individuellen Wirkung auf den Samenleiter eines lebenden Menschen entfernt ist, als eine anekdotische Wirkung eines Einzelfalles. Ich habe daher auf alle pharmakologischen Wirkungen die nicht wenigstens in Vivo, d. h. am Tier, erforscht wurden in dieser Sammlung komplett verzichtet.

64 Zhang Tao et al.: Fuzi dui Laonian Dashu kang yanghua xintong yingxiang yanjiu, in: Zhonguo Laonianxue Zazhi (Chinese Gerontologic Magazine) 2001, 21 (2):135

65 《湯液經法圖》 輔行訣臟腑用藥法要之組方法則解析 von Fang Guo-qiang in: 醫理探源分壇 2007

66 Chen/Chen: Chinese Medical herbology and Pharmakology, Art of Medicine Press, 2004

Während es noch im Mittelalter hieß, der Eisenhut töte Mäuse und Ratten schon unterirdisch durch seinen Geruch (was nie verifiziert wurde, aber nicht ausgeschlossen werden kann, da er auch flüchtige Substanzen enthält) ist das Standard-Versuchstier wie immer natürlich die Laborratte.
Eine solche »Forschung« aus Taiwan zum Beispiel verfütterte die präparierten Arzneien Tianxiong und Fu Zi, Chuan Wutou, Ban Xia (Pinellia) und Da Huang (Rx. Rheum) an die Wistar-Ratten für 3 Monate und befand – oh Wunder, dass alle Arzeien wenn nur hoch genug dosiert (4,5 g/d pro kg) die Nieren schädigen können. Auch dass Wu Tou in dieser Hinsicht stärker als Fu Zi ist, war schon vor dieser Studie bekannt.[67]

Zu fast gegenteiligen Ergebnissen kam die China Medical University in Taiwan (die einzige PRO-TCM-Uni) und konnte nicht nur mit den (diesmal Sprague-Dawley-) Ratten durch Portalvenen-Ligation nachweisen, dass Fu Zi Granulat von SunTen (entsprechend 1,6 g/d/kg) für 2 Wochen verabreicht, es vermag den Portalvenenblutduck zu senken, um eine Zirrhose zu verhindern. Nein, sogar die inneren Organe, einschließlich Nieren wurden anschließend untersucht und das verblindete Pathologie-Institut fand keinerlei Schaden an den Nieren.[68] Lag es an den anderen Ratten oder der dreifachen Dosis oder der 6-fachen Dauer oder an allem auf einmal?
Aber man bekommt auch, je nach Methodik, genauso positive Ergebnisse, wenn die Studie positiv FÜR die Chinesische Medizin sein soll, zum Beispiel für Fu Zi gegen Krebs:
In China hat man die Polysaccharide aus Akonit extrahiert und H22-Tumormäusen gegeben, einmal solo, einmal mit Adriamycin und festgestellt, dass die Extrakte den Tumor schrumpfen lassen und die Zytotoxizität der Chemo durch den Fu Zi-Extrakt vermindert und die NKZ-Aktivität und T-Lymphozytentransformation erhöht wird.[69] Wunderbar. Aber was soll man nun glauben? Wir stehen hier am Ende der umfangreichen Sammlung pharmakologischer und toxikologischer Wirkungen und wissen immer noch nicht, was davon für uns als Kliniker von Bedeutung ist.

Ich erinnere mich immer noch an die Worte meines ersten großen Lehrers aus Frankfurt, des habilitierten Internisten und Biochemikers Dr. Gerhard Ohlenschläger, der im Sommer 2008 leider verstorben ist. Er las uns zur Weihnachtsfeier oft Goethe in frankfurterisch vor.
Dort war er auch selbst in der Forschung tätig und sagte mir daher vor fast 30 Jahren:

67 I-Min Liu: Researsch (sic) on the functions of Kidney influenced by the commonly used Chinese herbs Fu Zi, Wutou, Tianxiong, Banxia and Dahuang. Tajen University, Taipeh, Taiwan. Kommentar: Schade um das Geld, das vor allem in Taiwan und Hong Kong immer wieder verpulvert wird, um die lästige Konkurrenz der TCM anzuschwärzen. Selbst eine Zusammenstellung von »Beobachtungen über Neugeborenenikterus und Huang Lian« beginnend mit »in der chinesischen Community hat sich seit Jahren herumgesprochen...« genügt auch schon, um irgendwo gedruckt zu werden als Beweis für die schädlichen Arzneien der TCM. Zitiert dies wird dann woanders, ohne dass man weiß welche Qualität hinter dieser »Studie« steckt. Eine ähnliche »Studie« aus Hong Kong sammelte alle irgendwie mit jeglicher Aconitsorte zusammenhängende Vergiftungen, ohne Ursache oder Dosis anzugeben. (Vet Human Toxicology, 1995, April 37(2) in Chen/Chen zitiert)

68 Jui-Shan Lin et al.: Zhi-Fuzi, a cardiotonic Chinese herb, a new medical treatment choice for portal hypertension? China Medical University, Taichong, Taiwan, 2007 in: Experimental Biologiy and Medicine 232:557-564 (2007)

69 Dong LF et al.: Anti-tumor effect of monkshood polysaccharide with adriamycin long circulating temperature-sensitive liposome and its mechanism, Hebei Medical University 2006, in: Xibao Yu Fenzimianyixue Zazhi, 2006 Jul; 22(4):458-62, Kommentar: Schade, leider fängt auch hier die Realität außerhalb der Laborfenster erst an

»Geben Sie mir einen Wirkstoff und etwas Zeit und ich beweise Ihnen an Labormäusen, dass der Wirkstoff hochgradig giftig ist, gleichzeitig beweise ich an anderen Tieren dass er absolut harmlos ist. Ich muß nur jeweils die hochempfindlichen miteinander kreuzen und die auf den Wirkstoff unsensiblen Tiere miteinander kreuzen. Sie sehen, nichts ist leichter als die Manipulation mit Versuchstieren.«

Als ich fast dreißig Jahre später ebenfalls mit Mikrokulturen, Tieren und klinisch forschte, erschienen mir seine Worte umso wahrer, denn das Dilemma des Forschers mit modernen Methoden ist wie Heisenbergs Unschärferelation: Durch den Ausschluss von Störfaktoren und die Vereinheitlichung des Versuchsobjektes entfernt man sich immer mehr von der multikomplexen Realität, je objektiver die Laborwirklichkeit wird, desto weniger entspricht sie der subjektiven Realität des menschlichen Lebens.
Wie mit dem Anfangszitat von J.W. von Goethe, so soll dieser Abschnitt deshalb auch schließen:

»Grau, teurer Freund, ist alle Theorie, und grün des Lebens goldner Baum...«

Wie giftig ist der Eisenhut denn nun wirklich?

Von allen Dingen unter dem Himmel ist nichts so schlimm wie das Gift der rohen Akonit-Hauptwurzel (烏頭); doch sammelt sie jeder gute Arzt und hält sie bereit, weil sie ihm bei der Heilung so nützliche Dienste leistet. Es gibt daher nichts in den Wäldern und Dickichten, was keinen Nutzen hat.[70]

Liu An, Prinz von Huai Nan, in: Huai Nan Zi, Kap. 9.22, ca. 140 vor der Zeitrechnung

Während die einen vor den Giften warnen[71] und die anderen seine arzneilichen Eigenschaften preisen,[72] es ist zunächst alles nur Papier. Aber wenn man in der Praxis gesehen hat, welche therapeutischen Erfolge der Fu Zi und seine heißen Verwandten erzielen können, fragt man sich schon warum so große Abweichungen bestehen.
Selbst in Südwestchina, am Ort seiner Herkunft, kochen die Apotheken viel zu früh geerntete präparierte Miniaturversionen der kleinen Eisenhutwurzeln (egal ob man 3 g oder 30 g bestellt), vor lauter Angst vorsichtshalber erst einmal drei Stunden ab, bevor andere Arzneien hinzukommen, während selbst chinesische Standardwerke nur eine Stunde Kochzeit angeben und auch Wu Pei-Heng (Dr. Fu Zi) auch bei rohem Fu Zi eine Stunde Kochzeit angab. Seine Söhne und Enkel in Yunnan Wu Sheng-yuan und Wu Rong-zhu lächeln über diese »abergläubige Angst vor dem Gift« gelassen, während aber wieder die englischen Vertreter der EU-Kommission den Akonit am liebsten ganz verbieten würden.

70 <天下之物，莫凶于鸡毒，然而良医橐而藏之，有所用也。是故林莽之材...>

71 Fachapotheker E.A.Meyer: Mehr Gift – als Heilpflanze. Der blaue Eisenhut. In: Naturheilkunde-Journal 4/09, sowie sämtliche »Forschung« des Hongkongers TY Chan, dessen Name überall auftaucht, wenn es um den bösen Fu Zi geht. Immerhin konnte er trotz dem in Hong Kong üblichen Abusus des Eisenhuts durch Laien nur 4-5 Fälle pro Million (= 0,005 Promille) an Nebenwirkungen finden. Zitiert in: »Aconitine (!) poisoning due to Chinese Medicines« Veterinary&Human Toxicology 1994;36(5):452-5

72 D. Bensky, et al.: Materia Medica, 3. Revised Edition: »extrem nützliche Pflanze« und Prof.Dr. Heiner Frühauf in : »The Importance of Aconite – Fuzi« Online-Datei

Vielleicht ist die Stimme des Ethnobotanikers Dr. Wolf-Dieter Storl (»Der Schamane aus dem Allgäu«) hier die Antwort.
Er betont in seinen Büchern immer wieder, dass Heilpflanzen nicht nur als Sack für eine Mischung von Wirkstoffen dienen, sondern in ihrer Ganzheit betrachtet werden müssen.
In seinem hervorragenden Werk »Kräuterkunde« erklärt er, dass die industrielle Testung ethnobotanischer Stoffe durch Labors zur Verwendung als Medikament trotz 150 000 Proben/Jahr kaum brauchbare Resultate erbringt und fragt:

»Wie kann das sein, wo doch die Curanderos und Enyerberos mit derselben Materia Medica befriedigende Resultate erzielen? Die Antwort ist, dass im grobmaschigen methodologischen Netz der Laborwissenschaft Wesentliches ignoriert wird. Man konzentriert sich bei der Suche auf den essentiellen chemischen Wirkstoff und grenzt alles andere als irrelevant aus: den sozio-kulturell-rituellen Kontext (..), die genaue Zeit des Sammelns[73], Aufbereitens[74] und Anwendens[75]; die Art der Zubereitung[76], die Art der Verabreichung[77] und schließlich das Verständnis der Pflanze[78] als ein mehrdimensionales Wesen, eines, das sich nicht allein im materialistischen Paradigma erfassen läßt.«

und später:

Die standardisierte Dosis würde Sinn machen, wenn auch der Mensch ein Standardmodell, so etwas wie ein serienmäßig produzierter Roboter wäre.

Aus: Wolf-Dieter Storl: Kräuterkunde, Aurum Verlag, Bielefeld 2008

Aus genau diesem Grunde nämlich wollen wir uns einmal die anderen, nicht-pharmakologischen Aspekte der so widersprüchlichen Heil- oder Giftpflanze anschauen. Dr. Wu Pei-Heng schreibt in seiner Abhandlung »Die Zehn großen Generäle unter den Arzneien« über die ideale Pflanzung und Präparation des Fu Zi:

Die Mutterpflanze des Fu Zi ist der Chuan Wu Tou aus den kalten Bergen des Distriktes Drachenfrieden (Long An) in Sichuan. Die Bauern verpflanzen die Samenkörner (nach dem ersten Frost) nach dem Herbst in die Distrikte Jiangyou und Zhangming. Im Winter (nach der Wintersonnenwende) werden sie in den Boden des Distriktes Jiangyou gepflanzt und im nächsten Jahr, wenn die neuen Sprossen etwa zolllang sind und kräftig werden, entfernt man um die neuen Knollen alle kleinen Wurzeln, damit je die eine neue Knolle stark und tief wächst und die kleinen Seitenknollen nicht verhindern, dass die Hauptknolle einen reifen starken Körper bekommt.

73 Beim Aconitum napellus steigt nachts der Wirkstoffgehalt an Alkaloiden der Wurzeln und ist gegen Morgen in den Tochterknollen nach der Blüte am Höchsten

74 Siehe oben im Text zum Thema Kochzeit

75 So erzählte mir meine Schweizer Feuerschulen-Kollegin G. Messerli, dass im heißen Sommer meist keine Notwendigkeit besteht den Fu Zi zu verschreiben

76 Wie sehr sich eine Arzneiwirkung durch Präparation verändern kann, sehen wir am Unterschied sheng Di/Shou Di

77 Ein wunderbares Beispiel hierfür (wenngleich fiktiv) findet sich in Terry Pratchetts neuem Roman »Nation«: Die Zeit, die die pflanzlichen Ingredienzen der Eingeborenen brauchen, um sich vom Giftstoff zum bierartigen Genußmittel zu entwickeln wird mit einem rituellen Lied überbrückt. Die »Zivilisierten« machen diesen »Aberglauben« nicht mit und trinken das unfertige Bier, um daran zu sterben

78 Ich bin mir dessen bewußt wie nervig es ist, die für den Text oft wichtigen Fußnoten immer am Schluss nachschlagen zu müssen. Sorry, aber es lohnt sich!

In beiden Distrikten ist der Boden ölig schwarz und fruchtbar, der aus den anderen Distrikten wäre unbrauchbar, so dass der Fu Zi immer aus diesen zweien kommt. Man sagt auch in Sichuan: »Die Longan-Sorte des Fu Zi aus Jiangyou« (..). Zwischen Juni und Mitte August (also vor der Sommersonnenwende) wird geerntet.[79]
Wenn der Chuan Wu zwei bis drei neue kleine Knollen gebildet hat, nennt man diese Fu Zi. Hat sich nur eine lange Wurzel ausgebildet, so nennt man sie Tianxiong (Himmelsmann). Diese ist von besonders starker Kraft.

Diese werden in Salzlauge eingelegt, um sie vor Fäulnis und Schimmel zu schützen. Nach einigen Tagen werden sie herausgenommen und lange mit klarem Wasser gespült, die Schale durch Dämpfen entfernt und in Scheiben geschnitten. Dies sind die Fu Zi-Scheibchen (Fu Pian), aber es gibt auch welche mit Schale (=Hei Fu Pian).
Die Mutterwurzel heißt Chuan Wu Tou und ihr Charakter ist nun bereits alt und runzelig und taugt nur noch zum Vertreiben von Wind und Kälte, doch die Sohnknolle[80] hat mehr Qualitäten und kann auch das Yang wiederherstellen.

Zur Zeit Zhang Zhong-Jings in der späteren Han-Dynastie wurden nur zwei Arten Fu Zi benutzt, nämlich rohe und im Feuer (mit Sand im Wok) geröstete und man verschrieb ein bis drei Stück davon. Diese wurden mit 1 dou Wasser (etwa 1 Liter) solange auf 3-5 sheng (=ein Drittel bis die Hälfte davon) gekocht, dass danach beim Berühren der Scheibe die Zunge nicht mehr taub wurde.
Später wurde mangels korrekter Präparationsmethode ein Taubheitsgefühl der Zunge festgestellt, so dass man begann, die Wurzel zur Präparation gar zu kochen, damit sie nicht mehr taub macht. Tatsächlich aber genügt es, sie nur beim Kochvorgang zu garen, nicht schon bei der Präparation. Wenn sie korrekt gekocht ist (d. h. vom Patienten vor der Einnahme) und danach keine taube Zunge macht, ist ihre Einnahme sicher.
Heutzutage gibt es außerdem noch eine Sorte unpräparierten salzigen Fu Zi, dessen Stärke noch größer ist.

Wenn man nun Yin-Kälte vertreiben und das zusammenbrechende Yang zurückbringen möchte (bei Schock und anderen schweren Situationen), so kann man den unpräparierten ganzen Fu Zi verwenden. Zum Wärmen des Inneren bei Wasser und Kälte und zum Tonisieren des Ming Men Feuers, so wie zum Aufbauen des Yang um neue Säfte (Yin) zu bilden, benutzt man die präparierten Fu Zi-Scheibchen. Sie sind etwas schwächer, aber bei der Anwendung muß man genau unterscheiden, (was bewirkt werden soll).

79 Auch Heiner Frühsauf sagte hierzu in einem Interview im Februar 2009 (The Importance of Aconite – Fuzi): »This herb thus very literally absorbs only the energy of the yang part of the year. This attention to timing is important, but most growers now disregard this key feature. I believe very strongly that it is these types of detailed practical instructions that make Chinese medicine a science in its own right, and that it is important that they be heeded, whether modern laboratory verification has been able to perceive any benefits or not.«

80 »Fu« 附 heißt Anhängsel, »Zi« 子 kann ein grammatikalischer Appendix sein, heißt aber auch wörtlich »Sohn« auf Chinesisch. In China spricht man bei Wu Tou oft von Mu Gen 母根 der Mutterwurzel

Wie anders hingegen die moderne Präparation mit Magnesiumchlorid oder Schwefelrauch, wie schon zuvor beschrieben. Prof. Heiner Frühauf geht sogar soweit zu sagen, dass allein durch falsche Präparation die ganzen unerwünschten Nebenwirkungen auftreten.[81]

Aufzeichnungen und Ursprünge

Wenn, wie oben beschrieben, Zeit und Ort eine wichtigere Rolle als die In-Vitro-Versuche und tierexperimentellen Studien spielen, dann wird es Zeit, sich mit dem Kontext, sei es historisch, sozio-kulturell oder den anderen Parametern, zu beschäftigen.

Beginnen wir mit dem kulturellen Kontext des europäischen Verwandten von Fu Zi, dem blauen Eisen- oder Sturmhut oder Wolfswurz, wie später im 16 Jh. genannt. Schon ganz früh schreibt Pedanios Dioscurides in seiner »De Materia Medica« im 1. Jh. n. Z. darüber. Zum Teil spricht er unter »Akoniton« auch über Doronicum (Gämsblumen) und seine Beschreibung der Blätter stimmt nicht mit dem »Akoniton« überein, aber dass die Wurzel eine skorpionartige Form habe und zum Vergiften von u.a. Wölfen verwendet wird stimmt wieder.

Es (...) hat drei oder vier, denen des Kyklaminos oder der Gurke ähnliche Blätter, aber kleiner und etwas rauh, und spannenlange Stängel. Die Wurzel ist dem Skorpionsschwanze ähnlich, alabasterartig glänzend.

Die leicht gefiederten Blätter des Eisenhuts sehen eher der Möhre ähnlich. Beim nächsten Absatz über den »anderen Akoniton« wird von einer ausschließlichen Verwendung für Jagd und Wolfvergiftung geschrieben, aber die Beschreibung ist ebenfalls nicht exakt:

Es gibt davon drei Arten; eine, welche man auf der Jagd gebraucht, die beiden anderen wenden die Ärzte an; das dritte davon wächst am meisten in Italien (pontisches Akoniton), in den sogenannten Vestinischen Bergen; es ist von dem vorigen verschieden. Es hat Blätter wie die Platane, aber mehr eingeschnitten, viel kleiner und dunkler, einen Stängel wie Farnkraut, einen kahlen Schössling von der Höhe einer Elle oder noch höher, eine Frucht in etwas länglichen Kapseln, Wurzeln wie die schwarzen verflochtenen Fühler der Heuschreckenkrebse.

Letzteres könnte den Eisenhut meinen. Aber auch die runde, gemeine Kapper (Capparis spinosa) werde von manchen Akoniton genannt schreibt er weiter hinten. Ob Dioskurides die beschriebenen Pflanzen alle selbst gesehen hat, ist unklar, ein Meister des Eisenhuts scheint er aber nicht gewesen zu sein.

Nachfolgende spätere europäische Quellen sind dagegen von dem vorrömischen Edikt nach der Vergiftung von Kaiser Claudius (54 n. Z.) mittels des Akonits beeinflusst. Nach diesem Mord am Kaiser wurde der Eisenhut bei Strafe aus den Gärten geächtet, und gilt auch heute noch als die »giftigste Pflanze des europäischen Raumes« wie es alle modernen Bücher nun endlos nachbeten. Nur die Pferdehändler gaben ihn vor dem Verkauf den Tieren zu fressen, da er diese feuriger machte. Die anderen mittelalterlichen Autoren warnen vor dem Gebrauch beim Menschen. Bei deren Kräuterbüchern war seine innere Anwendung meist obsolet.

81 Frühauf (2009) »The Importance of Aconite – Fu Zi«, s. o.

Noch im Jahr 1597 schreibt aber in England der königliche Kräuterarzt John Gerard in seinem Herball lobend: ›*There hath beene little heretofore set down concerning the virtues of the Aconite, but much might be saide of the hurts that have come thereby.*‹[82]. Er züchtete selbst in seinem Kräutergarten die Sorten: A. lyocotonum, A. variegatum, A. Napellus and A. Pyrenaicum. Oh, welch ein Praktiker!
Er beschreibt die Eigenschaften des Akonit als abführend, Antidot gegen Gifte und die Pest (Blattern, Lepra).
Jedoch der ein Jahrhundert spätere Nicholas Culpepper in England erwähnt die »Wolfsbane« erst gar nicht, nur die Anthora, oder Wholesome Aconite, wohl ein kleinwüchsiger gelbblütiger Verwandter Akonit der Alpen, sei gut als Antidot gegen Gifte von Gifttieren.

Während in Deutschland der Eisenhut bei Albertus Magnus im 13. Jh. noch als Mittel gegen Lepra erwähnt wurde, was auf seine entzündungshemmende Wirkung zurückzuführen ist, heißt es später dagegen zum Beispiel bei Leonard Fuchs im frühen 16. Jh. »die Wolffswurz« sei zum Vergiften von Wölfen geeignet, aber dem Menschen nicht zuträglich.

Ebenfalls im 16 Jh. schreiben Tabernaemontanus im »Neuw Vollkommentlich Kreuterbuch« und Hieronymus Bock, genannt Tragus, in seinem »New Kreutterbuch« ebenfalls dass die Wolfswurz nur äußerlich zu gebrauchen seie. Interessant ist auch, dass alle deutschen Autoren genau wie Dioscurides von zwei verschiedenen Arten sprechen, von welchen die eine ganz sicher nicht das Hahnenfußgewächs Akonit ist.
Linneus, der große schwedische Botaniker, erwähnt auch seine Giftigkeit wenn frisch von Kühen oder Ziegen gegessen, aber dass es getrocknet den Pferden keinen Schaden tue. Wenn überhaupt, dann findet man in den mittelalterlichen Kräuterbüchern des 16. Jahrhunderts als medizinische Anwendung bestenfalls die äußerliche Anwendung (in Öl gelöst) bei Mittelohrentzündung, wie es eine moderne chinesische Studie mit dem Eisenhut ebenfalls angibt. Einzig Lonicerus, ein Frankfurter Kräuterarzt namens Lonitzer ebenfalls aus dem 16. Jh., schreibt in seiner »De Natura«, dass der Aconit innerlich schleimlösend und sogar entgiftend wirkt. Er bezieht sein Wissen wiederum angeblich von der alten Quelle Diocurides. Starb die medizinische Anwendung des Akonits in Europas Mittelalter also aus?

Die heiße Wurzel in der europäischen Volksmedizin

Doch, aber keine orthodoxe: Der Venuswagen oder Isenhut (vom Metall Eisen oder benannt nach der Isis, wie manche meinen, da der englische Name »Auld Wifes Huid« auf mehr als eine alte Frau hinweist) fand als das Kraut der Hekate im Mittelalter häufige Anwendung in der »alternativen« Anwendung der Hexen, vor allem auch als Rauschdroge in Hexensalben, da das Kribbeln der Nerven, das er erzeugt, den Anwendern wie das Wachsen von Fell oder Federn schien, und so bei der Umwandlung in ein Tier helfen konnte.[83] Er war ein Vermittler zwischen den Reichen Pflanze, Tier und Mensch.

82 Übers.: Bisher wurde nur wenig über die guten Eigenschaften des Akonits beschrieben, aber viel über die Schäden durch ihn

83 In: Storl, Rätsch, et al.: »Hexenmedizin«

In der Tat ist der Eisenhut eine Pflanze, die sich auch ohne Hilfe aus dem Tierreich gar nicht ausbreiten könnte, denn nur die kräftige Hummel vermag den Helm (die Lippe der Pflanze) hochzudrücken und zu bestäuben.
Doch außer den Kräuterweiblein und Hexen wurde der Eisenhut vor allem von den frühen und auch von den späten Druiden als Kraft- und Heilpflanze verwendet; dort vor allem mit Datura stramonium und Arum maculatum als schmerzstillende und betäubende Pflanze.

Doch nicht für lange. Es erging ihnen wie den »weisen Frauen«: Dieses Wissen, vor allem der korrekten Präparation ging größtenteils verloren, wie die modernen Druiden Urbanovsky und Gwenc'hlan Le Scouëzec[84] uns erzählen, und zwar aufgrund der Verfolgungen der Druiden und der weisen Frauen durch die Römer und später durch die Kirche.[85]

In Indien dagegen wird der weit giftigere ostindische Aconitum ferox (genannt Bikh, Vatsanabi Nabee) und der nepalesische A. laciniatum (Staph.) oder der A. heterophyllum (genannt Ativisha) mittels der Präparationen (unter anderem mehrfaches Kochen in Kuhmilch und Urin) »Samskaras« als Bestandteil vieler Mischungen eingesetzt und ebenso blieb auch das Wissen der Präparation in China erhalten: Zur Zeit der Drei Reiche wurden Betäubungen bei Operationen bei vollem Bewußtsein durchgeführt. Ein Beispiel ist der chirurgische Eingriff durch Bian Que am General Guan Gong. Die Mischung der schmerzstillenden Arzneien soll auch Fu Zi und Tollkirsche enthalten haben, dessen Hauptalkaloid Atropin als modernes pharmakologisches Antidot gegen Aconitinvergiftung eingesetzt wird. Doch dies sind keine sicheren Quellen.

Gehen wir stattdessen noch weiter zurück in der Zeit: Historisch gelten die Eisenhutarten aus der Gruppe Hahnenfußgewächse als arktische Gattung aus dem Tertiär, die sich *ausgelöst von der Eiszeit* vom kalten Sibirien nach West und Ost verbreiteten.

Auch wissen wir heute, dass wie schon Wu Pei-Heng schrieb, das Akonit ein Kaltsamer ist, der ohne den Frost der Longan-Berge im sonst warmen Sichuan nicht keimt.
Die Pflanze, die aus der Kälte kam! Vielleicht blüht sie egal ob in Europa oder China erst deshalb im heißen Mittsommer, oder danach bis in den November hinein? In der Tat wurde der Eisenhut (allerdings auch das Bilsenkraut) auch Apollonspflanze genannt, also dem **Sonnengott** zugeordnet.
Eine andere griechische Sage ordnet ihn dem **Feuerbringer Prometheus** zu: Dort wo der Adler täglich an dessen Leber fraß, soll aus dem Blut, das auf den Felsen tropfte, der Eisenhut gewachsen sein. So scheint das Blau der Blüten zu trügen, denn die Wurzel soll dem Menschen ja das Feuer (zurück-)bringen, wie Prometheus es tat.

In der Homöopathie, wo ja eine Umkehrwirkung erwünscht ist, gibt man Akonitum-Potenzen gegen plötzliche Erkältungen mit Fieber. Auch hier gilt der Akonitum also als heiß. Doch zunächst eine Überraschung:
In der alten europäischen Medizin wurde der westliche Aconitum napellus oder A. Lanata verwendet. Es gibt aber auch Erwähnungen wie z. B. der als Pfeilgift gegen Tiger verwendete

84 Dr. C. Urbanovsky/Le Scouë: Der Garten der Kelten, Allegria-Ullstein, Berlin 2008

85 Hier möchte man Goethe zitieren, wie anfangs schon getan: »Und raubt man uns den alten Brauch, dein Licht, wer kann es rauben!«

hochtoxische unpräparierte A. Ferox aus Indien, der angeblich im 12. Jh. durch Verletzung mit einem Giftpfeil einen byzantischen Kaiser getötet haben soll, sowie die etwa 30 Eisenhutarten[86] der Tibetischen Medizin die alle als kühlend oder kalt beschrieben werden, während die Ayurvedische Medizin *A. heterophyllus (Vatsanabh kul)*, sowie *A. bisma* und *A. palmatum* auch als heiß und trocken bezeichnet[87].

Bei den zwei offizinalen chinesischen Arten handelt es sich um den im Südwesten vorkommenden *Aconitum carmichaeli* und den aus dem im Nordosten stammenden mandschurischen *A. kusnezoffii* (chinesisch = *Bei Wu Tou* oder *Cao Wu Tou*), dort aber heißt es immer *heiß* in der chinesischen Pharmakopöe. Über die Giftigkeit bei falschem Einsatz, und dass er schmerzstillend, fiebersenkend, sowie bei rheumatischen Erkrankungen indiziert ist, darüber sind sich die verschiedenen Medizinsysteme einig. Aber auch in Europa beschreiben spätere europäische Autoren den *A. napellus* als kalt, der frühe John Gerard ihn aber noch als heiß und trocken im vierten Grade.

Akonit – heiß oder kalt, sind die Eisenhutarten so anders, irrt sich ein ganzes Medizinsystem oder gibt es noch eine dritte Erklärung?

Wirkungen des Fu Zi nach der modernen Chinesischen Medizin:

Geschmack: Scharf, (nach vielen Quellen auch: süß); **Temperatur**: heiß;
Organ/Leitbahn: He, Mi, Ni, alle 12 Leitbahnen
Wirkung: Regeneriert und stärkt Yang, wärmt Nieren und Milz, vertreibt Kälte, wärmt die Leitbahnen, lindert Schmerzen
Indikationen in der TCM: Diarrhoe mit unverdauten Nahrungsresten, Frösteln, kalte Extremitäten, kleinen oder nicht tastbaren Puls, Impotenz, Spermatorrhoe; Ödemen und übermäßiger oder verminderter Harnausscheidung, Bauchschmerzen durch Kälte, Erbrechen von klarer Flüssigkeit durch Unvermögen der Nieren das Körperwasser nach Kälteschaden zu kontrollieren; Blockaden und Staus der Organe, Meridiane, Sehnen, Knochen oder Blutgefäße durch Kälte.
Anmerkung: Es gibt keinen einzigen klassischen Autor in China, der den Fu Zi nicht als heiß oder sehr warm einstuft!

86 Akonitum-Arten der tibetischen Medizin: Tib. Bang-ga= *A. tangutium, A. naviculare* enthalten einzig das Akonitin wie im Fu Zi, sowie Yunaconitin, das in einer offizinalen Cao Wu Tou Variation vorkommt und andere von den offizinalen völlig abweichende Bestandteile; tib. *Bang-na = A. acutiluscum, A. benzilanense, A. bracteolosum, A. dolichorhynchum, A. gezaense, A. forrestii, A. konboense seu* var. *A. villosum* enthalten nur andere von den offizinalen völlig abweichende Bestandteile wie Liwuaconitin; tib. *Bang-ma = A. brunneum, A. pulcellum* und tib. *Men-Tching = A. pendulum, A. flavum, A. brachypodum* enthalten das betäubende und schmerzstillende 3-Acetylaconitin und Neolin die in einer offizinalen Cao Wu Tou Sorte vorkommen und völlig andere Alkaloide wie Flavaconitin und Bullatin. Alle gelten als kalt, bitter, Wind-austreibend und schmerzstillend in der Tibetischen Medizin. Aus: Qi Ling et al.: Zhongguo Shaoshu Minzu Chuantong Yiyao Daxi, Veröffentlicht bei: Neimenggu Kexue Jishu Chubanshe, Chifengshi, (Nei Menggu, innere Mongolei), 2000

87 Akonitum in dem Ayurveda: Gunna (Eigenschaften): ruksh (trocken), tikshan (scharf), laghu (leicht), Rasa (Geschmack): tickt (bitter), katu (streng), Virya (Stärke): ushan (heiß), Indikationen: Appetitanreger, verdauungsfördernd, entgiftend, gegen Hämorrhoiden, Entzündungen, Fieber, Impotenz, Übergewicht, Vergiftungen und bei pädiatrischen Problemen. In: http://www.ayushveda.com/herbs/aconitum-heterophyllum.htm#1

Wieder ein Rätsel um den Akonit: Kalt oder heiß oder beides zugleich?

Die beiden oben erwähnten Druiden schreiben in ihrem Buch im Abschnitt über den Eisenhut:

»Wir dürfen annehmen, dass die Druiden-Ärzte und jene weisen Frauen und Männer (...) als erfahrene Schamanen mit mächtigen Pflanzengeistern umzugehen wußten. Sie glaubten, dass in jeder Giftpflanze eben zwei Pflanzengeister wohnten: ein guter, den es zu befreien galt, und ein böser, den man zügeln mußte.«

Der das Lebensfeuer wärmende wäre demnach der gute Geist und der kaltmachende der Böse.
Auch in seinen Nebenwirkungen wird in der Pharmakologie (s. Teil 3) beschrieben, dass er sowohl nervenstimulierend (als warmes Kitzeln oder Jucken beschrieben), hyperton, tachykard und sympatikoton und andererseits (in Überdosis?) hypoton, bradycard und Nerven lähmend wirkt. Bei schweren Vergiftungen mit Lähmungserscheinungen wurde dann ein Kältegefühl beschrieben, das laut Pharmakologie auf eine Stimulierung der Kältezentren im Gehirn zurückzuführen seie, aber gleichzeitig verlängert er ja den Schaden durch Erfrierungen von außen. Es sind alles nur Worte, Worte anderer Leute! Was hilft da also anderes als die praktische Erfahrung um die Widersprüche sowohl in alten Medizinsystemen als auch in moderner Pharmakologie zu klären?

Eine Arzneimittelprüfung im Selbstversuch

Passend zum anfangs zitierten Motto von Lanza del Vasto, dessen Anhänger ich das Glück hatte 1983 kennenzulernen, stehen mir glücklicherweise die Aufzeichnungen eines Probanden namens »Nei Long-Dao« zur Verfügung, die hier endlich Licht in das Dunkel bringen:

»Da Bücher und Quellen keine unwidersprüchlichen Angaben liefern konnten, entschloß ich mich zum Selbstversuch:
Ich wog 85kg und nahm zunächst als Roharznei präparierte Hei Fu Pian (s.Teil 3) zu 25g ein, dann 40g und schließlich 60g. Dann erst verspürte ich etwa nach 25 min. einen wohligen warmen Schauer, der mir vom Scheitel nach hinten den gesamten Rücken für ca. 1 min. herunterlief. Am Abend war die vordere Hälfte meiner Zunge etwas taub, als ob ich mir die Zunge leicht verbrannt hätte.

Eine ähnliche Wirkung bewirkten 12g (1:5!) Granulat, nur das diesmal zuerst die Zungenspitze taub wurde, dann Lippen und der Hautbereich um den Mund herum und zuletzt Scheitel, Rücken und Hinterseite der Beine. Man beachte, dass es sich hier um den Du-Mai handelt, und in der daoistischen Meditation beim kleinen Himmelskreislauf (Xiao Zhou Tian) mit der Zungenspitze am Gaumen die Verbindung zwischen Du-Mai und Ren-Mai geschaffen wird.
Dieses Gefühl trat nie auf der Vorderseite des Körpers unterhalb des Kinns auf. Später las ich bei Wang Hao-Gu: ›*Chuan Wu Tou eignet sich für Erkrankungen des Du-Mai, Wirbelsäulensteifheit und Schwäche.*‹

Dieses angenehme Prickeln hielt nun etwa eine Stunde an, und begann bei neuen Versuchen zwischen 10 und 30 min. nach der Einnahme. Ein zufällig davor getrunkenes Glas Alkohol ließ die Wirkung auch bei nur 40g Roharznei eintreten.

Bei gleichzeitiger Einnahme mit Ma Huang und Xi Xin entstand eine Übelkeit, die aber auch beim Genuß von kalten Getränken auszulösen war. Der Blutdruck stieg bei Dauereinnahme für einen Monat um je 15-25mm Hg an und normalisierte sich dann wieder. In dieser Zeit war psychisch eine erhöhte Reizbarkeit (Testosteron?) und vermehrter Appetit (Thyroxin?) festzustellen.

Nach 14 Tagen abrupter Pause, die gut vertragen wurde, dann Einnahme von 90 g der Roharznei als Bai Fu Pian (s. Teil 3), hierbei entstand beim Hinlegen zum Schlafen ein starkes Kältegefühl, das von den Füßen nach oben anstieg und bis ins Becken reichte. Die Füße waren mit kaltem Schweiß bedeckt. Ich deckte mich fest zu und begann nach etwa 2 Stunden mit einem Wärmegefühl stark zu schwitzen. Am nächsten Tag begannen die Symptome einer Erkältung, die ich mir offenbar einige Tage vorher in der einnahmefreien Zeit zugezogen hatte.
Auch später machte ich die Erfahrung, wenn Nässe oder Kälte eingedrungen waren, begann nach der Einnahme von Si Ni Tang (d. h. in Kombination mit Gan Cao und Gan Jiang) auch bei niedrigerer Dosierung zunächst ein Kältegefühl, um dann die Wärme zu erzeugen. Nach etwa 6 Monaten hatte ich keine oder nur noch anflugsweise Atemwegsinfekte. Auch anfängliche Yin-Feuer-Syndrome wie Zahnschmerzen, traten nicht mehr auf.
Ein ähnlicher Versuch mit **unpräpariertem** Cao Wu Tou ohne Zusatz, bei dem die Dosis allmählich bis zu 60 g erhöht wurde, erbrachte seltsamerweise nach 2 Stunden Kochzeit keinerlei Symptome. Einige Monate später, verglich ich zunächst 25ml, dann 75ml hydrophiles Konzentrat Fu Zi in einer Si Ni-Mischung mit den zuvor gespürten Symptomen, wurde aber ebenfalls enttäuscht. Dies mochte an einer Gewöhnung liegen, so dass ich alle Eisenhutpräparationen für einen Monat absetzte. Hernach nahm ich wieder 50 g Bai Fu Pian ein ohne irgendwelche Symptome zu verspüren. Auch bei 100 g Rohdroge gab es keine Reaktion, außer wieder einen erhöhten Blutdruck, wenn wieder die warme nachhimmlische Arznei Huang Qi in die Mischung hinzugegeben wurde. Entweder gibt es also eine Gewöhnungsreaktion, wie bei den Einwohnern Yunnans und Sichuans, die in ihre Wintersuppen rohe Wurzelknollen des sichuanesischen Eisenhuts hineintaten, wie es von chinesischen Pharmakologen vermutet wurde. Diese scheint dann allerdings länger anzuhalten.
Vielleicht aber gibt es eine weniger west-wissenschaftliche Erklärung: Wenn das Ming Men Feuer wieder gefüllt ist, reagiert der Körper nicht mehr auf das Wiederherstellen des Feuers durch Fu Zi. Yin-Pathogene sind dann nicht mehr zu bekämpfen und es treten keine »Nebenwirkungen« mehr auf.«

Auszug aus: Nei Long-Dao Daifu Linchuang Bijiben (Nei Long-Daos Klinische Notizen)

So interessant obiger Selbstversuch auch ist, ich möchte niemanden ermutigen, dieses nachzumachen. Auch Albert Hoffmann hätte in seinem Selbstversuch bei den Kapriolen auf dem Fahrrad in Basel durchaus von einem Auto angefahren werden können.
Dennoch: Die obigen Aufzeichnungen liefern eine Antwort auf die Widersprüche über *Fu Zi*: Heiß als Arznei, kalt als Gift oder im aktiven Kampf gegen pathogene Kälte! Offenbar ist die keltische Idee vom guten und bösen Geist der Giftpflanze hier besonders deutlich.
Interessant im obigen Text ist auch die Erwähnung des Wärmegefühls entlang des Du-Mai und die von unten ansteigende Kälte (und Nässe) wie es ja als typisch in der klassischen Literatur beschrieben wurde.

Auch wurde an anderer Stelle berichtet, dass die innere Uhr, die physiologische Müdigkeit am Abend und das Aufwachgefühl kurz vor dem Wecker sich mit der Zeit neu einzustellen schienen.
Ferner scheint der Körper bei Anwesenheit von Yin-Pathogenen *(Erkältung!)* eher mit Kälte und anschließend mit Hitze zu reagieren und bei Dauereinnahme sensibler auf diese zu reagieren. Nahrungsmittel oder Getränke die die chinesische Medizin als kühl oder kalt beschreibt, thermische Kälte wie durch Zugwind werden deutlicher als unangenehm wahrgenommen. Ist dies also eine Schwächung des Körpers?

Eine Antwort mit exzellentem Beispiel lieferte mir die liebe Kollegin Messerli aus der Schweiz, die als Schülerin Tang Bu-Qis bereits seit 10 Jahren mit der Feuerschule arbeitet:

Wenn man sich im Schwimmbad im kalten Wasser befindet und der Körper bereits abgekühlt ist, empfindet man es nicht als besonders unangenehm, wenn man mit dem kalten Wasser aus dem Becken naßgespritzt wird. Ganz anders ist es dagegen, wenn man schon von der Sonne angewärmt neben dem Schwimmbecken liegt, und jemand einen mit dem gleichen kalten Wasser aus dem Becken naßspritzt!

In der Feuerschule ist der rechte Platz des Feuers ja im Ming Men, so dass man immer versucht, das Feuer auch dorthin zu lenken. Es muß daher gewarnt werden, dass Si Ni Tang-Kombinationen, wenn Yin-Feuer besteht (was durch kalte Arzneien gefördert heutzutage häufig vorkommt), sich alle »schwelenden« d. h. latenten Entzündungen im Kopfbereich verstärken können, wenn man nicht das Feuer wieder nach unten bringt.[88] Hierzu gehören: Zahn- und Zahnfleischentzündungen, Otitis, Konjunktivitis, Sinusitis und Epistaxis, sowie Aknepusteln besonders unmittelbar vor der Menstruation.
Vor dieser ist ja laut Chinesischer Medizin das Yang am stärksten und gibt den Anstoß zum Abstoßen des Endometriums. Wenn Yang-Leere besteht, bricht es hiernach zusammen und viele Frauen beginnen am 1. Blutungstag zu frieren. Dieses Symptom verschwindet ebenfalls durch die Einnahme heißer Arzneien.

Besonderheiten bei der Herkunft der Wurzel

Nach den Unterschieden durch Kontext, Sammeln, Zubereiten und Verabreichung muß hier noch auf die individuelle Wirkung der Eisenhutwurzel eingegangen werden.
Diese wechselt nicht nur von Patient zu Patient sondern auch beim gleichen Patient zu anderer Zeit, ein alter Hut für die chinesische Medizin, die ja jedesmal vor einer Verschreibung eine neue Diagnose und Syndromdifferenzierung macht.
Doch ist dies nicht einmal so außergewöhnlich: Während ausschließlich die Schulmedizin und Pharmakologie mit dem »seriellen Robotermodell des Menschen« arbeitet, wird in anderen Kulturen die gleiche immer individuell eingesetzt: Im Islam und Tibet wird Geburtszeit und Ort bei der Rezeptur berücksichtigt, in der Ayuveda die drei Doshas, bei den nordamerikanischen Indianern wird, wie Storl schreibt, sogar für jede Verabreichung die Mischung neu gesammelt, was also auch jahreszeitliche Unterschiede bedingt.

88 Zum Beispiel mit: Qian Yang Tang, Feng Sui Dan (s.Teil 1) oder Arzneien wie Rou Gui, Gu Sui Bu, Hai ge Ke, Niu Xi, Ci Shi, Long Gu, Mu Li usw.

Offenbar ist es wie mit dem Wein: Es entscheidet Ort, Boden, Lage, Witterung, Reife, Jahrgang, Erntezeit (Spätlese, Eiswein), Verarbeitung (Keltern mit oder ohne Stängel) und Lagerung (in Eichenfaß ausgebaut) und zuletzt auch »Verabreichung« selbst (aus Karaffe oder Blechbüchse getrunken), sowie die kulturelle Umgebung (viele Chinesen fanden früher Wein einfach nur sauer und konnten ihm nichts abgewinnen). Würde man den besten Chateau Rothschild chemisch analysieren und durch industrielle Klonung seriell herstellen, so gäbe es sicher auch Menschen, die das Ergebnis zufriedenstellend fänden. Die Mehrheit aber, würde wohl eher den »individuellen« Wein bevorzugen. In diesem Sinne schafft nur eine Weinprobe, die Sammlung und Vergleich von Proben eine klare Meinungsbildung.

Und was ist dies in der Medizin anderes als eine Fallsammlung, nachdem wir ja nun schon den »anekdotischen« Selbstversuch als Einzelfall zur Verfügung haben? Beginnen wir hier mit Absicht mit Patienten, bei welchen die Angst vor dem Einsatz starker Arzneien meist berechtigterweise hoch sein muß: Schwangere Frauen und Kinder.

Zimtrinde: Eine Yin-Feuer senkende Arznei

Wie wir gesehen haben, sind der Akonit (Wu Tou) und seine Anhänger (Fu Zi) hervorragende Arzneien, die bei korrekter Anwendung selbst bei Kindern und Schwangeren erstaunlich gute Therapieergebnisse hervorbringen. Wenn zusätzlich zur Indikation auch die Präparation und die Zubereitung der Arzneien richtig ist, so ist auch die Toxizität entsprechend niedrig.

Dennoch hatte selbst einer der »Dr. Wu Fu Zi« aus Yunnan, nämlich Wu Pei-Heng, neun weitere Lieblingsarzneien, welche zusammen als seine 10 Generäle oder Anführer der Arzneien zum Einsatz kamen.

Nigel Wiseman hat in seiner hervorragenden Übersetzung des *Shang Han Lun* eine Statistik geführt: Im gesamten Text des *Shang Han Lun* gehören die beiden Zeichen Gui 桂 für Cinnamomum und Zi 子 für Kind (der Mutterwurzel Wu Tou) zu den 50 am häufigsten vorkommenden, und Zhi 枝 (Ramulus), sowie Fu 附 (Anhängsel = Akonit) zu den 150 häufigsten.

Die »erste unter den Gleichen« im *Shang Han Lun* ist eindeutig der chinesische Arzneizimt *(Cinnamomum cassia)*, der anders als der Gewürz- oder Kaneelzimt aus Ceylon hervorragende Eigenschaften bei der Krankheitsbekämpfung hat.

Doch wurde im *Shang Han Lun* praktisch immer nur der Zimtstängel Gui Zhi erwähnt, am bekanntesten ist natürlich der Gui Zhi Tang, das Cinnamomum-Dekokt (siehe unten). Während aber Rou Gui das ministeriale Feuer wärmt und Yin-Feuer nach unten bringt, wirkt Gui Zhi das kaiserliche Feuer wärmend und das Yang nach Außen bringend um den BIAO von Pathogenen zu befreien. Schauen wir uns beide einmal näher an.

Rou Gui, alias »der gefährliche Zimtplätzchen-Killer«?

Vor einigen Jahren war der Cassia-Zimt (Rou Gui) in Verruf gekommen, weil er mehr Cumarine enthält, als der Kaneel-Zimt aus Ceylon, der als Gewürz verwendet wird. Die Meldung ging kurz vor Weihnachten durch die Presse und verleidete den Kindern den Genuß der »hochtoxischen« Zimtplätzchen. Dass das Ganze sich nach pharmakologischer Prüfung aber als Ente herausstellte, entging den meisten: Es wurde nur am Rande und von wenigen Zeitungen korrigiert. Im Jahr darauf zum Beispiel verkündete Öko-Test stolz, dass die meisten Hersteller wieder auf den Kaneelzimt übergegangen waren.
Prof. Dr. Loew, ein bekannter Pharmakologe, der sich besonders mit Phytopharmaka gut auskennt, schrieb hierzu bereits letztes Jahr eine »Entwarnung« in der konservativen MMW. Doch wie immer finden solche Nachrichten weniger Beachtung als die fetten Schlagzeilen. Daher erschien nun mit seinen Kollegen Dr. Koch und Dr. Hauer ein deutlicher Artikel zu den Cumarinen in der Pharmazeutischen Zeitung online[89]:

»Nichts verwirrt und verunsichert die Bevölkerung mehr als populistisch aufgemachte, beängstigende Meldungen in den Medien. Dies gilt ebenso für Ärzte und Patienten, wenn in der medizinischen Fachpresse über schwerwiegende Nebenwirkungen von Arzneimitteln und insbesondere von Phytopharmaka berichtet wird. Erinnert sei an die vor Jahren diskutierten mutagenen und karzinogenen Wirkungen von Anthrachinon-haltigen Laxanzien und die Hepatotoxizität von Schöllkraut, Kava-Extrakten sowie Cumarinhaltigen Lebens- und Arzneimitteln. Dabei handelt es sich oft um ephemere Mitteilungen, die einer sorgfältigen Überprüfung nicht standhalten.«

Die Cx. Cinnamomi enthält demnach 0,3 % Cumarin, also bei einer 10 g-Dosis etwa 30mg. Empfohlende medizinische Dosierungen von reinem Cumarin z. B. bei Tumorerkrankungen reichen bis zu 7000mg/d.[90] Bei Ratten, Mäusen und besonders bei Hunden hingegen ist das Cumarin durch eine andere Verstoffwechselung weitaus giftiger, was wieder einmal zeigt, wie verläßlich Tierstudien sind.
Außerdem unterliegt Cumarin im Gegensatz zu diesen Versuchstieren beim Menschen einem hohen First-Pass-Effekt. Nach der oralen Aufnahme von bis zu 2000mg Cumarin ist die Substanz im Plasma praktisch nicht mehr nachweisbar. Cumarin wird rasch über 7-HC zu 7-HC-Glukuronid abgebaut und innerhalb von 3 Tagen fast vollständig ausgeschieden. Dieses 7-HC ist aber nicht nur *nicht hepatotoxisch*, sondern im Gegenteil gibt es sogar Hinweise dafür, dass 7-HC-Derivate über *hepatoprotektive* Eigenschaften verfügen. Selbst das zimtkritische Bundesamt für Risikobewertung kam nur zu dem Schluss, dass sich die Daten widersprechen, BfR Nr. 043/2006 vom 16. Juni 2006:

Während einige Autoren nur von einer seltenen Nebenwirkung ausgingen, fanden andere Zahlen im einstelligen Prozentbereich. So berichtete Loprinzi et al. (1999) über die Ergebnisse einer placebokontrollierten Studie, in der 6 % der Patientinnen serologisch auffällige Transaminasen entwickelten ($p<0{,}006$ im Vergleich zur Placebophase). In einer jüngeren deutschen Studie (Burian

89 Loew, Hauer, Koch: Differenzierte Risikobetrachtung: Cumarine in pflanzlichen Arzneimitteln, Pharm. Zeit. Online, 06/09, GOVI-Verlag

90 z. B. bei: Lake et al., 1999; Felter et al., 2006

et al. 2003, Schmeck-Lindenau et al. 2003, Vanscheidt et al. 2002) fanden sich bei neun der 114 behandelten Patienten (7,9 %) erhöhte Transaminasen im Serum, die von den Autoren jedoch nur teilweise als kausal durch das Medikament bedingt interpretiert wurden (..) Bei der Medikation von Cumarin ist es möglich, dass sich bei einigen Patienten, trotz unveränderter Einnahme, die Serum-Werte zu einem späteren Zeitpunkt wieder normalisieren können. Eine solche Fortsetzung der Therapie unter Kontrolle der Labor-Parameter ist unter klinischen Kriterien möglich; eine analoge Situation ist für den Lebensmittelbereich nicht akzeptabel.

Seltsam? Aber vielleicht hing die Zimt-Panik ja damit zusammen, dass im Sommer vor der Zimthysterie ebenfalls überschätzt durch die Presse ging, dass Zimt für Diabetiker zur Blutzuckersenkung geeignet sei? Nach neueren Studien ist auch die Tumorbildungsthese vom Tisch,[91] so dass zunächst die Entwarnung hierzu aus Brüssel kommt.
Wie dem auch seie, wir können unseren Patienten wieder guten Gewissens verschreiben, was in Asien bereits seit Jahrhunderten Usus ist. Soweit zu unerwünschten »Nebenwirkungen«. Was aber hier übersehen wurde, ist die Wichtigkeit der erwünschten Hauptwirkungen.
In der Feuerschule legte man daher viel Wert auf gute Zimtrinde (Rou Gui), so dass in den Rezepturen meist »You Rou Gui« (ölige Zimtrinde aus Vietnam) stand. Zimt wird wegen der aromatischen Öle am besten nicht mitgekocht und stattdessen mit dem Dekokt heruntergespült. Tatsächlich gibt es hier aber himmelweite Unterschiede wie eine Arzneimittelprüfung ergab:

Arzneimittelprüfung im Selbstversuch
Als ich aus Taiwan für viel Geld (100 g = 25 Euro) gekauften »You Rou Gui« (Herkunft aus Vietnam) zu Pulver mahlte, fiel mir zuerst der sich durch das ganze Haus verbreitende angenehm aromatische Zimtgeruch auf. Die Arzneimittelprobe erbrachte folgende Ergebnisse:
Der frisch gemahlene Zimt ist zunächst einmal extrem süß, als seie er gezuckert. Wenn ich die Rinde nicht selbst vorher gemahlen hätte, wären mir Zweifel an süßenden Beimischungen gekommen.
Dann ist er zwar angenehm, aber dennoch höllisch scharf wie Chilli und mehr als 5 g lassen sich kaum verkraften. Selbst die Lippen und die Haut um den Mund zeigen eine erhöhte Durchblutung und ein kleines vorübergehendes Erythem um den Mund entsteht. Im Bauch hingegen ist nur eine leichte Wärme zu spüren, die sich angenehm ausbreitet.

91 Das AFC-Panel der EFSA gelangte in seiner Stellungnahme vom 06.10.2004 zu der Auffassung, dass neu vorgelegte Daten zur DNA-Addukt-Bildung von Cumarin in Leber und Niere von Ratten die Annahme einer nicht-genotoxischen Wirkungsweiss der Tumor-Induktion unterstützen. Das BfR schreibt selbst: »Neuere wissenschaftliche Ergebnisse deuten darauf hin, dass hierbei kein genotoxischer Wirkmechanismus vorliegt, welcher lange Zeit vermutet wurde. Die Europäische Kommission hat daraufhin einen Entwurf zur Änderung der Aromenrichtlinie vorgelegt, wonach vorgesehen ist, die bestehenden Einschränkungen für Cumarin aufzuheben.« In Berlin war man aber anderer Meinung: »Cassia-Zimtpulver wird zudem seit einiger Zeit als Nahrungsergänzungsmittel oder als Diätetisches Lebensmittel zur Blutzuckersenkung bei Diabetes mellitus Typ II vom Handel angeboten, obwohl diese Produkte unter verschiedenen Aspekten die Kriterien eines Arzneimittels erfüllen. *Vor dem Hintergrund dieses Sachverhaltes wurde das BfR um die toxikologische Bewertung der im Zimt und Zimtgebäck gefundenen Cumarin-Gehalte gebeten.*« Von WEM nur?

Der zweite Versuch mit einer preiswerteren Zimtschale aus der VR China, Gui Zhou (obwohl »Shang Deng« Spitzenklasse für 100 g =3 Euro) enttäuschte sehr: Zwar war der Geruch wahrnehmbar, aber keine Süße und nur eine ganz milde Schärfe zeigten sich im Mund. Man hätte ihn löffelweise essen können. Eine Wärme im Bauch war auch nicht zu spüren. Er schmeckte nur holzig, wahrscheinlich weil die oberste Schicht nicht abgeschabt war, wie bei dem taiwanesischen Zimt.
Ein Gewürzzimt aus dem Chinaladen, als »Gui Pi« beschriftet und für noch weniger Geld war zumindest geschabt, und in Geschmack und Wirkung immerhin stärker als das enttäuschende Exemplar aus der VR China. Zur Überprüfung der Echtheit schaut man, ob sich seitlich am Bruchrand in der Rinde kleine, weiße Fasern befinden, die einen Teil des Öles enthalten. Alle drei Muster hatten dies, so dass dies nicht sicher das einzige Qualitätskriterium ist. Durch lange Lagerung verfliegt oder oxidiert das Öl vermutlich, so dass Alter und Lagerung einen Teil der Qualität ausmachen.
Den vierten Versuch machte ich mit Granulat des taiwanesischen Herstellers »Ko Da«, dessen Arznei ich über den deutschen Importeur aus Kehl bekam:

Donnerwetter, das hätte ich nicht erwartet – bis auf den Ausschlag am Mund war er praktisch fast so gut wie die Spitzen-Roharznei aus Vietnam. Auch von dieser Sorte schafft man es kaum, mehr als sechs bis neun Gramm mit einem Dekokt herunterzuspülen, wie es am besten zu verabreichen ist. Denn die Schärfe ist schon sehr stark, daher aber auch seine Wirkung.

Dr. Fu Zis Abhandlung über Rou Gui
Wu Pei-Heng, Spitzname Dr. Fu Zi, schreibt über die Zimtrinde in seiner Abhandlung über die »Zehn Generäle der Arzneien«:

Der Zimt, süß und scharf und von süßem, aromatischen Qi geht in die Fuß-Jueyin Leber Leitbahn, wärmt die Leber und das Blut, bricht Blutstase und löst Kongelationen und Konkretionen auf, treibt Nässe-Kälte aus Rücken und Knie, sowie Schmerzen im Abdomen, kräftigt das Herz und wärmt harmonisierend Nässe-Kälte des Blutes.
Es kann auch nach oben loderndes leeres Feuer zurück zur Quelle leiten, wenn z. B. Zahnschmerzen, Halsschmerzen, Magenschmerzen (durch Yin-Feuer) bestehen, behandelt auch Erbrechen durch Cholera (-artige Ursachen). Der Effekt erhöht sich noch mehr, wenn er mit Fu Zi kombiniert ist, so dass es lebensbedrohliche Yang-Leere Kälte der Niere behandelt. Wenn jemand eine schwache Konstitution hat, kann es oft mit heißem Wasser aufgekocht eingenommen werden, zur Prävention und Lebensverlängerung. Außerdem wirkt er befeuchtend, je länger man es einnimmt und kann daher bei Trockenheit des Yin zur Bildung von Flüssigkeiten verwendet werden; er ist unbeschreiblich gut.

Die Leber (Holz) speichert das Blut, das Blut bewegt sich durch das Qi der Leber, das wärmt und nach oben strebt. Diese Yang-Energie verteilt sich und wärmt, wenn sie sich bündelt, und gibt so dem Herz das Feuer. Da das Holz (Leber) dem Yang angehört, strebt es immer nach oben und außen. Wenn also das warme Qi alles ausfüllt, dann ist der Mensch gesund, wenn umgekehrt das warme Qi schwach ist, so dringen Yin-Pathogene ein und es entsteht Krankheit. Kurz, wenn das (physiologische) Yang stark ist, so entsteht Leben, wenn das (pathologische) Yin stärker ist, dann entsteht Tod. Jedermann kennt den Unterschied, liebt das Leben und verachtet den Tod. Welches gut und welches schlecht ist, das vermögen selbst die fliegenden Käfer und krabbelnden Würmer zu unterscheiden, nur einem schlechten Arzt scheint nicht deutlich zu sein, ob Yin gut ist oder Yang. Aber aus solchen Lehren, wo das Yin gut geheißen wird und das Yang schlecht gemacht, stammen solche schadenbringenden Ideen (Wu bezieht sich hier auf Zhu Dan-xi, der im 13. Jh. behauptete, dass Yang immer im Überfluß vorhanden seie, Yin aber immer zu wenig).

Wenn einer Langlebigkeit anstrebt, so muß er sein Yang und Qi unterstützen. Dessen Wurzeln liegen aber im Blut (»Blut ist die Mutter des Qi«), so dass man beim Stärken des Yang das Qi im Blut wärmen muß, denn die Wurzeln des Yang sind ursprünglich noch weich und schwach, denn der Fötus im Fruchtwasser (Feuer im Wasser) hat niemals zuviel Yang, sondern höchstens zu wenig.

Wenn also Leber und Milz im Fluß sind und sich ihr warmes Qi ausbreiten kann, so entsteht daraus das Yang-Shen des Herzens. Regiert das Yang-Shen (kaiserliche Feuer), dann kann einem das schadenbringende Yin (-Pathogen) nichts anhaben, keine Krankheit eindringen und so das Leben verlängern.

Wenn man daher oft Rou Gui verwendet, dann kann es die Leber erwärmen und (als rote »Blut«-Arznei, das dort gespeicherte) Blut wärmend beleben, das (das Blut regierende) Herz kräftigen und den (in der Kälte fürchtenden Mitte liegenden) Magen stärken. Auch bei Menstruationsunregelmäßigkeit, Schmerzen bei der Menses, starken oder zu häufigen Blutungen (Beng und Lou), Ausfluß, Herzschmerzen, eingedrungenen Kälteschäden nach der Geburt und vielen vielen Syndromen durch Leere-Kälte hat es hervorragende Wirkung.

Die Zimtrinde stammt aus den tropischen Zonen, vor allem aus Vietnam und der chinesischen Provinz Guangxi, ihr Geschmack ist scharf aber süß und ölig (Die beste Qualität ist wahrhaftig von wundersamer Wirkung, mittlere Qualität auch sehr gut, gewöhnliche Qualität ist schwächer, kann aber auch benutzt werden).

Bei Schwangeren mit schwacher Konstitution und daher Schwäche des Fötus-Qi mit Inappetenz, Müdigkeit, Übelkeit und Magendruck gibt man die drei Arzneien Zimt, Ingwer und Akonit, und nicht nur dass dies für den Fötus ungefährlich ist, es beruhigt ihn auch (bei Abortgefahr), so dass es kein besseres Mittel hierfür gibt.

Nur bei Wen Bing (febriler Infektionskrankheit), Sommerhitzesyndrom, und Yangming Hitze mit Trockenheit sollte man ihn nicht verschreiben.

Beim Zimt ist die Rinde dick und von Öl durchdrungen, sein Geschmack ist ebenfalls dick und durchdringend, er sammelt (das Yang-Qi im unteren Erwärmer) aber zerstreut (es) nicht, bewegt aber das Blut und erzeugt neues.

Bei der Verabreichung genügt es, ihn in warmem Wasser einzuweichen; er sollte nicht im Dekokt erhitzt werden, denn sonst verfliegt sein Qi und die ätherischen Öle und er verliert an Wirkung. Weil seine dicke Schale oft mit Fasanenkot verklebt ist, sollte diese äußerste Schicht abgeschabt werden um besser zu wirken. Zimtfrüchte sind etwas schwächer darin untere Kälte zu vertreiben, daher kann man sie zwar als Ersatz für Rou Gui verwenden, aber man kann keine Spitzen der Zweige von Gui Zhi dafür verwenden (da sie nach oben außen statt nach unten innen wirken).

Man hat nun auch in Honghe in Vietnam im Bereich Yuanyang eine Sorte Klebharzzimt entdeckt, der, obwohl er in Geschmack, seiner Schärfe und seiner warmen Temperatur dem Zimt gleich kommt, jedoch nach dem Einweichen im Wasser sehr klebrig wird und zu kleinen Klumpen gerinnt. Deshalb verstopft er nach dem Einnehmen Magen und Darm und löst sich schlecht auf, so dass es ein unangenehmes Gefühl im Brustraum hinterläßt: ich habe diesen mehrmals selbst versucht: er eignet sich nicht zur Arznei!

- Bei Sommererbrechen oder Durchfall durch Keime eignen sich zwei, drei oder auch fünf qian (zu Wus Zeit 7,5 g; 11 g oder 19 g) zu Pulver gemahlen und in warmem Wasser heruntergespült zur Behandlung.
- Egal ob echte Cholera oder ähnliche Infekte mit Vomitus und Diarrhoe, schwerem Schmerz im Bauch, wenn nichts anderes schnell genug vorhanden ist, eignen sich drei oder fünf qian (11 g oder 19 g) zu Pulver gemahlen und in warmem Wasser heruntergespült als Notarznei, die nutzt ohne zu schaden, um Zeit zu gewinnen und zum Arzt zu gehen zur Diagnose und Behandlung.
- Wenn jemand mit geschwächter Kondition auf ein der Jahreszeit nicht entsprechendes Wetter trifft, so tritt häufig Kälte mit Hauteruptionen auf. Wenn hier Arzt und Arznei nicht gerade erreichbar sind, so kann man ebenfalls von pulverisiertem Rou Gui ein, zwei, drei oder fünf qian (4 g, 7½g, 11 g oder 19 g) geben, um eine sofortige Wirkung zu erzielen. Heutzutage meint man oft, bei Hauteruptionen dürfe man kein Rou Gui geben, aber wer das behauptet, kennt die genaue Wirkung des Rou Gui nicht.
- Wenn man in den hohen Bergen bei Nässe unterwegs ist, kann man des Öfteren an einem Stück Rou Gui kauen oder als Pulver im Wasser einnehmen, um die schädlichen Einflüsse des Wetters, die zu Übelkeit oder Durchfall führen können, zu vermeiden.
- Beim Reisen mit Flugzeug, Auto oder Schiff gegen Reiseübelkeit und Schwindel kann man auch fünf fen bis ein qian (2-4 g) Rou Gui kauen. Auch bei weiten Fußreisen hilft es, etwas Rou Gui im Mund zu behalten, um den Speichel nicht austrocknen zu lassen, Kurzatmigkeit zu verhindern und auch gegen Durst.
- Wenn Fu Zi noch nicht gut abgekocht war und daher giftige Wirkung entfaltet, mit genereller Taubheit und Unruhe, so kann man mit 3 bis 5 qian in Wasser bei leichten Fällen sofortige Besserung und bei schweren Fällen eine allmähliche Besserung bewirken (Achtung: Auf keinen Fall den Magen mit kaltem Wasser ausspülen, wie man es oft hört – dieses kann schnell zu Lebensgefahr führen, also unbedingt vermeiden!)
- Wenn eine Sprachlähmung durch Wind-Schlag vorliegt und Arzt oder Arznei nicht rechtzeitig zur Stelle sind, so kann man auch drei, vier qian von Rou Gui in Wasser verabreichen, was sofort wirkt. Wenn danach schaumiges Erbrechen folgt, so ist es noch besser. Nach dem unmittelbaren Notfall kann man dann Herz stärkende, Schleim umwandelnde Arzneien zur anschließenden Behandlung verwenden.
- Bei Zahnschmerz, Halsschmerzen, Schmerzen im Epigastrium, Übelkeit und Erbrechen, weißem schlüpfrigen Zungenbelag und kein Verlangen nach Getränken ist ebenfalls von durchdringender Wirkung zwei, drei qian des Rou Gui in warmem Wasser zu verabreichen.

Zu den Kombinationen und Formeln mit Rou Gui:

1. Gui Fu Tang (Cinnamom Akonit Dekokt): Fu Zi 75 g (gekocht bis alle Teile nicht mehr roh sind), Rou Gui, gemahlen ca. 11 g, mit dem Dekokt heruntergespült.
   In dieser Rezeptur wärmt der Fu Zi das kalte Wasser der Nieren, Rou Gui wärmt das gestaute Holz der Leber und kräftigt das Herz mittels Erwärmung des kalten Blutes. Die Verabreichung läßt das Wasser aufsteigen und das Feuer absteigen. Wenn diese Bewegung von Herz (kaiserliches Feuer) und Niere (ministeriales Feuer) sich in Gang setzt, so bewirkt es, dass das gewärmte Leber-Holz aufsteigt und das Blut für das Herz bildet. Die Leber beherbergt die Hun-Seele, das Herz das Shen – Leber Stau muß man lösen. Wenn Herz und Niere in Verbindung stehen, dann sind Hun und Shen in Frieden. Man benutzt die Formel um Herzerkrankungen mit Herzjagen oder Klopfen (Zhen Chong Jing Ji) und Schlafstörungen zu behandeln. Wenn Geschwächte diese Formel oft einnehmen, so bewirkt sie ein langes Leben.

2. Kan Li Dan, auch: Bu Kan Yi Ki Dan (Tonisierende Pille der Trigramme Kan und Li)
   Fu Zi 75 g, Rou Gui 37,5 g, Hai ge Ke (gemahlen) 15 g, Zhi Gan Cao ca. 12 g, Long Yan Rou 30 g, Sheng Jiang 30 g
   Diese Formel ist gegen Unruhe bei Erkrankungen des Herzens, die Wirkung ist wirklich hervorragend.
3. Da Hui Yang Yin (Das große Yang zurückbringende Kaltdekokt)
   Fu Zi 75 g, Gan Jiang 37,5 g, Rou Gui 15 g, Zhi Gan Cao ca. 12 g
   Diese Rezeptur ist zum Retten des zusammenbrechenden Yang mit Schock, zur Stärkung von Herz und Stabilisierung der Nieren, wärmen und entstauen der Leber und behandelt außerdem alle gefährlichen Zustände, bei welchen das Yang leer und ein Yin Pathogen stark ist. Es ist eine rettende Rezeptur bei lebensbedrohlichen Situationen. Auch im Allgemeinen, wenn ein Mensch mit leerem Yang und Schwäche (ohne Shen) es häufig einnimmt, so belebt es seine Gesundheit, wie bei einem vertrockneten Baum der Frühlingsregen und beschert ein langes Leben.
4. Gui Fu Li Zhong Tang (Das die Mitte behandelnde Dekokt mit Cinnamom und Akonitum)
   Ren Shen ca. 12 g-75 g (auch Dang Shen als Ersatz ist möglich), Gan Jiang 38-75 g, Bai Zhu 19 g-38 g, Gan Cao 12 g-19 g, Fu Zi 75 g-150 g, Rou Gui 12 g-19 g
   Diese Rezeptur tonisiert mächtig das vorhimmlische Yang von Herz und Nieren und das nachhimmlische Qi von Milz und Nieren. Man gibt sie bei chronischem Durchfall, Verdauungsstörungen und Magen-Darm-Erkrankungen mit hohem Erfolg.
5. Yang Ba Wei Du Huang Wan (Acht Arzneien mit Rehmannia Pille)
   Shou Di Huang 38 g, Fu Ling 19 g, Shan Yu Rou (Shan Zhu Yu) 12 g, Shan Yao 19 g, Mu Dan Pi12 g, Ze Xie 12 g, Fu Zi 75 g, Rou Gui 19 g.

   Diese Rezeptur behandelt eine gleichzeitige Leere von Nieren-Yin und -Yang. Sie darf aber bei Wind-Kälte gar nicht und bei Yang-Leere mit viel Yin-Pathogenen nur mit Vorsicht verwendet werden, da sonst bei falscher Anwendung Schwellungen oder sogar Schock entstehen können. Rou Gui hat bei sämtlichen Syndromen mit Nässe, Leere und Kälte sogar noch mehr Wirkungen, die hier aber nicht alle erwähnt werden können. Diese fünf Rezepturen sind nur einige Beispiele für wichtige Wirkungen.
   (Bei der Dosis gilt der alte Maßstab, s.o. unter Maße und Gewichte)

Zimtäste: Dr. »Fu Zi« über Gui Zhi, Ramulus Cinnamomi

Geschmack und Qi der Zimtzweige ist aromatisch, süß und scharf, seine Temperatur warm, sein Leitbahnbezug geht in die Fuß-Jueyin Leitbahn. Es strömt durch die Leitbahnen und beseitigt Stau, reguliert das Holz am besten, befreit sehr gut von pathogenem Wind und hebt das klare Yang an bei Absenkung durch Qi-Leere und senkt das trübe Yin wenn es kontravektiv (widernatürlich) nach oben strebt. Es glättet gespannte Gefäße und Leitbahnen, und befreit auch blockierte Gelenke. Es zerstreut Ansammlungen in Leber und Galle und wirkt extrem schmerzstillend, so auch bei Bi-Syndrom in Leitbahnen und Netzgefäßen, wo es Nässe und Kälte vertreibt. Es kann auch Ben Tun (Galoppierendes Schweinchen-Syndrom) anhalten und beruhigt Schrecken mit Herzklopfen. Außerdem kann es das Qi der Blase wandeln und so die Urinausscheidung verbessern. Er macht die Leitbahnen und Netzgefäße durchgängig, bewegt und hält nicht fest.

Diese eine Arznei Gui Zhi benutzte Zhang Zhong-Jing sehr weit gefächert mit wirklich großer Anwendung: Es führt alle scharfen, süßen Yang wandelnden Arzneien an in den besten Formeln. Es gibt mehr als 76 Formeln mit Gui Zhi in Shang Han (Lun) und Jin Gui (Yao Lue), allein die Variationen des Gui Zhi Tang machen schon 28 Formeln aus, die Variationen aus dem Gui Zhi Gan Cao Tang machen 11 Formeln aus (ohne die moderneren Formeln nach dem Shang Han mitzuzählen).

Gui Zhi Tang mit Gui Zhi 3 liang = ca. 48 g (umgerechnet auf heute), Shao Yao auch 3 liang, Gan Cao 2 liang, ca. 32 g, Sheng Jiang 3 liang, Da Zao 12 Stk.

Die Gui Zhi Tang ist die erste Formel im Shang Han gegen das Syndrom Wind-Affektion mit Schweiß, dem Puls oberflächlich und behäbig (fu, huan), Kälteabneigung, Kopfschmerz mit steifem Genick. Sie besteht aus den zwei Formeln Gui Zhi Gan Cao Tang um scharf und süß das Yang umzuwandeln, und aus der Formel Shao Yao Gan Cao Tang, um bitter und süß das Yin umzuwandeln.
Wenn man sich zunächst die beiden Arzneien Gui Zhi und Shao Yao anschaut, eine stärkt das Yang, eine hilft dem Yin, so sind diese zusammen gut gepaart, denn es ist so eine Formel mit Yin und Yang, Heben und Senken, BIAO und Li, Qi und Blut, dies ist zweifellos ungefähr die Wirkung der Formel. Daher kann diese Kombination auch eingesetzt werden bei Hitze, wenn das Yang nach außen treibt, bei Schweiß, wenn das Yin schwach ist, wenn Yin und Yang beide leer sind, oder Ying und Wei im Ungleichgewicht sind.
Nimmt man nun die für die Taiyang-Schicht wichtigen Arzneien Sheng Jiang und Da Zao hinzu, so ist die »Familie« vollständig: Das Hauptsyndrom der Formel, beschrieben in 23 Paragraphen (des Shang Han) ergibt mit den Modifikationen 28 weitere Variationen, also eine Fülle von Veränderungen und somit die breiteste Möglichkeit an Syndromen und Anwendungen, somit die wichtigste Formel des Shang Han.
Zum Beispiel die Gui Zhi Gan Cao Tang (4 liang Gui Zhi und 2 liang Gan Cao, d.h. 64 g/32 g) als süß-scharfe Yang umwandelnde Formel. Sie stärkt das Yang und produziert Wärme, was nichts anderes ist, als ein mächtiges Yang, Qi und Yang strömen dann nach oben und außen (zum BIAO), so dass praktisch kein anderes Modul zum Yang umwandeln existiert, das nicht auf dieser Hauptformel beruht.
Wenn der Schweiß zuviel ist, bei Taiyang Shang Han Syndrom, und die Hände unbeständig schwitzen und das Herz so stark klopft, dass man zur Beruhigung die Hand darauf presst, ein Zeichen

dass durch das starke Schwitzen das (Herz-) Yang Schaden genommen hat, so gibt man es ebenfalls. Gibt man Ma Huang und Xing Ren hinzu, so nennt man es Ma Huang Tang, eine Formel, die wiederum eine Fülle-BIAO-Affektion ohne Schweiß dazu bringt, dass der BIAO den Schweiß losläßt. Ähnliche Formeln die hauptsächlich Yang umwandeln, Yang stärken, Qi wärmen oder Wasser austreiben beruhen alle auf der Kraft des Gui Zhi das Yang anzutreiben, dass es aufsteigt und (Pathogene) zum BIAO hinausdrängt.
Gui Zhi Tang mit Ge Gen klärt erhitzte Muskulatur, wenn der Nacken und Rücken steif sind und trocken werden.
Gui Zhi Tang mit Fu Zi stabilisiert die Niere, wenn das Yang fast zusammenbricht mit Zeichen wie profusem Schweiß.
Gui Zhi Tang ohne Shao Yao, verzichtet auf die Kraft, die untere Region zu erreichen, wenn Pathogene eine Brustenge machen, so dass die Kraft von Gui Zhi sich nur in der oberen Region entfaltet um ebenfalls den BIAO freizumachen.
Gui Zhi Tang ohne Shao Yao mit Fu Zi wirkt bei Kälteabneigung durch kaltes Wasser (Niere), und wärmt auch den leeren BIAO.
Gui Zhi Tang ohne Gui Zhi mit Fu Ling und Bai Zhu verzichtet auf die Kraft, die obere Region zu erreichen, kontrolliert aber wie bei der Zhen Wu Tang das Wasser und ist somit eine Formel für beides, BIAO und Li.
Nimmt man Ge Gen und Ma Huang hinzu, so heißt die Formel Ge Gen Tang, und wirkt bei Fülle durch Wind im BIAO Hitze klärend und Schweiß treibend, gibt man noch Ban Xia dazu, dann kann man gleichzeitig bestehende Übelkeit durch Absenken des kontravektiven Qi behandeln.
Die Verwendung von Gui Zhi ist also wirklich sehr breit gefächert, ob zum Wärmen der Leber, Durchgängigmachen der Leitbahnen, Stärken des Herzens, Zerstreuen von Kälte, Freimachen von BIAO und Muskeln, es ist eine hervorragende Arznei.

Dennoch gibt es einige Ärzte oder Patienten, die Angst vor seinem Einsatz haben und manchmal nur zwei oder drei qian (hier: 3-6 g) verwenden, um nicht »zu heiß« oder »zu trocken« zu machen oder »zuviel nach Außen (in BIAO oder Haut) zu senden«.

Manche wenn sie Gui Zhi benutzen, nehmen die Zimt-Zweige und entfernen seine Rinde, um nur sein Holz zu verwenden. Zhang Zhong-Jing benutzte hauptsächlich die weichen Zweigspitzen, deren Geschmack etwas stärker war, so dass die Wirkung mit den anderen Arzneien der Rezeptur stärker war. Man kann bei dickeren Ästen zwar die Auswüchse (und Rindenwucherungen) entfernen, aber sollte auf keinen Fall die gesamte Rinde wegnehmen. Wenn man die Rinde entfernt und nur das Holz verwendet, so gibt es schon keinen scharfen, süßen, wärmenden Geschmack mehr, woher soll dann also die Yang umwandelnde Kraft noch kommen?

Um es vereinfacht und grob zu sagen: Zum Vertreiben von Wind, Kälte, Nässe, zum Durchgängigmachen der Leitbahnen und Gelenke, Blockierung des Qi-Flusses im Körper oder Stauung des Blutes, zum Wärmen der Netzgefäße, zum Glätten der gestauten Leber, etc. kann man seine breite Wirkung zwar auch verwenden – Gui Zhi ist aber keine BIAO freimachende Arznei, und besonders keine schweißtreibende Arznei, sondern es ist eine Herz stärkende, Yang umwandelnde, wärmende Arznei.
Wenn dies dem Arzt klar ist, so versteht er praktisch schon die Hälfte der klassischen Rezepturen.

Nur bei febrilen Infektionen und Sommerhitze-Erkrankungen aber, also bei deutlichen Fülle-Hitze-Syndromen, da ist es absolut kontraindiziert. Verwendet man es dennoch falsch, so kann die übermächtige Yang-Fülle zum Schlimmsten führen, sobald der Gui Zhi eingenommen wird.

Welcher Zimt soll es nun sein?

Da im Shang Han Za Bing Lun vor 1800 Jahren nicht explizit zwischen Cortex und Ramulus Cinnamomi unterschieden wurde, gibt es auch in China Ärzte, die diese beiden bei der Verschreibung für austauschbar halten. Das hier aber signifikante Unterschiede bestehen, soll die folgende Tabelle zeigen:

Ramulus Cinnamomi Cassia	Cortex Cinnamomi Cassia
Geschmack/Temp: Scharf, süß, *bitter, warm;*	**Geschmack/Temp:** Scharf, süß, *heiß;*
Leitbahn: He, *Lu, Bl*	**Leitbahn:** He, *Ni, Mi, Le*
Wirkung: Reguliert Nähr-Ying-Qi und Abwehr-Wei-Qi, wärmt die Meridiane, vertreibt Kälte, bewegt Yang, stärkt das Herz-Qi.	**Wirkung:** Wärmt die Nieren, fördert die Bildung von *Qi* und Blut. Stärkt das *Yang*, wärmt den mittleren Erwärmer und vertreibt Kälte, wärmt die Meridiane, fördert die Menstruation und lindert Schmerzen.
Bringt Wärme aus dem Ming-Men von Innen nach Außen und kann daher in der Haut Pathogene vertreiben, wirkt also zentrifugal nach Außen.	**Leitet Yin-Feuer wieder zu dessen Ursprung im Inneren (Ming Men) zurück und wirkt dort wärmend, also zentripetal nach Innen.**
Indikationen: Äußere Leere-Syndrome durch Kälte mit möglichem Schwitzen ohne Besserung des Befindens, Schmerzen in Gelenken und Extremitäten durch äußere pathogene Faktoren wie Wind, Nässe, Kälte (*Bi*-Syndrom), besonders in den Schultern, Dysmenorrhoe, Ödeme durch Anhäufung von Schleim-Kälte oder Leere-Syndrome mit Palpitationen.	**Indikationen:** Nieren-Yang-Leere mit Impotenz, Spermatorrhoe, kalte und schwache Beine, Rückenschmerzen, auch bei Asthma bronchiale, durch Unvermögen der Nieren, Qi zu fassen, Erkrankungen mit Bauchschmerzen und Diarrhoe bei Milz- oder Magen-Leere durch Kälte, Bluterkrankungen mit Dysmenorrhoe durch Kälte, auch bei chronischen Furunkeln mit klarem Flüssigkeitsaustritt, als Ergänzung zu anderen Heilkräutern bei chronischer Blut- und Qi-Leere. Bei Nieren-Yang-Leere, und Yin-Feuer (Drachen-Donner-Feuer) mit Zeichen wie Gesichtsröte, Zahnschmerzen und allen Entzündungen im Kopf durch «Hitze oben und Leere-Kälte unten«.

Ramulus Cinnamomi Cassia

Moderne Anwendungen: Mit Huang Qi (Gui Qi Tang) bei Psoriasis (Hemmung epidermaler DNS-Synthese), Vitiligo (Stimulation d. Melanozyten und Tyrosinase)

Soweit bekannte Pharmakologie: Senkt Fieber, analgetisch, antiphlogistisch, beruhigend, antibakteriell, antiödematös, antiallergisch,
Ig-Regulation, IL-Senkung, reguliert T-Lymphozyten und Milzfunktion, in beide Richtungen.

Cortex Cinnamomi Cassia

Moderne Anwendungen: Rheumatoide Arthritis, Asthma (antiallergisch, bronchospasmolytisch), Bronchitis, Rhinitis, senkt NW bei Radiatio

Soweit bekannte Pharmakologie: Senkt Fieber, analgetisch, antiphlogistisch, beruhigend, antibakteriell, antiödematös, antiallergisch,
erhöht Phagozytose, Leukozyten, Hormonausschüttung, Hämatopoese, Darmperistaltik.

Natürlich ist es verlockend, die bereits bekannten pharmakologischen Eigenschaften bei der Verschreibung zu Rate zu ziehen. Doch erstens sind diese oft am Tier getestet und daher nicht so einfach übertragbar, und zweitens sind noch lange nicht alle Eigenschaften bekannt. Doch da unsere Patienten bis dahin nicht warten können, sollte man sich auf die Empirik der letzten 2000 Jahre verlassen und die Klassiker zu Rate ziehen. Außerdem kann man beim Abwarten Tee trinken und inzwischen beruhigt wieder ein paar Zimtplätzchen essen. Am besten die Scharfen, gewürzt mit Ingwer. Aber der kommt beim nächsten Mal zusammen mit zwei von den zehn anderen »Generälen« der Arzneien zur Sprache.

Nicht nur zu Weihnachten: »Schlimme Kekse à la Feuerschule für Feiglinge«

Die Waffen:

150 g Margarine (Vorsicht: die künstlich gehärteten Transfettsäuren können Lipome verursachen, aber auch die Butter als Ersatz kann durch sofortige Spontanverplaquerung der vorderen RIVA durch Stenose zum Myocardinfarkt führen.)
100 g Honig (enthält manchmal Clostridien und kann daher tödlich für Babies sein! Nur gekocht verwenden. Absolut kontraindiziert für Diabetiker!)
1 Prise Meersalz (CAVE: Diese Verbindung des giftigen Halogens Chlor mit dem hochreaktiven Natrium kann in größeren Mengen die Nieren schädigen, und soll sogar Drücke des Blutes hinaufbefördern)
10 TL Chinesischen Cassia-Zimt (Rou Gui) aus der Apotheke = 50 g = 1500 mg Cumarin[92] (Bundesamt für Risikobewertung: Lebertoxisch[93], jawoll! [Dies wurde später relativiert])

92 Bedienungsanleitung für giftige Zeitgenossen: Da bei der Obduktion erst mehr als 2000 mg Coumarin nachweisbar sind, sollten sie bei der Planung des perfekten Verbrechens bei dieser Dosis bleiben. Wie Sie allerdings Ihr Opfer dazu bringen, wochenlang täglich ein Pfund Ihrer Zimtplätzchen zu essen, müssen Sie schon selbst herausfinden...

93 Das vom BAfAMS vorgestellte WCS (worst-case-szenario) sieht etwa so aus: Man ist ein unterernährtes Kind mit vorgeschädigter Leber, reibt sich mit cumarinhaltigen Kosmetika von oben bis unten ein und verputzt täglich über Wochen kiloweise Zimtkekse und Reisbrei mit Zimt und ZACK! Schon ists passiert! Nachzulesen unter: http://www.bfr.bund.de/cm/208/verbraucher_die_viel_zimt_verzehren_sind_derzeit_zu_hoch_mit_cumarin_belastet.pdf

1 Msp. Backpulver (Achtung: Meist Mischung aus Natriumhydrogencarbonat und einem Salz des giftigen Phosphors wie Dinatriumdihydrogendiphosphat = E 450a oder Monocalciumorthophosphat = E 341a. Wer weiß, was eine Überdosis hier verursacht?)
250 g Vollkornmehl (Kontraindiziert bei Reizdarmsyndrom, Zöliakie, Glutenintoleranz und -überempfindlichkeit. Eine der häufigsten Dunkelziffern überhaupt, meint »Glutenfrei für Dummies«. Also Achtung: nach dem Verzehr auf Flatus achten!)

Der gemeine Plan:
Honig und Margarine schaumig rühren, Meersalz beigeben und gut rühren. Zimt, Backpulver und Mehl beifügen und mit kalten Händen rasch zu einem Teig verarbeiten. Den Teig über Nacht im Kühlschrank ruhen lassen. Teig ca. 3 mm dick ausrollen, mit Förmchen ausstechen. Bei 150°C ca. 5-10 Min. backen. Zimtsterne ausstechen (gibt etwa ein Pfund) und dem armen Opfer täglich verabreichen. Frohes Fest!

Xi Xin: Die verlorene Arznei

Der große Feuerschulenarzt Dr. Wu Pei-Heng rechnet auch *Xi Xin* zu seinen »Zehn großen Generälen der Arzneien« und schreibt in seinem gleichnamigen Buch:

Im Ben Cao Jing heißt es über Xi Xin: Qualität und Geschmack ist scharf, warm und nicht giftig. Er behandelt hervorragend asthmatischen Husten, Kopfschmerz und Schwindel, Verkrümmungen in allen Sehnen, Wind-Nässe mit Bi-Schmerzen und träge Haut.

Bei langer Anwendung (sic!) klärt er die Augen und macht die neun Sinnesorgane durchgängig, den Körper leicht und das Leben lang.

Zhang Xian-An schrieb: »Der scharfe und warme Xi Xin wächst in einem Stängel gerade nach oben und ist von schwarz-roter Farbe. Er verbindet – unten – das Wasser der Quellen des Shaoyin mit – oben – dem des Taiyang (Biao). Der Shaoyin ist der Speicher des Wassers, der Taiyang der Ort, wo das Wasser arbeitet, da dessen Qi die Poren regiert und mit der Lunge verbunden ist. Wenn nun der Fluss gestaut ist, so entsteht ein Husten mit kontravektivem Qi nach oben, das eben der Xi Xin behandeln kann.

Während das Qi des Taiyang die Haut und Haare regiert, ist das Qi des Shaoyin für Knochen und Mark zuständig. Wenn aber das Qi des Shaoyin sich nicht mit dem des Taiyang vereinigen kann, so dass, wenn sich Wind und Wasser zu Blockaden (Bi) stauen, ein Bi der Sehnen und Knochen entsteht, so dass die Sehnen sich krümmen und biegen (Rheuma), und wenn die Blockade die Poren (Cou-li) blockiert, das Fleisch welk wird und erstirbt, so kann dies alles durch Xi Xin behandelt werden. Dies wirkt alles, weil es das Qi regiert. Bei langer Anwendung klärt er die Augen, die neun Sinnesorgane, da das klare Qi aus der Essenz des Wassers auf diese einwirkt. Und sind die neun Öffnungen durchgängig, so wird der Körper leicht und das Leben lang.«

Andererseits hieß es in der Song-Dynastie bei Yuan Yuo-Chen: »Wenn man Xi Xin alleine einsetzt, so sollte ein qian (3g) nicht überschritten werden, denn wenn er einzeln zu viel gegeben wird, so verschließt er die Poren und ist lebensgefährlich.«

Die Ärzte jüngerer Zeit nehmen sich diesen Satz zum Anlass, ihn weniger zu verschreiben. Wie kann aber eine aromatische Arznei die Poren verstopfen? Ist die Arznei von bester Qualität, so ist sie ohne Gift, warum sollte man also nicht mehr davon benutzen? Doch immer wieder findet man auch solche Hinweise in den Büchern, so dass ein Gelehrter genau auf deren Inhalte achten muss, sonst wird er ein Leben lang nicht durch die Tore in das Reich von Qi Bo und Huang Di treten können.

Der Xi Xin ist also scharf und warm und geht in Lunge und Niere, senkt aufsteigendes Qi und stillt Husten, vertreibt Wind-Nässe und trübe Ansammlungen aus den Gefäßen, verbindet zur Quelle des Wassers (usw. ... s.o.).

Egal, ob bei Mann oder Frau, alt oder jung, er vertreibt Wind-Kälte, wandelt Schleim und stillt Husten. Verwendet man in der Rezeptur ein, zwei, drei oder fünf qian (3-15g) so hat er einen schnellen und wirksamen Effekt und verbessert die Wirkung der Rezeptur. Wenn eines der drei Bi-Pathogene Wind, Kälte oder Nässe die Gelenke blockiert und die Leitbahnen und Netzgefäße undurchgängig sind und daher schmerzen, so muss man Xi Xin verwenden, ein, drei oder fünf qian (3-15g) der Rezeptur hinzufügen und der Erfolg ist deutlich besser. Nach der Verabreichung kommt es absolut nicht zu Blockaden der Poren bei Schwitzen und ähnlichen Nebenwirkungen.

Außer bei trockenem Husten und Feuer-Husten (also ohne Schleim oder mit eingedicktem Schleim und trockenem Hals plus Bedürfnis nach kalten Getränken) kann man Xi Xin immer verwenden zum Stärken des Lungen-Qi und mit Gan Jiang kombinieren zum Umwandeln des Schleims sowie mit Wu Wei Zi zum Zusammenziehen des kontravektiven Qi in der Niere – so dass diese drei Arzneien mit ihrem Öffnen und Schließen für alle Arten von kälteinduziertem Husten mit großem Erfolg geeignet sind.

Wenn man mit Xiao Qing Long Tang Kälte im Taiyang behandelt und Wasseransammlung im Epigastrium mit Würgereiz, Fieber und Husten bestehen oder auch ein asthmatisches Keuchen, so sind es in der Formel Xi Xin, Gan Jiang und Wu Wei Zi, die die Lunge wärmen, ihr Qi hinableiten und den Husten stillen.

Bei Asthma mit schwerer Kälte und starker Erschöpfung sollte man Fu Zi hinzunehmen; bei Herz-Hitze mit Reizbarkeit und Durst Shi Gao; sowohl bei Hitze wie auch Kälte, kann man beides verwenden.

Ob bei Si Ni Tang, Er Chen Tang, Ma Xin Shi Gan Tang, beim Behandeln allen Hustens, frisch oder chronisch, Keuchen oder Asthma, durchsichtigem dünnen Schleim oder weißem Schleim mit viel Sputum, überall sind diese Kombinationen einsetzbar, und in allen ist es die Kraft des Xi Xin, die man hier nicht unterschätzen sollte.

Zusammenfassend also ist Xi Xin eine warme, zerstreuende Arznei gegen Wind, Kälte und Nässe in den drei Yin-Leitbahnen. Er macht die Gelenke beweglich und öffnet die Sinnesorgane. Zusammen mit Fu Zi und Gan Jiang leitet er das Yang zurück zur Niere, wärmt den Uterus, stillt Husten und wandelt Schleim, lässt die Lunge leichter atmen und wirkt gegen chronische Windkopfschmerzen und Migräne, verstopfte Nase (hartnäckige chronische Entzündung der Nasenschleimhaut) und vieles mehr.

Auch wenn man zu viel benutzt, seine Dosis reicht von ein, zwei, drei qian (3-9g) oder sogar mal ein liang (30g), es kommt niemals zum übermäßigen Schwitzen, vorausgesetzt, das Syndrom wurde richtig differenziert und nach den Leitkriterien korrekt diagnostiziert. Wenn dann die Anwendung angemessen ist, so wirkt er hervorragend.

Toxikologie: Krebs beim Schneiden der Osterluzei?

Auch das *Xi Xin* gehört zu den Arzneien, vor welchen uns die Dünnblatt[94]-Pharmakologen Angst eingejagt haben, weil es zu den Osterluzeigewächsen gehört. Ursprünglich im *Ben Cao Gan Mu* und anderen alten Arzneibüchern wurden nur die Wurzel und die entblätterten Stängel benutzt, doch in den 60er Jahren des letzten Jahrhunderts wurden im Zuge der Arzneinutzung auch die Blätter benutzt. Darin aber wiederum, fanden zwei etwas obskure Versuchsanordnungen tatsächlich Spuren von Aristolochiasäure: Die beiden »Funde« von Aristolochiasäure in chinesischen Gattungen kommen aus Taiwan[95] und China[96]. Bei der ersten wurde eine die chemische Struktur verändernde Druck- und Ionisationschromatographie verwendet, die dann beim offizinalen *A. sieboldii* 3.3 nanogramm/mg AA-1 fand, bei wilden Arten *(A. crispulatum)* aber die tausendfache Menge. Im Jahr 2008 fand man jedoch nur noch 0.03 mcm/g bei der gleichen Gattung[97]. Wie ist dieser Unterschied zu erklären?

Beim zweiten Fund in China handelt es sich ebenfalls um eine nicht offizinale Art aus der Osterluzeifamilie: *Aristolochia debilis.*

Hierbei ist festzuhalten, dass nur die Arten *Aristolochia sieboldii A. heteropoides (var. A. mandschuricum)* offizinal sind. Eine falsche Anwendung in China oder Verwechslung beim Import kann – wie bei Bärlauch und Maiglöckchen – Folgen haben, die aber der Sorgfaltspflicht der Apotheker unterliegen. *A. sieboldii* hat einen nur etwa halb so hohen Gehalt an Aristolochiasäure und dieselbe ist kaum wasserlöslich, so dass bei einem Dekokt (anders als bei Tinkturen oder alkoholischen Auszügen) nur wenige Nanogramm vorkommen können[98].

Bei den TLC- und HPLC-Chromatographien von Wagner/Bauer findet sich in keiner der 9 Batches der offizinalen Arten und der Art *A. mandschuricum* Aristolochiasäure (s. u.). Auch die Universität Lausanne fand nur Aristolochiasäurederivate, aber keine Aristolochiasäure.

Chen/Chen gibt an, es würden Spuren von Aristolochiasäure gefunden. Eine seiner Quellen aber ist der Merk-Index, der sich wiederum auf den europäischen Asarum bezieht. Die andere Quelle spricht wie die Universität Lausanne von Aristolochiasäureverbindungen.

Ferner von Bedeutung ist, dass sich die Giftigkeit in der klassischen Literatur auf die Safrole bezieht, die zentrale Erregung bewirken und durch Erhitzen zerstört werden. [99]

Es wird von Fällen in China berichtet, wo man 80-120 g/d an Patienten mit Rheuma verabreicht, allerdings erst nach 40min. dekoktieren.

94 Weil Dünnblatt- und Gaschromatographie zu deren Aufgaben gehört (Verwechslungsgefahr mit Dünnbrettbohrern)

95 Jong, Lee, Hsiao, Hsai, Wu, Chiang, Cai: Journal of Pharmaceutical and Biomedical Analysis Volume 33, Issue 4, 24 November 2003, Pages 831-837: Analysis of aristolochic acid in nine sources of Xixin, a traditional Chinese medicine, by liquid chromatography/atmospheric pressure chemical ionization/tandem mass spectrometry

96 Jiang, Wang, You, Dai, Ding: Determination of aristolochic acid A in Radix Aristolociae and Herba Asari by RP-HPLC; Institute of Chinese Materia Medica, China Academy of Traditional Chinese Medicine, Beijing 100700, in: China Zhongguo Zhong Yao Za Zhi. 2004 May;29(5):408- 10

97 Gao Luwen et al. (Hrg.): Clinical Application of Chinese drugs with toxic potential – a Synopsis, Xueyuan chubanshe, Peking 2000

98 Chen, Chen: Chinese Medical Herbology and Pharmacology, Art of Medicine Press, City of Industry 2004, USA

99 H. Wagner, R. Bauer: Chinese Drug monographs and Analysis: Herba Asari (Xixin), 1997 – Vol 1, Nr.5, VGM Kötzting, Deutschland, 1997

Ein legaler Import und eine Arzneiprüfung durch den Apotheker, wie bei Wagner[100], sowie die korrekte Dosis, die dem Therapeuten obliegt, würden also genügen, um Vergiftungen durch Verwechslung oder Überdosis zu vermeiden.

Häufig wurden bei den Schreckensmeldungen die Werte von europäischen Gattungen, mit denen aus China verwechselt, so zum Beispiel alle Angaben, die sich auf die Quelle Hiller beziehen: Apotheker Hiller spricht bei den europäischen Asarumarten auch nur vom γ-asarongehalt, nicht von ß-asaron und gibt auch keinen Gehalt an Aristolochiasäure an.[101] Überhaupt ist ein Lehrbuch wie das von Hiller ohne jegliche Quellenangabe nicht als wissenschaftliche Grundlage zu gebrauchen.

Bei einem obskuren Fertigarzneiprodukt aus China wurde in den USA wiederum Aristolochiasäure gefunden, so dass sogar Clematis armandii (das Wintergrün der Gärten) unter Verdacht geriet. Obskurerweise will eine Überprüfung im Jahre 2007 durch ein kommerzielles Labor diverse Mengen an mit Aristolochiasäure verunreinigten Produkten, darunter reine Clematisstängel, angeblich bis zu 8,47 mcg gefunden haben[102], was wohl auf einer Verwechslung mit Aristolochia clematis beruht.

Basierend auf dem gleichen Irrtum beruht wohl ein Teil des Artikels von Ihring (2004)[103], das zusammen mit einer im Zentrallabor deutscher Apotheker 2001 durchgeführten Untersuchung von mindestens 10 Proben, bei der in HERBA Asari (aus Schwabach bezogen) eine nicht näher genannte Menge von AS1 gefunden wurde. Nach einer Empfehlung des EMEA[104] bezieht sich nun das deutsche BAfAM eben darauf und bietet mit einer Hochrechnung der maximalen täglichen Menge über Jahre eine »Sicherheit« vor Harnwegskrebs, die bei allen (!) Asarumarten einer homöopathischen Potenz von D12 entspricht, nämlich 0,37 Picogramm. Ein Picogramm ist ein Trillionstel Gramm, messbar nur in Speziallabors wie dem der NASA. Demnach dürfte auch das sichere Radix Asarum Sieblodii nur in Trillionstel Gramm-Mengen eingesetzt werden.

Zum realistischen Vergleich: Der Gehalt an Kokain liegt an Wochenenden in Barcelona bei 29 and 850 Picogramm pro Kubikmeter Luft.[105] Würde man diese Rechnung ernst nehmen, so müssten sofort alle Osterluzeigewächse verboten werden, da der wiederholte Schnitt in die Zellen der oberirdischen Teile durch Gärtner[106] und Gartenbesitzer zu luftgebundenen Mengen von Aristolochiasäure führen würde, die die Grenzwerte bei Inhalation weit übersteigen und somit als gefährlich eingestuft werden müssten[107].

100 H. Wagner, R. Bauer: Chinese Drug monographs and Analysis: Herba Asari (Xixin), 1997 – Vol 1, Nr.5, VGM Kötzting, Deutschland, 1997

101 K. Hiller, M. Melzig: Lexikon der Arzneipflanzen und Drogen, Area Verlag, Erftstadt, Deutschland, 2006

102 Determination of Aristolochic Acid I in Botanicals and Dietary Supplements Potentially Contaminated with Aristolochic Acid I Using LC-UV with Confirmation by LC/MS: Collaborative Study by: Wendy R. Sorenson and Darryl Sullivan at: Covance Laboratories, 3301 Kinsman Blvd, Madison, WI 53704

103 M. Ihrig: Qualitätsmangel bei TCM-Drogen in: PHARMAZIE 43/2004

104 European Medicines Agency Evaluation of Medicines for Human Use, EMEA/HMPC/138381/2005, Public Statement On The Risks Associated With The Use Of Herbal Products Containing Aristolochia Species

105 http://www.huffingtonpost.com/2009/05/14/barcelonas-smog- laced-wit_n_203393.html

106 CAVE HORTULANEM! – die Krimis haben es ja schon immer gewusst. Der Mörder ist immer der Gärtner...

107 Zu krebserregenden Partikeln in der Luft: http://homepage.ntu.edu. tw/~b94401006/tumor.pdf

Aber leider versucht die Bürokratie in Deutschland ihr Bestehen immer damit zu rechtfertigen, dass ein absurder Aktivismus gegen lobbylose Minderheiten wie z. B. die kleine TCM-Branche zeigen soll, wie gut es doch sei, dass jemand über die Sicherheit der Bürger wache. Und in vorauseilendem Gehorsam hat man auf die EU-Anweisung auch in der Nicht-EU-Schweiz 2009 gleich ein »freiwilliges Verbot« von *Xi Xin* gemacht.

Offenbar ist aber auch der Aufschrei unter den Therapeuten nicht groß, da viele gar nicht wissen, was ihnen da entgeht. Daher schauen wir wieder einmal ins wirkliche Leben, in die Praxis.

Eine weitere Arzneimittelprüfung

Die Einnahme von 20 g *Xi Xin* Granulat (1:5) ergab eine angenehme Wärme, die von der Mitte des Körpers nach außen strömte.

Die Einnahme von 30 g *Xi Xin* als Roharznei zusammen mit 120 g *Zhi Fu Zi* und 90 g *Sheng Jiang*, 20 g *Gan Jiang* und 10 g *Gan Cao* innerhalb von 18 Stunden ergab bei 2 Std. Kochvorgang keinerlei toxische Wirkungen. Im Gegenteil, ein seit 2 Wochen schleichender Husten mit Schleim dickte ein, die Nase wurde frei und die subakute Atemwegsinfektion verschwand. Allerdings wurde die Raumluft und die Kleidung häufig als zu warm empfunden und die ersten Tage der reinen *Si Ni*-Mischung traten vermehrt Palpitationen im Liegen auf, die erst nach dem Zusatz von *Xi Xin* verschwanden.

Palpitationen nach *Si Ni Tang* können auch mit *Gui Zhi* behandelt werden, verschwinden aber auch von selbst nach etwa 2-4 Wochen. Sie sind auf die kardiotonische (positiv chronotrop und positiv inotrope Wirkung durch Einfluss auf Na-Rezeptoren) zurückzuführen. Auch erhöht *Xi Xin* den arteriellen Blutdruck und Koronarfüllung, wirkt jedoch hemmend auf die Reizleitung.

Es gibt also bei *Xi Xin* fünf Grundlagen, auf denen eine sichere Arzneimitteltherapie beruht:

1. **Anbau** – Die botanische Art muss die richtige sein: *Asarum sieboldii* oder eine Variation davon
2. **Pharmazeutischer Betrieb** – Der korrekte Teil der Pflanze muss verwendet werden: Nur unterirdische Teile (Radix, Rhizoma)
3. **Pharmazeutischer Betrieb** – Die korrekte Verarbeitung muss angewendet werden: Keine alkoholischen Lösungen (Dekokte oder deren Abkömmlinge)
4. **Therapeut** – Die richtige Dosierung und Dauer muss gewählt werden (nicht über Jahre wie in den Fällen aus England oder Hochdosierungen der falschen Pflanzen wie in Belgien[108])
5. **Patient:** Falls Dekokte verwendet werden, so empfehlen chinesische Arzneibücher, Xi Xin mindestens eine Stunde lang zu kochen (siehe oben). Außerdem reduziert die Glycyrrhizinsäure des *Gan Cao* sowie das Dekoktieren mit anderen Arzneien durch eine chemische Koppelung die Wirkung eventueller Giftstoffe, so dass auch Granulate oder hydrophile Konzentrate vom Erhitzen profitieren.

108 https://www.ctca.center/de/sicherheit/einzelarzneien/47-asari-radix-et-rhizoma-xi-xin.html

Leider wird immer nur ein potenzieller Giftstoff untersucht, aber nie das gesamte Wirkstoffgemisch der Pflanzen, geschweige denn, die durch das Dekoktieren entstehenden Hybridstoffe und neuen Bindungen. Dies entspricht nicht der Realität des Einsatzes der Arzneien.

Hoffen wir also, dass man sich ein anderes Opfer sucht, als diese hervorragende, die Leitbahnen von Kälte befreiende Arznei.

Lassen wir nun nochmals den Vater der Feuerschule, Zheng Qin-An, zu Wort kommen, wenn wir zum Abschluss über die Verwendung warmer Arzneien gegen Kälte ein Resümee ziehen wollen:

Wenn man dann das Prinzip der Unterscheidung zwischen Yin und Yang verstanden hat, und nicht bei Kopfschmerzen den Kopf und bei Husten das Hüsteln behandelt, sondern das dahinterstehende Prinzip der Achse zwischen Yin und Yang erkennt, wenn die Arzneien genau nach dieser Relation von Yin und Yang abgestimmt werden, dann hat man die Klarheit über das Prinzip und es spielt keine Rolle, ob man nun Jin-Fang (klassische Rezepturen) oder Shi-Fang (moderne Rezepturen) verwendet, dann gibt es solche Grenzen nicht mehr.

Nach einiger Zeit versteht man die Methode durch Erfahrung und das Prinzip wird zur guten Gewohnheit, so dass man immer diesen Weg (Dao) geht und egal welche zwei, drei Arzneien nach diesem gewählt werden, sie werden immer zu einer effektiven Rezeptur.

Aus: Zheng Qin-An: Yi Fa Yuan Tong – Schlüssel zum Einsatz der Arzneien nach der Differenzierung von Yin und Yang

Fazit: Wie so viele andere hochwirksame Arzneien gehört die früher nur als Radix verwendete Wurzel Xi Xin selbstverständlich nur in die Hand eines erfahrenen Therapeuten.

Dort allerdings ist sie für die Rheumatherapie und zur Rekonvaleszenz unersetzlich. Ich darf nur daran erinnern, dass vor Jahren wegen ihrer Nebenwirkungen verbotene Arzneien wie Thalidonid (Contergan), Metamizol (Novalgin) inzwischen für andere Indikationen oder mit Einschränkungen wieder zugelassen sind. Ähnlich wie bei der Ganzpflanze vs. Wurzel, so gab es auch Arzneimittel, die nach einer kleinen Veränderung ihrer chemischen Struktur wieder zugelassen wurden, wie bei Isoxicam und Piroxicam.

Wenngleich die Phytopharma keine mächtige Lobby besitzt, so wäre dennoch eine Wiederzulassung von *Rx. asarum* (Xi Xin) ein Schritt in die richtige Richtung. Sonst müssten unsere Patienten wie beim Zahnersatz-Tourismus nach Asien reisen, um dort die Behandlung mit den Arzneien zu erhalten, die nur in hoher Dosis und über lange Zeit verabreicht giftig sind.

Ma Huang

Zheng Qin-An schreibt in seinem Yi Li Zhen Zhuan (zweite Rolle, siehe Anhang):

»Was die Rezeptur Ma Huang Tang angeht, so ist sie ja eine starke Darreichungsform, die sich zur Diaphorese eignet, da die Kälte das Ying (Bauenergie) im Taiyang geschädigt hat und in der unteren Hautschicht des BIAO sitzt (die Poren und Oberhaut sitzen oberflächlicher im BIAO, die Unterhaut sitzt eine Schicht tiefer im BIAO).

Im Vergleich zum Syndrom für Gui Zhi Tang ist es eine schwerere Form von gestautem Qi im BIAO, so dass hier Ma Huang die Kaiserarznei ist, die befreien soll. Sind dann die Poren erst geöffnet, so kann das Pathogen hieraus entweichen. Für den Fall, dass es nicht hinausgeht, wirkt Xing Ren ausleitend, indem es die Qi-Funktion beim Ausleiten unterstützt und das Pathogen von selbst entflieht. Zusätzlich hilft hier noch Gan Cao die Mitte harmonisieren und Gui Zhi hilft durch die Poren die Unterhaut zu befreien, in dem die Kälte von der scharfen Wärme zerstreut und von der Unterhaut über die Oberhaut und schließlich durch die Poren ausgetrieben wird.

Zhang Zhong-Jing benutzt hier keine zusätzliche Verabreichung von Reisbrei, weil zu befürchten ist dass Ma Huang sonst zu stark das Schweiß treiben anregt (Die zwei Worte »Schweiß treiben« haben hier eine besondere Bedeutung: Der Schweiß hat ja seinen Ursprung im Blut, und ist daher ein das Ying nährender Stoff.
Wie kann man ihn also nach draußen treiben? Man muß nämlich wissen, dass die Krankheit darin besteht, das sich das Kälte-Pathogen hier blockierend gestaut hat und so die Qi-Funktion, Blut und Säfte sich nicht ausbreiten können.
Diese vermögen also auch nicht mehr das Ying zu nähren, so dass sie ausgeschieden werden müssen, um Platz für neue Energien zu machen. Der Kranke muß hier keine Angst vor der Diaphorese haben, denn sobald der Schweiß ausgeschieden ist, ist auch das Pathogen entfernt. Auch der Therapeut darf keine Angst vor dem »Schwitzen lassen« haben, sondern muß wissen dass wenn diese Erkankung besteht, so muß auch jene Arzneigabe erfolgen. Es ist also wichtig hier das Syndrom gut zu differenzieren.[109])

Das Meerträubchen *(Ephedra sinica)* wurde wie Ingwer schon vor über 2000 Jahren bei Dioscurides gegen Husten und Atemnot, vermutlich Asthma erwähnt[110]. Wie es im Altertum in Europa verwendet wurde *(»mit Wein oder Wasser getrunken«)* ist unklar, aber normal gelöst, enthält es natürlich die amphetaminartigen Alkaloide Ephedrin und Pseudoephedrin, die als Stimulantien den Blutdruck erhöhen, Nasenschleimhaut abschwellen lassen[111] und als Stimulantien auf den Kreislauf wirken.

109 Tang Bu-Qi merkt hier an, dass die Kontraindikation bei Ma Huang Tang das Schwitzen und bei Gui Zhi Tang eine trockene Zunge mit Durst und tiefroten Lippen ist (dies wäre eine Wen Bing Indikation).

110 Wenngleich nicht sicher ist, was er in Buch vier, 46 meint, so kann es von der Indikation her kein Equisetum sein, sondern nur eine Ephedra-Art: *Die Wurzel ist holzig, hart; das Kraut adstringierend, daher stillt ihr Saft Blutflüsse aus der Gebärmutter. Mit Wein getrunken hilft er bei Dysenterie, treibt auch den Harn. Die Blätter verkleben blutige Wunden, wenn sie fein gerieben aufgestreut werden; die Wurzel und das Kraut sind heilsam bei Husten, Orthopnöe und inneren Rupturen.*

111 https://pubmed.ncbi.nlm.nih.gov/15794071/

Ähnliche Wirkstoffe wie die Stängel des Ma Huang enthält auch die Sandmalve (*Sida cordifolia L.*) aus der ayurvedischen Medizin, sowie das Ban Xia *(Rhizoma pinelliae ternatae)*, wenngleich in kleinerer Menge.

Vermutlich bereits im Tang Ye Jing vor 3000 Jahren wurde beim Abkochen bereits empfohlen den Schaum nach jedem Kochen abzuschöpfen (qu shang mo 去上沫), und die Knoten der Halme zu entfernen, wobei es aber lange nicht ganz klar war, wozu.

Ephedrin, so heißt es, treibt Schweiß, erhöht den Herzschlag, macht munter und erzeugt so Schlafstörungen. In einem weiteren Selbstversuch habe ich 30 g Ma Huang abgekocht, den mit jedem Aufkochen mehr, aber erst nach dem dritten[112] (!) Aufkochen deutlich entstandenen Schaum abgeschöpft und das restliche Dekokt vor dem Schlafen getrunken. Im Gegensatz zu einer Abkochung in China in der Ma Huang Tang, der mich aufgeputscht hatte und zu »weichen Beinen« nach ausgiebigem Mineralverlust durch Schwitzen geführt hatte, war die Abkochung ohne Schaum völlig anders[113]:
Der Schlaf war wie immer, Herzklopfen blieb aus und auch von Schwitzen war nichts zu spüren. Das Dekokt enthielt die Alkaloide also wohl im Schaum. Da auch im Shang Han Lun nur von zweimaligem Aufkochen die Rede ist, kann man davon ausgehen, dass die adrenerg stimulierenden Alkaloide, die normalerweise maximal 1-2% des Meerträubchens ausmachen, durch das Aufkochen und Abschöpfen weiterhin reduziert wurden.

Wenn wir heute diese Pflanze als Arzneigranulat verwenden – da kein Hersteller den Schaum abschöpft – müssen wir also, falls die stimulierenden Effekte unerwünscht sind, die Dosis weiter reduzieren. Sie enthält dann weiterhin ätherische Öle, Catechine, Flavonoide, Phenolcarbonsäuren und weitere arzneiwirksame Bestandteile.

Nach dem Shen Nong Ben Cao Jing der chinesischen Medizin ist es natürlich sehr warm, scharf, leicht bitter und geht in Lungen- und Blasen-Leitbahnen. Es macht also den BIAO frei von Kälte, öffnet die Cou-li (Schweißporen), und wirkt gegen Ödeme, in dem es den Harnfluss anregt.

Wenngleich es bei Kälte-Asthma in jungen Patienten mit Yang-Leere hervorragend geeignet ist, so sollte man doch, wenn man es mit einem älteren COPD-Patienten, womöglich noch mit Hypertonie zu tun hat, unbedingt mit abgeschöpftem Schaum verordnen, da sonst die unerwünschten Nebenwirkungen gegenüber den erwünschten überwiegen.

112 Zhang Zhong-Jing spricht nur vom zweimaligen Aufkochen (Er Fei 二沸), so dass hier vermutlich noch etwas von den Alkaloiden vorhanden war. Siehe auch (chinesische Untersuchung, die das Gleiche vermutet): https://wenku.baidu.com/view/dfa78ef0d1f34693daef3ea6.html

113 Ich selbst muß als Student wohl schon etwas Qi-Leere gehabt haben, denn Zheng schreibt hierzu: »Bei diesen Patienten ignorierte man, dass zunächst schon eine Leere im Inneren bestand und wenn sie nun bei einer Erkältung zur Regulierung Ma Huang und Gui Zhi bekamen, um das Pathogen nach Außen zu treiben, dann hat sich durch den großen Schweiß das restliche bisschen Ur-Yang der Niere mit dem Qi nach oben bewegt und wurde zusammen mit dem Schweiß und dem Pathogen nach außen getrieben. Dies ist die normale Funktion des Qi und nicht die Schuld der Arzneien, wenn das Yang dabei leer wird.« Ich fürchte meine damalige Dozentin war nicht gut in Pulsdiagnose ausgebildet, sonst hätte sie mir die Ma Huang Tang nicht gegen meinen damals chronischen Husten verschrieben. Aber auch aus Kunstfehlern kann man lernen!

Etwas verändert sind allerdings die Nebenwirkungen durch die Kombinationen mit Gan Cao und anderen Arzneien. (Siehe dazu die fünf häufigsten Kombinationen unter »Ein Ausflug ins *Shang Han Lun.*«)

Fazit: Zu guter Letzt noch eine wirklich großartige Formel mit Ma Huang, die nicht die klassische **Ma Huang Tang** ist, und ihre Modifikation:

Im *Yi Yin Tang Ye Jing* heißt es:

Wenn der Patient bei Beginn einer Shaoyin-Erkrankung Hitzesymptome und einen tiefen *(chen)* Puls aufweist[114], kann dies mit Ma Huang Xi Xin Fu Zi Tang behandelt werden.

Nach einer Atemwegs-Erkrankung eines meiner Kinder durch reinen Kälteschaden trat auch nach Abklingen der Symptome für lange Zeit eine große Schwäche auf, ähnlich wie heuer die Long-Covid-Erkrankungsfolgen. Nach nur einem Tag die großartige Ma Huang Fu Zi Xi Xin Tang, war das Kind vollständig genesen und ich verblüfft, wie diese drei Arzneien, die Rest-Kälte erfolgreich aus allen Leitbahnen vertrieben haben. Was aber macht man nun heute, da uns das Xi Xin nicht mehr zugänglich ist?
Auch hier gibt es Rat im Tang Ye Jing, wo es heißt:

Zwei bis drei Tage nach Ausbruch einer Shaoyin-Erkrankung soll der Patient mit *Ma Huang Fu Zi Gan Cao Tang* diaphoretisch behandelt werden. Wenn er nach zwei bis drei Tagen keine (dem Inneren zugeordneten) Symptome aufweist, kann man (damit) leichtes Schwitzen hervorrufen.

Dies wäre also eine Ausweich-Formel, obwohl das sanfte Gan Cao nicht ganz so gut und schnell wirkt, wie Xi Xin.

Gan Jiang und Sheng Jiang

»Gan Jiang: Geschmack scharf und Qi warm; geht in die Fuß Yang Ming Magen-Leitbahn, die Tai Yin Milz-Leitbahn, und die Fuß Jue Yin Leber-Leitbahn, sowie die Hand Tai Yin Lungen-Leitbahn« (Wu Pei-Heng)

Seit Aufzeichnung von Arzneien, sei es nun in China (Shen Nong Ben Cao Jing), im mittleren Osten (Avicenna) oder im alten Griechenland (Dioscurides) vor über 2000 Jahren werden der Ingwer und seine Familie als Arzneimittel verwendet.

Hierzu gehören Jiang Huang (Rz. Curcuma longa), der echte Galgant »Da« Gao liang Jiang (Rx. Alpinia officinaris), der Zitwer E Zhu (Tb. Curcuma zedoaria) aber auch die Früchte des grünen Kardamom (Fr. Amomum rotundus), Bai Dou Kou und des ähnlichen Sha Ren (Amomum villosum).

Alle sind aromatisch scharf und warm und werden zum Wärmen des Inneren (Wen Li) verwendet. Eine Ausnahme bildet der kühle Yu Jin (Curcuma yujin), der bei Depressionen auch die Psyche »kühlt«.

114 Die Shaoyin-Erkrankung sollte eigentlich ohne Hitze und mit verschwindendem (wei) und feinem (xi) Puls beginnen

Zheng Qin-An schreibt dazu:

Beim Verwenden von Arzneien muß also das Yang wiederhergestellt werden und das Yin gesenkt. Yang wiederherstellen beinhaltet drei Richtungen: oben, mittig und unten. Oben nimmt man Gui zhi, Ren Shen, Huang Qi; mittig nimmt man Gan/Sheng Jiang, Dou Kou und Sha Ren; unten nimmt man Tian Xiong, Fu zi und Liu Huang (Sulfur).

Der Ingwer selbst kommt also als rohe Arznei *Sheng Jiang*, getrocknet als *Gan Jiang*, und erhitzt als *Pao Jiang* vor, sowie carbonisiert als *Kao Jiang* oder *Tan Jiang*. Fan Zhong-Lin waren die Unterschiede der Ingwerpräparationen bewußt, er verschrieb daher sehr oft die Kombination Sheng Jiang und Pao Jiang (z. B. im Fall Nr. 63 von Fan Zhong-Lin: Infertilität).

Auch verschiedene moderne Studien kommen zu dem Ergebnis, dass der Ingwer bei Fruchtbarkeitsstörungen des Mannes effektiv ist.[115]

Ingwer enthält ein zähflüssiges Gemisch (Oleoresin) aus ätherischen Ölen und den scharfen Gingerolen. Ebenfalls scharfe süßliche Zingerone entstehen beim getrockneten Arznei-Ingwer, Gan Jiang und durch Erhitzen auch scharfe Shogaole, wie im Pao Jiang. Pharmakologisch hat er insgesamt antioxidative, antiemetische[116], antiphlogistische[117] und anregende Effekte auf Magensaft-, Speichel- und Gallenbildung, sowie die Darmfunktion.

Der scharfe Inhaltsstoff Gingerol hemmt die Expression des Enzyms Cyclooxygenase-2, welches Entzündungsreaktionen z. B. bei Arthrose und Rheuma vermittelt.[118] Bei Arthrose-Patienten konnte im Vergleich mit Ingwer-Extrakten die gleiche Schmerzlinderung wie mit dem Standard-Schmerzmittel Ibuprofen erzielt werden.[119] Traditionell wird er daher zur Behandlung von Rheuma, Muskelschmerzen oder Erkältungen verordnet.

Als Pao Jiang oder Kao Jiang, das heißt, geröstet oder carbonisiert wirkt er auch blutstillend, so dass er auch bei blutigem Stuhlgang zum Beispiel bei Colitis ulcerosa verwendet wird.

Er wirkt auf Milz, Magen, Lunge (bei Schleim) und Herz Leitbahnen, vertreibt Kälte innen aber auch in den Leitbahnen. Hierbei ist die Wirkung des Sheng Jiang eher außen in Haut und Leitbahnen zu finden, hingegen wärmt Gan Jiang eher das Innere (Li) und Pao/Tan Jiang stillen Blut, wie in der Tao Hua Tang (Pfirsichblütendekokt) mit Tan Jiang und Chi Shi Zhi gegen blutigen Stuhl durch Darmentzündung.[120] (siehe auch im Tang Ye Jing, Rolle 5, Kapitel 19, unter »Blutig eitriger Durchfall«).

115 https://www.iasj.net/iasj?func=fulltext&aId=71548 und

116 Eine Metaanalyse von sechs Studien kommt zu diesem eindeutigen Ergebnis: https://pubmed.ncbi.nlm.nih.gov/15802416/

117 https://examine.com/supplements/ginger/#hem-inflammation

118 JK. Kim, Y. Kim, KM. Na, YJ. Surh, TY. Kim: [6]-Gingerol prevents UVB-induced ROS production and COX-2 expression in vitro and in vivo. In: Free Radic Res. Band 41, Nr. 5, 2007, S. 603–614

119 M. Haghighi, A. Khalva, T. Toliat, S. Jallaei: Comparing the effects of ginger (Zingiber officinale) extract and ibuprofen on patients with osteoarthritis. In: Arch Iran Med. Volume 8, 2005, S. 267–271

120 Chi Shi Zhi (Kaolin, Halloysitum) 500g plus Pao Jiang (Zingiberis tosta) 30g und oft noch Jing Mi (Reis) 500g

Umso zahlreicher sind daher seine Indikationen: Blässe, Appetitmangel, kalte Extremitäten, Erbrechen, Diarrhoe, Kälte-Schmerz im Thorax und Abdomen, tiefer und langsamer Puls, blasse Zunge mit feucht-weißem Belag durch Kälte im Magen und Milz; Lungenerkrankungen mit dünnem, wässrigen oder weißem Sputum durch Kälte, verschiedene Hämorrhagien, besonders uterine und chronische Blutungen mit blasser Hautfarbe, kalten Extremitäten und schlüpfrigem, dünnem Puls.

Es ist sicher kein Zufall, dass in den 17 wichtigsten Rezepturen von Zheng Qin-Ans Buch auf dem dritten Platz nach Gan Cao und Fu Zi die beiden Ingwer-Arzneien Sheng Jiang und Gan Jiang in fast einem Drittel aller Formeln vorkommen.[121]

Yin-Feuer: Konkrete Therapieprinzipien, Arzneien und ihre Anwendung

Huang Di Nei Jing, Su-wen

Im Nei Jing (明传)[122], so erklärt jedenfalls Qin Bo-wei, heißt es noch deutlich als Hinweis auf das Therapieprinzip:

Stau-Feuer sollst Du bewegen, Yang-Feuer vermindern, Yin-Feuer wärmer und leiten.
郁火发之，阳火直折，阴火温导。 郁火发之，阳火直折，阴火温导。

Nach dem Yi-Jing und dem Huang Di Nei Jing kam das Thema für Jahrhunderte immer wieder als pathologischer Prozess zur Sprache, doch leider mit unterschiedlichem Behandlungsansatz, dem wir noch einmal in seiner Entwicklung folgen wollen:

Shang Han Lun (2. Jahrhundert)

Auch im *Shang Han Lun* oder was davon bekannt ist[123], ist nie von *Yin*-Feuer, ja nicht einmal vom *Ming Men*-Feuer die Rede. Von den meisten seiner Interpretatoren und Kommentatoren wird zwar einige Male der Terminus *Yin Xu* (陰虛, *Yin*-Leere) oder *Fei Teng* (沸腾, auflodern) benutzt, aber man darf nicht den Hintergrund des Buches vergessen:

121 In Chinesisch: http://www.cntcm.com.cn/xueshu/2019-04/03/content_58913.htm

122 Zitiert in Qin Bo-Wei: Zhi Liao ge Lue, Kap. 6: Huo (Details in Therapieprinzipien, Kap.6, Feuer)

123 Die ursprüngliche Version des Shang Han Za Bing Lun kennt niemand, aber durch archäologische Ausgrabungen (z.B. der Gui Lin-Gräber vor einigen Jahren), kommen immer wieder verlorene Teile des Buches zutage. Leider sind die Interpretationen der bislang bekannten Stücke von »Shang Han Spezialisten« alles andere als einig, so dass man vieles auf unterschiedliche Weise interpretieren und erklären kann. Da man ja nun irgendeine Version als Grundlage nehmen muss, halte ich mich vorwiegend an die »Shang Han Heng Lun«-Interpretation des Praktikers Zheng Qin-An und nehme einiges der neueren Ausgrabungen ergänzend zur Kenntnis

Während das Yi-Jing, das Nei Jing und sogar das die Formelgrundlage von vielen Shang Han-Formeln bildende Tang Ye Jing[124] (*Klassiker der Dekokte*, wiederentdeckt) absolut daoistische Bücher waren und in ihren Termini mit Vorliebe »Drachen fliegen« ließen, schrieb der Staatsbeamte Zhang Zhong-Jing sein Buch ja unmittelbar nach dem misslungenen Umsturzversuch durch die daoistische Sekte der gelben Turbane. Alle daoistischen Termini waren daher in offiziellen kaiserlichen Büchern wie dem Shang Han natürlich nicht erwünscht und mussten teilweise ausgemerzt werden. Dies ging soweit, dass man die Formelnamen aus dem Tang Ye Jing (Klassiker der Sude und Dekokte, siehe hinten) umbenannte, z. B. von *Zhu Que Tang* (朱雀湯), also Zinnoberroter Phönix (oder Feuervogel) Dekokt, in *Huang Lian E Jiao Tang* (Coptis Asinum Dekokt).

Es gab noch eine zweite Formel mit diesem Namen[125], die aber noch *Gan Jiang* und *Ren Shen* enthielt (zum Wärmen der Mitte und Stärken des *Yuan Qi*).[126]

Von daher und von der Anspielung auf den Feuervogel des Südens, den es zu befrieden galt, kann man den Bezug zum *Jun Huo/Ming Men Huo* (kaiserliches und ministeriales Feuer) erkennen.

Im Kapitel Shaoyin ab § 303 beginnen die typischen Symptome von *Yin Huo* und *Long Lei Zhi Huo* wiederholt genannt zu werden.

Die oben genannte *Huang Lian E Jiao Tang* (Coptis Asinum Dekokt) mit dem zur Niere absenkenden, salzigen Eidotter (= *Jing*-Arznei) wird vor allem bei Palpitationen mit Schlafstörungen verschrieben. Das *Yin*-Feuer bedrängt hier also schon etwas das kaiserliche Feuer, indem es aufsteigt. Die Idee, das Feuer zurück zur Niere zu leiten, zeigt sich statt im Text nur in der Zusammensetzung der Formel.

Während hier noch ein leichtes *Yin*-Feuer herrscht, kommt allmählich der Übergang zum Drachen-Donner-Feuer im Hals und Kopf: Der Shan Han-Spezialist und Kommentator Qiu Pei-ran schreibt zu den Palpitationen mit Brustdruck und schmerzhaftem Hals im § 310 *Zhu Fu Tang* (Dekokt mit salzigem Schweinefleisch, Reismehl und Honig):

> Hieraus kann man ersehen, dass der Halsschmerz der Zhu Fu Tang kein gewöhnliches Fülle-Feuer zur Ursache hat und auch kein einfaches Leere-Feuer, sondern dass hier der Drache des ministerialen Feuers hochsteigt. Daher sind kühle Halshitze klärende (Arzneien) ohne Wirkung – im Gegenteil, sie führen sogar noch zusätzlich zu Durchfällen.[127]

In den weiteren Absätzen über Halsschmerzen (§ 312) geht es ähnlich weiter. Natürlich können auch Fülle und exogene Pathogene Halsschmerz verursachen, aber die Formel, die von

124 《伊尹汤液经》(全本文字版) Hg. Yang Zhao-yi 杨绍伊, Ausgabe aus Republik China 1911-1949

125 Großes Zinnoberroter Phönix Dekokt *(Da Zhu Que Tang)*, wie alle »großen« Formeln mehr tonisierend, das heutige *Huang Lian E Jiao Tang* war das Kleine Zinnoberroter Phönix Dekokt *(Xiao Zhu Que Tang)*. Wie man sieht sind die Formeln *Da Qing Long Tang* (Großes Türkiser Drache Dekokt) und *Xiao Long Tang* (Kleines Türkiser Drache Dekokt) noch übriggebliebene Relikte der sechs daoistischen Symboltiere Türkiser Drache, Weißer Tiger, Schwarze Schildkröte, Zinnoberroter Phönix, Fliegende Schlange usw.

126 《湯液經法圖》 輔行訣臟腑用藥法要之組方法則解析, von Fang Guo-Qiang, in: 醫理探源分壇, 2007

127 由此可见猪 肤汤证的咽痛， 不同于一般实火， 也不同于一般虚火， 而是龙相之火上腾， 所以用寒凉清咽不效， 反加泄泻。

vielen Shang Han Interpreten als Yin-Feuer kühlend beschrieben wird, enthält, wie obige Formel ebenfalls, das salzige Eidotter, Symbol des südlichen, roten Feuervogels oder Phönix (3-fach geboren = aus Huhn und Ei und Feuer) und des daoistischen Symbols des *Ming Men*-Feuers (Lebensfeuer in salzigem Kern): Es ist die wenig bekannte *Ku Jiu Tang* mit dem sauer-bitteren Essig. Sie soll außer das Feuer zur salzigen Niere hinableiten auch die »donnernde« Leber sauer glätten.

Wenn aber diese Halsschmerzen dann doch mit kalten Arzneien falsch behandelt werden, dann gibt es nur noch die Rettung des Nieren-*Yang* mit einer *Fu Zi*-Mischung: Im übernächsten Abschnitt (§ 314) folgt dann nur in der Shang Han-Version aus der Song-Dynastie (Song Ban[128]) sogar die Bai Tong Tang mit dem Fu Zi bei den Durchfällen, wenn das Yang eben weiter geschwächt wurde.

Wie oft im Shang Han folgen Steigerungen eines Symptomes aufeinander. Umso logischer scheint also die folgende Steigerung, nämlich hier von *Yin*-Feuer zu Drachen-Donner-Feuer zu drohendem Zusammenbruch des *Ming Men*-Feuers.

Im selben Abschnitt § 318 fast am Ende kommt dann aber die größte Abweichung von der alten Shang Han-Ausgabe, denn anstatt der logischerweise als höchste Steigerung des Syndroms bei lebensgefährlichem Yang-Zusammenbruch verwendbaren *Si Ni Tang*, folgt die *Qi* bewegende Formel *Si Ni San*. Jahrhundertelang war dies eines von vielen Rätseln im Shang Han, die man mehr oder weniger gut herbeierklären konnte, ohne aber am »geheiligten« Text selbst zu zweifeln.

Zheng Qin-An hingegen geht hier aber einfach von einem der vielen in der (Medizin-) Literatur vorkommenden Abschreibfehler aus.[129] Er schreibt über den Text im *Shang Han Lun*:

»Bei der Shaoyin-Erkrankung mit kalten Extremitäten muss das Yang schwach sein (da es nicht bis ins Äußere reicht) und das Yin stark. Wenn unter diesen Bedingungen mal Husten, mal Herzklopfen vorkommt, dann bedrängt das Wasser-Pathogen die Achse. Wenn zugleich kein Urin fließt, oder Bauchschmerzen mit starkem Druck nach unten bestehen, dann hat die Yin-Kälte ihr Maximum erreicht. Die Therapiemethode sollte also sein mit einer starken Dosis das Yang zurückzuholen (also Si Ni Tang). Wie dies mit Si Ni San erreicht werden soll, kann ich mir absolut nicht erklären.«[130]

Glücklicherweise werden immer wieder Teile des entstellten Textes gefunden, doch obwohl Zheng diese noch nicht kannte, lag er – wohl durch seine tiefe Kenntnis der früheren daoistischen Texte und seine praktische Erfahrung – meiner Meinung nach meist richtig. Doch zwischen Shang Han und Feuerschule lagen ja auch mehr als anderthalb Jahrtausende.

128 Liu Du-Zhou in:《伤寒论校注》Ausgabe der Renmin Weisheng Chubanshe, Beijing, 1991 und Deng Tie-Tao in 1923 年影赵刻宋版《伤寒论》(1923), neu herausgegeben von der Chongqing Renmin Chubanshe, 1955

129 Der Shaoyin-Abschnitt scheint noch weitere problematische Stellen zu enthalten. Nicht immer sind diese bewusst herbeigeführt. Es wurde wohl oft bei Textlücken der vermutliche Inhalt »geraten«.

130 按少阴病，而至四逆，阳微阴盛也。其中或咳或悸者，水气上干也；小便不利者，阳不化阴也；腹痛下重，阴寒之极也。法宜大剂回阳为是，而此以四逆散主之，吾甚不解。 Aus: Shang Han Heng Lun, Shaoyin Pian

Bis heute gibt es noch Ärzte, die ausschließlich Rezepturen des Shang Han, die sogenannten klassischen Formeln *(Jing Fang)* verschreiben. Sie gehören zur Shang Han-Strömung in der Chinesischen Medizin *(Shang Han Pai)*. Da man erst letztes Jahrhundert in Gui Lin eine ursprünglichere Version des Shang Han Za Bing Lun fand (die sogenannte Gui Lin Ban) gibt es immer neue Interpretationen des Textes.

Zheng Qin-An war aber einer der ersten, der eigene Erfahrung über das bloße Kopieren des auswendig gelernten Textes stellte. Wo es im *Shang Han Lun* manchmal heißt »bei diesem Zustand ist der Patient des Todes und daher keine Therapie möglich«, gab er sich nicht zufrieden und fand Wege, die infauste Prognose zu überwinden. Von der Shang Han-Schule unterscheidet er sich ferner in der (scheinbar[131]) höheren Dosierung und darin, dass *Si Ni Tang* (Vier Kontravektiven Dekokt) nicht erst bei zusammenbrechendem *Yang* zum Lebensretten eingesetzt wird, sondern schon vorher Verwendung findet.

Zusammenfassend könnte man also sagen: Yi-Jing und Nei Jing kannten das *Yin*-Feuer, aber sie erklärten nicht genau, wie man es behandelt. *Shang Han Lun* behandelte das *Yin*-Feuer, aber nannte es nicht beim Namen.

Theorien und Behandlung von Yin-Feuer in den Jin-Yuan-Dynastien (12. und 13. Jh.)

Da keines der klassischen Bücher eine genaue Differenzialdiagnose zwischen Fülle-Feuer und dem durch Leere entstandenen Yin-Feuer lieferte, herrschte lange Zeit keine Klarheit zu den Unterschieden beider Feuer-Arten. Wir schauen uns daher die zuvor genannten Meister der vier Schulen an:

Der erste hier war wohl der Daoist **Liu He-Jian** (1120-1200), Begründer der »kühlenden Schule« *(Han liang Pai)* und einer der vier großen Meister der Jin-Yuan-Periode, der ein Syndrom erkannte, das mit einer *Yang*-Leere und *Yin*-Fülle des Unteren Erwärmers zu tun hatte, die sich oben scheinbar als Hitze (oder als Tinnitus, Taubheit usw.) manifestiert hatte. Da aber zu seiner Zeit in der Provinz Hubei viele febrile Erkrankungen auftraten, war er natürlich auf die Bekämpfung der Hitze geprägt. Er prägte die Idee, dass alle sechs exogenen Pathogene sich in Feuer umwandeln können.

Doch es gab zu seiner Zeit sogar bereits eine Idee, dass das Feuer aus dem *Ming Men* stammt und die Therapie des *Yang* Stärkens hier angebracht sei. Man kann dies in seinem langen Essay Huo Lei (Arten des Feuers) im Buch *Suwen Xuanji Yuanbing Shi* (Erklärung der Pathogenese basierend auf dem Su Wen) wiederfinden, wo er sich aber vehement gegen diese Theorie und Methodik ausspricht, weil ja die Niere das Wasser repräsentiere und natürlicherweise deshalb kalt sei, das Herz aber sei heiß durch das Feuer dort.

Kälte könne nur eindringen, wenn das Herz-Feuer leer sei. Sein Ideal ist das Gleichgewicht, das aber bei Feuer nur durch kalte Arzneien erreicht wird, die das Herz kühlen sollen:

131 Tatsächlich liegen die Feuerschule-Ärzte eher näher an der Dosierung als die heutige Verwendung, wie archäologische Ausgrabungen zeigen (Siehe hierzu Teil 3)

Nach den Regeln der fünf Wandlungsphasen gibt es Yang im Yin und Yin im Yang. Das Yin kann alleine nicht wachsen, das einsame Yang nicht vollenden. Wenn nur einer alleine besteht, muss sein Gegenstück gestärkt und genährt werden, dies ist das friedliche Gleichgewicht. Doch wenn sich beide gegenseitig streiten, dann ist einer stark und einer schwach, so entsteht das Chaos aus dem Verlust der Norm, Zerstörung und Schaden werden hieraus geboren. Ist das Wasser wenig und das Feuer viel, dann ist Yang voll und Yin leer und dies ist eine Hitze-Erkrankung.

Ist *(dagegen)* Wasser viel und Feuer wenig, dann ist Yin voll und Yang leer und dies ist eine Kälte-Erkrankung. Im Allgemeinen benutzt man dann häufig heiße Arzneien und will damit das Nieren-Wasser ernähren, um das Herz-Feuer zurückzudrängen, wie kann dies etwas anderes als völlig falsch sein?

Und weiter hinten:

Wenn man mit heißen Arzneien dem Yang helfen möchte, dann bricht das Yin plötzlich zusammen, als Folge erstirbt auch das Yang Qi, wie kann einer da noch überleben?«[132]

Da er Feuer immer für das zugrundeliegende Problem hielt und daher vorwiegend kalte Arzneien einsetzte, war er der erste, der das *Yin*-Feuer Problem bemerkte.

Denn wenn nun die Hitze im Unteren Erwärmer durch Kaltes wie *Da Huang* gekühlt würde, dann sei es »als gebe man dem mythologischen Wasser-Drachen (= *Yin* im *Yang*) noch mehr Kraft«, so dass er aus dem Nieren-Wasser donnernd hinauffährt in den Himmel, um dort Unruhe zu stiften. Er benannte es daher zusammenfassend das Feuer des Drachen-Donners *(Long-Lei zhi Huo)*, obwohl noch im Nei Jing zwischen Drache (Niere) und Donner (Leber) unterschieden wurde. Zur Behandlung aber hatte er jedoch keine anderen Ansätze als noch weiter zu kühlen.

Dennoch waren seine kalten Rezepturen sehr erfolgreich, zu dieser »heißen« Zeit im Kontext völlig richtig, da man überwiegend warme, trocknende Tonika auch bei den tobenden febrilen Erkrankungen einzusetzen versuchte. Seine Schule war daher gewissermaßen das kalte Gegenstück zur heißen Feuerschule.

Der Konfuzianer **Zhang Zhi-He** (1156-1228), Begründer der attackierend-purgierenden Schule *(Gong Xia Pai)*, hatte ebenfalls eine Abneigung gegen die zu seiner Zeit oft verwendete Tonisation mit warmen Arzneien. Sein Ansatz war ein aggressives Attackieren der Pathogene mit Purgation oder Emesis und wenn eine Tonisation notwendig war, dann verwendete er Nahrungsmittel. Er beschrieb allerdings in seinem Buch *Rumen Shiqin* (Konfuzianische Versorgung der Nahestehenden, Fall Nummer 49) einen jungen Mann, der vermutlich durch sexuelle Verausgabung krank wurde und typische Zeichen von *Yin*-Feuer hatte, mit unten-kalt-oben-heiß-Symptomen:

132 夫五行之里，阴中有阳，阳中有阴，孤阴不长，独阳不成。但有一物，全備五行，遽相济养，是为和平。交互伐剋。是为盛衰，变乱失常，灾害由生。是以水少火多，为阳实阴虚，而为病热也。水多火少，为阴实阳虚，而病寒也，故俗以热药，欲养肾水，胜退心火，岂不误也?（素问玄机原病式，火类）若又以热药助其阳气则阴气暴绝，阳气亦竭而死，何有生也?（素问玄机原病式，寒类）

(Patient) Leere durch Verausgabung, profuser Schweiß, gelbgrüner Teint des Gesichts, von den Knien ab nach unten schmerzhaftes Kältegefühl, aber *(dort)* ohne Schweiß, in der Mitte des Bauches austrocknendes Hitzegefühl. Es wurde von anderen Ärzten mit Fu Zi und Gan Jiang tonisiert, man wies an, fünf Tage kein (kaltes?) Wasser zu trinken und den Kopf nicht zu kämmen (zu waschen?), da dies als Kälte-Erkrankung behandelt wurde.

Zhang ließ ihn purgieren, kalt waschen und kaltes Wasser trinken. Danach tonisierte er die Mitte. Außerdem hieß er ihn, seine sexuelle Gier zu beherrschen. Der junge Mann starb einige Zeit später. Zhang führte es auf mangelnde sexuelle Beherrschung zurück.

Wahrscheinlich aber hatte er ein typisches *Yin*-Feuer. Der zu Beginn gegebene *Fu Zi* stärkte das geschwächte *Yang*, leitete aber das Feuer nicht nach unten. Zhang hingegen leitete Feuer purgativ nach unten aus und brachte so auch das *Yin*-Feuer nach unten. Doch beide Methoden zusammen ergaben keine komplette Rekonvaleszenz, da durch Zhangs Methode das *Yang* wieder erneut geschwächt wurde.

Li Dong-Yuan (1180-1251), Begründer der oben bereits beschriebenen warm-tonisierenden Schule *(Wen Bu Pai)* und ein weiterer der Vier Großen, entwickelte die Theorie weiter, denn wenn Attackieren und Kühlen falsch war, musste es ja eine andere Therapiemöglichkeit geben. Für ihn war *Qi* wichtiger als die vorhimmlischen Energien, die Mitte das Ziel seiner Therapie. Er meinte, dass das ministeriale Feuer im Unteren Erwärmer dem *Yuan-Qi* die Kraft stehle.

Seine Idee fasste mit dem Namen *Yin*-Feuer *(Yin Huo)* sowohl das beginnende Feuer, den späteren Drachen, als auch dessen Donner als eines zusammen, und versuchte die Therapie mit *Qi*-Tonika.

In seiner Abhandlung *San Jiao Yuan Qi Shuai Wang* (Leeres *Yuan Qi* des *San Jiao* stürmt empor) schreibt er: »Das ist ein Zusammenbruch des *Yuan Qi* im Dreifachen Erwärmer – wenn nicht zuerst Milz und Magen leer wären, dann würde das *Qi* auch nicht nach oben steigen.«[133] Er sieht also die Ursache im mangelnden Nähren des *Yuan-Qi* durch den Magen und will daher zuerst die Mitte stärken.

Doch das Problem ist nun, dass seine z. B. im *Bu Zhong Yi Qi Tang* vorgeschlagenen Arzneien wie *Huang Qi* und *Ren Shen* selbst warmen, süßen Charakter haben und zwar unten die schwache Niere tonisieren, aber oben das pathologische *Yin*-Feuer fördern können.[134]

Er nahm daher kalte Arzneien hierzu, ebenso wie Liu Wan-su, um der potenziellen Hitze vorzubeugen. Zugleich weiß er aber, dass kalte Arzneien die Mitte schädigen und *Yin*-Feuer mit warmen Arzneien »gezähmt« werden kann.[135] Therapeutisch ist dies aber eine schmale Gratwanderung zwischen Attacke und Tonisation (*Gong* 攻 und *Bu* 补), ähnlich

133 Li Dong-Yuan: 此三元真气衰竭， 皆由脾胃先虚， 而气不上行之所致也。 Aus: Pi Wei Lun, San Jiao Yuan Qi Shuai Wang und: 脾胃气虚， 则下流于肾， 阴火得以乘其土位， 故脾证始得。

134 Wu Pei-Heng kritisiert Li: »Deshalb kritisiert Chen Xiu-Yuan ja Li Dong-Yuan; dieser hat nur an die Tonisierung des nachhimmlischen (postnatalen) Mitte-Qi gedacht, und dabei vergessen an das vorhimmlische Yuan Qi zu denken.« 此乃陳批評李東垣，只重視後天脾胃之中氣，而忽視先天之元氣

135 温能除大热，大忌苦寒之药，损其脾胃。 (Pi Wei Lun)

wie bei Autoimmunerkrankungen die Therapie oft zwischen Attacke der Entzündung und Tonisation des immunregulierenden *Wei Qi* pendelt.

Heute weiß man, dass solche eher statisch »trägen« *Qi*-Tonika immer auch dynamische *Qi* bewegende Arzneien benötigen, um die Milz mit ihrer Macht nicht zu überlasten[136], doch welche Dynamik übertrifft schon die des Yang selbst, wenn es wieder alles bewegt?

Der vierte der großen Meister der Jin-Yuan-Dynastien, **Zhu Dan-Xi** (1281-1358), Begründer der *Yin*-nährenden Schule, erkannte zwar auch richtig, dass es sich nur um geschwächtes *Ming Men*-Feuer handelte, hatte aber nichts mehr zur Ideenlehre des *Yin*-Feuers beigetragen, im Gegenteil, es schien ihm eher fremd zu sein, obwohl er eine ganze Abhandlung über *Ming Men*-Feuer geschrieben hatte. Vielleicht waren ihm als eingefleischtem Konfuzianer die meist von daoistischen Ärzten als Quelle herangezogenen Klassiker Yi-Jing und Nei Jing weniger vertraut?

In seiner Abhandlung über das ministeriale Feuer in seinem Buch Ge Zhi Yu Lun (Abhandlung über Einzelheiten der Untersuchung) zitiert er dennoch das Nei Jing und führt aus:

Der Drachen-Donner kommt vom Himmel und stammt aus dem Qi des Holzes, das Qi aus dem Wasser stammt aus dem Meer. So ist es auch beim Menschen: diese zwei kommen aus Leber und Niere, bei der Leber vom Holz, bei der Niere vom Wasser. (...)
Das Yin von Leber und Niere kommt auch aus dem ministerialen Feuer, beim Menschen wie am Himmel. Man fragt sich also: Wie kann Li Dong-Yuan behaupten, es stehle (die Kraft) vom Yuan Qi? Nun, ministeriales Feuer und Yuan Qi sind zwei Kräfte: Wenn das eine nimmt, muss das andere geben.

In der Tat war es ja die Theorie von Li Dong-Yuan, dass der Magen das *Yuan Qi* nährt und dieses wiederum die Energie an das *Ming Men*-Feuer weitergibt. Li nannte es allerdings »vom *Yuan Qi* stehlen«.

Weiter unten vergleicht er die verschiedenen Feuer-Arten der Organe und kommt zu dem Schluss, dass alles pathogene Feuer im Körper durch die *Zang Fu*-Organe entsteht:

Dies alles sind Feuer-Erkrankungen, die durch Hitze der Zang Fu entstehen, nur dass dies im Kommentar (zum Nei Jing) noch nicht erwähnt wurde.

Bei der Behandlung des *Yin*-Feuers in seinem Buch Dan Xi Xinfa Xin Yao (Wichtiges zu Danxis Kernmethode) beschreibt er folgendes:

Im Kapitel »**Schwindel**«:

»Wenn Qi Leere und ministeriales Feuer beteiligt sind, so bleibt die Hauptmethode die Behandlung von Schleim, Tonisation des Qi und ein Absenken des Feuers mit Rezepturen wie Ban Xia Bai Zhu Tian Ma Tang.« Zhus *Yin* nährende Schule war ja bekannt für die klebrigen Arzneien, die aber das *Yin*-Feuer verschlimmern könnten. Doch diese setzte er hier nicht ein, sondern folgte den Schritten von Li Dong-Yuan und setzte Schleimumwandler zu dem *Qi* tonisierenden *Bai Zhu* und das nicht klebrige *Tian Ma* ein. Hierdurch wird zumindest keine Verschlimmerung eintreten.

136 »Zu schwach um die Tonisation zu absorbieren« heißt es dann. 虛不受補

Im Kapitel »**Bluterbrechen**«:

»Bei Blutungen aus dem Munde, ohne Husten oder Blutspucken, habe ich immer das Nieren-Wasser genährt und das ministeriale Feuer ausgeleitet.« Leider fehlt hier eine Angabe der Arzneien, wenn er aber zum Nieren-Wasser nähren *Shou Di* benutzt hätte, wäre der Drache geweckt worden.

Im Kapitel »**Frauenkrankheiten, 8: Roter und weißer Ausfluss**«:

»Bei hochsteigendem ministerialem Feuer sollte man geröstetes Huang Bai zur Formel (Shi Zao Tang, Shen You Wan oder Yu Zhu San) hinzufügen.« Dies ist die einzige kalte Arznei, die (allerdings mit warmen *Sha Ren* statt *Zhi Mu*) in der Feuerschule auch bei *Yin*-Feuer benutzt wird.

Im Abschnitt 6, Kapitel 916 über **Mund-Ulzerationen:**

»Wenn kühle Arzneien keine Linderung erbracht haben, dann ist im Mittleren Erwärmer eine Qi-Leere und das leere Feuer flackert nach oben ohne Kontrolle, dann (kommt) Li Zhong Tang, in schweren Fällen mit Fu Zi.« Hier folgt er der Idee seines Vorgängers, das *Yin Huo* durch *Qi*-Tonisation zu behandeln und mit *Fu Zi Li Zhong Tang* nimmt er eine der beliebtesten *Shang Han Lun*-Formeln der fast 500 Jahre späteren Feuerschule vorweg, die diese allerdings immer erst nach Stärkung des *Yang* verwendet.

Zhu Dan-Xi schreibt in diesem Abschnitt weiter, dass bei den eigentlichen *Yang*-Leere-Symptomen wie Schlaflosigkeit und Erschöpfung *Fu Zi Li Zhong Tang* als kaltes Dekokt geeignet sei, aber er zappelt hier etwas im Leeren bei der Erklärung, weshalb gerade *Fu Zi* in schweren Fällen so wirksam sei:

Wenn die Erde im Mittleren Erwärmer leer ist und man nichts essen kann, so schießt das ministeriale Feuer nach oben ohne Hindernis, so dass hier Li Zhong Tang mit Ginseng, Atractylodes und Glycyrrhiza die Leere der Erde füllen können und **der trockene Ingwer zerstreut das Lodern des Feuers, bei schweren Fällen Fu Zi.**

Der *Gan Jiang* ist zwar scharf, aber dass Schärfe das Feuer *zerstreut*, ist eine etwas seltsame Idee[137], und die Notwendigkeit des Akonits hier kann er auch nicht erklären. Als nächstes nimmt er für das gleiche Symptom eine ganz kalte Formel mit *Qing Dai, Huang Lian* und *Huang Bai*. Auch wenn er Li Dong-Yuan indirekt kritisiert, so verwendet er doch seinen theoretischen Ansatz. Er setzt der Behandlung von Feuer mit kalten Arzneien wie schon Liu Wan-su nur noch die Idee des Schleims hinzu, der sich in Feuer umgewandelt hat, wie zum Beispiel im oben zitierten Kapitel »Schwindel«: »Für viel Feuer nimmt man Er Chen Tang (gegen Schleim) mit Huang Qin (gegen Hitze).«

Aber leider ist es genau diesem Zhu Dan-Xi zu verdanken, dass man heutzutage in der modernen TCM bei *Yin*-Feuer-Symptomen immer an *Yin*-Leere-Ursachen denkt und dann

137 Mit den 5 Wandlungsphasen kann man (leider?) natürlich immer alles erklären: Die zerstreuende Schärfe kann hier als Einsatz ähnlich herbeierklärt werden, wie die Erklärung warum *Si Ni San* bei *Shaoyin* eingesetzt werden könnte (man wagte natürlich nie, darin einen simplen Abschreibfehler zu vermuten): Die Schärfe des Ingwers, ebenso wie *Chai Hu* in *Si Ni San* wirkt Qi bewegend und wenn das aufsteigende Feuer durch eine gestaute Leber (den Donneranteil des Drachen-Donners also) entstand, so müsste man halt die Leber-*Qi*-Stagnation beseitigen. Leider ist dies nur die halbe Story. Oder hatten Sie schon mal einen Patienten, dessen Raynaud-Syndrom nur mit *Qi*-Bewegern wegging?

eventuell eine Verschlimmerung durch Stärkung der *Yin*-Pathogene bewirkt! Zhu Dan-Xi hat den Drachen erst richtig aus dem Schlaf geweckt!

Sein daoistischer Zeitgenosse **Zhao Xian-ke** (vermutl. 1568-1644) trug hingegen weiter zur Differenzierung und Klärung der Feuer-Arten bei. In seinen Abhandlungen über ministeriales Feuer und Drachen-Donner-Feuer schrieb er, dass das gewöhnliche Feuer mit kalten Arzneien gelöscht werden kann, dass »Drachen-Feuer aber durch kalte Arzneien verschlimmert wird und dann solange brennt, bis es hinauflodert und den Himmel abbrennt.« Er bezog sich dabei auf die Klassiker, nämlich Wang Bing, den Kompilator des Huang Di Nei Jing, und beeinflusste später wiederum Zhang Jie-Bin (s.u.), ebenfalls beide Daoisten.

Yin-Feuer-Theorie in der Ming- und Qing-Dynastie

Die *Wen Bu*-Schule (Wärmen und Tonisieren) des oben genannten, großartigen **Zhang Jie-Bin** (1562-1639) betonte sehr die Wichtigkeit der Nieren und des *Ming Men*-Feuers. Zhang war auch sehr versiert in den daoistischen Texten und schrieb eine neusortierte Kompilation (eine Art Lexikon) des Huang Di Nei Jing. Er nannte es Lei Jing (Der wohlsortierte Klassiker).

Seine Ideen zur Therapie des *Yin*-Feuers und seiner Verwandten waren am weitesten entwickelt. Er schreibt mit stets bewundernswerter logischer Präzision eine Analyse der Feuerarten im Abschnitt Huo Zheng (Feuer-Syndrome) über klassische Quellen zum Feuer, die Beziehung von kaiserlichem zu ministerialem Feuer, Leere-Feuer, Feuer durch die fünf Emotionen, Diagnose der Feuer-Syndrome und Therapie der Feuer-Syndrome und Sammlung der Rezepturen zur Therapie des Feuers.

Er kritisiert zunächst die Interpretationen der beiden Jin Yuan-Meister: der immer kühlende Liu Wan-Su habe nicht genau zwischen Fülle-Feuer und Leere-Feuer unterschieden und immer nur bei allen Symptomen Feuer gesehen, was auch nicht der Natur im Großen entspricht. Zhu Dan-Xi behauptet, *Yang* sei zuviel und *Yin* immer leer, doch die Niere – egal ob *Yin* oder *Yang* – ist immer normal oder leer, aber niemals zu voll. Zum *Yin*-Feuer, das er als eine Form von Leere-Feuer bezeichnet, schreibt er folgendes:

Es gibt **zwei Quellen von Leere-Feuer**, aber vier verschiedene Arten des Syndroms, wie kommt das?

Man sagt, wenn Patienten mit **Yin-Leere** Hitzeerscheinungen haben, so hat das wahre Yin Schaden genommen, das Wasser kontrolliert das Feuer nicht mehr.

Aber man sagt auch, bei Yang-Leere können ebenfalls Hitzezeichen entstehen, nämlich wenn das Yuan Yang geschädigt ist und das Feuer nicht zu seinem Ursprung zurückkehrt. Dies sind also die zwei Quellen des Leere-Feuers.

Von diesen beiden gibt es nun vier Arten, die sich im Äußeren zeigen:

Beim ersten ist das **Yang oben,** wo es sich im Hals oder Kopf zeigt. Obwohl es oben heiß ist, ist es unten kalt. Dies ist das wurzellose Feuer (Wu Gen Zhi Huo).

Beim zweiten treibt das **Yang ankerlos nach außen** und zeigt sich in Haut, Muskeln oder Fleisch. Obwohl es an der Oberfläche heiß ist, ist es dennoch **im Inneren kalt.** Dieses nennt man das Feuer des verdrängten Yang (Ge Yang Zhi Huo).

Beim dritten ist das **Yang zu schwach, um sich zu erheben** und bleibt **unten** beim Urin, zwischen den zwei »Versteckten« (Blasenausgang, After). Obwohl es dort Hitzezeichen sind, so steckt dennoch Kälte dazwischen. Dies ist das sogenannte Feuer, das seinen Platz verloren hat (Shi Wei Zhi Huo).

Das vierte ist ein **Aufbäumen des Yang und Unterdrücken des Yin,** was man bei Leere von Essenz, Blut, oder Körperflüssigkeiten (Jing, Xue, Jinye) feststellt. Dies rührt daher, dass Wasser und Metall (die Mutter des Wassers) erschöpft sind, Blei und Quecksilber ausgetrocknet sind. Das ist das sogenannte Feuer durch Yin-Leere.

Aber obwohl es vier Syndrome gibt, sind es nur zwei Ursachen, Yin-Leere oder Yang-Leere. Von Yin-Leere gibt es nur eine Art, von Yang-Leere gibt es drei Arten, nämlich oben, mittig (innen-außen) und unten.

Im Allgemeinen ist es so, bei Yin-Leere mit Feuer muss man das Wasser stärken mit dem Einsatz süßer kühler Arzneien, unter Vermeidung von scharfen, heißen Arzneien.

Bei Hitze durch Yang-Leere muss man das Feuer stärken mit warmen oder heißen Arzneien und auf jeden Fall unbedingt den Einsatz kalter Arzneien vermeiden. Diese Methode ist stärker und man kann deshalb oft schon nach ein, zwei Verabreichungen der Arznei den Effekt feststellen.

Die süße, kühle Arznei (bei **Yin-Leere**) hingegen wirkt langsamer und man muss viele Verabreichungen verwenden, um einen Effekt festzustellen. Außerdem darf die Dosis nicht zu hoch sein, um nicht die Mitte zu schädigen. Wenn dies geht, so kann man auch süße, neutrale Arzneien verwenden. Wenn dies aber nichts fruchtet, so sollte man süße, warme Arznei verwenden, aber auf keinen Fall sollte man hier kalte Arznei verwenden, da sonst die Lebensenergie geschwächt wird. Diese Methodik ist von größter Wichtigkeit und sollte unbedingt beachtet werden. (...)

Ren Shen, Huang Qi, Bai Zhu, Gan Cao behandeln zerstreutes Yang durch Qi-Zusammenbruch, Shou Di Huang, Dang Gui, Gou Qi Zi, Shan Zhu Yu behandeln die fehlende Kommunikation zwischen Niere und Herz, wenn das Yang wurzellos nach oben treibt. Fu Zi, Gan Jiang, Rou Gui retten Yuan Yang, wenn es zu schwach ist, um sich zu erheben, oder wenn es ankerlos nach außen treibt. (...)

Bei Yin-Leere mit Hitze nimmt man Rezepturen wie Yi Yin Jian, Zuo Gui Yin, Zuo Gui Wan oder Liu Wei Di Huang Wan, vor allem um das Wasser zu stärken.

Bei wurzellosem Feuer und von Yin verdrängtem Feuer nimmt man warme Qi und Blut tonisierende Arzneien, um die Hitze zum Rückzug zu bewegen, wie zum Beispiel You Gui Yin, Li Yin Jian, Li Zhong Tang, Da Bu Yuan Jian, Liu Wei Hui Yang Yin. Dieses nennt man die Quelle des Feuers stärken oder »Warmes treibt Hitze aus«.

aus: Jing Yue Quan Shu, Kapitel Feuer-Syndrome

Zhang schlägt vor, bei Hitze die warmen oder heißen Arzneien als abgekühltes Dekokt zu trinken, was es dem Patienten oft angenehmer macht. Li Ke und einige Ärzte der Feuerschule haben diese Idee übernommen.

Auch bei Zhang war das Nieren-*Yang* von hoher Wichtigkeit. Bei der Therapie gibt es jedoch den Unterschied zu Zheng Qin-An, dass Zhang vor allem die Niere in den Mittelpunkt stellte, wobei Nieren-*Yin* und Nieren-*Yang* für ihn beide behandelt wurden. Seine vier Lieblingsarzneien waren *Ren Shen* und *Shou Di Huang* als milde Tonika für *Qi* und Blut, *Fu Zi* und *Da Huang* als attackierende und heiße/kalte Arznei, Zheng hingegen hielt *Yin*-Arzneien wie *Shou Di* für zu klebrig.

Zhang Jing-yue stärkte immer *Yang* und nährte *Yin* gleichzeitig, wie man bei der Verwendung von *Fu Zi* und *Shou Di* in seinen Formeln wie zum Beispiel *You Shen Wan* und *Zuo She Wan* sehen kann (Pille der rechten Niere, Pille der linken Niere).

Zheng Qin-An hingegen stärkte das *Yin* indirekt, indem er das *Yang* zuerst aufbaute. Denn nach dem Yi-Jing muss die Energie des *Yang* den Anfang bilden, damit die Substanz des *Yin* als Folge entsteht, wie es die Physiker heute bei Urknall und Entstehung der Materie interpretieren.

Zusammenfassung der Grundlagen und Therapieprinzipien

Im Jahre 1851 schrieb schließlich **Lin Pei-Qin**, der keiner speziellen Schule angehört, in seiner umfassenden Sammlung von Syndromen und Rezepturen (Lei Zheng Zhi Cai) im Kapitel Diskurs über das Feuer-Syndrom (Huo Zhen Lun Zhi):

Wind, Kälte, Sommerhitze, Nässe, Trockenheit sind alles exogene Ursachen nur beim Feuer kommen die meisten Ursachen von innen. In den Klassikern heißt es: **»Wildes Feuer futtert[138] das Qi – sanftes Feuer füttert das Qi.«[139]**

Die Kommentare dazu erklären, dass das Feuer unterhalb des Dan Tian das leichte Feuer ist, das also das Qi produziert, dies ist das wahre Feuer (Zhen Huo). Alles Feuer, das den Dan Tian verlassen hat und weiter oben lodert, ist wildes Feuer und verbraucht das Qi, so dass es pathogenes Feuer ist. Davon gibt es Fülle-Feuer, Leere-Feuer, Nässe-Feuer, Stau-Feuer, Yin-Feuer, das Feuer der 5 Zang- und 6 Fu-Organe, Feuer, das die Leitbahnen verlässt. (...)

In den Klassikern heißt es: »Ein Wasser kann nicht zwei Feuer überwinden.« Die zwei Feuer, das sind kaiserliches Feuer und ministeriales Feuer. Das kaiserliche Feuer gehört zum Herzen. Es entspricht der Sonne am Himmel. Das ministeriale Feuer ist gebunden an Leber und Nieren. Es entspricht dem Donner des Drachens am Himmel. (...) Wenn der Drache sich im Meer windet, folgt ihm der Donner auf der Erde. Dies ist das Auflodern aus Wasser und Holz.

Nach dem Herbst versteckt (der Drache) sich und steigt erst mit dem Yang (hier: Frühling) wieder auf. Doch der (Frühlings-) Regen lässt ihn noch stärker werden (da das Wasser das Holz gebiert). Deshalb kann man (den Drachen, bzw. das Ming Men-Feuer) mit Wasser nicht auslöschen.

Im Menschenkörper ist das ministeriale Feuer des Ming Men das Drachen-Feuer und das ministeriale Feuer des Shaoyang (Galle und San Jiao) ist das Donner-Feuer. Drache und Donner gehören

138 Dieser etwas saloppen Übersetzung des Charakters »shi« 食 = »verzehren, essen« konnte ich aus mnemotechnischen und ästhetischen Gründen einfach nicht widerstehen

139 Zhuang Huo 壮火 und Shao Huo 少火 bedeuten auch starkes Feuer und junges Feuer, ergeben in diesem Zusammenhang aber keinen Sinn, daher habe ich mich für »wild« und »schwach« entschieden

zusammen. Wenn das Ming Men-Feuer schwach ist, so hat die rechte Chi-Pulsstelle einen Ruo Mai (schwacher Puls). Daher muss man die Quelle des Feuers stärken (...). Wenn das Wasser der Niere leer ist, so hat die linke Chi-Pulsstelle einen (schwachen Puls). Daher muss man das Wasser stärken.

Praxis der Feuerschule – Fallstudien

Nachdem wir nun die theoretischen Grundlagen, die Arzneien und ihre Kombinationen kennen gelernt haben, folgen nun weitere Fälle aus der Praxis. Die in Klammern **(xy)** angegebenen Nummern beziehen sich auf die im Anhang gelisteten Rezepturen, die oftmals verwendet wurden, ohne explizit die Formel aufzuschlüsseln, wie ich es bereits bei Wu Sheng-Yuan in der Famulatur 1994 erlebt hatte, ohne es zu verstehen. (siehe Formelindex)

Gynäkologie

Zwei weitere Fälle aus der Feuerschule

In der Fachliteratur heißt es ja, unter Akonit »Mit Vorsicht in der Schwangerschaft zu verwenden« und manche raten sogar komplett von der Anwendung ab. Doch wenn man sein Handwerk versteht, gibt es auch hier Ausnahmen. Hierzu ein Fall aus der Feuerschule bei drohendem Abort von Wu Pei-Heng:

Verletzung mit drohendem Abort

Frau Fan, 28 Jahre, aus dem Kreis Huili in Sichuan war im 6. Monat schwanger, als sie ausrutschte und hinfiel, wonach sie Blut verlor wie bei einer Metrorrhagie mit gleichzeitigen unerträglichen Schmerzen in Unterbauch und Rücken und Drang hatte, sich niederzulegen. Da ihr Mann noch nicht nach Hause kommen konnte, wußte sie keinen anderen Rat, als weiter das Bett zu hüten, wobei aber die Blutung weitere sechs oder sieben Tage weiterging. Als ich danach zu einem Hausbesuch gerufen wurde, hatte sie schon viel Blut verloren und ihr Qi war stark geschwächt, so dass die Gefahr eines Abortes drohte. Zum Glück wies noch der Puls auf beide Leben hin, so dass hier nur eine mächtige Tonisation des Blutes und Qi in Frage kam.
Das Therapieprinzip ist also »Wiederaufrichten des Yang, Tonisation des Qi und Zurückleiten des Blutes in seine korrekten Bahnen« und so dass zweifellos zumindest das Retten der Mutter ohne nachfolgenden Schaden möglich ist.
Als Rezeptur verwendete ich die Modifikation des Si Ni Dang Gui Bu Xue Tang (Blut nährendes Dekokt der Vier Kontravektiven mit Dang Gui).

Fu Zi 100 g, Huang Qi 60 g, Dang Gui 24 g, E Jiao 12 g, präp. Ai Ye 6 g, präp. Gan Cao 10 g, 5 Stk. Da Zao in Ingwersaft präpariert und carbonisiert.

Nach einer Verabreichung blutete es nur noch halb so viel, nach der zweiten gar nicht mehr. Nach der dritten war die Lage stabil und der Fötus gerettet. Bis zum Termin blieb alles weiterhin stabil und nach der Geburt waren Mutter und Kind wohlauf und sicher.

Notiz von Dr. Wu:

Fu Zi tonisiert das Yang des Ursprungs und hilft dem kleinen (physiologischen Feuer) Qi zu bilden. Wenn Yang und Qi aufsteigen, so beginnt sich auch das fetale Qi zu stabilisieren. Huang Qi und Bai Zhu tonisieren die Mitte, das Qi der (Wandlungsphase) Erde. Wenn sich das Qi der Milz erholt, so kann es das Blut und Flüssigkeiten in den Gefäßen halten. Dang Gui und E Jiao nähren den Schaden am Blut. Ai Ye, wenn mit Fu Zi kombiniert, wärmt die untere Quelle und stillt den Schmerz in Rücken und Hüfte. Jiang (Ingwersaft) und karbonisierte Da Zao wärmen die Leitbahnen und wirken blutstillend. Durch das Schwarzrösten werden sie bitter und vereinen ihre Kraft mit dem Süßen von Gan Cao. Süß und bitter kombiniert wirkt Yin nährend, so dass die Bildung von Yin und ebenso Blut gefördert wird.

Wenn also Yang und Qi warm emporsteigen und Yin und Blut gestärkt werden, geht der Fötus nicht verloren. Im Nei Jing heißt es »Um eine Krankheit zu behandeln muß man ihren Ursprung bemühen (»治病必求其本«). Wenn die Wurzel behandelt ist, so regulieren sich die Zweige von alleine. Hätte man also nur das Blut stillen in den Vordergrund gestellt, ohne schnellstens das Qi zu stabilisieren, so hätte sich dieses zerstreut, ohne den Fluß des Blutes regulieren zu können. Wie hätte man dann das Blut am Fließen hindern können?

Fall Nr. 63 von Fan Zhong-Lin: Infertilität (Shao Yin)

Frau Huang, 34 Jahre, Angestellte in der Verwaltung des Gaswerks
Heirat vor 7 Jahren, bisher kinderlos, beide Ehepartner nach medizinischen Untersuchungen pathologisch unauffällig. Im Winter 1959 begannen bei Frau Huang Schwindel, Kraftlosigkeit, morgens Lidödeme, abends Knöchelödeme, unregelmäßige Menstruation. Die Symptome verschlimmerten sich im Frühling 1965, so dass sie im gleichen Jahr am 20.7. zur Diagnose kam.
Seit 6 Mon. bestand eine Amenorrhoe, Fluor albus, überall Ödeme aber vor allem in den Beinen. Sie hatte am ganzen Körper Schmerzen, fror stark, schlief nur schlecht mit vielen Träumen, Inappetenz, teilweise Hypertonie. Die Urinausscheidung war schwierig, der Stuhl anfangs fest, am Ende breiig weich.
Die Zunge war blaß, gedunsen mit Zahneindrücken, der Belag weiß und schlüpfrig und in der Mitte dick und schmierig, der Puls war tief.
Dies war ein Eindringen des pathogenen Faktors in den Shao Yin (Bauch) Abschnitt, das Feuer war geschwächt das (pathogene) Wasser übermächtig, das Nieren-Yang war leer, und die Regulation der Menstruation gestört, was in der Infertilität resultierte.
Ich gab zuerst das modifizierte Zhen Wu Tang (Wahrer Krieger Dekokt) mit dem Therapieprinzip »Yang wärmen, Qi umwandeln und Wasser bewegen.«

Rp
Fu Zi 120 g (lange gekocht), Fu Ling 30 g, Sheng Jiang 30 g, Gui Zhi 15 g, Pao Jiang 30 g, präp. Gan Cao 15 g für 4 Verabreichungen (Tage)

1. Besuch: Alle Ödeme waren nicht mehr vorhanden, der Appetit hatte zugenommen. Weitere 4 Verabreichungen der gleichen Rezeptur.

2. Besuch: Obwohl Müdigkeit und Kältegefühl nun auch verschwunden waren, bestand noch die Amenorrhoe. Zur ursprünglichen Rezeptur fügte ich eine Dang Gui Bu Xue Tang Modifikation hinzu:

Rp
Fu Zi 60 g, Fu Ling 20 g, Bai Zhu 15 g, Sheng Jiang 30 g, Gui Zhi 10 g, Huang Qi 30 g, Dang Gui 10 g, Gan Cao 10 g, Pao Jiang 30 g

4. Besuch: Nach Einnahme obiger Rp für 8 Tage setzte die Menstruation ein. Die Menge war spärlich, das Blut hell, aber mit Koageln. Der Unterbach war dumpf schmerzhaft und fühlte sich kalt an. Hier war noch durch Kälte eine Stagnation im Uterus, so dass ich eine Modifikation der Wen Jing Tang (Menses wärmendes Dekokt) verwendete.

Rp
Wu Zhu Yu 6 g, Dang Gui 10 g, Chuan Xiong 6 g, Bai Shao 10 g, Xue Yu Tan 20 g, Pao Jiang 20 g, Gan Cao 10 g für 2 Tage

5. Besuch: Der Schmerz im Unterbauch war jetzt weg, die Stase offensichtlich reduziert, der Allgemeinzustand deutlich besser. Ich wies sie an, Kälte zu meiden und Geschlechtsverkehr ebenfalls für ein ½ Jahr auszusetzen. Ferner verschrieb ich eine Rp, die sie für eine Weile einnehmen sollte und riet ihr sich etwas zu schonen.

Fu Zi 60 g, Rou Gui 10 g (zum Dekokt herunterspülen), Pao Jiang 30 g, Xue Yu Tan 20 g, Huang Qi 30 g, Dang Gui 10 g, Pao Shen(!) 15 g, Ba Ji 12 g, Gou Qi Zi 20 g, Tu Si Zi 20 g, Rou Cong Rong 10 g, Gan Cao 15 g

Die Patientin berichtete am 26.7.1979 dass sie sich an die Anweisungen von Dr. Fan gehalten und außerdem über 100 Verabreichungen eingenommen habe, wonach sie 1967 zum ersten Mal schwanger wurde und im Jahr darauf auch gleich das zweite Kind bekam.

Fan Zhong-Lin: Funktionelle Uterusblutungen mit Anämie durch Blutverluste

Frau Wu, 43 Jahre, Angestellte in der Xin Hua She (News Agency)
Seit 1971 gelegentliche Ohnmachten wegen Hypotonie und Schlafstörungen, die aber zu dieser Zeit noch nicht ernst genommen wurden. Seit 1975 wurde dieser Zustand immer häufiger, besonders nach starken Blutverlusten durch die Monatsblutung. Der Zyklus wurde immer kürzer, die Blutungszeit länger und die Blutmenge mehr, so dass sie schließlich arbeitsunfähig wurde. Sie suchte einige Krankenhäuser in Beijing auf, die die Diagnose »Funktionelle Uterusblutungen« und »Anämie durch Blutverlust« stellten. Sie wurde dann in ein Spezialkrankenhaus außerhalb überwiesen, welches die gleiche Diagnose stellte, aber ohne Erfolg therapierte.

Am 12. Juni 1978 stellte sie sich hier vor, wo die Diagnose »Gleichzeitige Erkrankung von Taiyin und Shaoyin« gestellt wurde. Die Therapiezeit betrug alles in allem vier Monate, wonach eine völlige Gesundung eintrat und sie auch wieder arbeiten gehen konnte.

Eingangsdiagnose: Unregelmäßige Menstruation, die einige Tage nach Ende der Blutung wieder einsetzt. Blutung ist profus, dunkel und dünn mit vielen schwarzen Koageln. Außerdem Kopfschmerzen, Wassereinlagerungen, Inappetenz, zusammengekrümmtes Schlafen mit plötz-

lichem Hochschrecken und Schlafstörungen. Es bestehen Kurzatmigkeit und Müdigkeit, kraftlose Glieder und kaltes Abdomen, auch insgesamt Kälteabneigung und schmerzende Glieder. Das Gesicht war fahlweiß und die Konstitution sah zerbrechlich aus. Zungenkörper war blaß, der Belag weiß und schlüpfrig, am Zungengrund etwas dick und klebrig.
Die Syndromdifferenzierung ergibt ein Beng-Lou-Syndrom (Metrostaxis) bei Taiyin und Shaoyin-Erkrankung.
Das Therapieprinzip ist daher die »Menses wärmen, Kälte zerstreuen, Yang wiederherstellen und die Mitte absichern.«
Die Formel ist Gan Cao Gan Jiang Tang mit täglich je 30 g Zhi Gan Cao und 30 g Gan Jiang zu drei Verabreichungen also für 3 Tage.

2. Besuch: Nach der Einnahme nahm der Appetit etwas zu, aber es bestanden weiterhin Gliederschmerzen und Kälteempfindlichkeit. Daher Fortsetzung der Gan Cao Gan Jiang Tang kombiniert mit Ma Huang Fu Zi Xi Xin Tang, da das Therapieprinzip in »Menses wärmen, Kälte zerstreuen bei gleichzeitiger Therapie von BIAO und Li« bestand.
Die folgende Formel wurde in immer wieder modifizierter Form für 25 Tage gegeben, wobei die Dosis von Fu Zi und von Pao Jiang allmählich auf je 120 g gesteigert wurde:

Pao Jiang 30 g, Zhi Gan Cao 30 g, Ma Huang 9 g, Zhi Fu Zi 60 g (lange kochen), Xi Xin 3 g

3. Besuch: Die gesamten Ödeme hatten langsam abgenommen, auch die Symptome Kälteabneigung, gekrümmtes Schlafen, Kopf- und Gliederschmerzen waren deutlich besser, die Verklumpung war kleiner geworden, die Blutung hatte gestoppt und der Zyklus war offenbar wieder in normaler Länge. Der Zungenkörper war wieder normal blaßrot, mit einer Spur zu blaß, der Belag war weiß und schlüpfrig, am Zungengrund reduzierte sich die Dicke etwas.
Die Erkrankung war also bereits deutlich gebessert, das Yang langsam bei der Rückkehr und so auch die Befestigung des Yin (Blut) im Körper, aber es bestanden noch Zeichen von Nässe der Milz durch Nieren-Yang-Leere.
Das Therapieprinzip bestand daher in »Wiederherstellen des Yang und Yin, Tonisierung der Mitte und Mehrung des Qi.«
Die Formel war die Modifikation einer Kombination aus Gan Cao Gan Jiang Tang und Li Zhong Tang, die bei Besserung des Syndromes allmählich in der Dosis reduziert wurde. Insgesamt wurden aber etwas mehr als vierzig weitere Tagesportionen verschrieben:

Zhi Fu Zi 60 g (lange gekocht), Gan Jiang 15 g, Zhi Gan Cao 30 g, Dang Shen 30 g, Chao Bai Zhu 24 g, Fu Ling 20 g, Pao Jiang 30 g, Xue Yu Tan 30 g, You Rou Gui (zum Herunterspülen mit Dekokt) 10 g, Lu Jiao Jiao 6 g (zuerst aufgelöst)

Seit Mitte Oktober 1978 war der Menstruationszyklus, die Blutungsdauer, die Blutmenge und Farbe wieder normalisiert wie alle anderen Symptome, so dass die Patientin wieder die Arbeit aufnehmen konnte. Während des Neujahrsfestes im folgenden Frühling mußte sie wegen hoher Anforderungen täglich sogar mehr als 12 Stunden arbeiten und fühlte sich dennoch voller Elan.
Im März 1979 wurde wegen der Vorbereitungen einer Auslandsreise nochmals ein kompletter Check-Up (in einem anderen Krankenhaus) gemacht, der erklärte, dass sie bei bester Gesundheit sei.

Kommentar: Der dunkel geröstete Ingwer *Pao Jiang* ist nach der Präparation bitter und weniger scharf, außerdem wirkt er Blut stillend. Das in Honig präparierte Süßholz ist – süß. Was schon weiter oben Zheng Qin-An schrieb: »Der Sinn von Bu Shui Tang ist es, dass bitter und süß das Yin erzeugen«, genauso gilt dieses Prinzip hier für die Gan Cao Gan Jiang Tang.
Warum aber benutzt er hier die Gan Cao Tang, die ja im *Shang Han Lun* und auch im Taiyin zur Tonisation der Mitte benutzt werden: Die Hauptdefinition von Taiyin ist ja:
Völlegefühl und Erbrechen, Unfähigkeit zu essen, starke »LI« mit Bauchschmerzen. Nun wird ja ZI LI (自利) meist mit Durchfall übersetzt, in anderem Kontext auch mit Urinfluß. Zheng schreibt weiter oben zur Bedeutung des Wortes XIE (泻): »Was bedeutet hier heimlicher Flüssigkeitsverlust? Die Patientin hat manchmal lange anhaltende spontane Schweiße, oder Nachtschweiß, oder Nasenbluten, oder sogar gelegentliches Bluterbrechen, oder häufigen Durchfall.«

Überträgt man dies auf LI, dann ist ja ein Blutverlust durch Menorrhagien jeder Art ein ebenso schwerwiegender Verlust an Yin-Flüssigkeit wie Durchfall. Wenn man also das Wort ZI LI in weiterem Kontext interpretiert, dann paßt ein Großteil der Symptome dieses Falles auf Taiyin, und der andere Teil, die Yang-Leere Symptome auf Shaoyin. Doch nachdem die Kälteabneigung und der Schmerz nach der ersten Verabreichung noch nicht weg waren, vermutet er hier ein noch nicht geklärtes Taiyang-Syndrom im BIAO und gibt eine Modifikation der Ma Huang Fu Zi Xi Xin Tang, wonach sich auch prompt Kälteabneigung und der Schmerz besserten. Wie oft in der Feuerschule wurde als letztes eine Konsolidierung der Erde mittels Li Zhong Tang durchgeführt.

Doch für viele bleibt vielleicht die Frage offen: Wenn schon profuse Blutungen bestehen, wird dann der heiße Fu Zi mit bis zu 120 g diese Blutungen nicht verschlimmern?
Hierzu sollte der Vater der Arzneimitteltherapie Zhang Zhong-Jing wieder zu Worte kommen. In seinem Jing Gui Yao Lue (dem Band das vom ursprünglichen Shang Han Za Bing Lun getrennt wurde) gibt es in der Abteilung Frauenkrankheiten die »Fu Zi Tang« (Akonit Dekokt). Leider ist der Teil mit der genauen Zusammensetzung der Formel verloren, wir wissen also nur das Fu Zi darin war. Der Wortlaut der Indikation für die Formel existiert aber noch und er lautet:
»Wenn Frauen im sechsten, siebten Monat schwanger sind, ihr Puls saitenförmig ist und Hitze besteht, als ob sie ein BIAO-Syndrom hätten, außerdem ihr Unterbauch eine hohe Kälteempfindlichkeit hat, als ob schon der Wind eines Fächers sie verschlimmere, dann ist der Grund, dass durch Yang-Leere und ihre geweitete Gebärmutter die Kältepathogene hier leicht eindringen können.«

Zhang Zhong-Jing: Jin Gui Yao Lue

Deshalb gibt er hier die Fu Zi Tang um die Gebärmutter zu wärmen und die Kälte zu vertreiben.
Auch diese Situation war jener der obigen Patientin sehr ähnlich, auch wenn keine Schwangerschaft bestand. Und sie zeigt auch, dass auch Fu Zi bei Schwangeren manchmal indiziert ist, wie es Wu Pei-Heng in seinem Fall von drohendem Abort beschreibt.

Aus: Liu Jing Bian Zheng Yi An Xuan, von Fan Zhong-Lin

Ausfluß

Was den Ausfluß als solches angeht, so heißt es in den Büchern es sei eine Verletzung des Dai-Mai, die sich hier zeigt. Im »Bao Chan« heißt es, es gäbe 36 Arten des Ausflusses, im »Gui Shen« ist die Rede von weißem und rotem Ausfluß, Ausfluß in unberührten Frauen und Ausfluß in Schwangeren, während das »Nü Ke Xian Fang[140]« wiederum in fünf Arten des Ausfluß unterscheidet, die nach den fünf Farben unterschieden werden und mit fünf Rezepturen behandelt, was auch Sinn macht.

Ich verwende oft diese Rezepturen, da sie sehr effektiv sind. Allerdings scheint mir, das die zehntausend Krankheiten niemals den Raum zwischen Yin und Yang verlassen. Obwohl viele schon hierzu ihre Ideen einbrachten, scheint doch keine Regel vorhanden zu sein, auf die dies alles zurückgeht, so dass man einfach nur die Formeln lernte.

Wenn ich mir zehn Fälle von Ausfluß anschaue, dann gibt es in vielleicht fünf oder gar sechs davon ein Yang-Syndrom, nämlich Nässe-Hitze, die sich nach unten staut. Von zehn Fällen aber sind Yin-Syndrome sogar sieben oder acht, nämlich durch eine Leere des Ming-Men Feuers bedingt.

- Wie zeigt sich nun die Ursache der nach unten stauenden Nässe-Hitze?
  Mal bei solchen, die gerne Scharfes, Heißes, Deftiges, Alkoholisches zu sich nehmen,
  mal bei solchen, die unter viel Ärgern, Zanken und Weinen leiden,
  mal bei solchen, die durch zuviel sexuelle Kontakte ihr Ming Men Feuer durcheinanderbringen, was zusammen mit der Nässe aus der Milz zu Stauung im unteren Erwärmer führt. Wenn dies immer wieder nach unten staut, so kommt es in Form eines Bandes nach unten heraus, so dass man es Bai Dai *(wörtlich: weißes Band)* nannte.
  Die Patientin hat meist eine erhöhte Reizbarkeit, keine Schwäche in Elan und Appetit, der Puls muß ebenfalls Shen *(hier: Kraft)* zeigen, der Ausfluß ist meist zäh und stark riechend.
  Das Therapieprinzip ist daher hauptsächlich Nässe umwandeln und Hitze kühlen, wie z. B. mit Ge Gen Qin Lian Tang (164) oder Huang Lian Xie Xin Tang (144) plus Fu Ling, Ze Xie, Hua Shi und ähnliches.

- Wie ist es nun mit den Patientinnen, bei welchen die untere Quelle ohne Feuer ist?
  Mal haben sie eine schwache Konstitution, erschöpfen sich geistig zu stark (schaden so dem Herz-Yang),
  mal schaden sie sich durch das Essen, und überanstrengen ihre Verdauung (schaden so dem Milz-Yang),
  mal verausgaben sie ihre Essenz bei sexueller Aktivität (schaden so dem Nieren-Yang).
  Solche Patientinnen haben meist Schwindel, Herzklopfen, essen oft wenig, haben wenig Kraft in den Gliedern und ihr Puls ist an beiden Cun (distalen) Pulsstellen oberflächlich (fu) und an den beiden Guan (proximalen) Pulsstellen sehr schwach (ruo).
  Ihr Ausfluß muß demnach klar, dünnflüssig und kühl sein, also weder klebrig noch stark riechend.

140 女科仙方 Rezepturen der Unsterblichen für Frauenkrankheiten, vom daoistischen Gynäkologen Fu Qing-zhu in der Qing-Dynastie

Das Therapieprinzip muß also sein, mächtig das Yuan-Yang zu tonisieren und das Nieren-Qi zu sammeln, wie mit Qian Yang Dan (168) plus Bu Gu Zhi und Yi Zhi Ren, oder Hui Yang Yin (64) plus Fu Ling und Rou Gui (aus Vietnam) oder Gui Ling Zhu Gan Tang (120) plus Fu Zi, Sha Ren und ähnliches. Wenn also fünf verschiedene Farben auftreten, dann muß man auf diese Weise nicht weiter die wundersamen Rezepturen bemühen, sondern kann mittels starken warmen und süßen Arzneien das Yuan-Qi konsolidieren und hierzu aus vielen Rezepturen die passende auswählen, solange das richtige Prinzip gewählt wurde.

Weiterer Fall von Meister Tang Bu-Qi:
Ich hatte eine Patientin mit Fluor albus seit 3 Jahren, die schon etliche Kilo von Wu Zei Gu *(oder Hai Piao Xiao, Os Sepia)* eingenommen hatte, aber ohne Erfolg – im Gegenteil, es wurde sogar schlechter davon. Bei der Diagnose stellte ich außerdem einen Husten mit viel Schleim fest, so dass ich Ma Huang Fu Zi Xi Xin Tang Modifikation verschrieb, wonach der Husten auch weg war. Hiernach gab ich vier Portionen Fu Zi Li Zhong Tang und schließlich Qian Yang Dan (168) zur Konsolidierung der Niere, was schließlich zu bleibendem Erfolg führte.
Eine andere Patientin, 16 Jahre alt, mit unregelmäßiger Menstruation und viel klarem weißen Ausfluß, feinem schwachen Puls (xi, ruo), hatte ich ebenfalls unter Yuan-Yang-Leere eingeordnet, und gab ihr daher eine Fu Zi Li Zhong Tang Modifikation, die zunächst besserte. Doch eine exogene Kälte drang bis in die drei Yin-Schichten ein und sie hatte nun Rückenschmerzen und Husten mit viel Schleim. Daher gab ich als zweites Ma Huang Fu Zi Xi Xin Tang Modifikation und zuletzt wieder Fu Zi Li Zhong Tang plus Rou Gui und Yi Zhi Ren. Zwei Portionen davon und es war schließlich alles wieder in Ordnung einschließlich des Fluors.
Drei Jahre später aber kam sie wieder wegen Ausfluß, während sie schon an der Universität studierte. Die Ursache hatte sich aber vollständig geändert: Diesmal ergab die Diagnose Nässe-Hitze, die nach unten staut, so dass ich ein Ge Gen Qin Lian Tang Modifikation gab. Diesmal war schon nach vier Verabreichungen alles wieder normal.
Eine und dieselbe Patientin, die gleiche Erkrankung aber zu anderer Zeit ergab also drei verschiedene Therapiemethoden! Dies zeigt wieder einmal, wie wichtig es ist, genau zu differenzieren, wie es Meister Zheng fordert.

Unerfüllter Kinderwunsch

Wenn in mittleren Lebensjahren noch keine Kinder vorhanden sind, ist es sinnvoll sich zunächst damit zu beschäftigen Gutes zu tun, beide Partner sollten ihre Gesundheit verbessern und sich in der Lust etwas mäßigen, außerdem lernen sich zu entspannen. Wenn alle Gefäße *(besonders Chong-Mai und Ren-Mai)* in Harmonie sind, kommt das Tian Gui *(die Zeit des Himmels)*. Während der nächsten drei Tage, bevor sich der Palast des Kindes *(Zi Gong, Gebärmutter)* wieder schließt, ist es leicht zu empfangen. Wenn die Ehepartner dann miteinander verkehren, und ihre Aufmerksamkeit nicht ablenken lassen, dann sollte unter diesen Umständen jeder Versuch gelingen. Auf keinen Fall sollte der Mann aus Not an Kindern viele Nebenfrauen ehelichen, da dies ein unmoralischer und erfolgloser Weg sein wird.

Zheng Qin-An, Yi Fa Yuan Tong 1874

Im »Nei Jing Su Wen, Shang Gu Zhen Yan Lun« heißt es das mit 14 bei Frauen und mit 16 bei Männern die Tian Gui beginnen wird. Der Nei Jing Spezialist Guo Ai-Chun beschreibt Tian Gui als »Eine Substanz, die die Geschlechtlichkeit und das Kinder zeugen ermöglicht.« Wenn wir also von Substanz ausgehen, dann kann es sich eigentlich nur um Hormone handeln. Was Zheng hier also beschreibt, als die Zeit, wenn Tian Gui gekommen ist, wenn innerhalb von drei Tagen die Befruchtung stattfinden muß, ist – der Eisprung! Viele Frauen empfinden diesen körperlich und er ist auch an Temperatur und Hormonen zu messen. Nur – wie konnten die Alten dies vor fast 150 Jahren schon wissen? Wieder einmal verblüfft hier die Chinesische Medizin.

Zum Abschluss nochmals Auszüge aus Zheng Qin-Ans zweitem Buch *Yi Fa Yuan Tong* mit Kommentaren seines Schülers Tang Bu-qi. In Klammern finden sich die jeweilige Nummer der Rezeptur in Zhengs Buch, wie im Anhang nach Nummern aufzufinden:

Frauenkrankheiten

Was Frauenkrankheiten angeht, so sind diese ein wenig anders als die Krankheiten in Männern, da ihre Natur anders und sanfter ist und sie die Eigenschaft haben Kinder gebären zu können. Daher gibt es hier Erkrankungen bei Menstruation, Befruchtung, und nachgeburtliche Probleme, die natürlich bei männlichen Patienten nicht existieren und ausführlich in der Literatur nachgeschlagen werden können. Ich selbst habe zu den Frauenkrankheiten auch einige Erkenntnisse, die vielleicht einige Lücken in den Büchern ergänzen können, und da ich die Muße besitze sie hier aufzuschreiben, bitte ich in dem Falle, dass auch meine Erkenntnisse nicht vollständig sind, sie durch besseres Wissen zu verbessern.

Zu kurzer Zyklus

Wenn die Menstruation zu früh kommt, so heißt es in den Büchern immer, dies seie Hitze bei gleichzeitiger Leere, oder zuviel Qi im Vergleich zum Blut und dann gibt man die Si Wu Tang (46) plus Huang Qin, Huang Lian und E Jiao oder ähnliches, damit die Blut-Hitze, die das Blut zu stark in Wallung gebracht hat, sich wieder normalisiert.

Ich meine aber dass nicht alle Probleme dieser Art auf Hitze beruhen, sondern dass auch häufig das Yuan-Qi zu schwach ist das Blut zu speichern, so dass es zu früh verloren geht. Solche Patientinnen haben meist eine fahle Blässe und wenig Energie, sprechen wenig und leise, und bei kleiner Anstrengung bekommen sie Herzklopfen und werden kurzatmig. Ihr Puls ist fein oder verschwindend (xi, wei), manchmal auch nur an der Oberfläche tastbar und sonst leer (fu, kong).

In diesem Falle muß vor allem das Yuan-Qi konsolidiert und gewärmt werden, man darf hier nicht grundlos Qin Lian Si Wu Tang (83) geben, denn zu dieser Rezeptur muß auch ein Übermaß an geistiger Aktivität passen, mit Symptomen wie Reizbarkeit, Aggression, Frustration, die sich in starkem Ausdruck beim Shen äußert. Wenn dies deutlich unterschieden wird, so kann man hier keinen Fehler machen.

Tang: Ich habe eine Patientin gehabt, die in der Gaozhong (etwa: Oberprima des Gymnasiums) war, und monatlich zweimal menstruierte, jedes Mal eine Blutug von etwa sieben Tagen, nach weiteren sieben Tagen fing sie wieder mit einer neuen Menstruation an. Ein, zwei

Tage vor der Blutung hatte sie Schmerzen im Unterbauch. Sie war von magerer Statur, mit Gesichtsblässe und Apathie. Beim Lesen wurde ihr oft schwindlig. Die Zunge war blaßweiß, der Belag weiß und schlüpfrig, der Puls tief und fein (xi, chen). Dies mußte eine Schwäche des Yang-Qi sein, das das Blut nicht halten konnte. Ich gab ihr daher eine Fu Zi Li Zhong Tang (95) – Variation, und zwar, da das Dekoktieren in der Schule zu umständlich war, in Form von Arzneipillen (Wan). Bereits nach einem Monat trat die Rekonvaleszenz ein.

Zu langer Zyklus (Zyklus von mehr als 38 Tagen bis zu einem pro 2-3 Monaten)
Wenn die Menstruation zu spät kommt, so heißt es in den Büchern immer, dies seie Kälte bei gleichzeitiger Leere, oder zuwenig oder zusammengezogenes Qi und dann gibt man meist Rou Gui, Fu Zi und ähnliches mit der Si Wu Tang (46), damit die Kälte im Blut gewärmt wird, und sich der Zyklus so wieder normalisiert.
Ich meine aber dass nicht alle Probleme dieser Art immer nur auf Kälte beruhen, sondern dass auch häufig auf heimliche Weise Flüssigkeit verloren geht. Dies sollte man wissen.
Was bedeutet hier heimlicher Flüssigkeitsverlust? Die Patientin hat manchmal lange anhaltende spontane Schweiße, oder Nachtschweiß, oder Nasenbluten, oder sogar gelegentliches Bluterbrechen, oder häufigen Durchfall, oder sie ißt und trinkt nur sehr wenig.
Solche Patientinnen dürfen nicht mit der üblichen Methode behandelt werden. Man muß ihre Erkrankungsursache erkennen, um sie zu behandeln.
Wenn bei solchen Patientinnen z.B. 4-5 Tage vor der Menstruation Schweiße entstehen, so steigt deren Qi nach außen statt nach unten, und wenn Schweiß austritt, so ist es wie ein Blutverlust.
Wenn man beobachtet, dass ihr

- Wei-Qi den BIAO nicht kontrolliert, so muß man diesen konsolidieren mit z.B. Qi Fu Tang (80) oder Jian Zhong tang (23).
- Wenn latente Hitze besteht, die nach außen drängt, so sollte man kühlen, z.B. mit Yi Yuan San (134), sheng Di Si Wu Tang (54) und ähnlichen Formeln.
- Wenn Nachtschweiß besteht, liegt es daran dass Yin-Pathogene im Inneren das Yang nach Außen (bei Yin-Feuer) drängen, weil das Yang nicht in der Niere gespeichert wird, so sollte man das Yang wieder in den Ming Men bringen mit Feng Sui Dan (106), Qian Yang Dan (108) usw.
- Wenn sich eine Hitze des Blutes zeigt, die es nach Außen treibt, so kann auch dies sich in Nachtschweiß zeigen, der mittels kühlender Befeuchtung behandelt werden muß, z.B. mit Ji Zi Huang Lian Tang (92).
- Wenn Blutungen aus Nase oder Mund kommen, und deutliche Zeichen für Fülle-Feuer bestehen, so dass das Blut nach Außen gedrängt wird und klare Symptome dies zeigen, so muß dies mit kühlender Methode behandelt werden, wie z.B. mit Tao Ren Di Huang Xi Jiao Tang (126) und ähnlichem.
- Wenn aber bei diesen Blutungen Yin-Feuer besteht, und durch Leere des Yang das Blut in den Kopf steigt, dann müssen auch Yang-Leere Zeichen vorhanden sein. Man sollte nicht bei allen Blutungen annehmen, dass es sich um Hitze-Blutungen handelt und reflexartig immer mit blutstillenden oder Blut kühlenden, oder Blut brechenden Arzneien beginnen, ohne genau zu

beobachten. Wenn nämlich letzteres der Fall ist, so muß man mit Yang wärmenden, Yin-Pathogene attackierenden, Mitte harmonisierenden Arzneien behandeln, wie z. B. mit Gan Cao Gan Jiang Tang (42), Qian Yang Dan (168) und Qian Zhong Tang (146).

- Wenn häufiger Durchfall bei kleinen Essensmengen vorhanden ist, so ist es oft weil das Yuan-Qi nach unten verloren geht, und hierbei Schaden an Yin und Blut entsteht. Hier muß die Mitte gewärmt und konsolidiert werden. Wenn Nahrungsmittel und Flüssigkeiten mangeln, so kann nicht genug Blut hieraus gebildet werden um eine normale Blutung zu gewährleisten.

Das sollte man natürlich wissen. Auf keinen Fall sollte man, nur aufgrund des Symptomes des langen Zyklus eine Rezeptur aus dem Ärmel schütteln.

Außerdem kann auch ein

- exogenes Pathogen wie Kälte-Infekte den Qi-Apparat blockieren und so die Blutung verzögern. Dies sollte dann nach dem Sechs-Schichten-Modell behandelt werden.
- Zuletzt kann eine verspätete Menstruation auch durch unmittelbar vor der Blutung verzehrte kalte, rohe Speisen oder kaltes Baden verursacht sein.

Alle diese Ursachen können der Grund sein, so dass man hier in jedem Falle gründlich und genau diagnostizieren muß.

Tang: Tang berichtet von einem Fall einer Patientin mit guter Konstitution und regelmäßiger Menses, die kurz vor der Blutung eine größere Menge von gekühlten Wassermelonen verzehrte, und dann über 50 Tage keine Menstruation mehr hatte. Er verschrieb, um die Leitbahnen zu wärmen und durch Kälte gestautes Qi zu bewegen zwei Portionen der Ma Huang Fu Zi Xi Xin Tang mit sofortigem Erfolg.

Starke Blutung, die nicht aufhört (Metrorrhagie)

Bei einer starken Blutung, die nicht aufhört, kann eine

- starke Leere des Yuan-Qi, das das Blut nicht festhält die Ursache sein oder eine
- latente Hitze in Chong-Mai und Ren-Mai, die das Blut in Wallung bringt.
- Die starke Leere des Yuan-Qi kann mal durch starkes Erbrechen, starken Durchfall geschädigt worden sein, oder zu viel Verabreichung von zerstreuenden, austreibenden Arzneien, oder durch übermäßige sexuelle oder geistige Aktivität. Alles das sind Möglichkeiten, die zum gleichen Resultat führen. Solche Patienten weisen auf Schwäche im Alltag, Bewegung, Puls und Atmung hin, überall fehlt es an Aktivität und Shen, so dass hier die geeignete Methode ein Wärmen und Konsolidieren ist. Hier kann man Formeln wie Fu Zi Li Zhong Wan (95), Huang Qi Jian Zhong (146) oder Xiang Sha Liu Jun Zi Tang (110) verwenden.
- Wenn es aber an einer Hitze in Chong und Ren liegt, die das Blut so stark bewegt, dass es nicht gespeichert bleibt, dann hat die Patientin im Alltag, Bewegung, Puls und Atmung, praktisch überall keinen Mangel an Aktivität und Shen, so dass hier die geeignete Methode ein Nähren des Yin und Kühlen der Hitze ist. Hier kann man Formeln verwenden, wie Huang Lian Xie Xin Tang (144), Sheng Di Qin Lian Tang (58) und ähnliche.

Man muß immer klar zwischen Yin und Yang (Fülle und Leere) unterscheiden, dann kann man bei der Rezeptierung nichts falsch machen.

Tang: Tang berichtet von einem Fall einer Patientin mit sehr unregelmäßiger Menses, bei welcher zwei, drei Tage nach Aufhören der Blutung diese erneut für sieben, acht Tage einsetzte oder die Blutung für einen halben Monat unaufhörlich weiterblutete. Ihr Gesicht war blaßfahl, sie war müde und abgeschlagen, hatte wenig Appetit und einen tiefen, feinen Puls (xi, chen).
Seine Diagnose ergab eindeutig eine starke Leere von Yang-Qi, dass das Yin und Blut nicht mehr halten konnte. Daher gab er zuerst Pao Jiang Gan Cao Tang plus Kohle, um die Blutung zu stillen, danach gab er Fu Zi Li Zhong Tang (95) für vier Verabreichungen, wonach keine Blutung mehr nachfolgte. Zuletzt nahm er diese Formel und kombinierte sie mit Dang Gui Bu Xue Tang, um die Wirkung mit nachhimmlischen Arzneien zu stabilisieren. Nach dieser Kur kam die Menstruation jeden Monat regelmäßig mit einer Blutung die nach vier, fünf Tagen sauber aufhörte.

Starke Blutung mit violetten Klumpen (Metrostaxis mit dunklen Koageln)
Wenn eine starke Blutung mit violetten Klumpen auftritt, so heißt es hierzu in allen Büchern, dass hier ein

- übermäßiges Feuer die Ursache sei, wonach man Liang Xue Tang (139) und Sheng Di Si Wu Tang (57) mit Huang Qin und Huang Lian oder ähnliches gibt. Diese Methode ist nachvollziehbar, wenn die Symptomatik auf eine Fülle hinweist.

Wenn aber keine Fülle herrscht, die Patientin ohnmächtig wird, oder müde und zusammengesunken ist, keinen Atem hat und wenig oder leise spricht, also geistig stark erschöpft ist, so besteht wieder ein Fall von

- Qi-Leere mit der Folge Blutstase. Das Yang bewegt nicht das Yin, das Yin (hier: Blut) gerinnt und bildet violette Klumpen. Hier sollte man nicht mit kühlenden Verfahren vorgehen, sondern hauptsächlich mit dem Wärmen des Yuan der Wurzel, wie mit Li Zhong Tang (149) plus Xiang Fu oder Gan Cao Gan Jiang Tang (42), Jiang Zhong Tang (23) und ähnlichen Formeln, die keinen Schaden anrichten.

Immer schreien alle gleich es sei Feuer, ich aber wage es nicht dies zu sagen: Es kann nämlich daran erkannt werden, ob das Shen (hier: geistige Munterkeit) vorhanden ist oder abwesend. Wenn man dies exakt und klar unterscheidet, dann trifft man ganz von alleine die richtige Diagnose.

Tang: Tang Bu-Qi berichtet von einer Patientin, die auch dunkle klumpige Blutungen hatte, weil ihr Yuan-Qi zu schwach war. Ihr Gesicht war mal aschgrau, mal fahlweiß, sie war immer geschwächt und müde, aß wenig aber hatte weichen Stuhl, fror leicht, und hatte zu Beginn der Blutung Schmerzen im Unterbauch. Ihr Puls war tief und fein (chen, xi). Da es sich um einen Fall mit Yang-Leere handelte, bei dem das Feuer des Ming Men nicht umwandelt, gab er ihr Fu Zi Li Zhong Tang (95) plus Sha Ren und Xiang Fu bis zur Rekonvaleszenz.

Helle, schwache Monatsblutung
Bei heller, schwacher Monatsblutung heißt es in den Büchern, dass dies eine

- Blut-Leere sei, wonach man Si Wu Tang plus Ren Shen (52) empfiehlt, da es bei Blut-Leere ja richtig seie das Blut zu nähren.

Ich halte dies aber ganz klar für einen Fall von

- Yang-Leere, bei dem das Feuer nicht für genügend Umwandlung und Erzeugung von Blut bereitsteht. Denn wenn das Yang und Qi kräftig sind, so entsteht genügend rotes Blut, sind sie aber schwach, so wird das Blut zu dünn – und ist das Yang-Qi stark, dann entsteht genug Blut, ist es aber gering, dann entsteht auch nur wenig Blut. Deshalb muß das Prinzip und die Methode auf dem Wiedererrichten des Yang beruhen, damit erneut mehr Blut entstehen kann, so wie der Himmel das Wasser gebiert.

Wie kann man aber mit einer Formel voller süßer, kühler Arzneien wie Si Wu Tang plus Ren Shen diese Umwandlung fördern? Dies ist klar eine Mißdeutung neuerer Zeit, von Leuten, die es solcherart beschreiben, weil sie nicht klar zwischen Fülle und Leere von Yin und Yang unterscheiden können. Wenn ich eine solche Situation sehe, verwende ich Huang Qi Jian Zhong Tang (146), oder Dang Gui Bu Xue Tang plus Fu Zi (87) oder Gan Cao Gan Jiang Tang kombiniert mit Bu Xue Tang (42) und ähnliche Methoden. Das kann man gar nicht verkehrt machen.

Tang: Auch Tang beschreibt, dass er viele solche Fälle erfolgreich behandelt hat, meist mit Fu Zi Li Zhong Tang (95), kombiniert mit Dang Gui Bu Xue Tang.

Bauchschmerz kurz vor der Menstruation

Wenn Bauchschmerz kurz vor der Menstruation besteht, so heißt es in den Büchern stets, dies sei

- eine Blutstase. Meist gibt man dann Tong Dai tang (127) oder Tao Ren Si Wu Tang (125). Ich habe über diese Formeln nachgedacht, beide fokussieren sich auf die Stase. Und wenn hier eine Stase durch Hitze besteht, dann sind diese auch zur Behandlung geeignet.
- Wenn aber ein Kälte-Pathogen die Stase verursacht hat, wie durch Verzehren von rohen, kalten Speisen, dann muß man die Mitte wärmen um die Stase zu behandeln. Man sollte also nicht aus Gewohnheit diese zwei Formeln verwenden, sondern genau differenzieren, dann kann man nichts falsch machen.

Tang: Tang ergänzt, dass der Schmerz durch Kälte ja auch deutlich stärker seie und berichtet von vielen Patientinnen, deren Bauch kurz vor der Menses stark schmerzte, manchmal so stark, dass sie sich krümmten und aus dem Bett fielen. Gleichzeitig bestand Inappetenz und Erbrechen. Er benutzte in diesen Fällen wieder Fu Zi Li Zhong Tang (95) plus Fu Ling, Ban Xia, Yuan Hu, und eine große Menge Xiao Hui Xiang. Meist war schon nach zwei Verabreichungen die Genesung eingetreten.

Aber um den Erfolg zu stabilisieren, belehrte er auch die Patientinnen, nichts Rohes, Kaltes zu essen, kurz vor der Menstruation außerdem kaltes Wasser zu meiden. Außerdem sollte immer vor der Blutung diese Rezeptur für vier Tage eingenommen werden. Dies als Kur für einige Monate einmal im Monat.

Bauchschmerz kurz nach der Menstruation (Postmenstrualer Schmerz)

Beim Symptom von Bauchschmerz kurz nach der Menstruation heißt es in allen Büchern, dies sei

- Stagnation durch Leere, die dann mit Ba Zhen Tang (8) plus Xiang Fu behandelt wird.

Meine Meinung dazu ist es, wenn Bauchschmerz kurz nach der Menstruation auftritt, dann kann der Grund hierfür entweder nur

- durch exogene Wind-Kälte entstehen, die zusammenzieht *(Krampfschmerz durch Kälte)*, oder aber
- seinen Grund im leeren Yang haben muß, nicht aber in einer Stagnation durch Qi und Blut-Leere.

Wenn man also bei dem Symptom genau beobachtet und der Grund exogene Kälte oder kalter Wind ist, so muß zugleich auch eine Windempfindlichkeit bestehen, oder eine Kälteabneigung, oder ein Heißwerden, Gliederschmerzen usw., was mit BIAO zerstreuender Methode behandelt werden kann, wie mit z. B. Gui Zhi Tang (118).
Denn wenn das Yang im Inneren (Li) nicht genügt, die Kälte also innen durch Zurückweichen des Yang entsteht, dann empfindet die Patientin eine Besserung durch Druck oder Erwärmen. Hierfür muß zur Therapie das Innere gewärmt werden, wie z. B. durch Fu Zi Li Zhong Tang (95) plus Arzneien wie Ding Xiang und Sha Ren.
Ich habe schon sehr oft im Bauch auftretende Schmerzen nach der Menstruation behandelt: Wenn die Patientin tatsächlich zusätzlich einen fahlen Teint und blasse Lippen hat, dann gebe ich zur Behandlung Gan Cao Gan Jiang Tang (42) plus Ding Xiang, und Guan Gui (Cx. Cinnamomi bester Qualität aus Südchina) oder Bu Xue Tang (87) plus An Gui (You Rou Gui aus Vietnam). Dies hilft ganz sicher!

Tang: Tang Bu-Qi beschreibt den Fall einer Patientin, die auch im Allgemeinen oft Schmerzen im Unterbauch hatte, der sehr kühl war, und deren Schmerzen dann nach der Menstruation extrem stärker wurden, bis sie so unerträglich waren, dass sie Spasmolytika injiziert bekam. Sie war geistig sehr ermüdet, hatte ein fahles ausdrucksarmes Gesicht, einen klebrigen weißen Zungenbelag und einen tiefen, feinen Puls. Bei ihr bestand eine Yang-Leere und nach der Menses auch noch eine Blut-Leere, so dass das Therapieprinzip darin bestand, das Yang zu unterstützen, die Bildung von Blut anzuregen und Schmerzen zu stillen, weshalb ich Fu Zi Li Zhong Tang (95) kombiniert mit Dang Gui Bu Xue Tang plus Xiao Hui Xiang und Yuan Hu gab. Nach einer Portion wurde der Schmerz leichter, nach der zweiten hörte er ganz auf.

Seither benutze ich diese Methode immer, wenn ich dieses Syndrom behandle, und zwar mit dem allergrößten Erfolg.

Beim Ausbleiben der Menstruation in Frauen (Beim Ausbleiben von mehr als 50 Tagen oder bis zu 2-3 Monaten)
Beim Ausbleiben der Menstruation in Frauen ist es ganz wichtig Beziehungen zu beurteilen und ganz genau zu befragen: Wenn nämlich alle sechs Pulsstellen einen rauen oder verlangsamten (se, chi) Puls anzeigen, so ist es ja eindeutig ein Syndrom der Blockade. Wenn aber die Pulsdiagnose ergibt, dass die Pulse alle schlüpfrig und kraftvoll (hua) sind, so kann dies Zeichen einer Schwangerschaft sein. Auf gar keinen Fall sollte man dies aber sofort aussprechen, sondern zuerst klar drüber sein, wer die Patientin ist, ob der Ehemann zuhause ist, und wenn er das ist, dann sollte man zuerst im Vertrauten mit der Patientin sprechen, ob es in Ordnung ist, diese freudige Nachricht auszusprechen und dass es sich nicht um eine Amenorrhoe handelt.
Handelt es sich aber bei der Patientin um eine Witwe oder eine Frau, deren Ehemann schon seit Jahren nicht mehr zuhause war, oder ein älteres, unverheiratetes Fräulein, so

muß man genau nachfragen, bevor man etwas sagt. Es könnte ja auch ein Schleim-Mukus-Syndrom sein (da der Puls hier ebenfalls kraftvoll schlüpfrig ist). Wenn dazu aber die Blutung für zwei bis drei Monate nicht kam, so kann man vor allem blutstasebrechende Arzneien verabreichen, die aber auch die Entstehung des Fötus behindern, wenn dieser tatsächlich vorhanden war und abgeht, so hat man vielleicht die Ehre zweier Familien und ihrer Mitglieder gerettet.

Wenn nach dieser Einnahme *(in einer solchen Situation und obwohl eine Befruchtung verneint wurde)* dennoch ein Fötus entsteht, dann hat es so sein sollen, und auch wenn das Vergehen groß ist, darf man dann die Schwangerschaft danach nicht mehr unterbrechen, da dieses ein noch größeres Verbrechen wäre, als das (von den Beteiligten) begangene.

Angenommen man trifft auf eine solche Patientin, die dem Arzt auch die Hintergründe gesteht, dann sollte man sich überlegen, wie man insgeheim helfen könnte, ohne das dies bekannt wird. Angenommen weiter, es handelt sich um eine unverheiratete junge Frau, die schon vor der Hochzeit steht, so sollte man ihr bei einem Abort helfen. Tut man dies nicht, so ist ihr Ruf für den Rest des Lebens dahin und zwei Familien haben ihre Ehre verloren. Beides muß man bedenken: Obwohl auch eine Abtreibung ein Verbrechen ist, so kann man dieses noch eher vergeben.

Seit dem Altertum haben die Weisen und Heiligen zwischen den Gesetzen des Himmels und den Gefühlen der Menschen unterschieden und es verstanden, statt solches gegeneinander abzuwägen.

Wenn die Menstruation ausbleibt, so gibt es natürlich auch andere Gründe wie zum Beispiel, wenn sie

- durch kaltes Wasser gehemmt wurde oder zuvor zu kalte oder rohe Speisen verzehrt wurden,
- oder wenn eine Qi Stagnation durch Emotionen die Menses blockiert,
- oder wenn das Mitte-Qi aufgrund der Konstitution zu schwach ist,
- oder wenn sie durch eine Wind-Kälte blockiert ist,

dies muß man alles berücksichtigen.

Wenn die Blockade

- durch kaltes Wasser *(außen)* bedingt ist, so muß das Blut gewärmt werden, denn durch Kälte gerinnt das Blut und durch Wärme fließt es wieder. Da die Methode das Wärmen der Menstruation ist, kann man zum Beispiel Ma huang Fu Zi Xi Xin Tang geben (155) oder Yang Dan Tang (72), Bu Xue Tang (87) plus Ding Xiang, Rou Gui und ähnliche Arzneien.
- Wenn der Grund der Blockade durch das Verzehren von kalten rohen Speisen *(innen)* bedingt ist, dann ist es wie bei der natürlichen Entstehung vom Tau des Himmels der abfließen kann wie das Blut in der Gebärmutter, wenn also ein plötzlicher Frost einsetzt, so dass alles gefriert und sich staut, dann kann in der Gebärmutter auch das Blut nicht abfließen, so dass hier die Mitte gewärmt werden muß, wie mit Li Zhong Tang (149) plus Sha Ren, Ding Xiang, Rou Gui oder mit Gan Cao Gan Jiang Tang (42) plus Ding Xiang, Yuan Hu und ähnlichen Arzneien.

- Wenn Qi-Stau durch Ärger oder Frustration das Qi zum Stillstand bringt, dann fließt auch das Blut nicht mehr und die Blockade entsteht. Hier muß das Qi bewegt und die Leber entstaut werden, zum Beispiel mit Xiao Chai Hu Tang (22) plus Xiang Fu, Chuan Xiong und Mai Ya oder ähnlichem.
- Wenn durch eine schwache Konstitution bedingt, so dass die Leere eine unzureichende Umwandlung begünstigt, wie es durch häufige Erkrankung, viel Schleim, zu wenig Nahrung bedingt sein kann, und durch Verluste des Yuan-Qi wie durch Durchfall oder viel Schweiß verloren geht aber zu wenig entsteht, dann kann es nicht beim richtigen Zeitpunkt zur Menstruation kommen. Denn wenn das Blut genug ist, so wird es auch ausgeschieden, ist es aber zu wenig, so gibt es hier Schwierigkeiten.

Es ist also angebracht nachzuschauen, wo der Schwerpunkt der Erkrankung liegt, seinen Mechanismus zu verstehen, um die Therapie einzusetzen: Mal muß man die süße wärmende Methode verwenden, mal die scharfe wärmende, mal die bittere wärmende, alles diesen entsprechend.

- Wenn exogene Pathogene mit Kälte die Blockade der Blutung verursachen, so sollte man nach dem sechs Schichten-Modell vorgehen und es wird sich von alleine ergeben.

Auf gar keinen Fall sollte man, kaum dass man eine solche Blockade sieht, schnell unüberlegt immer nur Si Wu Tang (46) plus Tao Ren, Hong Hua, Yuan Hu, Xing Ren, Su Mu, Fu Zi, Chuan Xi Niu und ähnliches wild aus dem Ärmel schütteln. Dies sollte ein Gelehrter wissen. Ganz besonders bei Witwen oder spät noch unverheirateten Frauen mit Amenorrhoe *(ohne Schwangerschaft als Grund)* muß man daran denken, dass hier oft ein Leber-Stau durch unerfüllte Wünsche eine Rolle spielt.

Tang Bu-Qi: Tang meint, dass seiner Erfahrung nach die Differenzierung wie Zheng sie vorschlägt die besten Resultate hervorbringt. Wenn beispielsweise eine Witwe unter Amenorrhoe leidet, so ist tatsächlich oft ein Leber-Qi Stau durch Frustration die Ursache, so dass man das gestaute Qi bewegen muß. Hierzu eignet sich die Xiao Chai Hu Tang (22) plus Xiang Fu und Chuan Xiong oder Xiao Yao San plus Xiang Fu und Tao Ren und mit Chuan Xiong zur Genesung. Am häufigsten unter den Ursachen ist es, dass das Mitte-Qi und damit die Umwandlung zu schwach ist, so dass er dann meist eine Kombination verwendet, und zwar von Fu Zi Li Zhong Tang (95) und Dang Gui Bu Xue Tang plus Tao Ren, Ding Xiang und Gan Song. In zehn Fällen von dieser Art hat man zehn Erfolge.

Starke Sturzblutungen (Beng)

Bei starken Blutungen, dem Beng-Syndrom gibt es Yang-Leere und Yin-Leere.

- Wie zeigt sich die Yang-Leere beim Patienten? Mal ist es eine schwache Konstitution mit ungenügender Ernährung, mal ist es eine unregelmäßige Menstruation bei der kalte Arzneien gegeben wurden, mal eine exogene Wind-Kälte, bei der zu stark zerstreuende Arzneien verabreicht wurden, mal eine übermäßige sexuelle Verausgabung, bei der das Yuan-Qi zu schnell verbraucht wurde. Bei diesen Menschen weist die Lebensweise mit Wohnen, Bewegung, Sprache, Puls, Atmung und Gesichtsfarbe also alles auf zuwenig Shen, zuviel Leere am Yuan-Qi hin, so dass dieses seine haltende Funktion nicht mehr ausüben kann. Das Yin und Blut stürzen herab, das Blut metrorrhagiert.

Dies ist letztlich ein Syndrom des Zusammenbrechens und kann nicht ohne eine starke Tonisation und starke Wärmung behandelt werden, wie z. B. mit einer hohen Dosis Hui Yang Yin (64), Gan Cao Gan Jiang Tang (42). Auf gar keinen Fall darf hier panisch mit Blut kühlenden oder Blut stillenden Arzneien herumprobiert werden.

- Wie zeigt sich nun die Yin-Leere beim Patienten? Hier ist das Hochlodern von Feuer die Ursache: Mal ist es Wut oder Ärger, bei dem viel Leber-Feuer entstand, oder ein übermäßiges Grübeln und Brüten, das ein Herz-Feuer erzeugte, mal ein Zuviel an Alkohol, der ein Magen-Feuer nach sich zog. Bei diesen Menschen weist ihr Geist und Speisen, Bewegung und Wohnen, einfach alles auf Fülle hin, die mit dem gestauten Feuer verbunden ist.

Wenn dieses Feuer in der Mitte sich bewegt, so kocht das Meer des Blutes und wallt die Leitbahnen entlang. Wenn es über die Yang-Leitbahnen wallt, so steigt es nach oben, wallt es aber über die Yin-Leitbahnen dann strömt es nach unten. Es explodiert urplötzlich, wie ein gestauter Fluß, wenn der Damm bricht. Hier nun muß man eilig mit Blut kühlenden, Hitze erfrischenden Arzneien das Blut stoppen. Also Formeln wie Shi Hui San (2), Liang Xue Tang (139) und ähnlichen. Hier darf man nun auf keinen Fall scharfe, warme Arzneien verwenden. Man muß aber wissen, dass man sobald das Feuer gelöscht ist, wieder vorsichtig süße warme oder süße kühle Arzneien geben muß, statt stur immer weiter zu attackieren. Denn wenn ein starker Blutverlust voranging, so nimmt das Yuan-Qi auf jeden Fall Schaden und erzeugt so (falsche) Kälte. Das sollte man mit größter Vorsicht berücksichtigen.

aus: Zheng Qin-An, Yi Fa Yuan Tong 1874

Pädiatrie

Pädiatrische Anwendungen von Fu Zi bei Masern oder Infektfolgen als Vergleich

Oft scheut man sich ja starke Arzneien bei Kindern zu verwenden, doch laut Feuerschule sind es die scheinbar nicht so starken kalten, bitteren Arzneien, die auf Dauer Schaden anrichten. In diesem Falle ist auch beim Kind die Wiederherstellung des Yang notwendig.

Schauen wir uns daher zum Vergleich einmal vier Rezepturen für Kinder an, die von vier verschiedenen Protagonisten der Feuerschule stammen:

1. Fall von Masernfolge von Zhu Zhuo-Fu:

Kleiner Su, männlich, 10 Jahre alt, bekam am Sommeranfang die Masern. War schon beim Infektiologen und hatte bereits Hitze kühlende und entgiftende Dekokte eingenommen. Plötzlich trat eine fahle Gesichtsblässe mit Brechdurchfall auf, so dass er zur Behandlung zu Dr. Zhu kam.

Der Puls war deutlich verlangsamt (chi, huan Mai), der Zungenbelag schwarz, aber schlüpfrig, die Lippen trocken aufgesprungen, aber blaß.

Dies war eine ursprüngliche Fülle-Hitze, die sich in eine Leere-Kälte gewandelt hat. Bei weiterer Verabreichung kalter Arzneien, besteht unmittelbare Lebensgefahr. Nach diesem Therapiefehler müssen hier also schnellstens warme Tonika oder bewegende und umwandelnde Arzneien verwendet werden. Es kam daher Fu Zi Li Zhong Tang plus Huang Qi und Dang Gui in Frage:

Fu Zi 15 g, *Gan Jiang* 7 g, *Zhi Gan Cao* 5 g, *Ren Shen* 6 g, *Bai Zhu* 12 g, *Huang Qi* 12 g, *Dang Gui* 9 g

Nach 2 Verschreibungen stoppten Durchfall und Erbrechen und es trat die Heilung ein.

2. Fall von iatrogener Erkrankung durch Masernunterdrückung von Wu Pei-Heng
Kleine Zhao, weiblich, 3 Jahre alt. Ursprünglich Symptomatik mit Fieber und Husten, die von einem Arzt mit BIAO freimachenden und kalten Formeln behandelt wurde. Nach 3 Verschreibungen zeigte sich zaghaft ein Masernexanthem mit nur kleinen undeutlichen Pünktchen. Das Fieber ging jedoch für fünf, sechs Tage immer weiter ohne dass es zu einem deutlichen Ausbruch durch die Haut kam. Hiernach besuchte man die Sprechstunde von Dr. Wu, da die Kleine bereits durch das Fieber immer wieder in Bewußtlosigkeit verfiel.
Die Diagnose lautete: Das Xie-Qi ist in die Shao Yin Ebene eingedrungen, die Masern können aber durch die kühlen Arznei nicht durchbrechen. Wenn dieser Zustand weiter besteht, so schwebt das Kind in Lebensgefahr. Daher verschrieb er eine Verabreichung der Bai Tong Tang:

Fu Zi 60 g, *Gan Jiang* 15 g, *Cong Bai* (mit Stängel) 4 Stangen.
Am nächsten Tag brach das Exanthem deutlich mit blutroten Punkten durch, so dass die Rezeptur nochmals verschrieben wurde.

Fu Zi 60 g, *Gan Jiang* 15 g, *Cong Bai* 4 Stangen.
Hiernach verblaßten die Punkte allmählich, der schnelle Puls wurde wieder ruhiger, der Körper kühlte ab, der Appetit nahm zu und das Shen stabilisierte sich komplett, so dass eine komplette Rekonvaleszenz eintrat.

3. Hohes, hartnäckiges Fieber beim Kind, Fall von Tang Bu-Qi, Feuerschuletradition
Kleiner Zang, 9 Jahre, männlich, trotz seit 4 Tagen verabreichten fiebersenkenden Infusionen weiterhin Fieber über 39 Grad. Wurde weinend und schreiend letzte Nacht in die Aufnahme gebracht. Es bestand die Gefahr von Fieberkonvulsionen. Ich tastete den Kopf und Oberkörper des Kleinen ab, dieser war brennend heiß, aber die Beine waren zunehmend kühler und die Füße eiskalt.

Dies ist ein klarer Fall von Trennung von Yin und Yang, mit fehlender Verbindung zwischen oben und unten. Obwohl es sich um Fieber handelt, darf hier keine reine kalte Arznei gegeben werden. Obwohl die Bai Tong Tang das Yang von oben und unten verbinden kann, muß aber zugleich Schweinegalle oder Kinderurin hinzugegeben werden um bis in das Yin zu reichen.

Es wurde daher folgende Rezeptur verwendet:

Zhi Fu Zi 30 g, *Gan Jiang* 20 g, *Cong Bai* 30 g, *Tong Bian* (Infantis urina, ca. 30-50 ml) nach dem Kochen hinzugefügt.[141]

141 So unappetitlich es auch manchem erscheinen mag, der Urin von Kleinkindern und Kindern bis etwa 6 Jahren wurde in LI SHI ZHENs BEN CAO GANG MU (Materia Medica) beschrieben und noch viel früher als Arznei eingesetzt. In Japan gibt es sogar noch heute die Eigenurintherapie. Man weiß heute, dass der normalerweise sterile Urin, und zwar besonders der von Kleinkindern außer Urokinase und Hormonen wie 17-Ketosterioden, Östrogen, 17-Oxycorticosteron und Gonadotropinen auch noch Vitamine (B1, B2, B6 und C) und wichtige Mineralien enthält. In diesem Fall in der Kinderstation nicht nur leichter erhältlich als Schweinegalle und weniger bitter, sondern wenn mit Lauch und Ingwerdekokt verabreicht, sogar geschmacksneutral. (Probatum est!)

Nach einer Abkochung (d. h. 2 Verabreichungen) trat eine Besserung ein, nach zweien eine komplette Rekonvaleszenz.
Nach dieser Erfahrung setzte ich immer, wenn solche Fälle von hartnäckigem, hohem Fieber vorkamen, diese Formel in verschiedenen Dosierungen oder Variationen erfolgreich ein. Nach dieser Methode habe ich Dutzende von Fällen behandelt.

4. Halsentzündung bei Kind, Fall von Zhang Cun-Di, früher nur moderne TCM, jetzt Huo Shen Pai

Kleiner Wang, 8 Jahre, männlich. Seit ca. einem Jahr rezidivierende Halsschmerzen. Wiederholte Therapieversuche (mit kalten Arzneien) wurden zunehmend erfolgloser. Dieses Mal begann der Schmerz zwei Tage zuvor mit trockenem Hals, ohne Durst. Diagnostisch zeigte sich eine leichte Rötung im Rachen mit deutlicher Schwellung der Tonsillen.

Anamnestisch besteht eine Neigung zu häufigen Bauchschmerzen mit Borborygmen (Darmgeräuschen), heißen Hand- und Fußinnenseiten. Die Zunge war blaß, dick und der Belag schlüpfrig, der Puls ebenso schlüpfrig und behäbig (hua, huan), an der Cun Position schwach (ruo).

Dies ist eine Leere des Yuan-Yang (Ursprungs-Yang) mit emporsteigendem Qi durch Yin Pathogene. Das die Palmar- und Plantarflächen heiß sind, ist hier kein Zeichen von Yin-Leere. Da das leere Yang nach oben lodert verwende ich eine Modifikation der Qian Yang Dan (Yang senkenden Pille):

Fu Zi 10 g, *Sha Ren* 15 g, *Huang Bai* 10 g, *Gui Ban* 10 g, *Zhi (präp.) Gan Cao* 10 g, sowie *Niu Xi* 15 g, *Ze Xie* 15 g, *Bai Jiang Can* 10 g, *Jie Geng* 10 g, *Rou Gui* 5 g

Nach 5 Verschreibungen verging der Schmerz, wonach sich die Situation stabilisierte (also nicht mehr auftrat).

Eigene Erfahrungen mit fünf deutschen Patientenbeispielen

Nachdem wir nun dargestellt haben, dass es kaum eine Standardsituation gibt, in der die Anwendung der Feuerschule und des Fu Zi ausgeschlossen ist, sondern es immer auf den genau ausdifferenzierten Einzelfall ankommt, mag man vielleicht noch anwenden: Das mag alles nur für chinesische Patienten gelten, die vielleicht geschwächter sind als unser von der Wohlstandsgesellschaft geprägtes, eher zum Überfluß neigendes Klientel. Doch dieses Argument wird entkräftet, wenn man sieht, wie wirksam es auch bei uns ist. Die Gründe dafür wurden ja schon zu Beginn von Teil 2 erklärt. Gerade in unserer Gesellschaft wird das »Feuer des Lebens« geradezu verbrecherisch gemindert.
Deshalb sollen jetzt zuletzt drei meiner eigenen Fälle zur Sprache kommen:

Besonders bei Dysmenorrhoe durch Yang-Leere oder exogene Kälte ist die Behandlung mit heißen Arzneien sehr erfolgreich. Aber auch beim sog. kalten Uterus bei der Kinderwunschbehandlung:

1. Frau A. S. 41 Jahre, Beamtin, am 28.10.2008

Kinderwunsch seit 1 Jahr, bei 1. Gravität Abort nach 4 Wochen. Hypotonie, häufig Eisenmangel, Hypothyreose.

Anamnese: Kälteabneigung, im Winter oft kalte Füße, oft erkältet (mind. 4-5x/Jahr), Nase läuft aber auch mit klarer Flüssigkeit bei Temperaturwechsel, 1x nächtlich Blasenentleerung. Manchmal Knöchelödeme, Müdigkeit nach dem Essen. Manchmal leichte Einschlafstörungen.

Medikation: 25ug L-Thyroxin seit 2 Monaten obwohl alle Werte im Normbereich. 450 i.E. Gonal per Injektion seit Mai bis vor 1 Monat als Versuch.

Pulsauffälligkeiten: L Nieren-Puls: Wei-Mai (verschwindend), R Nieren-Puls: Xian, Duan, You Li, (saitenförmg, kurz, kraftvoll) durch das Gonadotropin.

Zungenauffälligkeiten: Zahnabdrücke, rote Spitze, Belag weiß, hinten dick.

Diagnose: Nieren-Yang-Leere mit Folge Milz-Qi Leere und etwas Nieren-Yin-Leere.

Therapie: Vor allem vorhimmlische Energien stärken, nämlich: Yang wiederherstellen, Ming-Men Feuer zurückführen, Milz-Qi tonisieren, Nieren-Yin nähren.

Rp (als Granulat)
Fu Zi 30 g, *Gan Jiang* 30 g, *Zi He Che* 12 g, *Gan Cao* 6 g, *Bai Zhu* 12 g, *Chuan Xiong* 12 g
Dang Gui 12 g, *Hong Shen (Roter Ginseng!)* 9 g, *Gui Ban* 12 g, *Sha Ren* 15 g, *Huang Bai* 12 g
Hong Jing Tian 15 g

Anruf nach 4 Wochen: Schwangerschaft, daher neue Formel:

Therapie: Nieren Jing (=Yin und Yang) stärken, Milz/Yuan-Qi tonisieren, Uterus stärken, Blut nähren

Rp
Gan Cao 6 g, *Bai Zhu* 15 g, *Dang Gui* 12 g, *Ren Shen (Weißer Ginseng!)* 9 g, *Bai zhu* 12 g,
Hong Jing Tian 15 g, *Xu Duan* 12 g, Huang Qi 15 g, *Chen Pi* 6 g, *Nü Zhen Zi* 12 g,
Han Lian Cao 12 g

Termin einen Monat später: 8. Woche, Einnistung gut, aber Rückenschmerzen und Übelkeit:
Therapie: Nachhimmlische Energien stärken, nämlich Milz/Yuan-Qi tonisieren, Qi nach unten bewegen, Uterus stärken, Blut nähren.

Rp
Gan Cao 6 g, *Bai Zhu* 12 g, *Sheng Jiang* 18 g, *Sha Ren* 3 g, *Dang Gui* 15 g, *Ren Shen* 9 g,
Xu Duan 12 g, *Huang Qi* 12 g

Mittlerweile 7. Monat, bisher alles gut verlaufen.

Wie schon beschrieben macht sich **Yin-Feuer** meist im Kopf bemerkbar und beruht auf einer Nieren-Yang Leere. Wenn man dies weiß, lassen sich viele Erkrankungen im Kopfbereich gut behandeln. Daher hier zwei Beispiele:

2. Ophthalmologie: Frau H.A., 66 Jahre, Hausfrau, am 28.02.2009

HET bis 89, Abbruch weil Lidödeme, 2005 Kieferhöhlen-OP, 2007-2008 drei OPs am R Auge wg. Katarakt wg. Einblutungen und Gliose an Netzhaut. 2/08 Verformung durch Ödem, daher Kortison-Injektion, wieder mit Einblutung, Sicht 10 %, Augendruck normal. Stuhl oft zu fest, R leichte Knöchelödeme, Schwindel, Tinnitus, Schleimgefühl im Hals, Nervosität.

Zunge: Belaglose Stelle R Hinten, aber keine Zahnschmerzen. Blaßrot, weiß, viele Zahneindrücke (Kortison NW von Injektion), Pulse hinten (Chi) beide schwach, besonders R (Ni-Yang), L Cun (Herz) fein, R Guan (Milz) schwach.
Diagnose: Nieren-Yang und Yin-Leere, Leber-Blutstase mit Augen-Gan-Syndrom, Yin-Feuer der Augen, Leber-Qi-Stagnation

Rp 3 (mit Augen klärender Mischung mit Si Ni Kombination und Qi/Blut-Bewegern)
Rp (als Granulat)
Cao Jue Ming 12 g, *Chai Hu* 9 g, *Chuan Xiong* 12 g, *Cong Bai* 12 g, *Fu Zi* 40 g, *Gan Cao* 9 g, *Gan Jiang* 30 g, *Gou Qi Zi* 15 g, *Ju Hua* 15 g, *Mi Meng Hua* 18 g, *Mu Zei* 18 g, *Sha Yuan Zi* 12 g, *Sheng Jiang* 12 g, *Shi Chang Pu* 6 g, *Tu Si Zi* 18 g, *Xiang Fu* 12 g, *Ye Ming Sha* 12 g, *Yi Yi Ren* 18 g
Nach 20 Tagen: Schweißgeruch nahm zu und einmal Ausscheidung von grauem Stuhlgang, Zahnextraktion nach Schmerzen (Yin-Feuer), Sichtverbesserung auf ca. 30-40 %, kann wieder ohne Lupe Bücher lesen.
Nachfolgende Rp senkte Feuer in den Ming Men (Qian Yang Dan und Feng Sui Dan) und gab Qi-Tonisierende Arzneien (Huang Qi und Chen Pi) hinzu, sowie als Gallenarznei Jin Qian Cao.

4. September: Netzhaut angewachsen, Sicht über 40 %, Zahn in Ordnung, Stuhl normal, kaum noch Tinnitus, Knöchelödeme auch im Sommer weg, keine heißen Fußsohlen mehr. Der Nieren-Yin Puls normalisierte sich, der Nieren-Yang Puls und Milz zeigen immer noch Leere an. Daher wird die Behandlung gegenwärtig fortgesetzt.

3. Hals-Nase-Ohren: Herr N. S., 65 Jahre, Lehrer, 1. Besuch Herbst 2007
Hörsturz 2006, zunächst Tinnitus, jetzt ohne aber auch fast vollständiger Hörverlust (nur dunkle Töne wie »unter Wasser«), Neigung zu Meniere-Schwindel. Hypertonie, Konstipation.
Medikation mit Allopurinol, Nebilet, Provasc, Sortis, Aequamen, ASS wegen Beipass und Stent 2000. RR: 120/80, Raucher seit 40+ Jahren, Haus hat hohe Feuchtigkeit durch Hallenbad im Haus.
Anamnese: Nachtschweiß, trockene Augen, Blähungen (NW Allopurinol), Stuhl fest, aber 2x täglich, Fissuren. Rote, trockene Augen, manchmal Tinnitus.
Zungenauffälligkeiten: Dicker, klebriger, weißer Belag mit belagloser Stelle hinten rechts (Zahn?), Unterzunge Blutstase 1 Grad mit seitl. Flecken.
Pulsauffälligkeiten: L Cun (Herz), fein, L Chi (Nieren-Yin) groß, R Chi groß, voll, alle R Pulse saitenförmig.
Diagnose: Schleim-Hitze trübt Sinnesorgane, Blutstase am Herz, Leber-Qi-Stagnation mit Tendenz zu Leber-Feuer.
Rp: für ca. 6 Monate eine riesige Modulformel mit fast 30 Arzneien gegen obige Syndrome.
Erfolg: Belag wurde normal dünn, Staseflecken weniger, an Nieren-Pulsstellen zeigte sich die darunterliegende Leere.
Hören etwas besser, so dass Melodien dumpf erkannt werden konnten, Stuhlgang normalisierte sich, gelegentliche Knöchelödeme traten nicht wieder auf. Dann war im Sommer für 7 Stunden nach Geräuschen wie »Wassergluckern« das Gehör vollständig zurück, ging aber wieder weg. Daraufhin stellte ich die Formel um auf:

Nieren-Yang wiederherstellen, Blut bewegen, Sinne freimachen, Yin-Feuer senken, Leber Qi bewegen. Als Nasenfreimacher gab ich Tu Fu Ling 120 g ins Granulat.

Rp (als Granulat) für 56 Tage zu 2 x 9 g
Bai Zhu 9 g, *Bu Gu Zhi* 12 g, *Chai Hu* 12 g, *Chuan Xiong* 14 g, *Dang Gui* 14 g, *Ding Xiang* 3 g, *Fu Zi* 30 g, *Gan Cao* 9 g, *Gu Sui Bu* 18 g, *Gui Ban* 12 g, *Hong Jing Tian* 15 g, *Huang Bai* 18 g, *Jiang Huang* 15 g, *Long Dan Cao* 15 g, *Mai Men Dong* 18 g, *Shi Chang Pu* 12 g, *Tao Ren* 12 g *Tian Men Dong* 12 g, *Tu Fu Ling* 120 g, *Wu Jia Pi* 18 g, *Xi Yang Shen* 12 g, *Xiang Fu* 12 g, *Yu Jin* 12 g, *Ze Xie* 15 g

Daraufhin kam nach ca. 14 Tagen Einnahme plötzlich für eine Stunde klare Flüssigkeit aus der Nase und lief auch in den Hals, es knackte und rauschte und seit August 2008 ist das Hörvermögen auf beiden Ohren wieder hergestellt.

Das noch immer bestehende Yin-Feuer zeigte sich nach einer Zahnentzündung im Januar 2009, bei welchen die Backenzähne 1/6 extrahiert und der 1/7 wurzelbehandelt werden mußte. Daraufhin ließ der gelegentlich noch auftretende Schwindel komplett nach. Nebilet und Aequamen konnten inzwischen abgesetzt werden. Die Nierenpulse zeigen inzwischen langsam wieder eine Rekonvaleszenz an.

Dermatologie

In der Dermatologie, wo ein schwaches Yang das Eindringen von Nässe und dessen Umwandlung in Wind häufig fördert. Hier erscheinen viele Syndrome als heiß. Stärkt man aber das physiologisch warme Yang und bringt es in den pathologisch heißen BIAO, dann kommt man oft zu besseren Erfolgen als durch bittere, kalte Arzneien:

4. Herr D.K.31, Versicherungskaufmann, Oktober 2008 zur Sprechstunde

Historie: Als Kind multiple Allergien, Neurodermitis, Augenlidekzem, dishydrotisches Ekzem, mehrfach Zoster im Gesicht,
Jetzt positiver Dermatographismus, diverse Ekzeme in Gesicht und Extremitäten, Nahrungsmittelallergie, Allergien gegen Hausstaub, Tierhaare, Frühblüher, Mittelblüher und Gräser mit allergischer Rhinitis. Labor: Stuhl zeigt verschiedene Malabsorptionen und Maldigestionen bei stark erniedrigter Darmflora, Blut: erhöhtes GOT, Bilirubin, TSH, Albumin, IgG, ASL (bei RF neg.), IgG erniedrigt bei normalem IgE. Hat vor 4 Jahren in China für einige Monate Roharzneien verschrieben bekommen, die die Ekzeme komplett wegbrachten.
Viel beruflicher Streß, Hautekzeme flackern in immer kürzeren Abständen sehr stark auf. Teils Schlafstörungen durch starken Juckreiz. Patient ist extrem kälteempfindlich und macht viel Sport, trotz LWS-Bandscheiben-OP in 2001. Schwitzt leicht (=Wei-Qi).
Zungenauffälligkeiten: Zahneindrücke, dicker, weiß-gelber klebriger Belag nach hinten zunehmend bei belaglosen Stellen im Nieren-Bereich.
Pulsauffälligkeiten: Pulse verlangsamt, L Chi (Nieren-Yin) weich, Linke Seite stärker als rechte Seite (Blut-Fülle, Qi-Leere oder beides?), R Chi (Niere) fein, tief, R Guan (Milz) weich.

Rp zu 2x9 g/d, bitte für 18 Tage:
Fang Feng 15 g , *Ci Wu Jia* 15 g, *Fu Zi* 60 g, *Gan Jiang* 30 g, *Gan Cao* 30 g, *Huang Bai* 40 g, *Bai Zhu* 30 g, *Sha Ren* 60 g, *Bai Ji Li* 20 g, *Dan Shen* 15 g , *Chan Tui* 20 g, *Dang Gui* 15 g, *Huo Ma Ren* 15 g

Nach 14 Tagen Besserung der Haut, mehr Streß, Stuhl hart mit Krämpfen. Daher:
Rp zu 2 x 9 g/d, bitte für 20 Tage:
Fang Feng 15 g, *Ci Wu Jia* 15 g, *Fu Zi* 60 g, *Gan Jiang* 30 g, *Gan Cao* 15 g, *Gui Zhi* 18 g, *Huang Bai* 40 g, *Bai Zhu* 30 g, *Sha Ren* 60 g, *Bai Ji Li* 25 g, *Rou Gui* 12 g, *Dan Shen* 15 g, *Chan Tui* 20 g, *Dang Gui* 15 g, *Sheng Di Huang* 30 g, *Huo Ma Ren* 30 g

Daraufhin wieder leicht trockene Stellen an den Händen, Stuhl normal, Streßtoleranz höher. Zungenbelag etwas dünner, hinten noch abwesend, Pulse alle etwas kräftiger, der Puls war nun nicht mehr langsam, aber immer noch Milz-Leere und Nieren-Yin-Leere, kaum noch Hinweise auf Yin-Pathogene oder Yin-Feuer. Daher zur Konsolidierung auch der nachhimmlischen Energie für 70 Tage folgende große Formel als Rezeptur:

Rp zu 2 x 9 g/d, bitte für 70 Tage:
Bai Zhi 12 g, *Fang Feng* 15 g, *Ci Wu Jia* 15 g, *Fu Zi* 90 g, *Gan Jiang* 40 g, *Gan Cao* 12 g, *Gui Zhi* 15 g, *Hai Ge Ke* 30 g, *Huang Bai* 40 g, *Bai Zhu* 30 g, *Sheng Jiang* 15 g, *Hong Jing Tian* 18 g, *Sha Ren* 60 g, *Bai Ji Li* 25 g, *Rou Gui* 15 g, *Mu Dan Pi* 15 g, *Chan Tui* 15 g, *Dang Gui* 24 g, *Huo Ma Ren* 45 g, *Suo Yang* 24 g, *Yi Yi Ren* 18 g, *Yu Li Ren* 15 g, *Da Huang* 3 g

Zur Zeit ist die Haut wieder ruhig, und seit Beginn der Behandlung auch noch nicht wieder aufgeflammt. Dennoch müssen vorhimmlische Nieren-Energien zusammen mit dem Wei-Qi und der Mitte für einige Zeit weiter aufgebaut werden, um einem Rezidiv vorzubeugen.

Damit hier nun aber kein falsches Bild entsteht: *Dr. Wu Rong-zhu, der Enkel Wu Pei-Hengs sagte im April des Jahres 2009 noch zu mir:*

»Auch in China gibt es Leute, die glauben, wenn sie eben einfach mal ganz mutig 300 g Fu Zi verschreiben, dann ist das schon Feuerschule. Aber das Aufbauen des Yang besteht aus weit mehr als nur *Akonit verschreiben* und *hohe Dosis!*«

Zum Schluss sei aber zur Beruhigung erwähnt (speziell für alle, die ausschließlich den wissenschaftlichen Ergebnissen Glauben schenken), dass es beim Fu Zi als Endprodukt möglich ist, den Gehalt an seinen Arzneistoffen sehr exakt zu bestimmen, so dass kein Grund zur Panik besteht, auch bei einer Dosis, die so hoch dosiert ist, wie es vor fast 1800 Jahren im *Shang Han Lun* üblich war.[142] Wenn der Akonit dann nach der Präparation korrekt gekocht wird (als Rohdroge 60 Minuten, bei der Granulatherstellung in der Regel 3 Stunden),

142 Ying Xie, Hua Zhou, et al: An optimized high-performance liquid chromatography (HPLC) method for benzoylmesaconine (BMA) determination in Radix Aconiti Lateralis Preparata (Fu Zi, aconite roots) and its products.
In: Chinese Medicine, May, 2008, 3:6. doi:10.1186/1749-8546-3-6 Die Autoren schreiben: Method validation data indicate that the developed HPLC method as described in this paper is reliable, reproducible and accurate for the determination of BMA in processed aconite roots and their products. (..) This method is suitable for routine assessment of the quality of processed aconite roots and their products

so ist keine Giftigkeit mehr feststellbar[143]. Nun versteht man auch, warum die beiden taiwanesischen Tierversuche (siehe oben) an Ratten zu unterschiedlichen Ergebnissen kamen. Die Arzneipflanze und die Pflanzenarznei sind eben mehr als ein Sack von Wirkstoffen!

Dennoch, so heiß das Thema Fu Zi auch sein mag, wollen wir die Darstellung der Anwendung von Akonitum hier nun beenden und uns den anderen, nicht minder wichtigen Arzneien zuwenden, die nicht nur das Innere wärmen, sondern auch das heutzutage bei fast allen chronischen Erkrankungen leere Yang wiederherstellen können.

Allergologie und Immunologie

Die Yin-Feuer Theorie als klassisches Modell für heutige Autoimmunerkrankungen

Wie wir gesehen haben, gibt es als Anwendungsbereich für die Yin-Feuer-Theorie und ihre Praxis eine sehr breite Anwendungsmöglichkeit: Rezidive und schwierige Fälle, Arzneimittelresistenzen, Verschlimmerungen durch Arzneien, komplexe und widersprüchliche Symptomatiken (kalt/heiß, oben/unten, Fülle/Leere usw.) und viele andere mehr.

Um dieses zu erläutern, soll an dieser Stelle ein Beispiel erörtert werden, dass auch in der Schulmedizin nur rudimentäre Therapieansätze bietet: Autoimmunerkrankungen!

Hier hat man in der modernen westlichen Medizin nur die eine Möglichkeit, das Kind mit dem Bade auszuschütten, indem das sonst zur Abwehr so wertvolle Immunsystem ganz oder zu großen Teilen unterdrückt wird. Doch ist es ein Pyrrhussieg, denn durch Corticoide folgen andere Erkrankungen wie Osteoporose bei Älteren, Wachstumsstörungen bei Kindern und Stoffwechselentgleisungen. Andere, stärkere Immunsupressiva wie Mitosegifte erzeugen Blutbildungsstörungen, Leberschäden, Nierenversagen usw. Ein typisches Dilemma also, weil ein Teil des Körpers einen anderen angreift, und anstatt einen äußeren Feind zu bekämpfen, muß der Arzt dem Patienten einerseits schaden, um ihm andererseits zu helfen.

In den USA beschäftigte man sich in der TCM-Gemeinde ebenfalls mit der Idee, diese knifflige Angelegenheit mit Chinesischer Medizin zu lösen. Doch scheinbar erfolglos, denn Subhuti Dharmananda schrieb in seiner Abhandlung *Autoimmune Diseases and the potential role of Chinese Herbal Medicine:*

»Im Allgemeinen fixierten sich die Ideen der traditionellen Chinesischen Medizin auf externe Pathogene, die in den Körper eindringen und dann erfolgreich von dort vertrieben werden können. Bei Autoimmunität attackiert ein Teil des Körpers einen anderen Teil, und es mag kein

143 Seth, GS: »Can we dispense with Ayurvedic samskaras?« Dept. Of Pharmakology, Bombay 1991 Jul;37(3):157-9, MEDLINE: PubMedID 1784028 schreibt: »It was seen that crude aconite was significantly toxic to mice whereas the fully processed aconite was absolutely non-toxic (no toxicity at a dose even 8 times as high as that of crude aconite). Further, all the steps in the processing were essential for complete detoxication.

fremder Anteil an Krankheiten hierbei beteiligt sein, so dass es hierbei nichts »auszutreiben« gibt. Daher gibt es nur begrenzte Ähnlichkeiten.«[144]

Tatsächlich hat er insofern recht, dass man seit dem 12. Jh. (durch Chen Wu-Ze) in Krankheiten, die von Außen kommen, solche die von Innen kommen (innerer Schleim, innere Nässe usw.), und solche die weder von Innen noch von Außen kommen, unterscheidet. Dharmananda gesteht der Chinesischen Medizin jedoch zu: Unter den chinesischen Arzneien gibt es sogar eine ganze Gruppe gegen Erkrankungen des rheumatischen Formenkreises, nämlich die der Wind-Nässe-Arzneien gegen Bi-Syndrome. Doch gibt es tatsächlich keine Theorie in der chinesischen Medizin, in der sich innere Teile des Körpers gegen gesunde andere Teile des Körpers wenden, wie er behauptet?

Er zitiert Xu Da-chun, wie von Unschuld übersetzt:
»Xu Da-Chun beschrieb eine Situation, wo sich das körpereigene Qi mit dem Pathogen verbindet; er verglich das mit Öl, das sich mit Mehl vermischt und nicht mehr davon getrennt werden kann. In solchen Situationen könnten die Anstrengungen des Körpers zur Normalisierung als Teil des Problems enden, und dies erinnert uns an den Fall, wo es das Immunsystem ist, das an der Attacke gegen den Körper selbst beteiligt ist.«
Er schließt mit: »Obwohl es einige bestechende Parallelen zur Autoimmunität gibt, in diesen Geschichten, besteht die Tatsache, dass die alten chinesischen Darstellungen zu allgemein sind, um von praktischem Wert zu sein.«[145]

Gibt es also in der Chinesischen Medizin keine physiologische Kraft, die sich gegen den eigenen Körper wendet, ohne Böses zu wollen?
Doch: Die Yin-Feuer-Theorie!
Pathologische allergische Reaktionen durch Arzneimittel? Das Drachen-Donner-Feuer aus der Yin-Feuer Theorie!
Auch der oben von Dharmananda zitierte konfuzianische Arzt Xu Da-Chun kannte diese Theorie: nur ein paar Seiten weiter in der »Abhandlung über den Verlust von Yin und den Verlust von Yang« schreibt er:
»Das Feuer vom Drachen-Donner der Niere folgt dem Wasser (Schweiß) aufwärts. Gäbe man nun kalte Arzneien, so stärkte man nur dieses (Yin-)Feuer. Es gibt nur eine Wahl und das ist die Verwendung hoher Dosen von Fu Zi und Ren Shen und den Zusatz von salzigen und deszendierend (zur Niere) wirkenden Arzneien, wie sheng Mu Li und Tong Bian. Wenn einer davon eine Schale trinkt, so senkt es sich in den unteren Erwärmer und das Drachen-Donner kehrt zurück auf seinen rechten Platz, so dass auch der Schweiß aufhört.«
Er beschreibt hier ca. 1770 genau, was etwa 50 Jahre später der Begründer der Feuerschule Zheng Qin-An in die Praxis umsetzte.

144 Generally, the traditional Chinese medical ideas became fixed upon the concept of external pathogens (which can be climactic influences, such as cold and wind) entering the body; they might then be successfully expelled. With autoimmunity, one part of the body (an invisible immune system component) is attacking another part (such as connective tissue), and there may be no foreign disease component involved at the time (even if one served as a trigger years earlier) and nothing to «expel.« Thus, the analogies remain limited.«

145 Dharmananda: Autoimmune Diseases and the potential role of Chinese Herbal Medicine

Dies ist nicht nur ein gutes Beispiel für die Nützlichkeit der Yin-Feuer Theorie in der modernen Praxis, sondern leider auch eines dafür, wie wenig sie bekannt ist. Umso mehr ist daher zu hoffen, das der eine oder andere »Feuer gefangen hat«, um sie zum Wohle seiner Patienten einzusetzen. Die bereits erfolgreichen Anwendungen dieses Prinzips kann man z. B. bei Dr. Li Ke und vielen Anderen nachlesen. Sie beinhalten die Therapie von vielen Rheumatischen Erkrankungen, Asthma, Diabetes II, Hashimoto-Thyreoiditis, Atopischen Hautkrankheiten und anderen allergisch oder autoimmun bedingten Erkrankungen.

Immunschwäche durch Kortison: Qi-Leere

Bei einer Studie aus Japan gab es eine Korrelation zwischen dem Urin-Corticoidspiegel und Temperatur[146], wo in den Monaten Dezember, Januar, und Februar 40-50 % höhere Werte der katabolen Hormone gefunden wurden. Höhere Kortisonausscheidung korreliert in der Chinesischen Medizin wiederum mit einer Schwächung des Wei-Qi und des Qi der Milz.

Infektiologie

Brechdurchfälle in der Rotavirus-Saison: Taiyin-Syndrome

Aber auch dass die Brechdurchfälle zwischen Dezember und März immer ihre Höhepunkte erreichen ist längst statistisch untersucht[147]. Manche Stimmen führen dies auf ein Absinken der Wasserleitungstemperatur unter 12 Grad zurück.[148]

Gehäufte Erkältungen: Taiyang-Syndrome

Weitere untersuchte Faktoren beruhen auf einer verstärkten Ausscheidung im Urin Katecholamine in Reaktion auf die im Winter häufiger auftretenden Erkältungen, die eine Steigerung vor allem in Adrenalinausscheidung durch die Infektion und eine Zunahme der Noradrenalinausscheidung in Reaktion auf die chronische Exposition.[149]
Im Angesicht der Pandemie in den Jahren 2020 und 2021 ist es um so interessanter zu sehen, wie wir auf solche Herausforderungen reagieren können.

146 Hata T, Ogihara T, Maruyama A, et al. The seasonal variation of blood pressure in patients with essential hypertension. Clin Exp Hypertens A. 1982;4(3):341-354 und: Ahuja MM, Sharma NJ. Adrenocortical function in relation to seasonal variations in normal Indians. Indian J Med Res. 1971;59:1893-1905

147 Prineas RJ, Gillum RF, Horibe H, et al. The Minneapolis children's blood pressure study. Part 1: standards of measurement for children's blood pressure. Hypertension. 1980;2(suppl I):I18-I24 und in UK:
De Swiet M, Fayers PM, Schinebourne EA. Blood pressure in four and five-year-old children: the effect of environment and other factors in its measurement the Brompton study. J Hypertens. 1984;2:501-505

148 Collins KJ, Easton JC, Belfield-Smith H, et al. Effects of age on body temperature and blood pressure in cold environments. Clin Sci. 1985;69:465-470. und: Collins KJ, Abdel-Rahman TA, Goodwin J, et al. Circadian body temperatures and the effects of a cold stress in elderly and young subjects. Age Ageing. 1995;24:485-489

149 Feller RP, Hata HB. Human Sympatho Adrenal Responsiveness in Autumn, Winter and Spring. Brooks Air Force Base, TX: US Air Force School of Aerospace Medicine, Aerospace Medicine Division (Air Force Systems Command); 1963. Technical Document Report SAM-TDR-63-46 und: Cuddy RP, Smulyan H, Keighley JF, et al. Hemodynamic and catecholamine changes during a standard cold pressor test. Am Heart J. 1966;71:446-454

Zitat zur Seuche aus der Vergangenheit:

Im Jahre 1821 unserer jetzigen Dynastie, brach eine Epidemie der fiebrigen Infektionskrankheit (Wen Bing) aus und in vielen Provinzen gab es Kranke mit Durchfall, Erbrechen und Krämpfen, in der Hauptstadt war es besonders schlimm. Es nahmen soviele Menschen Schaden, dass die Regierung den Armen, die kein Geld für die Beerdigung hatten, das Geld zum Kauf von Särgen bereitstellte, was innerhalb von einem Monat 100.000 Goldbarren kostete. (...)

Man fragte mich: Wenn es nun also eine infektiöse Epidemie ist, wieso haben dann die heißen Arzneien Fu Zi und Gan Jiang genauso gute Wirkung wie die kalten Huang Qin und Huang Lian? Ich erklärte: Scutellaria und Coptidis zeigen am Anfang der Erkrankung Wirkung, wenn der Mensch noch eine starke Abwehr gegenüber der Epidemie hat. Die heißen Mittel Ingwer und Akonit hingegen sind dann wirksam, wenn das Qi der Kranken schon geschwächt ist.

Wang Qing-Ren in: Yi Lin Gai Zuo, Kapitel »Über die von febrilen Infektionskrankheiten mit Durchfall und Erbrechen erzeugten Krämpfe«, Beijing, 1831

Daher ist es eben verkehrt bei diesem durch Qi-Leere verursachtem Blutstase-Syndrom auch noch Wind zerstreuende und Feuer kühlende Rezepturen zu verwenden. Würde man Wind dispergierende Arzneien verwenden wo kein Wind-Syndrom besteht, so würde man stattdessen das Qi zerstreuen, benutzt man hingegen Feuer kühlende Arzneien wo kein Feuer-Syndrom besteht, so läßt die Kälte der Arzneien das Blut noch mehr stocken. Generell wenn attackierende, reduzierende Rezepturen verwendet werden, so wird das Qi auch vermindert und das Blut nimmt Schaden. Wie kann unter solchen Umständen noch Hoffnung auf Leben bestehen?

Wang Qing-Ren: Yi Lin Gai Zuo, Kapitel »Weshalb Krampf-Wind bei Kleinkindern kein WIND-Syndrom ist« s.o. Vollständig übersetzt in: Gunter Neeb »Das Blutstase-Syndrom«, Kötzting, 2001

Besonders in der Infektiologie und Dermatologie, bei Autoimmunerkrankungen und Krebsrezidiven, oder auch der IVF, überall stellt sich das gleiche Problem:
Beim ersten Mal war die Behandlung mit Antibiotika, Corticoiden, Zytostatika oder Hormonen noch erfolgreich, beim zweiten Mal läßt die Wirkung nach, um schließlich kaum noch zu wirken um – falls Arzt und Patient es wieder versuchen, was doch »beim ersten Mal so gut gewirkt hat« frustriert zuzugeben, dass die Krankheit nicht mehr auf die Therapie anspricht. Wer von uns hat dies nicht schon erlebt, und ist nicht innerlich schon mal ein bißchen verzweifelt?
Doch wie kommt dieses Phänomen zustande? In der Schulmedizin erklärt man es mit Resistenzen der Mikroorganismen, zunehmender Unempfindlichkeit des Tumors auf das Gift oder eine Gewöhnung des Körpers an die Immunsuppressiva oder die schwindende Zahl an Follikeln bei der versuchten Befruchtung mit zunehmendem Alter. Doch wie erklären wir in der TCM das gleiche Phänomen: Die Abnahme der Wirkung gegen Infekte und Entzündungen mit kalten Arzneien, mit Wind-stillenden beim Juckreiz, Nässe-umwandelnden bei der Neurodermitis, Qi-Tonika beim Tumor oder dem Kinderwunsch-Problem?
Offenbar erliegen wir hier dem gleichen Fehler aller Ärzte, Therapeuten, Heiler oder Medizinmänner: Wir überschätzen unsere Macht und unterschätzen die inneren Selbstheilungskräfte des Körpers, die jedoch durch unsere äußerlichen Maßnahmen sowohl gestärkt als auch geschwächt werden können!

Beim ersten Mal arbeiten Therapeut und Körper des Patienten mit gutem Erfolg zusammen: Die den Selbstheilungskräften zu Hilfe kommende, die Krankheit attackierende Arznei schwächt jedoch etwas den Körper, so dass er beim zweiten Mal weniger stark mithelfen kann. Beim dritten Mal müssen die »Krücken« von Außen schon fast alle Arbeit alleine machen, und das reicht oft nicht mehr aus. Hinzu kommt wie bei der IVF, dass die Zeit für das Alter, und damit gegen die körpereigene Kraft arbeitet.

Wenn nun einer kommt, der die inneren Kräfte wiederbelebt, dann sind wieder Erfolge wie zu Anfangs möglich. Zum Teil genügt es auch schon, die Selbstheilungskräfte wieder herzustellen, der Rest geht von alleine.

Genau dies ist meiner Meinung nach, der innerste Kern der Feuerschule: Die Wiederherstellung des Lebensfeuers oder anders gesagt, die Stärkung der Selbstheilungskräfte. Hierzu konkrete Erfahrungen aus meiner Praxis.

Coronaviren mit Chinesischer Medizin behandeln

War das Virus nach der Chinesischen Medizin ein Kältepathogen oder ein febriles Toxin? Hierzu gibt es keine einfache Antwort, denn es kommt auf den Patienten, sein Alter, seine Immunabwehr und seine Lebensumstände an. Eines ist sicher:

«Wenn im Inneren das korrekte Qi (hier: Immunabwehr) herrscht, dann kann die Krankheit nichts anrichten.« *Huang Di Nei Jing, Su Wen*[150]

Ende des Jahres 2002 wurde in Kanton/China eine Infektion beobachtet, die unter dem Namen SARS (Schweres Akutes Respiratorisches Syndrom) einem zunächst unbekannten Virus zugeordnet wurde. Mein Chinesischer Doktorvater (damals noch im Forschungsinstitut für Chinesische Medizin Tianjin) und seine Kollegen empfahlen allen Ärzten mit SARS-Patienten, aufgrund des Syndrom-Musters eine Variation der »*Yin Qiao San*«-Formel einzunehmen.

Mein Schwager war unter diesen Ärzten – und war froh dass man aufgrund der Syndromdifferenzierung gegen den Erreger eine wirksame Prophylaxe zur Verfügung hatte, bevor überhaupt bekannt war, dass es sich um eine Corona-Virus-Familie handelte.

Dadurch waren 2003 die Hauptarzneien der Formel Jin Yin Hua und Lian Qiao (Forsythia und Lonicera) in China praktisch ausverkauft, da sie die Hauptarzneien einer Formel gegen fiebrige virale Infekte sind, die 1798 veröffentlicht wurde.

Als Erregerreservoir für Coronaviren vermutet man die Hufeisennasen-Fledermäuse *(Rhinopholus sinicus)*, die übrigens nichts mit den Flughörnchen *(Trogopterus xanthipes)* und deren Ausscheidungen (Wu Ling Zhi) der TCM zu tun haben.[151]

Aber auch afrikanische Fledermäuse *(Neoromicia cf. zuluensis)*[152] übertrugen die ebenfalls durch Coronaviren verursachte MERS-Infektion 2014 (Middle East respiratory syndrome),

150 正氣存內，邪不可乾，《素问遗篇・刺法论》

151 https://de.wikipedia.org/wiki/Komplexzahn-Gleithörnchen

152 https://idw-online.de/de/news544912

ebenso wie unsere heimischen Fledermäuse, die hier streng unter Naturschutz stehen, oft Coronaviren aufweisen.[153] Besteht also eine Gefahr auch von deutschen Fledermäusen infiziert zu werden?
Tatsache ist, Coronaviren zirkulieren regelmäßig bei uns im Winter und verursachen gewöhnlich eher milde Atemwegsinfekte, wie die Fachzeitschrift »Science« zu berichten weiß.[154] Dort wird auch von Experten vermutet, dass die geschätzte Mortalitätsrate von 2,3 % der gemeldeten Fälle überschätzt wurde, weil die meisten Fälle aufgrund der geringen Symptome unentdeckt verlaufen.
Während nämlich Kinder unter neun Jahren offenbar kaum befallen werden, sind eher Menschen über dem 80. Lebensjahr und geschwächte Patienten mit Herz- oder Lungenerkrankungen dafür prädestiniert, unter einem schweren Verlauf zu leiden.

Zum Glück nicht so meine eigenen betagten Patienten, da ich jedes Jahr zu Beginn der Infektsaison prophylaktisch immunstärkende Arzneien wie z. B. den im *Yu Ping Feng San* vorkommenden Huang Qi (Rx. astragalus) oder ähnliche Milz-Qi-Arzneien verschreibe.
Auch Chuan Xin Lian (Hb. andrographitis)[155] ist nachweislich ein sehr geeignetes Arzneimittel, um das Immunsystem zu steigern und bei viralen Erkältungskrankheiten daher sehr effektiv, weshalb ich es auch in meiner Fertigarznei »Ent-Kältung«[156] verwende, welche sich viele meiner Patienten für ihre betagten Angehörigen besorgen, um sie vor den Infekten zu schützen.

Mein Lehrer und Doktorvater Zhang Boli, mittlerweile der nationale Experte Chinas[157], ist zur Coronavirus-Epidemie nach Wuhan gereist, um dort mit traditioneller chinesischer Arznei bei der Bekämpfung der Epidemie beizutragen, wie er mir per Mail mitteilte.

90 % aller Patienten in Wuhan bekommen also das Beste aus beiden Welten zur Behandlung. Während der erste der vier ganz am Anfang infizierten Ärzte, Dr. Li Wenliang im Wuhan-Krankenhaus zur Behandlung Antibiotika, Kortison und fiebersenkende Arzneien erhielt und nach seinem Tod eine von Schleim verklebte Lunge aufwies, wurden danach seine drei Kollegen sowohl mit TCM als auch Schulmedizin behandelt. Zwei sind inzwischen vollständig genesen, und beim Dritten bestand schon starke Besserung.[158]

Auch die Bevölkerung kombiniert diese beiden Ansätze. Daher werden die beiden »Schlager« beim SARS-Ausbruch, Jin Yin Hua und Lian Qiao vermutlich auch dieses Jahr wieder

153 https://www.gesundheitsforschung-bmbf.de/de/verwandte-der-sars-viren-erstmals-bei-fledermausen-in-deutschland-nachgewiesen-2992.php

154 https://www.the-scientist.com/news-opinion/why-some-covid-19-cases-are-worse-than-others-67160?utm_campaign=TS_DAILY%20NEWSLETTER_2020&utm_source=hs_email&utm_medium=email&utm_content=83842645&_hsenc=p2ANqtz--Gum6Tmet3e7J6NOsMuRoowvHj9UFnuHWErrgN8aZ3TsXxgbMcefUjnueaGOqE6s06i54r-BqnZu-4O9LH4UJANrbEtlw&_hsmi=83842645

155 https://de.wikipedia.org/wiki/Kalmegh

156 https://www.phytocomm.lu/TCM/Neeb/Dr.-Neebs-Nr.-10-Ent-Kaeltung-N10/

157 http://english.cctv.com/2020/02/19/ARTIoWu6OVThnFAfQFANNmaE200219.shtml und http://german.xinhuanet.com/2020-02/19/c_138796998.html

158 https://news.sina.com.cn/o/2020-02-27/doc-iimxxstf4754784.shtml und http://tv.cctv.com/2020/02/24/VIDENgkHOxek-Xxyev5yGMSoC200224.shtml?spm=C45404.PLCcHnO0TNnZ.E1jv2XeMQ3Zt.7, ca. ab der Minute neun

einen Engpass beim Verkauf in Europa erleben, da viele Haushalte in China den Markt dort geleert haben werden. Haben unsere Patienten also das Nachsehen?

Keineswegs, denn es gibt viele alternative Arzneien wie ich sie in meinen Infektiologie- und *Shang Han Lun*-Vorlesungen vorgestellt habe, die alle ebenfalls immunologisch wirksam sind:

Ob Immunglobuline stimulierend wie Yin Yang Huo (Epimedium), Phagozytose fördernd wie Bu Gu Zhi (Psoralea), T-Lymphozyten-steigernd wie Nü Zhen Zi (Ligustri), Interleukin-II steigernd wie Bai hua She She Cao (Oldenlandia), allgemeine Antikörperproduktion anregend wie sheng Di Huang (Rehmannia), oder Interferonproduktion steigernd wie Bai Bian Dou (Lablab) oder Huang Qi (Astragalus); und auch bei bakteriellen Infekten Leukozytenbildung fördernde Arzneien wie Rou Gui (Cinnamomum) nachzuschlagen, ist keine Hexerei.

Diese zur Prophylaxe geeigneten Arzneien, können aber – bei zu hoher oder zu langer Anwendung – ebenfalls zu Problemen führen, wie beispielsweise das kalte, bittere Chuan Xin Lian (Andrographis) zu Durchfall führen kann, wenn es die Milz verletzt; Huang Qi kann durch seine unverdauliche Stärke beim Fehlen bestimmter Anteile der Darmflora zu Blähungen führen und andere Nebenwirkungen.

Daher stimme ich mit der Aussage meines Lehrers überein: Eine präzise Diagnose nach der Chinesischen Medizin mit maßgeschneiderter Syndromdifferenzierung ist viel effektiver als »der Anzug von der Stange«, wie die pauschale Einnahme der jeweiligen Einzelarzneien.

Fazit: Wer die Krankheitsmuster zu erkennen wußte – konnte mit unseren Methoden bereits den Menschen helfen, bevor sie im Krankenhaus symptomatische Hilfe unserer chinesischen Kollegen erfahren müssen und sowohl die Schwere als auch die Krankheitsdauer verringern.

Langzeitbeobachtungen von Covid-Patienten im Rahmen der Chinesischen Medizin

Nachdem nun seit Beginn der Pandemie fast 10 Monate vergangen waren, haben sich in meiner Praxis ebenfalls viele Patienten, die vor und nach der Coronavirus-Infektion diagnostiziert und therapiert wurden eingefunden (alle PCR+, leider ohne Angabe der Ct-Zyklen).
Da auch schon Studien zu Langzeitfolgen bestehen, die sich nach Negativ-Testungen ergaben[159], war es auch interessant nachzuverfolgen, ob dieser Verlauf auch nach der Behandlung mit Chinesischer Medizin stattfindet.

Zunächst war hier auffallend, dass die mit Chinesischer Medizin behandelten Patienten die Symptome und den Verlauf im Vergleich zu eigenen Familienmitgliedern (Partner, Geschwister) weitaus besser überstanden, als die nicht in dieser Zeit TCM Einnehmenden.

Diagnosen

Herz und Kreislauf

Da kein Patient während, sondern alle vor und nach der Symptomatik zur Diagnose kamen, waren vor allem diese Veränderungen relevant.
Auffällig war zum Beispiel bei einem jungen, sportlichen Patienten, der vor der Infektion nie

159 https://de.wikipedia.org/wiki/Long_Covid

auffällige Pulsdiagnosewerte hatte (vorher 15 Pulstastungen), dass er drei Wochen nach dem Verschwinden der Symptome (Fieber, Kopfschmerzen, Erkältungssymptome für eine Woche) eine Veränderung des Pulsbildes hatte.
Er selbst gab an, keinerlei Symptome hinsichtlich seines Herzens gehabt zu haben, sein Puls hatte sich aber in Richtung eines nicht verlangsamten Jie-Mai (knotiger Puls) verändert, d.h. in unregelmäßigen Abständen (ca. alle 3-6 Pulsschläge) kam es zu einer Verzögerung im Millisekundenbereich (keine respiratorische Arrythmie), die in diesem Patienten deutlicher hervortrat, als in anderen.
Dies deckt sich mit Erkenntnissen der Studie aus Frankfurt, bei welcher 78 von 100 der COVID-Genesenen unter Herzbeteiligung und 60 % der Untersuchten unter einer Myokarditis gelitten hatten.[160]

Da der Jie-Mai als langsamer Puls definiert ist, kann man hier entweder einen anderen Namen vorschlagen, oder wenn man es als Jie-Mai bezeichnet die Verlangsamung im Vergleich zur eigenen Normfrequenz während einer Minute setzen, was aber nur schwer zu verifizieren ist, da die Frequenz sich von vielen Faktoren beeinflussen läßt (Stress, Koffein, Schlafmangel etc.). Außer dem manchmal noch etwas oberflächlichen Lungen-Puls (Fu-Mai) waren die Zungenveränderungen dagegen unauffällig bzw. entsprachen solchen von anderen Atemwegsinfektionen.
Danach begann ich gezielt alle Corona-Genesenen auf Herzsymptomatik zu untersuchen und mußte feststellen, dass es doch häufig außer Müdigkeit auch vermehrtes Nachlassen der Leistung beim Sport oder Alltag zu erkennen gab. Ein weiterer Patient zum Beispiel verspürte beim Laufen etwas weniger »Puste« als zuvor. Viele Patienten hielten das für eine Folge der mangelnden Bewegung durch die Quarantäne und Homeoffice.

Bei arrhythmischer Herzbeteiligung habe ich etwas Nü Zhen Zi plus Han Lian Cao plus Ku Shen in die Rezeptur hinzugegeben, was sich hier bewährt hat.
Außerdem ergänze ich auch die individuellen Arzneizusammenstellungen für meine Patienten in der COVID-Infektsaison durch eine Abwandlung der *Yang Xin Tang*[161], in welcher vor allem Mai Men Dong und Dang Shen eine herzschützende Wirkung haben oder die *Qi Shen Yi Qi*[162]-Kombination, die vor allem Dan Shen und San Qi mit Jiang Xiang und Huang Qi enthält und sich bei kardiovaskulären Erkrankungen bewährt hat.
Diese werden – wie normal üblich und korrekt in der chinesischen Medizin – nicht als ganze Formel zu einem Wust von Arzneien aufgetürmt, sondern individuell dem Patienten angepaßt.

Beispiel: Ist der Patient älter oder hat schon Blutstasezeichen, dann kommen anstatt Dan Shen aus der *Qi Shen Yi Qi Tang* oder aus aus der *Yang Xin Tang* Arzneien wie Sheng Di Huang und Dang Gui in Frage, bei Schlafstörungen Bo Zi Ren und Suan Zao Ren oder Mai Men Dong aus dieser Formel; bei Thrombosegefahr San Qi aus der Qi Shen Yi Qi-Formel, und bei Lungenbeteiligung Wu Wei Zi und Ren Shen.

160 https://www.ncbi.nlm.nih.gov/pmc/articles/PMC7385689/

161 Dang Gui, sheng Di Huang, Shou Di Huang je 9 Anteile, Ren Shen, Mai Dong, Suan Zao Ren je 12 Anteile, Bai Zi Ren, Wu Wei Zi und Fu Shen 6 Anteile, Zhi Gan Cao 3 Anteile

162 https://www.ncbi.nlm.nih.gov/pmc/articles/PMC3725842/

So kann man die individuellen Formeln in dieser Jahreszeit durch das Verständnis der Wirkung einzelner Arzneien sinnvoll ergänzen.

Der Kreislauf war bei der Mehrheit der Patienten auch nach dem Infekt beeinträchtigt, da sie über einen Blutdruckabfall, teils nur diastolisch klagten, der zu verstärkter Müdigkeit führte.

Gehirn und Psyche

Etwa 20 % meiner Covid-Patienten hatten während des Infektes Anosmie oder Ageusie, die zwischen 5 und 30 Tagen anhielt und somit auf eine neurologische Verbreitung via Riechzellen hinwiesen. Diese bringen oft auch psychologische oder neurologische Symptome mit sich.
Da manche Studien von 70 % dieses Phänomens bei dem Virusbefall sprechen, und ich dies nicht einmal bei einem Drittel meiner Covid-Patienten feststellen konnte, scheint die Therapie mit Chinesischen Arzneien (meist wegen ganz anderer Erkrankungen behandelt) auch hier als »Nebenwirkung« einen schlimmeren, teils prolongierten Verlauf zu verhindern. [163]

Einer der Anosmie-Patienten beschrieb diesen Zustand als komplett anders, als zum Vergleich durch eine verstopfte Nase verursachte Geschmacks- oder Geruchsminderung.
Die längste anhaltende Anosmie trat aber bei einer Patientin in der Menopause auf, die auch als einzige einen *»Long-Covid«* Verlauf hatte, der ihre vormals vorhandene Angststörung wieder auslöste.

Auch ein asymptomatischer, wegen Depressionen zu uns gekommener Patient, dem es vor seiner Positivtestung und Quarantäne wieder sehr gut ging, klagte nach den zwei Wochen Sportverbot in frischer Luft über ein Wiederauftreten seiner Depressionen.

Das mag nicht zwangsläufig am Infekt gelegen haben, kommt aber als Qi-Stagnation, z.T. bis zur Blutstase gesteigert auch häufig vor, so dass man überlegen sollte Hong Jing Tian, Zang Hong Hua und Hou Tou Gu, den neurologisch wirksamen Hericiumpilz zu verschreiben.

Verdauungstrakt

Bei Erwachsenen waren leichte Stuhlgangsveränderungen wie Durchfälle nicht immer dem Infekt zuzuordnen, dagegen klagten Kinder häufig über Durchfall, kombiniert mit Übelkeit oder Erbrechen, was laut einer Metastudie für einen schweren Verlauf spricht, der aber bei meinen Patienten nicht eintrat.

Erstaunlicherweise kam Fieber bei Kindern nie vor, während sich die Zahl der gemessenen Temperaturerhöhungen bei Erwachsenen zwar gering hielt, aber auch zwischen 38,1 und 39,5 Grad Celsius lag.

Ebenfalls ein Drittel der Patienten hatten gar keine Symptome, obwohl das Geschwisterkind oder der Ehepartner (alle PCR+ getestet) sehr wohl welche hatten.
Zwei Geschwisterkinder waren im PCR negativ, während alle anderen Familienmitglieder positiv waren.
Die o.g. Atemwegssymptome bestanden aus etwas Schnupfen, gelegentlichem Halskratzen, Kopf- und Gliederschmerzen und starker Müdigkeit.

163 https://www.charite.de/service/pressemitteilung/artikel/detail/wie_sars_cov_2_in_das_gehirn_gelangt/ und https://www.nature.com/articles/s41593-020-00758-5

Auch möglicherweise neuropsychologische Symptome traten geringfügig auf, wobei die Ursache nicht sicher auf Covid zurückgeführt werden kann.
Diese waren: drei Tage ungewöhnliche Schlafstörungen und erneutes Auftreten einer Angsterkrankung, sowie depressive Phasen.
Mehrere Schnelltesttests aus China (März) und Deutschland (November), die wir selbst an unseren Patienten im Nachhinein getestet haben, zeigten weder IgG noch IgM positiv an, obwohl Symptome und PCR eindeutig belegten, dass eine abgelaufene Infektion vorlag.

Therapie:

Auffällig war, dass alle die Patienten mit hohen Anteilen an immunstärkenden oder -modulierenden Arzneien (also Milz-Qi stärkende wie z. B. Huang Qi oder Ren Shen), keine oder kaum Symptome der Infektion hatten. Dies waren vor allem alle Krebspatienten und solche mit verschiedenen Autoimmunerkrankungen.

Bei den Patienten mit Atemwegs-Symptomen, aber ohne Anosmie oder Ageusie, blieben zwei Wochen nach dem etwa einwöchigen Verlauf keinerlei Symptome wie Husten oder Atemnot übrig.

Ich werde auch oft nach der prophylaktischen Hinzufügung von Chuan Xin Lian, dem aktuellen Renner zur CoViD-Prophylaxe in China gefragt, oder der 2003 nach der SARS-1 Epidemie sehr beliebten Kombination Lian Qiao und Jin Yin Hua.

Dazu ist zu sagen, dass das natürlich für gewisse Zeit geht, solange der Patient nicht schon unter Milz-Qi-Leere oder Yang-Leere leidet, da der Schuss sonst nach hinten losgehen kann. Unbedingt müssen beim Hinzufügen kalter, bitterer Arzneien auch warme, Qi- oder Yang tonisierende ergänzt werden.

Zum Abschluss meiner bisher im zweistelligen Bereich liegenden Erfahrung mit Corona-Patienten kann ich nur die Erfahrungen unserer chinesischen Kollegen bestätigen:
Wenn es um eine umfassende Behandlung für eine unbekannte oder neue Erkrankung geht, kommen die Symptomenmuster aus der chinesischen Erfahrungsmedizin als eine willkommene Ergänzung zur Biomedizin ins Spiel.
Das ist vielleicht einer der Gründe, warum es in China weniger Folgeerkrankungen (»Long-Covid«) gibt, und man die Seuche dort besser im Griff hat.
Und obwohl es sich bei COVID um eine Wen Bing Erkrankung handelt, verlaufen nicht alle Infekte fiebrig. Im Gegenteil: Unter den Standard-Formeln der in Wuhan verwendeten Formeln befinden sich unter anderem auch Ephedra, welches fast in jeder Formel verwendet wurde, der Akonit, Asarum und andere heiße Arzneien:

Die *Qing Fei Bai Du Tang* (Lunge klärendes – Toxine vertreibendes Dekokt) beispielsweise, besteht aus *Ma huang* 9 g, *Zhi Gan Cao* 6 g, *Xing Ren* 9 g, *Sheng Shi Gao* 15–30 g, *Gui Zhi* 9 g, *Ze Xie* 9 g, *Zhu Ling* 9 g, *Bai Zhu* 9 g, *Fu Ling* 15 g, *Chai Hu* 16, *Huang Qin* 6 g, *(Jiang Zhi) Ban Xia* 9 g, *Sheng Jiang* 9 g, *Zi Wan* 9 g, *Kuang Dong Hua* 9 g, *She Gan* 9 g, *Xi Xin* 6 g, *Shan Yao* 12 g, *Zhi Shi* 6 g, *Chen Pi* 6 g und *Huo Xiang* 9 g.

Sie wurde als Standardformel für leichte Fälle verwendet und je nach Patient modifiziert.

Bei besonders schweren Verläufen kam wieder die Feuerschule zum Zug: Hier wurden 10 g in Salz präpariertes Fu Zi (sogenannte *Hei Shun Pian*) mit 15 g Ren Shen gegeben und per Magensonde Su He Xiang-Pille oder An Gong Niu Huang Wan.

Falls Bewußtlosigkeit besteht, so werden diese – syndromdifferenziert nach Wärme oder Kälte die Körperöffnungen (Orifizien) befreiende Fertiarzneien, wie die wärmende *An Gong Niu Huang Dan* (Calculus Bovis Pille des Friedlichen Palastes) oder die kühlende Su He Xiang-Pille (Styrax Pille) zerkleinert und wenn notwendig über Magensonde oral verabreicht,[164] wie ich es oft bei der Behandlung von Apoplektikern als Arzt im Krankenhaus in Tianjin beobachten konnte.

Eine Sammlung mit Forschungsergebnissen zu Long-Covid vom Sommer 2022 und meine eigenen Erfahrungen damit habe ich als Skript einer Vorlesung in Zürich als E-Book zusammen gefaßt, welches online erhältlich ist.[165]

Alles über Shang Han (Schaden durch Kälte): Weitere Folgen von Kälte für Infekte, Hypertonie und viele andere Erkrankungen?

Bedeutung von Kältepathogen für die Chinesische Medizin

Im Neijing (Zitat zu Beginn) heißt es ja, wenn das Yang durch Kälte seinen Platz verliert, so verkürzt sich das Leben. Wo aber ist nun genau der richtige Platz des Yang?

Wer könnte das besser beurteilen, als der Vater der Feuerschule Zheng Qin-An. Wenn bei der Winterhypertonie das Hauptsymptom der Kopfschmerz ist, so sollte man von dem Hauptsyndrom ausgehen. Zheng schreibt in seinem zweiten Buch Yi Fa Yuan Tong:

Wenn man von den sechs schädlichen Energien spricht, so sind dies Wind, Kälte, Sommerhitze, Nässe, Trockenheit und Feuer. Diese sechs Energien sind das Wurzel-Qi der sechs Schichten, jedes dauert etwa 60 Tage lang und zusammen ergeben sie ein Jahr, so dass man sie auch die Gast- Energien nennt. Diese Gast-Energien sind in jeder der Jahreszeiten jene, die keine gesunde Energie repräsentieren.

Zheng Qin-An: Erklärung der sechs Gastenergien, in: Yi Fa Yuan Tong

Nach dem Beginn der ersten Coronawelle 2020 kamen Studien von Frau Prof. Akiko Iwasaki (Yale) und Dr. Walter J. Hugentobler (Uni Zürich) zu dem Schluss, dass »je niedriger die Temperatur ist, desto geringer scheint die Immunantwort auf die Viren zu sein.« (Zitat aus: Bild der Wissenschaft 12/22, S.89)

164 An Gong Niu Huang Wan: Niu Huang, Xi Niu Jiao, She Xiang, Zhen Zhu, Zhu Sha, Xiong Huang, Huang Lian, Huang Qin, Zhi zi, Yu Jin, Bing Pian als Compound. Su He Xiang: Su He Xiang, An Xi Xiang, Bing Pian, Shui Niu Jiao, She Xiang, Chen Xiang, Ding Xiang, Xiang Fu, Mu Xiang, (Zhi) Ru Xiang, Bi Bo, Bai zhu, He Zi, Zhu Sha. CAVE: Auf gar keinen Fall parenteral, wie bei Wiebrecht et al. beschrieben. Selbst wenn diese Bestandteile vollständig zerkleinerbar wären, würden die starken ätherischen Öle injiziert zum Tode führen

165 E-Book mit Forschung und Corona Patientenfällen erhältlich unter https://www.doc-n.de/skripte-aus-vorlesungen kostenlos bei Bestellung eines anderen Skriptes oder käuflich zu erwerben bei Amazon: ›Long-Covid: Was wir wissen und was wir tun können: Geeignet für Therapeuten und Ärzte‹ (Kindle Ausgabe)

In der Studie Seasonality of Respiratory Viral Infections aus dem Annual Review of Virology (Vol. 7:83-101) heißt es: »Die erhöhten Infekte mit Influenza nahmen im Winter zu (58 % verglichen mit Sommer 34 %), abhängig von Temperatur, Helligkeit, und Feuchtigkeit.«

Auch zu Thrombosen, Asthma und Entzündungen aller Art lassen sich in der Wissenschaft Zusammenhänge mit niedrigen Temperaturen feststellen, dazu hier ein paar Ergebnisse:

Hyperviskosität des Blutes und Thromboseneigung: Blutstase

Sogar dass Kälte Blutstase verursacht, kann wissenschaftlich erklärt werden:
Keatinge et al.[166] haben festgestellt, dass Kälte-evozierte sympathische Aktivierung nicht nur einen erhöhten Blutdruck, sondern auch erhöhte Thrombozytenzahl und des Volumens und Vollblut-Viskosität (die um 21 % erhöht), was das vermehrte Auftreten von Thrombosen bei kaltem Wetter erklärt.

Kälteinduziertes Asthma: Lunge-Nieren-Störung

Durch kalte Luft können sich die Bronchien stark verengen, was durch die Kälterezeptoren im Mund (sofern durch diesen geatmet wird) noch verstärkt wird. Asthmatiker und Patienten mit COPD sind daher bekannterweise bei kalter Witterung zusätzlich gefährdet.

Gelenkentzündungen durch Kälte: Kälte-Bi-Syndrome im Winter

Durch die Verminderung der Extremitätendurchblutung nimmt die Kälte in den Gelenken noch mehr zu. Ferner ziehen sich Muskeln und Sehnen fester zusammen und spannen die Gelenke wie in einem Schraubstock ein. Das vermindert deren Beweglichkeit und stimuliert die im Gewebe verankerten Schmerzrezeptoren. Kälte fördert die Prostaglandinsynthese und kann so eine Gelenkentzündung fördern[167].

Blasenentzündungen im Winter: Kälte dringt in den Unteren Erwärmer ein

In einer Studie, die in den USA und Israel mit Frauen zwischen 40 und 65 Jahren durchgeführt wurde, genügten ein Aussetzen der Hände, des Gesichtes, des unteren Rückens und des Beckens in eine länger als 30min. dauernde Kälte, um ein Ansteigen der Harnwegsinfekte zu bewirken.[168] Eine andere randomisierte Studie aus Norwegen von Frauen zwischen 16 und 68 Jahren zeigte, dass ein Kühlen der Füße für 30 min. bei 20 % der Frauen eine gesicherte Harnwegsinfektion innerhalb von 72 Stunden auslöste.[169]

166 Keatinge WR, Coleshaw SR, Cotter F: et al. Increases in platelet and red cell counts, blood viscosity and arterial pressure during mild surface cooling: factors in mortality from coronary and cerebral thrombosis in winter. Br Med J (Clin Res Ed). 1984;289:1405-1408

167 Schmidt KL: Heat, cold and inflammation, in:Z Rheumatol. 1979 Nov-Dec;38(11-12):391-404

168 Foxman B, Somsel P: et al; Journal of Clinical Epidemiology 2001, Jul;54 (7): 710-8 - Department of Epidemiology, University of Michigan School of Public Healt

169 Bernheim A, Laerum E: Scandinavian Journal of Primary Health Care, 1993, Dec:11 (4) 289-90 - Department of Public Health and Primary Health Care, University of Bergen, Norway

Winterhypertonie und Kopfschmerzen

Laut der Meteorologie des Winters 2009/10 wurde dieser als besonders kalt und lange vorhaltend vorausberechnet. Auch die Ornithologen und Botaniker unter meinen Patienten hatten ähnliche Voraussagen verkündet. So weit hatten alle recht und meine Empfehlung sich mit Fu Zi und Rou Gui gut einzudecken war richtig gewesen.
Als es im Dezember dann mit zweistelligen Minusgraden an vielen Orten losging, dachte ich demnach, meine Patienten seien gut gerüstet, um der Kälte zu trotzen.

Wie überrascht aber war ich, als Anfang Januar eine Patientin mit ursprünglich Yang und Qi-Leere anrief, und sich bitter über einen nie dagewesenen Blutdruckanstieg beklagte. In der Tat, da sie sonst hypoton war, hatte ich auch Huang Qi und Zhi Fu Zi und Xi Xin in der Rezeptur, eine Kombination, die tatsächlich beim Hypertoniker kontraindiziert gewesen wäre. Am selben Tag kam ein männlicher Patient und klagte über Nackenkopfschmerz und Verspannung im Genick. Auch sein sonst normaler Tonus ergab eine Erhöhung um 20/10 mm mehr auf der Quecksilbersäule. Verspannungen der Nackenmuskulatur können ja zu Hypertonie führen[170], was uns die den Blutdruck senkende Wirkung des Ge Gen (Pueraria) erklärt, der traditionell auch für Nackenschmerz bei BIAO Affektionen eingesetzt wurde. Doch die andere Patientin hatte einen Jue-Yin Schädeldeckenkopfschmerz, für den ja typischerweise Gao Ben oder Wu Zhu Yu eingesetzt werden kann.
Doch dann hagelte es Tag für Tag Anrufe und Nachdiagnosen mit spontanen Hypertonien oder morgendlichen Kopfschmerzen, die auf mein Anraten hin dem Blutdruck zugeordnet werden konnten. Eine Patientin, deren Eltern und Ehemann ebenfalls betroffen waren, fragte sogar: Ist das ansteckend?
Schließlich erwischte mich die »Ansteckung« selbst: Nach einem nackenfreien Spaziergang bei -11 Grad und Wind, bei dem ich meinen Schal meiner frierenden Tochter zur Verfügung gestellt hatte, fing meine Nackenmuskulatur (wo natürlich die beiden Punkte Wind-Tor und Wind-Teich sitzen) und schließlich auch der Kopf zu schmerzen an, und der Blutdruck stieg von Normal zunächst auf 170/104 und bei der nachfolgenden Erkältung sogar auf 190/125! Hui, was war das?
Mitterweile hatte ich aber schon einen Verdächtigen und da sich bereits 30 Patienten mit diesem spontanen Symptom gemeldet hatten, nannte ich diese Symptomatik spaßeshalber »Saisonale Epidemische Hypertonie« (SEHt). Welches aber war nun der Auslöser und wie behandelt man es mit Chinesischer Medizin?

Salz und Drachen-Donner: Niere und Nebenniere

In normalen Probanden einer japanisch-amerikanischen Studie[171] war im Winter der Gehalt an Natrium im Urin und Noradrenalin im Blut nur wenig höher als im Sommer und

170 Ian J. Edwards, et al: The Neurochemically Diverse Intermedius Nucleus of the Medulla as a Source of Excitatory and Inhibitory Synaptic Input to the Nucleus Tractus Solitarii, in:The Journal of Neuroscience, August 1, 2007, 27(31):8324-8333; doi:10.1523/JNEUROSCI.0638-07.2007

171 Hata T: The Seasonal Variation of Blood Pressure in Patients with Essential Hypertension, in: Clinical and Experimental Hypertension, 1982, Vol. a4, No. 3, Pages 341-354

der Blutdruck unauffällig. Bei Hypertonikern dagegen waren außer dem Blutdruck auch Natrium und Noradrenalin- Konzentration im Urin und Plasma deutlich höher.

Eine amerikanische Studie bestätigte dies kürzlich, fand aber zusätzlich saisonale Erhöhungen in Renin, Aldosteron und Adrenalin[172].

Aus Sicht der Chinesischen Medzin bleibt also hauptsächlich als Ursache der Winter-Hypertonie die Niere und das Salz, die Nebenniere und das Adrenalin. Ersteres wäre also eine Nieren-Leere, das zweite ein Drachen-Donner-Feuer, wo Leber-Yang mit dem Nieren-Yang aszendiert.

Untergewicht und Körpergröße: Vor- und Nachhimmlische Faktoren

Hierzu interessant ist eine indische Studie, die überraschenderweise eine deutliche Neigung zur Winterhypertonie bei 132 untergewichtigen Frauen aus den Slums von Delhi feststellte. Sie war auch nach der statistischen Korrektur deutlicher als bei Normal- und Übergewichtigen[173]. Benachteiligt bei der Winterhypertonie sind überraschenderweise auch Patienten mit kleiner Körperhöhe[174], die ja ohnehin im übrigen Jahr durch die kleinere Körpergröße ein höheres Schlaganfallsrisiko tragen, wie eine über 14 Jahre durchgeführte finnische Studie berichtet[175]. Offenbar sind also Patienten mit »vorhimmlischer Benachteiligung« in Jing oder Qi, auch im späteren Leben für bestimmte Krankheiten prädisponiert.

Wie erklärt nun aber die moderne Wissenschaft die saisonale Hypertonie bei Patienten, die sich fast nie der Kälte aussetzen, oder nur dick angezogen vor die Tür gehen?

Man hat herausgefunden, dass die Nervenenden der Nozizeptoren (für schädliche Kälte) und der normalen sensorisch kältesensitiven Neurone[176] besonders hoch vorkommen in der

- Hornhaut des Auges (Folge beim kalten Wind: Augentränen mit Folge Nase laufen bei Kälte ein Yang-Leere-Zeichen!),
- der Zunge (man nimmt an, das diese Rezeptoren Modulationen des Geschmackssinnes vornehmen, also was warm und was kalt als angenehm schmeckend empfunden wird)
- der Gesichtshaut (also eine Rezeption jeglicher Kälte im Freien) und
- der Blase (durch kalte Getränke, Eiscreme und nabelfreie Kleidung usw. auslösbar)

Auch die Windgeschwindigkeit reduziert für die Haut die Außentemperatur, da sie die Körperwärme durch Konvektion und Verdunstung schneller wegträgt (sog. »Windchill«). Hierbei bewirkt z. B. eine Temperatur von -10 Grad Celsius und einer Windgeschwindigkeit von

172 K J Radke: Seasonal variation in haemodynamics and blood pressure-regulating hormones, in: Journal of Human Hypertension (24 September 2009) | doi:10.1038/jhh.2009.75

173 Pragya Sinha: Seasonal Variation of Blood Pressure in Normotensive Females Aged 18 to 40 Years in an Urban Slum of Delhi, India, in:Asia-Pacific Journal of Public Health, Vol. 22, No. 1, 134-145 (2010)DOI: 10.1177/1010539509351190

174 Nakajima J: Body height is a determinant of seasonal blood pressure variation in patients with essential hypertension. In: Hypertens Res. 2000 Nov; 23(6):587-92

175 Inger Njølstad: Body Height, Cardiovascular Risk Factors, and Risk of Stroke in Middle-aged Men and Women, in: Circulation. 1996;94:2877-2882

176 Collins KJ, Abdel-Rahman TA, Easton JC, et al. Effects of facial cooling on elderly and young subjects: interactions with breath holding and lower body negative pressure. Clin Sci. 1996;90:485-492., sowie: Collins KJ, Abdel-Rahman TA, Goodwin J, et al. Circadian body temperatures and the effects of a cold stress in elderly and young subjects. Age Ageing. 1995;24:485-489

lediglich 10 km/h (Windstärke 2) eine Senkung der Hauttemperatur um etwa 5 Grad oder bei 35km/h (Windstärke 5) auf -29,2 Grad[177]. Hierbei können schon nach 30 min. Erfrierungen auftreten.

Wenn man die vermuteten Mechanismen zugrunde legt, dass eine wiederholte Stimulation der Kälterezeptoren im Gesicht und Nacken zu einer Steigerung des Sympathikotonus und somit auch des Blutdruckes und der Pulsfrequenz führt[178], dann ergeben sich ganz klar erhöhte Risiken für jeden Menschen, der täglich der Kälte für einige Minuten ausgesetzt ist, wie zum Beispiel beim Schneeschippen, beim Hundespaziergang oder Joggen. Oftmals ist die einzige deutliche Symptomatik ein gehäuftes Auftreten von Schädeldecken oder Nackenkopfschmerzen, teils mit Druckgefühl im Kopf, teils mit Schwindel. In diesem Falle sollte unbedingt der Blutdruck (nach 5 min. in Ruhe) gemessen werden.

Steckbrief Kälte: Erkenntnisse in der Wissenschaft

Ein Forscherteam von der Universitätsklinik Dijon (Frankreich) hat erstmals klare Zusammenhänge zwischen Temperatur, Luftdruckveränderung und Blutdruck nachgewiesen. Insgesamt wurden über 8800 Patienten über 65 Jahre für 10 Jahre immer wieder untersucht[179]:

Kälte und ihre Folgen auf Blutdruck, Herz und Hirn

Sinken die Temperaturen unter minus vier Grad Celsius, steigt die Häufigkeit akuter Herzinfarkte deutlich an. Am meisten betroffen sind Menschen, die unter Bluthochdruck (»Hypertoniker«) leiden: Bei ihnen verdoppelt sich das Infarkt-Risiko bei solchen Kälte-Einbrüchen. Um gleich 62 % steigt die Herzinfarkt-Gefahr bei Personen mit Bluthochdruck, wenn die Temperaturen sich von einem Tag auf den nächsten um mehr als fünf Grad auf oder ab verändern. Und oder sank das Barometer um mehr als 8 mm/Hg, bei Raumtemperaturen zwischen 8 Grad und 21 Grad Celsius, so beobachteten die französischen Wissenschaftler Spitzen in der Infarkt-Häufigkeit – und zwar bei Hypertonikern und Nicht-Hypertonikern in gleicher Weise.

Auch die das Apoplexrisiko erhöhende arterielle Steifheit bei Hypertonikern über 55 Jahren trat besonders im Winter auf.[180]

Was die Infarkt- und Apoplexgefahr angeht, so warnt man auch in Deutschland in manchen Fachzeitschriften, dennoch gibt es immer wieder Fälle von Betroffenen, die sich nur eben mal von ihrer 25 Grad Raumtemperatur hinaus in die minus 5 oder 10 Grad begaben, um den Briefkasten zu leeren oder den Mülleimer herauszubringen. Interessant wird es aber, wenn die Studien zeigen, dass die Temperatur im Winter den Blutdruck dauerhaft erhöht, je niedriger die

177 www.explorermagazin.com/chilrech.htm und www.privatschule-eberhard.de/experimental/windchill.html

178 Feller RP, Hata HB. Human Sympatho Adrenal Responsiveness in Autumn, Winter and Spring. Brooks Air Force Base, TX: US Air Force School of Aerospace Medicine, Aerospace Medicine Division (Air Force Systems Command); 1963. Technical Document Report SAM-TDR-63-46 und: Cuddy RP, Smulyan H, Keighley JF, et al. Hemodynamic and catecholamine changes during a standard cold pressor test. Am Heart J. 1966;71:446-454

179 Alpérovitch A, Lacombe J-M, Hanon O, et al. Relationship Between Blood Pressure and Outdoor Temperature in a Large Sample of Elderly Individuals: The Three-City Study. Arch Intern Med 2009; 169: 75-80

180 Youn JC: Arterial stiffness is related to augmented seasonal variation of blood pressure in hypertensive patients. Blood Press. 2007;16(6):375-80

Temperatur, desto höher der Blutdruck: Sowohl Ärzte als auch Patienten sind sich nämlich der langfristigen Auswirkungen der Temperatur auf den Blutdruck hier in Deutschland nur wenig bewusst. Dieses Phänomen wird zwar oft übersehen, aber bereits im Jahre 1921 wurde festgestellt, dass der Blutdruck in kaltem Wetter höher ist, als in den warmen Monaten[181] und der systolische Blutdruck an kühlen Tagen 20-30 mm Hg höher als zu anderen Zeiten.[182] Darüber hinaus war die Gefahr im Winter zu erhöhten Risiken von Schlaganfall und Myokardinfarkt schon lange bekannt.[183]
Brown[184] beschrieb schon 1930, die täglichen und monatlichen Rhythmen des Blutdrucks von Menschen mit essentieller Hypertonie. Er stellte eine Senkung des Blutdrucks während der Sommermonate jeden Jahres fest, und erkannte damals schon die Tragweite der voraussichtlichen Wirkung der Saison auf den vasomotorischen Mechanismus für die Behandlung von Bluthochdruck.
Die Senkung des Blutdrucks im Sommer wurde von Rose dokumentiert[185] und in der Folge von vielen anderen Gruppen bestätigt.[186]
Die Erhöhung des Drucks betrifft sogar Kinder und – das überraschendste – auch Patienten, die sich gar nicht hinaus in die Kälte begaben:
Die Korrelation zwischen der Lufttemperatur und Blutdruck wurde sogar in verschiedenen Erhebungen in Kindern gefunden: im Blut der Minneapolis Childrens Blutdruck-Studie in den USA und in Großbritannien.[187] Es ist aber deutlich, dass ältere Menschen weniger Möglichkeiten zum Schutz ihrer Kern-Temperatur oder ihrer Extremitäten haben.[188]

181 Hopman R, Remen L. Jahreszeitliche Krankheitsbereitschaft, Blutdruckhöhe und Jahreszeiten. Z Klin Med. 1921;122:703-710

182 Kauffmann F. Über die Häufigkeit Einzelner wichtiger Klagen und unanamnestischer Angaben bei Kranken mit arterieller Hypertension. Münch Med Wochenschr. 1924;36:1230-1233

183 Cold exposure and winter mortality from ischaemic heart disease, cerebrovascular disease, respiratory disease, and all causes in warm and cold regions of Europe. The Eurowinter Group. Lancet. 1997;349:1341-1346. und Marchant B, Ranjadayalan K, Stevenson R, et al. Circadian and seasonal factors in the pathogenesis of acute myocardial infarction: the influence of environmental temperature. Br Heart J. 1993;69:385-387

184 Brown GE. Daily and monthly rhythm in blood pressure of man with hypertension. Ann Intern Med. 1930;3:1177- 1189

185 Rose G. Seasonal variations in blood pressure in man. Nature. 1961;189:235-239

186 Brennan P, Greenberg G, Miall WE, et al. Seasonal variation in arterial blood pressure. BMJ. 1982;285:919-923., sowie: Hata T, Ogihara T, Maruyama A, et al. The seasonal variation of blood pressure in patients with essential hypertension. Clin Exp Hypertens A. 1982;4(3):341-354 und: Khaw KT, Barrett-Connor E, Suarez L. Seasonal and secular variation in blood pressure in man. J Cardiac Rehabil. 1984;4:440-444 und: Abdulla K, Taka M. Climatic effects on blood pressure in normotensive and hypertensive subjects. Postgrad Med J. 1988;64:23-26. und: Sharma BK, Sagar S, Sood GK, et al. Seasonal variations of arterial blood pressure in normotensive and essential hypertensives. Indian Heart J. 1990;42:66-72 , sowie: Kochar MS, Ristow S, Kalbfleisch JH. Effect of seasonal temperature change on blood pressure in treated hypertensive population. J Clin Hypertens. 1985;1:49-52

187 Prineas RJ, Gillum RF, Horibe H, et al. The Minneapolis children's blood pressure study. Part 1: standards of measurement for children's blood pressure. Hypertension. 1980;2(suppl I):I18-I24 und in UK: De Swiet M, Fayers PM, Schinebourne EA. Blood pressure in four and five-year-old children: the effect of environment and other factors in its measurement— the Brompton study. J Hypertens. 1984;2:501-505

188 Collins KJ, Easton JC, Belfield-Smith H, et al. Effects of age on body temperature and blood pressure in cold environments. Clin Sci. 1985;69:465-470. und: Collins KJ, Abdel-Rahman TA, Goodwin J, et al. Circadian body temperatures and the effects of a cold stress in elderly and young subjects. Age Ageing. 1995;24:485-489

Fujiwara stellte aber 1995 interessanterweise fest, dass auch bei Patienten, die im Winter fast nie vor die Tür gingen, der Blutdruck, besonders nachts im Winter deutlich stieg.[189] Dort wurde der Einfluß von Luftdruck vermutet, während die Amerikaner diese Rätsel auf die im Winter höhere Einnahme von Fetten, Alkohol und Salz und den Streß der Feiertage zurückführten.

Nicht nur in Kanada

Schaut man sich die Länder an, in welchen diese Studien gemacht wurden, so findet man aber vorwiegend kalte Länder wie Kanada, Nordjapan, Nordindien (Himalaya), aber teils auch im eher milden Australien und im warmen Irak:

Im Irak mit seinen heißen, trockenen Sommern und feuchten, kalten Wintern waren die Unterschiede klein und nur der Anstieg des systolischen Blutdrucks bei normotensiven Probanden statistisch signifikant.[190] In einer Studie im moderaten Australien[191] führte ein Wechsel von 10 °C in der Temperatur zu einer Differenz des Blutdrucks von 5-7 mm Hg sogar bei Kindern. Im kühlen Montreal[192] dagegen variierte der systolische Blutdruck mindestens 7 mm Hg und der diastolische Blutdruck mindestens 3 mm Hg innerhalb eines Temperaturbereichs von 24 ° bis 27 ° Celsius. Im recht kalten Nord-Japan wurde von Sasaki et al. eine deutliche Erhöhung des Blutdrucks im Winter aufgenommen, die den Blutdruck bei 831 Bewohnern Hirosakis im Winter und im Sommer über einen 5-Jahres-Zeitraum beobachtete.[193]

Auch im Norden Indiens, am Rande des Himalaya, war der Anteil an Patienten mit Bluthochdruck der größte im Winter und der kleinste im Sommer.[194]

Da wir immer mal in Mitteleuropa und China einen besonders kalten und langen Winter haben, wird dieses Thema auch für uns Therapeuten wieder hochrelevant. Doch wenn der saisonale Bluthochdruck in der Folge des Winters einmal als »Hochdruck« erkannt wird, so bekommt der Patient praktisch »für lebenslang« eine Dauermedikation mit Antihypertensiva, die dann im Sommer wieder bei betagten Patienten zu einer Hypotonie führen kann, deren Folgen Schwindel und Müdigkeit sind und dieses manchmal sogar mit Oberschenkelhalsfraktur enden kann.

Die Patienten mit einer leichten Hypertonie sollten daher häufig ihre pharmakologische Behandlung nur im Winter einnehmen, und bei Patienten mit Bluthochdruck kann sich spontan die Notwendigkeit ihrer Medikamenteneinnahme im Sommer verringern, so dass hier eine Anpassung der Medikation an die äußeren Umstände von Nöten ist. Umgekehrt sollten aber

189 Fujiwara T, Seasonal differences in diurnal blood pressure of hypertensive patients living in a stable environmental temperature. Journal of Hypertension 1995;13(12 Pt 2):1747-52

190 Abdulla K, Taka M. Climatic effects on blood pressure in normotensive and hypertensive subjects. Postgrad Med J. 1988; 64:23-26

191 Jenner DA, English DR, Andongen R, et al. Environmental temperature and blood pressure in 9-year-old Australian children. J Hypertens. 1987;5:683-686

192 Kunes J, Tremblay J, Bellavance F, et al. Influence of environmental temperature on the blood pressure of hypertensive patients in Montreal. Am J Hypertens. 1991;4:422-426

193 Sasaki N, Takeda J, Fukushi S, et al. Seasonal variation in the blood pressure of the inhabitants in the northeastern parts of Japan. Hirosaki Med J. 1969;21:202-211

194 Narag R, Wasir HS. Seasonal variations in the incidence of hypertension and coronary artery disease. Int J Cardiol. 1996;56:90-92

nach meiner Erfahrung gerade auch solche Patienten zur Druckmessung angehalten werden, die nie messen würden »weil sie schon immer niedrigen Blutdruck hatten« und plötzlich im Winter unter Nackensteifheit oder Schädeldeckenkopfschmerz leiden. Es waren einige meiner Patienten dieser Art unter denen, die plötzlich wegen diesen Beschwerden angerufen hatten. Wenn nun also Patienten unter akuten Kopfschmerzen nach dem Kontakt mit kalter Luft klagen und sich zugleich eine spontane Blutdruckerhöhung zeigt, ist es dann richtig oder falsch mit heißen Arzneien der Feuerschule zu behandeln, die ja unter Umständen den Blutdruck erhöhen können?
Zu diesen gehört unpräpariertes Ma Huang, bei dessen Dekoktierung der ephedrinhaltige Schaum nicht abgeschöpft wurde, die mittlerweile nicht mehr zu bekommende Xi Xin-Wurzel, und bei manchen Patienten eine Reaktion auf die Kombination von Fu Zi mit Ren Shen oder Huang Qi. Auch hierzu kann man sich an das Buch von Zheng Qin-An halten, der die Ursachen des Kopfschmerzes differenziert:
Der Kopfschmerz ist nun ein Symptom, dessen Ursache von Außen nach Innen oder von Innen nach Außen kommen kann. Von Außen kommend sind die Verursacher die sechs Gastenergien Wind, Kälte, Sommerhitze, Nässe, Trockenheit und Feuer. Diese wirken über die drei Yang-Schichten (Taiyang, Yangming, Shaoyang) auf den BIAO und über die drei Yin-Schichten (Taiying, Shaoyin, Jueyin) auf das Li.

Exogene Pathogene

1. Taiyang Kopfschmerzen
   mit oberflächlichem Puls (fu), Nackensteifheit, heißem Kopf oder Körper, Kälte- oder Zugempfindlichkeit. Bei gleichzeitigem Schwitzen gibt man Gui Zhi Tang, bei Schweißabwesenheit Ma Huang Tang, um das gestaute Qi in dieser Schicht wieder korrekt zu bewegen.
2. Yangming Kopfschmerzen
   Stirnkopfschmerzen und unter den Augenbrauen und hinter den Augäpfeln, der Puls ist hierbei lang (chang) und eine Abneigung gegen Wärme besteht. Hier paßt die Ge Gen Tang um das Qi wieder der Schicht entsprechend zu regulieren.
3. Shaoyang Kopfschmerzen
   Besonders starke Schmerzen an den beiden Schläfen, das Gefühl abwechselnd zu warm und zu kalt zu sein. Oft sind die Augen verschwommen oder mit Schleiern, morgens ein bitterer Mundgeschmack. Hier paßt die Xiao Chai Hu Tang um das Qi wieder der Schicht entsprechend zu regulieren.
   Wenn das Qi der drei Schichten wieder korrekt fließt, dann kann ein Pathogen nicht weiter nach Innen eindringen und die drei Yin-Schichten können nicht befallen werden. Wird das Pathogen aber nicht gelöst, so wandert es weiter in die drei Yin-Schichten:
4. Taiyin Kopfschmerz
   Wenn ein Pathogen in das Taiyin gelangt, wo die Nässe prädominant ist, so verbindet es sich mit der Nässe und steigt nach oben. Als Folge ist der Kopf schwer und schmerzhaft und auch die Glieder schmerzen und fühlen sich kalt an. Im Bauch herrscht ein unangenehmes Völlegefühl oder Übelkeit und kein Appetit. Hier paßt die Li Zhong Tang um die Schicht wieder von der Nässe zu befreien.

5. Shaoyin Kopfschmerz
   Der Shaoyin ist die Schicht, in der sich Feuer und Wasser treffen. Dringt ein Pathogen bis hierhin ein, so kann es erstens dazu führen, dass es als Yang-Pathogen das Feuer dazu antreibt, zu weit nach oben zu steigen und dort Kopfschmerzen, Halsschmerzen oder trockenen Rachen, konzentrierten Urin, Kurzatmigkeit oder schwache Stimme oder trockene Haut verursacht. Hier muß das Yin genährt werden mit Ji Zi Huang Lian Tang (=Huang Lian E Jiao Tang).
   Ist zweitens das Pathogen aber mit dem Wasser verbunden, so kann es als Yin-Pathogen auch zu Kopfschmerzen mit verschwindend schwachem Puls (wei) führen, sowie zu starker Schwäche mit Müdigkeit, schwacher Stimme und trockenem Hals bei fehlendem Durstgefühl. Hier muß man Ma Huang Fu Zi Xi Xin Tang geben, um die Kälte zu zerstreuen und das Yang wiederherzustellen und das Yin-Pathogen zu bekämpfen.
6. Jueyin Kopfschmerz
   Jueyin regiert Wind und Holz. Wenn hier ein Pathogen eindringt, so wandelt es sich durch den Wind. Der Wind ist leicht und läßt den Schmerz nach oben steigen, so dass die Schädeldecke am schmerzhaftesten ist. Außerdem sammelt sich das Yin im Jueyin, so dass ein Pathogen durch das Yin beeinflußt wird. Daher treten zum Kopfschmerz häufig Symptome wie trockenes Würgen oder Übelkeit mit Erbrechen von Speichel auf, oder bläuliche Verfärbung der Fingernägel oder Lippen bei kalten Extremitäten, sowie Schmerzen im Bauch. Hier muß man Wu Zhu Yu Tang geben, um Yang zu stärken, Aszendierendes zu senken und Yin-Pathogene zu bekämpfen.
   Sitzt ein Pathogen in den drei Yang, so muß es nach außen gebracht werden um es loszuwerden und zu verhindern, dass es tiefer eindringt. **Sitzt aber ein Pathogen in den drei Yin, so muß gewärmt und gefestigt werden.** Dieses soll im Inneren geschehen und der BIAO darf nicht verletzt werden.

Zheng empfiehlt also für Taiyin-Kopfschmerzen mit Nässe die Milz zu stärken wie mit *Li Zong Tang*, bei Shaoyin mit Yin-Feuer die *Huang Lian E Jiao Tang* oder bei reinem Kälteschaden die großartige *Ma Huang Fu Zi Xi Xin Tang*, die ich oft erfolgreich bei hartnäckigen Folgeschäden von bakteriellen Atemwegsinfekten eingesetzt habe, und bei Jueyin-Kopfschmerzen, also in der Schädeldecke die *Wu Zhu Yu Tang*.

In der letzteren senkt Evodia auch den Blutdruck und zieht den Drachen-Donner wieder nach unten. Wahrscheinlich ist diese nach einem Kontakt mit kaltem Wind, der zu erhöhten Drücken mit Kopfschmerz führt am ehesten geeignet, auch wenn der Schmerz nicht nur auf der Schädeldecke vorkommt.

Therapie: Pathogene Kälte vertreiben am Beispiel Hypertonie

Wie kommt es, dass nur das Gesicht des Menschen die Kälte aushalten kann?
Dies rührt daher, dass der Kopf der Ort ist, wo alles Yang zusammentrifft. Alle Gefäße des Yin laufen zum Hals oder der Brust und von dort zurück. Allein die Gefäße des Yang reichen bis zum Kopf. Sie erlauben daher dem Gesicht, die Kälte zu ertragen. *Nan Jing, Abschnitt 47* [195]

195 人面独能耐寒者何也。然人头者著阳之会也，著阴脉皆至颈胸中而还，著 阳脉皆上至头耳。故令面耐寒也。
https://en.wikipedia.org/wiki/Nan_Jing_(Chinese_medicine)

Wie wir wissen, kann ein kalter Winter eine Menge Opfer fordern. Doch während jeder Mensch sich mal an der (wärmenden, aber heißen) Herdplatte verbrannt hat, sterben die Opfer von Lawinen einen langsamen Tod, bei welchem sie sanft einschlafen. Kälte wirkt also wie ein Gift und tötet das Yang in unserem Körper auf fast unmerkliche Weise. Trägt deshalb Zhang Zhong-Jings Buch den Titel »*Shang Han Za Bing Lun*«, also »Abhandlung über Kälte und andere Erkrankungen?« Wir wollen hierzu eine Antwort finden.

Interessant ist auch, dass die CM Kälte und Nässe als gerne zusammen auftretende Yin-Pathogene ansieht. Ein Beispiel aus der Praxis ist hier z. B. das vermehrte Auftreten von Sommerekzem bei Pferden, einer typischen Nässe-Hitze-Erkrankung der Haut. Tierärzte haben hierbei einen Zusammenhang zwischen dessen Auftreten und einem Winter mit einer langanhaltenden Schneedecke beobachtet, da unter dem Schnee vermehrt Schimmelpilze wachsen können, das erste frische Gras des Frühlings dann nach dem Fressen anders verdaut wird und die Entstehung dieser Hautkrankheit fördert. Die Kälte des Winters (Schnee, daher verminderte Sonneneinstrahlung auf den Boden und weniger Trocknung) fördert also die Pilzbildung (Schimmel und Schleimpilze des Bodens), die nach Ingestion im Körper wiederum Nässe (Verdauungsstörungen, Erhöhung der Allergiebereitschaft des Immunsystems durch Pilze) fördern, die durch exogene Faktoren, nämlich den Stich der Kriebelmücke in der Haut als Auslöser zum Sommerekzem führen.

Zheng Qin-An und Kälte

Wie sieht daher die Feuerschule die Schäden durch Kälte? Dies lesen wir in Zheng Qin-Ans zweitem Buch »*Yi Fa Yuan Tong*«.

Die nun folgenden zwei Bilder sollen dies erläutern, damit dies der Gelehrte genau zu erforschen vermag:

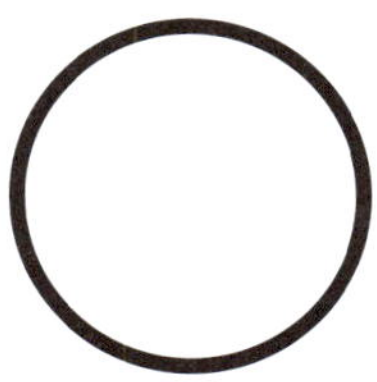

Bild 1.: Kälte-Pathogene dringen von außen ein

Dieses Bild zeigt einen Ring mit weißer Fläche, die das korrekte (*Zheng-*)Qi des Menschen zeigt. Außen herum liegt ein schwarzer Ring der das Pathogen, die Kälte repräsentiert. Das Pathogen attackiert die äußerste Schicht, Haut oder Schleimhaut, welche der *Taiyang*-Schicht entspricht. Krankheit zeigt sich hier meist mit Kopfschmerz, steifem Genick oder Gliederschmerzen, Fieber oder Kälteabneigung. Das Pathogen dringt also in die Haut und Fleisch ein, wie ein Räuber in ein Gebäude eindringt: Er schaut stets, wo der nächste Schwachpunkt liegt, um immer weiter einzubrechen. Er muss sich nicht an eine feste Reihenfolge halten.

Ist er erst mal eingedrungen, so nimmt er weiter irgendeinen Weg, wie über Hand- oder Fuß-*Yangming* (also Magen-Dickdarm), oder mal über Hand- oder Fuß-*Shaoyang* (also Gallenblase-*San Jiao*), oder mal über Hand- oder Fuß-*Taiyin* (also Milz-Lunge), oder mal über

Hand- oder Fuß-Shaoyin (also Herz-Niere), oder mal über Hand- oder Fuß-*Jueyin* (also Leber-Pericardium).

Beim *Taiyang*, dieser einen Schicht, hat Zhang Zhong-Jing alle 397 verschiedenen Methoden und 113 Rezepturen herangezogen, um zu erfassen, wie das Pathogen kommt und sich weiterbewegt.

Es sind aber **keine sechs Schritte**, die aufeinander folgen müssen, sondern sie sind alle miteinander verbunden und können fließend ineinander übergehen.

Nur weil Zhong-Jing befürchtete, man könne die weiteren Schritte des Räubers nicht erraten, hat er diese Struktur der sechs Schichten zum Klären verwendet.

Damit man aber auch weiß, was geschehen muss, wenn die Arzneien falsch eingesetzt wurden – zum Beispiel nachdem man fälschlich Schwitzen erzeugt hat, oder fälschlich Erbrechen, oder fälschlich purgiert hat, oder wenn man versäumt hat, Schwitzen zu erzeugen, wenn es richtig gewesen wäre, wenn man versäumt hat, Erbrechen zu erzeugen, wenn es richtig gewesen wäre, oder zu Purgieren, wenn es angebracht gewesen wäre; also um bei solchen Veränderungen der Erkrankung ebenfalls Abhilfe zu schaffen – damit dies alles berücksichtigt werden kann, dazu hat er die 113 Rezepturen zusammengestellt, und dies sollte ein Gelehrter wirklich beherzigen. Und dies bezieht sich auch nicht nur auf das Kälte-Pathogen, sondern auf alle sechs exogenen Pathogene gleichermaßen.

Noch wichtiger ist es zu wissen, dass, wenn exogene Pathogene nach innen eindringen, sich dann die Poren schließen als Reaktion der (*Wei-*) Qi-Funktion, und Fieber und Gliederschmerzen entstehen, so muss man das Pathogen mittels Schwitzen zerstreuen. Dies ist das Allererste, was nach dem Eindringen getan werden muss.

Dringt nun das Pathogen über die **drei *Yang*** nach innen ein, so kann sich durch diese Stauung die Kälte in Hitze umwandeln. Wenn aber die Hitze groß wird, dann kann sie dem *Yin* Schaden zufügen.

In diesen Fällen, wenn der Schaden leicht ist, nahm Zhong-Jing die *Ren Shen Bai Hu Tang* oder auf *Xiao Chai Hu Tang* basierenden Rezepturen, um **das *Yin* wieder zu speichern.**

Bei schweren Fällen dagegen verwendete Zhong-Jing Rezepturen wie *Da Cheng Qi Tang, Xiao Cheng Qi Tang* um das *Yin* zu retten.

Wenn nun exogene Pathogene über die **drei *Yin*** weiter vordringen, so können Kälte und Nässe sich zusammentun, werden übermächtig und schädigen damit das *Yang*.

Ist es nur leicht geschwächt, so nimmt Zhong-Jing zum **Wiederaufbau des *Yang***, Rezepturen wie *Xiao Jian Zhong Tang, Da Jian Zhong Tang* oder *Li Zhong* (*Wan* oder *Tang*).

Ist der Schaden aber schwer, so verwendete er Rezepturen wie *Si Ni Tang, Bai Tong Tang* und ähnliche, um das *Yang* wieder herzustellen.

Ich halte dies für das Orientierungsprinzip[196] von Zhang Zhong-Jing zur Therapie von exogenen Pathogenen, die nach innen eingedrungen sind.

196 子午针, wörtlich: Kompassnadel, hier auch: ein »Instrument zur Orientierung«

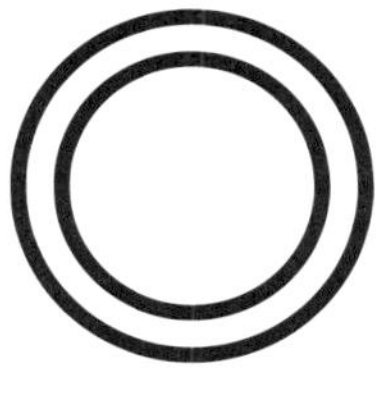

Bild 2.: Kälte-Pathogene entstehen im Inneren

Dieses Bild zeigt eine weiße Fläche, die das *Zheng-Qi* des Menschen darstellt. Wenn das korrekte *Qi* stark ist, so kann keine Kälte eindringen und auch innere Kälte kann nicht entstehen. Wenn innere Kälte entsteht, so ist das *Zheng-Qi* im Inneren nicht ausreichend.

Wo nun das *Zheng-Qi* einen Schritt nachgibt, da kann das *Yin*-Pathogen einen Schritt wachsen. Die Klassiker sagen dazu: »Wo das *Qi* nachgibt, da ist noch mehr Kälte.«
Gründe, warum nun es nicht ausreicht, können sein:

- eine sexuelle Verausgabung, die das Nieren-*Yang* schwächt;
- eine falsche Ernährung, die das Milz-*Yang* schwächt,
- eine Überanstrengung von Herz (und *Shen*), die das Herz-*Yang* schwächt.

Das *Yang*, von dem hier die Rede ist, ist das *Qi*. Überall, wo das *Yang-Qi* vermindert wird, vermehrt sich das Kälte-Pathogen. Je länger sich das *Yin* sammelt, desto mehr wird das *Yuan-Yang* von ihm ausgelöscht.

Wenn dies
- oben der Fall ist, dann verwendete Zhang Zhong-Jing zum Zurückbringen des Herz-*Yang* die *Gui Zhi Tang* (-Variationen),
- in der Mitte auftritt, verwendete er zum Zurückbringen des Milz-*Yang* die *Jian Zhong Tang* und *Li Zhong Tang* (-Variationen)
- unten auftritt, verwendete Zhong-Jing zum Retten des Nieren-*Yang* die *Si Ni Tang* und *Bai Tong Tang* (-Variationen).

Wenn das *Yang* lange schwach ist, so kann es das wahre *Yin* nicht umwandeln und erzeugen. Wenn *Yin* und Körpersäfte immer leerer werden, dann trocknet auch das Blut und das leere *Yang* sammelt sich und steigt nach oben wie ein Pathogen. Dies kann man wirklich eine ***Yin*-Leere** nennen.

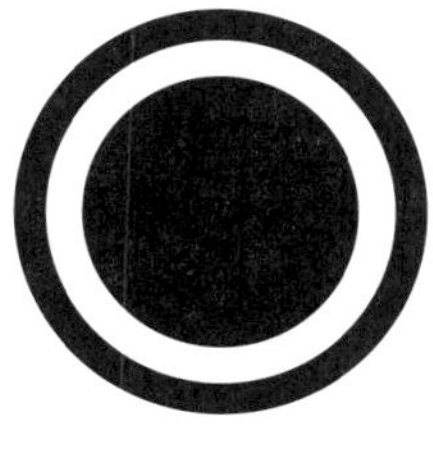

Bild 3: Yin-*Pathogene*

Die passende Methode ist es dann, süße kühle Arzneien zu verwenden, und auf gar keinen Fall darf man dann bittere kalte Arzneien verwenden.

Daher verwendete Zhong-Jing hier *Zhi Gan Cao Tang, Gui Zhi Long Gu Mu Li Tang* und *Gan*

Cao Hei Jiang Tang (Gan Cao Pao Jiang Tang). Hiermit leitete er mittels des *Yang* das *Yin*, nährte *Yin* oder wandelte *Yin* um.
Ich halte dies für das Orientierungsprinzip von Zhang Zhong-Jing zur Therapie von inneren Schäden.

»Erschöpfung kommt vom Feuer« heißt es in den Büchern. Aus der Erkenntnis heraus, dass dies alles aus dem Schaden am *Yang* herrührt. Leider hat man dieses Prinzip nicht zu Ende gedacht, so dass die Nachwelt nicht wusste, wie dies zu behandeln sei und daher sind viele Menschen der Erschöpfung[197] zum Opfer gefallen. Wenn ein Gelehrter alle *Yin*-Syndrome, die bei einer ***Yang*-Leere** auftreten, deutlich erkennen will, so lässt sich dies im Buch im Abschnitt über *Yang*-Leere nachschlagen.

- Besteht eine ***Yang*-Leere bedingte *Yin*-Leere**, weil es das *Yin* nicht mehr umwandeln kann, so werden die Flüssigkeiten und Körpersäfte trocken, ebenso die Haut, der Geist ist erschöpft und der Atem kurz, bei Schleim ist das Sputum zäh und eingedickt. Man kann daher nachforschen, wo das Feuer sitzt, und Rezepturen aus dem Bereich *Yin*-Leere verwenden, wie Zhang Zhong-Jings *Zhi Gan Cao Tang, Gui Zhi Long Gu Mu Li Tang* und *Gan Cao Hei Jiang Tang (Gan Cao Pao Jiang Tang).*
- Besteht, was man eine (echte) *Zhen Yin*-Leere durch (Fülle-)Hitze die das Blut schädigt, nennen könnte, weil über die *Yang*-Schichten eingedrungene exogene Pathogene sich in Hitze verwandelten, so kann man tatsächlich alle bitteren, kalten, erfrischenden, BIAO befreienden Arzneien verwenden.
  Besteht aber die erste Art der *Yin*-Leere, so darf man nur süße, warme und nur leicht kühle Arzneien verwenden und mittels des *Yang* das *Yin* wieder umwandeln. Egal, ob von innen oder außen, dies ist das Prinzip. Ich habe im vorigen Abschnitt des Buches die Zeichen zur Unterscheidung von *Yang*-Leere und *Yin*-Leere aufgelistet.

  Wenn man diese Symptome differenziert, so ist dies ein Orientierungsprinzip.

  Scharfes Süßes hilft dem *Yang*, bitteres Süßes dem *Yin*. Dies ist das Orientierungsprinzip beim Verwenden der Arzneien.

  Ist die Energie[198] in Fülle, so entsteht Feuer, ist die Energie in Leere, so entsteht Kälte – tatsächlich bezieht sich dieses Prinzip auf ein und denselben Ursprung.[199]
  Wenn der Gelehrte genau darüber nachdenkt, so wird er auch die Tiefe dieses Prinzips verstehen. Wahrlich, wahrlich!

Wie wir hier sehen, interpretiert Zheng die Kälte als das Hauptübel unter den Sechsen. Da wir uns hauptsächlich mit der westlich definierten Erkrankung Hypertonie, bei welcher Kopfschmerz das Hauptsymptom darstellte, befassen, noch zwei Fälle aus der Feuerschule mit diesem Problem.

197 痨 lao = Erschöpfung, Verausgabung, auch gebraucht für Tuberkulose, die »Erschöpfungskrankheit«

198 Wörtlich: QI, also in diesem Falle pathologisches Xie-Qi ist Fülle, Fehlen von physiologischem Zheng-Qi ist Leere

199 Dies ist exakt, was der modernen Physik heute selbstverständlich ist: Hitze ist eine relative Anwesenheit der thermischen Energie, Kälte eine relative Abwesenheit der thermischen Energie. Beide befinden sich nur an zwei Punkten der gleichen Skala. Kälte ist also physikalisch keine eigenständige Entität, sondern die Abwesenheit der Wärme

Ein Fall von Li Tong-Hua: Behandlung der Kälte-Hypertonie
Variation: Si Ni Tang *kombiniert mit* Si Jun Zi Tang

Patient Chen, männlich, 60 Jahre, hatte seit über 20 Jahren arterielle Hypertonie, jedoch vor etwa 3 Monaten begannen sich die Symptome von Schwindel und Tinnitus zu verschlimmern, zudem begann eine Gesichtsröte und Palpitationen bei Aktivität. Ferner fühlte er sich schwach, appetitlos und zwar durstig, aber ohne das Bedürfnis zu trinken. Obwohl er ein hohes Schlafbedürfnis hatte und viel schlief, war er stets müde und hatte ein Ziehen in den Muskeln. Die unteren Extremitäten waren kalt. Sein Blutdruck schwankte zwischen 180/105 und 190/115 mm/Hg.
Sein Gesicht war rötlich wie geschminkt, seine Zunge blass, der Belag dünn und weiß (= normal). Sein Puls war kraftlos, tief und fein *(wu li, chen, xi)*.
Diagnose: Nieren- und Milz-*Yang*-Leere, *Qi*-Leere bei aufsteigendem, leeren *Yang* (*Yin*-Feuer)
Therapie: Tonisieren und Wärmen von Nieren und Milz, *Qi* mehren und *Yang* zurückleiten, Mitte und Verdauung stärken

RP:
Zhi Fu Zi 25 g, *Gan Jiang* 10 g, *Rou Gui* 6 g, *Zhi* (präpariertes) *Du Zhong* 15 g, *Xu Duan* 15 g, *Dang Shen* 15 g, *Fu Ling* 12 g, *Bai Zhu* 12 g, *Shan Yao* 20 g, *Chen Pi* 9 g, *Jiao* (geröstetes) *Shan Zha* 15 g, *Jiao* (geröstetes) *Mai Ya* 15 g, *Gan Cao* 5 g

Nach 3 Verabreichungen ließen der Schwindel und die Gesichtsröte nach und die Kälte in den Beinen nahm ab. Der Blutdruck senkte sich auf 158/105 mm/Hg.

Nach weiteren 9 Verabreichungen verschwand der Schwindel komplett und der Tinnitus verminderte sich. Der Blutdruck lag dann bei 135/83 mm/Hg, mit Schwankungen innerhalb der Norm.

Kommentar: Wenn die Durchblutung der Gefäße einschließlich der Mikrozirkulation in der unteren Körperhälfte vermindert ist, ohne dass das Blutvolumen abgenommen hat, so muss zwangsläufig in der oberen Hälfte, besonders im Kopf, ein Überfluss herrschen. Diese Form des Yin-Feuers als Drachen-Feuer oder mit Leberzeichen wie Tinnitus, erhöhtem Augendruck oder Jueyin-Schwindel als Drachen-Donner-Feuer ist eine Form der Hypertonie, an die man auch immer denken sollte.

Wenn man die Anwendung von *Si Ni Tang* im *Shang Han Lun* liest, so mag man sich wundern, warum in der Feuerschule so viel Gebrauch davon gemacht wird, da diese Formel ja ursprünglich erst beim Zusammenbruch des Yang gegeben wurde.

Erklärung der *Si Ni Tang* nach Zheng Qin-An:

Fu Zi (eine getrocknete Knolle, ca. 30-70 g, lange gekocht) Gan Jiang 45 g (wörtl. 1½ liang, bezogen auf das »moderne« liang) Zhi Gan Cao (in Honig präpariert) 60 g
Si Ni Tang ist die wichtigste Rezeptur zum raschen Zurückbringen des Yang. Oft fürchtet man sich vor ihrer Anwendung, weil man nicht versteht, was Zhang Zhong-Jing bei der Erstellung der Rezeptur im Sinne hatte.

Man findet sie ja vorwiegend im Abschnitt über Kälte in Shaoyin-Erkrankungen, mit Symptomen wie Zyanose der Fingernägel, Bauchschmerzen und Durchfall, große, profuse Schweiße, Schwäche des Körpers mit Kälteabneigung und verschwindendem Puls (wei), der fast nicht mehr zu tasten ist. Wenn dann noch alle vier Extremitäten plötzlich kalt sind, so sind dies alles Zeichen für Yin-Pathogene. Wenn man dann nicht schnellstens das Yang zurückbringt, welches nur noch ein dünner Streifen Licht am Horizont ist, so ist der Untergang besiegelt.

Aus genau diesem Grund hat Zhang Zhong-Jing die Methode des Yang-Zurückbringens und Vertreiben des Yin-Pathogenes entwickelt, eine Methode die um keinen Deut verändert werden sollte.

Denken wir einmal genauer über diese Rezeptur nach: Da sie ja das Yang zurückbringt, wird sie von aller Welt bei kompletter Yang-Leere mit zu viel Yin-Symptomen verwendet, was auch alles richtig ist. Aber warum muss man dazu immer den oben beschriebenen Zustand abwarten, statt den Mut zu haben, sie einzusetzen, bevor es fast zu spät ist – dies scheinen nur wenige zu wissen.

Diese Wenigen, die dies wissen, werden aber diese Rezeptur in entsprechender Gewichtung auch dann schon verwenden, sobald sie eine Yang-Leere erkennen, um damit vorsorglich zu verhindern, dass schließlich eine absolute Yang-Leere mit reinen Yin-(Pathogen) Symptomen auftritt.

Wenn es erst soweit gekommen ist, dass die Symptome des Zusammenbrechenden Yang alle vorhanden sind, fürchte ich, dass es oft schon zu spät ist, das Leben zu retten.

Wenn dies dann vorkommt, so fangen die Mittelmäßigen an zu beschuldigen. Und wem geben sie die Schuld? Sie geben den Ärzten die Schuld, die Jiang und Fu Zi benutzt haben. Hierbei sind sie aber insofern ignorant, dass sie nicht berücksichtigen, dass diese Arzneien oft erst sehr spät zum Einsatz kamen. Obwohl Zhang Zhong-Jing den Einsatz nicht Wort für Wort vorgegeben hat,[200] heißt es aber ebenso wenig, dass man bei anderen Yang-Leere-Formen diese Methode nicht anwenden darf.

Wenn man sich nur diese drei Arzneien Jiang, Fu Zi und Gan Cao anschaut, dann ist es kaum zu glauben, dass man hiermit jemanden vom Abgrund des Todes zum Leben zurück holen kann. Sogar ich selbst hatte anfangs meine Zweifel. Woran ich zweifelte? Daran, dass Zhangs Kombination von etwas »Jiang und Fu« eine solche tiefe Bedeutung hatte.

Im Altertum hieß es: »Nichts ist heißer als Fu Zi«, denn Fu Zi ist wie ein Ball aus wahrem Feuer, auf dem das Leben basiert. Wenn also dieses wahre Feuer zusammenbricht, dann sieht man ausschließlich Zeichen des Yin.

Zhong-Jing hat also das tiefe Geheimnis der Wandlung verstanden, dass die Kraft des Fu Zi das vorhimmlische Feuer wieder aufflammen lässt, wenn es fast am Zusammenbrechen ist, und dass dieser (Fu Zi) dadurch die Schlüsselposition einnimmt.

Doch da die Yin-Pathogene die Wege verstopfen, kann der Fu Zi nicht zurück zur Wurzel gehen. Daher hilft hierbei der scharfe, warme Gan Jiang mit seiner zerstreuenden Wirkung, um

200 In der Tat wird ja auch bei Taiyin Erkrankungen mit Durchfall (§277) und an anderen Stellen zum Wärmen erwähnt

die Bahn freizumachen. Wenn das Yin den Weg frei gemacht hat, kann das Yang zu seinem Sitz zurückkehren und dort das Lebensfeuer neu entfachen, so dass man dies »das Yang Zurückbringen« nennt.

Wenn dann das Yang zurückgekehrt ist, so brennt die Flamme jedoch nicht weiter, wenn keine Erde (Magen) sie nährt. Dabei aber hilft die Süße des Gan Cao, und auch darin, das Zheng Qi nicht zu schnell zu verbrennen (wie Erde, die die Glut darunter bewahrt).

Wenn schließlich das Wahre Feuer wieder an seinem Ort bewahrt und genährt ist, dann kann die Flamme immer weiter brennen und das Leben weitergehen. Wie kann man diese Rezeptur nur ignorieren? In letzter Zeit ist es stattdessen immer häufiger üblich, dass man in der Medizin hierzu besonders gerne den Ginseng einsetzt.

Ein Arzt ohne Erfahrung wird, wenn er solche reine Yin-Symptome ohne Yang sieht, von Ren Shen zum Wiederbringen des Yang sprechen, und die Angehörigen des Kranken werden ihm auch darin Glauben schenken, ohne dass sie daran denken, dass Zhang Zhong-Jing als Erster diese Methode entwickelt hat, das Yang zurückzubringen. Wenn man aber mit Ren Shen das Yang zurückbringen könnte, warum hat er dann nicht ausgiebig davon Gebrauch gemacht, sondern stattdessen gar keinen? Hieraus kann man ersehen, dass es eben keine Arznei zum Zurückbringen des Yang ist.

Schaut man sich nämlich Ren Shen an, das süß ist und von kühler Natur[201], so stärkt es die fünf Zang, die aber wiederum Yin-Organe sind. Eine Arznei, die nur die Zang-Organe nährt, ist also eine Yin-nährende Arznei, kein Yang zurückbringendes Mittel, das sollte einem besonders klar sein.

Leider ist diese Tatsache seit langer Zeit ungeklärt, was sehr bedauerlich ist.

aus: Yi Fa Yuan Tong, Zhengs zweites Buch

Fall von Fan Zhong-Lin: Schwindel und Kopfschmerzen durch Kälte (Morbus Menière)

Frau Huang, 34 Jahre, Verkäuferin in Chengdu
Historie: Seit 1970 bestanden sehr oft Kopfschmerzen, Schwindel, Übelkeit und, wenn besonders stark, auch Zusammenbrüche. Verschiedene Krankenhäuser diagnostizierten alle Morbus Meniére-Syndrom. Im Januar 1972 kam sie zur Erstdiagnose. Der Schmerz war in der Schädeldecke am schlimmsten, beim Würgen erbrach sie lediglich blasigen Speichel. Wenn der Schwindel kam, fühlte sie sich unsicher wie auf dem Schiff. Die Glieder waren kraftlos, Hände und Füße kalt.
Das Gesicht war blass und glanzlos, die Zunge feucht, blass und mit wenig Belag. Der Puls war wei-xi (verschwindend, fein).

Dies war eine Leere-Kälte von Magen und Leber, mit trübem *Yin*, das nach oben trieb. Die Erkrankung gehörte eindeutig ins *Jueyin* als Kälte-Kontravektion mit Schwindel und Kopfschmerz.

Das Therapieprinzip war hier das Wärmen des Magens und der Leber, das Verbinden des *Yang* und Senken des Trüben, daher regiert hier die *Wu Zhu Yu Tang*.

201 In den meisten klassischen Quellen, wie Shen Nong Ben Cao Jing usw. gilt der Ginseng als etwas kalt

Rezeptur für eine Portion (insgesamt vier):
Wu Zhu Yu 10 g, *Dang Shen* 20 g, *Sheng Jiang* 30 g,

Erklärung:
Zu *Wu Zhu Yu Tang* gibt es im *Shang Han Lun* nur drei Sätze:
1. Bei Magenkranken durch Kälte im *Yangming*
2. Bei Brechdurchfällen im *Shaoyin* und
3. Bei Kälte im *Jueyin*

Der gemeinsame Faktor ist nur das Würgen und Erbrechen, wobei beim *Yangming* ein Brechreiz nach dem Essen auftritt, bei *Shaoyin* Brechdurchfall und bei *Jueyin* trockenes Würgen ohne Magenentleerung, aber mit Speichelspucken.

Die gemeinsame Ätiologie ist die *Qi*-Leere der Mitte und das Aufsteigen des trüben *Yin*.

Diese Patientin hat zwar trockenes Würgen mit Speichelspucken, aber auch Kopfschmerzen der Schädeldecke, weist also zwei Besonderheiten auf:

1. Wenn der *Jueyin* Pathogene enthält, so steigen diese genau zur Schädeldecke hoch, wie es bei dieser Patientin der Fall ist.
2. Wenn der *Jueyin* von Kälte betroffen ist, so schießt das Holz der Leber quer und attackiert zusammen mit Nässe die Erde des Magens. Wenn dann das Mitte-*Qi* geschwächt ist, kann die Milz den Transport von Klarem nach oben und Trübem nach unten nicht mehr durchführen.

Die Erklärung lautet also: Das klare *Yang* der Niere ist schwach, das trockene Würgen spricht für aufsteigendes trübes *Yin* bis nach oben, der Kopf schmerzt daher, und der Schwindel entsteht, wie im *Nei Jing Su Wen* beschrieben: »Wind, der einen starken Schwindel verursacht, gehört immer zur Leber.«

Die Kälte der Leber im *Jueyin* ist also die Wurzel, die Kälte im Magen der Zweig, die Erkrankung gehört zum *Jueyin*-Kälte Syndrom.

2. Besuch: Nach vier Tagen der Einnahme obiger Rezeptur hörte die Übelkeit auf. Kopfschmerz, Schwindel waren verringert, aber am stärksten immer noch der Schwindel. Die Krankheit liegt zwar in der Leber, aber ihr Ursprung in der Niere. Daher eignet sich hier eine warme, tonisierende Rezeptur, die Milz und Nieren stärkt.

Daher verschrieb ich für eine Weile eine Variation der *Li Zhong Tang:*

RP
Dang Shen 20 g, *Chao Bai Zhu* 18 g, *Zhi Gan Cao* 15 g, *Gan Jiang* 30 g, *Zhi Fu Zi* 30 g (lange kochen), *Fu Ling* 15 g, *You Rou Gui* 10 g (gemahlen mit dem Dekokt herunterspülen),
Hong (Da) Zao 30 g

Nach etwa 20 Einnahmen war die Rekonvaleszenz komplett. Im Juli 1979 (nach 7 Jahren) wurde berichtet, dass die Erkrankung nicht wieder aufgetreten war. Die Patientin war danach wieder normal arbeiten gegangen.

Erklärung von Zheng Qin-An zur *Li Zhong Tang*:

Alles, was der Mensch täglich ißt und trinkt, geht zu Magen und Milz und wird dort zu Blut und Jing umgewandelt und mehrt Shen und Qi, und erhält die zwei vorhimmlischen Energien Yin und Yang.

Sind beide kräftig, dann sind auch Transport und Umwandlung von Milz und Magen reichlich, sind die beiden Energien leer, dann lassen auch Transport und Umwandlung durch Milz und Magen nach. Umgekehrt, wenn Milz und Magen kräftig sind, dann können auch die beiden Ur-Energien wieder gefüllt werden. Sind Milz und Magen schwach, dann lassen auch die beiden Nieren-Energien nach.

So hängen vorhimmlische und nachhimmlische Energien von einander ab, obwohl sie getrennt sind, so gehören sie zusammen und obwohl sie zusammen arbeiten, so kann man sie doch nicht vermischen.

Wenn es nun um den Einsatz der Arzneien geht, um die nachhimmlische Milz-Erde zu behandeln, so hat Zhang Zhong-Jing hierzu zwei Methoden entwickelt, nämlich mittels Jian Zhong Tang und Li Zhong Tang:

- Bei Schäden des Mitte-Qi durch *exogene Pathogene*, die Ying und Wei (Bau- und Abwehrenergie) gestaut haben, nimmt man Jian Zhong Tang.
- Bei Schäden des Mitte-Qi durch *innere Kälte oder Nässe* wirkt dagegen Li Zhong Tang wie ein Wunder.

Bei inneren oder äußeren Ursachen gibt es seit uralter Zeit diese zwei goldenen Therapiemethoden. Diese sollten den Standard der Medizin bilden, nur schade, dass viele dies nicht verstehen.

Fall von Wu Pei-Heng: Chronische Shaoyin-Kopfschmerzen beim Teenager

Der junge Herr Deng, in diesem Jahre volljährig, hatte nach einer Unterkühlung fälschlich kühle Arzneien eingenommen, die aber keinen Erfolg zeitigten. Die Erkrankung bestand nun schon seit mehr als 10 Tagen, mit unerträglichen Kopfschmerzen, als würde der Schädel von einer Axt gespalten. Nach dem Mittag begann der Patient sich kühl zu fühlen und auch Gliederschmerzen zu bekommen. Es war kein Durstgefühl vorhanden. Der Puls war tief, schwach und kraftlos (chen, ruo, wu li). Der Zungenbelag war schlüpfrig weiß.

Dies ist eindeutig Kälte, die in den *Shaoyin* eingedrungen war und nun das *Yang-Qi* daran hinderte, sich im Körper zu verbreiten. Zusätzlich war es durch die falsche Verabreichung von kalten Arzneien geschwächt worden. Also eine *Yang*-Leere mit Kälte- Blockade der Leitbahnen. Der Kopf ist der Treffpunkt aller *Yang*-Leitbahnen, wenn nun *Yin*-Pathogene z. B. den Fluss der Blasenleitbahn dorthin behindern, so entstehen hier Krankheitszustände wie dieser.

Das Therapieprinzip muss also die Attacke der Kälte im BIAO und die Stärkung des *Yang* im *Li* (Inneren) sein. Die passende Rezeptur ist eine Variation von *Ma Huang Xi Xin Fu Zi Tang* plus *Qiang Huo*:

RP
Zhi Fu Zi 100 g (lange kochen), *Gan Jiang* 36 g, *Gan Cao* 6 g, *Ma Huang* 10 g, *Xi Xin* 5 g, *Qiang Huo* 10 g

Nach der ersten Einnahme reduzierte sich die Symptomatik um etwa die Hälfte, nach dem zweiten Tag dann vollständig.

Kommentar: Alle sechs Schichten können Kopfschmerzen machen, man muss aber die richtige Rezeptur für jede Schicht verwenden, um Erfolg zu haben: Der Kopfschmerz im *Shaoyin* reagiert natürlich auf die typische *Si Ni Tang*, aber bei Kopfschmerzen muss auch die Kälte aus der Fuß-*Taiyang*-Leitbahn (Blase) befreit werden, so dass hier noch die Arzneien *Ma Huang* und *Xi Xin*, sowie die Blasenleitbahn-Botenarznei *Qiang Huo* hinzugegeben werden.

TCM und Kälte

Wie wir bereits zuvor gelesen haben, kann ein kalter Winter wie unser letzter eine Menge Opfer verursachen. Doch während ein jeder Mensch sich mal an der heißen Herdplatte verbrannt hat, sterben die Opfer von Lawinen einen langsamen Tod in welchem sie sanft einschlafen. Kälte wirkt also wie ein Gift und tötet das Yang in unserem Körper auf fast unbemerkte Weise. Ist es deshalb, dass das Buch von Zhang Zhong-Jing den Titel »Shang Han Za Bing Lun« trug, also »Abhandlung über Kälte und andere Erkrankungen«? Wir wollen diese Idee in diesem Artikel etwas näher anschauen:

Höhere Säugetiere brauchen als Warmblütler zur Erhaltung ihrer normalen Lebensfunktionen eine bestimmte Temperatur, die beim Menschen je nach Meßpunkt zwischen 36 und 39 Grad (z.B. nach Aktivität liegt). Sinkt diese, z.B. durch niedrige Außentemperatur, so zeigt sich bei bestimmten Menschen sofort das als Lungen-Yang-Leere beschriebene Symptom des Nasenlaufens (Rhinitis vasomotorica oder NARE-Syndrom) bei dem die kühle Luft die Bewegung der Zilliarhärchen hemmt.

Die Oxidationsprozesse der Mitochondrien und andere enzymatische wärmeerzeugende Mechanismen regulieren die Erwärmung aus dem Inneren, während über die Haut, also über das Äußere die Wärme, wenn zu hoch, wieder abgegeben wird. Für die Verarbeitung von Nahrungsmitteln im Darm wird ebenfalls eine bestimmte Temperatur benötigt, um die enzymatischen Prozesse optimal ablaufen zu lassen. Die Wärmeerzeugung durch Darmbakterien (DIT = diet-induced-thermogenesis) stellt also einen wichtigen Teil der Wärmeerzeugung dar.[202]

Eine Studie der Harvard-University befand, dass bei höherer Körpertemperatur die Wachheit, Aufmerksamkeit, Gedächtnis und Reaktion steigt.[203]

Während die Hitze durch Schweiß bei Hitze von Außen, Fieber durch körpereigene Stoffwechselaktivität von Innen und stärkere Durchblutung der Haut zur Abgabe von Hitze in erster Linie zur Energieabgabe beiträgt, was in der CM meist durch Fülle bedingt ist, sollen die Prozesse im Inneren meist zur Herstellung oder Zuführung von Energie im Körper führen.

Eine Therapie, die die Wärmeabgabe bei zuviel an Energie fördert, ist zum Beispiel die Diaphorese. Die Unterdrückung dieser Wärmeabgabe bei Entzündungen oder Fieber läuft also dem normalen Prozess zuwider.

202 BB Lowell, BM Spiegelmann: »Towards a molecular understanding of adaptive thermogenesis« in: Nature 404, 652-60 (2000)

203 KP Wright et al.: »Relationship between alertness, performance, and body temperature in humans«, in: Am J of Physiology 283, R1370-77 (2002)

Im ShanHan Lun, Paragraf 9 steht: »Die Symptome von Taiyang klingen zwischen den Erdenzweigen Si und Wei (9.00-15.00) Uhr ab. «
Das heißt, dann ist die Heilungszeit oder auch Therapiezeit, weil die Energie oben und öffnend ist und nach Außen geht und die Kälte dann am einfachsten über die Hautporen (genannt couli, die sich um diese Uhrzeit einfacher öffnen) nach Außen vertrieben werden kann.
Umgekehrt zieht sich die Energie am Abend zurück nach Innen und ist um Mitternacht (Stunde Zi, 23-1 Uhr) im Inneren und so ist es die schwierigste Zeit um Kälte auszutreiben. Dr. Liu Li-Hong meint daher, dass die entsprechend schlechteste Zeit zur Behandlung der Kälte um Mitternacht liegt. Die Erde ist vor dem Sonnenaufgang am kältesten und auch die natürliche Körpertemperatur erreicht ihren Nadir gegen 3 Uhr morgens.[204]

Ein Unglück kommt selten allein: Nässe plus Kälte

Nicht nur in China, sondern auch im alten Griechenland postulierte man einen Zusammenhang zwischen Kälte und Er-**kält**ung, (engl. catch a **cold**, spanisch res**friad**o, franz. Re**froid**issement, usw.) worauf Celsus im 2. Jh. in »De Medicina« schrieb: »Winter produziert Kopfschmerzen, Husten und all die Affektionen, die die Kehle, die Brustseiten und die Lungen betreffen.«

Weil die moderne Wissenschaft ja oft glaubt, schlauer zu sein als die Erfahrung vieler Jahrhunderte in allen Völkern, »entlarvte« man den Zusammenhang zwischen Kälte und Infektion als »Mythos«, indem man 1958[205] mehr als 200 Freiwillige für 2 Stunden in eine Gefrierkammer setzte und weitere 200 in Unterwäsche bei 16 Grad sitzen ließ.
Danach wurden alle mit Viren bepustet, aber alle 400 hatten keine höhere Infektion als üblich. Eine andere Studie versuchte noch schlauer den Rhinovirus direkt in die Nase zu pflanzen, nachdem die Probanden mit oder ohne Kleidung, bei Kälte und Wärme getestet wurden, mit keinem Ergebnis, dass zu mehr Infekten als üblich führte.[206] Die Arroganz der Forscher ging danach sogar so weit, zu erklären, es sei keine weitere Forschung nötig, nachdem nun dieser Volksmythos widerlegt sei.

Dennoch ergab Jahrzehnte später die Kombination von Wasser und Kälte in einer Studie aus Wales in 2005, dass von 90 Probanden, die ihre Füße in kaltes Wasser getaucht hatten, ein Drittel nach einer Woche Erkältungssymptome aufwiesen, während von den 90 anderen weniger als ein Zehntel krank wurden.[207] Wieso machte die Flüssigkeit einen Unterschied?

204 Bekannte Tatsache der Chronobiologie, z.B. in M. Cascardon: »The rhythm of human sleep and wakefulness« oder Lavie: »The enchanted world of sleep«; sowie in der Zeitschrift Sleep, z.B. HPA Van Dongen et al.: »The cumulative cost of additional wakefulness« in: Sleep 26:2, 117 (2003)

205 HF Dowling et al.: »Transmission of the common cold to volunteers under controlled conditions« in: Am J of Hygiene 68,659-65 (1958)

206 RG Douglas, et al.: »Exposure to cold environment and the common cold: failure to demonstrate effect«, in: New England J of Med 279, 742-47 (1968)

207 C Johnson, R Eccles: »Acute cooling of feet and the onset of common cold symptoms« in: Family practice 22:6, 608-13 (2005)

Prof. Dr. Jack Gwaltney, ein Experte in Infektiologie erklärt hierzu, dass der Rhinovirus mindestens 55 % Luftfeuchtigkeit zum Überleben braucht, was ja die hohe Erkältungsrate besonders an den **feucht**kalten Monaten des Jahres erklärt.[208] Kälte und Nässe zusammen bilden also ein gefährliches Paar, wenn die Immunabwehr, also das Wei-Qi der Chinesischen Medizin, geschwächt ist. Die Immunlage des einzelnen Probanden müßte in den Studien eigentlich auch berücksichtigt werden, was aber bisher ignoriert wurde.
Doch gibt es ja außer Kälte und Nässe noch weitere vier Pathogene, die allerdings als dem Yang zugehörig gelten. Bei Zheng Qin-An erzeugen Kälte-Fülle und Nässe-Fülle beide, was er Yin-Syndrom nennt, wie man in seinem Buch gut finden kann.

Eines ist sicher:
Seit der ausführlichen Beschäftigung mit der Feuerschule und deren unglaublichen Erfolgen in der Therapie fragte ich mich natürlich, warum deren Methoden – trotz Klimaerwärmung – gerade heute so häufig zum Einsatz kommen.

Während im 13. Jh. Zhu Dan-Xi vor dem Schwinden des Yin warnte, sah die Qi tonisierende Schule Li Dong-Yuans die Probleme seiner Zeit in dem Unterstützen der schwachen Mitte. In der heutigen Gesellschaft findet man beide Leerezustände vor, doch die Yang-Leere betonende Feuerschule ebenso wie Zhang Jing-Yues Wärmende Schule begannen erst Fuß zu fassen, nachdem man im 16. Jh. durch den, nach der Seuchenzeit aufgekommenen Schule der Febrilen Erkrankungen, beliebten Einsatz von Hitze kühlenden und kalten Arzneien eine Waffe gefunden hatte, um die exogenen Pathogene (wie Viren und anderen Infekterkrankungen) in die Schranken zu weisen.
Es folgte also historisch auf die beliebte Verwendung kalter Arznei, der Trend warme Arzneien zu verschreiben. Zufall oder von Bedeutung?

Um diese Antwort zu finden, sehen wir uns mal die Tendenz in der heutigen Gesellschaft und Medizin an.

208 JM Gwaltney: »Viral respiratory infection therapy: historical perspectives and current trials« in: Am J Med 112:6A, 33s-41s (2002) und Interview vom 8. März 2004 mit Jack Gwaltney

Fazit: Füllen der Leere – von Yang, Yin, Qi und Blut

Wenn wir den bei der Oxidation in der Zelle entstehenden Wärmeprozess in unserem Körper poetisch als »Lebensfeuer« bezeichnen und mit dem in der klassischen medizinischen Literatur Chinas als Nieren-Yang oder Lebenstor-Feuer (Ming Men Zhi Huo 命門之火) gleichsetzen, dann wird es ganz offensichtlich, dass dieser Prozess und sein Produkt, die Wärme (wie auch immer wir sie nun bezeichnen), in unserer Zeit und den in unserer Gesellschaft herrschenden Bedingungen immer weiter geschwächt wird.

- **Die Temperatur-Tendenz in der modernen Medizin:** Geothermisch macht man sich bereits große Sorgen, wenn die Durchschnittstemperatur der Erde sich auch nur um wenige Grade erhöhen oder senken würde, da dies vielleicht Naturkatastrophen wie Trockenheit oder Eiszeit auslösen würde.
  Vor aber kurzem hatte ich einen Patienten, dessen Temperatur wegen einer Entzündung im Krankenhaus ständig gemessen wurde. Mit Erleichterung stellte man fest, das seine Temperatur sich keineswegs dem Fieber näherte, also fiebersenkende Arzneien nicht verordnet werden mußten. Denn seine Körpertemperatur lag mit 34-35 Grad Celsius auch nicht im physiologischen Bereich, dies aber wurde schulterzuckend als harmlos abgetan. Es gäbe ja ohnehin keine Arznei, die seine Temperatur heben könne.
  Auch die seit 50 Jahren praktizierte Verabreichung von oralen Antibiotika geht in die Richtung, das sich wärmeerzeugende Prozesse im Darm durch die aktive Darmflora vermindern können, die Patienten dann oft unter Inkretionsschwäche, Enzymmangel oder einfach Dysbiose leiden und weiche teils unverdaute Stühle produzieren, wird nach der Chinesischen Medizin als iatrogene Kälte oder Qi-Leere der Verdauungsorgane interpretiert. Dennoch werden auch in China 50-60 % der Erkältungen mit Antibiotika behandelt, ca. die Hälfte davon sogar falsch eingesetzt. **Also: Nieren Yang-Leere und Milz-Qi/Yang-Leere**
- **Ernährung:** Durch immer weniger Zeit, muß die Nahrungsaufnahme immer schneller werden. So ist es häufig üblich, Brotzeiten, kalte Fertigkost oder in der Mikrowelle dürftig Aufgewärmtes zu sich zu nehmen, oder gar Gekühltes aus dem Kühlschrank zu essen. Der Körper muß mit seiner eigenen Wärme diese Nahrung auf 37 Grad erhitzen, anstatt dass warme Mahlzeiten thermische Kalorien zuführen und verliert damit physikalisch von der Wärmeeinheit Kalorien. Gekühlte Getränke, Eiscreme und andere unter der Raumtemperatur liegende Nahrungsmittel gehören auch hierzu.
  Ferner ist es bei Frauen das Idealbild, möglichst schlank zu sein und darum »kalorienbewußte«, »kalorienarme« »light«-Kost wie Salate und Rohkost oder gar für Nicht-Wiederkäuer unverdaubare Kost wie rohe Getreidekörner (Müsli etc.), zu sich zu nehmen.
  Interessant ist, das die größte epidemiologische Studie über Ernährung und Erkrankung diese »Angst vor Kalorien« gar nicht bestätigt, sondern zeigt, das nicht die Kalorienmenge, sondern die Art der Nahrungsmittel eine weit größere Rolle für die Gewichtszunahmen spielt.[209] Dies sind nur schwache, aber dauerhafte Einflüsse. **Deren Folge: Yang-Leere**

209 T. Campbell,The China Study, Benbella, Dallas Texas 2006, Seite 135ff.

- Helfen Antibiotika aber nicht, weil kein Antibiogramm erstellt wurde, oder gar gegen Virusinfekte verwendet, oder ist bereits eine Immunerkrankung vorhanden, dann kommen meist **Cortikoide** zum Einsatz. Deren katabole Wirkung im Körper ist ja ursprünglich ein Relikt aus der Zeit, wo der Körper bei Gefahr Reserven (z.B. Blutzuckermobilisierung für die Muskeln) freimachen mußte, wird aber daher nicht über lange Zeit produziert.
  Extern zugeführtes Kortison stört daher die Funktion der empfindlichen hypophysär-adrenokortikalen Achse, die schließlich für die NNR eine Atropie fördert, aber auch Abbau des Knochengewebes und anderer Gewebe fördert. **Folge: Yang-Leere und Yin-Leere**
- Ganz extrem ist es im Bereich der onkologischen **Chemotherapie**, denn die dort verabreichten Mitosegifte hemmen ja gerade die Zellteilung und die daraus resultierende Oxidationswärme. Abgesehen von der häufig anzutreffenden Kachexie, friert der Patient zusätzlich durch die Zellgifte.
  In der Statistik des chinesischen Arztes Sun Geng-Chan[210] von 1000 seiner Krebspatienten fanden sich über 80 % Patienten, die nach der TCM ein Kältesyndrom aufwiesen. Warum das historisch so ist, wurde weiter oben bereits angesprochen. Tatsache aber ist auch hier, dass das moderne Waffenarsenal der Medizin dazu tendiert, katabole Prozesse zu begünstigen und Wärme zu mindern aber andererseits Kälte nicht als Übel anzusehen. Bei Mitosegiften, ob in der Chemotherapie oder Immunologie sieht es gleich aus: **Folge Yang-Leere, Jing-Leere (Yang und Yin) und Blut-Leere**
- **Reizüberflutung** und Überstimulation durch Medien mit ebenfalls Erhöhung des Kortisonspiegels. Hierzu gibt es viele Studien, die unter anderem belegen, dass der durch visuellen »Sex&Crime« hochstimulierte Kortisonspiegel auch für die Förderung von Übergewicht verantwortlich ist.[211] Kortisol hemmt z.B. die Wirkung des Sättigungshormons Leptin.[212]
  Während die moderne Leistungsgesellschaft fast jedem Streß und deren Folgen (Adrenalin und Kortisolerhöhung) beschert, wird hier auch in der Freizeit, der eigentlichen »Erholungszeit« auf ungesunde, weil unphysiologische Weise (Streßzustand mit Stillsitzen beim Fernsehen oder Computerspiel) dem Körper Energie entzogen. **Folge: Qi-Leere und durch körpereigenes Kortison (s.o.) Yin-Leere**

Schlafmangel: Der Gegenspieler des abbauenden Kortisons, das anabole Wachstumshormon wird vor allem im **Schlaf** ausgeschüttet, der aber laut moderner Schlafforschung in der modernen Gesellschaft immer kürzer und immer weniger wird.[213] Gleichzeitig ist ja, wie ich schon in einem früheren Aufsatz gezeigt habe,[214] nicht nur das gesamte Hormon-

210 Buch: Sun Geng Chan 40 Nian Zhiai Jingyan ji, in Hua Ling Chu Ban She (Erfahrung des Arztes Sun Geng-chan in 40 Jahren Krebstherapie)

211 z.B. in: Manfred Spitzer: Vorsicht Bildschirm! ss., Udo Pollmer: Eßt endlich normal, ss. 134–144

212 Sapolsky RM et al: How do glucocorticoids influence stress responses? In: Endoc Rev 21:55-89, 2000 und Gard, M and Wright, J: The Obesity epidemic, Routledge, New York 2004

213 z.B.: in Neeb: Schlaf als Schlüssel des Alterungsprozesses, in: ZTCM /2000

214 Ibid Neeb: »Schlaf ...«

system einschließlich der Geschlechtshormone, sondern auch das Funktionieren und die Reaktion des gesunden Immunsystems extrem vom Schlaf abhängig. Schlafmangel erhöht bekanntlich die Insulinresistenz, erhöht die katabol wirkende Kortisolausscheidung und hemmt die anabol wirkende Wachstumshormonausscheidung[215]. Im übertragenen Sinne gesagt: während der Stromverbrauch bei Tage immer weiter steigt, fällt das Laden der Batterie bei Nacht immer kürzer aus. **Folge: Leere von Yin und Wei-Qi**

- **Soziale Kälte:** In einer gerade veröffentlichten kanadischen Studie, ließ man die Teilnehmer sich an ein Ereignis **sozialer Kälte** wie z. B. durch Mobbing erinnern und dann die Raumtemperatur schätzen. Die Vergleichsgruppe sollte dagegen an ein Ereignis menschlicher Wärme und des Mitgefühls denken und die Temperatur schätzen. Das Ergebnis war, das auch soziale Kälte das subjektive Empfinden der Raumtemperatur um einige Grad fallen ließ.[216] Bei einem anderen Experiment ließ die Wärme einer Tasse heißen Kaffees in der Hand die Teilnehmer eine fiktive Person anhand eines Beurteilungsbogens positiver beurteilen, als Versuchspersonen, die eine Tasse Eiskaffee in der Hand hatten.[217] Wie »cool« unsere Gesellschaft eigentlich ist, und was dies für ihre Mitglieder bedeutet, wäre nun die nächste Frage.
  Der Lockdown in Europa von 2020 an hat gezeigt, dass das Verbot sozialer Kontakte (wie Fridays-for-Future und andere Demonstrationen, Sport, Besuche im Fitness- oder Nagel-Studio oder Friseur, Kirchengottesdienste, Chorgesang, Fußballveranstaltungen, Theater, Oper, Konzerte und schließlich sogar Schulbesuche), sowie die Vermeidung von Umarmung, Händeschütteln, ja sogar freundliches Lächeln für über ein Jahr nicht mehr stattfanden.
  Die Folgen dieser sozialen Kälte: Kleinkinder haben Mühe, Gesichtsausdrücke zu interpretieren, Rentner sind zu Tränen gerührt, wenn ich ihnen beim Praxisbesuch eine (desinfizierte) Hand zum Gruß anbiete und alle dazwischen sind reizbar oder ängstlich geworden, schlafen weniger tief und die Gewalt gegen Ehepartner und Kinder hat ebenso zugenommen wie gegen sich selbst (Suizide). Psychologen und Psychiater sind auf Jahre ausgebucht und die Verschreibung von Psychopharmaka hat zugenommen.
  Im Zwillingsband zu diesem Buch »Vom Leeren der Fülle« werde ich mich daher ausführlich mit der Psyche und deren Erkrankungen aus der Sicht der Chinesischen Medizin beschäftigen. **Folge: Yang-Fülle im Kopf[218] – Yang-Leere im Bauch**

All diese Situationen zeugen von dem, was in der Chinesischen Medizin als Leere-Syndrom bezeichnet wird. Verlieren wir die Ursprünglichste aller Energien, dann passiert das, was den Zusammenbruch des Nieren-Yang oder gar Erlöschen des Lebensfeuers zur Folge hat.

215 Spiegel, K.et al: Impact of sleep debt on metabolic and endocrine function, The Lancet, 1999, 354:1435-1439 und Spiegel 2004: Leptin levels are dependant on sleep duration, J Clin. Endocron. Metab. 89:5762-5771

216 Williams, Bargh (Universities Yale and Colorado): »Experiencing physical warmth promotes interpersonal warmth« In: Science, 10/2008, Band 322, Ss.606 ff.

217 Zhong, Leonardelli (University of Toronto): »Does social exclusion literally feel cold?« In: Psychological science, 9/2008, Blackwell Publ., Canada

218 Genauer in der Amygdala, denn dort sitzen Angst, Wut und Sorge

Was hat unsere Gesellschaft dieser Entwicklung entgegenzusetzen? Reissender Verkauf von Mineralstoffen und Vitaminen, oder gar Stimulantien wie Koffein, Taurin, und andere »Energie-Drinks« zeugen zwar von dem Bedürfnis nach Energie, aber ganz im Ernst: Kennen Sie jemanden, dem diese Substanzen mehr als eine kurze Stimulation gebracht, also dauerhaft seine »Batterie wieder aufgeladen« haben? Schon bald nach Abklingen des Koffeinstimulus, oder des Placebo-Effektes ist die Erschöpfung wieder da, dann war es wohl eben doch kein Vitamin-C-Mangel sondern vielleicht hat ja das Zink gefehlt? Wahrscheinlich leiden wir alle bloß unter Koffein-Mangel...

Liest man den Vater der Feuerschule Zheng Qin-An, so kommt es einem vor als gäbe es kaum eine Indikation, bei der er keine warmen Yang-Tonika einsetzt. Sobald auch nur der Puls schwächelt, Hände oder Füße kalt sind oder ein Bedürfnis nach warmen Getränken besteht, hält er eine Lebensfeuer-Tonisation für notwendig. Die Frage, die man sich nun daher stellen muß, ist diese: Wo muß man mit der Behandlung all dieser Leere-Syndrome beginnen?

Die Feuerschule sagt dazu ganz klar: Beim Urknall, beim Ur-Anfang, dem Yuan-Yang, dem Himmel, QIAN, ☰, dem Ming-Men Feuer und (vielleicht) dem guten Fu Zi.
Natürlich ist das nur der Anfang, aber wie ich selbst durch viele falsche Vorgehensweisen jahrelang feststellen mußte, läßt sich weder das Nieren-Yin, noch das Milz-Qi (und in Folge auch das Blut) tonisieren, wenn das Nieren-Yang leer ist!

Mögen diese Erkenntnisse sich ausbreiten und noch vielen Therapeuten der Chinesischen Medizin weiterhelfen. Feuer frei!

Teil Zwei:

Übersetzung relevanter Texte

In diesem Teil, dem vielleicht wertvollsten, auf jeden Fall aber arbeitsintensivsten dieses Buches kommen nun die wichtigsten Protagonisten zu Wort.
Das gesamte erste Buch des Kopfes der Feuerschule Zheng Qin-An macht den Anfang, das *Yi Li Zhen Zhuan*[219] (Echte Weitergabe von Prinzipien der Medizin), gefolgt von kurzen Auszügen aus seinem zweiten und dritten Buch.
Die Kommentare stammen vom Meister Tang Bu-Qi, der noch vor einigen Jahren in der Schweiz die Feuerschule unterrichtete. Es folgt noch ein Auszug zur Theorie aus Wu Pei-Hengs Werk, dessen praktischen Auszüge zur Arzneianwendung aus »Die 10 Generäle der Chinesischen Arznei« in diesem Buch bereits zum Teil übersetzt zu finden sind.
Den großen Abschluss macht die weltweit erste Übersetzung der Kompilation des 2500 Jahre alten Vorläufers des *Shan Han Za Bing Lun:* Das *Tang Ye Jing* von *Yi Yin*, welches für Tao Hong-Jing und viele daoistische Autoren die Grundlage der Arzneizusammenstellung bildete.
Der Zeitgenosse von Zhang Zhong-Jing, der Arzt Huang Fu-Mi, Autor des Akupuntur-Klassikers *Zhen Jiu Jia Yi Jing*, erwähnt es in seinen Aufzeichnungen, so dass wir heute wissen, dass auch der große Zhang es kannte. Lange waren die Schriften verloren, bis sie vor etwa 50 Jahren in einer Höhle wieder ausgegraben wurden und vom daoistischen Arzt und Gelehrten Yang Shao-Yi mit den Zeilen aus dem *Shang Han Lun* kombiniert und erklärt wurden.
Wer wirklich tiefer in die klassischen Theorien und die Praxis der Chinesischen Medizin einsteigen möchte, der wird diese kostbaren Schätze zu würden wissen. Die im Jahr 2010 im Meisterkurs vorgestellte Übersetzung des *Fu Xing Jue Fa Tu*, kommentiert von Tao Hong-Jing (5.-6. Jahrhundert) welches auf dem *Tang Ye Jing* beruht, werde ich gesondert in einem der nächsten Bücher nochmals erweitert aufführen. In den letzten Jahren gibt es den Text ja nun auch in Englisch und Französisch, so dass man hoffen kann, dass die Autoren diese Übersetzungen selbstständig elaboriert haben.

219 Schon bei der Aussprache des Titels gibt es Unterschiede: In Genf wurde das Werk 2018 von A. Gläser als *Yi Li Zhen* **Chuán** (2. Ton) geschrieben/ausgesprochen, vermutlich weil das gleiche Schriftzeichen in »traditionell« (传统) = **chuan** tong so ausgeprochen wird. Bei der Bedeutung einer überlieferten Botschaft, wie dem ältesten Buch der chinesischen Geschichte der »Überlieferung des Zuo zur Zeit der Frühling-und-Herbstperiode« (春秋左传, Chun Qiu Zuo **Zhuàn**), wird die andere Aussprache des Zeichens, nämlich im 4. Ton und mit dem weichem »zh« wie in Dschungel verwendet. Das Zeichen wird bei Überlieferungen so verwendet. Bei Büchern (auch modernen wie Shui Hu Zhuan) wird das Zeichen immer **Zhúan** ausgesprochen, in anderen Situationen kann es **chúan** ausgesprochen werden, allerdings niemals **»Quan«** wie bei Vita Rovelli, die die Rolle vier für Yaron Seidman übersetzt hat!

Zheng Qin-An: Yi Li Zhen Zhuan

(Echte Weitergabe von Prinzipien der Medizin)

Yi Li Zhen Zhuan: Rolle Eins

Großer Hinweis durch die Trigramme QIAN und KUN[220]

☰

Das Trigram QIAN symbolisiert den Himmel, gehört zur Wandlungsphase Metall und ist das reine Yang. Man nennt es auch den alten[221] Vater, das alte Yang, den alten Sohn und es wird auch **der Drache** genannt.

☷

KUN symbolisiert die Erde, gehört zur Wandlungsphase Erde und ist das reine Yin. Man nennt es auch die alte Mutter, das alte Yin.

Wenn sich QIAN und KUN verbinden, ergeben sich aus ihren Verwandlungen sechs Zeichen. Wenn sich bei QIAN die unterste Linie wandelt und durch die unterste Linie von KUN ersetzt wird, so entsteht der älteste Sohn, Trigramm ZHEN 震, der Donner. ☳

Wenn sich bei QIAN die mittlere Linie wandelt und durch die mittlere Linie von KUN ersetzt wird, so entsteht der mittlere Sohn, Trigramm KAN 坎, das Wasser. ☵

Wenn sich bei QIAN die oberste Linie wandelt und durch die oberste Linie von KUN ersetzt wird, so entsteht der jüngste Sohn, Trigramm GEN 艮, der Berg. ☶

In den Klassikern heißt es: Das Dao des QIAN 乾道 bringt den Mann hervor.

(Die unterste »yao«爻, also Linie, zweite Linie, dritte Linie: es bedeutet das wahre Qi und wahre Jing aus der dem himmlischen Metall – QIAN Jin – entwickeln sich in dieser Abfolge)

Wenn die unterste Linie von KUN 坤 die unterste Linie von QIAN 乾 ☰ ersetzt, so entsteht die älteste Tochter, das Trigramm XUN(Wind) 巽.[222] ☴

Wenn die mittere Linie von KUN die mittlere Linie von QIAN ersetzt, so entsteht das Trigramm LI (Flamme/Feuer) 離, die mittlere Tochter. ☲

220 Vom Yi-Jing gibt es viele Variationen, die jedoch fast alle die obigen Trigramme enthalten. Einzige Ausnahme ist wohl das Yi-Jing aus dem Jahr 168 v.Z., welches in den Ma Wang Dui Höhlen gefunden wurde. QIAN und KUN heißen dort beispielsweise JIAN 鍵 und FU婦。 Dr. Dominique Herzer hat dazu zwei Bücher veröffentlicht. Wenn sich jemand tief in die Yi-Jing Forschung stürzen möchte, gehören sie gelesen

221 Alt im Sinne von altehrwürdig nicht von »verbraucht«

222 In manchen Yi-Jing Übersetzungen wird Trigramm xun 巽 (Wind) auch als »SUN« bezeichnet

Wenn die obere Linie von KUN die obere Linie von QIAN ersetzt, so entsteht das Trigramm DUI 兑 (See), die jüngste Tochter. ☱

In den Klassikern heißt es: Das Dao von KUN bringt die Frau hervor.

(Die unterste »yao«=Linie, zweite Linie, dritte Linie: Dies bedeutet das wahre Yin aus der »irdischen Erde«, im Gegensatz zum Himmel KUN ☷ entwickeln sich in dieser Abfolge.)[223]

QIAN und KUN lassen sechs Nachkommen entstehen. Der oberste und unterste Nachkomme von QIAN und KUN haben unregelmäßige Strukturen (oben/unten, Yin/Yang) bekommen, nur der mittlere Sohn (LI) und die mittlere Tochter (KAN) haben einzig von QIAN und KUN die korrekte Balance erhalten. Das Leben des Menschen beruht nun auf dieser korrekten Balance der Energie zwischen Himmel und Erde, den Trigrammen KAN 坎 und LI 离.

Erklärung der Trigramme KAN und LI

Reim des Trigramm KAN

Dem Himmel folgt Erde, ihr Wasser fließt rund,
Ein Qi wandelt ständig drei Kräfte im Grund,
die Zehntausend Dinge verwurzelt profund
gebären und wandeln sich ewig zur Stund'.

☵

Erklärung des Trigramm KAN 坎

KAN wird vom Wasser repräsentiert und gehört daher zum Yin, zum Blut. Doch das wahre Yang residiert darin. Die Linie in der Mitte ist das Symbol des Himmels. Die erste Zahl des Himmels (das eine Yang in der Mitte des Trigramms) gebiert das Wasser.[224] Im Menschen ist dies die Niere. Dieser eine Streifen des echten Yang ist in den beiden Yin enthalten.[225] Die Wurzel des Lebens steckt dort und von dort werden die Samen gepflanzt, so dass es in den Büchern das wahre Yang genannt wird.

»Wahres Yang« diese zwei Worte werden oft verschieden erklärt weil verschieden betrachtet, so dass zu befürchten steht, dass der nicht fortgeschrittene Leser nicht versteht was gemeint ist oder es mißversteht.

Daher möchte ich nun zum besseren Verständnis jede Art der Bedeutung hier aufführen. Die beiden Worte »wahres Yang« heißen auch ministeriales Feuer, oder Feuer des Lebenstores (Ming Men), oder Drachen-Donner-Feuer, oder wurzelloses Feuer, oder Yin-Feuer, oder Leere-Feuer. Krankhaft wird es erst, wenn es hinauflodert.

223 Damit ist gemeint, dass bei den sechs Linien eines Hexagramms beim Yi-Jing, die unterste Linie für die mondänsten, fundamentalen Zusammenhänge steht, während im Gegensatz dazu die oberste Linie für die »himmlischen« Einflüsse

224 Dieses Zitat stammt aus der Erklärung des He Tu Diagramm, siehe Bild

225 d.h. in der oberen und unteren Linie des Trigramm, Symbol für das Feuer des Ming-Men im Wasser der Niere

Dann nennt man es ein Loslassen des Yuan-Qi, oder Yuan-Yang lodert nach außen, oder das Auflodern des wahren Feuers, oder das Nieren-Qi kann nicht festhalten, oder das Feuer kehrt nicht zum Ursprung zurück, oder das einsame Yang treibt ankerlos nach oben, oder Leere-Feuer schießt hinauf; alles dies bezieht sich auf dieses eine Yang, dass sich in der Mitte des Trigramm KAN befindet.

Das eine Yang wird aus dem vorhimmlischen Metallschimmer geboren, so dass man es den Drachen nennt. Wenn sich dieser hinabbegibt und zwischen den beiden Yin in deren Wasser eintaucht, so wird es zur Quelle des Wassers.[226] Die Eigenschaft des Wassers ist es, nach unten zu fließen. Dies ist das unveränderliche Prinzip des Nachhimmels im Trigramm KAN.

Man muß wissen, dass dieser Drache ein gerade geborener junger Drache ist, und nicht zum Himmel fliegen und Regen machen darf, sondern im Meer verborgen bleiben muß, das sein Zuhause darstellt. Daher muß er dort mit Kopf und Schwanz untergetaucht bleiben.

Wenn also Leere-Feuer nach oben lodert usw. so muß man wissen, dass auch das (pathogene Yin) Wasser gestiegen ist: Wenn das Wasser steigt, steigt auch der Drache (das physiologische Feuer) mit. Überflutet das Yin-Wasser eine Elle hoch, so erhebt auch der Drache sein Haupt eine Elle hoch.

Es ist also nicht dass der Drache nicht unten bleiben will, sondern dass der Drache mit dem Zuviel an Wasser nach oben schwimmen kann.

In den Klassikern heißt es: Wenn das Yin übermächtig wird, so wird das Yang geschwächt. In diesem Falle kann man verstehen, warum man das Yang stärkt, um das Yin zu vermindern.

Wenn aber heute irgendein Arzt ein Leere-Feuer usw. sieht, so fragt er nicht nach dem Grund dafür, sondern spricht sogleich vom Yin nähren und Feuer kühlen. Er behauptet dann, dass er dieses Problem versteht, und behandeln kann. Er realisiert nicht, dass hier die Ursache im Zuviel des Yin liegt und im Zuwenig des Yang. Wenn er also nicht das Yang stärkt und stattdessen das Yin nährt, ist das dann nicht wie auf den kalten Schnee noch Raureif zu schütten? Wenn man also so handelt, ist es dann nicht die Tat eines Unfähigen?

Ich stelle häufig Syndrome wie das Auflodern von Leere-Feuer fest, hierbei möchte der Patient lieber warme Flüssigkeiten zu sich nehmen und hat eine Abneigung gegen Kühles. Auf diese Weise wird einmal mehr gezeigt, wie falsch es nun wäre, das Yin zu nähren.

Es gibt auch die Meinung, dass Rou Gui und Fu Zi zum Ursprung zurückleiten, da sie die Rückkehr des Yang nicht wirklich verstehen und nicht wahrnehmen, dass Rou Gui, Fu Zi und Gan Jiang eine Art Feuerball sind. Wenn dann nämlich das Feuer brennt, dann nimmt das (krankhafte) Yin wieder ab. Es ist, wie wenn die Sonne hell am Himmel brennt, und so die Wolken sich auflösen.

Außerdem vermögen Rou Gui und Fu Zi das Yang in KAN und LI zu stärken, weil sie extrem stark sind und können daher auch das kontravektiv nach oben spritzende Yin wieder senken. Wenn das Yin wieder weg ist, so ist der Himmel wieder klar, oben und unten in Frieden und nicht mehr gegenläufig. Ist dies also wirklich das Zurückbringen des Feuers zur Quelle?

226 Eine Quelle braucht den Druck, die Dynamik, sonst fließt sie nicht. Außerdem entsteht Wasser aus der Energie (Yang) des Kosmos

Kein Autor hat es bisher verstanden, dieses eine Yang in der Mitte des Wassers (Trigramm KAN) zu erklären, so dass spätere Leser keine Ahnung haben, wie sie es verstehen sollen. Daher kam man dann auf die Idee, das Yin zu nähren und das Feuer zu senken. Damit wurden viele Menschenleben aufs Spiel gesetzt. Dies ist eine der großen Tragödien der Medizin.

Reim des Trigramm LI

Vom Himmel erschaffen, auf Erde nimmt Platz
der feurige Kaiser, versteckt im Gegensatz
Sein auf und hinunter kontrolliert kein Gesetz
sondern Austausch mit der Kraft des unteren Schatz.

☲

Erklärung des Trigramm LI

LI wird vom Feuer repräsentiert und gehört zum Yang, zum Qi. Doch das wahre Yin befindet sich darin versteckt. Die zweite Linie in der Mitte ist die Erde. Die zweite Zahl »Erde« gebiert das Feuer. Im Menschen ist es das Herz: Ein Streifen wahres Yin, verborgen in der Mitte zwischen zwei Yang. Es residiert genau im Süden und ähnelt einem Kaiser, da es die 12 Organe anführt und alle feine Shen (Energien) beherbergt, sowie den menschlichen Körper regiert. Daher heißt es in den Klassikern: »Das Herz speichert das Shen«.
Denn das wahre Yang im KAN stammt im Ursprung vom Himmel, QIAN ab, den die erste Zahl repräsentiert.
Das wahre Yin im LI stammt im Ursprung von der Erde, KUN ab, die von der zweiten Zahl repräsentiert wird. Das Erste gebiert die Zwei, das Zweite vereinigt sich zum EINEN.
Beide entstehen gegenseitig aus der Wurzel des anderen, wie Mann und Frau.

Wenn also zur Doppelstunde Zi (23-1Uhr) das Yang beginnt sich zu bewegen, und treibt das wahre Wasser hinauf und vereinigt sich mit dem Herzen. Zu Mittag dagegen zur Doppelstunde Wu (11-13 Uhr) beginnt das Yin sich zu bewegen und fließt hinab zur Niere. Eines treibt hinauf, eines fließt hinab, also in ständiger Bewegung, so dass hieraus das Leben entstehen kann. Daher kann man mit einem Trigramm den Fluß von Qi und Blut erklären.

Qi und Blut in einem Trigramm erklärt

Die Zahlen von Himmel und Erde beginnen also mit Eins, das Eine ist das Yang, das Qi. Die Zwei ist das Yin, das Blut.
Das eine vereinigt sich zu KAN: Denn Qi hat keine Form und fließt imitten des Blutes.
Die zwei vereinigen sich zu LI: Blut hat Substanz und wird vom Qi in den Adern gehalten.
Die beiden Worte QI und Blut kann man mit einem KAN Trigramm erklären, oder mit einem LI Trigramm erklären oder auch mit beiden zusammen erklären.
Ich sage immer: Wenn man mittels Zang-Fu in Yin und Yang verteilt spricht, so spricht man über die letzten Verästelungen des Ganzen, wenn man es über das Trigramm KAN erklärt, so spricht man hier über das höchste Prinzip des Ganzen.

Ich sage auch: Der menschliche Körper ist ein Gebiet aus Fleisch und Blut, also Yin. Dieser aber erhält erst Leben durch die Bewegung des Qi in ihm (also Yang), dies ist ebenfalls eine Erklärung mittels des Trigrammes KAN.

Erklärung von kaiserlichem und ministerialem Feuer

Was das kaiserliche Feuer angeht, so ist es einfach nur Feuer. Das wahre Feuer aber, ist das ministeriale Feuer. Das allgemeine Feuer ist das Herz, das wahre Feuer aber ist das Yang in der Niere.

Das allgemeine Feuer residiert oben und verbindet das Yang. Hier ist das Yang viel und das Yin wenig, so dass es oben sitzt und von dort regiert (LI hat zwei Yang Linien).

Das wahre Feuer wohnt unten und verbindet das Yin. Hier ist Yin viel und Yang wenig. Es bleibt also unten und bildet die Wurzel (KAN hat nur eine Yang Linie).

Obwohl die zwei Feuer getrennt sind, so bilden sie dennoch in Wahrheit ein Qi (denn zusammen bilden die zwei Yang-Linien des LI und die eine Yang-Linie des KAN wieder das Trigramm QIAN, also Himmel. Diese aus dem Qian entstandene Kraft, also Qi, bildet nachhimmlisch die Energie des Körpers. Erst indem sich das vorhimmlische Yang auftrennt und mit dem Palast des KUN, der Erde verbindet, entstehen die nachhimmlischen Trigramme KAN und LI, also kaiserliches und ministeriales Feuer.) Diese eine Energie (Qi) beherrscht dann im lebendigen Körper das Yin und das Yang.

Wenn oben das kaiserliche Feuer zu schwach ist, so kann es nicht das Blut und Körperflüssigkeiten der wichtigen Organe im oberen Körper beherrschen. Daher entstehen solche Symptome mit Verlusten wie klarer Nasenfluß[227], Speichelfluß, tränende Augen, chronischer Eiterfluß der Tränenkanäle, Blutungen aus Nase oder Zahnfleisch.

Wenn unten das ministeriale Feuer zu schwach ist, so kann es nicht das Blut und Körperflüssigkeiten im unteren Körper beherrschen. Daher entstehen Symptome wie mangelnde Harnkontrolle, Spermatorrhoe, Ausfluss, Harn- und Stuhlinkontinenz.

Man kann also die beiden Feuer nicht trennen, aber man darf sie auch nicht vermischen. Durch ihr kommen und gehen lassen sie die Erde der Mitte entstehen. (Beide Feuer lassen Erde entstehen, aber das Herz-Feuer erzeugt die Erde des Magens, die allgemeine Erde, und das Ming Men Feuer erzeugt die Erde der Milz, die wahre Erde).

Durch dieses Ergebnis (Feuer erzeugt Erde) entsteht aus den beiden Qi eine drittes Qi (Mitte-Qi).

(Diese drei kann man die drei Yuan nennen oder die drei Erwärmer. In den Klassikern heißt es: Ohne Vorhimmel entsteht kein Nachhimmel, ohne Nachhimmel kann der Vorhimmel nicht weiterleben. Dies ist die wahre Bedeutung des Ausdrucks »Drei Yuan« oder drei Ursprünge).

Wenn der Palast der Mitte nicht die Kraft der zwei Feuer erhält, so kann er die Speisen nicht erwärmen und verdauen. Daher entstehen Symptome wie unverdaute Nahrungsreste, Nässe und Schleim, Klumpen- und Völlegefühl.

Wenn oben und unten, also beide Feuer nicht stark genug sind, dann fällt ab, was aufsteigen sollte und daraus können Krankheiten des Herzens sich zum Dünndarm übertragen und

227 Rhinitis vasomotorica, auch NAR-Syndrom (non-allergic Rhinitis) genannt

solche der Lunge auf den Dickdarm, zugleich können die Probleme von unten nach oben schlagen, wie Zahnschmerzen durch Yin-Feuer, Bluthusten, Kurzatmigkeit, Gesichtsödeme, Halsschmerzen und ähnliches.

1. Wichtig, zu wissen ist hier besonders, sowohl dass Yin-Pathogene nach oben schlagen können ohne dass das wahre Feuer mit diesen zusammen hochlodert, als auch dass das wahre Feuer zusammen mit den Yin-Pathogen hochlodern kann. Auf diesen Punkt sollte man besonders genau achten:
Wenn sich oben ein Zusammenbruch des Yang-Qi zeigt, und bereits die Pulse oberflächlich und leer sind, und der Atem rau und schwer geht, trotzdem aber noch keine Gesichtsröte, Fieber oder Schwitzen besteht, dann ist das pathogene Yin bereits hochgestiegen, das Ming-Men-Feuer aber noch nicht.
Ist aber schon der Kopf rot, der Körper heiß und der Schweiß da, dann ist auch das wahre Feuer bereits aufgelodert und die Krankheit hat die Grenze erreicht, wo tatsächlich der Zusammenbruch bevorsteht.
Dennoch muß man nicht bis zu diesem Zeitpunkt warten, sondern kann schon beginnen das Yang zurückzubringen, wenn nur das Yin (Pathogen) nach oben gestiegen ist und sich hiervon die ersten Zeichen zeigen.

2. Es kann auch vorkommen, dass das Yang-Qi nach unten versiegt, aber das kaiserliche Feuer noch nicht hinuntergefallen ist, oder eben dass das Yang-Qi nach unten versiegt, und zugleich das kaiserliche Feuer bereits abgestiegen ist. Auf diesen Unterschied sollte man besonders genau achten:
Wenn sich unten ein Zusammenbruch zeigt, der Puls fein, verschwindend oder fast untastbar wird, Blut oder Stuhl und Urin nach unten drängen, oder schwerer Durchfall mit unverdauten Nahrungsresten vorkommt und die Extremitäten sich kühl aber noch nicht eiskalt anfühlen, und die Ausscheidungen zwar fließen sich aber noch kontrollieren lassen, dann ist zunächst das Yang-Qi am versiegen, aber das kaiserliche Feuer noch nicht hinuntergefallen.
Sind aber die Glieder kalt wie Eis und die Ausscheidungen unkontrollierbar und inkontinent, dann ist das Yang-Qi nach unten versiegt und zugleich das kaiserliche Feuer bereits zusammengebrochen und abgestiegen. Die Krankheit hat die Grenze erreicht, wo tatsächlich der Zusammenbruch unmittelbar bevorsteht.
Dennoch muß man nicht bis zu diesem Zeitpunkt des Zusammenbruchs warten, sondern kann bei Beobachtung der oben beschriebenen Symptome schon gleich beginnen das Yang-Qi zu stärken und dem Zusammenbruch entgegenzuwirken.

Es gibt also die Verausgabung unten die nach oben treibt, ein Zusammenbruch des Yang (des Yang im Trigramm KAN, dem wahren Lebensfeuer, das vom Himmel kommt und daher auch wieder dorthin aufsteigt, wenn es zusammenbricht) – und es gibt die Verausgabung oben die nach unten fließt, ein Zusammenbruch des Yin (des Yin im Trigramm LI, das von der Erde kommt und daher auch wieder dorthin hinabfließt, wenn es zusammenbricht).
Wenn das Yang zusammenbrechen will, dann muß man das Yin tonisieren, um es zu halten, z. B. mit Du Shen Tang.

Wenn das Yin zusammenbrechen will, dann muß man das Yang stärken, um es zu festhalten, z. B. mit Hui Yang Yin.

Dann gibt es noch einen drohenden Zusammenbruch des Yang, bei dem man nicht das Yin nähren darf, nämlich wenn starke Yin Pathogene das Yang bereits so weit bedrängen, dass es fast ausgelöscht wird.
Es gibt auch einen drohenden Zusammenbruch des Yin, bei dem nicht das Yang gestärkt (und gewärmt) werden darf, nämlich wenn Yang bereits so heiß ist, dass das Yin fast vertrocknet.

Dies alles sind Veränderungen in Yin und Yang, möge der Gelehrte hier genau unterscheiden, damit es zu seiner rechten Bestimmung verwendet wird.

Wichtiges über den wahren Drachen

Der wahre Drache ist jener des Himmels im Trigramm QIAN (Es gehört zur Phase Metall und ist ein perfektes Ganzes, pur und ohne das kleinste Fleckchen Makel. Im Altertum nahm man den Drachen als Symbol für die wundersame unendliche Veränderung). Der Himmel, QIAN gibt von seiner Energie an den Palast des KUN (Erde), so dass sich hier Wasser bildet. Weil aber Yin und Yang sich gegenseitig bedingen, so muß auch in Nachhimmel das Zweite und somit die beiden Trigramme KAN und LI entstehen, auf welchen das menschliche Leben beruht.
Aus dem Wandel dieser zwei entsteht dann die Erde-Energie der Mitte und hieraus alles andere. Auch die Regeneration der zwei Energien erfolgt aus dieser.[228]

Der Drache aus dem Trigramm KAN ist der junge Drache (aus dem QIAN in das KUN gewechselte mittlere Yang-Linie) der zwischen den beiden Yin Anteilen des Trigramms ernährt wird. Daher heißt es: »Man sieht den Drachen auf der Erde«.
Obwohl dieser junge Drache nicht hinauffliegen will, so kann er doch (wie alle Drachen) sich wandeln und bewegen. Nur wenn Erde vorhanden ist, so kann sich Wasser darin sammeln. Ebenso kann ein Drache sich nicht verstecken, wenn kein tiefes Wasser vorhanden ist, welches wiederum Erde braucht, um nicht wegzufließen.[229]
Erde ist also in Wasser gelöst, aber Wasser wird auch von Erde gehalten. Das Wasser enthält den Drachen (Yang-Energie) und kühlt daher nicht zu stark ab, und daher enthält ebenso die Erde den Drachen (und wird warm und fruchtbar). Durch die Vereinigung von Erde mit Wasser (und zugleich Drachen) kann die Welt erst entstehen.
Ich denke mir, da der Tag mit der Zeit von Zi beginnt[230], ist dies die Zeit, in der der (Himmels-)Drache hinabsteigt (zur Erde).
Zur Zeit von Si (9-11 Uhr, oder dem vierten Monat im Mondkalender) ist der Drache schon ausgereift und kann hinauffliegen zum Himmel. Daher gibt es im fünften oder sechsen Monat des Mondkalenders öfter Regen.

228 Aus dem Magen wird das Qi zu den Därmen gesendet und bildet in gereinigter Form wieder die Grundlage für das Nieren-Yang, so dass sich die »Batterie« wieder aufladen kann.

229 Dies gilt nicht nur für Seen und Schlammtümpel, sogar das Meer bildet sich nur, weil darunter die Erde liegt, die ihm Boden gibt.

230 Doppelstunde von 23-1 Uhr, der Geburt des Yang

Am Höhepunkt des Yang wird das Yin geboren. Es beginnt mit der Stunde Wu (11-13 Uhr) und wird stärker bis es ebenfalls den Höhepunkt als reines Yin erreicht. Am Höhepunkt des Yin (wieder zu Mitternacht) wird erneut das Yang geboren.

Darum heißt es: Zurück zur Eins. Eins bedeutet wieder das wahre Yang als Teil des Himmels. Obwohl also diese Energie unten ist, gibt es in Wahrheit keine Zeit, wo es nicht mit oben verbunden ist.

Ebenso ist es mit der Linie im Trigram LI, sie repräsentiert das wahre Yin, als Teil der Erde. Obwohl dieses oben (Herz) wohnt so ist es in Wirklichkeit immer mit unten verbunden. Im Buch der Wandlungen (Yi-Jing) heißt es daher:

»Das welches seine Wurzeln im Himmel hat ist mit oben verbunden, das welches seine Wurzeln in der Erde hat ist mit unten verbunden.«

Dies ist ein ewig unveränderliches Prinzip von Yin und Yang, aufsteigen und absteigen.

Wenn also ein Arzt dieses genau zu verstehen vermag, also durch den wahren Drachen das Aufsteigen und Absteigen von Yin und Yang abzuleiten, dann versteht er umso besser einen Grundpfeiler der Kraft des Drachen im Körper des Menschen.[231]

Über den Ort des dreifachen Erwärmers

Das Qi des oberen Erwärmers füllt Herz und Lunge (vom Kopf) bis zum Zwerchfell; das Qi des mittleren Erwärmers füllt Milz und Magen von Zwerchfell bis zum Nabel. Das Qi des unteren Erwärmers füllt Leber und Lunge vom Nabel nach unten bis zu den Füßen.

Der obere Erwärmer ist mit dem Himmel verbunden (heißt daher obere Quelle), der mittlere Erwärmer ist mit der Erde verbunden (heißt daher mittlere Quelle), der untere Erwärmer ist mit dem Wasser verbunden (heißt daher untere Quelle).

Das Qi des Himmels geht hinunter zur Erde und von der Erde zum Wasser. Das Qi des Wassers steigt auf zur Erde, und von der Erde wieder auf in den Himmel.

Daher heißt es: Das Prinzip der Erde reguliert Yin und Yang wie eine Achse. Das Qi des dreifachen Erwärmers teilt sich in drei Teile und diese vereinigen sich wieder, daher ist es das wichtigste Fu-Organ des Menschen.

Ist sein Qi einmal in Unordnung, so können alle drei Qi sich nicht ausbreiten, dies ist natürlich das Prinzip der gesamten Funktionen des Qi.

Wenn der Gelehrte tiefer in diese Regulation der drei Erwärmer und die seiner regulierenden Arzneien eindringt, so kann er umso mehr den Weg der Regulation von Yin und Yang verstehen.

231 Wörtlich: »versteht einen Teil des Ganzen Drachen des Menschenkörpers«

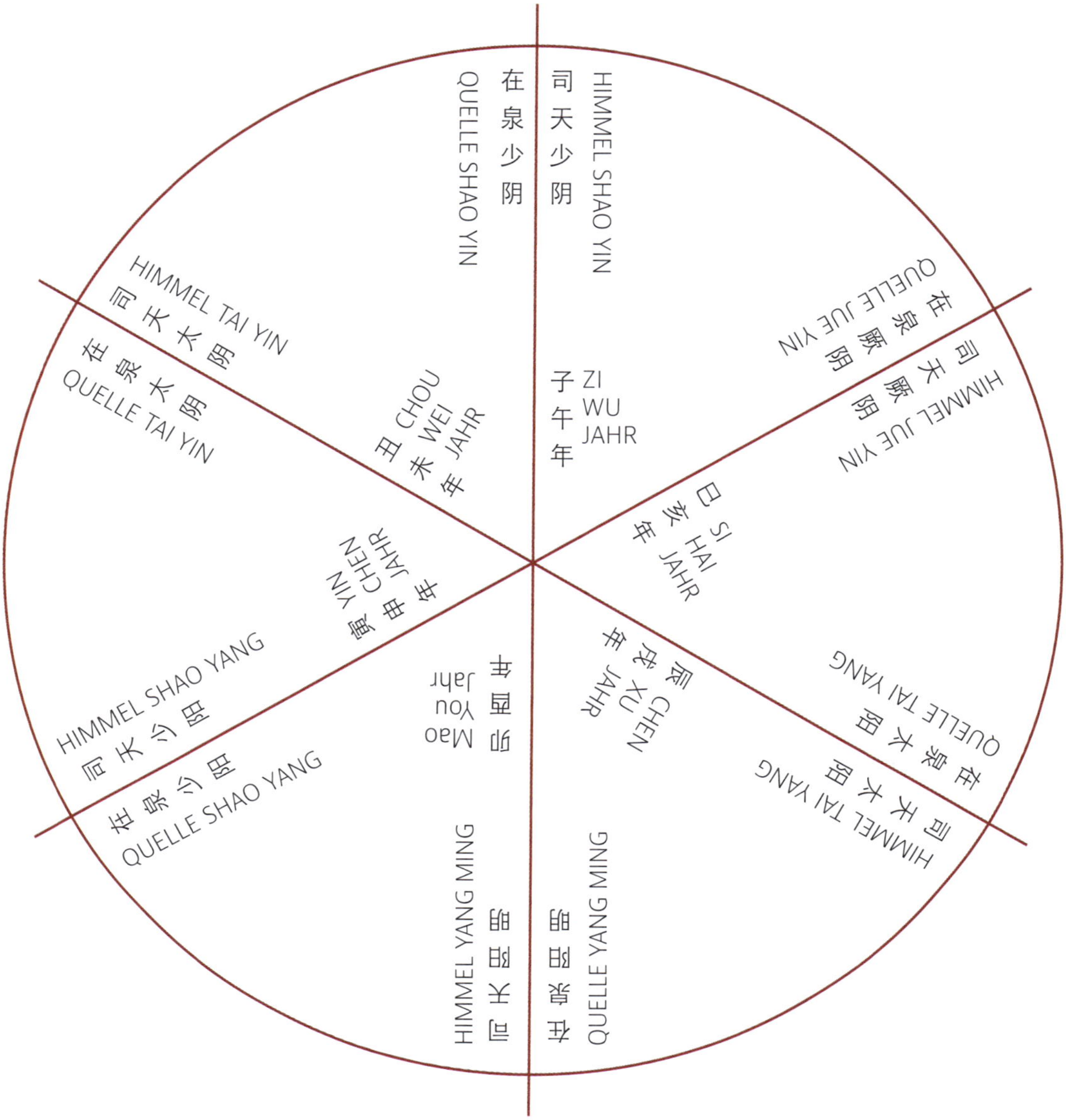

Die Veränderung der fünf Bewegungen

Jia, Ji stehen unter der Phase Erde.

Wenn man Jia oder Ji Jahre erlebt, so werden dieser von Erde regiert.

Ebenso ist es mit: Yi, Gen stehen unter der Phase Metall,

Bing, Xin stehen unter der Phase Wasser,

Ding, Ren stehen unter der Phase Holz,

Wu, Gui[232] stehen unter der Phase Feuer.

232 In Nordchina wird das Zeichen Gui ausgesprochen, in Südchina und Taiwan Kui, was oft zu Problemen mit der Aussprache des Jin Gui Yao Lue/Jin Kui Yao Lue führt. Andere Nord/Süd-Abweichungen sind Arzneinamen wie Shou Di Huang/Shu Di Huang oder Tiere wie Gua Niu und Wo Niu für Schnecke. Ich habe dennoch versucht, mich trotz unterschiedlicher Quellen möglichst an die »offizielle« nordchinesische Standardschreibweise zu halten, obwohl die Autoren der *Huo Shen Pai* oft aus dem Süden Chinas (Sichuan, Yunnan, Guizhou, usw.) kamen.

东方卦

中正之官，决断出焉。

甲阳　足少阳胆为腑　表也　寅　脉弦

木配应春　月其神

乙阴　足厥阴肝为脏　里也　卯　司风

将军之官，谋虑出焉。

自子时起目外眦【瞳子髎】经穴，下至足四趾【足窍阴】穴止。

自丑时起足拇趾【大敦】经穴，至乳下【期门】穴止，别支上交巅【百会】穴。

在变动为握　在脏为肝　在音为角　在地为木　在窍为目　在天为风　在味为酸　在体为筋　在志为怒　在色为苍　在声为呼

火为子　土为妻

恶风　所化者泪

藏魂、血

其华在爪　其充筋

水为母　金为贼

木郁达之

西方卦

传道之官，变化出焉。

庚阳　手阳明大肠为腑　表也　申　脉毛

金配应秋　月其神

辛阴　手太阴肺为脏　里也　酉　司燥

相傅之官，制节出焉。

自卯时起手食指【商阳】经穴，至鼻傍【迎香】穴止。

自寅时起腋傍【中府】经穴，至手大指【少商】穴止。

在变为咳　在色为白　在脏为肺　在体为皮　在地为金　在天为燥　在音为商　在声为哭　在窍为鼻　在味为辛　在志为忧

水为子　木为妻

藏魄　所恶者寒　化涕

饮冷伤肺

其华在毛　充皮

土为母　火为贼

金郁泄之

北方卦

州都之官，津液藏焉，气化则能出焉。

壬阳　足太阳膀胱为腑　表也　子　脉石

水配应冬　月其神

癸阴　足少阴肾为脏　里也　亥　司水

作强之官，伎巧出焉。

自申时起目内眦【睛明】经穴，至足小趾【至阴】穴止。

自酉时起足心【涌泉】经穴，至胸前【俞府】穴

在音为羽　在色为黑　在脏为肾　在体为骨　在地为水　在天为寒　在声为呻　在窍为耳　在味为咸　在志为恐　在变为慄

木为子　火为妻

藏志　所恶者燥　化唾

久立伤骨

其华在发　充骨

金为母　土为贼

水郁折之

南方卦

受盛之官，化物出焉。

丙阳　手太阳小肠为腑　表也　巳　脉洪

火配应夏　月其神

丁阴　手少阴心为脏　里也　午　司火

君主之官，神明出焉。

自未时起手小指【少泽】经穴，至耳中【听宫】穴止。

自午时起腋下【极泉】经穴，至手小指【少冲】穴止。

在变为忧　在色为赤　在体为脉　在脏为心　在地为火　在天为热　在音为征　在窍为舌　在味为苦　在志为喜　在声为笑

土为子　金为妻

恶热　所藏者神　化汗

其华在面　充脉

木为母　水为贼

火郁发之

中央卦

仓廪之官，五味出焉。

戊阳　足阳明胃为腑　表也　辰　戌　脉缓

土配应四季　月其神

己阴　足太阴脾为脏　里也　丑　未　司湿

谏议之官，知周出焉。

自辰时起目下【承泣】经穴，至足次趾【历兑】穴止。

自巳时起足拇趾【隐白】经穴，至腋下【大包】穴上。

在变为哕　在色为黄　在体为肉　在脏为脾　在地为土　在天为湿　在音为宫　在窍为口　在味为甘　在志为思　在声为歌

金为子　水为妻

恶湿　所藏者意　化涎

其华在唇　充肉

火为母　木为贼

土郁夺之

Übersetzung der Diagramme der Fünf Wandlungsphasen

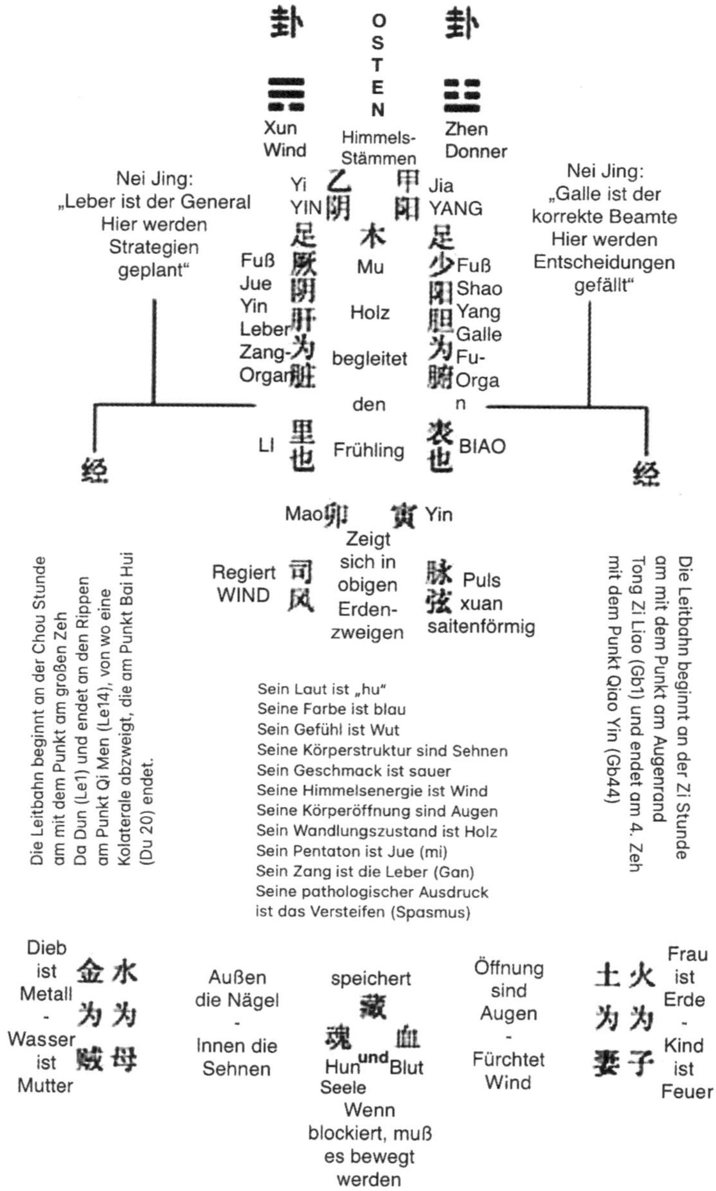

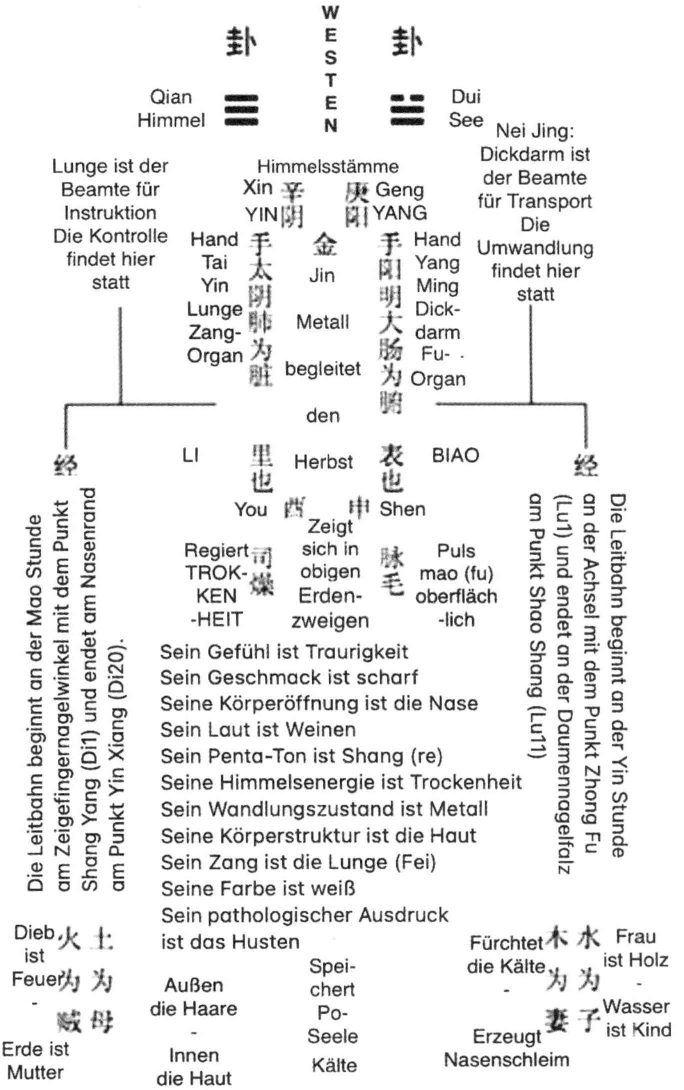

之泄郁金

Wenn blockiert, muß es (nach unten) ausgeleitet werden

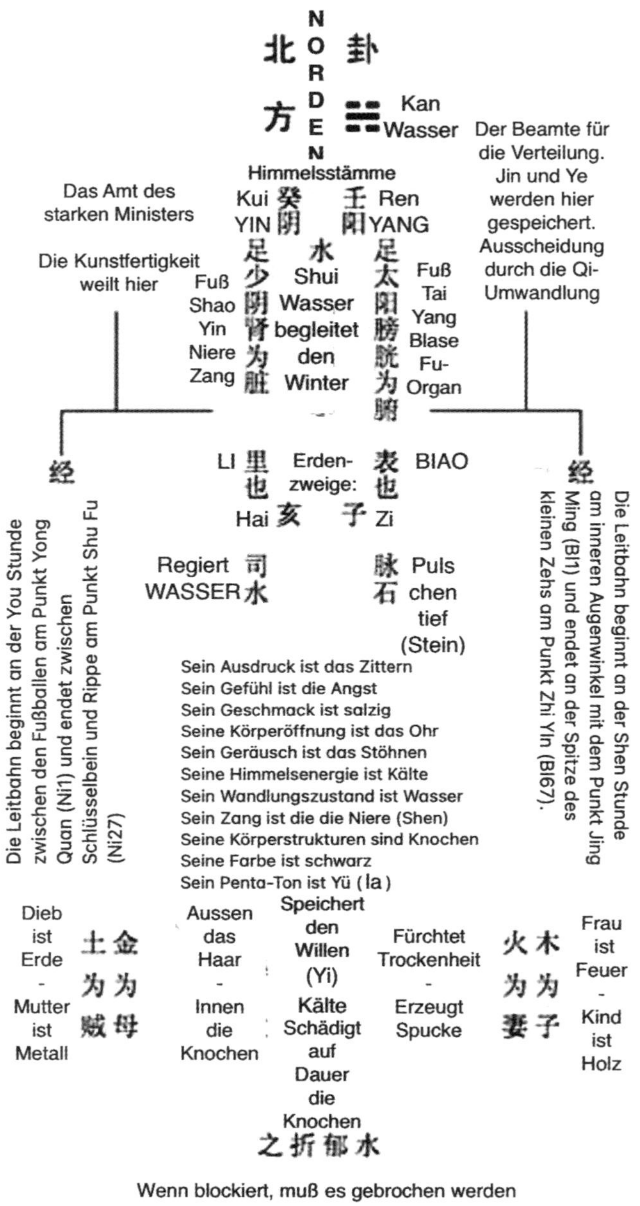
北方
NORDEN
卦
☵ Kan Wasser
Himmelsstämme
Kui 癸 YIN 阴
壬 Ren 阳 YANG
Das Amt des starken Ministers
Die Kunstfertigkeit weilt hier
Der Beamte für die Verteilung. Jin und Ye werden hier gespeichert. Ausscheidung durch die Qi-Umwandlung
足少阴肾为脏
Fuß Shao Yin Niere Zang
水 Shui Wasser begleitet den Winter
足太阳膀胱为腑
Fuß Tai Yang Blase Fu-Organ
经
LI 里也
Erden-zweige:
表也 BIAO
Hai 亥
子 Zi
经
Die Leitbahn beginnt an der You Stunde zwischen den Fußballen am Punkt Yong Quan (Ni1) und endet zwischen Schlüsselbein und Rippe am Punkt Shu Fu (Ni27)
Die Leitbahn beginnt an der Shen Stunde am inneren Augenwinkel mit dem Punkt Jing Ming (Bl1) und endet an der Spitze des kleinen Zehs am Punkt Zhi Yin (Bl67).
Regiert WASSER 司水
脉石 Puls chen tief (Stein)
Sein Ausdruck ist das Zittern
Sein Gefühl ist die Angst
Sein Geschmack ist salzig
Seine Körperöffnung ist das Ohr
Sein Geräusch ist das Stöhnen
Seine Himmelsenergie ist Kälte
Sein Wandlungszustand ist Wasser
Sein Zang ist die die Niere (Shen)
Seine Körperstrukturen sind Knochen
Seine Farbe ist schwarz
Sein Penta-Ton ist Yü (la)
Dieb ist Erde - Mutter ist Metall
土为贼
金为母
Aussen das Haar - Innen die Knochen
Speichert den Willen (Yi)
Kälte Schädigt auf Dauer die Knochen
Fürchtet Trockenheit - Erzeugt Spucke
火为妻
木为子
Frau ist Feuer - Kind ist Holz
之折郁水
Wenn blockiert, muß es gebrochen werden

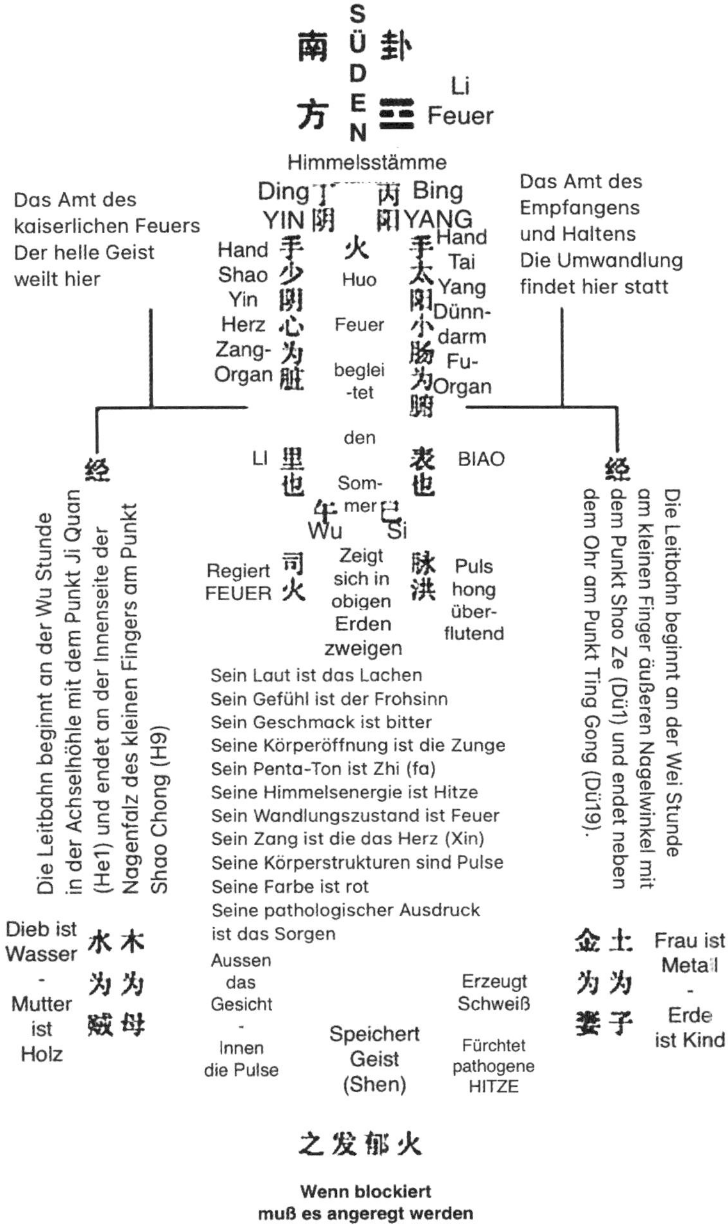
南方
SÜDEN
卦 ☲
Li
Feuer
Himmelsstämme
Ding 丁 YIN 阴
丙 Bing 阳 YANG
Das Amt des kaiserlichen Feuers Der helle Geist weilt hier
Das Amt des Empfangens und Haltens Die Umwandlung findet hier statt
Hand Shao Yin Herz Zang-Organ 手少阴心为脏
火 Huo Feuer beglei -tet den Som- mer
手太阳小肠为腑 Hand Tai Yang Dünn- darm Fu- Organ
LI 里也
表也 BIAO
经
Die Leitbahn beginnt an der Wu Stunde in der Achselhöhle mit dem Punkt Ji Quan (He1) und endet an der Innenseite der Nagenfalz des kleinen Fingers am Punkt Shao Chong (H9)
经
Die Leitbahn beginnt an der Wei Stunde am kleinen Finger äußeren Nagelwinkel mit dem Punkt Shao Ze (Dü1) und endet neben dem Ohr am Punkt Ting Gong (Dü19).
午 Wu
巳 Si
Regiert FEUER 司火
Zeigt sich in obigen Erden zweigen
脉洪 Puls hong über- flutend
Sein Laut ist das Lachen
Sein Gefühl ist der Frohsinn
Sein Geschmack ist bitter
Seine Körperöffnung ist die Zunge
Sein Penta-Ton ist Zhi (fa)
Seine Himmelsenergie ist Hitze
Sein Wandlungszustand ist Feuer
Sein Zang ist die das Herz (Xin)
Seine Körperstrukturen sind Pulse
Seine Farbe ist rot
Seine pathologischer Ausdruck ist das Sorgen
Dieb ist Wasser - Mutter ist Holz
水为贼
木为母
Aussen das Gesicht - Innen die Pulse
Speichert Geist (Shen)
Erzeugt Schweiß
Fürchtet pathogene HITZE
金为妻
土为子
Frau ist Metall - Erde ist Kind
之发郁火
Wenn blockiert muß es angeregt werden

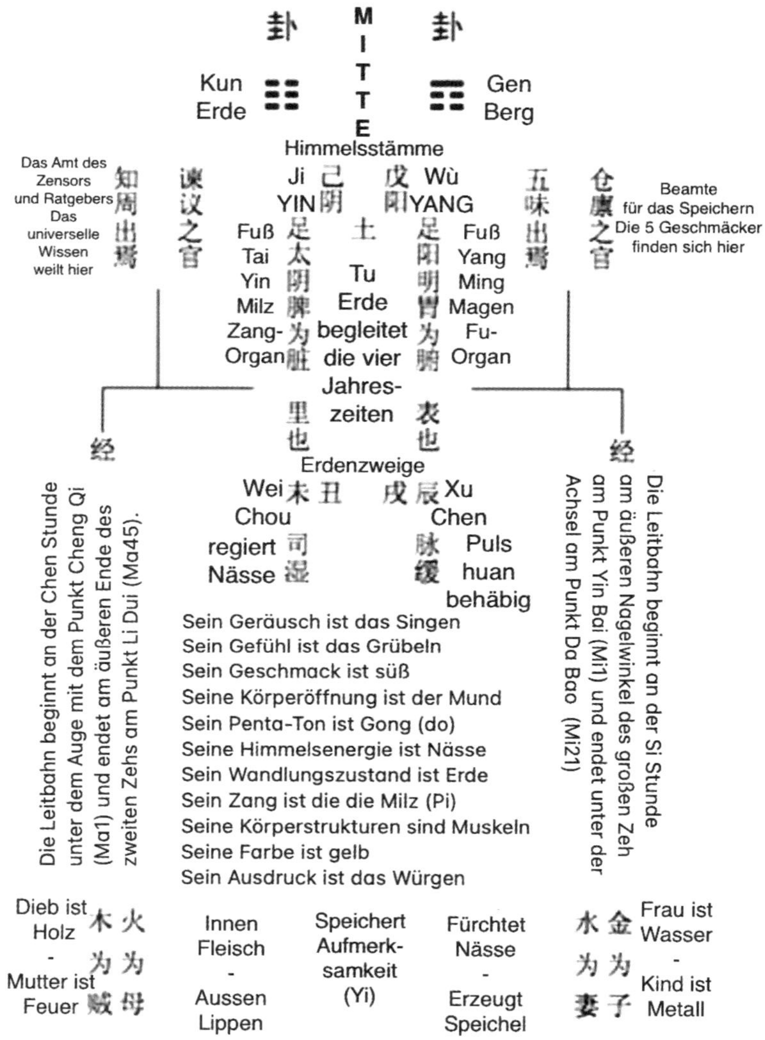

之夺郁土

Wenn gestaut, muß es verteilt werden

Die fünf Wandlungsphasen und ihre Erkrankungen

Himmel und Erde wandeln sich und gebären die fünf Wandlungsphasen. Unter diesen gibt es keine, die nicht eine Tendenz oder Eigenart hat. Von diesen fünf Phasen gehört je eine zu einem Zang-Organ und erhält ein bestimmtes Qi, regiert eine bestimmte Richtung, und kontrolliert eine bestimmte Jahreszeit. Jede hat eine Phase, aus der sie entsteht und eine in die sie sich wandelt, eine die sie kontrolliert und eine die durch ihr Übermaß geschädigt wird.

Im Osten wird die Holz-Wind Energie geboren, sie beherrscht den Frühling, im Menschen die Leber. Wenn deren Energie nicht gut fließt, so entsteht eine Erkrankung, die sich in Fülle oder Leere ausdrücken kann.

Im Süden wird die Hitze-Feuer Energie geboren, sie beherrscht den Sommer, im Menschen das Herz. Wenn dessen Energie nicht gut fließt, so entsteht eine Erkrankung, die sich in Fülle oder Leere ausdrücken kann.

In der Mitte im Spätsommer wird die Nässe-Erde Energie geboren, sie beherrscht alle vier Jahreszeiten, im Menschen die Milz. Wenn deren Energie nicht gut fließt, so entsteht eine Erkrankung, die sich in Fülle oder Leere ausdrücken kann.

Im Westen wird die Trockenheit-Metall Energie geboren, sie beherrscht den Herbst, im Menschen die Lunge. Wenn deren Energie nicht gut fließt, so entsteht eine Erkrankung, die sich in Fülle oder Leere ausdrücken kann.

Im Norden wird die Kälte-Wasser Energie geboren, sie beherrscht den Winter, im Menschen die Niere. Wenn deren Energie nicht gut fließt, so entsteht eine Erkrankung, die sich in Fülle oder Leere ausdrücken kann. Dies sind die Erkrankungen, die jeweils die fünf Phasen selbst haben können.

Außerdem gibt es Erkrankungen, die sich von Mutter (Phase) nach Kind (Phase) entwickeln können, wie z. B. Erkrankungen, die von der Lunge auf die Niere übergehen.

Auch gibt es Erkrankungen, die sich von Kind (Phase) nach Mutter (Phase) entwickeln können, wie z. B. Erkrankungen, die von der Niere auf die Lunge übergehen.

Dann gibt es noch Erkrankungen, die von Frau auf Mann übergehen können, wie von übermächtiger Erde-Krankheit, die zu einer Leber-Erkrankung führt.

Und es gibt Erkrankungen, die von Mann auf Frau übergehen können, wie von Holz-Krankheit, die zu einer Erde-Erkrankung führt.

Es gibt also Erkrankungen, die sich im Sheng-Zyklus verbreiten, wie zum Beispiel
Metall Krankheit, die auf Wasser übergeht,
oder Wasser Krankheit, die auf Holz übergeht,
oder von Holz Krankheit, auf Feuer,
oder Feuer Krankheit, auf Erde,
oder Erde Krankheit, auf Metall.

Dann gibt es Erkrankungen, die sich im Ke-Zyklus verbreiten, wie zum Beispiel
Metall Krankheit, die auf Holz übergeht,
oder von Holz Krankheit auf Erde,
oder Erde Krankheit, auf Wasser,

oder Wasser Krankheit auf Feuer,
oder Feuer Krankheit auf Metall.
Dies sollte der Gelehrte genau im Sinne behalten, dann wird die Behandlung von Erkrankungen leichter.

Abschnitt über Fülle und Leere von Qi und Blut

Obwohl es im Menschen die fünf Zang- und sechs Fu-Organe gibt, kommt man nicht darum herum, auch über die zwei Worte Qi und Blut zu sprechen. Wenn der Gelehrte nun einmal über diese Worte nachdenkt, so benötigt man keine weiteren Verfahren.

Beim Qi gibt es Fülle, die sich als Feuer ausdrückt. Wenn das Feuer zu stark ist, so bricht das Yin zusammen, wie zum Beispiel, wenn Zhang Zhong-Jing die Ren Shen Bai Hu Tang oder San Huang Shi Gao Tang einsetzen mußte. Dieses sind Methoden zum Löschen des Feuers und **Retten des Yin.**
Shao Yao Gan Cao Tang und Huang Lian E Jiao Tang gehören zu den Methoden das trockene **Yin zu befeuchten** und wiederzubringen.
Si Ling Hua Shi E Jiao Tang und Liu Wei Di Huang Tang gehören zu den Wasser bewegenden, **Yin nährenden** Methoden.

Beim Qi gibt es Leere, die sich als Kälte ausdrückt. Wenn die Kälte zu stark ist, so bricht das Yang zusammen, wie zum Beispiel, wenn Zhang Zhong-Jing die Si Ni Tang oder Hui Yang Yin einsetzte.
Dieses sind Methoden zum Wärmen der Organe und Retten des Yang.
Li Zhong Tang und Gan Cao Gan Jiang Tang sind Mitte wärmende, Yang wiederbringende Methoden.
Fu Zi Xi Xin Tang und Zhen Wu tang sind Methoden zum Wärmen der Nieren und Stärken des Yang.
Erst spätere Gelehrte verwendeten die Methode vom Nähren des Yin und senken des Feuers und ähnliche Methoden basierend auf dem Prinzip vom Befeuchten des Trockenen und Retten des Yin mittels Ren Shen Bai Hu Tang. Wenn das Qi tatsächlich in Fülle ist, so kann man diese Methode auch verwenden, wenn aber beim Patienten das Qi in Leere ist, so verfehlt diese Methode das Ziel um Längen.

Wie man alle Arten von Yang-Leere differenziert

Im Allgemeinen ist es bei Menschen mit Yang-Leere so, dass das Yin von alleine überwiegen muß. (Yin Energie bedeutet hier ein Übermaß an Wasser, Wasser symbolisiert Blut. Wenn das Blut zu stark ist, so ist das Qi zu schwach. Dies ist das Prinzip der Yang-Leere).
Äußerlich sieht es nach einem Feuer-Syndrom aus.
(Dieses Feuer ist ein Leere-Feuer, das sich vom Fülle-Feuer unterscheidet. Beim Fülle-Feuer ist es pathogene Energie, die in das Yang eingedrungen ist, und sich dort staut. Beim Leere-Feuer ist das Yin aufgestiegen. Das Yin ist Wasser, das Qi ist das vorhimmlische Yang im Wasser.[233] Das Qi im Wasser sollte eigentlich nach unten fließen; ein Aufsteigen ist kontravektiv. Der

233 wie im Trigramm KAN

Grund ist, weil das kaiserliche Feuer zu schwach ist, es zu beherrschen, so dass es rebellierend aufsteigt und Krankheit erzeugt.)
Daher sehen alle Arten von Leere-Feuer fast so wie Fülle-Feuer aus, dennoch muß man sie nach dieser Methode genau unterscheiden, damit man nichts völlig Falsches tut.
Bei Yang-Leere Zeichen muß das Gesicht und der Mund blaß, bläulich und kraftlos sein, die Augen fallen leicht zu und es besteht Müdigkeit. Die Stimme ist leise und der Atem kurz, die Sprache ist wenig und lakonisch. Der Körper fühlt sich schwer an und fröstelt, der Speichel ist viel und klar. Der Durst und Appetit sind gering und die Zunge schlüpfrig oder dunkel, feucht und von blaßvioletter Farbe, oder blaß mit gelbem schlüpfrigem Belag und viel Speichel. Der Kranke hat keinen Durst oder wenn, dann nur nach warmen Getränken. Die Ausscheidungen sind normal. Der Puls ist oberflächlich und leer (fu, kong) oder fein und kraftlos (xi, wu li). Der Kranke schwitzt leicht und kalte Hände und Füße. Die Nägel sind bläulich, der Bauch schmerzt und die Hoden sind gespannt.
All diese Symptome sind auch für sich Zeichen von Yang-Leere. Beim Verwenden von Arzneien muß also das Yang wiederhergestellt werden und das Yin gesenkt. (Yang wiederherstellen beinhaltet drei Richtungen: oben, mittig und unten. Oben nimmt man Gui zhi, Ren Shen, Huang Qi; mittig nimmt man Gan/Sheng Jiang, Dou Kou und Sha Ren; unten nimmt man Tian Xiong, Fu zi und Liu Huang.)
Wenn aber irgendwo Zeichen auftauchen, die wie Fülle-Feuer aussehen, so weiß man es nun: Bei Yang-Leere gibt es mal einen Kopf rot wie Zinnober, der wie Fülle-Feuer aussieht (wenn das Yang nach außen treibt, so sieht die Symptomatik so aus wie oben);
mal ist der Puls extrem groß und bewegt sich wie ein Stein (wenn das Yang plötzlich zusammenbrechen will, so sieht die Symptomatik so aus wie oben beschrieben);
mal ist der Körper fiebrig heiß (hier gibt es drei Möglichkeiten:
bei der ersten treibt das Yang nach außen, der Körper ist weder schmerzhaft noch durstig, aber es gibt nichts was auf einen Infekt hinweisen würde –
bei einem weiteren gab es einen plötzlichen starken Blutverlust einer Wöchnerin, und das Yang hat keinen Ort mehr, wo es bleiben kann –
und bei noch einem wurde das Yin durch starkes Bluterbrechen geschädigt, so dass das Yuan-Qi keinen Halt mehr hat, weil das Qi durch Erbrechen nach außen getrieben wurde und daher auch das Yuan-Qi mit diesem verloren ging) –
bei einem schließlich läuft Blut im Mund zwischen den Zähnen hervor (weil das Yang-Qi leer ist, kann das Blut nicht mehr in den Gefäßen gehalten werden. Ist aber Blut im Verhältnis zum Qi zuviel, so fließt es nach außen) –
bei manchen gibt es Keuchen und Kurzatmigkeit, Husten mit viel schleimigem Sputum (die Lunge ist ja ein empfindliches Organ, das kein bisschen pathogene Yin-Energie verträgt. Wenn nun das Yang in Herz und Lunge zu schwach sind, so kann sie das pathogene Yin nicht am Aufsteigen hindern. Die pathogene Yin-Energie beinhaltet hier auch Wasser und Feuer der Niere, die mit aufsteigen, somit entstand hier also ein innerer Schaden) –
auch gibt es solche, wo Stuhlgang und Urin unkontrolliert ausfließen können (wenn das Yang zu schwach ist, das körpereigene Yin umzuwandeln, so sieht die Symptomatik so aus wie oben beschrieben).

Dies sind also einige wichtige Hinweise. Wer weiteres Interesse an der Yang-Leere Symptomatik verspürt, der möge im Abschnitt »**Fragen und Antworten zur Yang-Leere**« nachschauen.

Wie man alle Arten von Yin-Leere differenziert

Im Allgemeinen ist es bei Menschen mit Yin-Leere so, dass das Yang-Qi ganz klar überwiegen muß.[234] (Yang-Qi bedeutet hier ein Übermaß an Feuer. Wenn das Feuer zu stark ist, so ist das Wasser zu schwach. Dies ist das ganze Prinzip der Yin-Leere).
Obwohl alle Arten von Yin-Zeichen fast so wie Yang-Leere aussehen, muß man sie dennoch nach diesem Prinzip genau unterscheiden, damit man nichts völlig Falsches tut.

Bei Krankheiten durch Yin-Leere (bei Hitze-Fülle) müssen Gesicht, Augen oder Mund rot sein, geistig herrscht keine Müdigkeit, es gibt Schlafstörungen, die Stimme ist kräftig, der Atem deutlich und der Mund riecht schlecht. Der Körper fühlt sich nicht schwer an und hat Abneigung gegen Hitze. Die Ausscheidungen lassen sich schwer entleeren. Es besteht Durst mit Vorliebe für kühle Getränke. Der Zungenbelag ist trocken und gelb oder sogar dunkelgelb, ganz ohne Speichel. Die gesamte Zungenoberfläche kann rissig, fast stachelig[235] aussehen. Der Patient ist reizbar und schimpft vor sich hin oder es gibt Nachmittagshitze und spontane Schweiße. Ferner gibt es trockenen Husten ohne Schleim, Trinken ohne den Durst zu löschen, oder alle sechs Pulsstellen mit kraftvollen, großen oder langen Pulsen, alles dies sind mögliche Krankheitszeichen, die sich durch Yin-Leere zeigen können. Beim Einsatz von Arzneien muß man das Yin nähren und Yang zerstreuen (Yin nähren, diese zwei Worte beinhalten die sechs Yin[236], wie man es oben im Abschnitt **Über Fülle und Leere von Qi und Blut** nachlesen kann. Dort wird über das Fülle-Hitze Feuer berichtet, einschließlich wie man Yin speichert, Yin rettet, Yin umwandelt und Yin nährt.[237] Dies muß man genau wissen, um den Weg des Behandelns von Yin-Leere zu beschreiten.)

Außerdem gibt es auch Yin-Leere, die ähnlich wie Yang-Leere aussieht:
Bei dieser Yin-Leere ist der Puls versteckt (fu 伏) oder fein wie Seide (xi), wie es auch bei extremer Yang-Leere sein kann (Ist die Hitze groß, dann kann auch der Puls versteckt sein, wie man oben nachlesen kann), die Extremitäten sind kalt wie Eis, so wie beim Zusammenbruch des Yang (Das Hitze-Pathogen kann sich im Inneren verstecken und so das Yang-Qi daran hindern in die Extremitäten zu fließen).
Manchmal kann plötzliches Erbrechen oder Durchfall auftreten mit großen Schweißen wie beim Yang-Verlust (Wenn sich ein Hitze-Pathogen in der Mitte aufhält, kann es Erbrechen oder Durchfälle erzwingen).
Es gibt Sprachausfälle beim Versuch zu sprechen, wie bei Qi-Verlust (heißer Schleim kann hier aufgestiegen sein und die Gefäße verstopfen).

234 Zheng meint hier, dass entweder das Fülle-Feuer als Ursache das Yin geleert hat, oder aber wenn das Yin leer ist, sich Leere-Feuer Zeichen wie Gesichtsröte usw. als Folge der Yin-Leere zeigen. In jedem Falle wenn das Yin leer ist, ist das Yang pathologisch oder physiologisch zu viel

235 Chin. »Mang Ci«, große Stacheln, wenn die Zwischenräume zwischen den Papillen durch Trockenheit absacken

236 Die sechs Yin-Leitbahnen (einschließlich Hand und Fuß)

237 Dieser Abschnitt enthält vorwiegend Symptome von Yin-Leere durch Fülle-Hitze, wenngleich »Yin nähren« nicht nur in diesem Fall verwendet werden kann

An dieser Stelle kann man nur ein, zwei Möglichkeiten des Ganzen ansprechen. Ich habe daher mehr als zehn Abschnitte über Yin-Leere im Kapitel »**Fragen und Antworten zur Yin-Leere**« genauer beschrieben. Für Details bitte dort nachlesen.

Jedenfalls gibt es bei Yin-Leere (als Ursache oder Folge) immer ein Übermaß des Feuers (Feuer heißt hier Übermaß des Qi). Wenn das Feuer in Fülle ist, so schadet es dem Blut. Dies ist das unveränderliche Prinzip des Ganzen.
Erst spätere Gelehrte haben sich auf die Theorie der Feuer-Fülle spezialisiert und dabei die Yin-Leere aus den Augen verloren. Bei Zhang Zhong-Jing gibt es Methoden, mit welchen das Yin gespeichert, umgewandelt, genährt, und (vor dem Zusammenbruch) gerettet wird. Da dies niemand zu wissen scheint, habe ich es hier nochmals speziell berichtet.

Über Attacken von Außen

Wenn man bei einer Krankheit von Attacken von Außen spricht, so sind exogene Pathogene von außen nach innen eingedrungen. Was kommt von Außen? Wind, Kälte, Sommerhitze, Nässe, Trockenheit und Feuer sind die sechs pathogenen Energien. Wenn die Lebensweise nicht richtig ist und daher Yin und Yang disharmonisch werden, so können die sechs Pathogene schaden. Der größte Schaden unter den sechsen ist der durch die Kälte, da diese genau dem Platz des Winters entspricht. Zur Wintersonnenwende wird gerade das Yang geboren und somit nimmt die Qi-Funktion des ganzen Jahres zu dieser Zeit und mit der Doppelstunde Zi ihren Anfang. Daher sah auch Zhang Zhong-Jing in den Schäden durch Kälte den Anführer, und basierte seine sechs Schichten-Struktur darauf, da das Pathogen sich auch in dieser Reihenfolge durch die sechs Schichten ausbreiten kann *(aber nicht muß)*: Beginnend mit dem Taiyang und endend mit dem Jueyin, sei es Schaden durch Kälte, Nässe oder Sommerhitze, Trockenheit, Feuer oder Wind, wenn sie ins Innere eingedrungen sind.

Wenn man von den »sechs Tagen« (des Shang Han) spricht, so beinhaltet dies eigentlich alle der im Jahr auftretenden pathogenen Energien. Darin steckt die Sichtweise eines Weisen, der die Geheimnisse von QIAN und KUN versteht: Hieraus die Methodik und Formeln abzuleiten weiß nur ein wirklich großer Lehrer.
Wenn der Gelehrte nun die Details des Sechs-Schichtenmodells verstehen will, so muß man dies basierend aufgrund dieser Krankheitsbeschreibungen ableiten, nicht aber aus anderen Büchern abschreiben.
Man muß auch wissen, dass wenn das *Shang Han Lun* von äußeren Yangming Erkrankungen mit Trockenheit schreibt, so findet man seine Formeln und die Ursachen vollständig im Abschnitt über Yangming.
Auch beim Taiyin, wenn es um exogene Attacken mit Nässe geht, so kann man hierin alle Remedien finden.
Ebenso bei Shaoyang, Shaoyin, Jueyin bzw. mit Feuer-Hitze und Wind verbundene Erkrankungen kann man die Methodik hier entnehmen. Wenn alle Welt von exogenen Pathogenen spricht, so läßt sich die Antwort hierfür im *Shang Han Lun* des Zhang Zhong-Jing finden.

Obgleich die Schwere oder Geringfügigkeit einer Erkrankung nie gleich ist, so verläßt eine Krankheit nie den Rahmen der Differenzierung durch die sechs Schichten. Jede Schicht hat ihre eigenen typischen Symptomatiken, die so offensichtlich wie Sonne und Mond am klaren

Himmel zu erkennen sind, so dass man sie gar nicht verwechseln kann. Solange der Gelehrte die Rahmenbedingungen dieser sechs auswendig kennt, kann man im betreffenden Abschnitt den Schlüssel finden, der sie lösen kann. Wenn man Schritt für Schritt diesem wunderbaren Pfad folgt, so kann man ein guter, erfolgreicher Arzt werden.

Über Schaden im Inneren

Über innere Erkrankungen kann man sehr viel schreiben. Viele Bücher basieren auf der Grundlage der sieben Emotionen: Freudige Erregung schadet dem Herzen, Zorn schadet der Leber, Angst schadet der Niere, Grübeln schadet der Milz, Trauer schadet der Lunge. Dieses basiert alles auf der Grundlage der fünf Zang-Organe.
Was mich angeht, so fasse ich dies alles unter dem Aspekt »Herz« zusammen. Was das Herz angeht, so ist es ja der Regent des Shen. Daher ist also alles was man sieht, hört, spricht und anfasst, einschließlich der fünf Erschöpfungen unter dem Aspekt des Herzens zusammenfaßbar.

Wenn ein Mensch ein gesundes Herz hat, so können Freude oder Zorn es nicht versklaven. Auch durch Grübeln läßt es sich nicht beschädigen. Wenn das Yang des Herzens also stark ist, so braucht es diese Einflüsse nicht zu befürchten.
Bei jenen nun, wo ein innerer Schaden stattgefunden hat, war zuvor das Herz kompromittiert und daher konnte das Shen nicht gehalten werden und ergo die »hundert Aufgaben« nicht korrekt ausgeführt werden. Als Folge können diese Schäden erst auftreten.
All diese Situationen zeigen sich in Hitze, Husten, Kurzatmigkeit, leiser Sprache, schwerem Körpergefühl, Inappetenz, und geistig fühlt man sich unwohl. Dieses sind alles Folgen eines zu schwachen Regenten des Herzens.
Wenn das Yang einen Schritt zurücktritt, so kann das Yin einen Schritt vordringen. Dieser Regel besteht mit Sicherheit.
Wenn also das Herz-Yang zu schwach ist (so dass es nicht die Yin-Pathogene kontrollieren kann), so wächst die Yin-Energie unermeßlich an und attackiert von unten nach oben aufsteigend.

Das im Wasser (Ming Men) befindliche Quentchen Yuan-Yang (Feuer) steigt ebenso mit an und verursacht Symptome wie Zahnschmerzen, Halschwellungen, Ohrenprobleme, Halsschmerzen, die durch schlechte Ärzte allesamt als Yin-Leere mit loderndem Feuer bezeichnet werden. Sie wissen nicht, dass das kaiserliche Feuer zu schwach ist um die Yin-Pathogene zu zerstreuen, dass daher diese Yin-Energie aszendiert und zu Zahnschmerzen und ähnlichen Symptomen führt.

Wenn man sieht, wie Feuchtigkeit über der Erde hochsteigt und dann am Himmel schwarze Wolken bildet, die die warme Sonnenstrahlung verdecken und als Folge dann kalter Regen fällt, der den Boden bedeckt (und so diesen Teufelskreis immer weiter vorantreibt), dann kann man verstehen wie dieses Leere-Feuer entstanden ist, nämlich eindeutig durch zu wenig Yang und zu viel Yin.

Im Altertum verstand man schon, dass eine Verausgabung (=Leere) mit Feuer zu tun hat, und dass dies der Hauptgrund für einen Schaden im Inneren ist. Doch leider hat man diese Idee nicht komplett durchdacht und daher die Zusammenhänge nicht richtig hergestellt.

Ich habe daher immer wieder über die Ursache von Leere-Feuer nachgedacht und stelle meine Idee hier allen zur Verfügung.

Diagnose durch Inspektion der Farbe

Farbe anschaun ist nicht schwer,
doch das Shen bewegt uns mehr.
Fülle zeigt sich meist in rot,
Weiß, gedunsen, zeigen leer.

Auch der Ort, an dem eine Farbe auftritt, ist wichtig (Stirn: Herz, Kinn: Niere, Nase: Milz, linke Wange: Leber, rechte Wange: Lunge) und die Zusammenhänge nach dem Sheng-Zyklus und Ke-Zyklus der Phasen, usw.
Man kann auch sehr gut die Prognose verstehen: Wenn das Yang aufsteigt, so zeigt sich der Zustand des Herzens am Kopf: Bei chronisch Kranken, die noch keine exogenen Pathogene haben, aber dennoch plötzlich glänzend rot im Gesicht werden, ist es das Yuan-Yang, welches ankerlos nach außen driftet. Wenn keine andere Krankheitsursache dafür festgestellt wird, so ist dies oft ein Zeichen für eine lebensbedrohliche Entwicklung.

Diagnose durch Hören der Geräusche

Man sollte genau auf Ein- und Ausatemgeräusche achten (Ausatmen weist auf Herz und Lunge hin, einatmen auf Leber und Niere). Auch ob es verschleimte oder keuchende Geräusche gibt. Aufstoßen und Schluckauf kann schwach oder stark (laut) sein, was auf zusammenziehen und ausdehnen hinweist. Bei depressivem Stau gibt es oft ein Seufzen, bei Schmerzen im Bauch ein Stöhnen.
Bei wirrer Rede muß man zwischen Fülle und Leere unterscheiden (Bei Yangming-Fülle Symptomatik mit wirrer Rede, kann bei schwerer Hitze Bewußtlosigkeit folgen. Bei sehr starker Hitze können auch Bewußtseinstrübungen mit Schreien oder ununterbrochenem Lachen auftreten. Bei Shaoyin-Leere und Kälte Symptomatik dagegen gibt es oft Versprecher oder unklare Rede, die aber nicht zur Wirren Rede gehört, sondern weil das Qi leer und das Yang zu schwach ist um das Shen zu regieren).

Diagnose durch Fragen nach Symptomen (Reim)

Ganz genau muß man erfragen, woher die Schmerzen immer plagen.
Glomus, Druck, akut, schon alt? Faust, infaust – auch heiß und kalt.
Durst nach warmem oder kühl – Stuhl, Urin: gelb oder viel?
Schwang're Frauen: Fötus richtig? Auch die Menses ist sehr wichtig!

Diagnose durch Pulstastung

Die Pulse kann man einteilen in vordere, mittlere, hintere, oberflächliche, tiefe, verlangsamte, beschleunigte, kraftvolle, kraftlose, leere und volle, was sich alles von alleine verstehen läßt. Es gibt große und kleine mit langen und kurzen, die die Fülle oder Leere Situation von Yin und Yang klären.
Achtundzwanzig Pulsqualitäten also, die der Gelehrte kennen sollte (Bei den Pulsen gibt es die tausend Wandlungen und zehntausend Veränderungen, aber immer muß man als

Prinzip die zwei Wörter Yin und Yang zugrunde legen, auf denen die Eigenschaften oberflächlich, tief, verlangsamt, beschleunigt, kraftvoll oder kraftlos beruhen. Wenngleich die 28 Pulse nach Li Shi-Cai vielfältig und kompliziert scheinen, so führt er doch sehr detailliert die Beziehung zu den Krankheiten auf. Wenn die auch nicht leicht ist, so muß der Anfänger sich unbedingt damit beschäftigen. Ich habe dagegen nur ein paar Hauptpunkte genannt.

Einfügung: Ergänzung und Kommentar von Tang Bu-Qi zu den Pulsen

Pulsname	Wie/Wo zu tasten	Hauptbedeutung/ Nebenbedeutung
Fu ↑ Mai/oberflächlich	in oberster Ebene	Biao: Fülle/Li: Qi-Leere im Inneren
Chen Mai/tief	erst in unterster Ebene klar/voll	Li: Qi-Leere/Li: Fülle (wenn zu stark)
Chi Mai/verlangsamt	weniger als drei Schläge pro Atem (des gesunden Therapeuten)	Leere-Kälte/ Zang-Erkrankungen
Shuo Mai/beschleunigt	zu schnell	Fülle-Hitze/Echte Kälte bei falscher Hitze
Xu Mai/leer	kraftlos an allen Pulsstellen	Leere/zur Leere neigende Konstitution
Shi Mai/voll	kraftvoll an allen Pulsstellen	Fülle/zur Fülle neigende Konstitution
Da Mai/groß	kraftvoll und mit Druck pulsend	akute Krankheit/Li-Leere, Yang Aszendenz
Huan Mai/behäbig	weich, harmonisch, »normal«	Rekonvaleszenz/Magen-Fülle, Nässe
Chang Mai/lang	Welle länger als drei Fingerbreiten	Fülle/Le-Yang voll, Yin leer
Duan Mai/kurz	Welle kürzer als drei Fingerbreiten	Qi-Leere/Qi-Stagnation (wenn kraftvoll)
Hua Mai/schlüpfrig	Schlüpfrig gleitende Welle	Schleim-Nässe/genügend oder mehr Blut
Se Mai/rau	Vibrierende Welle, schwirrend	Blut-Leere/Blutstase (wenn kraftvoll)
Hong Mai/überflutend	Harte, kraftvolle Welle, meist oben	Fülle-Hitze/Zusammenbruch des Li
Jin Mai/gespannt	Rollende feste Welle, gedrillt. Seil	Fülle-Kälte/Schmerz
Xi Mai/fein	Dünne, deutliche Welle, fadenartig	Qi-Schwäche/Blut-Leere (wenn tief)
Wei Mai/ verschwindend	Nebelartig, wandernd, in Ebenen	Yin-Zusammenbruch/ Yuan-Qi Zusammenbruch
Kou Mai/ innen hohl	Oben am deutlichsten, mittig leer	Massive Blutverluste/Jing-Verluste/Abort

Xian Mai/saitenförmig	Gerade feste Welle, drahtartig	Leber-Qi-Yang Fülle/ Schleim/Abszesse
Ge Mai/trommelfell	Oben hart, voll, sonst überall leer	Yin-Zusammenbruch/ Yang deszendiert nicht
Lao Mai/haftend	Leer, erst ganz unten voll, hart	Alte Kälte-Fülle im Li/ Abdominale Massen
Ru Mai/nachgiebig	Nur oberflächlich schwammig, leer	Biao: Nässe/ Li: Qi-Leere (wenn nur oben)
Ruo Mai/weich	Nur tief schwammig, sonst leer	Magen-Qi-Yang Leere/ Blut-Leere
Dong Mai/beweglich	Zuckende schlüpfrige Welle	Schreck/Hitze-Schleim-Qi-Stau
Fu ↓ Mai/versteckt	Erst ganz unten kraftlos spürbar	Leere/versteckte Kälte im Li bei Yang-Leere
Cu Mai/hetzend	Rasend, stockend, manchmal stolpernd	Gestaute Hitze/ Hitze-Pathogene im Li
Jie Mai/knotig	Langsam unregelmäßig aussetzend	Kälte Blockade im Li/ Qi-Blut-Zusammenbruch
Dai Mai/intermittierend	Langsam regelmäßig aussetzend	Qi-Zusammenbruch/ Blockade von Jing-Luo
San Mai/zerstreut	Oberflächlich, bei Druck zerfließend	Qi-Blut-Zusammenbruch/ infaust bei Abort

Fu und Chen unterscheiden BIAO oder Li,
Chi und Shuo unterscheiden Kälte oder Hitze,
Xu und Shi unterscheiden zuviel oder zu wenig,
Da und Huan unterscheiden Verschlimmerung oder Verbesserung,
Chang heißt Übermaß und Duan Leere,
Hua heißt rutschend und Se widerstrebend.

Hitze, Kälte, Jin, Hong gehören alle zur Fülle
Bei Xi und Wei ist allgemein Qi oder Blut in Leere.
Kou heißt Leere der Mitte und Blutverlust,
Xian mit Dong heißt Holz attackiert die Milz,
Ge heißt dass das Yang ankerlos nach außen treibt,
Lao heißt dass das Yin-Pathogen im Li gefangen ist,
Ru heißt dass das Qi leer ist,
Ruo heißt dass das Blut leer ist, die Leere ist unterschiedlich
Dong heißt dass das Qi sich bewegt,
(tiefes) Fu heißt dass das Qi blockiert ist, Qi kann beides sein.
Jie heißt Yin jagt das Yang, man muß langsam und schnell unterscheiden
Dai ist absterbend, San zusammenbrechend, sie gehen, aber kommen nicht wieder.
Es gibt viele Methoden der Pulsdiagnose, dieser hier ist ein Überblick.

Die sechs Schichten des Shang Han Lun und seiner Erkrankungen

Erstens: Taiyang – der Puls ist oberflächlich, es bestehen Kopfschmerzen, ein steifes Genick, Abneigung gegen Kälte. Diese vier Eigenschaften stehen für die Symptome, das Wort »Kälteabneigung« steht für die Krankheitssituation.

Zweitens: Yangming – »Magen-Fülle« – dieser Ausdruck steht für die Symptome, das Wort »Hitzeabneigung« steht für die Krankheitssituation.

Drittens: Shaoyang – bitterer Mund, trockener Hals, trübe Augen. Diese Eigenschaften stehen für die Symptome, das Wort Übelkeit steht für die Krankheitssituation.

Viertens: Taiyin – Druck im Bauch mit Erbrechen, kann nicht essen, starke Durchfälle, teils Bauchschmerzen, wenn man purgiert, gibt es Verhärtungen im Bauch. Diese Eigenschaften stehen für die Symptome. Der Ausdruck «kann nicht essen« steht für die Krankheitssituation.

Fünftens: Shaoyin – die Pulse sind fein und verschwindend (xi, wei), dauernde Müdigkeit. Diese Ausdrücke stehen für die Symptome, der Ausdruck »dauernde Müdigkeit« steht für die Krankheitssituation.

Sechstens: Jueyin – Abmagerung und Durst, das Qi schießt nach oben, im Epigastrium bestehen Hitze und Schmerz, der Patient hat Hunger, möchte aber nicht essen. Wenn er ißt, erbricht er Würmer. Wenn man hier purgiert, so hören die Durchfälle nicht auf. Diese Worte stehen für die Symptome, der Ausdruck »möchte nicht essen« steht für die Krankheitssituation.

Erklärung wie man die sechs Schichten differenziert

Im Allgemeinen, ist es so: wenn das Pathogen eindringt so muss es über den Taiyang hineingehen. Der Taiyang ist der Bereich des kalten Wassers, es residiert im Palast des nördlichen Trigramms KAN 坎 zur Doppelstunde Zi.

Das Qi des Menschen beginnt seinen Weg Tag für Tag zur Stunde Zi, dem frühesten Yang, so dass man es Taiyang nennt. Das Taiyang ist wie die Sonne am Himmel, die auch nie müde wird zu scheinen. Die Sonnenstrahlen gehen von innen nach außen, und es gibt keinen Ort im Körper, ob oben, unten oder den Extremitäten, wohin sie nicht reichen. Sie dringen in die Haut und regieren Ying und Wei, als Kraft im ganzen Netzwerk des Körpers.

Blase und Niere sind BIAO und Li. Unterhalb des Taiyang liegt daher die Schicht des Shaoyin, mit der Nieren Leitbahn.

Wenn nun bei einer Taiyang Erkrankung die Diaphorese zu stark durchgeführt wird, nimmt zunehmend das wahre Yang im Shaoyin Schaden, ein Fehler, vor dem man sich hüten muß. Daher fürchten Patienten und Ärzte in neuerer Zeit die Diaphorese durch Arzneien wie Ma Huang und Gui Zhi usw. als seien sie Pi Shuang (Arsen), und verwenden sie nicht im Mindesten, ohne zu wissen, dass Ma Huang und Gui Zhi gar nicht schweißtreibend sind, sondern nur Ying und Wei regulieren.

Wenn Ying und Wei in Harmonie sind, dann fließen sie zwischen Haut und Fleisch. Wenn sie jetzt mit dem Schweiß nach außen fließen, können sie sich dabei verbrauchen. Wenn das Pathogen nach Außen vertrieben wurde, dann fließt das Qi des BIAO und das Qi aus dem LI fließt nach. Auf diese Art wird die Krankheit sofort bekämpft.

Wie kann es dann Ma Huang und Gui Zhi sein, die den Schaden bei solchen verursacht haben, deren Yang sich erschöpft hat? Bei diesen Patienten ignorierte man, dass zunächst schon eine Leere im Inneren bestand und wenn sie nun bei einer Erkältung zur Regulierung Ma Huang und Gui Zhi bekamen, um das Pathogen nach Außen zu treiben, dann hat sich durch den großen Schweiß das restliche bisschen Ur-Yang der Niere mit dem Qi nach oben bewegt und wurde zusammen mit dem Schweiß und dem Pathogen nach außen getrieben. Dies ist die normale Funktion des Qi und nicht die Schuld der Arzneien, wenn das Yang dabei leer wird.

Hingegen wird Menschen mit Fülle kein Härchen gekrümmt, wenn man sie schwitzen lässt.

Wie könnte es sein, dass Zhang Zhong-Jing nicht gewusst hat, dass man Patienten mit Leere nicht schwitzen lassen darf? Natürlich hat er längst an die Leere-Patienten gedacht, in dem er unterschied zwischen solchen, die (z. B. zur Gui Zhi Tang) Reisbrei essen sollten und solchen die keinen brauchen, zwischen leichtem Schwitzen, mehrfachem Schwitzen lassen und solchen, bei denen man wieder anhalten musste. Es gibt hier Schritt für Schritt genaue Regeln, die befolgt werden müssen, was nur Wenige wissen.

Wenn ich die sechs Schichten in einem Stück erklären würde, so befürchte ich die Gelehrten (Leser) würden dadurch ermüdet. Daher teile ich die sechs Schichten in einzelne Stücke auf, und füge noch je eine zusätzliche Erklärung hinzu.

Zusätzliche Erklärung

Der Anfang der sechs Schichten ist das Taiyang, das Ende ist das Jueyin. Die sechs Leitbahnen, das sind im Allgemeinen die verschiedenen Wege.
Das wahre Yang der vorhimmlischen Energie entspringt der Niere. Blase und Niere haben eine BIAO und Li- Beziehung. Wenn sich das wahre Yang des Qi-Apparates bewegt, so muss es sich über die Taiyang Leitbahn ausbreiten, um in die anderen Leitbahnen zu gelangen. Diese Zirkulation bewegt sich Tag und Nacht, und fängt immer wieder von vorne an.
Das Taiyang ist von allen Seiten von Wasser umgeben, über welches sich die Kälte ausbreitet. Daher heißt es: »Das Taiyang ist oben[238], und wird von Kälte regiert. Zu dieser Stunde wird das wahre Yang gerade erst geboren und ist noch schwach.«
Wenn nun die Leitbahn des Taiyang zu stark zu Schwitzen angeregt wird, so nimmt das wahre Yang in der Niere Schaden, so dass es diesen Fehler gibt, dem Yang zu schaden.
Man muss wissen, dass die Welt des Taiyang von Kälte regiert wird. Wenn nun von außen mehrfach ein Kälte Pathogen attackiert, so gefriert der Mechanismus, in welchem sich das wahre Yang bewegt. Dies nennt man dann eine Taiyang-Leitbahn-Erkrankung.

Spricht man zweitens vom Yangming, so ist dies die Welt der Trockenheit. Wenn nun Kälte aus dem Taiyang in die Yangming-Schicht eindringt, so verwandelt es sich in Trockenheit. Dieses blockiert auch den Mechanismus des wahren Yang, so dass man dieses eine Erkrankung der Yangming Leitbahn nennt.

238 Sic! Aus der Sicht der sechs Qi gesehen

Man muss es sich also vergegenwärtigen, dass alle Leitbahnen Verbindungen zu BIAO und LI haben. Es gibt also Krankheiten der Leitbahn, aber nicht immer auch Krankheiten im Inneren (LI) dazu, wie man es in der zusätzlichen Erklärung über die Taiyang Leitbahn nachlesen kann.

Erklärung der Taiyang-Syndrome

Was den Taiyang angeht, so ist Kälte ja seine eigentliche Wurzel[239], sein mittleres Qi bewegt sich im Shaoyin (zwischen Niere und Blase) und seine Manifestation findet es auch im Taiyang.

Bei Erkrankungen des Taiyang gibt es Erkrankungen, die seiner Leitbahn entsprechen; es gibt bei den Jing-(Leitbahn) Syndromen den Schaden durch Wind (Shang Feng), Schaden durch Kälte (Shang Han) und gleichzeitige Affektion durch beide mit komplexen Syndromen (Jing Zheng mit Jian Zheng).[240]

Es gibt unter den Fu-(Hohlorgan) Syndromen das Urin-Akkumulations-Syndrom (Xu Niao Zheng), das Hitze-Akkumulations-Syndrom (Xu Re Zheng), das Blut-Akkumulations-Syndrom (Xu Xue Zheng) und das Harnverhaltung-Syndrom (Long Bi Zheng). Das muß man wissen.

Wie ist nun das Jing-Syndrom? Die Symptome sind oberflächlicher Puls (fu), Kopfschmerzen und Genicksteifheit, Kälteabneigung, Fieber.

239 Es gibt auch andere Interpretationen der drei Ausdrücke BEN, BIAO und ZHONG QI aus dem Nei Jing. Zhengs Interpretation ist es, dass Ben (die Wurzel) sich auf die der jahreszeitlich nach Himmelsstämmen und Erdenzweigen zugeordneten Energie entspricht, BIAO (Ausdruck) die Manifestation der Krankheit im Körper ist, und ZHONG QI die Achse, auf der sich die Krankheitsymptome im Körper bewegen, was immer mit den Zang-Fu und deren BIAO und LI-Beziehungen in Verbindung gebracht wird

240 **Jing-(Leitbahn) Syndrom (Jing Zheng)**
Die Hauptsymptomatik leitet sich vom jeweiligen Doppelmeridian ab, also z.B. Fu-mai, steifes Genick mit Kopfschmerz, Kälte und Fieber als typische Taiyang-Symptome, usw. Nur beim Jueyin gibt es keine typischen Symptome durch die Variabilität von Yin und Yang, Hitze und Kälte
Kombinierte Erkrankung (He Bing)
Erkrankungen die gleichzeitig zwei Doppelmeridiane betreffen, nennt das Shan Han »Kombinierte Erkrankungen«
Kombinierte Leitbahn Syndrome (San Yang Bing Bing)
Erkrankungen die gleichzeitig alle drei Doppelmeridiane betreffen, nennt das Shan Han Kombinierte Erkrankungen der drei Yang
Fu (Hohlorgan) Syndrom (Fu Zheng)
Die drei Yang-Syndrome werden entweder in Jing (Leitbahn) Syndrome unterteilt, die Veränderungen im ganzen Körper widerspiegeln, während Fu (Organ) Syndrome lokale Veränderungen betreffen.
Die Yin-Syndrome sind oft mit echter oder falscher Kälte verbunden, können sich aber in Hitze oder auch Yang-Syndrome wandeln, was oft bei Shaoyin der Fall ist
Gemischte Erkrankung (Jian Bing)
Erkrankungen, die sich nacheinander von einer Ebene auf die andere übertragen, nennt es gemischte Erkrankung
Veränderte Syndrome (Bian Zheng)
Treten weitere Symptome auf, die nicht zu den typischen Doppelmeridiansyndromen gehören, oder verändern sich die Symptome durch die (auch durch die falsche) Therapie, so spricht man von Veränderten Syndromen
Komplexe Syndrome (Jian Zheng)
Treten weitere ungewöhnliche Symptome auf, die nicht zu den typischen Doppelmeridiansyndromen gehören, so subsummiert sie das Shan Han zu den Komplexen Syndromen
Diverse Syndrome (Za Zheng)
Chronische Erkrankungen die sich durch neue Kälte-Läsionen (Shang Han) verändern subsummiert das Shang Han zu diversen Syndromen (Za Zheng)

Wenn zugleich Schwitzen und Windempfindlichkeit auftritt, so ist es ein Syndrom durch eine Attacke von Wind (Shang Feng = Zhong Feng), das heißt, dass im Taiyang das Wei-Qi Schaden genommen hat und hier die Gui Zhi Tang regiert, um Ying und Wei wieder zu harmonisieren, das Wind Pathogen auszutreiben als kleine Therapiemethode. Wenn diese Formel diese Affektion wieder auflöst, so ist die Krankheit geheilt.
Wenn das Jing-Zheng ohne Schweiß auftritt, so ist es eine Attacke durch Kälte. Das heißt, dass im Taiyang das Ying-Xue Schaden genommen hat, und hier die Ma Huang Tang regiert, um die Poren wieder zu öffnen, und den Schweiß aus dieser Schicht wieder hinauszulassen. Dies ist die Methode, die in einer etwas tieferen Schicht regiert. Wenn diese Formel diese Affektion wieder auflöst, so ist die Krankheit geheilt.
Wenn beim Jing-Zheng zugleich Hitze auftritt, und ein oberflächlicher, gespannter Puls (fu, jin), so ist es ein komplexes Syndrom mit beiden Affektionen. Hier haben im Taiyang Wei und Ying durch Wind und Kälte beide Schaden genommen, und es regiert die Da Qing Long Tang. Dies ist die Methode, die in einer noch tieferen Schicht regiert. Wenn diese Formel diese Affektion wieder auflöst, so ist die Krankheit geheilt.

Wenn die Erkrankung nicht weg geht, und sich nicht im Jing ausgebreitet hat, so muss sie sich in den Fu (Hohlorganen) ausgebreitet haben.

Was ist nun ein Fu-Syndrom? Die Symptome sind Durst aber stockender Fluss des Urins. Das Pathogen hat sich von der Leitbahn des Taiyang in das Hohlorgan des Taiyang verbreitet. Hier regiert das Wu Ling San (Pulver der fünf Ling), um das Qi des Taiyang wieder umzuwandeln. Ist das Qi einmal umgewandelt, so fließt der Urin auch wieder, und nimmt das Pathogen mit sich. Auch damit ist die Krankheit geheilt.

Gibt es bei Fu-Syndrom aber eine Akkumulation von Urin (Xu Niao, mit Symptomen wie Durst, geschwollener Bauch, dunkler Urin mit Entleerungsstörungen), so ist die Blase als Organ des Wassers durch die Kälte gehemmt und das Qi des Taiyang ist zu schwach zum Bewegen. Bewegt das Qi aber nicht, so kann das Wasser nicht abfließen, es muss sich verstopfen, und daher der Unterbauch anschwellen. Daher nennt man es eine Akkumulation des Urins, für welche Wu Ling San mit viel Gui Zhi verwendet wird. GUI ist von Natur aus scharf und warm, so dass er das Kälte-Qi des Taiyang zu bewegen vermag. Sobald sich das Qi bewegt, fließt der Urin wieder und die Krankheit ist geheilt.

Dann gibt es noch das Syndrom der Akkumulation von Hitze (Xu Re, mit Symptomen wie Durst, rötlichem Urin, aber ohne Schwellung des Unterbauchs). Sie beginnt mit Eindringen von Kälte in die Hohlorgane, die sich im Taiyang bereits in Hitze verwandelt hat. Die Hitze lässt das Wasser eindicken, so dass der Unterbauch nicht gespannt, aber der Urin schwer auszuscheiden ist. Daher nennt man es Hitzeakkumulation, behandelt wird mit Wu Ling San ohne GUI aber mit Hua Shi um die Hitze zu kühlen und sie auszuleiten. Ist das Hitze-Pathogen ausgeschieden, so erholt sich das Hohlorgan wieder. Dies ist eine Methode innerhalb der Methode.

Dann gibt es noch das Syndrom der Akkumulation von Blut (der Unterbauch ist hart und gespannt), und hier muss man daran denken, dass Kälte direkt in das Hohlorgan eingedrungen ist und das Qi des Taiyang blockiert, so dass auch die hier zirkulierenden Flüssigkeiten und das Blut sich nicht mehr bewegen. Da sie nicht mehr zurückkehren, stauen sie sich im Hohlorgan und verteilen sich nicht mehr. Der Unterbauch wird hart und gespannt, so dass man dies eine Blutakkumulation nennt. Man behandelt sie mit Wu Ling San plus Tao Ren, Hong Hua, Dang Gui, Ren Zhong Bai ähnlichen Arzneien, welche die Blutstase im Urin vertreiben, und so die Gefahr abwenden. Auch hier wird nicht die ursprüngliche Methode verändert.

Dann gibt es noch das Harnverhaltung-Syndrom (Long Bi Zheng), das nicht mit gestauter Hitze in der Blase identisch ist. Bei gestauter Hitze, können sich doch ein paar Tropfen Urin lösen, hier aber ist eine Stauung, bei der überhaupt kein Urin herauskommt. Da sich das Qi im dreifachen Erwärmer gestaut hat, sind die Kanäle des Wassers extrem verstopft und man muss hier das Qi anheben, um die Stauung freizumachen und den Urin wieder hinauszulassen. Wenn der Urin wieder fließt, ist die Krankheit ebenfalls gelöst. Dies ist auch keine simple Methode.

Zusätzliche Erklärung

Bei Taiyang Leitbahn Syndromen kann die Krankheit, wenn sie nicht in die Hohlorgane geht, sich weiter ausbreiten in Yangming oder Shaoyang, also alle drei Yang-Leitbahnen (Kombinierte Leitbahn Syndrome = *San Yang Bing Bing*). In diesem Falle muß man sie zugleich behandeln, z. B. mit Gui Zhi Tang plus Ge Gen und Chai Hu.

Zu anfangs ist es auch möglich, dass sich eine Taiyang Erkrankung nur bis in den Yangming ausbreitet, aber nicht in den Shaoyin. Dies ist eine Erkrankung der zwei Yang, die mit Rezepturen wie zum Beispiel Gui Zhi Tang plus Ge Gen Tang behandelt werden muss.

Wenn alle drei Yang Leitbahnen zugleich befallen sind, und dann Symptome des Taiyin auftreten – wie zum Beispiel abdominales Völlegefühl und Durchfall – so muss man zwischen die Arzneien zur Behandlung des äußeren (BIAO) in den drei Yang Leitbahnen, weitere Arzneien hinzufügen, die die Mitte regulieren.

Wenn zu Beginn einer Taiyang Leitbahnerkrankung eine Übertragung ins Innere stattfindet, und Shaoyin Syndrome, wie zum Beispiel Schweregefühl, Müdigkeit und Ähnliches auftreten, so hat die Transformation zwischen Blase und Niere stattgefunden. Es ist zugleich eine BIAO und Li Erkrankung. Man muss die Behandlung hier kombinieren, wie zum Beispiel mit Ma Huang Fu Zi Xi Xin Tang.

Wenn der Patient eigentlich schwitzen sollte aber keine Diaphorese gemacht wurde, dann sind das Innere und das Äußere nicht verbunden, und es entsteht starke Hitze und Reizbarkeit, so dass man hier Da Qing Long Tang verschreiben muss.

Hat man fälschlich purgiert und der Patient hat starke Durchfälle, weil das Pathogen ins Innere (Li) eingedrungen ist, so nimmt man Gui Zhi Tang plus Ge Gen Tang.

Hat man fälschlich Diaphorese eingeleitet und der Patient hört nicht zu Schwitzen auf, so ist es die Gui Zhi Tang plus Fu Zi Tang.

Wenn nach dem Purgieren der Puls hastend und stolpernd (cu) ist und ein Druckgefühl im Brustraum besteht, so ist es die Gui Zhi Tang minus Shao Yao (Päonia).

(Zhang) Zhong-Jings Methoden waren schon immer lebendige Verfahren, um alles abzudecken, und keine starren, unflexiblen Methoden: Formel für Formel hat ihre tiefe Bedeutung, leichte, schwere Methoden sind alle im Gleichgewicht. Der Leser möge sich also zunächst in

die Muster der sechs Schichten vertiefen und sie verinnerlichen, denn wenn man dann die Formeln kennt, so kann man die Beziehung zwischen Erkrankung und deren Ursache erkennen.
Die Gastgeberenergien der sechs Leitbahnen sind die Wurzel, die Krankheiten resultieren aus den Gastenergien. Das Qi der Gastenergien verbreitet sich via das Qi der Gastgeberenergien nach innen.
Daher sind die Krankheitszeichen in jeder Schicht unterschiedlich, da aber alles mit dem Kälte-Pathogen anfängt, wurden auch die beiden Worte »Shang Han« (Schaden durch Kälte) für den Anfang gewählt.

Erklärung der Yangming-Syndrome

Die Wurzel-Energie des Yangming ist Trockenheit.
Das Taiyin ist ihre Verbindung (da Magen und Milz in einer BIAO-Li Beziehung stehen) und ihre Manifestation ist ebenfalls im Yangming.
Es gibt ein Leitbahn-Syndrom, ein Hohlorgan-Syndrom, und ein Innen (LI) Syndrom. Diese sollte man kennen.
Wenn die Kälte aus dem Taiyang noch nicht vertrieben ist, so wird sie sich sicher in das Yangming weiter ausbreiten. Daher muß man bei der Behandlung des Yangming auch das Taiyang mitbehandeln. Nur wenn man keinerlei Zeichen für Taiyang-Leitbahn oder Hohlorgan-Syndrome mehr sieht, und ausschließlich ein Yangming Syndrom besteht, dann kann man auch ausschließlich das Yangming-Leitbahn oder Hohlorgan-Syndrom behandeln. Diese Methode besteht also im Kombinieren der Behandlung.
Wenn die Kälte in das Yangming eingedrungen ist, so wird sie von der dort herrschenden Trockenheit ebenfalls in Trockenheit umgewandelt. Dies ist die Funktion des physiologischen Qi.

Wie sieht das Yangming-Syndrom also aus?
Druck und Schmerzen in der Stirn und um die Augen, verstopfte Nase, klarer Schleim, Hitze ohne Kälteabneigung.
Zu dieser Zeit ist die Kälte in das Yangming eingedrungen, jedoch noch nicht vollständig umgewandelt, so dass Kälte-Symptome wie Nasenfluß, oder die verstopfte Nase auftreten können. Allmählich wird dann die Hitze größer aber keine Kälteabneigung.
Wenn das Pathogen in der Leitbahn ist, so kann man die obere Schicht noch klären mit Ge Gen Tang, die es zu den Muskeln heraustreibt (Yangming regiert die Muskel-Ebene durch den Bezug zur Milz).
Mit dieser Methode kann man also die Leitbahn befreien, wonach die Krankheit besiegt ist.
Wenn man es aber hier nicht befreit, so kann das Pathogen direkt in das Shaoyang weitergehen oder es wandert weiter in das Hohlorgan des Yangming (den Magen).
Wenn zugleich Symptome beider Schichten auftreten (wie Kopfschmerz auch im Abschnitt des Magen-Leitbahn), dann nennt man es eine kombinierte Erkrankung (He-Bing). Die Behandlung kombiniert auch beide Behandlungsmethoden, wie beispielsweise Ge Gen Tang plus Chai Hu Tang.

Wenn die Erkrankung der Leitbahn bis ins Innere vordringt, so entstehen Symptome wie Mundtrockenheit, Reizbarkeit, Schweiß, Hitzeabneigung, Durst nach kalten Getränken.

Zu dieser Zeit ist kein bisschen Kälte mehr übrig, es ist eine reine Hitze-Trockenheit Symptomatik im Magen. Wenn dann die Tendenz des Magens zur Hitze hinzukommt, da er ein Organ mit viel Qi und Blut ist, so steigern sich die beiden Hitze-Energien enorm.

Wenn Hitze stark ist, so trocknet das Blut, daher gibt es Mundtrockenheit und Reizbarkeit. Da die Hitze als Yang-Energie nach Außen strebt, gibt es starkes Schwitzen. Ferner erzeugt es den Durst, und zwar nach kühlen Getränken um das Feuer zu stillen. Daher benutzt Zhong-Jing die Bai Hu Tang um diesen Zustand zu behandeln. Sie soll verhindern, dass das Pathogen tiefer in die Fu-Organe eindringt (und sich zum Darm ausbreitet). Diese Methode ist schon etwas tiefer reichend als die Vorhergehende.

Wenn diese Situation weitergeht, weil Bai Hu Tang zu schwach war um die Hitze zu klären, so dringt es also tiefer und macht Symptome wie Erregungszustände ohne müde zu werden, laute Sprache, Mundgeruch und rasche Atmung, Bewegungsdrang und Hitzeabneigung, Stuhlverstopfung und andere Zeichen, dass das Pathogen bereits im Hohlorgan sitzt. Ist dies der Fall so ist die Hitze noch größer als zuvor und trocknet die Säfte in Magen und Darm aus und macht durch die Austrocknung des Nahrungbreis den Stuhl trocken.
Wenn der Magen zu trocken ist, so kann er sich nicht mit dem Yin des unteren Körpers verbinden, und wenn das Yin nachts nicht aufsteigen kann, so fehlt die Müdigkeit und der Patient wird unruhig.

Schlägt das Magen-Feuer nach oben, so gibt es laute Sprache, Mundgeruch und rasche Atmung. Zu dieser Zeit bewegt sich keine Flüssigkeit mehr im Verdauungssystem und es kommt zu Verstopfung. Im ganzen Körper brennt also ein Feuer, das – wenn man es nicht schnellstens löscht, alles Blut und Yin verbraucht und sowohl Zang wie Fu-Organe gefährdet. Die Therapie ist hier die Da Cheng Qi Tang, da Bitteres und Kaltes eindringt, und das Feuer löscht. Ist das Feuer bekämpft, so kann das Zheng Qi sich regenerieren.
Wenn hierbei sogar Symptome wie Klumpengefühl, Völle, Druck, Trockenheit, Stuhlfestigkeit, wirre Rede und Agitation vorkommen, so liegt dies alles an der immensen Hitze. Daher kann bei all diesen Symptomen diese Methode verwendet werden. Auf keinen Fall darf man hier zögern, um das Schlimmste zu verhindern (den Zusammenbruch des Yin).

Zusätzliche Erklärung

Die Erkrankung war ursprünglich ein Schaden durch Kälte, nun aber benutzt man Da Huang, Mang Xiao, Shi Gao und ähnliche kalte Arzneien, weil man keinerlei Kälte mehr feststellt. Der Gelehrte ist daher häufig verwirrt, weil er nicht die Wandlung der Pathogene durch die Wurzelenergien der einzelnen sechs Schichten kennt.
Doch die zehntausend Erkrankungen verlassen niemals das Muster von Yin und Yang. Wenn das Yang extrem ist, so wandelt es sich in Yin, und wenn das Yin extrem ist so wandelt es sich in Yang, dies ist eine natürliche Veränderung in der Natur.
Yin und Yang sind also in den sechs Schichten angeordnet, so dass Kälte die Wurzelenergie des Taiyang, Trockenheit die Wurzelenergie des Yangming, Feuer die Wurzelenergie des Shaoyang, Nässe die Wurzelenergie des Taiyin, Hitze die Wurzelenergie des Shaoyin und Wind die Wurzelenergie des Jueyin ist.

Man muß wissen, dass sich die Energie eines Kälte-Pathogens in trockene Energie verwandelt, sobald es in den Bereich der trockenen Wurzelenergie gelangt. Diese Regel gilt immer und unumstößlich (Wenn man einen kalten Klumpen in einen heißen Topf legt, so wird er heiß – und ein heißer Klumpen im kalten Topf kühlt schnell aus).
Die Umwandlung in allen anderen Schichten beruht auf demselben Prinzip. Zhong-Jing beginnt mit den beiden Worten »Schaden« und »Kälte«, weil das Jahr im Winter mit dieser beginnt, und zugleich das Yang am Tag zu dieser Zeit geboren wird.
Ein Jahr kann also in sechs Abschnitte geteilt werden, ebenso wie ein Tag oder ein Monat. Die Energien werden also geboren, wachsen und wandeln sich auf ewig weiter. Dies sollte man wissen.

Erklärung der Shaoyang-Syndrome

Die Wurzel-Energie des Shaoyang ist Feuer, weil es zum ministerialen Feuer gehört.
Das Jueyin ist ihre Verbindung (da Galle und Leber in einer BIAO-Li Beziehung stehen) und ihre Manifestation ist ebenfalls im Shaoyang.
Es gibt ein Leitbahn-Syndrom, ein Hohlorgan-Syndrom, und ein Halb-Innen-Halb-Außen-(Ban BIAO Ban LI) Syndrom.
Wenn das Pathogen aus dem Yangming noch nicht vertrieben ist, so wird es sich sicher in das Shaoyang weiter ausbreiten. Daher muß man bei der Behandlung des Shaoyang auch das Taiyin mitbehandeln. Nur wenn man keinerlei Zeichen für Yangming Leitbahn oder Hohlorgan-Syndrome mehr sieht, und ausschließlich ein Shaoyang Syndrom besteht, dann kann man auch ausschließlich das Shaoyang behandeln. Diese Methode besteht im Kombinieren der Behandlung.

Wie sieht das Shaoyang-Syndrom also aus?
Seitliche Kopfschmerzen, Ohrengeräusche, Übelkeit, keinen Hunger, Druckgefühl im Bauchraum und unter den Rippen, abwechselnd Hitze und Kälte.
Wenn die pathogene Trockenheit aus dem Yangming noch nicht zerstört ist, so kann sie sich im Shaoyang weiter ausbreiten. Das Shaoyang stellt eine Achse dar, eine Abzweigung zwischen Yin und Yang. Wenn nun die pathogene Trockenheit diese Achse erreicht und die (normale) Ausbreitung des Qi im Shaoyang blockiert, dann beginnen hier Xie-Qi und Zheng-Qi (krankhaftes und korrektes Qi) zu kämpfen und erzeugen den Kopfschmerz entlang der Gallen-Leitbahn an der Seite des Kopfes.
Die Galle ist auch mit dem Ohr verbunden, so dass eine Blockade der klaren Körperöffnungen hier Taubheit (und Geräusche) erzeugt.
Das Holz-Qi (der Galle und Leber) liebt es zu fließen und sich auszubreiten. Beim Brechreiz bewegt es sich (in die einzig freie Richtung, nach oben), daher die Übelkeit.
Ist die Energie des Holzes gestaut, so attackiert sie die Erde der Milz. Wird diese aber geschwächt, so läßt der Appetit nach.
Beim Druck unter dem Rippenbogen, der die Galle und Leber beherbergt sind diese gestaut und das Druckgefühl entsteht.
Da das Shaoyang nach innen mit dem Taiyin und nach außen mit dem Yangming verbunden ist, sagt man auch, die Symptome seien zwischen innen und außen (BIAO und LI). Geht das

Pathogen von hier mit der Galle ins Yang, so entsteht Hitze, geht sie weiter nach innen ins Yin, so entsteht Kälte. Daher wechseln sich Hitze und Kälte ab.
Hier regiert die Xiao Chai Hu Tang, die das gestaute Holz-Qi wieder glättet. Fließt das Qi dieser Achse wieder, so kann das Pathogen wieder nach Außen ausgeschieden werden. Dies ist die seichtere Methode bei der Behandlung dieser Schicht.

Benutzt man aber die falsche Arznei, und das Pathogen wird nicht ausgetrieben, so fließt es in das Hohlorgan (Fu-Syndrom) mit Symptomen wie bitterem Mundgeschmack, trockenem Hals und trüben Augen. Hier ist das Pathogen *Trockenheit* in das Hohlorgan eingedrungen und vereint sich mit der Manifestation der Leitbahn zu Trockenheit mit Hitze. Die Hitze bewegt den Gallensaft, daher der bittere Mundgeschmack und trockene Rachen. Die Galle hat eine BIAO-LI Beziehung zur Leber und das Sinnesorgan der Leber ist das Auge. Ist nun die Hitze und Trockenheit sehr groß, so wird das Blut der Leber vermindert, wenn die BIAO-Erkrankung nach Innen zum LI geht, diese Trockenheit[241] zeigt sich auch am Auge.
Hier regiert die Huang Qin Tang, die Hitze im Inneren zu kühlen vermag. Ist die Hitze überwunden, so löst sich die pathogene Energie von alleine auf. Dies ist die tiefere Methode bei der Behandlung dieser Schicht.

Was hat es nun mit dem Halb-Innen-Halb-Außen-Syndrom auf sich?
Da sie in beiden Bereichen vorkommt, muß man auf beide eingehen:
Wenn das Pathogen in den drei Yang ist, so nennt man es alles BIAO-Syndrome, ist es in den drei Yin, so nennt man dies alles LI-Syndrome. Die BIAO-Hälfte kommt also von der Yang Seite, die LI-Hälfte kommt von der Yin-Seite. Die in den Büchern beschriebene Nüe-Erkrankung[242] muß auch im Zusammenhang mit dem Shaoyang genannt werden, denn aufgrund des Wechsels von Hitze und Kälte gehört sie auch hierzu.[243]
Wenn das Pathogen im Shaoyang gefangen ist, und sich nach Außen mit dem trockenen Yangming verbindet, so fühlt sich der Kranke heiß; hat es aber eine Tendenz nach Innen zu dem feuchten Taiyin, dann fühlt sich der Kranke kalt. Wenn der Gelehrte bei der Unterscheidung zwischen der Stärke von Hitze und Kälte berücksichtigt, dann ist die Behandlung der Nüe-Erkrankung nicht allzu schwer.

Zusätzliche Erklärung

Wenn bei Patienten mit Shaoyang auch Symptome der drei Yin-Schichten auftreten, so sollte man die Behandlung des Shaoyang mit dem Muster der Behandlung der Yin-Schichten kombinieren.
Man muß wissen, dass bei Shang Han die Erkrankung mal nur in die Leitbahn wandert, nicht in die Hohlorgane, oder direkt in die Hohlorgane, ohne in die Leitbahnen zu gehen, oder ganz direkt in Taiyin, Shaoyin oder Jueyin geht.

241 Wörtlich: 眩 Xuan, was sowohl schwindlig als auch trüb, unklar heißen kann

242 Wechselfieber, Nüe-Ji bedeutet im engeren Sinne auch Malaria

243 Der Unterschied zwischen einer reinen BIAO-Erkrankung mit Fieber und Schüttelfrost ist der, dass diese zu keinen festen Zeiten kommen, beim Nüe-Wechselfieber des Shaoyang aber kommen und gehen sie regelmäßig

Man darf auf keinen Fall denken: »Am ersten Tag kommt Taiyang, am zweiten wandert es in Yangming.«

Man muß es also aufgrund der Krankheitssituation innerhalb der sechs Schichten erkennen, dann kann man es sogar behandeln, nachdem eine falsche Therapie gemacht wurde, oder die Krankheit sich auf ungewohnte Weise verändert. So kann bei jeder Schicht nach dem Eindringen von Wind, Kälte oder Hitze die Diagnose ausdifferenzieren.

Das gesamte Werk des *Shang Han Lun* kann nach diesen zwei Kategorien der Stärke von Pathogen (Xie) und Korrektem Qi (Zheng) eingeteilt werden.

Das Zheng Qi ist die physiologische Wurzel-Energie der sechs Schichten, also das Taiyang hat Kälte, das Yangming hat Trockenheit, das Shaoyin hat Feuer, das Taiyin hat Nässe, das Shaoyin hat Hitze, das Jueyin hat Wind.

Diese Energien der sechs Schichten sind unveränderlich.[244] Die sechs Schichten zirkulieren die Energien des Himmels, nehmen aber in Gesundheit nicht die pathologischen Energien von Außen auf.

Was sind nun aber die pathologischen Energien (Xie Qi)? Sie sind die (klimatischen) Gastenergien[245] von Außen: Wind, Kälte, Sommerhitze, Nässe, Trockenheit, Feuer.

Diese pathologischen Energien können nicht eindringen, wenn das körpereigene Zheng-Qi stark ist. Läßt aber das korrekte Qi (Zheng-Qi) nach, dann können die Gastenergien eindringen.

Diese sechs »Gäste« schaden allesamt dem Qi und Blut des Menschen, verkürzen sein Leben, so dass Zhang Zhong-Jing zuerst von der Kälte als Anführer sprach.

Zunächst erwähnt er die Wurzel-Energie der sechs Schichten, dann die Kälte als pathologische Gastenergie, mal in den drei Yang Schichten, mal in den drei Yin Schichten, mal in der Leitbahn, mal in den Fu-Organen, mal im Wei-Qi Abschnitt, mal im Ying-Xue Abschnitt, mal als Veränderung zur Trockenheit, mal zur Hitze, mal zur Nässe, mal zu Feuer, mal zu Wind; oder wenn das Pathogen im BIAO ist und fälschlich durch Purgieren nach Innen befördert wird, oder wenn es im LI ist und fälschlich durch Diaphorese verstärkt wird.

Die Bewegung des Pathogens nach Innen oder Außen, Schwächung oder Verstärkung ist alles davon abhängig, wie die individuellen Tendenzen der fünf Zang-Organe und sechs Fu-Organe es leiten.

Man muß also die Wurzeln der sechs Schichten kennen, sowie ihre typischen Erkrankungen und Muster, um zu erkennen, wo sich die pathologische Energie befindet, solcherart kann man es nicht verwechseln.

Obwohl Zhong-Jing nicht jede einzelne Gastenergie eigens (als Buch) beschrieben hat, so ist doch anhand der Schäden durch pathogene Kälte (Shang Han) die Wandlung jeder der

244 So wie die Gastgeberenergien der Himmelsstämme, das Zhu Qi, in den Jahreszeiten unveränderlich sind. Der Sommer ist also immer heißer als der Winter und der Winter kälter als der Sommer usw. Auch der Taiyang ist »physiologisch« eine kalte Schicht, der Shaoyin heiß, weil die Körperhöhle immer wärmer sein sollte als die Oberfläche

245 Auch hier dem Wu-Yun-Liu Qi-System in den Erdenzweigen die Unterscheidung zwischen den unwandelbaren Energien des Himmels (Zhu Qi) und den sich dagegen verschiebenden Gastenergien. Man könnte es so erklären, die normale Hitze im Sommer (Gastgeber-Energie) macht weniger häufig krank, als die zu dieser Zeit untypische Kälte (Gastenergie) durch eine Klimaanlage

anderen Gastenergien ebenso im Text zu erkennen. Man kann sogar alle anderen pathologischen Einflüsse wie psychologische, klimatische und epidemische[246] zu allen Jahreszeiten aufgrund dieses Musters einordnen.

Erklärung der Taiyin-Syndrome

Die Wurzel-Energie des Taiyin ist Nässe, weil sie zur Erde gehört.
Das Yangming ist ihre Verbindung (da Milz und Magen in einer BIAO-Li Beziehung stehen) und ihre Manifestation ist ebenfalls im Taiyin.
Es gibt ein Leitbahn-Syndrom, die fünf Mukus-Syndrome[247], Nässe-Bi, Wind-Bi, Yang-Huang (Ikterus), Yin-Huang (Ikterus), die man kennen sollte.
Wenn das Pathogen aus dem Shaoyang noch nicht vertrieben ist, so wird es sich sicher in das Taiyin weiter ausbreiten. Daher muß man bei der Behandlung des Shaoyang auch das Taiyin mitbehandeln. Nur wenn man keinerlei Zeichen für Shaoyin Syndrome mehr sieht, und ausschließlich ein Taiyin Syndrom besteht, dann kann man auch ausschließlich dieses behandeln. Diese Methode besteht im Kombinieren der Behandlung.

Wie sieht das Taiyin Syndrom also aus?
Druck im Bauch mit Erbrechen, Inappetenz, manchmal Schmerzen im Bauch, starke Durchfälle, aber warme Extremitäten.
Die Energie des Taiyin ist Nässe, aber (die Milz) verträgt keine Nässe. Wenn Hitze-Pathogene aus dem Shaoyin in die Taiyin Schicht eindringen und dort in Nässe umgewandelt werden, so ist die Nässe so stark, dass sie die Mitte stagnieren läßt. Wenn die Energie nach oben drängt nachdem der Bauch voll und gestaut ist, so entsteht Erbrechen, drängt sie nach unten nachdem der Bauch schmerzhaft gestaut ist, so entsteht Durchfall. Das Qi der Extremitäten ist mit dem Magen verbunden, da aber das Pathogen die Milz bedrängt und nicht den Magen, so sind die Hände und Füße warm, obwohl Durchfall oder Erbrechen bestehen.
Die Formel hierbei ist die Li Zhong Tang, die direkt die Mitte behandelt und von dort jeweils nach oben oder unten wirkt, ohne dass man es selbst genau steuern muß.
Aber wenn bei einer Taiyang Erkrankung fälschlich purgiert wurde, so dass man die Kälte bis in das Taiyin getrieben hat, dann muß die *Gui Zhi Jia Shao Yao Tang* verwendet werden.

Wie zeigt es sich nun bei jenen, wo die fünf Mukus-Syndrome herrschen?
Was Mukus angeht, so ist es ein anderes Wort für pathogenes Wasser. Man kann es also unter dem Begriff Wasser zusammenfassen, ohne jedes einzelne exakt differenzieren zu müssen.
Zhong-Jing hat diese Syndrome unter dem Taiyin aufgeführt, weil dort ja Nässe regiert und

246 Wörtlich: Shi-Qi, Zhang-Qi, YI-Qi = Leichen-Energien, Miasmen, Epidemien

247 Die fünf Mukus (Wu Yin) Syndrome sind: Liu Yin, Shui Yin, Zhi Yin, Xuan Yin und Yi Yin. Schleim-Mukus hingegen manifestiert sich rein physisch durch Anhäufung von pathogenem Wasser (Ödembildung) in den Körperhöhlen, z. T. auch in Armen oder Beinen. Nach der Definition von Zhang Zhong-Jing (Jin Gui Yao Lüe) ist Schleim-Mukus im engeren Sinn eine Wasserretention in Magen und Darm, die sich durch Borborygmus, Inappetenz, dünnflüssigen Stuhl, Abmagerung und Brechreiz auszeichnet. Die Wu Yin sind 1. Liu Yin: Husten durch blockiertes Mediastinum, 2. Shui Yin: Stauung unter dem Epigastrium, 3. Zhi Yin: Stauung über dem Mediastinum mit Atemnot, 4. Xuan Yin: Schmerzen wegen Stau im Hypochondrium und 5. Yi Yin: Ödeme der Extremitäten. Oft wurden die Mukussymptome mit Drastika wie Gan Sui oder Da Ji behandelt

Nässe entspricht dem Wasser (Die Wurzelenergie ist also Nässe, und es kommt als Pathogen weiteres Wasser hinzu). Ist das Wasser zu stark, so nimmt die Erde Schaden, und kann noch weniger das Wasser kontrollieren, was zu einer Überschwemmung führt. Mal fließt diese nach links, mal nach rechts, mal bedrängt es das Epigastrium (Shui Yin), mal geht es direkt nach unten (Zhi Yin), mal wandelt es sich in Schleim (Tan-Yin), alles auf verschiedene Art, so dass man unter Wu Yin (fünf Mukus) alles zusammenfasste. In den Klassikern heißt es, dass die Milz keinen Schleim entstehen lassen kann, wenn sie nicht unter Nässe leidet. Mit diesem einen Satz schon ist die Behandlung der fünf Mukus strukturiert: Die Therapie dreht sich immer um die Stärkung der Milz, das Wärmen der Mitte, Vertreiben von Nässe, Bewegen von Wasser und (aromatisches) Trocknen der Milz. Wenn man diesem Plan folgt, so ist der Weg vorgegeben und man muß ihm nur Schritt für Schritt folgen.

Was ist nun bei jenen, die Zhuo Bi und Xing-Bi-Syndrome[248] (Nässe-Bi und Wind-Bi) haben? Bi heißt Blockade. In den Klassikern steht: Wind, Kälte, Nässe alle drei Energien zusammen machen Bi-Syndrome, überwiegt der Wind so entsteht Xing-Bi, überwiegt die Kälte, so erzeugt sie Zhuo-Bi.[249] Wind ist ein Yang Pathogen, weil er sich bewegt, aber wenn er sich bewegt, so folgen Nässe und Kälte ihm, was zu bewegendem Schmerz führt. Kälte aber ist ein Yin Pathogen, das Stillstand erzeugt, wenn Wind und Nässe ihm folgen, so läßt es den Schmerz still stehen.[250]

Wenn Wind, Nässe und Kälte die Leitbahnen blockieren, dann kann oft ein Hitze-Pathogen aus der (Wurzelenergie einer Yang-Schicht) Leitbahn die Pathogene in Hitze umwandeln. Ist diese stark, dann stauen Nässe und Hitze sich an und machen entlang der Leitbahn Rötung, brennenden Schmerz und Schwellung, die druckempfindlich ist, diese muß man dann mit Hitze kühlenden, Trockenheit befeuchtenden Arzneien behandeln.

Ist aber keine Schwellung, keine Rötung und kein Schmerz vorhanden, dann handelt es sich um Yi Yin (Mukus-Ödeme), die wiederum mit Mitte wärmenden, Nässe vertreibenden Arzneien behandelt werden müssen. Dies muß man wissen.

Was hat es nun mit Yang-Huang (Yin-Gelbsucht) und Yin-Huang (Yin-Gelbsucht) auf sich? Gelb ist die Farbe der Wandlungsphase Erde. Wenn sich nun Hitze und Nässe wie heißer Dampf ausbreiten, dann nehmen sie diese Farbe nach Außen mit und die Haut am ganzen Körper wird gelb. Ist es ein Yang-Syndrom, so wandelt es sich von der Verbindung (über Yangming mit dem Magen) zur Hitze. Ist es ein Yin-Syndrom, so wird das Pathogen von der Nässe der Taiyin Leitbahn gewandelt. Yang regiert die Fülle, Yin regiert die Leere. Yang-Gelbsucht wird daher mit Yin Chen (Hao) Wu Ling San behandelt, Yin-Gelbsucht mit Fu Zi Li Zhong Tang plus Yin Chen Hao. Diese Methode behandelt Nässe und Hitze, unterscheidet die beiden Wege Yin und Yang, die man auch von Außen unterscheiden kann, je nach dem, ob der Patient munter oder müde ist, der Puls kraftvoll oder kraftlos, die Stimme tönend oder leise, so dass man diese zwei Syndrome in Fülle oder Leere unterscheiden kann.

248 Zhuo heißt eine Stelle wo nichts fließt, d.h. es herrscht fixer Schmerz, Xing heißt, der Schmerz wandert, bewegt sich

249 Einer anderen Erklärung zu Folge ist Zhuo-Bi also fixer Schmerz durch Nässe verursacht und Tong-Bi (Schmerz-Bi) durch Kälte. Die Nässe zeichnet sich oft durch Taubeitsgefühl aus

250 Hier muß, das sagt Zheng nicht explizit, mit Leitbahn wärmenden Arzneien behandelt werden

Zusätzliche Erklärung

Was das Leben des menschlichen Körpers angeht, so beruht es komplett auf dem Umlauf des Zhen (wahre) Qi durch die sechs Schritte. Wie die sechs Schritte diese steuern, zeigt sich in den Trigrammen QIAN ☰ und KUN ☷ (die drei Yang Schichten spiegeln sich in Qian 乾, die drei Yin-Schichten in Kun 坤).

Wenn das Zhen Qi entsteht, so breitet es sich zunächst im Taiyang aus. Fünf Tage ergeben ein HOU 后[251] oder ein Yuan 元, in welchem sich das Qi immer stärker werdend, weiter zum Yangming ausbreitet und von dort nach dem dritten HOU (15 Tage) im Shaoyang das Maximum des Yang erreicht.[252]

Doch nach der Vollendung (wie im Yi-Jing Hexagramm 64) nimmt es wieder ab und erreicht nach weiteren fünf Tagen das Taiyin, da nun das Yin geboren wurde. Nach einem weiteren HOU ist das Zhen Qi geschwächt und das Yin-QI hat an Stärke zugenommen, wonach das Zhen Qi ins Shaoyin eingedrungen ist. Nach weiteren fünf Tagen ist es nochmals schwächer das Yin stärker und das Zhen Qi dringt ins Jueyin ein. Nach weiteren fünf Tagen ist das Yang extrem schwach und das Yin extrem stark. Das bedeutet, dass das Yin und das Zhen Qi immer wieder wachsen und schwinden, was einen ewigen Zyklus im Körper darstellt.

So wie die wandelnden Bewegungen von Sonne und Mond auf Himmel und Erde wirken, so wirken im Körper die Bewegungen von Qi und Blut (Das Qi entspricht dem Feuer, der Sonne, das Blut dem Wasser, dem Mond). Der Mensch lebt zwischen Himmel und Erde, und das Dao des Himmels ist ewig und ausdauernd, doch das Herz des Menschen lebt nicht ewig und sein Zhen Qi verbraucht sich, so dass der Mensch einst sterben muß.

Einzig Zhong-Jing hat diese Wandlung von Yin und Yang erfaßt, und hat sie in der Wandlung der drei Yang und drei Yin ausgedrückt und ihr Wirken zusammengefaßt, um für die Nachwelt die Tore zur rettenden Methode zu öffnen und so den Menschen Gutes zu tun.

Erst die Nachwelt hat die Bedeutung auf die Krankheit beschränkt, wenn sie von den drei Yang und drei Yin sprach, ohne zu verstehen, dass es sich um die Wandlung (Abnahme oder Zunahme) einer einzigen Energie (Qi) handelt[253], und wenn sie drei Yang und drei Yin behandelt, dann zumeist ihre tiefe Bedeutung nicht realisiert. Ich habe daher keine Mühen gescheut, diese Besonderheit zu erklären.

251 Maßeinheit der Kalenderrechnung 1 HOU = 5Tage, 3 HOU = 15 Tage = 1 JIE QI (Energie-Abschnitt), 24 JIE QI = 1 SUI (Jahr). In drei HOU durchwandert das QI also die drei Yang Schichten und in den weiteren drei HOU die Yin-Schichten, so dass nach einer Mondphase von ca. 29 Tagen der Umlauf des Qi wieder vollendet ist. Dieses nennt man einen kleinen Himmlischen Umlauf (XIAO ZHOU TIAN), ein Jahr (SUI) ist ein großer himmlischer Umlauf (DA ZHOU TIAN), der nach der Reihenfolge Taiyang, Yangming, Shaoyang für die Yang Jahreshälfte steht und Taiyin, Shaoyin, Jueyin für die Yin-Jahreshälfte. Diese Berechnungen werden meist im TIAN GAN DI ZHI-System (Himmelsstämme und Erdenzweige) verwendet. Dieser Ablauf gilt auch für den Tag, in welchem ebenfalls die drei Yin auf die drei Yang folgen. In allen drei Einheiten Tag, Monat und Jahr nimmt also die Energie (im Körper das Zhen Qi) zuerst zu und dann wieder ab, bevor ein neuer Zyklus folgt

252 Dieses Energiemaximum entspricht am Tag dem Mittag (Doppelstunde Wu)

253 Tatsächlich spricht Zheng oft nur vom Yin-Syndrom, wenn er vom Eindringen von Pathogenen in den durch Leere des Yang geschwächten Körper spricht und von Yang-Syndrom wenn ein Pathogen es schafft eine starke Hitze als Abwehrreaktion des noch starken physiologischen Qi hervorzurufen. Ich habe es meist ausführlicher übersetzt, um diese Unterscheidung deutlicher zu machen. Er sieht Fülle und Leere nicht als getrennte Unitäten, sondern wie Hitze und Kälte in der Physik als zwei Richtungen auf der Skala der Temperatur. Siehe dazu auch die Erklärung Zhengs zum Arzneimitteleinsatz im letzten Kapitel seines Buches

Erklärung der Shaoyin-Syndrome

Die Wurzel-Energie des Shaoyin ist Hitze, weil sie zum kaiserlichen Feuer gehört.
Das Taiyang ist ihre Verbindung (da Herz und Dünndarm in einer BIAO-Li Beziehung stehen) und ihre Manifestation ist ebenfalls im Shaoyin.
Man muß wissen, dass es hier Feuer-Syndrome und Wasser-Syndrome gibt.

Wenn die pathogene Energie aus dem Taiyin nicht beendet ist, so wird sie sich mit Sicherheit in das Shaoyin weiter ausbreiten. Daher muß man bei der Behandlung des Shaoyin auch das Taiyin mitbehandeln. Nur wenn man keinerlei Zeichen für Taiyin Syndrome mehr sieht, und ausschließlich Shaoyin Syndrom besteht, dann kann man auch ausschließlich dieses behandeln. Diese Methode besteht im Kombinieren der Behandlung.

Wie sieht das Shaoyin Syndrom also aus?
Der Puls ist verschwindend und fein (wei, xi) und es besteht immer Müdigkeit. Der verschwindende, feine Puls und die Müdigkeit sind schon die ganzen Symptome, denn man muß wissen, wenn das Yuan-Yang (Ur-Yang) leer ist, kann es sich nicht mit dem Yin verbinden; wenn das Yin schwach ist, kann es sich nicht mit dem Yang verbinden. Hier regiert die Ma Huang Fu zi Xi Xin Tang, die Yin und Yang, Wasser und Feuer verbindet, und nicht etwa, um Schwitzen zu erzeugen. Wenn man diese Formel verabreicht, dann zeigt sich die erstaunliche Wirkung der Methode und die Krankheit kann sich sofort lösen.

Wie zeigt es sich nun bei jenen, wo das Feuer herrscht?
Bei diesen Patienten neigt schon das wahre Yang zur Fülle und wird durch das Pathogen weiter verstärkt so dass eine Hitze entsteht. Ist die Hitze stark, dann trocknet sie mit Sicherheit Blut und Körpersäfte aus. Es zeigen sich Reizbarkeit und Schlafstörungen, Hauttrockenheit, eingedickter Urin, trockener Hals, so dass die Methode hier im Nähren des Yin und Begleiten des Yang besteht. Die Formel, die die Hitze wieder löst und die Trockenheit wieder befeuchtet ist Huang Lian E Jiao Tang.

Wie zeigt es sich nun bei jenen, wo das Wasser herrscht?
Bei diesen Patienten neigt schon das wahre Yang zur Leere (was zur Fülle von Yin-Pathogenen führt) und wird durch das Pathogen weiter geschwächt. Ist diese Yin Energie sehr stark, dann verringert sich die Helligkeit des Yang und es zeigen sich Müdigkeit, leise Sprache, Kurzatmigkeit, Erschöpfung, Schwäche, Kälteabneigung und kalte Extremitäten. Die Methode besteht darin, das Yang zurückzubringen. Ist das (physiologische) Yang wieder stark, dann verschwindet das (pathologische) Yin von alleine und die Krankheit bessert sich sehr schnell.

Zusätzliche Erklärung

Im Allgemeinen ist es bei Syndromen der drei Yin von Bedeutung, zu wärmen und zu tonisieren, denn attackiert das Yin stark, dann ist das Yang geschwächt, so dass man schnellstens das Yang retten muß.
Bei den Syndromen der drei Yang (Schichten) muß man hauptsächlich zerstreuen, befreien und kühlen. Ist das (pathogene) Yang stark, so wird das (physiologische) Yin geschädigt, so dass man hier zuerst das Yin retten muß.

Kaum jemand versteht heutzutage aber ein Yin-Syndrom im Yang oder ein Yang-Syndrom im Yin, die sich gegenseitig beeinflussen, weil sie die gegenseitigen Kombinationen der drei Yin und der drei Yang nicht verstehen. So können sie Mechanismen[254] der Krankheit nicht verfolgt werden und die sechs Schichten bleiben ein Buch mit sieben Siegeln.

Erklärung der Jueyin-Syndrome

Die Jueyin Schicht hat ihre Wurzel in der Wind-Energie. Das Shaoyang ist seine Verbindung (Leber und Gallenblase sind Innen und Außen über BIAO 表 und LI 里 verbunden). Es manifestiert sich (Biao 标) als Jueyin. Es gibt Leitbahn Syndrome, reines Yang-Syndrom und reines Yin-Syndrom. Und es gibt ein Syndrom mit gemischter Hitze und Kälte, dies muß man wissen.

Wenn die pathogene Energie aus dem Shaoyin nicht beendet ist, so wird sie sich mit Sicherheit in das Shaoyin weiter ausbreiten. Daher muß man bei der Behandlung des Jueyin auch das Shaoyin mitbehandeln.
Nur wenn man keinerlei Zeichen für Shaoyin Syndrome mehr sieht, und ausschließlich ein Jueyin Syndrom besteht, dann kann man auch ausschließlich dieses behandeln. Diese Methode besteht im Kombinieren der Behandlung.

Wie sieht das Jueyin Syndrom also aus?
Durst und Auszehrung, das Qi schießt hinauf zum Herzen, in der Brust herrscht Hitze und Kälte, es besteht Hunger ohne Bedürfnis zu essen, wenn gegessen wird werden Würmer erbrochen, es gibt unaufhörlichen Durchfall.
Der Jueyin verbindet von unten das Holz (Fuß-Leber-Leitbahn) mit oben dem Feuer (der Hand-Perikard-Leitbahn).
Wenn Feuer und Holz sich in einer Krankheit verbinden, so facht der Wind das Feuer an was zur Auszehrung führt und ist das Feuer stark so zehrt es die Flüssigkeiten auf, was zum Durst führt.
Der Herzbeutel ist die Außenwand des Herzens; wenn sich dort das Feuer bewegt, so schmerzt das Herz von der hinaufschießenden Hitze.
Ist das Holz zu stark, dann attackiert es die Erde der Milz. Attackiert Holz die Erde, dann wird die Erde geschwächt, so dass als Symptom zwar Hunger aber keine Kraft zum Essen besteht.
Würmer werden vom Wind verbreitet[255], der die Energie des Holzes ist, daher kommt es zum Erbrechen von (Band-)Würmern[256].
Wenn Holz die Erde attackiert und deren Energie stark geschwächt ist, so entsteht ein unaufhörlicher Durchfall, wenn man auch noch fälschlich abführt.
Die Formeln sind hier Dang Gui Si Ni Tang (für das Leitbahn Syndrom) und Wu Mei Wan (für das gesamte Jueyin). In diesen Formeln ist Hitze und Kälte gleichermaßen berück-

254 Die Verbindung der Schichten über BIAO (标 Manifestation), BEN (本 Wurzel) und ZHONG QI (中气 Verbindung der Mitte)

255 Das Wort Wurm 虫 Chong ist im Zeichen für Wind Feng 風 enthalten, weil viele kleine Krankheitserreger, die mit »Chong« zusammengefaßt wurden über die Luft (Husten, Niesen) z.B. als Tröpfcheninfektion übertragen werden

256 Wörtlich heißt es im Shang Han Lun »Hui Chong«, also Askariden

sichtigt, sie senkt vor allem das kontravektive Feuer, eine Methode, die so wirksam zu erdenken, gewiß viel Arbeit gekostet hat.

Wie zeigt es sich nun bei jenen, wo ein reines Yang-Syndrom herrscht?
Die pathogene Energie folgt bei der Umwandlung der Energie der Verbindung (Shaoyang, Yang-Leitbahn – seine Mitte via BIAO-Li enthält kaiserliches Feuer), so dass sich hierdurch Hitze im Inneren sammelt und kalte Extremitäten entstehen (wie bei Shaoyang Hitze UND Kälte). Schlägt die Krankheit nach oben, so entsteht eine Halsentzündung, schlägt sie nach unten so gibt es eitrigen oder blutigen Durchfall. Für oben verwendet man daher Huang Lian, Mai Dong und Tian Dong, E Jiao und Eiweiß zur Behandlung; für unten Huang Lian, Mai Dong und Tian Dong, E Jiao und Eigelb zur Behandlung, um das Yin zu retten und die Trockenheit zu befeuchten.[257]
Wie zeigt es sich nun bei jenen, wo ein reines Yin-Syndrom herrscht?
Die pathogene Energie folgte bei der Umwandlung der Energie nicht der Mitte-Verbindung, sondern direkt über den Jueyin als Manifestation (Yin-Leitbahn im Inneren), so dass das Yin-Pathogen sich ebenfalls als reines Yin zeigen kann (mit Müdigkeit, Schwere, Kälte, zyanotischer Haut, Bauchkrämpfe usw.).
Man muß also das Yang wieder herstellen, damit das Yin bekämpft wird und so die Erkrankung vergeht.

Wie zeigt es sich nun bei jenen, wo gemischte Zeichen bestehen?
Hier ist einmal das Yin der Manifestation (des Jueyin) mit dem Yang aus der Verbindung (Feuer = Shaoyang) zur gleichen Zeit vorhanden (Symptome: Bauchschmerzen, Erbrechen, Durchfall, kalte Extremitäten, Reizbarkeit und Herz-Hitze, Bedürfnis nach kühlen Getränken, die aber erbrochen werden). Die Methode hier ist eine hohe Dosis Yang zurückbringende Arzneien mit etwas Huang Lian zugleich gegeben. Heiß und kalt werden zugleich benutzt, da auch die Erkrankung gemischt ist und so muß es die Arznei ebenfalls sein.

Zusätzliche Erklärung

Bei allen sechs Schichten gibt es die Manifestation der Symptome nach Außen (Biao), die Gastgeberenergie, welche die Wurzel bildet (Ben) und die Verbindung zur Mitte (Zhong Qi), die die Leitbahn über BIAO und LI (Äußeres und Inneres) mit der Energie einer anderen Leitbahn verbindet.
Dringt die pathogene Energie über die Verbindung vor so zeigt sich die Erkrankung mit der Energie dieser Schicht, manifestiert sich die pathogene Energie in der Schicht, in die sie eingedrungen ist, so trägt diese Manifestation die typischen Symptome dieser Schicht, und schließlich gibt es noch die eigentliche Erkrankung durch die Wurzel, aus der diese Energie stammt, ohne gewandert zu sein.
Dringt das Pathogen ein, so trägt es die Symptome dieser Schicht, wandert das Pathogen, so trägt es die Symptome der anderen Schicht. Wenn der Gelehrte dies nicht genau und gründlich analysiert, dann kann er umso weniger das Kommen und Gehen des Pathogens verstehen.

257 Ähnlich wie bei Ku Jiu Tang für Halsschmerzen Eiweiß und Huang Lian E Jiao Tang mit Dotter für Herz-Hitze

Meine Erklärung, wie man die sechs Schichten differenziert plus die zusätzlichen Erklärungen, können nur ein grober Überblick sein, ohne genau auf Details eingehen zu können. Dennoch kann man mit dem Verständnis der Wege auch Hinweise auf alle 397 Methoden finden. Wenn man diese genau in ihrem Detail verstehen möchte, so möge man bei Chen Xiu-Yuan in seinem Buch »Shang Han Qian Zhu« nachlesen.

Yi Li Zhen Zhuan: Rolle zwei

Was die Medizin angeht, wenn man ihre Essenz, ihr Innerstes sucht, so basierten die Methoden und Rezepturerstellung der Alten immer auf der Fülle und Leere, dem Wachsen und Schwinden von Yin und Yang, auf den Prinzipien von Entstehung und Wandlung. Auf diese Weise wurden die Tore zur Rettung vieler Menschen geöffnet, ein zugleich schweres und wunderbares Unterfangen.

Wie also kann meine Wenigkeit es wagen zu behaupten die Tiefen der Medizin zu kennen? Ich vermag nur der Nachwelt meine eigenen Beobachtungen mitzuteilen. Ich denke das natürliche Prinzip vom Anbeginn des Lebens, einschließlich der fünf Zang und sechs Fu, der neun Körperöffnungen und Hundert Adern, dass der gesamte Körper also aus dem Zusammenspiel von Himmel und Erde entsteht.

Doch die materielle Hülle des Körpers ist nur ein Klumpen totes Fleisch ohne die Zirkulation des wahren Qi in seinem Inneren. Mit diesem aber wandelt sich dieser tote Mechanismus in etwas Lebendiges. Doch wenn die Lebensweise nicht stimmt, so entsteht unweigerlich ein Schaden, denn obwohl das (vorhimmlische) wahre Qi vorhanden ist, so beruht seine Erhaltung dennoch auf der Gewinnung der Essenz aus den nachhimmlischen Speisen und Getränken[258]. (In den Klassikern heißt es: Ohne den Vorhimmel kann der Nachhimmel nicht entstehen, ohne den Nachhimmel kann der Vorhimmel auch nicht geboren werden).

Die Wurzel aus dem Vorhimmel im Körper ist die Niere (von dort wird das wahre Yang verteilt), die Wurzel aus dem Nachhimmel ist die Milz (von dort wird die Kraft aus Speisen und Getränken verteilt). Diese Essenz aus der Nahrung mischt sich mit der wahren Energie aus dem Vorhimmel, verteilt sich überall im Körper und läßt auch die allerkleinsten Stellen nicht aus.

Alle Stellen im Körper von oben bis unten, einschließlich der Extremitäten werden in die sechs Schritte der drei Yin und drei Yang unterteilt und diese also in die fünf Wandlungsphasen, so dass jede ihre exakten Grenzen hat. Alle Erkrankungen aber, auch wenn sie sich unterscheiden, können in die zwei Worte Yin und Yang eingeteilt werden. Ist das Yin zu stark so wird das Yang geschwächt[259]; ist aber das Yang zu stark, so wird das Yin geschwächt. Dies ist kein allzu leichtes Prinzip.

258 Wörtlich: Shu Gu Zhi Qi (Energie aus Wasser und Getreide)

259 Wie immer, so macht Zheng auch an dieser Stelle keine Unterscheidung zwischen den beiden Kontrahenten wie z.B. äußeres, oder pathologisches Yin als Kälte und inneres, also physiologisches Yang als Ming Men Feuer
Manchmal kann aber auch die Schwächung des physiologischen inneren Yin durch exogenes wie auch pathologisches inneres Yang gemeint sein, wie z.B. Schädigungen der Körpersäfte durch Fieber. Für Zheng ist diese Unterscheidung offenbar so offensichtlich, dass man sie nicht speziell erklären muß. Zum besseren Verständnis habe ich jedoch oft in Klammern oder Fußnoten diese inhärente Implikation (beinhaltete Bedeutung) hinzugefügt. G.N.

Denn es gibt Yin-Leere und Yang-Leere, die sich beide ähneln können. Wenn aber der Gelehrte dies nicht versteht, so bringt er damit Menschenleben in Gefahr. Um dieses zu vermeiden, habe ich je zur Yang-Leere und Yin-Leere ein paar Zeilen in Form von Fragen und Antworten zusammengestellt. Man kann daher zum weiteren Studium anhand der Beispiele zu einem tieferen Verständnis der beiden Syndrome finden. Sollte dies nicht einen ergänzenden Beitrag zur Medizin darstellen?

Fragen und Antworten zur Yang-Leere

1. Frage: Wenn Kopf und Gesicht kälteempfindlich sind, welchen Grund hat das?

Antwort: Im Kopf sammelt sich alles Yang. Weil nur dort das Yang sich konzentriert, vermag dieser der Kälte zu trotzen. Wenn nun aber die Kälte dort nicht ertragen wird, so muß das Yang leer sein. Als Methode hiergegen eignet sich die Jian Zhong Tang plus Fu Zi, damit das Yang durch wärmen und tonisieren wieder geheilt wird.

Jian Zhong Tang (Mitte aufbauendes Dekokt)
Gui Zhi 30 g, *Bai Shao* 18 g, *Zhi Gan Cao* 18 g, *Sheng Jiang* 30 g, *Da Zao* 12 Stk., *Yi Tang* 15 g, *Zhi Fu Zi* 10 g[260]

Erklärung der Formel
Gui Zhi ist scharf und warm und kann so das Herz-Yang wiederherstellen, Sheng Jiang ist scharf und zerstreuend und kann so Blockaden bewegen. Zhi Fu Zi ist sehr heiß und sehr scharf und stärkt mächtig das Yuan-Yang. Die Schärfe kann zusammen mit der Süße von Gan Cao und Da Zao das Yang in Bewegung setzen und umwandeln. Wenn Yang-Qi sich bewegt und wandelt, so werden die Yin-Pathogene zerstört und die Funktion des Qi wiederhergestellt. Danach kann Kälte (und andere Pathogene) besser vertragen werden.
Wenn aber Schärfe und Hitze zu stark sind, dann können Yin oder Blut geschädigt werden. Die Arzneien Bai Shao, bitter und neutral mit dem süßen Yi Tang ergeben einen bitter-süßen Geschmack, der ja bekanntlich wieder Yin erzeugen kann.
Einerseits ist zwar die Krankheit schwer, weil das Yang fehlt, was das Überwiegen der warmen Arzneien begründet – andererseits aber wird hier auch das Yin geschützt. Dies zusammen macht das Geheimnis dieser erstaunlichen Kombination aus.
Dies ist eine der wichtigsten Rezepturen von Zhang Zhong-Jing zur Behandlung der Yang-Leere: Die Dosierungen der Arzneien, die Modifikation ihrer Gewichtung, die Reduzierung oder Hinzufügung von anderen Arzneien ermöglicht – solange man den richtigen Ansatz hat – mehr als Hundert Arten von Yang-Leere Syndromen hiermit zu behandeln. Dies ist mit Sicherheit erfolgreich.

2. Frage: Welchen Unterschied gibt es zwischen Kälteabneigung und Windabneigung?

Bei solchen die den Wind fürchten beginnt die Abneigung, sobald sie Wind verspüren. Dies ist anders als bei jenen, die Kälte fürchten, auch wenn sie keinen Wind empfinden.

260 In der Song-Version (12 Jh.) des Shang Han Lun ist die Formel ohne »Shou Fu Zi« beschrieben, in vielen anderen Variationen existieren aber Variationen hiervon

Wenn das Symptom Windabneigung zusammen auftritt mit Hitze und Kopfschmerzen, steifem Genick und spontanem Schweiß, diese hat Zhong-Jing unter Schaden des Abwehr Qi (Wei) beim Taiyang-Syndrom zugeordnet, welches mit Gui Zhi Tang behandelt wird.
Wenn das Symptom Kälteabneigung zusammen auftritt mit Hitze und Kopfschmerzen, steifem Genick aber ohne Schweiß, so hat Zhong-Jing diese unter Schaden der Bauenergie (Ying) beim Taiyang-Syndrom zugeordnet, welches mit Ma Huang Tang behandelt wird.

Wenn ein Mensch chronisch erkrankt ist und keine Hitze, Kopfschmerzen usw. verspürt, zugleich aber Abneigung gegen Wind hat, so ist sein Äußeres leer (Das Yang seines Wei-Qi ist hier leer).
Wenn bei diesen Menschen eine Kälteabneigung besteht, so ist das Qi im Inneren leer (Das Yuan-Yang im Inneren ist leer und kann sich daher nicht entfalten).
Diese mit nur Windabneigung (und chronischer Erkrankung ohne typische Infektsymptome) kann man mit Huang Qi Jin Zhong Tang behandeln, jene mit nur Kälteabneigung (und chronischer Erkrankung ohne typische Infektsymptome) kann man mit Fu Zi Gan Cao Tang behandeln.
Ob akut oder chronisch, Windabneigung oder Kälteabneigung, dieser himmelweite Unterschied sollte dem Gelehrten bekannt sein.

Gui Zhi Tang
Gui Zhi 9 Qian (28 g), *Bai Shao* 6q (22 g), *Sheng Jiang* 9q (28 g),
Zhi Gan Cao 6 Qian (22 g), *Da Zao* 12 Stk., (Lt. Zhang mit warmem Reisbrei einzunehmen und danach Ruhe gönnen)

Ma Huang Tang
Ma Huang 6q (22 g), *Gui zhi* 3q (10 g), geschält, *Zhi Gan Cao* 1L (15 g), *Xing Ren* 2q (6 g, geschält). (Bei Ma Huang den Schaum abschöpfen, um die Ephedrinwirkung zu vermeiden!)

Huang Qi Jian Zhong Tang
(wie oben bei Jian Zhong Tang plus *Huang Qi*)

Fu Zi Gan Cao Tang
Fu Zi 1 liang (30 g), *Zhi Gan Cao* 6q (19 g)

Erklärung der Rezepturen:
Die Gui Zhi Tang ist eine Rezeptur zum Regulieren von Ying und Wei. Gui Zhi ist warm und scharf und kann das Qi des Taiyang umwandeln; Sheng Jiang ist scharf und zerstreuend und vermag alle Blockaden zerstreuen. Gui Zhi und Sheng Jiang verstärken sich durch ihre gemeinsame Energie. Zusammen mit dem süßen Geschmack des Gan Cao können sie das Yang-Qi im ganzen Körper regulieren, wie man auch sagt »Scharf und süß vermögen das Yang zu wandeln«.
Ist das Yang reguliert, so ist zu befürchten, dass das Yin noch nicht vollständig verwandelt und das Pathogen noch nicht ausgeschieden ist, so kommt nun das bittere, neutrale Bai Shao und das süße, neutrale Da Zao hinzu, um im ganzen Körper das Yin und die Flüssigkeiten zu regulieren. Daher sagt man auch »bitter und süß vermag das Yin zu regulieren«.
Wenn Yin und Yang zusammen reguliert sind und die Mitte harmonisiert ist, so fließen diese beiden Energien wieder und es gibt von selbst keinerlei Blockaden mehr. Daher heißt es:

»Sind Ying und Wei erst ausgeglichen, so ist die Krankheit geheilt.«
Zhong-Jing hat noch zusätzlich warmen Reisbrei hinzugefügt, um es zu verbessern: zum einen um das Schwitzen durch die Essenz aus dem Getreide zu fördern, zum anderen um dem Zheng-Qi (korrektes Qi) zu helfen das Xie-Qi (pathogene Qi) zu vertreiben.
Was die Rezeptur Ma Huang Tang angeht, so ist sie ja eine starke Darreichungsform, die sich zur Diaphorese eignet, da die Kälte das Ying (Bauenergie) im Taiyang geschädigt hat und in der unteren Hautschicht des BIAO sitzt (Die Poren und Oberhaut sitzen oberflächlicher im BIAO, die Unterhaut sitzt eine Schicht tiefer im BIAO).

Im Vergleich zum Syndrom für Gui Zhi Tang ist es eine schwerere Form von gestautem Qi im BIAO, so dass hier Ma Huang die Kaiserarznei ist, die hier befreien soll. Sind dann die Poren erst geöffnet, so kann das Pathogen hieraus entweichen. Für den Fall, dass es nicht hinausgeht, wirkt Xing Ren ausleitend, indem es die Qi-Funktion beim Ausleiten unterstützt und das Pathogen von selbst entflieht. Zusätzlich hilft hier noch Gan Cao die Mitte harmonisieren und Gui Zhi hilft durch die Poren die Unterhaut zu befreien, in dem die Kälte von der scharfen Wärme zerstreut und von der Unterhaut über die Oberhaut und schließlich durch die Poren ausgetrieben wird.

Zhang Zhong-Jing benutzt hier keine zusätzliche Verabreichung von Reisbrei, weil zu befürchten ist dass Ma Huang sonst zu stark das Schweiß treiben anregt (Die zwei Worte »Schweiß treiben« haben hier eine besondere Bedeutung: Der Schweiß hat ja seinen Ursprung im Blut, und ist daher ein das Ying nährender Stoff. Wie kann man ihn also nach draußen treiben? Man muß nämlich wissen, dass die Krankheit darin besteht, dass sich das Kälte-Pathogen hier blockierend gestaut hat und so die Qi-Funktion, Blut und Säfte sich nicht ausbreiten können. Diese vermögen also auch nicht mehr das Ying zu nähren, so dass sie ausgeschieden werden müssen, um Platz für neue Energien zu machen. Der Kranke muß hier keine Angst vor der Diaphorese haben, denn sobald der Schweiß ausgeschieden ist, ist auch das Pathogen entfernt. Auch der Therapeut darf keine Angst vor dem »Schwitzen lassen« haben, sondern muß wissen dass wenn diese Erkrankung besteht, so muß auch jene Arzneigabe erfolgen. Es ist also wichtig hier das Syndrom gut zu differenzieren.)[261]

Was die Huang Qi Jian Zhong Tang angeht, so ist sie ja eine Gui Zhi Tang plus Yi Tang und Huang Qi. Die Gui Zhi Tang ist ja die Ursprungsformel zum Harmonisieren von Ying und Wei. Wenn hierzu noch Huang Qi hinzukommt, so wird das Wei-Qi hiermit gefestigt. Yi Tang vermag die Mitte zu tonisieren. Bei einem Patienten mit chronischer Erkrankung und Windempfindlichkeit ist ja sein ganzes Mitte-Qi in Leere und das Wei-Qi zerstreut sich zu sehr. Wenn dann aber Gui Zhi Tang sein Yin und Yang außen reguliert, und Huang Qi plus Yi Tang das Wei-Qi und die Mitte stabilisieren, wie kann dann noch jemand krank bleiben?

Was Fu Zi Gan Cao Tang angeht, so ist es eine phantastische Formel die vorhimmlisches und nachhimmlisches zugleich reguliert. Der heiße scharfe Fu Zi vermag es, das Yang aus dem Vorhimmel zu tonisieren, das süße Gan Cao kann die Milz-Erde des Nachhimmels tonisieren.

261 Tang Bu-Qi merkt hier an, dass die Kontraindikation bei Ma Huang Tang das Schwitzen und bei Gui Zhi Tang eine trockene Zunge mit Durst und tiefroten Lippen ist (dies wäre eine Wen Bing Indikation)

Wenn die Erde wieder Feuer bekommt, so kann sich das Mitte-Qi erneuern (Fu Zi tonisiert ja das Feuer aus dem Vorhimmel und wenn dieses wieder stark ist, so entsteht ja Erde aus Feuer, so dass man hier von Wiederherstellung des Mitte-Qi spricht).
Wenn nun ein chronisch Kranker Kälteabneigung verspürt, so ist ganz klar sein vorhimmlisches Yang zu schwach, um die pathogene Kälte zu besiegen, was eben das Frieren erzeugt. Wenn dann aber der Fu Zi das wahre Feuer wiederbelebt und mit dem Gan Cao die Milz-Erde wieder stark wird, wie kann da noch eine Erkrankung mit Kälteabneigung bestehen bleiben?

Anhang über gespeicherte Glut

Nur wenige in der Welt erkennen die Bedeutung von gespeicherter Glut, weil man eben die erstaunliche Wirkung der klassischen Arzneianwendung nicht versteht. Daher möchte ich dies hier einmal erläutern:
Heutzutage schüren die Menschen das innere Feuer zur Rotglut, aber verstehen es nicht, die Glut mit Asche zu bedecken. Obwohl es sehr heiß ist, so brennt es nicht lange. Bedeckt man es aber mit Aschenstaub, so erhält es seine Wärme sehr lange.
Die Alten wußten aber um diese tiefe Bedeutung: wurde eine Arznei gewählt, oder eine Rezeptur erstellt, so war dies alles in diesem Bewußtsein.
So ist es mit Fu Zi und Gan Cao, diesen zwei Arzneien: hier ist Fu Zi das Feuer und Gan Cao die Erde. Im Altertum hieß es: »Nichts ist heißer als Fu Zi und nichts ist süßer als Gan Cao.« Dies ist die stärkstmögliche Steigerung, und die Alten verstanden mit dieser Kombination der extremen Arzneien die Tonisierung der Lebensgrundlage zum Höchsten zu steigern:
Die beiden Arzneien bringen nicht nur das Yang zurück, sondern stärken Vorhimmel und Nachhimmel (Vorhimmel bringt Nachhimmel hervor, Magen-Erde stärkt Nieren-Yang), und wirken in der erzeugenden Abfolge der Wandlungsphasen (Feuer erzeugt Erde) und Erzeugen schließlich die gespeicherte Glut; das muß man einfach wissen.

3. Frage: Wenn Kopf und Gesicht plötzlich angeschwollen sind und von blaßgrüner Farbe, der Körper sich schwer anfühlt und müde, und sobald man die Augen schließt sich schwindlig leicht fühlt, als ob man schweben würde, was bedeutet das?

Antwort: Das ist das wahre Qi (Zhen Qi) aus dem Shaoyin (Kaiserliches Feuer), das nach oben steigt. Wenn das kaiserliche Feuer zu schwach ist, um (mittels des Ministerialen Feuers) die Yin-Pathogene zu verdrängen, dann drängen die Yin-Pathogene nach oben und verstopfen die Gefäße, so dass sich die Nässe oben ansammelt. Daran dass das Gesicht von grünlicher Farbe ist, erkennt man dass das Yin-Pathogen so stark ist, dass es das Yuan-Yang vertreibt und daher das Gefühl erzeugt, dass man sich – wenn man die Augen schließt – schwindlig leicht fühlt, als ob man nach oben aufsteigen würde. Wenn das wahre Yang durch die Blockade der Yin-Pathogene nicht zu seiner Wurzel zurückkehren kann, so muß man zuerst das Yin-Pathogen ausmerzen, um das Yang wieder zurückzubringen.
Dass der Patient sich schwer und müde fühlt ist das sichere Zeichen dafür, dass es sich um ein Syndrom der Shaoyin-Schicht handelt.

Qian Yang Dan
Sha Ren 30 g (in Ingwersaft gebraten), *Fu Zi* 24 g, *Gui Ban* 6 g, *Gan Cao* 15 g

Erklärung der Rezeptur:
Die Formel Qian Yang Dan ist zum Zurückbringen des Yang-Qi zur Niere indiziert. Das Sha Ren ist scharf und warm, es kann die Yin-Pathogene aus der Mitte vertreiben, und zudem das Qi zur Niere hinabbringen.
Fu Zi ist scharf und heiß, es kann das wahre Yang im Wasser des Ming Men tonisieren. Das wahre Yang ist der Keim des Lebensfeuers, aus dem auch das kaiserliche Feuer seine Kraft bezieht. Wenn man also das ministeriale Feuer tonisiert, so stärkt man damit auch das kaiserliche Feuer.
Was Gui Ban angeht, so ist dies eine harte Substanz, die ihr Lebensfeuer im salzigen Wasser aufrecht erhält, so dass sie das Yin erreicht, und das Yang kräftigt. Meist wird Gui Ban so verstanden, dass es nur das Yin tonisiert, weil man nur die eine Hälfte erkennt.
Dies wird begleitet von Gan Cao, welches die Mitte tonisiert, und so die Kraft des Feuers verstärkt. Daher nennt man diese Formel »Yang senkend«.

<u>4. Frage: wenn die Krankheit nachläßt und alle exogenen Pathogene sich zurückziehen, aber der ganze Körper mit Gesicht und Augenlidern ödematisch anschwillt, wie kommt das?</u>
Antwort: Dies liegt daran, dass das Mitte-Qi geschwächt und das Yuan-Qi zerstreut ist. Durch die exogenen Pathogene ist der Körper durcheinander gebracht, Qi und Blut sind in großer Leere, daher kann das Mitte-Qi noch nicht wieder arbeiten.
Obwohl das Pathogen vertrieben ist, kann die leere Erde der Mitte die (nassen) Yin-Energien des unteren Erwärmers noch nicht ausscheiden, weshalb sie sich oben, unten und überall ansammeln und so zu Schwellungen im ganzen Körper führen.
Obwohl das kaiserliche Feuer zu schwach ist, das Yin zu kontrollieren beruht dieses Symptom auf der Unfähigkeit der Milz-Erde das Wasser auszuscheiden, so dass die Wasserenergie alles überflutet, was man als Ödem (Wasserschwellung) bezeichnen kann.
Wenn die Milz-Erde zu schwach ist kann sie auch die Feuer-Glut nicht bedecken und das Feuer bleibt nicht gespeichert. Dann treibt das wahre Yang nach außen, und ergibt Schwellungen, die man als Qi-Schwellung bezeichnen kann.
Man kann dies aber zusammen benennen und muß nicht in Wasser-Schwellung oder Qi-Schwellung unterscheiden. Wichtig ist zu wissen, dass wenn das Qi sich auch nur einen Zoll bewegt, dann bewegt sich auch das Wasser um einen Zoll – das heißt bewegt sich das Qi im ganzen Körper, dann bewegt sich auch das Wasser im ganzen Körper. Ist das Yuan-Qi aber zerstreut, so ist auch das Wasser zerstreut.
Um dies zu behandeln muß man nicht beim Anblick von Schwellung gleich auf Schwellungstherapie verfallen, sondern daran denken dass ja die Erde zu schwach ist, um das Wasser zu kontrollieren.

Li Zhong Tang
Ren Shen 12 g, *Bai Zhu* 30 g, *Gan Jiang* 30 g, *Zhi Gan Cao* 9 g, *Sha Ren* 12 g, *Ban Xia* 12 g, *Fu Ling* 9 g

Erklärung der Rezeptur:
Die Rezeptur Li Zhong Tang ist ein Mitte wärmendes Mittel. Bai Zhu ist die Kaiserarznei, um den Erde Palast der Mitte mächtig zu stärken. Das heiße scharfe Gan Jiang vermag dessen Energie zu wärmen. Ban Xia und Fu Ling sind blande Wasser ausleitend und Schleim bewegend und trocknend. Das scharfe warme Sha Ren hat die erstaunliche Eigenschaft das Qi in der Niere zu sammeln. Doch da zu befürchten steht, dass das Warme, Scharfe und Trocknende zu stark ist und vielleicht dem Milz-Qi oder Blut schaden könnte, hat man noch das kühle Ren Shen hinzugefügt, welches ja die Säfte zu mehren vermag. Daher sind hier Hartes und Weiches vereint und weder Yin noch Yang überwiegen. Wenn nun noch das Gan Cao zu den scharfen Arzneien hinzukommt, dann vermag es das Yang-Qi im ganzen Körper wieder umzuwandeln. Wenn dann das Yang-Qi sich wieder bewegt, so ist das Yin-Pathogen vertrieben, die Mittlere Region wieder frei[262] und die Schwellungen verschwinden sofort. Daher wird der Körper auf natürliche Weise seine Gesundheit wieder erlangen.

5. Frage: Wenn man beim Sehen verschwommen und in der Mitte die fünf Farben im Licht schimmern sieht, dabei der Atem rau und schwach ist, woher kommt das?

Antwort: Dies ist das Essenz-Qi der fünf Zang-Organe, was hier emporkommt. In den Augen sammelt sich dieses und wenn nun ein Patient diese fünf Farben schimmern sieht, dann weiß man dass dies die fünf Qi sind. Wenn gleichzeitig der Atem keuchend ist, so weiß man auch, dass hier trübe pathogene Yin-Energie die klaren Wege stört. Wenn das Yuan-Yang über die Augen kollabiert, dann ist dies ein gefährlicher Zustand.
Die Therapiemethode muß daher sein, das Licht des Yang zurück an seinen Platz zu holen.
Die Rezeptur benutzt man hierfür: die »San Cai« Feng Sui Dan (»Drei Sorten« Knochen versiegelndes Elixier):

Feng Sui Dan
Huang Bai 30 g, *Sha Ren* 21 g, *Zhi Gan Cao* 9 g

Erklärung der Rezeptur:
Feng Sui Dan, diese Rezeptur benutzt die Methode des Qi in die Niere herabzuleiten, und zwar erreicht sie eine Stärkung der oberen, mittleren und unteren Bereiche.
Hierbei erreicht der bittere Geschmack des Huang Bai das Herz, seine dem kalten Wasser zugeordnete Temperatur gehört zum kalten Wasser der Niere, seine gelbe Farbe hingegen wird der Erde und so der Milz zugeordnet. Die Milz wiederum ist die Achse zwischen Feuer und Wasser (Herz und Niere), so dass allein schon diese eine Arznei die volle Bedeutung von »drei Sorten« erfüllt.
Was nun das scharfe, warme Sha Ren angeht, so kann es das Qi der fünf Zang-Organe in der Niere sammeln.
Gan Cao reguliert also oben und unten, außerdem vermag es das Feuer zu unterstützen (durch das Magen-Qi, welches das Nieren-Yang auffüllt).

262 Auch bei chronischen Magenschmerzen oder Druckgefühl mit Inappetenz und Müdigkeit kann man diese Formel mit etwas Ding Xiang (3-5g) zusammen verwenden

Wenn das wahre Feuer in der Niere residiert, dann ist die Wurzel des Menschen gesichert, deshalb spricht man von das »Knochenmark (Niere) versiegeln« (=Feng Sui).
Noch wunderbarer ist die Kombination vom Bitteren des Huang Bai mit dem Süßen des Gan Cao, weil süß-bitterer Geschmack das Yin nähren kann. Der scharfe Geschmack des Sha Ren mit dem Süßen des Gan Cao wiederum ergibt scharf-süßen Geschmack, der das Yang stärken kann.
Wenn Yin und Yang zusammen gestärkt werden, und sich im mittleren Palast (hier: Erwärmer) treffen, so kombinieren sich Wasser und Feuer und die Wirkung erstreckt sich über alle drei Bereiche.
Diese Rezeptur sollte man nicht unterschätzen, wie ich selbst immer wieder feststelle, sie kann alle Arten von nach oben schlagendem Yin-Feuer behandeln, wie bei z. B. Zahnschmerzen, Husten und Keuchen, Gesichtsödeme, Halsschmerzen, Ohrentzündungen, Augenrötungen, Naseninfekte, unfreiwilliger Harn- oder Samenabgang erzielt man hiermit so erstaunliche Erfolge, dass man es kaum glauben mag.
Nachdem ich genauer darüber nachgedacht habe, wurde mir erst das Ziel dieser Formel klar: nämlich dass sie Feuer und Wasser balanciert und den normalen Zustand wieder herstellt, dies ist seine geheimnisvolle Wirkung. Ich habe diese Rezeptur oft eingesetzt und stelle sie nun allen zur Verfügung, um sie ebenfalls auszuprobieren.

Anhang: Vierzeiliger Merkreim mit sieben Wörtern[263]

Die Wolken des Yin verdecken das Licht
Drum hält es den wahren Drachen nicht:
Man muß Dir die Fengsui Formel lehren,
So wird auch Yang wieder heimwärts kehren.

(Der wahre Drache ist das wahre Feuer: egal ob oben oder unten kann es am falschen Platz zur Krankheit führen. Oben macht es Zahnschmerzen, Asthma, Ohrentzündungen oder Symptome im Gesicht. Unten führt es zu Harninkontinenz, Dysurie, Strangurie, Ausfluß. Der Gelehrte muß also wissen: wenn das wahre Yang seinen Platz verläßt, so ist diese die richtige Rezeptur, die das Ziel nie verfehlt.)

6. Frage: Wenn beide Augen plötzlich anschwellen und hart wie Walnüsse werden, der Kopf zum Zerreißen schmerzt, der Atem rau wird und Gesicht und Lippen dunkel oder zyanotisch, was ist dann der Grund hierfür?

Antwort: Dies ist das vorhimmlische Wahre Feuer des Ming Men, welches hier mit dem Holz der Leber nach oben steigt und sich in den Augen entlädt. Das vorhimmlische Feuer sammelt sich ursprünglich in der Niere, wenn aber die Yin-Pathogene des Patienten übermäßig werden, dann wird das eine Yuan-Yang von den pathogenen Energien des Yin nach oben gedrängt.
Wasser bringt das Holz hervor, ist die Mutter krank so erkrankt auch das Kind (Mu → Zi).
Wenn also das Leber-Yang nach oben zur Schädeldecke steigt, wo sich die Jueyin-Leitbahnen (Leber und Niere) sammeln und das wahre (Zhen-)Qi davon mitgerissen wird, dann explodiert das Yang-Qi und der Kopf schmerzt als wolle er platzen.

263 Wörtlich: ein siebener Vierzeilen- Gedicht (Qi Jue Yi Shou 七绝一首)

Die Sinnesorgane der Leber sind die Augen, die daher anschwellen wie Walnüsse. Wenn dazu der Atem rau und keuchend wird und Übelkeit entsteht, so liegt es daran, dass die Yin-Pathogene die sauberen Leitbahnen stören. Diese Situation entsteht also daraus, dass oben und unten gestört sind.
Wenn das Gesicht oder Lippen zyanotisch sind, so weist dies alles auf Yin-Pathogene hin. Wenn das Yuan-Yang aufsteigt, dann ist es bereits sehr schwach, wenn man dann fälschlich – weil es wie ein Fülle-Syndrom aussieht – kalte attackierende Arzneien verabreicht, dann ist der Patient innerhalb eines Tages todgeweiht.

Die Therapiemethode muß also sein, die Si Ni Tang zu verschreiben, um damit das Yang zurückzubringen und die Yin-Pathogene zu vertreiben. Diese kann eine Konvaleszenz herbeiführen.

Si Ni Tang (Dekokt der vier Kontravektionen)
Sheng Fu Zi (eine getrocknete Knolle, ca. 30-70 g, lange gekocht)
Gan Jiang 45 g (wörtlich: 1 ½ liang, bezogen auf das »moderne« liang)
Zhi Gan Cao (in Honig präpariert) 60 g

Erklärung der Rezeptur:
Die Si Ni Tang ist die wichtigste Rezeptur zum raschen Zurückbringen des Yang. Oft fürchtet man sich vor ihrer Anwendung, weil man nicht versteht, was Zhang Zhong-Jing bei der Erstellung der Rezeptur im Sinne hatte.
Man findet sie ja vorwiegend im Abschnitt über Kälte in Shaoyin-Erkrankungen, mit Symptomen wie Zyanose der Fingernägel, Bauchschmerzen und Durchfall, große, profuse Schweiße, Schwäche des Körpers mit Kälteabneigung und verschwindendem Puls (wei), der fast nicht mehr zu tasten ist. Wenn dann noch die vier Extremitäten alle plötzlich kalt sind, so sind alles ein Zeichen für Yin-Pathogene. Wenn man dann nicht schnellstens das Yang zurückbringt, welches nur noch ein dünner Streifen Licht am Horizont ist, so ist der Untergang besiegelt.
Aus genau diesem Grund hat Zhang Zhong-Jing die Methode des Yang-Zurückbringens und Vertreiben des Yin-Pathogenes entwickelt, eine Methode, die um keinen Deut verändert werden sollte.
Denken wir einmal genauer über diese Rezeptur nach: Da sie ja das Yang zurückbringt, wird sie von aller Welt bei kompletter Yang-Leere mit zuviel Yin-Symptomen verwendet, was auch alles richtig ist. Aber warum muß man dazu immer den oben beschriebenen Zustand abwarten, statt den Mut zu haben, sie einzusetzen bevor es fast zu spät ist – dies scheinen nur wenige zu wissen.
Diese Wenigen die dies wissen, werden aber diese Rezeptur in entsprechender Gewichtung auch dann schon verwenden, sobald sie eine Yang-Leere erkennen, um damit vorsorglich zu verhindern, dass schließlich eine absolute Yang-Leere mit reinen Yin-(Pathogen) Symptomen auftritt.
Wenn es erst so weit gekommen ist, dass die Symptome des Zusammenbrechenden Yang alle vorhanden sind, fürchte ich, dass es oft schon zu spät ist, das Leben zu retten.
Wenn dies dann vorkommt, so fangen die Mittelmäßigen an zu beschuldigen. Und wem geben sie die Schuld? Sie geben den Ärzten die Schuld, die den Jiang und den Fu Zi benutzt

haben. Hierbei sind sie aber darin ignorant, dass sie nicht berücksichtigen, dass diese Arzneien oft erst sehr spät zum Einsatz kamen.
Obwohl Zhang Zhong-Jing den Einsatz nicht Wort für Wort vorgegeben hat,[264] heißt es aber ebensowenig, dass man bei anderen Yang-Leere-Formen diese Methode nicht anwenden darf.
Wenn man sich nur diese drei Arzneien Jiang, Fu Zi und Gan Cao anschaut, dann ist es kaum zu glauben, dass man hiermit jemanden vom Abgrund des Todes zum Leben zurückholen kann. Sogar ich selbst hatte anfangs meine Zweifel. Woran ich zweifelte? Daran, dass Zhangs Kombination von etwas »Jiang und Fu« eine solche tiefe Bedeutung hatte.
Im Altertum hieß es: »Nichts ist heißer als Fu Zi« denn Fu Zi ist wie ein Ball aus wahrem Feuer, auf dem das Leben basiert. Wenn also dieses wahre Feuer zusammenbricht, dann sieht man ausschließlich Zeichen des Yin.
Zhong-Jing hat also das tiefe Geheimnis der Wandlung verstanden, dass die Kraft des Fu Zi das vorhimmlische Feuer wieder aufflammen lässt, wenn es fast am Zusammenbrechen ist, und dieser (Fu Zi) dadurch die Schlüsselposition einnimmt.
Doch da die Yin-Pathogene die Wege verstopfen, kann der Fu Zi nicht zurück zur Wurzel gehen. Daher hilft hierbei der scharfe, warme Gan Jiang mit seiner zerstreuenden Wirkung die Bahn freizumachen. Wenn das Yin den Weg frei gemacht hat, kann das Yang zu seinem Sitz zurückkehren und dort das Lebensfeuer neu entfachen, so dass man dies »Das Yang Zurückbringen« nennt.
Wenn dann das Yang zurückgekehrt ist, so brennt die Flamme jedoch nicht weiter, wenn keine Erde (Magen) sie nährt. Dabei aber hilft die Süße des Gan Cao, und auch darin das Zheng Qi nicht zu schnell zu verbrennen (wie Erde, die die Glut darunter bewahrt).
Wenn schließlich das Wahre Feuer wieder an seinem Ort bewahrt und genährt ist, dann kann die Flamme immer weiter brennen und das Leben weitergehen.
Wie kann man diese Rezeptur nur ignorieren? In letzter Zeit ist es stattdessen immer häufiger üblich, dass man in der Medizin hierzu besonders gerne den Ginseng einsetzt.

Ein Arzt ohne Erfahrung wird, wenn er solche reinen Yin-Symptome ohne Yang sieht, von Ren Shen zum Wiederbringen des Yang sprechen, und die Angehörigen des Kranken werden ihm auch darin Glaube schenken, ohne dass sie daran denken, dass Zhang Zhong-Jing als Erster diese Methode entwickelt hat, das Yang zurückzubringen. Wenn man aber mit Ren Shen das Yang zurückbringen könnte, warum hat er dann nicht ausgiebig davon Gebrauch gemacht, sondern stattdessen gar keinen? Hieraus kann man ersehen, dass es eben keine Arznei zum Zurückbringen des Yang ist.
Schaut man sich nämlich den Ren Shen an, der süß ist und von kühler Natur so stärkt er die fünf Zang, die aber wiederum Yin-Organe sind. Eine Arznei, die nur die Zang-Organe nährt, ist also eine Yin-nährende Arznei, kein Yang zurückbringendes Mittel, das sollte einem besonders klar sein.
Leider ist diese Tatsache seit langer Zeit ungeklärt, was sehr bedauerlich ist.

264 In der Tat wird er ja auch bei Taiyin Erkrankungen mit Durchfall (§277) und an anderen Stellen zum Wärmen erwähnt

7. Wenn beim Patienten plötzlich eine Schwellung vor und hinter den Ohren auftritt mit leichter Rötung und bläulichem Schimmer in der Mitte, ganz leichter Schmerz, aber große Hitze mit leuchtend roten Wangen, kein Durst, blaßbläuliche Zunge mit weißem Belag und beide Chi-Pulse oberflächlich groß und (unten) leer. Woher kommt dies?

Antwort: Dies ist das vorhimmlische Yang, das nach Außen lodert, diese Energie wird über das Shaoyang (Gallen-Leitbahn) nach oben gebracht. Vor und hinter den Ohren liegen ja die Bereiche des Shaoyang.

Wenn nun plötzlich eine Schwellung mit leichtem Schmerz auftritt, die rötlich mit bläulicher Mitte ist, zugleich die Wangen ganz rot sind aber kein Durst besteht, die Zunge und Lippen blaßviolett sind, so ist es aber klar, dass dies kein Wind-Feuer des Shaoyang sein kann.

Denn wäre es ein Shaoyang Wind-Feuer so müßte der Mundgeschmack bitter sein, der Rachen trocken, gäbe es heiß-kalt Schübe, Schwellung und Schmerz wären stark und Lippen und Zunge wären mit Sicherheit nicht blaßviolett.

Wenn stattdessen aber die Lippen blaßviolett und der Belag weiß ist, so muß es ohne Zweifel eine Yang-Leere mit Yin-Pathogenen sein. Obwohl große fiebrige Hitze besteht, ist es dennoch das nach außen lodernde Yuan-Yang, da kein Kopfschmerz oder Gliederschmerz besteht, der auf exogene Pathogene zeigen würde.

Die beiden Nierenpulse leer, aber oberflächlich und (scheinbar) groß weisen darauf hin, dass das Wasser der Chi-Pulse zu stark ist. Wasser würde ja gesunderweise nach unten fließen, so dass hier ein tiefer, feiner oder vielleicht nachgiebiger Puls wäre (wegen des leeren Nieren-Yang). Wenn aber diese bei einer Leere oberflächlich oder groß scheinen, so weiß man dass hier das Yin-Pathogen in Fülle ist.

Das restliche zusammenbrechende Yang wird von dem Pathogen nach oben getrieben. Deshalb ist es hier notwendig, das Yang zurückzubringen und das Yin (Pathogen) zu vertreiben. Wenn man dies nicht präzise versteht und beherzigt und stattdessen mit kalten, freimachenden und zerstreuenden Arzneien arbeitet, so ist der Patient in kürzester Zeit todgeweiht. Die Hauptrezeptur hier ist die Bai Tong Tang, aber man kann auch mit der Qian Yang Dan (siehe oben) arbeiten.

Bai Tong Tang (Weiße-Verbindung Dekokt)

Fu Zi 1 Knolle (30-70 g, roh[265], lange kochen), *Gan Jiang* 30 g, *Cong Bai* 4 Stängel 30-45 g (Bei stärkerer Verbindung nach unten sollten die Wurzeln mit verwendet werden, außerdem eine Tasse 50-100 ml Urea infantis oder Galla suis hinzufügen)

Erklärung der Rezeptur:

Die Bai Tong Tang ist ein Yang zurückbringendes Dekokt, es verbindet Wasser und Feuer. Der heiße Fu Zi ist reines Yang, das die Glut des vorhimmlischen Feuers tonisiert. Hierbei hilft ihm der Gan Jiang die Erde der Mitte zu wärmen und diese verbindet oben mit unten. Die Frühlingszwiebelstängel dagegen, vermögen das Yin aus dem Trigramm LI (kaiserliches Feuer) zur Niere hin zu leiten, als Gegenstück zu Fu Zi, der das Yang im Wasser (Trigramm

265 Die hier verwendete unpräparierte Form des Fu Zi in der hohen Dosis wie im Shang Han Lun beschrieben ist wirklich nur beim Zusammenbruch des Yang notwendig und muß in Teile geschnitten mindestens 90min. gekocht werden. In leichteren Fällen genügt die präparierte Form und 60min. kochen

KAN) aktiviert, sich mit dem Herz zu verbinden. So sind Yin und Yang verbunden und Feuer und Wasser können sich gegenseitig wieder regulieren.
Die gesamte lebenslange Erfahrung von Zhang Zhong-Jing liegt genau in der Harmonie dieser zwei Begriffe Yin und Yang:
Wenn zuviel Yang vorhanden ist, so kann dies zu Übermaß führen und heiße, scharfe Arzneien sind kontraindiziert.
Wenn zuviel Yin vorhanden ist, so kann dies zu Übermaß führen und kalte, bittere Arzneien sind kontraindiziert.
Bei solchen, wo das Yin überwiegt, braucht nur ein exogenes Pathogen einzudringen und das alleine genügt, von Yin-Fülle ausgehend, um eine Erkrankung zu erzeugen. Wenn dann das Yin im Körper überwiegt, so nimmt das Yang Schaden, so dass dieses mit Yang wiederherstellenden Arzneien gestärkt werden muß.
Wenn das exogene Pathogen in Richtung Yang überwiegt, so nimmt das Yin Schaden, so dass es mit entsprechenden Arzneien gestärkt werden muß.
Dieses sind die Möglichkeiten, wie sich eingedrungene Pathogene von Yin oder Yang aus entwickeln können. Wenn ein Gelehrter tief in dieses Prinzip eingedrungen ist, dann kann er damit das Tor zu Zhang Zhong-Jings Buch öffnen.

8. Frage: Wenn der Patient eine schwache Konstitution hat, und plötzlich eingefallene Augen, dann bewußtlos wird und kaum dass er sich erhebt wieder schwach wird, sein Puls fein und verschwindend und leer (xi, wei, kong) ist, wie kommt das?

Antwort: Die ist ein Zusammenbruch des Zhen (wahren) Qi der 5 Zang-Organe. Es kann nicht aufsteigen und verliert sich nach unten und bricht nach dort zusammen. Der Körper des Menschen basiert auf dem Zhen Qi. Wenn dieses genügt, so füllt es den ganzen Körper. Wenn es aber leer ist so sackt es nach unten ab. Dies ist die natürliche Ordnung der Qi-Funktion.

Wenn nun eine Ohnmacht entsteht oder jemand vergeblich versucht aufzustehen, nachdem er fast zusammengebrochen ist und einen verschwindenden Puls hat, so ist ganz klar sein Zhen-Qi zu leer, um ihm diese Kraft geben zu können.
Die daher angebrachte Methode ist deshalb eine starke Tonisierung des Yang. Als Rezeptur eignet sich daher die Si Ni Tang um sein Yang zurückzubringen. Wenn das Yang zurück ist, steigt seine Essenz und Qi von alleine wieder auf.
Rezeptur siehe unter **Si Ni Tang**.

9. Frage: Wenn nach einer Erkrankung plötzlich die Nase mit klarem Fluß läuft und ein ständiges Niesen auftritt. Wenn dann aber sämtliche zerstreuenden Erkältungsarzneien keinerlei Reaktion erzeugen, wie kommt das?

Antwort: Dies ist kein exogenes Kälte-Pathogen mit Erkältung, sondern eine Leere des vorhimmlischen Yang-Qi im oberen Abschnitt. Dieses kann die Jing-Ye (Körperflüssigkeiten) nicht festhalten, obwohl es aussieht, als ob ein Kälte-Pathogen die Lunge attackieren würde. Die meisten Ärzte vermögen dies nicht zu differenzieren und geben daher zerstreuende Arzneien, so dass kein Erfolg auftritt und sich alles eher noch verschlimmert.

Da die Ursache dafür ist, dass durch Erkältung bedingtes Nasenlaufen mit Niesen nicht identisch ist mit Nasenfluß und Niesen bei Leere des Zhen-Qi.
Bei Erkältungen muß auch außerdem erhöhte Temperatur, Kopfschmerzen, Gliederschmerzen, Kälteabneigung, verstopfte Nase vorkommen, bei Nasenfluß und Niesen durch Leere des Zhen-Qi gibt es keinerei typische Erkältungssymptome.
Außerdem wenn auf das Verabreichen von zerstreuenden Arzneien keine Besserung erfolgt so ist es auch dadurch umso deutlicher.
Die Therapiemethode muß daher die starke Tonisation des vorhimmlischen Yang sein. Wenn dieses wieder hergestellt ist, so ist auch das Yang von Herz und Lunge wieder ausreichend. Wenn deren Yang wieder ausreichend ist, so vermögen auch die Körpersäfte im oberen Erwärmer nicht mehr verloren zu gehen. Obwohl man beim Menschen vom »dreifachen Erwärmer« spricht, so ist dies ja in Wahrheit nur ein »Erwärmer«.
Die entsprechende Rezeptur hier ist also eine hohe Dosis Si Ni Tang oder Feng Sui Tang wie oben beschrieben oder die Jiang Gui Tang, die man hier ebenso verwenden vermag.

Jiang Gui Tang

Sheng Jiang 1 liang und 5 Qian (45 g), *Gui Zhi* 1 liang (30 g)

Erklärung der Rezeptur:
Die Jiang Gui Tang stärkt hauptsächlich das Yang-Qi im oberen Erwärmer. Das Yang im oberen Erwärmer wird durch Herz und Lunge reguliert. Wenn nun aber das Yuan-Qi bereits leer ist, so kann es auch oben nicht genug sein, und das Yin (Jing-Ye) ist zwangsläufig üppig. Ist aber das Yin zu stark, so schwächt dies wieder das Yang, das dann noch weniger regulieren kann.
Der rohe Ingwer stärkt hier die Lunge, so dass nach dessen Stärkung wieder eine Regulierung entsteht.
Wenn nun noch das warme, scharfe Gui Zhi hinzukommt, so stärkt es das Herz-Yang. Das Herz ist der General des Qi. Wenn das Qi des Herzens stärker ist, so wird auch das Yang der Lunge stärker.
(Die Lunge ist wie ein Deckel über dem Herzen. Das Herz gehört zum Feuer, welches nach oben lodert. Die Flamme des Feuers ist wie das Qi. Wenn nun die Lunge wie ein Deckel darüber liegt, so kann die Flammenhitze nicht nach oben lodern, sondern geht nach unten. Dies ist das Prinzip, welches erklärt, weshalb das Lungen-Qi nach unten geht.)
Wenn das Qi der Lunge stark ist, so fließt die klare Flüssigkeit nicht aus der Nase. Wenn man das Yang des Herzens tonisieren will, so muß man das wahre Feuer stärken (Denn beide Feuer, ministerial und kaiserlich ergeben im Körper die gleiche Energie).

Das Niesen hat seine Ursache in der Kälte (da die Luo-Gefäße der Niere mit der Lunge verbunden sind. Ist die Niere kalt, so erzeugt dies beständigen Reiz in der Nase).
Das Gui Zhi in der Formel behandelt nicht nur das Yang des Herzens, sondern vermag auch das kalte Qi des Wassers umzuwandeln. Ist diese Kälte verwandelt, so fehlt dem Nasenfluß die Ursache.
Die Hauptwirkung der Formel scheint im oberen Erwärmer zu liegen, aber sie wirkt auch im unteren Erwärmer. Man darf nämlich diese Formel nicht wie eine gewöhnliche Arzneikombination ansehen, sondern muß ihre Tiefe verstehen.

Mancher mag einwenden »Sie behaupten, wenn man das Yang des Herzens tonisiert, dann ist die Kraft der Lunge stärker, aber da ja das Feuer des Herzens das Metall der Lunge kontrolliert, kann dann nicht das Lungen-Qi im Gegenteil noch mehr geschwächt werden?« Meine Antwort ist hierzu: Jener versteht nicht die Entstehung der zwei Qi innerhalb der Wandlungsphasen.
Die fünf Zang-Organe vermögen nur das Zhen-Qi des Vorhimmels zu empfangen, nicht aber die exogenen Energien. Was ich nun zurückbringen möchte, ist das Zhen Qi des Vorhimmels, nicht eine exogene Energie. Obwohl man ja sagt »die Lunge wird vom Feuer kontrolliert«, doch ist ihr Platz im Körper oberhalb des Herzens. Dies ist ein schwer zu erklärendes Geheimnis.

10. Frage: Wie kommt es, wenn beim Patienten in beiden Ohren plötzlich ein unerträglicher Juckreiz auftritt?

Antwort: Dies ist das Yang der Niere, das plötzlich nach oben steigt. Manche werden auch sagen: »Da Galle und Leberleitbahnen zu den Ohren verlaufen, so kann das Kribbeln auch davon rühren, dass von diesen Feuer aufsteigt. Wenn Sie nun behaupten, das Jucken käme durch die Nieren, ist das dann nicht eine zu einseitige Betrachtung?«
Ich sage dazu: Wenn Leber und Galle Feuer haben, so kann sich dies nicht nur in den Ohren zeigen, sondern auch auf vielfältige andere Weise und anders als durch ein plötzliches, unerträgliches Jucken. Wenn es nun aber so plötzlich dort auftritt, so wage ich mit Sicherheit zu sagen, dass es sich um explosives Yang aus der Niere handelt. Die Methode ist daher hauptsächlich Verankern des Zhen-Qi. Als Rezeptur kommen in Frage **Feng Sui Dan**, wie oben beschrieben.

11. Frage: Wenn die Lippen des Patienten rot-livide und geschwollen sind, der Körper sich heiß anfühlt, der Mund trocken ist, aber bei Durst ein Bedürfnis nach warmer Flüssigkeit besteht, ab dem Nachmittag eine Kälteabneigung besteht, der Urin klar und profus ist und der Stuhl weich mit 2-3 Malen Stuhlentleerung am Tag, der Puls sich kraftlos anfühlt, welche Bedeutung hat dies?

Antwort: Dies ist leeres Yang von Milz und Magen, das aufsteigt. Denn die Lippen gehören zur Mitte, wenn sie geschwollen und rotviolett aussehen, so sieht es ganz so aus, als seie dies ein Fülle-Feuer des Magens. Doch dies ist nicht der Fall.
Bei Fülle-Feuer muß der Zungenbelag gelb und trocken sein, außerdem wird bei Durst Bedürfnis nach kühlen Getränken bestehen, der Urin wird eingedickt sein, der Stuhl wird trocken und hart sein, und auch der Körper wird sich heiß anfühlen, aber mit Sicherheit keine Kälteabneigung ab dem Mittag bestehen.
Dieses Syndrom aber ist zwar heiß, aber keinerlei Ausdruck von exogenen Pathogenen. Wenn am Nachmittag Kälteempfindlichkeit besteht, so ist dies mit Sicherheit zuviel Yin (Pathogene) und eine Leere des Yang. Der Mund ist zwar durstig, aber das Bedürfnis nach heißen Flüssigkeiten zeigt, dass in der Mitte Kälte besteht. Zusätzlich zu diesen Zeichen besteht hier aber noch ein Flüssigkeitsverlust durch häufigen Stuhl und Urin bei mehrfachen Ausscheidungen, da das Qi der Erde nicht ausreicht. Außerdem ist auch der Puls kraftlos.

Normalerweise müßten ja die Lippen jetzt blaß sein, wenn diese stattdessen aber geschwollen und rotviolett sind, während keine typischen Yang-Syndrom (Fülle) Zeichen bestehen, was also kann es dann noch sein, wenn nicht ein Yin-Syndrom (Pathogen), welches das Yang der Mitte nach oben gedrängt hat?
Daher ist die Therapiemethode das Yang des mittleren Palastes zurückzubringen und das Yang-Qi der Niere zu verankern. Dafür eignet sich die Fu Zi Li Zhong Tang.

Fu Zi Li Zhong Tang
Fu Zi 1 Wurzelknolle, *Bai Zhu* 5 qian (15 g), *Gan Jiang* 5 qian(15 g), *Ren Shen* 2 qian(6 g), *Zhi Gan Cao* 3 qian(9 g)

Erklärung der Rezeptur:
Was die Fu Zi Li Zhong Tang angeht, so ist es ein Dekokt, welches sowohl den Vorhimmel als auch den Nachhimmel behandelt. Zhang Zhong-Jing etablierte die Rezeptur für eine Kälte der Mitte, so dass Gan Jiang und Bai Zhu das Yang der Mitte wärmen, zugleich wurde der leicht kühle Ren Shen hinzugefügt, wegen der Befürchtung, die Formel könnte zu trocken und warm sein. Der Ren Shen dient also zur Regulierung zwischen stark und schwach. Das Gan Cao vermag zwischen oben und unten zu regulieren und harmonisiert sehr gut.
In der ursprünglichen Rezeptur ist kein Fu Zi vorhanden, dieser wurde erst später hinzugefügt, so dass die Formel dann Fu Zi Li Zhong Tang heißt.
Manche Leute meinen, dass diese Variante mehr nach unten zum unteren Erwärmer tendiert, und daher nicht »Li Zhong« (Mitte regulierend) heißen dürfe. Ich erkläre hierzu, dass die Formel zugleich vor- und nachhimmlische Energien tonisiert, denn der Fu Zi tonisiert den Vorhimmel, die Li Zhong Formel den Nachhimmel.
Diese Erkrankung ist eben durch ein Zusammenbrechen des wahren Qi im Palast der Mitte verursacht, so dass ohne Fu Zi kein Wiederherstellen des wahren Yang erfolgen kann und ohne Gan Jiang und Bai Zhu das Qi der Erde nicht wieder aufgefüllt werden kann. Benutzt man diese bei dieser Erkrankung so ist dies sehr passend. Wenn man sich anschaut, wie im Altertum in die drei Erwärmer unterschieden wurde, so erkennt man die Prinzipien darin, so dass auch der Einsatz der Arzneien nach klaren Prinzipien erfolgen muß:
Der obere Erwärmer ist wie der Himmel mit Herz und Lunge darin, der mittlere Erwärmer ist wie die Erde mit Milz und Magen darin, der untere Erwärmer ist wie das Wasser, mit Leber und Niere darin. Das obere Yang, das mittlere Yang und das untere Yang ergeben zusammen die drei Yang.
Hierbei ist das untere Yang die Wurzel der beiden anderen Yang: Wenn es dies nicht gäbe, so entstünden auch das mittlere und obere Yang nicht. Das untere Yang ist nämlich aus dem Vorhimmel entstanden, das mittlere aus dem Nachhimmel. Wenn aber das mittlere Yang nicht mehr transportiert, so sind die beiden anderen Yang nicht mehr in Verbindung. Daher heißt es in den Klassikern: »Die Mitte ist die mächtigste Wurzel unter dem Himmel.« Der Nachhimmel entsteht also aus der Erde der Mitte.
Während jeder der drei Erwärmer seine Funktion erfüllt, ob oben, mittig oder unten, zusammen ergeben sie doch ein Ganzes. Wenn man nun also Arzneien einsetzt, so muß man eben die Mechanismen der Arzneien verstehen, um ein korrektes Regulieren zu bewirken.

12. Frage: Wenn am Rand der Zähne ständig Blut fließt und das Zahnfleisch geschwollen ist, dünner Speichel ohne Unterlaß fließt, die untere Körperhälfte immer friert und sogar, wenn man dicht am Feuer sitzt, dieses nicht als zu heiß empfunden wird, wie kommt das?

Antwort: Dies ist das zusammenbrechende wahre Yang in der Niere, welches die Säfte und das Blut nicht mehr in den Bahnen halten kann. Die Zähne gehören ja zu den Knochen, die Knochen zu den Nieren und in den Nieren sitzt das Yang, welches die das Yin und damit Blut und Säfte in den Bahnen halten sollte. Wenn nämlich das Nieren-Yang ausreichend wäre, wie sollte dann noch ohne Unterlaß Blut aus den Zahnzwischenräumen fließen?
Wenn die Zähne schmerzhaft und geschwollen sind, so ist dies ohne Zweifel pathogenes Yin, welches nach oben schlägt. Auch wenn der Speichel ständig fließt und keine Abneigung gegen die Hitze von Feuer besteht, so zeigt dies allzu deutlich, dass das wahre Yang am Zusammenbrechen sein muß. In einer solchen Situation muß eine hohe Dosis Si Ni Tang eingesetzt werden, um das wahre Feuer vor dem Zusammenbruch zu retten.
Wenn man dieses Syndrom fälschlich für ein aufflammendes Feuer durch Yin-Leere hält und fehlerhaft Yin nährende und Feuer kühlende Arzneien gibt, so beschleunigt man sogar den Untergang und die Gefahr.
Die Erklärung zu **Si Ni Tang** ist weiter oben dargestellt.

13. Frage: Wenn der Patient plötzlich einen extrem starken Mundgeruch hat, die Zunge schlüpfrig und mit leicht gelbem Belag ist, aber kein Durstgefühl besteht, der Körper sich schwer und träge anfühlt und große Müdigkeit besteht, woran liegt das?

Antwort: Dies ist die Essenz des wahren Feuers des Vorhimmels, welches da aufsteigt. Der starke Geruch ist eine Eigenschaft des Feuers – wenn extremer Gestank vorhanden ist, so muß das Feuer auch sehr stark sein. Wenn dies der Fall ist, so sind die Säfte ausgetrocknet, so dass die Zunge eher trocken und mit gelbem Belag vorkommt. Außerdem wird ein Bedürfnis nach Getränken bestehen. Der Körper ist dann nicht erschöpft und der Geist schläfrig.
Wenn dies nicht der Fall ist, dann besteht auch kein Magen-Feuer, obwohl der Mundgeruch stark ist. Die Zunge mag vielleicht leicht gelblich sein, aber nicht ausgetrocknet, so dass es keine Anzeichen für ein Fülle-Feuer gibt.
Kein Durst, aber schwere Glieder und Müdigkeit ist eindeutig eine Folge des wahren Feuers, welches von starken Yin-Pathogenen nach oben gejagt wird und fast zusammenbricht.
Man mag aber sagen: Es gibt viele Zeichen für ein Aufsteigen des wahren Feuers, darunter ist Mundgeruch nicht aufgeführt, wieso ist dann ein extremer Gestank denn ein Zeichen dafür?
Antwort: Sie müssen sich nur einmal den Liu Huang (Sulfur) unter den Arzneien anschauen: Schwefel entsteht aus der Essenz des Feuers und entfaltet einen furchtbaren Gestank. Nun gibt es ja viele andere Feuer-Arzneien unter den Arzneien, die nicht stinken. Erst wenn es eine so entflammbare, stinkende Arznei ist wie Liu Huang, so ist sie der Essenz des Feuers aufs Engste verbunden.
Bei diesem Symptom besteht große Gefahr: Neun von zehn Patienten sind hier in Lebensgefahr. Die Therapiemethode muß hier also sein, das wahre Yang wieder zurückzuholen. Wenn der Mundgeruch nicht besteht, so zeigt dies an, dass die Gefahr verringert ist.
Als Rezeptur verwendet man hier also **Qian Yang Dan** (siehe dort).

14. Frage: Wenn der Patient plötzlich seine Zunge nicht mehr bewegen kann und auch die Glieder nicht mehr gehorchen, sowie im Schlaf der Speichel unbemerkt aus dem Mundwinkel läuft, welchen Grund gibt es dafür?

Antwort: Dies ist von Yin-Fülle bei durch Schwäche unbeweglichem Yuan-Yang verursacht. Es ist nämlich so: Die Glieder und Gelenke des ganzen Körpers und deren Bahnen und Körperöffnungen bedürfen alle des Ausbreitens und Verteilens der Lebensenergie (Zhen Qi) um sich bewegen zu können. Ist das Zhen Qi ausreichend stark, so geschieht dies wie selbstverständlich. Wenn hier nun alles hin- und herfließen ganz regelrecht abläuft, wieso kann die Zunge sich nicht recht bewegen, die Glieder sich nicht erheben, und im Schlaf unbemerkt Speichel aus dem Mund laufen? Ich sage hierzu geradeheraus: Dies ist ein Übermaß an Yin-Pathogenen, welches das Yuan-Yang daran hindert, zu bewegen und zu führen.

Manchmal mag angemerkt werden: Auch Wind-Schlag (Zhong-Feng) oder Blockade durch Schleim (Zhong Tan) bewirken ebenfalls, dass sich die Zunge nicht bewegt und die Glieder nicht erheben können. Wenn Sie werter Herr nun ausschließlich schwaches Yang und übermächtiges pathogenes Yin verantwortlich machen, wie kann man da keine Zweifel hegen?

Antwort: Ist dem werten Gegenüber die Entstehung von Wind-Schlag und Schleim-Blockade nicht geläufig?

Der Wind dringt von Außen ein, Schleim entsteht von Innen. Wenn nun ein Mensch in seinem Yang irgendwo geschwächt ist, und bereits starken Schaden genommen hat, so dringt das Wind-Pathogen von Außen an der schwächsten Stelle ein. Dort wo das Yang nicht mehr wacht, dort schlägt der Wind zu, so dass es die Unterscheidung zwischen Wind-Schlag in die Leitbahnen (Zhong Jing) und Wind-Schlag in die Zang-Organe gibt (Zhong Zang).

Wenn das Yang leer ist, so ist daher auch die Kraft der Mitte und ihre Fähigkeit des Transportierens geschwächt und das trübe Yin-Qi (Nässe) wird immer mehr. Ist dieses Yin-Qi zu stark, so geht die Fähigkeit zu transportieren völlig verloren und diese Yin-Energie sammelt sich an und verwandelt sich zusammen mit der Nässe aus den Speisen und Getränken in Speichel und Schleim.

Ist das Yang für lange Zeit leer, so staut sich dieser kalte Schleim nach oben und verstopft die klaren Wege und Körperöffnungen. Als Folge entstehen plötzliche Ohnmacht und man spricht von einer Blockade durch Schleim (Zhong Tan). Eine solche Erkrankungsfolge kann man mit Fu Zi Li Zhong Tang plus Sha Ren und Ban Xia behandeln. Rezeptur siehe dort.

Solche mit Wind-Schlag können nach der Methode von Chen Xiu-Yuan (Yi Xue San Zi Jing) behandelt werden. Solche mit Blockade durch Schleim, kann man auch mit Jiang Fu Fu Ban Tang behandeln.

Jiang Fu Fu Ban Tang
Saft aus *Sheng Jiang* 2 liang (60 g), *Zhi Fu Zi* 1 liang (30 g), *Fu Ling* 8 qian(24 g), *Ban Xia* 7 qian(21 g)

Erklärung der Rezeptur:

Die Formel Jiang Fu Fu Ban Tang ist ja auch eine das Yang zurückbringende und Aufsteigendes senkende Formel, die das Wasser bewegt und den Schleim umwandelt. Die zerstreuende Schärfe des Sheng Jiang bewegt und entstaut die Stagnation durch Kälte; das pure Yang aus dem

starken Fu Zi vermag die Wurzel des Feuers aus dem Vorhimmel zu retten, so dass das wahre Feuer wieder gestärkt wird, um die kalte Yin Energie sofort zu vertreiben. Hierbei hilft der Fu Ling, in dem er die Milz stärkt und das Wasser bewegt, aus welchem der Schleim entstehen konnte. Wird das Wasser ausgeschieden, so wird dem Schleim die Grundlage entzogen, besonders wenn hier noch das absenkende, Schleim umwandelnde Ban Xia hinzukommt.
Wenn Schleim und Speichel umgewandelt sind, so ist auch die Ursache für den Druck auf die Zungenwurzel beseitigt. Und sind die klaren Wege im Körper nicht mehr blockiert, so kann sich auch das Qi in den vier Extremitäten wieder bewegen, so dass das Strecken und Heben wieder ganz mühelos wird.

15. Frage: Wie kommt es, dass ein gewöhnlicher Mensch plötzlich unter schweren Halsschmerzen und großer Hitze im Oberkörper leidet, sein unterer Körper aber eiskalt ist und dieser ohnmächtig wird?

Antwort: Dies beruht auf Yin (Pathogen)-Fülle, während das Zhen Qi seine Wurzel verläßt und leer nach oben treibt. Bei schweren Fällen besteht hier Gefahr. Bei dem Symptom Schmerzen im Hals, das sich von pathogenem Feuer der Leitbahnen unterscheidet, kann nicht zugleich Hitze oben und Kälte unten sein und es wird auch nicht so plötzlich auftreten. Wenn es nun also so schnell wie ein galoppierendes Pferd auftritt, während oben Hitze und unten Kälte verspürt wird, so muß ganz klar der verbleibende Rest des leeren Yang durch Yin-Pathogene nach oben getrieben worden sein.
Manchmal wird man fragen: Wenn es nun ein gewöhnlicher (gesunder) Mensch ist, wie kann denn dann sein Yang plötzlich zusammenbrechen?
Antwort: Weiß der werte Frager nicht, dass es das Yang-Qi ist, auf welches die gesamte Lebensenergie von Anfang an aufgebaut ist? Wenn also das Yang-Qi ungeschmälert ist, so können die »Hundert Krankheiten« nicht schädigen. Hat das Yang-Qi aber schon Schaden genommen, so vermögen die Yin-Pathogene einen zu Weg finden: Sobald diese übermächtig werden, vertreiben sie das Yuan-Yang. Wenn das Yuan-Yang dann nach oben schießt, so sucht es sich seinen Weg durch die Jing und Luo, die Zang und Fu und zeigt sich dort, wo die Leere am größten ist.
Ist die Leere in den Leitbahnen und Netzgefäßen beim Auge besonders stark, so zeigt sich (die Hitze) des Yuan-Qi am Auge; ist die Leere zum Ohr hin besonders stark, so zeigt sich das Yuan-Qi am Ohr. Ist die Leere der Jing-Luo an der Schädeldecke besonders ausgeprägt, so entlädt sich das Yuan-Qi am Scheitel. Wenn der Gelehrte dieses Prinzip, und so die Harmonie der Sechs[266] versteht, so kann er alle aus der Yang-Leere entstehenden Syndrome komplett erfassen.
Das bedeutet, obwohl es sich um einen gewöhnlichen Menschen zu handeln scheint, so weiß doch niemand welchen Schaden er ursprünglich bereits erfahren hat: mal hat er sich übermäßig durch seine Lust verausgabt und so sein Nieren-Yang geschädigt, mal durch geistige Überanstrengung sein Herz-Yang überfordert, mal durch falsche Essgewohnheiten sein

266 Vermutlich sind hier nicht die sechs Schichten, sondern die drei Yin und drei Yang aus dem Yi-Jing (Buch der Wandlungen) gemeint: Also die 3 Söhne und 3 Töchter aus den Trigrammen Qian und Kun und deren Entsprechungen

Milz-Yang beschädigt. Dies kann lange so gehen dass es sich sammelt, bevor es sich zeigt wenn sein Yuan-Qi stark ist, aber es kann auch schon nach kurzem Schaden auftreten, wenn sein Yuan-Qi nur gering ist.
Ich habe schon allerhand gewöhnliche Menschen gesehen, die tagsüber noch normal aussahen und in der Nacht plötzlich starben, eben weil ihr Yuan-Qi nur noch sehr schwach war, dass es zusammenbrach. Wenn dies ein Arzt nicht weiß, wie sollen es dann jene wissen, die keine Mediziner sind?
In diesem Abschnitt habe ich bereits die gesamte Palette bei Yang-Leere beschrieben. Möge der Gelehrte hierüber gründlich nachdenken.
Die oben hauptsächlich passende Formel ist **Qian Yang Dan** (siehe dort).

16. Frage: Welche Ursache hat es, wenn Husten und asthmatisches Keuchen, spontane Schweiße, Reizbarkeit und Unruhe mit starkem Stuhldrang und Urininkontinenz und Frieren zugleich auftreten?

Antwort: Dies ist das wahre Yang, welches vor dem Zusammenbrechen steht, weil die Yin-Energie die klaren Kanäle stört. Was Husten und asthmatisches Keuchen angeht, so wird hier ursprünglich zwischen exogenem Infekt und innerem Schaden unterschieden. Die Klassiker sagen hierzu: »Der Husten hat immer mit der Lunge zu tun.« Die Lunge reguliert den Atem und kontrolliert die Stimme, sie ist ein Fu-Organ, welches klar und ungefüllt sein muß, das heißt, es darf auch nicht die Spur einer fremden Energie hier eindringen. Im Altertum verglich man sie mit einer Glocke: Wenn man von außen klopft, so folgt ein Ton von innen, so dass auf diese Weise außen mit innen verbunden ist.
Bei Patienten mit exogenen Infekten durch Wind, Kälte, Sommerhitze, Nässe, Trockenheit oder Feuer, also wenn die sechs Pathogene die Lunge befallen, so werden die Energiebahnen der Lunge verstopft; und nach dem Verstopfen dieser Kanäle wird das Atmen rau und unregelmäßig, so dass Husten erfolgt, am häufigsten zusammen mit Fieber, Kopfschmerz, Gliederschmerz. Für dieses eignet sich vorwiegend ein zerstreuendes Behandeln. Das Befreien durch Zerstreuen muß nach der Differenzierung der sechs Schichten erfolgen und damit auf natürliche Weise harmonisch.

Bei Schaden im Inneren durch freudige Aufregung, Ärger, Traurigkeit oder Trauer, schaden die Gefühle dem wahren Yang oder wahren Yin und verursachen ebenfalls Fieber, aber niemals Kopfschmerz oder Gliederschmerzen. Manchmal besteht Hitze, die dann wieder vergeht.

Bei jenen mit Husten bei Schaden am wahren Yang muß die Yin-Energie übermäßig sein. Ist das Yin aber in Fülle, so schlägt es nach oben in die klaren Kanäle. Schaut man genau in welchem Zang-Organ oder Fu-Organ sich der Schaden zeigt, so muß man basierend hierauf, die Arzneien auswählen, um es in den Griff zu bekommen.

Wenn nun ein Husten mit Schaden am wahren Yin besteht, so muß das Yang zu voll sein. Wenn das Yang in Fülle ist, so schlägt es hinauf in die klaren Kanäle. Auch hier muß man beobachten in welchem Zang oder Fu der Schaden sich zeigt und die Therapiemethode muß diesem Prinzip folgen, um die richtige Arznei zu verwenden.

Wenn nun aber ein Husten auf dem Zusammenbrechen des Yang beruht, und der Bauch voller Yin steckt, so steigt dieses hinauf und verstopft die klare Leere (der Lunge), so wie es ist, wenn auf der Erde Nebel oder tiefe Wolken die Sonne am Himmel bedecken. Wenn diese am dunkelsten und dichtesten sind, dann kommt der (Regen-) Drache.
Dieser Drache (im Körper) ist nun das Yang aus dem Trigramm KAN. Fliegt der (Feuer-)Drache hinauf, so bleibt es unten kalt. Wenn aber unten kein Yang mehr ist, welches die zwei versteckten Ausgänge (Anus und Urethra) kontrollieren kann, so tritt der Stuhl unten aus, sobald man oben hustet und kann auch den Harn nicht mehr halten, weil der Drache nicht hinabsteigt.

Wenn nun ein Arzt Husten sieht, so behandelt einer wie der andere den Husten. Hat denn keiner von Ihnen von dieser Ursache gehört? Die Methode muß also im Senken und Zurückbringen des Yang bestehen, oder im Wärmen und Senken, oder im Verankern des Qi in seiner Wurzel. Als Rezepturen kommen daher in Frage die Si Ni Tang oder Feng Sui Dan oder Qian Yang Dan, wie oben beschrieben.

17. Frage: Was ist der Grund für extrem starken Schmerz in Brust und Bauch, mit dem Gefühl gleich sterben zu müssen, wenn nicht schweres Gewicht bessernd auf den Körper gepresst wird; zugleich bei einer Gesichtsfarbe rot wie Zinnober, aber Abneigung zu trinken?

Antwort: Dies ist ein Kampf zwischen dem plötzlich aufschießenden Yuan-Qi und den Yin-Pathogenen. Bei Schmerzen im Rumpf, auch wenn man hier neun Arten unterscheiden kann, kommt man nicht über die Unterscheidung zwischen Fülle und Leere, die zwei Gründe hinaus: Bei Fülle besteht eine Abneigung gegen Berührung, bei Leere der Wunsch nach Druck mit Besserung. Wenn es also besser wird, wenn man schwere Gegenstände darauflegt oder noch besser mit den Händen darauf drückt, wie kann es also anders sein, als eine Leere des Yang, die sich plötzlich ausdrückt?

Man mag einwenden: Welchen Grund hat denn die Vorliebe für das Aufpressen von schweren Gegenständen? Die Antwort ist: Kennen sie es wenn ein hochloderndes Feuer von einem darübergelegten Stein gedämpft wird, was auch dem Dämpfen von Auflodernden Qi entspricht? Wenn die Qi-Funktion gedämpft wird, so kann das Qi nicht mehr so sehr hinaufschießen. Wenn nun also ein Patient schon ein knallrotes Gesicht hat, so ist das bereits ein Zeichen, dass Yang und Yin sich trennen und der Schmerz ist extrem, da das ganze Qi hinaufschießt. Bedürfnis nach schwerem Druck ist hier wie (der Wunsch nach) dem Stein, der das Feuer dämpft. Bei diesem Symptom hilft nichts anderes als das Qi zu seiner Wurzel zurückzubringen, das Yang wieder herzustellen und sein Aufsteigen zu senken, nämlich mit einer Variation der **Fu Zi Li Zhong Tang** oder auch der **Qian Yang Dan**, wie weiter oben beschrieben.

18. Frage: Wenn ununterbrochen klare Flüssigkeit erbrochen wird und der Appetit abnimmt, aber die Einnahme von allen möglichen die Mitte wärmenden, das Feuer tonisierenden Arzneien keinen Erfolgt zeigt, woran liegt das?

Antwort: Dies kommt, wenn das Nieren-Qi nicht mehr gespeichert wird und das Wasser der Niere aufsteigt. Wenn man klare Flüssigkeit erbricht, so liegt das oft an einer Kälte des Magens. Wenn nun aber alle Mitte wärmenden Arzneien erfolglos eingesetzt wurden, so weiß man, dass es nicht eine Kälte des Magens sondern ein Aufsteigen des Nieren-Wassers ist.

Man mag auch fragen: Ist dies denn nicht das Gleiche?
Antwort: Beim Patienten mit Magen-Kälte muß der Puls verlangsamt und Mund und Lippen blaß sein und der Patient hat eine Vorliebe für scharfe oder heiße Speisen.
Beim Patienten mit aufsteigendem Nieren-Wasser müssen die beiden (Nieren) Chi-Pulsstellen oberflächlich und schlüpfrig sein, der Mund und die Lippen dunkelrot und es wird kein Verlangen nach Essen bestehen. Im Mund fällt oftmals ein salziger Geschmack auf.
Bei jenen mit Magen-Kälte kann man Li Zhong Tang verwenden, bei jenen mit aufsteigendem Nieren-Wasser aber kann man Zi Shen Wan verwenden oder Gui Zhi Zhu Gan Tang.

Zi Shen Wan (Niere nährende Pille)
Huang Bai 1 liang (30 g), chao (geröstetes) *Zhi Mu* 8 qian 24 g,
An (vietnamesisches) *Rou Gui* 3 qian (9 g)

Gui Ling Zhu Gan Tang (Cinnamom Poria Atractylodes Glycyrrhiza Dekokt)
Gui Zhi 8 qian (24 g), *Fu Ling* 2 liang (60 g), *Bai Zhu* 1 liang (30 g), *Gan Cao* 5 qian(15 g)

Erklärung der Arzneien der Formel:
Was die Formel Zi Shen Wan angeht, so ist sie eine Rezeptur zum Tonisieren des Wassers und zum Zurückbringen des Qi der Niere. Die beiden Arzneien Zhi Mu und Huang Bai mit ihren kalten, bitteren Eigenschaften können durch das Bittere die Niere stabilisieren und durch die Kälte das Yin nähren, was schon hervorragend ist, vor allem wenn man noch (An Nan=Vietnamesisches) Rou Gui mit seiner warmen Schärfe hinzunimmt. Hierdurch ergibt sich nämlich durch Huang Bai und Zhi Mu mit dem Rou Gui das Trigramm KAN mit einem Yang inmitten von zwei Yin, so dass sich hier die Bedeutung des Ur-Wassers spiegelt, oder dem Yang als Wurzel des Yin. Wenn nun das Wasser zu seinem Ursprung zurückkehrt, so kann es dort auch wieder festgehalten werden (durch das Yang), so dass man dies »die Niere nähren« nennt.
Wenn nun also nicht eine Magen-Kälte, sondern ein überflutendes Wasser die Krankheit verursacht, so spielt es keine Rolle dass auch Erde das Wasser nicht halten kann (als Pathogenese), denn genauso flutet das Wasser auch nach oben, wenn der Drache aufsteigt. Wenn daher das Rou Gui das Yang des Herzens stärkt, und dieses wieder das Yang im KAN (Niere) beherrscht, so senkt sich das Yang-Qi wieder ab. Wie kann hiernach noch Wasser nach oben erbrochen werden?
Man mag einwenden: Wenn nun das Wasser überflutet und man gibt auch noch Yin-Arzeneien wie Zhi Mu und Huang Bai hinzu, kann dies nicht dazu führen, dass das Wasser noch mächtiger wird und zu ununterbrochenem Erbrechen führt?
Ich sage dazu: Man sollte wissen, dass der Drache der Meister des Wassers ist; wenn er fliegt, dann regnet es, wenn er aber ruht, dann ruht der Regen auch. Genauso ist das Rou Gui der Drache des Wassers und Huang Bai und Zhi Mu sind das Wasser selbst. Das Wasser folgt dem Drachen und der Drache leitet es. Geht dann der Drache wieder nach unten, wie kann dann das Wasser noch oben bleiben?
Diese Formel eignet sich nicht nur zum Behandeln der obigen Erkrankung, sondern für alle Syndrome, wo das Yang nicht genügend Yin umwandelt oder das Yin als Pathogen aufsteigt. Hier gibt es keines, das nicht sofort auf die Formel reagiert.

Was die Gui Ling Zhu Gan Tang Formel angeht, so ist sie eine welche Qi wandelt und Wasser bewegt. Die Gui Zhi hier sind warm und scharf und vermögen daher das Qi der Blase umzuwandeln. Fu Ling und Bai Zhu stärken die Milz und vertreiben die Nässe. Das Umgewandelte wird durch die Haut ausgeschieden (Schweiß), das Vertriebene im Inneren reduziert (Milz-Blase). Das Gan Cao tonisiert die Erde und hilft daher beim Kontrollieren des Wassers. Obwohl die Erkrankung durch das Aufsteigende Wasser der Niere entsteht, so ist hier die Qi-Umwandlung der Taiyang Schicht (Blase) nicht im Fluß, so dass auch die Nässe der Erde hier zunimmt. Wenn man nun die Erde stärkt, so vermag diese das Wasser zu kontrollieren. Stärkt man die Qi-Umwandlung, so kann das Qi das Wasser besser zerstreuen und vermindern und dies wird zugleich auch besser von der Erde kontrollierbar.
Ich habe es daher unter dieser Erkrankung aufgeführt, obwohl diese Formel nicht nur sie behandeln kann, sondern ist sogar für alle Wasser-Ansammlungen (Ödeme) durch Milz-Leere, sowie Husten mit Schleim-Mukus noch mehr geeignet.

Frage 19: Nach der Erkrankung sind beide Brüste gespannt und geschwollen wie Eßschalen, haben aber eine normale Hautfarbe und nur geringen Schmerz. Zugleich besteht Müdigkeit, Schweregefühl und Inappetenz. Woher rührt dies?

Antwort: Dies ist eine Fülle des Yin, die das Yuan-Qi entlang der Leber und des Magens hinauftreibt. Bei den meisten Menschen ist nach einer Erkrankung das Yang-Qi noch nicht wieder hergestellt. Wenn nun das Yang-Qi wieder geschädigt wird, so bricht es zusammen und das Yin wird übermächtig. Dieser letzte leuchtende Funken des Yang steigt nun entlang der Leitbahnen des Magens und der Leber hinauf und zeigt sich dort, so dass die Farbe normal aussieht und auch der Schmerz nicht deutlich ist. Wenn aber der Körper sich schwer und erschöpft fühlt und eine Neigung zur Müdigkeit besteht, so ist dies ja wieder ein Syndrom des Schwachen Yang und starken (pathologischen) Yin. Die Brustwarzen gehören zur Leber, der Brustwarzenhof zum Magen. Wenn die Brustwarzen nicht geschwollen sind, so gehört die Erkrankung zum Magen. Sind dagegen nur die Brustwarzen geschwollen, so gehört sie zur Leber. Obwohl die Symptome der beiden Leitbahnen sich jeweils unterscheiden, so entspringt es dennoch letztlich nur einer Ursache. Da man weiß dass dies aus Yuan-Qi entspringt, so wird die Therapiemethode nichts Anders beinhalten als Formeln zum Zurückbringen des Yang, Festhalten des Qi (Na Qi), Versiegeln des Marks (Feng Sui Dan) und das Senken des Yang (Qian Yang Dan).
Erst wenn Wind-Kälte oder Qi-Stagnation die Ursache der Symptome sind und Symptome wie abwechselnd Hitze und Kälte, Kopf- oder Gliederschmerzen, Rötung und Schwellung mit starkem Schmerz, sowie Durst und alle hierfür typischen Symptome auftreten, erst dann kann man Formeln verwenden, die das Qi oder Blut bewegen, entgiftend oder zerstreuend wirken und ähnliches.
Ansonsten aber (d.h. ohne die letztgenannten Ätiologien) korrespondiert die Behandlung mit **Fu Zi Li Zhong Tang** plus **Wu Zhu Yu**, wie weiter oben ausgeführt.

Frage 20: Woher kommt es, wenn plötzlich beide seitlichen Rippenbögen zu einer Verhärtung angeschwollen sind, und leuchtend rot wie Zinnober aussehen, während der Schmerz tief und dumpf auftritt, dabei der Körper sich schwer anfühlt, und die Nägel zyanotisch dunkel erscheinen?

Antwort: Dies ist durch eine extreme Kälte im Jueyin bedingt, die das Yuan-Yang nach außen zwingt. Die beiden Hypochondrialabschnitte weisen auf die Leber hin. Wenn sie nun aber geschwollen, rot wie Zinnober und dumpf schmerzhaft sind, so scheint dies auf gestauten Leber-Wind oder Leber-Feuer hinzuweisen, was aber nicht der Fall ist. Wenn es nämlich so wäre, dann wäre der Schmerz unerträglich, aber keine Körperschwere und Nägelzyanose wären vorhanden. Wenn aber nur eine Kälte im Jueyin vorliegt, dann muß ja das Yuan-Yang hiervon herausgetrieben worden sein.
Ein oberflächlicher Arzt wird dies aber verkennen und – sobald er nur eine Rötung wie Zinnober sieht und die Schwellung – so wird kaum einer etwas anderes vermuten, als dass es sich um gestautes Leber-Feuer oder -Wind handelt. Die Symptome wie Erschöpfung, Nagelzyanose und geringer Schmerz wird dieser nicht berücksichtigen und deshalb zu kalten, bitteren, entgiftenden und zerstreuenden Arzneien greifen, was dann in kürzester Zeit eine Katastrophe nach sich zieht.
Stattdessen besteht die Methode aber darin, das Yang zurückzubringen und das (pathologische) Yin zu vertreiben, und zwar mit Formeln wie **Si Ni Tang** plus einer hohen Dosis **Wu Zhu Yu**. Die Formel siehe hierzu weiter oben.

Frage 21: Was bedeutet es, wenn ein Patient am Kopf und Extremitäten extrem abgemagert ist, zugleich aber der Unterbauch angeschwollen ist wie ein Kürbis, Mund und Lippen cyanotisch aber feucht sind, kein Appetit vorhanden ist und auch eine Kurzatmigkeit besteht?

Antwort: Dies ist durch das Yin bedingt, bei einer Yang Leere: Die vier Extremitäten erhalten ihr Qi vom Magen. Wenn dessen Yang zu schwach ist, und ein Yin-Pathogen die Bahnen blockiert, so kann das Yang-Qi nicht bis in die vier Körperenden gelangen. Daher sind Kopf, Hände und Füße abgemagert. Wenn das Yin Pathogen alle Bahnen der Mitte blockiert, so staut sich der Bauch an, als ob ein Eisklumpen vorhanden wäre. Das wenige an Yang-Qi im Körper wird aber durch diese eisklumpenartige Stauung gelöscht. Wie soll dieses das Eis auch zum Schmelzen bringen? – der Eisklumpen bedeutet ein schweres Yin-Pathogen!
Die Therapie besteht hier in starkem Tonisieren des Yang, damit dieses das Yin überwinden kann, wie die Wärme der Sonne, die die Wolken vertreibt.
Man verwendet **Si Ni Tang** oder **Fu Zi Li Zhong Tang** plus **Sha Ren, Ban Xia**. Zur Rezeptur siehe oben.

Mancher mag nun einwenden: Es gibt soviele Erkrankungen, die alle Bauchschwellungen verursachen. Wie kann es sein, dass immer nur die Leere des Yang an allem Schuld ist?

Ich sage dazu: Kann es sein, dass dem werten Zweifler nicht bekannt ist, dass das gesamte menschliche Leben auf die Kraft dieses einen Wortes »Qi« beruht? Das Qi ist Yang Energie – wenn diese eine Spur stärker wird, so wird das Yin-Pathogen eine Spur schwächer. Wenn das Yang stillsteht, so bewegt sich auch das Yin nicht mehr. Man kann daraus also schließen: (die Bewegung des) Yang kontrolliert das Yin. Wenn das Yang sich wieder bewegt, so kann auch die Yin-Energie nicht stagnieren, so dass auch die Krankheit nicht entstehen kann.

Ist das Yang aber zu schwach, und wird auch nur durch einen kleinen Faktor blockiert, so können die »Hundert Krankheiten« daraus entstehen. Wie kann also diese (Leere) lediglich an der Entstehung der obigen Schwellung beteiligt sein? In vielen Büchern wird ja von Schwellungen berichtet wie Qi-Schwellung, Blut-Schwellung, Wind-Schwellungen, Kälte-Schwellungen, Nässe-Schwellungen, Wasser-Schwellungen, Haut-Schwellungen – und diese meist den exogenen Pathogenen zugeschrieben. Oder man schreibt es inneren Ursachen zu wie Milz-Schwellungen, Leber-Schwellungen, Nieren-Schwellungen, Lungen-Schwellungen und Herz-Schwellungen.

Wie entsteht aber eine exogene Erkrankung? Beispielsweise wenn Wind-Kälte eindringt, so blockiert sie den Qi-Fluß (der Poren im Biao), dringt Nässe ein, so verhindert sie das Aufsteigen des Klaren und Absenken des Trüben (aus der Mitte), dringt Hitze ein so verhindert sie den gleichmäßigen Umlauf (der Wärme). Dauert die Erkrankung lange, so blockiert sie auch Blut und Jing.
Ist das Pathogen oberflächlich, so bleibt es in der Haut, dringt es tiefer, so geht es ins Innere. Steckt es in Extremitäten oder Gelenken, so manifestiert es sich als Ekzem oder Juckreiz, Ulzeration oder Geschwür. Ist es im oberen Erwärmer, so kann es Brust-Bi Syndrom erzeugen; ist es im mittleren Erwärmer so erzeugt es Stauungen im Verdauungstrakt, ist es im unteren Erwärmer, so macht es im Unterbauch Schwellungen oder Stagnationen.

Wie entsteht nun aber eine innere Erkrankung? Beispielsweise wenn die Milz vorher geschwächt war, so manifestiert es sich als Milz-Qi Leere, oder war die Niere geschwächt, so entsteht eine Nieren-Leere, oder war die Leber geschwächt, so entsteht ein Zerstreuen des Leber-Qi, oder war die Lunge geschwächt, so kann die Lunge das Qi nicht mehr halten oder war das Herz geschwächt, so wird das Qi der Herzens abgelenkt.
Auf jeden Fall können sie alle eine Schwellung bedingen. Meist ist es also so, dass von außen etwas die Bewegung des Qi blockiert, etwas von innen zerstreut das Qi und schwächt es.
Die Blockierung muß an der gestauten Stelle beseitigt werden, damit das Qi das Blut wieder bewegen kann.
Dort wo es sich zerstreut hat, muß wieder gesammelt werden, zuerst in dem das Yang zurückgebracht wird, das Qi wieder gesammelt, in dem gewärmt und tonisiert wird.
Aber es gibt einen Unterschied zwischen Spannung und Schwellung; Spannung entsteht aus dem Qi: es fühlt sich von außen hart an, ist aber innen hohl; Schwellung entsteht aus dem Blut: es fühlt sich beim Tasten oberflächlich fest an und ebenso in der Tiefe.

Spannung wird durch Qi nähren und tonisieren, sowie Sammeln des Qi behandelt – es darf auf keinen Fall Qi-Stagnation brechende, Qi bewegende oder andere Qi aufbrauchende Arznei verwendet werden. Besonders geeignet ist es, wenn man zugleich das Blut nährt.

Schwellung wird durch Blut beleben, Blut bewegen und Blut brechen behandelt – es darf auf keinen Fall das Blut gekühlt, gestillt oder durch zusammenziehende Arzneien gesammelt werden. Am Besten ist es dagegen, wenn man zur gleichen Zeit auch noch das Qi bewegt. Dem Gelehrten muß also diese Eigenheit der Spannung geläufig sein, damit er zum Thema Qi die richtige Unterscheidung zwischen Fülle und Leere treffen kann.

Frage 22: Wenn Urin und Stuhl nicht fließen, dennoch auch nach vier, fünf Tagen keine Spannung, aber Schmerz im Bauch ist, hierbei die Zunge schlüpfrig und livide und zugleich Inappetenz besteht, was ist hier die Ursache?

Antwort: Dies ist eine Yang-Leere des unteren Erwärmers, die nicht ausreicht das Yin umzuwandeln. Denn das Yang residiert ja zwischen den beiden Yin[267] und kontrolliert deren Öffnen und Schließen. Wenn diese Bewegung vorhanden ist, so kann hier keine Fehlregulierung entstehen.
Wenn nun also das wahre Qi leer ist, so wird die Kälte des Yin sehr stark. Sammelt sich aber Kälte an, so entsteht Stagnation und die zwei Ausscheidungen fließen nicht gut.
Wenn die Zunge livide ist, der Bauch schmerzt und kein Appetit entsteht, so sind dies deutliche Zeichen für Yin-Kälte.
Als Therapiemethode eignet es sich, das Yang im unteren Erwärmer zu wärmen und zu tonisieren. Wenn sich das Yang-Qi wieder bewegt, so vertreibt es diese Kälte und die Krankheit wird von selbst verheilen.
Als Formel benutzt man **Si Ni Tang** plus **An Gui** (Rou Gui aus Vietnam), wie oben beschrieben.

Wenn eine Blockade der Ausscheidungen durch Ansammlung von Hitze entstanden ist, so wird der Patient ungewöhnlich reizbar sein, und es zeigt sich mit Sicherheit ein gelb-weißer Zungenbelag, das Bedürfnis nach kühlen Getränken und eine Halitosis mit lauter Sprache. Wenn der Gelehrte dieses Prinzip beherzigt, so kann er beim Einsatz der Arznei keine Fehler begehen.

Frage 23: Wenn der Patient jeden Tag nach der Mittagsstunde plötzliche Fröstelattacken erfährt, und unerträgliche Bauchschmerzen hat, aber keinen Grund dafür kennt, dann bis zur Mitternacht wieder alles in Ordnung ist, was kann das bedeuten?

Antwort: Dies ist eine Leere des (physiologischen) Yang und Fülle des (pathologischen) Yin, welche die Qi-Funktion blockiert.
Beim Menschen ist es so, dass der Funke des Yang zur Stunde ZI (Doppelstunde von 23-1 Uhr) zu glühen beginnt und dann immer stärker wird um nach seinem Höhepunkt zur Mittagsstunde WU (11-1 Uhr) allmählich wieder abzunehmen, so wie der ewige Lauf der Sonne. Hier beginnt nun bei einem Patienten zur Mittagszeit das Frieren und Bauchschmerzen zur Zeit wo das Yin geboren wird, und das Yang sich vermindert, wird sich danach das Yin weiter verstärken.
Wenn nun also das Yang zu schwach ist und das Yin zu stark, so dass es den Fluß des Yang-Qi blockiert, so entsteht ein Schmerz im Bauch durch den Kampf zwischen den Kräften. Eigent-

267 Dieses kann sich wörtlich auf die zwei »Geheimen« (Yin) Anus und Harnausgang beziehen, aber auch symbolisch auf das Trigramm KAN, wo die Yang –Line zwischen zwei Yin-Linien eingeschlossen ist

lich beruht dies auf dem Grund, dass das Yang zu schwach ist, um gegen die Übermacht des Yin anzukämpfen.
Die Methode ist hier das Wiederherstellen des Yang und Vermindern des Yin, in dem man die Formel **Fu Zi Li Zhong Tang** plus **Sha Ren** und **Ban Xia** verwendet, wie schon oben beschrieben.

Frage 24: Wenn ein Mensch sich nicht krank fühlt und lediglich nach dem Urinieren einen fadenartigen Ausfluß von Samenflüssigkeit hat – im schlimmsten Falle ein ununterbrochenes Austropfen bemerkt, was hat das zu bedeuten?

Antwort: Dies ist eine Yang-Leere der vorhimmlischen Energie, die nicht das Verschließen der Samengefäße kontrollieren kann. Die Samengänge und die Harnwege sind getrennte Bahnen. Die Harnwege öffnen sich leicht, es benötigt lediglich das absteigende Qi des Herzens, um den Ausfluß des Urins zu ermöglichen. Die Samenwege hingegen sind fest verschlossen und im Innersten Yin des Körpers versteckt. Ohne die extreme Stimulation des Yang öffnen sich diese Wege nicht.
Wenn nun ein scheinbar normaler Mensch nach dem Urinieren einen ununterbrochenen Ausfluß des Spermas erfährt, so muß seine Konstitution bereits Yang leer gewesen sein und danach durch Übermaß seiner sexuellen Aktivität einen Schaden am wahren Yang genommen haben. Wenn das wahre Yang täglich schwächer wird, und seine konsolidierende Kontrolle nicht ausüben kann, so braucht es nur noch das Absteigen des Herz-Feuers um beim Öffnen der Harnwege die Samenwege ebenfalls mitzuöffnen.
Die Methode ist hier ein mächtiges Tonisieren des Yuan-Yang und verbinden der Kommunikation zwischen Herz-Feuer und Nieren-Wasser. Die Formel hierzu ist **Bai Tong Tang**, wie es oben beschrieben ist.

Frage 25: Wenn nach einer Erkrankung beide Beine anschwellen bis zum Knie und sich eiskalt anfühlen, woher rührt dies?

Antwort: Dies rührt daher, dass das Yuan-Yang im unteren Erwärmer noch nicht wieder gespeichert ist, und so das Yin noch festgehalten werden kann.
Im menschlichen Körper verteilen sich das gesamte wahre Qi auf den oberen, mittleren und unteren Teil. Wenn nun im oberen und mittleren Abschnitt alles harmonisch ist, aber nur im unteren Teil eine Krankheit besteht, so ist dies im Bereich der Niere.
Die Niere beginnt ihren Qi-Verlauf am Punkt Yong Quan, so dass das wahre Yang des Vorhimmels hier seinem Anfang nimmt. Deshalb heißt es auch: Das Yin nimmt seinen Ursprung im Yang (weil die Nieren-Leitbahn ihren Ursprung im Äußersten hat.)
Wenn das Yang vollständig vorhanden ist, so vermag es das (pathogene) Yin vollständig aufzulösen, so dass die »Hundert Erkrankungen« gar nicht erst entstehen können. Wenn aber das Yang-Qi zerstreut ist, so vermag das Yin der Krankheit Fuß zu fassen und das Syndrom einer Schwellung mit Kältegefühl wird so entstehen.
Im Altertum verglich man das Yang-Qi mit einem Drachen, das Yin-Blut mit dem Wasser: Der sich anstauende oder wegfließende Charakter des Wassers wird durch die Kraft des Drachen zurück in die richtigen Bahnen gelenkt.

Steigt aber der Drache auf, so erhebt sich das Wasser mit ihm, und legt er sich nieder, so fließt auch das Wasser nach unten. So wie diese beiden Kräfte auf wundersame Weise gegenseitig voneinander abhängig sind, so entsteht auch hierdurch die Achse des Füllens und Leerens, des Wachsens und Weichens.
Wenn der Gelehrte das Wissen um den Weg des Yuan-Yang und seines Steigens und Fallens zu erfassen vermag, wie sollte er dann mit leeren Händen verbleiben, ohne eine Rezeptur gegen die Schwellung?
Das Therapieprinzip ist also ein mächtiges Tonisieren des Yuan-Yang und ein Verbinden von oben und unten. Sind oben und unten wieder im Austausch, also Wasser und Feuer wieder ineinander verwurzelt[268], so gehen auch Schwellung und Ödem wieder von alleine zurück.
Als Formel regiert hier die **Bai Tong Tang**, wie oben beschrieben.

Frage 26: Warum regiert die Formel Wu Zhu Yu Tang bei Shaoyin Erkrankungen mit Brechdurchfall, kalten Extremitäten und einer so starken Reizbarkeit und Unruhe, als wolle man sterben?

Antwort: Erbrechen vernichtet das Yang (Hier: Das Magen-Yang) und Durchfall vernichtet das Yin (Hier: das Nieren-Yin). Wenn Yin und Yang der Mitte beide vernichtet sind, so vermag das Yang-Qi sich nicht bis in die vier Enden des Körpers ausbreiten, so dass kalte Extremitäten entstehen.
Der mittlere Palast ist die Achse zwischen oben und unten. Der obere Bereich gehört zum Shaoyin, dem kaiserlichen Feuer im Trigramm LI, wohin das Yang der Erde (der Magen, 5. Himmelsstamm WU) seine Kraft sendet.
Der Bereich gehört zum Shaoyin, dem ministerialen Feuer im Trigramm KAN, wohin das Yin der Erde (die Milz, 6. Himmelsstamm JI) seine Kraft sendet.

Diese beiden Erd(-Kräfte) residieren in der Mitte: Während die eine Jing-Essenz und Flüssigkeiten nach oben zum Herz sendet, schickt die andere Jing und Flüssigkeiten nach unten zur Niere. Wenn nun auf einmal durch übermäßiges Erbrechen und Durchfall die beiden Erde leer werden, so vermögen sie nicht die Essenz und Flüssigkeit nach oben und unten zu verteilen, woraus diese extreme Reizbarkeit und Unruhe entsteht. Die Reizbarkeit stammt vom Herzen und die Unruhe von der Niere, was Zhang Zhong-Jing unter dem Shaoyin aufgeführt hat. Wenn Durchfall und Erbrechen nicht zu einer unerträglichen[269] Reizbarkeit und Unruhe führt, so gehört das Syndrom auch nicht zum Bereich des Shaoyin. Hier regiert daher die Wu Zhu Yu Tang. Die Bedeutung der Formel hier ist ein Geniestreich.

Wu Zhu Yu Tang (Evodia Dekokt)
Wu Zhu Yu 1 sheng (heute ca. ein 200 ml Gefäß voll), *Ren Shen* 3 liang (45 g), *Sheng Jiang* 6 liang (90 g), *Da Zao* 12 Stk.

Erklärung der Rezeptur:
Was die Formel Wu Zhu Yu Tang angeht, so ist sie eine Rezeptur, die die Mitte wärmt, Kontravektives absenkt, und die Leber tonisiert.

268 Als KAN und LI, die beide ineinander verwurzelt sind, durch Yin im Yang und Yang im Yin

269 Wörtlich: »so dass man sterben möchte«

Denn Wu Zhu Yu ist eine scharfe und warme Arznei, die Kontravektives absenkt, und die Leber tonisiert. Ist das fälschlich Aufgestiegene wieder abgesenkt, so hört das Erbrechen auf und die Mitte kann wieder gestärkt werden. Ist die Leber gestärkt, so fließt deren Qi harmonisch, ohne die Erde zu attackieren. Dies steht im Einklang mit der scharfen Wärme des Sheng Jiang, harmonisiert mit der Süße der Da Zao, um das Magen-Yang zu regulieren und profitiert außerdem durch die süße Kühle des Ren Shen, in dem die besonders das Yin der Milz zu nähren vermag.
Nachdem die beiden Aspekte von Erde tonisiert wurden, können sie ihre Funktion erfüllen und bewegen und versenden, so dass die Reizbarkeit und Unruhe in Folge davon wieder aufhören.

Diese Formel bewirkt hauptsächlich die Stärkung der Leber und Absenken des Kontravektiven um die Mitte zu beruhigen. Ist die Mitte befriedet, so bleiben auch deren Oberes und Unteres in Harmonie.
Die Methodik der Formel ist ähnlich, wie in der Li Zhong Tang, enthält aber andere Arzneien. Li Zhong Tang ist etwas oberflächlicher, denn obwohl der Patient hier erbricht und Durchfall hat, aber eben noch keine Reizbarkeit und Unruhe, liegt eben der Schwerpunkt im Bereich des Taiyin.

Bei der obigen Formel hingegen geht die Wirkung eine Ebene tiefer: Da der Patient aufgrund von Erbrechen und Durchfall extreme Reizbarkeit und Unruhe verspürt, die Reizbarkeit gehört ja zum Herz und Unruhe zur Niere, so weiß man eben der Schwerpunkt liegt im Bereich des Shaoyin.

In jedem Falle ist es so, dass durch übermäßigen Brechdurchfall die Mitte zu Schaden kommt und daher nicht mehr zwischen oben und unten verbinden kann. In diesem Falle ist die Ursache des Erbrechens mit Sicherheit durch Leber-Holz, welches die Erde attackierte entstanden, so dass Zhang Zhong-Jing hier die Wu Zhu Yu Tang vorzog, die die Leber wärmt und Kontravektives senkt um die Mitte zu befrieden. Diese Methode ist, da sie genau den Hauptpunkt trifft, eine absolut unveränderliche Methode.

Frage 27: Wie kommt es, wenn ein Patient für zwei, drei Tage Schmerzen oder Schwellung der Zähne verspürte, dann seine Haut sich plötzlich siedend heiß anfühlt, während im Inneren Kälte herrscht – so dass er sich mit einer dicken Decke bedeckt – und manchmal, wenn die äußerlich fühlbare Hitze abnimmt, zugleich das innere Frieren vergeht?

Antwort: Der Grund hierbei liegt am nach außen getriebenen Yuan-Qi, welches nicht gesenkt und gespeichert bleibt. Wenn bei einem Patienten für einige Tage die Zähne schmerzen oder (Zahnfleisch) geschwollen ist, so ist dies absolut kein Zeichen für eine Yang-Fülle, sondern man weiß schon, dass hier das Yin so stark ist, dass es das Yuan-Qi nach oben getrieben hat.
Wenn danach die Haut sich extrem heiß anfühlt, zugleich aber im Inneren die Kälte stark ist, so besteht hier ganz offensichtlich ein Zustand, bei das Yuan-Qi schon sehr stark nach außen getrieben ist – ein zehnmal stärkerer Zustand als der Zahnschmerz.
Wenn nun die Hitze im Äußeren abnimmt, und zugleich das Kältegefühl nachläßt, so ist dies ein Zeichen, dass das Yang wieder ein wenig nach Innen zurückgekehrt ist.

Wenn dagegen der Patient nur wenig friert, er aber Hitzezeichen und Gliederschmerzen hat, so ist dies ein Taiyang Syndrom mit Kälteschaden am Ying und Wei.[270]
Dies unterscheidet sich davon, dass der Patient extreme Kälte empfindet, so dass er sich mit Decken zudeckt, während sich auch äußerlich eine extreme Hitze zeigt, so darf man das keinesfalls als Schaden durch Kälte (Shang Han) ansehen, sondern muß wissen, dass es sich um nach Außen getriebenes Yuan-Qi handelt, welches hier verantwortlich ist, und man darf es bei der Arzneimittelanwendung nicht verwechseln.
Dieses Syndrom ist ähnlich wie oben Hitze unten Kälte, aber es unterscheidet sich in oben und unten, innen und außen. Obwohl es Unterschiede in der Form der Erkrankung gibt, resultiert es dennoch aus dem gleichen Ursprung.
Als Methode eignet es sich daher, das Yang zurückzubringen, und vor allem oben und unten miteinander zu verbinden.
Als Formeln nimmt man also **Bai Tong Tang, Si Ni Tang** wie oben beschrieben.
Wenn zugleich im Kopf, Genick, Hüfte oder Rücken Schmerzen und Kälteabneigung bestehen, so kann man zur Si Ni Tang etwas **Ma Huang, Gui Zhi** und **Xi Xin** hinzufügen. Der Arzt darf hier keine allzu starke Methode anwenden, sondern muß genauestens beobachten und die Therapie mittels dieser Formeln ausführen.

Frage 28: Wenn eine starke Erkrankung noch nicht vorüber ist, und plötzlich ununterbrochenes Aufstoßen und schwerer Schwindel auftreten, was hat das zu sagen?

Antwort: Dies entsteht durch eine extreme Leere des Yuan-Qi, wenn zugleich trübes Yin nach oben steigt und dort stört. Es ist ein Syndrom, welches auf drohenden Zusammenbruch von Milz und Niere hinweist. Man sollte also wissen, dass es eine Leere des Yuan-Qi ist, die bei Patienten nach einer schweren Erkrankung auftritt.

Die Wurzel des Yuan-Qi liegt in der Niere, welches die Milz benötigt, um seine Wurzeln zu ernähren. Wenn nun Niere und Milz leer sind, so zerstreut sich deren Qi. Das die klaren Kanäle störende Qi, irritiert wiederum den Magen. Wenn die beiden Qi-Funktionen oben und unten nicht im Einklang sind, so entsteht daraus das ununterbrochene Aufstoßen.
Der schwere Schwindel nun entsteht, weil das zusammenbrechende Yuan-Qi den Körper nicht mehr zu unterstützen vermag.
Bei solch einer Erkrankungssituation zeigt sich das ganze Bild eines Yin-Syndroms. Anders als bei Aufstoßen durch Magen-Feuer, kann hier das Wassertrinken keine Abhilfe schaffen.
Als Therapiemethode eignet sich hier hauptsächlich das Zurückbringen des Yang und Senken des Kontravektiven.
Als Formel benutzt man **Wu Yu Si Ni Tang** oder **Li Zhong Tang** plus **Wu Zhu Yu**, wie weiter oben beschrieben.

270 d. h. dass die Äußeren Energien, die Bau- und die Abwehrenergie, nicht aber das Innere betroffen ist

Frage 29: Der Patient hat Rückenschmerzen, Gliederschwere, kann sich nicht mehr gut bewegen, als seie er von etwas getroffen worden. Bei bedecktem Himmel und Regen verschlimmert sich diese Symptomatik noch mehr. Woher rührt dies?

Antwort: Hier ist das Yang der Niere nicht ausreichend und die Yin-Pathogene in der Niere sind stark.

Der untere Rücken ist die Heimat der Niere, von wo aus sich das vorhimmlische Yuan-Qi ausbreitet. Ist das Yuan-Qi ausreichend, so befindet sich auch die Niere in Harmonie und es entsteht kein Rückenschmerz. Ist aber das Yuan-Qi geschwächt, so vermehrt sich die pathogene Yin-Energie.
Das Yin regiert die Ruhe, auch sind Kälte und Nässe damit verbunden. Wenn also das Yuan-Qi nichts mehr bewegen kann, dann stagniert sich auch das Qi und hieraus entsteht der Schmerz.
Acht von Zehnen solcher Fälle resultieren aus einer sexuellen Überanstrengung, hingegen kommt als Ursache das Eindringen von Kälte in den Rücken, die den Qi-Fluß blockiert nur bei zwei oder drei von Zehnen in Frage.
Wenn sexuelle Verausgabung die Ursache ist, so findet sich ein leerer, oberflächlicher Puls an den beiden Chi-Positionen ohne Wurzel und das Gesicht muß einen glanzlos-trockenen, dunklen Teint haben.
Wenn dies aber durch Kälte entsteht, so müssen die Chi-Positionen oberflächlich (fu) und gespannt (jin) aber mit Wurzel (Shen) sein. Zugleich bestehen bei den meisten Hitzezeichen, Kopfschmerzen und Gliederschmerzen.

Im Allgemeinen bei Gliederschwere mit Problemen beim Umdrehen und dem Gefühl, als drücke etwas Schweres auf die Stelle, auftreten.
Oftmals wird das Symptom bei regnerischem Wetter schlechter, was oftmals bei leerem Nieren-Yang der Fall ist. Kälte und Nässe sind hier kombiniert, was sich aus Puls und Teint meistens ablesen läßt.
Wenn dagegen Yin-Leere daran Schuld ist, dann müssen Hitze-Wallungen und ein trockener Mund vorliegen, sowie ein feiner, verschwindender Puls (xi, wei Mai), was darauf hinweist, dass das Yang nach außen getrieben wird.
Wenn das Yuan-Qi leer ist, kann man Qian Yang Dan verwenden; bei durch Nässe gestautem Qi nimmt man Shen Zhuo Tang. Wenn einer es durch exogene Kälte bekommen hat, so kann man Ma Huang Fu Zi Xi Xin Tang verwenden. Bei Nieren-Leere kommt Zi Shen Tang in Frage, oder Feng Sui Dan, oder Qian Yang Dan. Siehe hierzu oben.

Shen Zhuo Tang
Bai Zhu 1 liang, Fu Ling 6 Qian, Gan Jiang 6 Qian, Zhi Gan Cao 3 qian

Ma Huang Fu Zi Xi Xin Tang
Ma Huang 8 Qian, Fu Zi 6 Qian, Xi Xin 3 Qian

Erklärung
Das Rezept *Shen Zhuo Tang* ist eine Rezeptur, die das Zentrum erwärmt und Nässe austreibt. Es sieht so aus, als wäre es keine Rezeptur zur Behandlung von Rückenschmerzen, aber in Wirklichkeit ist es eine wirksame Rezeptur zur Behandlung von durch Kälte und

Nässe verursachten Schmerzen im unteren Rücken: Schmerzen im unteren Rückenbereich wurden eher Nässe verursacht, während die Milz die Nässe dominiert.
Da die Milz-Nässe übermäßig hoch ist, fließt sie und tritt in den äußeren Bereich der Taille ein. Dadurch wird der Qi-Mechanismus am Fließen behindert und es entstehen Schmerzen.

Bai Zhu ist die Kaiserarznei der Rezeptur. Es trocknet nicht nur die Milz und leitet Nässe aus, sondern kann auch dem Qi von Rücken und Bauch zugutekommen.
Der Assistent ist der süße, fade Fu Ling, der die überschüssige Nässe ausleitet. Er kann auch Qi umwandeln und Wasser bewegen und so als Wasser durch die Harnblase ausleiten.
Mit Gan Jiangs scharfer Wärme wird das Erde-Qi erwärmt. Sobald es wieder warm ist, verschwindet die Nässe sofort. Darüber hinaus mildert die Süße von Gan Cao es, und kann daher mit Sicherheit das Nässe-Toxin auslöschen.
Die Arzneien in dieser Rezeptur sind also nicht für Rückenschmerzen, sondern gegen die Nässe, da diese Art von Schmerzen im unteren Rücken durch Nässe verursacht werden, kann es somit heilen.
Der Gelehrte sollte niemals Rückenschmerzen sehen und direkt den Rücken behandeln, sondern den Krankheitsursprung untersuchen, nach den Krankheitszuständen suchen und somit die Lösung erkennen. Dies ist ein guter Weg.

Ma Huang Fu Zi Xi Xin Tang ist eine Rezeptur, welche Yin und Yang verbindet, die Kanäle erwärmt und Kälte verteilt. Fu Zi ist scharf und heiß und kann dem Yang von Tai Yang helfen, während es sich im Inneren mit Shao Yin verbindet.

Ma Huang ist bitter warm, während Xi Xin scharf warm ist und sie die Jing-Essenz von Shao Yin wecken können, um sich außen mit Tai Yang zu verbinden.
Zhang Zhongjing benutzt diaphoretische Methoden, um das Toxin zu zerstreuen, aber zugleich verbindet es hier Yin und Yang.
Wenn Yin und Yang sich dann verbinden, löst das Toxin sich sofort auf. Wenn man glaubt, nur eine Rezeptur zum Induzieren von Schweiß in der Hand zu halten, dann hat man es nur oberflächlich verstanden. Es heißt auch, die Rezeptur würde die Kanäle erwärmen und Kälte zerstreuen.

Aber Erwärmen der Kanäle bedeutet Erwärmen von Tai Yang-Kanälen. Kälte zerstreuen bedeutet, Tai Yang-Kälte zu zerstreuen.
Wenn diese Krankheit also Schmerzen im unteren Rückenbereich aufweist, wird sie durch Kälte verursacht, die in den äußeren Wohnsitz von Tai Yang eindringt. Sie behindert den austretenden Qi-Mechanismus von Shao Yin und erzeugt damit die Schmerzen im unteren Rückenbereich.
Shao Yin und Tai Yang sind eine innere LI und eine äußere BIAO-Schicht und so ist auch eine scheinbar äußere Krankheit innerlich.
Ein Pathogen bleibt zwischen der Yin- und Yang-Interaktion stecken und seine Stagnation erzeugt den Schmerz.
In diesem Fall stärkt Fu Zi das Yang von Tai Yang. Wenn Yang gedeiht, verschwindet das Yin-Toxin sofort. Umso mehr wird mit beiden Kräutern Xi Xin und Ma Huang der Weg von Yin nach Yang gebahnt, und so folgt das Kälte Toxin diesem Weg nach außen und wird

ausgeschieden. Yin und Yang stimulieren damit sich gegenseitig und wenn sich das Kälte-Pathogen entfernt hat, dann schmerzt der untere Rücken nicht mehr.

Frage 30: Was verursacht einen Zustand, bei dem sich ein Patient zwei bis drei Tage lang erbricht, ohne sich zu bessern und allmählich immer kälteempfindlicher wird?

Zwei drei Tage später, unmittelbar nach Mittag zur Zeit von Wei (13 – 15 Uhr), fühlt er sich sofort kalt, und nachdem er sich kalt gefühlt hat, bekommt er sofort Fieber und dann bricht großer Schweiß aus, während sich um Mitternacht die Symptome beruhigen. Tag für Tag ist es so. Es ist auch so, dass der Patient allmählich nicht mehr aufstehen kann und nach Luft schnappt, und alle Ärzte sehen dies als Malaria-Syndrom (Nüe Ji[271]) an und keine Behandlung schlägt an.

Dies wird durch Erbrechen verursacht, das Magen-Yang verletzt, so dass auf Dauer das Magen-Yang im Begriff ist, zusammenzubrechen. Wenn zu Beginn einer Krankheit Erbrechen auftritt, befindet sich die Wurzel der Krankheit bereits im Tai Yin. Tai Yin und Magen sind über eine BIAO-LI Beziehung verbunden.
Die innere Krankheit ist unmittelbar am Magen außen:
Der Magen ist das Äußere (BIAO) und herrscht über das Empfangen der Speisen, die Milz ist das Innere (LI) und herrscht über das Zerkleinern und Verdauen. Wenn nun das Milz-Qi nicht transportiert, so ist es nicht durch einen Schaden aufgrund von schlechten Speisen verursacht, sondern durch eine Qi-Stagnation. Wenn diese Obstruktion stark ist, so erzeugt es nach oben gerichtetes Erbrechen. Erbrechen wiederum verletzt den Magen, während übermäßige Verletzungen des Magen-Yang zum Untergang von Yang führen.

Dauerhaftes Erbrechen führt also zum Untergang von Yang und damit zur Empfindlichkeit gegenüber Kälte. Wenn zusätzlich starkes Schwitzen und Fieber auftreten, so ist dies ein Hinweis darauf, dass Yang zusammenbricht.
Wenn nun die Krankheit in Zeit von Wei[272] beginnt, und um Mitternacht aufhört, weil zur Zeit von Wu und Wei Yang der Niedergang von Yang beginnt und zu der Zeit von Zi das Yang wiedergeboren wird.

Wenn nun ein Mensch völlig erschöpft ist, so dass sein Qi allmählich immer weniger aufsteigen kann, dann ist es wie zusammengebrochen aber noch nicht wirklich zusammengebrochen.

Wenn die Ärzte nicht die Wurzel der Krankheit untersuchen, sondern sich auf den Wechsel von Kälte und Wärme konzentrieren, dann diagnostizieren sie malariaartige Krankheit und behandeln diese erfolglos.
Bei Malariasyndromen muß man zwischen zwei Arten unterscheiden: äußere Attacken im BIAO und innere Verletzungen im LI. Bei äußeren Attacken muss der Patient Fieber, Kopfschmerzen und Gliederschmerzen haben, und das Pathogen wird nach dem Schwitzen,

271 Nüe oder Nüe Ji kann Malaria bedeuten, aber auch malaria-artiges Syndrom, welches oft das durch Schädigung des Wei-Qi entsteht und so eine Abneigung gegen Hitze erzeugt, so dass Kälte und Hitze abwechseln wie bei Nüe Ji

272 Wu = 11 – 13 Uhr, Wei = 13 – 15 Uhr, Zi = 23 – 1 Uhr

Erbrechen und Durchfällen noch nicht besser sein, da es sich im Shao Yang versteckt und das Shao Yang sitzt zwischendrin, halb außen und halb innen, so dass das Toxin mit dem Yang Ming kämpft und Fieber entsteht. Wenn es aber zum Tai Yin wandert, so entsteht das Frieren. Kälte Nüe (nur Kälte ohne Hitze) oder Hitze Nüe (nur Hitze ohne Kälte) unterscheiden sich hier.

Es gibt auch Nüe, welches durch Verdauungsstagnation verursacht wird, wenn sich Speisen und Getränke in der Mitte ansammeln und stagnieren. Wenn der Qi-Mechanismus dann blockiert ist und sich nicht bewegt, so gibt es Fieber, wenn er auf Yang trifft, und Schüttelfrost, wenn er auf Yin trifft. Als Zeichen hierfür wird sich der Patient voll und stickig fühlen, sauer aufstoßen und rülpsen mit faulem Geruch. Dies ist Verdauungsstagnations-Nüe.

Wenn bei dieser Krankheit zuerst Übelkeit und Erbrechen auftreten (Übelkeit und Erbrechen können durch aufsteigendes Qi vom Jue Yin verursacht werden, welches den Magen fast erschöpft), dann folgen erst allmählich Frieren und dann allmählich Fieber, Schwitzen, Luftnot und Ohnmacht, dann es ist ganz klar das Erbrechen, welches Magen-Yang verletzt, woraus ich also schließen kann, dass das Magen-Yang vor dem Zusammenbruch steht.

Das geeignete Prinzip hier besteht darin, schnellstens das Qi zu senken; die Mitte zu wärmen und Yang zurückzuholen.
Das Zurückholen des Yang bedeutet hier nicht, dass das vorhimmlische Yang, das KAN zurück gebracht wird, sondern das Magen-Yang (Die Wurzel des Yang besteht aus drei Teilen) Die Rezepturen hierfür sind **Wu Zhu Yu Tang** oder **Wu Yu Si Ni Tang** oder **Li Zhong Tang** mit zusätzlich **Wu Zhu Yu.** Erläuterungen siehe oben.

Frage 31: Was verursacht einen Zustand, bei dem in den ersten zwei Monaten die oberen Zähne des Patienten auf beiden Seiten oft schmerzhaft sind? Der Leberpuls zeigt einen Puls hart wie Stein, während der Milzpuls ebenfalls stark ist, aber nicht so stark wie die Leberposition und nach einiger Zeit die linke Seite von Körper, Arm und Bein fühlt sich plötzlich wie eine Schwäche an, sodass man nicht gehen kann, man fühlt sich taub und es gibt kalten Schweiß, aber das Strecken und Beugen ist immer noch gut und die Sprach- und Nahrungsaufnahme ist normal?

Antwort: Dies geschieht, wenn das wahre Qi vor dem Himmel nachgelassen hat und es kurz vor dem Zusammenbruch steht, dies aber noch nicht geschehen ist. Es sieht fast aus wie ein Schlaganfall (Wind-Schlag[273]), ist es aber nicht. Die oberen Zähne des Patienten, die oft schmerzhaft sind, gehören zum wahren Qi, das nicht gespeichert und stattdessen hochschießt. Der Leber- und Milzpuls ist hart wie Stein und zeigt, wie das vorhimmlische Yang

273 Im Kapitel über halbseitige Lähmung in der Übersetzung von Wang Qing-rens Buch *Yi Lin Gai Cuo* meines Blutstasebuches wird ausführlich über die Formen Wind-Schlag berichtet. Auch das Glossar erklärt das Thema ausführlich. Hier ein Auszug: Die klassische Bedeutung von Wind-Schlag bei Zhang Zhong-Jing ist eine erkältungsähnliche Affektion durch pathogenen Wind mit Fieber, Kopfschmerz und oberflächlichem Puls. Diese Bedeutung gilt allerdings heute nur noch im Zusammenhang mit dem *Shang Han Lun*. Die heutige Bedeutung bezeichnet einen inneren Schaden aufgrund von *Qi*- und Blut-Leere, der durch Emotion, falsche Ernährung oder Lebensweise ausgelöst wurde und zu einer Disharmonie von *Yin* und *Yang* in den *Zang Fu*-Organen geführt hat. Betroffen sind meist beide Geschlechter mittleren bis höheren Alters. Die Folgen und Symptome sind je nach Art des Wind-Schlages verschieden, entsprechen jedoch denen der Apoplexie

sich an Leber und Milz haftet und kurz vor dem Austritt steht. Das explosive Zusammenbrechen der Regulation steht bereits bevor.
Danach ist plötzlich die linke Seite schwach, so dass man nicht mehr laufen kann, und dazu entsteht ein Taubheitsgefühl und kalter Schweiß, weil das vorhimmlische wahre Qi links bereits zu schwach geworden ist um den Körper zu durchströmen.
Das Strecken auf der rechten Seite ist noch vorhanden. Dies zeigt, dass das vorhimmlische Yang von Milz und Magen noch reichlich ist. Wenn nun ein Unwissender das Symptom wie eine Affektion durch Wind behandelt, und mit ausleitenden oder zerstreuenden Methoden das Mitte-Qi noch weiter schädigt, so bricht dies sofort zusammen und dem langen Leben wird ein kurzes Ende gemacht. Stattdessen muß man dringend das nachhimmlische Qi schützen. Denn wenn das nachhimmlische Qi kräftig ist, so kann dies das vorhimmlische Qi wieder auffüllen.
Die geeignete Methode besteht darin, sowohl die vorhimmlischen als auch die nachhimmlischen Energien zu tonisieren. Das Rezeptur ist Fu Zi Gan Cao Tang, zu welcher man auch Gan Jiang, Gui Zhi, Sha Ren und Ban Xia hinzufügen kann, und es dem Patienten dann langsam verabreichen. Nach etwa einem Monat kann die Heilung eintreten. Erklärungen siehe oben.

(Wichtige Ergänzung von Zheng)[274]

Die obigen -zig Zeilen sind der Yang-Leere zugeordnet und es läßt sich daraus ableiten, dass es sich um ein Aufsteigen des vorhimmlischen wahren Qi (Zhen Qi) handelt. Das wahre Qi ist die Wurzel des Lebens, der Kern des Feuers und wird in der Niere gespeichert, wo das Wasser als Wurzel des Yin sein polares Gegenstück ist. Fließt es nach unten, ist das korrekt, steigt es nach oben so ist es eine Kontravektion.
Wenn nun das wahre Qi aufsteigt, so ist bereits alles Yang-Qi in den fünf Zang und sechs Fu-Organen verbraucht und dieses beständige Aufbrauchen hat schließlich die Wurzel erreicht.

Zhang Jing-Yue[275] sagt: »Egal in welcher Krankheit der fünf inneren Organe – wenn alle Kraft verarmt ist, so muß es auf die Niere zurückfallen.«

Nun ist es so, dass, wenn das wahre Qi aufsteigt, so sieht es oftmals so aus, wie eine Yang-Fülle durch exogene Pathogene, daher wird es hier nicht genau durchdacht:
Mancher scheint nicht zu wissen, dass wenn das wahre Qi aufsteigt, die Symptome sehr stark den Symptomen eines exogenen Fülle-Syndroms ähneln. Schaut man aber genauer hin, so kann man sehr wohl die Zeichen für eine Yin-Symptomatik erkennen, und absolut sicher eine Yang-Symptomatik ausschließen. Dies sollte sich der Gelehrte zu Herzen nehmen, anstatt großes Gedöns zu machen.[276]

Man muß sich die in den vorangegangenen Rollen aufgeführten Syndrome von Yin-Leere und Yang-Leere gründlich verinnerlichen, genau die Zusammenhänge der beiden Feuer, des

274 Dieser Abschnitt enthält die Essenz von Zhengs Lehren und ist trotz einiger Wiederholungen in den Aussagen, der Kern dessen, was die Feuerschule ausmacht

275 Auch Zhang Jie-Bin (1563-1640): Berühmter General und daoistischer Arzt der Ming-Dynastie, der beispielsweise das *Lei Jing* aus dem *Huang Di Nei Jing* kompiliert hat

276 Wörtlich: »Wilde Wellen zu schlagen«

kaiserlichen und ministerialen kennen, um dann die Yang-Leere Erkrankungen und Yin-Leere Erkrankungen in all ihren Formen, sei es oben in der Mitte oder unten nach diesem Prinzip zu behandeln.

Alle in der Rolle über Yang-Leere verwendete Rezepturen, seien es **Jian Zhong Tang, Li Zhong Tang, Qian Yang Dan, Hui Yang Yin, Feng Sui Dan** oder **Jiang Gui Tang,** sind alle abgeleitet aus Zhang Zhong-Jings **Si Ni Tang**.

Zhang Zhong-Jing schreibt: »Bei Krankheiten in den drei Yang-Schichten, wandert das Pathogen durch die Yang-Schichten, und wenn dieses Yang zu stark ist, dann muß das Yin zusammenbrechen, so dass hier das Yin unbedingt wieder gespeichert muß.«
Dies ist der Ursprung des Prinzips, das Yin zu nähren und das Feuer zu senken.
Und »Bei Krankheiten in den drei Yin-Schichten, wandert das Pathogen durch die Yin-Schichten, und wenn dieses Yin zu stark ist, dann muß das Yang zusammenbrechen, so dass man hier unbedingt das Yang wieder zurückholen muß.« Durch die Stärkung der Quelle des Feuers, werden die Wolken des Yin wieder aufgelöst.

Bei die meisten Menschen mit Yang-Leere, wird die Yin-Energie selbstverständlich zunehmen. Wenn das pathogene Yin zunimmt, so reicht es hinauf und es zeigen sich Zahnschmerzen, geschwollenes Zahnfleisch, Aphten, Mundfäule, Mundschmerzen, Zahnfleischbluten, Halsschmerzen sowie Probleme mit Urinieren und Stuhlentleerungen.
Man darf auf keinen Fall hastig und ohne genau zu unterscheiden das (gesunde) Yang auslöschen und damit dem (kranken) Yin helfen. Es gibt immer solche Zeichen für Yin, wie violetter Zungenkörper oder zyanotische Lippen, fahle Blässe ohne Energie und ähnliches.
Im Laufe der Jahrhunderte gab es viele Unklarheiten und Verwechslungen, absichtliche Verwirrung, gerissene Leute, die nur die eine Hälfte (verstanden) haben und dann die andere Hälfte weglassen, weil sie oberflächlich die Tricks beherrschen, aber dann doch nicht bis zum Grade der Tiefe.

Es gibt nur wenige Kenner von Zhang Zhong-Jings innersten Ideen. Ich nehme daher einige davon und füge sie für ein späteres Vertiefen zu diesem Buch zusammen. Darunter die wundersame Bedeutung des einen Ursprungs, dessen Wachsen und Schwinden, in welche das Dao unterteilt ist.
Auch für Zhong-Jings Hauptrezepturen für die sechs Schichten gibt es keine absoluten Regeln, vorgefertigte Veränderungen oder feste Ergänzungen, sondern sie werden den Wandlungen und Veränderungen des Pathogens angepaßt. Die Rezepturen für die drei Yang werden regiert vom Zerstreuen, Kühlen, Erfrischen, Schwitzen oder Erbrechen lassen und Purgieren. Bei den Rezepturen für die drei Yin sind das Mitte wärmen, Sammeln und Tonisieren, das Yang zurückbringen, das Konsolidieren und Verschließen unabdingbar. Die Grenzen zwischen Yin und Yang sind groß, man muß sie deutlich unterscheiden.
Die Behandlung von drei (Schichten) Yang-Krankheiten mit den Yang-Rezepturen ist nicht schwer zu verfehlen, aber die fehlerhafte Behandlung der drei (Schichten) Yin-Krankheiten mit eben diesen Yang-Rezepturen ist leicht passiert.

Die Gelehrten dieser Welt sollten mehr Bücher lesen und klüger handeln, denn Leben und Tod liegen in ihren Händen. Wenn die Prinzipien nicht klar sind, darf man nicht arrogant

Arzneien und Rezepturen erfinden und den Beruf leichtnehmen, denn die Verantwortung ist groß und die Fehler leicht begangen. Nur wer genaustens nach der Ursache sucht und auch sich selbst in Frage stellt, der ist es wahrlich würdig, ein Arzt genannt zu werden.

Abschnitt über den Zweifel von Außenstehenden

Einige haben Zweifel und fragen: Sie erklärten in vielen Abschnitten Yang-Leere. Diese alle besagen, dass die Ursache im vorhimmlischen Yang liegt. Das Hauptorgan eines Menschen ist aber das Herz und das Herz ist Feuer, ist Yang. Wenn nun man von Yang-Leere spricht, warum wird dann nicht das Kaiserfeuer oben betont, und stattdessen geht es speziell um Ministerfeuer unten?
Ich sage: Dies ist eine großartige Frage. Wissen Sie etwa nicht, dass das menschliche Leben Wurzeln und Zweige hat?
Was also ist diese Wurzel? Es ist dieser Himmel im Wasser und dieser eine Satz fasst alles zusammen.[277]
Es gibt auf dieser Welt aber nur wenige, die einen klaren Blick darauf werfen vermögen, um es deutlich zu erkennen. Nehmen wir die gegenseitige Abhängigkeit von Feuer und Wasser und deren Bewegung: Wasser ist Blut und Yin, Feuer ist Qi und Yang. Obwohl es sich um zwei Dinge handelt, so gehören sie zu einer Einheit: Sie sind getrennt, aber nicht trennbar, vereint, aber nicht mischbar.
Nehmen wir zum Beispiel eine Tasse kochenden Wassers (kochend ist heißes Qi, es ist eine Form des wahren Feuers inmitten des Wassers): Wie kann Qi vom Wasser getrennt werden und wie kann das Wasser von der Hitze des Qi getrennt werden?
Wenn sich Wasser vom Qi trennt, entsteht reines Yin. Wenn sich eine Person vom Qi trennt, ist es toter Geist. Wenn diese beiden Dinge sich vereinen, dann gibt es kein Zang-Organ, durch das dies nicht geht, noch gibt es ein Fu-Organ, das nicht erreicht wird. Sie passen sich gegenseitig an und bewegen sich so endlos. Qi ist formlos und befindet sich im Blut. Qi bewegt sich nach oben und gehört daher zum Yang. Blut hat eine Form und wird vom Qi umhüllt. Blut fließt nach unten und gehört daher zum Yin.
Dies ist der Grund, warum man eine Trennung zwischen Yin und Yang, oben und unten, vornimmt. Wie kann man es denn in Wirklichkeit teilen?

Die beiden Qi sind ursprünglich in einem ausgeglichenen Zustand. Wenn die beiden Qi in einem ausgeglichenen Zustand sind, so können die hundert Krankheiten von Natur aus nicht entstehen. Der Mensch kann diese Harmonie aber nicht erzwingen, so dass daraus der Unterschied zwischen Fülle und Leere entsteht. Wächst das Wasser, so schwindet das Feuer und wird das Feuer zu stark, so nimmt das Wasser ab. Dies ist die Ursache für das Vorhandensein von Yin-Syndromen und Yang-Syndromen. Diese beiden Qi erscheinen getrennt, aber in Wirklichkeit sind sie es nicht. Es ist jedoch so, dass wenn das eine schwer wird, so wird das andere leicht oder das andere ist schwerer und das eine wird leicht.

277 Zheng spielt hier auf das Buch der Wandlungen, das *Yi-Jing* an: Der Himmel ist pures Yang ☰, und das Yang des Himmels findet sich als Ming Men Feuer im Trigramm Wasser ☵, dessen Gegenstück das kaiserliche Feuer im Trigramm Feuer ☲ ist

Im Laufe der Jahrhunderte erkannte nur Zhongjing die Wahrheit dieses einen Ursprungs und der beiden Fülle und Leere des Qi, das Wachsen und Schwinden.
Wenn er eine Krankheit in drei Yin-Ebenen sah, wandte er sofort Schärfe und Hitze an. Dies lag daran, dass er wusste, dass Yang in Leere ist, so muß Yin in Fülle sein, und betonte daher das Zurückbringen des Yang.
Wenn er eine Krankheit in den drei Yang-Ebenen sah, so wandte er sofort Kühlung und Erfrischung an, weil er wusste, dass Yin in Leere und Yang in Fülle war. Deshalb betonte er dann das Nähren und Speichern des Yin.
Man muss wissen, dass es zuallererst das wahre Feuer (zhen huo) gibt und daraus im Körper das kaiserliche Feuer und das ministeriale Feuer entstehen. Wahres Feuer ist der ursprüngliche Körper (Körper bedeutet Wurzel oder Kern, wie die Glut des Feuers im Ofen), während kaiserliches Feuer dessen praktische Verwendung ist (Verwendung bedeutet die Zweige, es bedeutet also die Flamme am Boden welche verwendet wird, die Speise darin gar zu kochen). Wenn wahres Feuer existiert, so gibt es dort auch kaiserliches Feuer. Wenn wahres Feuer verlöscht, so verlöscht auch das kaiserliche Feuer.

Schauen wir Zhong-Jings drei Yin an, wenn dort ein absolutes Yin-Syndrom herrscht, so verwendet er speziell den Fu Zi in der *Si Ni Tang*, um das vorhimmlische wahre Feuer zurückzubringen, welches kurz vor dem Verlöschen steht. Außerdem hilft er mit dem scharfen, heißen Gan Jiang, um das Leben zu retten, wenn der Tod nah ist. Warum verwendet er hier nicht Holz tonisierende Arzneien um mehr Feuer zu erzeugen, also um das Herz-Feuer zu tonisieren?
Wenn aber innerhalb der drei Yang Schichten ein Fülle Yang-Syndrom vorliegt, so verwendet er besonders das Da Huang der *Da Cheng Qi Tang*, um das vorhimmlische wahre Yin zu retten, gepaart mit der Kälte des Mang Xiao, um ebenso den Tod abzuwenden und das Leben zu retten. Wie käme man auf die Idee, hier das Metall zu tonisieren, um mehr Wasser zu erzeugen, indem man Yin-befeuchtende Arzneien verabreicht?

Die Methode von Zhong-Jing besteht also darin, das vorhimmlische Yuan-Yin und Yuan-Yang je nach Fülle und Leere zu behandeln, ohne die nachhimmlischen Erzeugungs- und Kontroll-Zyklen der fünf Wandlungsphasen zu bemühen. Man kann die Verschreibung von Fu Zi oder Da Huang ausschließlich auf den Grundpfeilern von Yin und Yang beruhen lassen.

Bei den heutigen Werten der Welt gilt einer schon als guter Arzt, wenn er nur ein paar Rezepturen und ein paar Methoden kennt. Obwohl dieser nicht die leiseste Ahnung von Zhong-Jings vertrauten Methoden hat, so redet er von den Sheng- und Ke-Zyklen der fünf Wandlungsphasen kaum das er den Mund aufmacht – in Wirklichkeit kennt er nur die Zweige, hat aber keine Ahnung von den Wurzeln.
Ich muß dies so unverblümt sagen, denn ich arbeite für die lebenden Menschen und wenn ich dies nicht so direkt ausspreche, so würde das Dao von Zhong-Jing vielleicht eines Tages vergessen werden.

Aber dennoch habe ich eine Lösung: Die beiden Qi füllen den menschlichen Körper oben und unten und in alle vier Richtungen:

Wenn das wahre Yang oben leer ist, dann steigt das wahre Yin sofort hinauf an die Spitze und wird zu einer Krankheit. Die Anwendung von Arzneien sollte das Yang im Oberen stärken, um wieder Harmonie zu schaffen.
Wenn das wahre Yang in der Mitte leer ist, dann steigt das wahre Yin sofort hinauf in die Mitte und wird zu einer Krankheit. Die Anwendung von Arzneien sollte das Yang der Mitte stärken, um wieder Harmonie zu schaffen.
Wenn das wahre Yang im Unteren leer ist, dann wird das wahre Yin dort immer voller und erzeugt eine Krankheit. Die Anwendung von Arzneien sollte das Yang im Unteren stärken, um wieder Harmonie zu schaffen.
Die Schwäche in den drei Yang ist meist einer der Hauptgründe für Erkrankungen.

Wenn dagegen das Yin nicht bis nach oben kühlt, so schlägt das Yang, wenn es zu voll ist nach oben und erzeugt dort Erkrankung. Die entsprechende Arznei sollte das obere Yin wieder stärken, um wieder eine Harmonie zu schaffen.
Wenn dagegen das Yin in der Mitte nicht ausreicht, so wird dort das Yang zu voll und erzeugt in der Mitte Erkrankung. Die entsprechende Arznei sollte das mittlere Yin wieder stärken, um wieder eine Harmonie herzustellen.
Wenn dagegen das Yin unten nicht ausreicht, so erzeugt das Yang, wenn es zu voll ist dort eine Erkrankung. Die entsprechende Arznei sollte das untere Yin wieder stärken, um wieder eine Harmonie zu schaffen.
Die Schwäche in den drei Yin ist auch einer der Hauptgründe für Erkrankungen.

Wenn eines der beiden Qi nicht ausreicht, so spielt es keine Rolle an welcher Stelle, oder ob durch Wind, Kälte, Sommerhitze, Nässe, Trockenheit oder sechs Arten inneres Feuer – all diese Erkrankungen infolge entstehen nur durch die ursprüngliche Leere, die sie eingelassen hat.
Im Allgemeinen ist es so, dass alle exogenen Pathogene zunächst die Haut attackieren. Die Haut ist die erste äußere Schicht und gehört zu Tai Yang (Tai Yang ist das Leitprinzip des gesamten Körpers und regiert die Haut und vereint Ying und Wei).
Weiter innen kommen Fleisch und Muskeln (Fleisch und Muskeln gehören zum Magen), danach die Blutgefäße (Blutgefäße gehören zum Herzen), und danach die Sehnen (Sehnen gehören zur Leber), danach die Knochen (Knochen gehören zur Niere).
Somit teilen sich die fünf Zang-Organe des menschlichen Körpers erneut in die fünf Qi.
Die fünf Wandlungsphasen werden alle aus der Wurzel der zwei Qi geboren. Die beiden Qi durchdringen oben, Mitte und unten weshalb auch der dreifache Erwärmer eine Leitbahn hat und es die sechs Schritte gibt. Exogene Pathogene beginnen oberflächlich und dringen immer tiefer vor, was sich von inneren Schäden unterscheidet.
Was das Problem der sieben Emotionen angeht, so kommt es darauf an, wo sie am stärksten wirken. Es ist am besten diesen Ort zu finden. Auf diese Weise kann man sowohl innere Schäden wie auch äußere Attacken verstehen. Wenn der Gelehrte den Inhalt dieses Abschnittes versteht, so läßt es sich zum Nutzen des Menschen anwenden, und er kann wahrlich von Medizin sprechen.

Fragen und Antworten zu Yin-Syndromen

Frage 1: Wenn der Kopf sich heiß anfühlt, der Urin rotgefärbt ist, und der Rachen trocken. Woher kommt das?

Antwort: Das kommt durch eine Hitze des Herzens, welche zum Dünndarm gewandert ist; und vom Dünndarm in die Niere. Da die Niere wiederum mit dem Gehirn verbunden ist, ist die Hitze im Kopf durch die Hitze der Niere bedingt. Die Niere ist das Organ des Wassers und verbindet sich mit den beiden versteckten (Yin-Öffnungen). Das vordere Yin ist mit Dünndarm-Blase verbunden, das hintere mit dem Yang Ming-Dickdarm.
Lunge und Dickdarm stehen in einer BIAO-Li-Beziehung (innen-außen), Herz und Dünndarm ebenfalls.
Wenn nun eine Hitze vom Herz zum Dünndarm wandert, dann wird der Urin getrocknet und spärlich, weil die Hitze das Blut des Dünndarms verbrennt. Durch diese Hitze wird auch das Wasser der Niere reduziert und die Niere wird ebenfalls heiß durch dieses pathogene Feuer. Daraufhin kann die Niere nicht das wahre (zhen) Wasser emporsenden, so dass die Kehle trocken wird. Auch kann das wahre Wasser nicht bis zur Schädeldecke steigen, so dass das Gehirn heiß wird.
Die passende Methode hier ist es, das Yin zu nähren, die Hitze zu kühlen und das Feuer abzusenken. Die Rezeptur hierfür ist das Dao Chi San (Rotes ausleitendes Pulver).

Dao Chi San
Sheng Di Huang 1 liang (37 g), *Mu Tong* 5 qian(18,7 g), *Gan Cao* 3 qian(11 g) und *Dan Zhu Ye* 2 qian(7 g)[278]

Erklärung
Dao Chi San ist eine das Yin nährende Rezeptur, die Hitze kühlt und Feuer senkt und ausgleicht. Sheng Di und (Sheng) ist süß, kalt und geht zur Niere, kühlt Blut und Hitze. Wenn die Nieren-Hitze gekühlt ist, läßt die Hitze im Kopf von alleine nach. Mu Tong ist süß und bland; es vermag die Herz-Hitze hinabzuleiten und sie über den Urin auszuscheiden. Daher heißt die Rezeptur auch das Rote (Feuer) ausleitende Pulver.[279]

Die Zhu Ye (Bambusblätter) sind süß und kalt, was der Hitze entgegenwirkt. Gan Cao ist süß, und vermag akute Zustände harmonisieren und korrigieren, sowie Hitze zu kühlen. Diese Rezeptur bewegt das Qi ohne es zu verbrauchen, kühlt das Blut ohne es zu vermindern; es ist eine ausgewogene Rezeptur, die keinen Schaden anrichten kann, aber immer großartige Wirkung erzielt. Man kann diese Methode flexibel einsetzen, und dennoch schießt sie immer genau ins Ziel.

278 Die hier angegebenen Gewichte beziehen sich auf die Qing-Dynastie, also Zhengs Zeit. (Siehe auch: Maße und Gewichte)
279 Ebenso kann die Farbe auch auf Hämaturie hinweisen

Frage 2: Was verursacht es, wenn die oberen Augenlider stark geschwollen, rot und schmerzhaft sind, aber die unteren Lider unauffällig und hierbei eine allmähliche Reizbarkeit mit Durst nach kühlen Getränken besteht?

Antwort: Dies wird verursacht durch eine Yin-Leere im oberen kollateralen Ausläufer (Luo) der Magen-Leitbahn. Magen Feuer schießt hier hinauf und verletzt die Säfte. Die oberen Lider gehören zur Yang Ming-Leitbahn, die unteren zu Tai Yin Milz. Die Krankheit sitzt daher im Magen und nicht in der Milz, so dass die oberen Lider geschwollen sind, und die unteren nicht. Wenn Magen Feuer hochlodert, so nehmen die Säfte Schaden und so besteht ein Bedürfnis nach kalten Getränken. Wenn dies noch nicht der Fall ist, dann wurden Yin und Blut noch nicht stark verletzt.
Wenn es fortgeschritten ist, bis ein Bedürfnis nach kühlen Getränken besteht, dann kann man sicher sein, dass ein Yang Ming Fu-Organ Syndrom (Magen) besteht.
Würden hier jahreszeitliche Wind oder Kälte Pathogene dahinterstecken, so müßten auch Symptome für Wind oder Kälte auftreten.
In diesem Falle aber gab es keine externen Auslöser, so dass sich die Ursache im Yang Ming Bereich bewegt.

Man weiß also, dass das Yuan-Yin in der oberen Kollaterale des Magens leer ist und daher ein Magen-Feuer unbalanciert hochlodert.

Die hier geeignete Methode ist daher, das Feuer löschen und Yin retten. Die Rezeptur hierzu ist die Ren Shen Bai Hu Tang.

Ren Shen Bai Hu Tang (falls kein Ginseng möglich, so sollte der hier zu verwendende Ginseng Xi Yang Shen [P. quincefolium] sein oder Sha Ren)
Ren Shen 5 Qian, *Shi Gao* 8 Qian, *Zhi Mu* 6 Qian, *Gan Cao* 2 Qian, *Jing Mi* 1 Schaufel voll

In der ursprünglichen Rezeptur wurden verwendet
Ren Shen 3 liang, *Shi Gao* 1 jin, *Zhi Mu* 6 liang, *Gan Cao* 2 liang und *Jing Mi* 6 he.[280]

Die Ursache liegt darin, dass das Magen-Feuer im mittleren Palast lodert, so dass es scheint, als ob das gesamte Blut und Jing des Körpers verbraucht wird. Da eine Schale Wasser nicht ausreicht, um dies zu remedieren, wird mit einer mächtigen Rezeptur gearbeitet, um das Feuer zu löschen. Dieser Fall von Magen-Feuer spiegelt nicht eine solch schwere Erkrankung wieder, dass man eine Dosis wie in der Original-Rezeptur verwenden müßte, so dass die Dosis hier verringert wurde.

Erklärung
Die Ren Shen Bai Hu Tang ist eine sagenhafte Rezeptur zum Löschen des Feuers und um das Yin zu retten. Wenn man in der Manifestation der Symptome im Patienten die Zeichen für Yang Ming Ursache erkennt, so kann man nicht fehl gehen. Da also der Beweis für Yang Ming vorliegt, sollte man sofort handeln.
Wenn jetzt der Patient die oberen Augenlider stark geschwollen, rot und schmerzhaft hat, und ebenso einen Drang nach kühlen Flüssigkeiten, also eindeutig ein loderndes Magen-

280 Zu den unterschiedlichen Gewichten in den einzelnen Dynastien, siehe im Abschnitt Maße und Gewichte

Feuer mit Schaden an den Flüssigkeiten (Jin und Ye) vorliegt, dann wird dort großer Schaden angerichtet, wenn nicht sogleich begonnen wird mit Ren Shen für das Yuan-Yin, Shi Gao zum Löschen des Magen-Feuers, Zhi Mu zum Nähren und Umwandeln der Quelle, und Gan Cao und Jing Mi um die Mitte (Yin von Milz und Magen) zu stärken.

Solche Rezepturen müssen nicht notwendigerweise für ähnliche Augenerkrankungen benutzt werden. Wenn aber diese Rezeptur lediglich als eine Methode zur Behandlung von Shang Han Yang Ming Syndrom angesehen wird, so ist das sturer Dogmatismus. Das ist Unwissen darüber, dass Zhong-Jings Methoden und jede einzelne Rezeptur flexibel und lebendig verwendet werden können.

Diese Rezeptur kann bei jeder Hitze und Trockenheit im Yang Ming verwendet werden: Der geniale Schlüssel hier besteht in der Modifikation der Dosis. Heutzutage sind die Leute übermäßig verängstigt im Umgang mit Shi Gao, was immer wieder ein Fehler ist, weil ihnen der Weg (Dao) hier nicht klar und deutlich ist, so dass sie sich nicht um die sechs Ebenen kümmern.

Frage 3: Wenn beim Patienten plötzlich eine Rötung vor und hinter den Ohren auftritt und der Mund sich bitter anfühlt, was ist der Grund dafür?

Antwort: Das liegt daran, dass das Yuan-Yin nicht ausreichend in die Shao Yang-Leitbahn fließt, welche daher eine Fülle an Yang-Qi bekommt. Der Bereich vor und hinter den Ohren gehört zum Bereich von Shao Yang. Man sollte wissen, dass Röte, Schwellung und starker Schmerz an dieser Stelle aus Feuer resultiert.

Wenn Wind oder Kälte-Blockade die Ursache wären, so müßten Kopfschmerz, Gliederschmerz, sowie heiß und kalt empfunden werden. Wenn innerer Qi-Stau (Stagnation) die Ursache wäre, so müßten auch depressive Stimmung und Trübsinn vorhanden sein. Wenn sich nach sorgfältiger Prüfung weder Ursachen für innere oder exogene Pathogene finden lassen, dann muß die zweifellos durch eine Yin-Leere verursacht sein. Aber auch eine Leere des Yuan-Yin hat einen Grund. Manchmal ist dies ein Schaden an Milz und Magen, so dass deren Fähigkeit zum Umwandeln und Erzeugen geschwächt ist. Manchmal liegt es auch an übermäßiger Verausgabung im »Schlafzimmer«[281], welche das Yang schwächt und so die Transformationskraft hemmt, so dass infolge des leeren Yang, das Blut und Yin auch allmählich leer werden und schließlich nicht mehr das Holz (Leber) befeuchtet.

Wird das Holz zu trocken, dann zeigen sich auch die typischen Zeichen wie Rötung, Schmerz, Taubheit (Tinnitus), bitterer Mundgeschmack, Schmerzen unter dem Rippenbogen und Sehnenkrämpfe und ähnliches.

In diesem Fall zeigt sich aber nur ein Symptom an den Ohren, nicht aber an Rippenbogen und Sehnen als Beispiel. Doch es gibt hier einen wichtigeren Hinweis: Auch an alle Körpergrenzen muß das Yuan-Yin und Yuan-Yang heranreichen, um diese mit Qi zu füllen. Wenn aber eine der Ur-Energien, hier das Yuan-Yin, zu schwach ist, egal an welchem Teil des Körpers, dann wuchert in gleichem Maße das Yuan-Yang dort und wird zu einer Krankheit.

281 Fang Lao = Schlafzimmer-Verausgabung. Siehe dazu bei meiner Übersetzung des Su Nü Jing in meinem Buch »Endokrinologie und Andrologie«, welches hoffentlich noch 2023 erscheint

Ebenso wenn Yuan-Yang zu schwach ist, egal wo im Körper, dann wuchert in gleichem Maße das Yuan-Yin dort, und wird auch zu einer Krankheit.
Wenn das Yuan-Jing (vorhimmlische Yin und Yang) stärker wird, dann wird auch das (nachhimmlische) Qi stärker werden – wenn das Yuan-Jing schwächer wird, dann wird auch das profane Qi schwächer werden. So lautet die Idee hinter Formation und Verwandlung, wenn man über die beiden Qi oder die sechs Ebenen spricht. Indem man dies durchschaut, nämlich externe Pathogene oder innere Schäden zu berücksichtigen, kann man diesen Mechanismus verstehen.
Dies ist der Kern von Zhong-Jings Methoden – wer sie versteht, dem ist völlig klar, worin sich die Regulierung von Feuer und Wasser begründet.
Diese Erkrankung läßt sich mit einer doppelten Dosis Ren Shen und Huang Qin in der Xiao Chai Hu Tang behandeln.

Xiao Chai Hu Tang
Ren Shen 8 Qian, *Chai Hu* 6 Qian, *Huang Qin* 7 Qian, *Ban Xia* 4 Qian, *Gan Cao* 3 Qian, *Da Zao* 4 Stück, *Sheng Jiang* 3 Qian

In der klassischen Rezeptur gab man bei Chai Hu ½ jin (= 8 liang) und je 3 liang Huang Qin und Ren Shen, sowie Gan Cao 2 liang, Sheng Jiang 3 liang, Ban Xia ½ Sheng, und 12 Da Zao Datteln, weil das Qi in Tai Yang von Kälte verletzt wurde, und diese blockierte dessen Fluß im Brustraum, so dass es sich unter den Rippen staut, also im Raum des Shao Yang. Das Shao Yang residiert ja halb innen, halb außen, und wenn es mehr zum BIAO nach außen tendiert, dann wird es heiß, während es kalt wird, wenn es mehr zum Li nach innen tendiert. Daher ist der Wechsel von kalt und warm ein typisches Shao Yang Symptom.
Im obigen Fall stört das Pathogen aus dem Tai Yang die Bewegung der Shao Yang Achse. Zhong-Jing hat daher die Methode der Xiao Chai Hu Tang entwickelt, um das Holz des Shao Yang zu stärken.
Wenn sich dieses ausbreitet, so verdrängt es das Pathogen, so dass auch die Tai Yang Ebene davon befreit wird.

Erklärung
Die Xiao Chai Hu Tang ist eine Rezeptur sowohl für BIAO als auch für Li und reguliert auch die Achse zwischen diesen beiden. Ursprünglich war sie dazu gedacht, das gestaute Qi im Shao Yang zu regulieren, während es tatsächlich aber auch das Tai Yang Qi harmonisiert, wenn es in Brust und Rippen in die falsche Richtung fließt. Obwohl Zhong-Jing diese für Tai Yang verwendete, wirkte sie auch im Shao Yang und wenn man es für Shao Yang einsetzte, dann wirkte es auch im Tai Yang, was viele nicht erkennen.
Ich sage daher, dass diese Rezeptur in jedem Fall einer Shao Yang Erkrankung verwendet werden kann, ohne abwarten zu müssen, bis die Kälte ins Tai Yang vorgedrungen ist und dort das Qi in Brustraum oder Rippen staut.
Wenn nun also die Rötungs- und Schwellungssymptome bereits im Shao Yang stecken, aber weder exogene Pathogene noch Qi-Stau dahinterstecken, was außer Yuan-Yin Leere sollte es also sein?

Daher verwendet man also die klassische Rezeptur und ändert die Dosierung, in dem man das süße kühle Ren Shen[282] als Kaiserarznei nimmt, um das Yuan-Yin zu nähren.
Das bittere, neutrale Chai Hu ist der Minister, um das gestaute Leber-Holz zu glätten, der Helfer sind das Huang Qin, dessen Bitterkeit die Hitze im BIAO des Shao Yang kühlt; sowie die scharfen zerstreuenden Arzneien Ban Xia und Sheng Jiang, die zum Umwandeln von Schleim und Flüssigkeit im Brustraum sind – und schließlich als Boten das Gan Cao und Da Zao für die Stärkung des Qi der Mitte. Ferner mildern diese als warme, süße Arzneien die bitteren kühlen Arzneien und wirken so zusammen zum Transformieren des Yin im ganzen Körper, während die scharfen zerstreuenden Arzneien das Yang regulieren. Die Umwandlung von Yin gleicht das Yang aus, und die Umwandlung von Yang gleicht das Yin aus. Wenn beide ausgeglichen und zugleich gestärkt sind, kann das exogene Pathogen nicht mehr eindringen und die Probleme sind gelöst.
Im klassischen Rezept wird Chai Hu in großer Dosis verwendet, um die Achse des Guten zu stärken. Der Grund, warum in der obigen Rezeptur Ren Shen und Huang Qin verdoppelt wurden, ist das diese das Yin nähren und die Hitze kühlen sollen.
Menschen unterliegen dem Wandel, so dass auch diese Rezeptur nicht absolut festgeschrieben ist.
Wenn Fülle und Leere von Yin und Yang umgekehrt vorliegen, dann kann man diese Rezeptur auch entsprechend verändern, also flexibel und undogmatisch die Grenzen überschreiten.

Frage 4: Was ist der Grund für Symptome wie rote, geschwollene Nasenspitze und schmerzhaftes rotes und geschwollenes oberes Zahnfleisch, unregelmäßige Verdauung, Reizbarkeit mit wirrer Rede und Durst mit Bedürfnis nach kalten Getränken?

Antwort: Dies ist eine Leere des Yuan-Yin im Magen, so dass in diesem Feuer entsteht, da Yin und Blut Schaden genommen haben. Es können keine Symptome wie Rötung, Schwellung und Feuer-Symptome auftreten, wenn nicht die Energie des Yuan-Yin in einem Zang-Organ fehlt. Die meisten Menschen denken nur an Feuer-Pathogen als Ursache ohne zu merken, dass auch das Yin im Inneren (Li[283]) leer geworden ist. Yin-Leere verursacht, dass das Yang Feuer zunimmt, und somit auflodert und Feuer-Symptome macht.

Im oberen Fall präsentiert der Patient bereits ein inneres Yang Ming Syndrom. Wenn das Magen Feuer hochlodert, dann wird das Yin-Blut noch schneller verbraucht. Man muß dazu wissen, dass das Blut im Yuan-Yin residiert und das Qi im Yuan-Yang. Zuerst ist das Yin leer und daraus entsteht das Feuer. Wenn dieses extrem ist, dann nimmt das Blut mehr Schaden.

Daher heißt es auch: »Starkes Feuer verzehrt das Qi.« Die Qi-Energie verzehren, meint hier aber die Energie des Yuan-Yin. Seit einigen Generationen gibt es Ärzte, die glauben, dass Rou Gui und Fu Zi ein starkes Feuer darstellen. Diese haben keine Ahnung, dass Rou Gui und Fu

282 Im Shen Nong Ben Cao Jing und vielen Texten vor dem Beginn des 2. Jahrtausends wurde Ren Shen (Panax ginseng) als kühl eingestuft, so wie heute der Xi Yang Shen (Panax quincefolium), der ebenso Qi und Yin nährt. Zheng beruft sich daher auf diese Tradition

283 Anmerkung zur Übersetzung: LI 裏 steht hier für das Innere als Gegensatz zum Äußeren BIAO. Dagegen gibt es auch das Trigramm oder Hexagramm LI 離, welches sich immer auf das Yi-Jing bezieht

Zi das geschwächte Yuan-Yang tonisieren. Sie sind hervorragend geeignet, für Menschen mit Yang-Leere, jedoch ungeeignet für Überfluss des Yang und Leere des Yin. Für letztere eignet sich die Methode des Feuer ausleitens und das Yin zu retten. Die hauptsächlich hierzu verwendete Rezeptur ist die Da Cheng Qi Tang.

Da Cheng Qi Tang
Mang Xiao 6 Qian, *Da Huang* 5 Qian, *Zhi Shi* 3 Qian, *Hou Po* 8 Qian

Die klassische Rezeptur verwendet Hou Po bis zu ½ jin (8 liang), Da Huang 4 liang, fünf Stücke Zhi Shi und 5 ge[284] feines Mang Xiao.
Da das Tai Yang Pathogen bis in die Lungen-Trockenheit gelangt ist, und sich dort in Hitze verwandelt hat, zeigen sich die Fülle-Zeichen wie Blockaden, Verstopfung, wirre Rede, Bauchschmerzen und ein tiefer Fülle-Puls (chen, shi).
Yang Ming kann in diesem Zustand nicht durch kühlende, klärende oder bewegende Methoden behandelt werden. Dies ist nur möglich, mit nach unten purgierenden Methoden. Zhong-Jing hat diese Rezeptur daher für das zusammenbrechende Yang Ming erdacht. Außerhalb dieser Indikation, wenn die Fülle keine solche Gewalt erreicht hat, kann man diese Rezeptur durch Änderung der Dosierung dennoch verwenden. Man kann also auf diese Weise die klassische Idee dahinter genau so anwenden.

Erklärung
Da Cheng Qi Tang ist eine Rezeptur, die Leben rettet. Sie ist auch eine Rezeptur, die das Feuer ausleitet und das Yin rettet. Wenn der Magen des Patienten voll ist, und das Yuan-Yin vor dem Zusammenbruch steht, braucht es nur einen Moment, bevor das Yin völlig verbrannt ist und das Leben verlöscht – außer dass die Kälte und Bitterkeit von Da Huang und Mang Xiao schnell benutzt wird, die bittere Wärme von Zhi Shi und Hou Po genutzt wird, um die Blockade zu brechen und das Pathogen zu purgieren.

Zhong-Jing hat diese Methode erdacht, welche auf dem Ausgleich von Yuan-Yin und Yuan-Yang beruht: Wenn das Yuan-Yang sich gewaltsam anstaut, so muß das Yin sterben, und es darf keine Zeit verloren werden, so dass auch die Dosis damals unbedingt hoch sein mußte.

Auch wenn das Yin zu extrem wird, zerstört es das Yang, so dass auch dies schnellstens gerettet werden muß. Daher ist auch bei der Si Ni Tang die Dosis sehr hoch, und darf nicht geringer sein.

Diese zwei Rezepturen retten beide das Leben. Die gesamte Erfahrung von Zhong-Jing in der Analyse von Yin und Yang kann in diesen zwei Rezepturen bestaunt werden. Alle seine Methoden und Rezepturen basieren auf der Wandlung der sechs Energien, und die Grundlagen für das sechs Schichten-Modell. Jedes hat seine Struktur: Auch die sechs Gast-Energien haben ihre Zeit, die nicht durcheinandergebracht werden dürfen.

Obwohl obige Erkrankung eine Yang Ming Symptomatik zeigt, ist diese noch nicht bis zur größten Fülle fortgeschritten, so dass man bei der Rezeptur die Dosis anpassen kann, ohne

284 Ein Hohlmaß, das im 1. Jahrhundert etwa dem zehnten Teil eines damaligen Liters entsprach. Ein hu 斛 = 10 dou 斗 = 100 sheng 升 = 1,000 ge 合. Ein dou (heute: Gong sheng = 1 Standard-Liter) entsprach also damals 2 Litern, ein sheng 200 ml ein ge demnach 20 Millilitern. Daher also 5 ge = damals ca. 100 Millilitern. Siehe Abschnitt »Maße und Gewichte«

die Grundlage zu mißachten. Die Dosis ist zwar anders, da die Situation nicht gleich ist, aber wenn der Gelehrte die Erfahrung umsetzt, dann findet er die genau passende Anwendung.

Frage 5: Beide Augen sind an den inneren Winkeln gerötet, während rote Äderchen hervorgetreten sind. Es schmerzt stark; die Zunge ist geschwollen, es besteht Harnverhaltung. Wie kommt das?

Antwort: Dies geschieht, wenn das Yuan-Yin leer ist, und das Shao Yin-Feuer lodert hoch. Die inneren und äußeren Augenwinkel gehören zu Herz und Dünndarm. Wenn nun das ursprüngliche Yin der beiden Leitbahnen leer ist, dann lodert das Yang-Qi unbalanciert nach oben und erzeugt einen Krankheitszustand. Dies ist ein inneres Pathogen – man muß nicht nach Wind oder Kälte suchen, um eine Gast-Energie zu finden.
Man kann dieses Prinzip leicht erkennen: Es liegt darin, dass Gast- und Gastgeber-Energien beide stark und schwach sein können.
Außerdem sind die Augenwinkel Orte, an welchen sich das Jing der fünf Zang-Organe ausdrückt, so dass hier auch nicht das kleinste Bisschen an pathogener Gast-Energie zu finden sein sollte. Wenn hier auch nur eine Spur Gast-Energie auftritt, so erkranken die Augen.

Im Äußeren bedeutet Gast-Energie die exogenen Pathogene Wind, Kälte, Hitze, Nässe, Trockenheit und die fünf jahreszeitlich bedingten Energien. Im Inneren repräsentieren die Gast-Energien das Übermaß von Yuan-Yin und Yuan-Yang, die sich von Wind, Kälte, Hitze, Nässe, Trockenheit unterscheiden. Besteht eine exogene Attacke, so treten Fieber, Kopfschmerzen, Schnupfen, Kälte-Abneigung und ähnliche Symptome auf.

Entsteht es aber durch das Ungleichgewicht der beiden Grundenergien, so muß nicht unbedingt solch ein äußeres Zeichen vorliegen. Gibt es eine Leere im Yuan-Yin, dann entsteht inneres Feuer und wird zum Pathogen, welches oft Symptome wie Rötung, Schwellung, oder starke Schmerzen verursacht.
Gibt es eine Leere im Yuan-Yang, dann entsteht Yin-Feuer als Pathogen, welches oft keine Symptome wie Schwellung oder Schmerzen verursacht.
Bestehen aber Schwellung oder starke Schmerzen, dann drängt das Yuan-Yang nach außen, so dass es Symptome geben muß, die auf das leere Yin hinweisen. Wenn aber keinerlei Yin-Leere Symptome festzustellen sind, so ist es Fülle-Feuer!
In der Augenheilkunde gibt es 72 Arten, die jedoch alle auf die vier Zeichen Yin, Yang, Leere und Fülle zurückgehen.
Das Auge repräsentiert alle fünf Zang-Organe und wird »Fünf Ringe« genannt. Der Wind gehört zur Leber und wird von der dunklen Regenbogenhaut repräsentiert; das Blut regiert den äußersten Ring und wird von den rötlichen Augenwinkeln repräsentiert. Der Qi-Ring gehört zur Lunge und wird vom weißen Augapfel repräsentiert. Der Wasser-Ring gehört zur Niere, und wird von der schwarzen Pupille repräsentiert. Der Haut-Ring gehört zur Milz, und wird von den Augenlidern repräsentiert.
Man kann die Augen auch nach den acht Trigrammen differenzieren: Qian, Kan, Gen, Zhen, Xun, Li, Kun and Dui.[285] Dies soll hier nicht ausführlich besprochen werden. Der Gelehrte

285 Yi Jing Trigramme: 乾、坎、艮、震、巽、離、坤、兌. Siehe am Anfang von Zheng Qin-Ans und Wu Pei-Hengs Büchern

sollte hier stattdessen das Übermaß einer der beiden Energien kennen, auch wenn man die sechs Schichten berücksichtigt.
Bei der obigen Erkrankung deuten die beiden roten Augenwinkel, die geschwollene Zunge, die Harnverhaltung alle auf Hitze in Herz und Dünndarm hin. Daher empfiehlt sich hier ein Yin nährendes, Feuer kühlendes Verfahren. Daher benutzen wir eine große Dosis des **Dao Chi San** plus **Xi Yang Shen** und **Huang Lian**. Erklärung siehe oben.

Frage 6: Rachen und Hals schmerzen, trockener Husten ohne Schleim, fünf-Herzen-Hitze und Verlangen nach kühlen Getränken. Was steckt dahinter?

Antwort: Solcherlei passiert, wenn das Yuan-Yin leer ist und das Shaoyin Feuer hinauflodert bis in die Lungen. Die Leitbahnen des Shaoyin umwinden den Hals, so dass dieser rau wird, wenn dieses Feuer ihn erreicht. Ebenso erzeugt das Feuer den Husten, wenn es die Lunge erreicht. Kein Schleim ist eine Folge der Trockenheit der Säfte, die das Feuer erzeugt. Ein heißes Gefühl im Brustkorb, Hand- und Fußsohlen zeigen an, dass das Yuan-Yin durch pathogenes Feuer geschädigt ist. Dieses erzeugt auch den Durst nach kühlen Getränken, um es zu retten.

Die hier passende Methode ist es, Hitze zu kühlen, Trockenheit zu befeuchten und das Yin zu retten. Die Rezeptur hierfür ist die Huang Lian E Jiao Tang.

Huang Lian E Jiao Tang
Huang Lian 4 Qian, *Huang Qin* 4 Qian, *Bai Shao Yao* 2 Qian, *E Jiao* 2 Qian, 2 Eidotter

Erklärung
Huang Lian E Jiao Tang ist eine Rezeptur, welche Yin and Yang verbindet. In der Praxis nährt sie Yin und kühlt Hitze. Ursprünglich war sie für die Behandlung von Shaoyin Hitze Syndrom mit Reizbarkeit und Schlaflosigkeit. Die Reizbarkeit wird durch die Unfähigkeit des Yang (symbolisiert durch die Yang-Linie im Trigramm KAN) verursacht, das aus dem Ming Men Feuer der Niere nicht aufsteigen kann ins Herz, die Schlaflosigkeit wird verursacht, durch die Unfähigkeit des Yin (symbolisiert durch die Yin-Linie im Trigramm LI) aus dem Herz, das nicht zur Niere hinabsteigen kann.
In dieser Rezeptur kühlen die bitteren Arzneien Huang Qin, Huang Lian and Bai Shao Yao die Hitze, während der gelbe Eidotter das Feuer in der Mitte vom Trigramm LI symbolisiert. E Jiao tonisiert das Jing in der Mitte des KAN Trigramms. Wenn dann KAN und LI beide gestärkt sind, so regulieren sich die Energien von Yin und Yang, das Auf- und das Absteigen ist harmonisch, und Wasser und Feuer sind in einander verwurzelt.
In diesem Fall gehört die obige Symptomatik völlig zu einem Schaden des Yuan-Yin und dem Yang, das sich dann in eine pathogene Gast-Energie verwandelt. Daher sind die bitteren, kalten und befeuchtenden Arzneien, um im trockenen Bereich zu nähren. Dies löscht das Feuer und erlaubt es dem Yin, sich zu erholen.
Die Dosierung in der ursprünglichen Rezeptur hatte die Dosis geteilt, so dass diese niedriger lagen. Die Rezeptur hier behandelt eine etwas andere Situation, so dass diese Dosis etwas höher ist.

Frage 7: Eine junge Mutter, erkrankt leicht post Partum, etwa zwei, drei Tage, und nach der Verabreichung von Qi und Blut bewegenden Arzneien tritt keine Besserung ein, so dass die Erkrankung für länger als einen Monat anhält. Infolgedessen entstehen Wassereinlagerungen im ganzen Körper. Wenn diese Patientin dann Arzneien zum Abschwellen ihrer Brüste einnimmt, so ist der Milchfluss gehemmt, und die Brüste schwellen noch mehr an. Zugleich ist der Anus gestaut und verursacht mörderische Schmerzen. Wie kommt das?

Antwort: Diese Situation ist durch die Verschreibung der falschen Arzneien verursacht, und hat zum Zusammenbruch des Blutes geführt. Bei der Geburt schießt das Blut mit Macht nach unten, was oft zu Blut-Leere, verbunden mit Stagnation und Stase führt. Daraus folgen Schmerzen des Unterbauchs, geschwollene Brüste oder Schwindel durch Blu-Leere. Daher eignen sich Mitte wärmende, Blut belebende und Qi bewegende Arzneien.
Auf keinen Fall sollte man Blutstase brechende oder Qi Stagnation zerbrechende Arzneien, wie sie ein unkluger Arzt zur Behandlung von Stase und Stagnation einsetzen würde. Dieser weiß nicht, dass man durch das Wärmen auch gestautes Qi und Blut wieder ganz von selbst bewegen kann.
Durch falschen Einsatz attackierender Arzneien wurde ein Syndrom der Verschlimmerung auslöst, offenbar in Unkenntnis, dass Gebärende eine große Blut-Leere haben, welche wieder auf das Yang-Qi angewiesen sind, um neues Blut anzuregen. Wenn man nun nicht das Yang stärkt sondern noch schwächt, wie kann dann das Yin neues Blut bilden? Was soll denn dann die Bewegung von stagniertem Blut und Qi antreiben? Wenn also das Blut zusammenbricht und das Yuan-Qi keinen Gegenpart mehr hat, dann zerstreut sich im gesamten Körper alles ohne Ordnung, was zur Bildung der Schwellungen, Milchstau und Afterspasmen führt.
Dies sind schon Folgen von extremen Lochien[286], was mit ebenso starker Tonisierung des Blutes behandelt werden muß. Wenn das Blut wieder erzeugt ist, so hat auch das Qi wieder einen Gegenpart und die Schwellung läßt von alleine nach. Die Rezeptur hierfür ist Dang Gui Bu Xue Tang plus Lu Rong, Hei Jiang (Tan Jiang), Mai Ya, Gan Cao und Cong Bai Jiu[287].

Dang Gui Bu Xue Tang
Dang Gui 4 Qian, *Huang Qi* 1 liang, *Lu Rong* 3 Qian, *Mai Ya* 5 Qian, *Hei Jiang* 4 Qian, *Zhi Gan Cao* 2 Qian, ½ Tasse hochprozentiger Reiswein (oder Shaoxing Wein), 4 Frühlingszwiebeln (weißer Teil)

286 Wörtlich: 暴露 Bao Lou, gewaltsame Lochien. Das »*Lou*« kommt auch bei »*E Lou*« **Lochien** vor und bedeutet einen ständigen geringen Ausfluß von Blut aus dem weiblichen Geschlechtskanal. Eigentlich müßte man »*Lou*« mit Metrostaxis übersetzen, doch Zheng setzt hier das Zeichen Bao (= explosiv, gewaltsam) hinzu, so dass man von vorangegangenem übermäßigem Blutverlust ausgehen muß. Ein Meister der Blutstase-Behandlung empfiehlt daher nach jeder Geburt die sheng Hua Tang zu geben, damit dies gar nicht erst entsteht. Siehe »Das Blutstase-Syndrom«, Kapitel acht »Gynäkologische Formeln«, Nr. 28, unter »Sheng Hua Tang.«

287 Bai Jiu (weißer Alkohol) ist eigentlich kein Reiswein, sondern meist ein Sorghum-Wein mit 30-65% Alkohol, der meist zum Kochen verwendet wird, wie z. B. Shaoxing-Jiu. Zum puren Trinken nimmt man eher den Maotai, Wuliangye oder den preiswerten Erguotou, den wir armen Studenten in China genossen.
In dieser Rezeptur werden die unteren Stängel, die nicht grün sind, in dem Baijiu gebraten

Erklärung
Bu Xue Tang (Variation) belebt Blut und bewegt Qi: Das aromatisch bittere von Dang Gui geht zum Herz und tonisiert es. Das Herz ist die Mutter des neuen Blutes. Huang Qi ist süß und warm und tonisiert die Lunge, den Patriarchen des Qi. Wenn sich Dang Gui und Huang Qi verbinden, dann hat das Blut auch seinen Gegenpart und das Qi ebenso umgekehrt. Man kann diese Rezeptur also *Bu Xue Tang* aber auch *Bu Qi Tang* nennen, da beide tonisiert werden. Als die Vorfahren diese Rezeptur Bu Xue Tang nannten, war ihnen klar, dass Yin stärker wird, wenn auch Yang gestärkt ist. Ich sage daher, dass sowohl Blut als auch Qi tonisiert werden. Will man das Qi stärker tonisieren, dann sollte die Dosis für Dang Gui doppelt so hoch sein, wie für Huang Qi, damit man das Yang mittels des Yin stärkt. Will man aber mehr das Blut nähren, dann muß die Dosis von Huang Qi doppelt so hoch sein, wie von Dang Gui, damit das Yin durch das Yang gestärkt wird. Nun hat die obige Rezeptur aber die doppelte Dosis Huang Qi, so dass sie Bu Xue Tang genannt wird.

Wenn nun also eine junge Mutter seit über 40 Tagen krank ist, und ihr Blut vor dem Zusammenbruch steht, aber noch nicht zusammengebrochen ist, dann sollte sie schnellstens Blut nährende Arzneien erhalten, damit sich ihr Blut erholen kann und zugleich Qi tonisierende Arzneien, damit das Blut in seiner Bahn gehalten wird. Wenn das Blut in seiner Bahn fließt, dann stürzt es auch nicht mehr nach unten, und der Anus ist nicht mehr verkrampft.
Gibt man Lu Rong hinzu, so stärkt diese pure Yang-Arznei das wahre Yang-Qi. Die Helferarzneien in dieser Rezeptur sind der blutstillende, carbonisierte Ingwer (Hei Jiang), und das Gan Cao, die beide wärmen und so bei der Yin Umwandlung helfen. Die weißen Zwiebelwurzeln[288] steuern das Yin nach unten, wie mittlere Yang-Linie im Trigramm LI und der süße Reiswein steuert das Yang nach oben, wie die mittlere Yin-Linie im Trigramm KAN.

Der Bote ist Mai Ya[289], welches eine Qi-, Blut-, (und Verdauungs-)Stagnation der Mitte behandelt. Diese Arznei ist weder kalt noch bitter, und so für diese Situation sehr geeignet.

Dang Gui hat außerdem Blut bewegende Eigenschaften und von Huang Qi sagen manche, dass es auch das Qi bewegen kann, wenn es hoch dosiert ist. In alten Werken wurde es oft bei Blut-Leere mit Fieber verwendet. Ich sage dazu: Ob Blut-Leere oder Qi-Leere, man kann es bei beiden benutzen. Man muß ja nicht stur sein.

<u>Frage 8: Der Patient hat Mundgeruch (Halitosis), einen gelblichen Teint, liebt kalte Getränke, hat immerwährenden Schluckauf und wässrigen Durchfall, während seine Laufbewegungen völlig normal aussehen. Was ist dies?</u>

Antwort: Das ist Yuan-Yin-Leere mit hochloderndem Magen-Feuer. Halitosis kann zwei Ursachen haben: Eine ist, dass das vorhimmlische Jing-Qi verloren ging. Hier ist aber trotz des starken Mundgeruches die Zunge schlüpfrig und leicht gelblich belegt. Der Patient ist

288 Wie im ersten Teil von Zheng beschrieben, wirkt der grüne Oberteil mehr nach oben, der weiße Wurzelteil nach unten, was der Bai Tong Tang den Namen gegeben hat. (Bai Tong = weiß durchgängig machen, also die Lunge). Siehe unter Bai Tong Tang

289 Was hier nicht zur Sprache kommt: Gerstenkeime werden gegen gespannte Brüste und zur besseren Laktation verschrieben, wenn ihre Dosis unter 30 g liegt. Zheng verwendet 5 Qian, also etwa 15 g. Zum Abstillen werden erst Dosierungen zwischen 30 und 120 g verwendet, so dass Zheng hier den Milchfluß fördern kann, da nach der CM Milch aus Blut entsteht

erschöpft und zeigt eindeutige Yin-Zeichen. Ganz sicher besteht hier auch kein Bedürfnis nach kalten Flüssigkeiten.
Wenn das Magen-Feuer hochlodert und die Person hat starke Halitosis[290], dann muß die Zunge trocken und gelb sein, und es besteht Durst nach kalten Getränken. Der Singultus ist bedingt durch das Aufsteigen des Feuers, der wässrige Dauerdurchfall durch das Absteigen des Feuers. Mit Hilfe dieses Feuers sind aber die Bewegungen normal.

Die hier passende Methode ist der Einsatz der **Da Cheng Qi Tang.** Siehe dort.

In diesem Abschnitt werden alle drei Körperregionen erwähnt: Oben, Mitte und Unten. Der Gelehrte muß aber nicht abwarten, bis sich Zeichen in allen dreien zeigen, bevor er diese Methode einsetzt. Wenn man das Prinzip begriffen hat und es flexibel einsetzen kann, so kann man sich glücklich schätzen.

Frage 9: Wenn ein normaler Mensch einen trockenen Husten ohne Schleim bekommt, woher kommt das?

Antwort: Dies ist eine Leere des Yuan-Yin, während eine Trockenheit der Lunge besteht. Die Lunge gehört zum Metall und erzeugt das Wasser. Wenn nun das Yuan-Yin nicht ausreichend ist, dann liegt es daran, dass die Lunge wegen Trockenheit kein Wasser erzeugen kann. Wenn die Lunge unter Fülle durch Trockenheit leidet, und das Yuan-Yin leer ist, dann entsteht pathogenes Feuer, welches die Lunge noch weiter trocknet, da Feuer Metall überwindet. Wenn dann das Qi der Lunge sehr trocken wird, so entsteht das trockene Husten. [291]

Die Rezeptur hier ist die **Gan Cao Gan Jiang Tang** kombiniert mit der **Dang Gui Bu Xue Tang** und *Wu Wei Zi.*

Gan Cao Gan Jiang Tang
Zhi Gan Cao 2 liang, *Pao Jiang* 5 Qian

Erklärung
Gan Cao Gan Jiang Tang ist süß und scharf, um das Yang umzuwandeln und bitter und süß um den Yin umzuwandeln. Der erhitzte (Pao) Gan Jiang ist die scharfe warme Arznei. Wenn man scharf mit süß kombiniert, dann kann das Yang transformiert werden. Durch das Karbonisieren des Gan Jiang wird der Geschmack bitter. Wenn sich bitter und süß mischen, dann kann das Yin transformiert werden. Zhong-Jing benutzt diese Rezeptur, um Reizbarkeit mit kalten Extremitäten und drohender Ohnmacht zu behandeln, wenn diese zuvor durch iatrogenes Erbrechen ausgelöst wurde, indem starke Süße benutzt wird, um Hitze umzuwandeln und die Mitte zu stärken und so das Yang zurückzuholen.

290 Vermutlich der Fall bei Devious H. Collabone, genannt »Dragonbreath«, der laut Terry Pratchett wegen dieser Kondition in eine ferne Stadt auf der anderen Seite der Erdscheibe versetzt wurde

291 Dieser Abschnitt **mischt die Wandlungsphasen mit den Begriffen der exogenen Pathogene** und klingt für den Übersetzer wie ein Zirkelschluss. Aber auch wenn diese Logik nicht nachvollziehbar ist, gibt es doch ausreichend positive Erfahrungen mit Wirksamkeit der Rezeptur. Dies zeigt aber eines der grundlegenden Prinzipien in der CM: Zuerst war die Methode vorhanden, danach wurde eine Erklärung gesucht, die sich auch leichter behalten läßt. Anders als in der Biomedizin, wo man eine Theorie zu beweisen versucht, versucht die CM das existierende Phänomen zu erklären, wie in den frühen Naturwissenschaften

Außerdem behandelt die Rezeptur Bluterbrechen und starke Kälte der Mitte, in dem die süße Schärfe zum Yang umwandeln verwendet wird. Er benutzt sie ferner bei Sehnenkrämpfen, Lungenschwäche, Darmtrockenheit, in dem das bittere Süße zum Yin umwandeln taugt. Blut ist Yin und kann somit Hitze überwinden und Trockenheit befeuchten, sowie die Sehnen geschmeidig machen.

Wenn nun ein Patient einen trockenen Husten ohne Schleim bekommt, so ist klar, dass sein Lungen Qi trocken ist. Also muß eine Yin umwandelnde Methode verwendet werden, wie die Dang Gui Bu Xue Tang und Wu Wei Zi. Sie ist gut gegen die trockene Hitze und klärt das Lungen-Qi zur Prävention weiterer Trockenheit mit Husten durch Feuer (肅).

Frage 10: Was ist der Grund bei einer Erkrankung der Frauenheilkunde, bei welcher sich plötzliche grundlose Heiterkeit und Gelächter, wirre Rede, die falsch herum erscheint aber nicht ist, verrückt erscheint, aber nicht ist?

Antwort: Dies geschieht, wenn sich echtes Wasser nicht nach oben mit dem Herzen verbinden kann, so dass Herzhitze erzeugt wird und der Geist nicht stabil ist. Der menschliche Körper stützt sich vollständig auf zwei Wörter: Wasser und Feuer. Wasser und Feuer hängen für ihre gegenseitige Wirkung voneinander ab. Beide teilen sich eine gemeinsame Wurzel. Wenn das (kaiserliche) Feuer sinkt, ist die Niere warm und wenn das (ministerielle) Wasser steigt, ist das Herz kühl. Dies ist der subtile Aspekt des Wandels von Yin Yang. In diesem Fall weist der Patient ein Syndrom auf, das eindeutig mit einer echten Yin-Leere zusammenhängt, welches sich nicht mit dem Herzen nach oben verbinden kann, so wird Herz-Hitze erzeugt. Das Herz ist der Meister des Shen. Wenn die Herz-Hitze extrem ist, dann ist das Shen verwirrt, und es können plötzliche Heiterkeit entstehen, sowie absurde Rede.

Alle medizinischen Bücher bezeichnen diesen Zustand als »Wärme tritt in die Kammer des Blutes ein«, aber sie sehen das Prinzip immer noch nicht klar. Sie wissen nicht, dass das Herz der Ursprung der Blutbildung ist. In der Blutkammer befindet sich der Chong-Meridian. Chong ist das Meer des Blutes. Nicht immer wenn Hitze in das Meer eindringt, sind Absurdität und Verrücktheitssymptome unbedingt vorhanden. Aber es ist sicher, dass bei extremer Hitze der Geist verwirrt ist. Die passende Methode ist es, Yin zu nähren und Hitze zu klären, um Yin und Yang wieder zu verbinden. Das Rezept ist Zhi Chi Tang.

Zhi Chi Tang
Zhi Zi[292] 1 liang, *Dou Chi* 2 liang

Erklärung
Zhi Chi Tang ist eine Rezeptur, die KAN und LI verbindet. Es ist kein Rezept gegen »Erbrechen«. Zhi Zis Farbe ist rot, der Geschmack bitter, die Natur kalt und kann so die pathogene Hitze des Herzens ableiten. Außerdem kann es das (physiologische) Feuer nach unten leiten, um sich mit den Nieren (Ming Men) zu verbinden und die (ministeriale) Wärme

292 Während bei Wirkstoffen der Gardenia (Zhi Zi) bereits antidepressive und anxiolytische Wirkungen nachgewiesen wurden https://www.researchgate.net/publication/311528347_Chemistry_and_bioactivity_of_Gardenia_jasminoides), und die fermentierte Mungbohne (Dou Chi) Sojaisoflavone (z. B. Genistein, Daidzein) krebshemmende und hormonelle Eigenschaften aufweisen, ist bisher noch kein direkter Nachweis über die Wirkung der Mungbohne auf die Psyche untersucht worden

der Niere zuzulassen. Die Form der Bohnen ähnelt den Nieren, und wenn sie fermentiert werden, werden sie leicht und oben schwimmend. Dies symbolisiert, dass Wasser aufsteigt und sich mit dem Herzen verbindet, sodass das Herz gekühlt wird. Wenn das eine aufsteigt und das andere absteigt, ist der Austausch ungehindert. Herz und Nieren verbinden sich und dieses Syndrom kann sofort heilen. Zhongjing verwendet dieses Rezept zur Behandlung von mangelnder Ruhe und Schlaflosigkeit sowie Herzklopfen nach einer Fehlbehandlung mit iatrogenem Schwitzen, Erbrechen oder Abführen. Er nutzt die Fähigkeit der Rezeptur von Hexagramm 63 des Yi-Jing.[293] Frühere Ärzte ordneten diese Rezeptur unter »Erbrechen induzieren« ein, was wirklich unangemessen ist. Sie dachten überhaupt nicht daran, dass Zhongjing sie nach einem fehlerhaften Schwitzen, Erbrechen oder Purgieren zu Leere-Hize Syndromen einordnete, was keinen Sinn macht, wenn die (angeblich) Erbrechen induzieren soll.

Frage 11: Was verursacht einen Zustand, bei dem jeden Morgen nach dem Frühstück Husten mit gelbem Schleim auftritt; die fünf Herzen Hitze besteht, sowie Unruhe, Durst, große Hitze mit Verlangen nach kalten Flüssigkeiten und zugleich die Pulse an den sechs Pulsstellen fein und beschleunigt (xi, shuo) sind?

Antwort: Dies geschieht, wenn das ursprüngliche Yin extrem leer ist, Feuer entsteht und Flüssigkeiten fast austrocknen. Immer wenn große Hitze, Durst, Verlangen nach kalten Getränken, Unruhe, Husten mit Auswurf des gelben Schleims besteht, so ähnelt es dem Syndrom bei Weißer Tiger Dekokt (Bai Hu Tang). Die Pulse an den sechs Pulsstellen sind fein und beschleunigt. Fein bedeutet, dass das Blut leer ist, während beschleunigt bedeutet, dass Blut-Hitze vorhanden ist. Es handelt sich eindeutig um eine Blut-Leere, die innere Wärme erzeugt, und daher kann es sich nicht um ein Bai-Hu-Syndrom handeln.

In diesem Moment kann der Arzt nicht die großen Waffen auspacken, er muss die Wahrheit befragen, sondern der Zustand des Patienten muß deutlich untersucht werden. Bei einer Kälteschädigung kommt es beim Yang-Ming-Syndrom zu Unruhe, Durst, Verlangen nach kalten Getränken und Hitze durch eine exogene Invasion. Der Puls muss lang und groß sein und es gibt eindeutig Kopfschmerzen, Gliederschmerzen und Abneigung gegen Kälte.

Die Blut-Leere aber erzeugt großen Durst, Verlangen nach kalten Getränken, Unruhe und Hitze resultieren durch inneren Schaden. Sie resultiert entweder aus Erbrechen von Blut, chronischem Husten, plötzlichem Blutverlust während der Geburt und Entbindung oder einer emotionalen Depression, die Herz und Milz verletzt. Der Puls muss fein oder verschwindend (xi, wei) sein und wenn die Situation extrem ist fein und schnell (xi, shuo).

Außerdem gibt es hier nur wenige Kopfschmerzen, Körperschmerzen oder leichte Abneigung gegen Kälte. Man darf nicht einmal eine kleine Dosis des weißen Tigers (Bai hu Tang) verwenden. Eine fehlerhafte Verwendung des weißen Tigers führt zu schwerem Schaden. Die geeignete Methode besteht darin, das Yuan-Yin mächtig zu tonisieren. Die Rezeptur ist die **Du Shen Tang** (siehe oben).

293 siehe Fußnote Frage 24, Hexagramm »Nach der Vollendung« ䷾ 既濟 Wasser über Feuer

Du Shen Tang
Ren Shen sollte ersetzt werden durch Xi Yang Shen
Xi Yang Shen 2 liang

Erklärung
Du Shen Tang ist die Nummer eins bei der Tonisierung des Yin. Moderne Ärzte verwenden es zur Tonisierung von Yang und zur Wiederherstellung von Yang, was im großen Widerspruch zu den Klassikern steht. Dies liegt daran, dass sie die wundersame Beziehung von Wasser und Feuer, die eine Polarität herstellen, nicht verstehen.

Die besonderen Eigenschaften der Arznei sind hier wichtig. Ich kann nur vehement dagegen sprechen. Der menschliche Körper ist für sein Leben vollständig auf Wasser und Feuer angewiesen, sonst nichts. Wasser und Feuer sind Qi und Blut. Sie sind Yin und Yang. Die Wurzel von Yang liegt im KAN-Trigramm. Himmel (QIAN, Trigramm 1) bringt Wasser hervor: Eine kleine Flamme Yuan-Yang ist in KAN zwischen zwei Yin-Linien.

☰ Himmel QIAN	☷ Erde KUN	☵ Wasser KAN/LI	☲ Feuer
☳ Donner	☴ Wind	☶ Berg	☱ See

Die Wurzel des Yin liegt im Trigramm LI. Die Erde (KUN, Trigramm 2) bringt Feuer hervor:

Ein Tropfen Wasser (=Yin-Linie) zwischen den Yang-Linien.

Wasser und Feuer enthalten jeweils ihre Wurzel. Qian- und Kun-Trigramme wandeln hin und her und jedes hat seine spezielle Wirkung. Daher heißt es in den Klassikern: Derjenige, der gut darin ist, Yang zu tonisieren, sucht das Yang in Yin. Derjenige, der gut darin ist, Yin zu tonisieren sucht das Yin in Yang.
Die heutigen Menschen verstehen dieses Prinzip selten. Sobald sie das Syndrom der Yang-Leere sehen, konzentrieren sie sich eher auf das Herz, anstatt auf die Niere. Wenn sie das Syndrom der Yin-Leere sehen, konzentrieren sie sich eher auf die Niere als auf das Herz.

Was die Arzneimittel angeht, so verwenden sie Ren Shen als Hauptarznei für Yang-Leere und Shou Di Huang bei Yin-Leere. Es ist nicht falsch, die Süße und Kälte von Shou Di zu verwenden, um Yin zu nähren, aber Ginseng[294] ist süß und kühl, der nun auch erhältliche Xi Yang Shen sogar süß und kalt.
Zhong-Jing verwendete nicht den Ren Shen, um das Yang zu retten, sondern nutzt es, um bei großer Hitze das Yin vor dem Zusammenbruch zu retten, wie in Ren Shen Bai Hu Tang und Xiao Chai Hu-Tang und ähnlichen Rezepturen.

Bei den meisten Arzneimitteln mit bitterem, kaltem, saurem und salzigem Geschmack ist eine Wirkung auf das Yin ausgeprägt, diejenigen mit süßem, warmem, scharfem, mildem und würzigem Geschmack wirken eher auf Yang.
Moderne Menschen betonen das nachhimmlische Yin und Yang der Kan Li-Trigramme und sie kennen das vorhimmlische Yin und Yang nicht, das die Polaritäten der Kan Li-Trigramme festlegt. Daher wird ihre Verwendung von Kräutern oft falsch verstanden.

294 Wie oben gesagt, erst vor etwa 1000 Jahren hieß es, die Temperatur von Ren Shen sei warm. Im Shen Nong Ben Cao war sie noch kühl angegeben

Zhongjings lebenslange Erfahrung befasst sich mit dieser Polaritätsbestimmung des ursprünglichen Yuan-Yin und Yuan-Yang. Er entdeckte das Wachstum und den Rückgang von Fülle und Leere in diesem von Natur aus etablierten Yuan-yin und Yuan-yang, um die Prinzipien der sechs Schichten zu finden und die Unterschiede von Yin und Yang zu beurteilen.
Die drei Yang entspringen aus einer Energie von QIANs erzeugt. Die drei Yin transformieren sich durch die Energie von KUN.
Die Fünf Zang- und sechs Fu-Organe sind wie ungefüllte Gefäße, durch welche die beiden Energien (Qi) fließen und so ein echtes Instrument bilden. Was das Wachsen und den Rückzug von Yin und Yang betrifft, so sollte genau untersucht werden, in welchem Bereich dies stattfindet, also welches Qi es verursacht, und welches Pathogen es angreift.
Die exogene Invasion kommt von (meteorologischen) drei Yang nach innen und daher sollte man mit den sechs Gastenergien gut vertraut sein.
Die innere Verletzung dagegen, geht von drei Yin nach außen und so sollte man die sieben Emotionen kennen.
Bei der Anwendung von Kräutern benötigt jede Arznei einen wesentlichen Grund für ihre Anwendung, so wie in den Prinzipien der sechs Schichten beschrieben. Natürlich ist Fu Zi unter den Kräutern, die Yang im Kan-Trigramm tonisieren, das wichtigste Kraut, während Yin im Li-Trigramm tonisiert wird, und hier Ren Shen das führende Kraut ist.
Für die Harmonisierung der Mitte und das Ausbalancieren der Arzneien ist Gan Cao die beste Arznei. All dies sind Kräuter, die Polaritäten herstellen. Wie kann ein Mensch sich nicht darum bekümmern?
Wenn ich also die heutige Anwendung von Ren Shen zum Tonisieren von Herz ansehe, so soll es wohl dort das Yang stärken. Scheinbar hat man vergessen, dass – obwohl das Herz zum Yang gehört – es außen Yang ist, aber innen Yin.
Sein Zweck erfolgt eigentlich in Yin: Das Yin-Blut des gesamten Körpers wird durch Feuer umgewandelt und daher rot gefärbt. Die Klassiker schrieben: »Das Herz bringt Blut hervor.« Dort heißt es auch, dass der Feuergeschmack bitter ist. Die Verwendung von Bitterem zur Tonisierung des Herzens bedeutet also die Tonisierung von Yin im LI Trigramm und nicht das Tonisieren des echten Yang.
Im Laufe der Jahrhunderte war Zhongjing der Einzige, der wusste, wie man Ren Shen benutzt. In Li Shizhen Ben Cao heißt es, »Ren Shen bringt das Yuan-Qi aus der Leere zurück«.

Dieses Prinzip bedeutet, dass Yin und Yang eine gemeinsame Wurzel haben. Die Klassiker schrieben: »Wenn Yang kurz vor dem Zusammenbruch steht, tonisiert Yin, damit es erhalten bleibt. Nur Du Shen Tang erreicht dies. Wenn Yin kurz vor dem Abbruch steht, muß das Yang tonisiert werden, um es zu retten.« Hier hilft die Hui Yang Yin Rezeptur.
Wenn die Yin-Fülle so groß ist, dass das Yang nach außen (oder oben) getrieben wird, und dann noch Ren Shen verwendet wird, so wird das Verderben von Yang noch beschleunigt. Wenn das Yang das Yin bis zur Erschöpfung getrieben hat, und dann noch Hui Yang Yin verwendet wird, dann ist der Untergang gewiß. Dies muß der Gelehrte berücksichtigen.

Im obigen Fall ist das Yang hochlodernd und verdorrt das Yin bis zum Zusammenbruch. Man muß also Ren Shen verwenden, um das Yuan-Yin zu nähren und das Ungleichgewicht auszugleichen. Wenn dann das Yuan-Yin wieder ansteigt, steigt das Yin-Blut des gesamten Körpers ebenso an. Wenn das Blut vermehrt ist, ist die Leere nicht mehr leer und der Kranke ist nicht mehr krank.

Frage 12: Was verursacht für einen Patienten, der ein starker Trinker ist, einen Zustand mit großer Hitze und Luft schnappen, Durst nach kalten Getränken, aber ohne Kopfschmerzen, Körperschmerzen oder einer Abneigung gegen Kälte?

Antwort: Dies wird durch die Ansammlung von Nässe verursacht, die Hitze erzeugt, und wenn die Hitze ansteigt, wird das Blut verletzt. Alkoholiker erzeugen leicht Nässe-Hitze, da diese Flüssigkeit stark nach außen (und oben) verdunstet. Sobald sie in den Magen gelangt, flieht sie auf die Haut des Körpers und sobald diese Wirkung beendet ist, bleibt die Nässe in der Mitte übrig. Wenn die Erde der Mitte stark ist, wird die Nässe leicht ausgestoßen.

Wenn das Mitte-Qi aber schwach ist, wird die Nässe jedoch kaum beseitigt. Im Laufe der Zeit nämlich wird das Mitte Qi leer und Nässe so zu einer Krankheit:
An den vier Extremitäten wird es von Nässe-Hitze zu Schleim-Feuer in Händen und Füßen. Wenn ein Arzt Schleim-Feuer in Händen und Füßen sieht, behandelt er dies sofort und es kommt zu einer Erholung. Wenn ich es behandle, ist die geeignete Methode das Erwärmen der Mitte und das Trocknen von Nässe. Dazu benötigt man scharfe, süße, transformierende Yang-Kräuter.
Da sich Nässe über einen langen Zeitraum ansammelt, erzeugt sie auch Lungen-Hitze mit Luftnot und durch den Schaden an Flüssigkeiten entsteht Durst.
Die geeignete Methode ist das Kühlen der Hitze, das Trocknen von Nässe, das Aufsteigen von Qi und das Auflösen (von Schleim). Die Rezeptur hierfür ist die Ge Gen Huang Lian Huang Qin Tang.

Ge Gen Huang Lian Huang Qin Tang
Ge Gen 1 liang, *Huang Lian* 5 Qian, *Huang Qin* 5 Qian, *Gan Cao* 5 Qian

In der alten Verschreibung beträgt die ge Gen-Dosierung bis zu einem halben Jin, Huang Qin, Huang Lian und Gan Cao jeweils 2 liang. Dies liegt daran, dass in der damaligen Anwendung ein Tai Yang Gui Zhi-Syndrom fälschlicherweise beseitigt wurde und das Pathogen in die Mitte absank. Dies führte wiederum zu endlosem Durchfall, einem hetzenden Puls (cu-mai[295]), sowie Keuchen und Schweißausbrüche.
Das Pathogen, das gerade abgesunken ist, würde über Haut und Fleisch austreten, kann es aber nicht. Stattdessen strömt es in den Adern des Pulses und so ist der Puls hetzend.
Es quillt auch blockierend zur Lunge hin und verursacht die Luftnot.
Zhongjing verwendet daher ge Gen, um das Magen-Qi zu stärken und das Pathogen auszuwerfen. Der bittere Geschmack von Huang Qin und Huang Lian ist der Helfer in der Rezeptur. Bitter stabilisiert es. Es reguliert die Hautporen (cou-li), um das Schwitzen zu stoppen, sowie Darm und Magen, um Durchfall zu stoppen.
Außerdem verwendet er Gan Cao, um die Mitte zu harmonisieren. Wenn das Pathogen vertrieben wird, wird die Krankheit natürlich nicht länger bleiben.

295 Schnell (> 90 /min.), arrhythmisch einen Schlag aussetzend, auf Hitze-Blockade hinweisend

Wenn nun die Dosierung verändert wird, so kann man eine angestaute Nässe-Hitze beim Alkoholiker behandeln, bei großer Hitze und asthmatischem Keuchen wirkt es noch besser.

Erklärung

Ge Gen Huang Lian Huang Qin Tang ist eine Rezeptur, die sowohl den Innen- (Li) als auch den Außenbereich (Biao) freimacht. Es ist auch eine Rezeptur, welche die Leitbahnen freimacht, Nässe trocknet und Hitze kühlt. Das Qi und der Geschmack von Ge Gen sind süß und scharf und es erhält die Metall-Energie des Herbstes und ist daher die Hauptarznei für den Yang Ming-Magenmeridian. Yang Ming dominiert die Trockenheit und das Fleisch gehört zum Yang Ming-Magen.

Wenn der Magen extrem heiß ist, wird auch das der Körper heiß. Der Kollateral-Kanal des Magens durchquert Herz und Lunge, und wenn heißes Qi in der Lunge aufsteigt, so erzeugt es das Keuchen. Hitze verletzt das Yin-Blut der Milz und erzeugt daher Durst. In diesem Fall verhindert die Verabreichung des aufsteigenden und zerstreuenden Ge Gen die Ausbreitung der pathogenen Hitze in den Leitbahnen. Die Hitze wird durch angesammelte Nässe verursacht und wenn diese entfernt wird, wird deshalb auch die Nässe entfernt.

Außerdem enthalten Huang Qin und Huang Lian bitteren Geschmack. Bitter kühlt die Hitze und kann auch Nässe trocknen. Darüber hinaus enhält die Rezeptur durch Gan Cao eine Harmonisierung der Mitte und Regulierung des korrekten Qi. Sowohl das Innere als auch das Äußere sind so gelöst. Nässe und Hitze verschwinden auf natürliche Weise. Es gibt viele Anwendungen für diese Rezeptur. Der Gelehrte sollte sich nicht nur auf diese eine beschränken.

Frage 13: Was verursacht einen erschwerten Stuhlgang bei älteren Menschen?

Antwort: Dies geschieht, wenn das Blut extrem leer ist, und die Gedärme nicht schmieren kann. In älteren Menschen ist Qi und Blut häufig leer. Wenn das Qi wächst, so gedeiht das Blut auf natürliche Weise und wenn das Qi schwächer wird, so schwächelt auch das Blut.

Was die gealterte natürliche Begabung betrifft, so haben einige sie dick und einige dünn. Man kann nicht davon ausgehen, dass jeder gealterte Mensch sowohl Qi als auch Blut-Leere hat. Es gibt einige, deren Konstitution genug Yang enthält und deren Geist nicht abnimmt. Ihre Stimme ist laut und ihr Appetit mangelt ebenfalls nicht. Bei diesen wird oft prosperierendes Feuer und sinkendes Yin festgestellt. Es gibt andere, deren Konstitution schwächer ist, deren Appetit wenig und die eher anfällig für Krankheiten sind. Ihre Vitalität gedeiht nicht und ihr Transport und die Umwandlung fehlen auch. Yin-Blut nimmt allmählich ab, und befeuchtet daher den Darm und den Magen nicht, so dass Darm und Magen trocken werden und verdorren. Das ist dann eine echte Blut-Leere.

Diese beiden Zustände sprechen über die Konstitution im Senium. Es gibt auch Fälle von äußeren Pathogenen, die in Yang-Meridiane eindringen und sich in Hitze verwandeln, welches sich wiederum im Darm und im Magen verbirgt, um darob Verstopfung zu verursachen. Es gibt aber auch Fälle von Yin-Fülle mit schwachem Yang, wo der untere Erwärmer kein Yang mehr hat und daher Yin nicht umwandeln kann, was auch wiederum zu Verstopfung führt. Es gibt einige Patienten mit in der Lunge verborgener Hitze, die eine trockene Verstopfung verursacht.

Die geeignete Methode ist die Verwendung von bitteren süßen Yin-Arzneien. Das Rezept lautet **Dang Gui Bu Xue Tang** plus Honig oder **Gan Cao Gan Jiang Tang,** siehe obige Erklärungen, oder **Ma Ren Wan.**

Ma (Zi) Ren Wan

Ma Ren 2 liang, *Shao Yao* 8 Qian, *Zhi Shi* 8 Qian, *Da Haung* 1 liang 6 Qian, *Hou Po* 2 Qian, *Xing Ren* 1 liang, Honig 1 liang

Ma Ren Wan ist eine Rezeptur, die Trockenheit befeuchtet und Stagnation bewegt. Es ist eigentlich eine bittere und süße Yin-Rezeptur. Die Essenz und das Blut des Körpers wandeln sich vollständig aus Magen und Milz zu nachhimmlischen Qi um. Milz und Magen sind als FU und Zang innen und außen verwandt. Der Magen steuert Erzeugen und Transformation, während die Milz die Umwandlung und den Transport dominiert. Oben und unten nehmen Kanäle, Kollateralen und Bewässerungskanäle ihren Platz ein. In diesem Fall wird der Magen durch verborgene Hitze belästigt und somit der Erzeugungs – und Transformations-Mechanismus behindert. Verborgene Hitze lodert täglich auf und so wird die Magen-Erde trocken. Dies verletzt allmählich das Milz-Yin. Wenn Milz-Yin extrem leer wird, wandern die Körperflüssigkeiten nicht mehr hinab in den Dickdarm. Wenn Feuer in Darm und Magen zunimmt, bewegen sich angesammelte Fäkalien nicht mehr und bilden »Armutsstuhlgang«. Dieser Stuhlgang zeigt an, dass das Blut nicht befeuchtet und sich daher die Fäzes ansammeln, und wie Schafskot hart werden.

Zhong-Jing hat daher eine Methode zur Befeuchtung des Darms erdacht, um die Abwassserkanäle wieder freizumachen. Die Rezeptur verwendet Huo Ma Ren und Xing Ren und nutzt ihre Öligkeit, um zu erweichen und zu befeuchten. Sie nutzt die Bitterkeit von Da Huang und Bai Shao Yao, das Qi absteigen zu lassen. Sie verwendet die bittere Wärme von Hou Po und Zhi Shi, um den Stuhl vorwärts zu stimulieren, und zusammen mit süßer Befeuchtung gegen die Trockenheit zu wirken. Wenn sich Yin verwandelt, wird Yang erzeugt. Wenn das Blut angefeuchtet wird, so wird das Verdorren wieder normal.

Wenn Darm- und Magenflüssigkeit reichlich vorhanden sind, wird der Fluss ungehindert, die Stuhlbewegung wird normalisiert.

Diese Rezeptur ist als Pille geeignet, um sanft zu befeuchten, wenn im Senium eine Blut-Trockenheit besteht. Die obige Rezeptur kann in der Dosis auch an ein Dekokt angepasst werden, um eine schnellere Wirkung zu erzielen, wie es eine undogmatische Vorgehensweise erlaubt.

Frage 14: Was ist die Ursache, wenn ein erigierter Penis nicht mehr weich werden will?

Antwort: Dieses wird verursacht, weil das Yuan-Yin vor dem Zusammenbruch steht und das Yang alleine steht, ohne sein Gegenstück.

Wenn eine Erektion auftritt, so das ist dies ein Zeichen des vollen Yang. Ist das Yang stark, so erzeugt es auch Yin, um das Yang wieder auszugleichen, wie es normalerweise in der Wandlung von Yin und Yang geschieht.

Hier liegt aber nicht dieses Prinzip vor. Eine Erektion ohne ein Nachlassen deutlich und klar zeigt, dass hier ausschließlich Yang vorliegt, ohne ein Gegenstück. Die geeignete Methode hier muß also das Retten des Yin sein, in dem man das Yuan-Yin kräftig nährt. Die passende Rezeptur ist hier die **Du Shen Tang**[296]**,** wie oben beschrieben. Ebenso kann man auch die **Liu Wei Di Huang Tang** einsetzen.

Liu Wei Di Huang Tang
Shou Di 1 liang, *Zao Pi* (=Shan Zhu yu) 8 Qian, *Huai Shan Yao* 5 Qian, *Fu Ling* 5 Qian, *Mu Dan Pi* 6 Qian, *Ze Xie* 3 Qian

Erklärung
Die Liu Wei Di Huang Tang, ist eine das Wasser tonisierende und das Yin nährende Rezeptur. Di Huang ist süß und kühl[297] und befeuchtet das Wasser der Niere. Die beiden Pi (Mu Dan Pi und Zao Pi, s. o.) sind sauer und kühl[298], so dass sie das Holz-Feuer senken[299]. Shan Yao und Fu Ling tonisieren die Milz, wandeln Qi und bewegen das Wasser der Mitte nach unten. Ze Xie ist süß und kalt. Daher tonisiert und nährt es die fünf Zang Organe und leitet Nässe aus.

Die Leere von Wasser mit übermächtigem Feuer sind die Ursache dieses Symptoms und Holz und Feuer verschlimmern dies so dass es eine Dauererektion (Priapismus) erzeugt.

In diesem Falle wird Di Huang eingesetzt, um Wasser zu stärken und die Leber zu befeuchten. Die Leber herrscht über die Sehnen der Zeugung, die die Wurzel des Penis bilden. Wenn diese Sehnen wieder befeuchtet werden, so kann sich das Yang auch wieder zurückziehen. Die beiden Pi (s.o.) sind die Assistenten der Rezeptur: Eines adstringiert und sammelt und eines leitet Wasser nach unten, so dass das übermächtige Feuer wieder abnimmt. Shan Yao, Fu Ling und Ze Xie tonisieren die Milz und bewegen die Körperflüssigkeiten. Dies bewirkt eine schnelle Rekonvaleszenz.

Im Altertum hieß es: »Das Tonisieren des Yang stärkt auch das Yin.« In dieser Regel liegt auch das Prinzip für die Behandlung von Impotenz und alle Yang-Leere.

»Das Tonisieren des Yin stärkt auch das Yang,« ist umgekehrt das Prinzip bei der Behandlung des obigen Symptoms. Im oberen Abschnitt ging es aber nur um Letzteres. Man sollte nicht annehmen, dass das Ausscheiden des Wassers dem Yin schadet, da in Kombination mit Di Huang ebenso deren Fähigkeit zu Befeuchten gefördert wird. Der Gelehrte sollte nicht dogmatisch sein: Wenn notwendig sollten die klassischen Rezepturen auch in ihrer Dosis verändert werden dürfen.

296 Unbedingt mit dem Yin-nährenden Xi Yang Shen, keinesfalls mit dem warmen Hong Shen

297 Das bei Zheng angegebene Shou Di Huang nach der Präparation ist nicht mehr kühl, so dass sich hier m. E. sheng Di Huang empfiehlt

298 Shan Zhu Yu gilt heuer, ebenso wie Shou Di Huang als leicht warm, wie ja bereits die ursprüngliche warme Formel aus dem Jin Gui Yao Lue, nämlich die Jin Gui Shen Qi Wan noch Gui Zhi und Fu Zi enthielt und erst tausend Jahre später um die beiden heißen Arzneien reduziert wurde

299 Hier kommt offenbar wieder die daoistische Shen Nong Schule zum Vorschein, in welcher die fünf Geschmäcker tonisierend und reduzierend eingesetzt werden können. Nach dieser wirken sauere und adstringierende Arzneien zum Reduzieren des Leber-Qi Flusses

Frage 15: Was verursacht einen Zustand, bei dem die Füße des Patienten jeden Tag nach Mitternacht großer Hitze ausgesetzt sind, wie Feuer, das bis zu den Knien reicht, ebenso besteht Unruhe, aber gegen Mittag verschwinden die Symptome?

Antwort: Blut-Leere und Yang-Fülle verursachen dies. Die beiden Prinzipien Yin und Yang sind der Kern des menschlichen Körpers.
Yang wird zur Doppelstunde von Zi (23–1 Uhr) geboren und reicht bis zur Doppelstunde von Si (9–11 Uhr). Dieses Zeitfenster gehört zu drei Yang-Schichten. Es ist eine Zeit, in der Yang wächst und Yin abnimmt. Es ist eine Zeit, in der die Yin-Leere nicht mit dem Wachstum von Yang mithalten kann. Wenn das Yang mächtig zunimmt, dann entsteht Hitze. Zur Doppelstunde von Wu gibt es eine Erholung. Wenn Yin wächst und Yang abnimmt, kann Yang das Yin nicht überwinden und daher lässt die Hitze nach.

Die Menschen denken heute, dass Nachmittagsfieber eine Yin-Leere ist. Dies liegt daran, dass sie Wachstum und das Schwinden des Dao von Yin Yang nicht verstehen.

Ich habe einmal den Fall von einer Frau behandelt, deren Gesicht jeden Tag ab Mittag rot wurde, und sie Fieber bekam. Sie hatte Durst nach warmen Flüssigkeiten, aber um Mitternacht war es wieder normal. Jeder Arzt hat versucht, ihr Yin zu nähren, aber ohne Erfolg. Ich habe mit Bai Tong Tang behandelt, mit nur einer Dosis, nach der sie wieder vollständig gesundet war. Im obigen Fall besteht die geeignete Methode darin, Yin zu tonisieren, um Yang zu regulieren. Das Rezept hierfür ist **Bu Xue Tang** oder **Di Huang Tang,** siehe weiter oben.

Frage 16: Was verursacht einen Zustand, in dem ein Mensch im Herbst plötzlich mehrere Dutzend Male täglich an wässrigem Durchfall mit unverdauter Nahrung leidet, der Geist jedoch nicht erschöpft ist?

Antwort: Dies geschieht, wenn das Yuan-Yin der Lunge nicht ausreicht, und die Lunge daher extrem trocken ist. Wenn der Darm so stark wässrig wird, dass er unverdaute Nahrung enthält, würde man nicht glauben, dass dies durch Milz- und Magen-Leere verursacht wird.

Wenn die Lungen bis zum Äußersten trocken sind, kann dieses Syndrom aber ebenfalls auftreten. Lunge und Dickdarm sind als Zang-Fu außen und innen verwandt. Dickdarm regiert den Transport. Wenn Speisen und Getränke in den Magen gelangen und nicht auf ihre Verdauung warten, dann folgen sie direkt der Trockenheit und Hitze nach unten in den Dickdarm, so dass sie täglich ein paar Dutzend Durchfall-Episoden erzeugen. Zugleich treten Bauchschmerzen, Verlangen nach kalten Getränken aber keine Müdigkeit auf. Wenn nun zum Beispiel die Milz versagen würde und die Körner dadurch nicht verdaut werden könnten, so wäre auch der Geist sehr müde als typisches Zeichen dafür. Diese Krankheit wäre auch chronisch und würde nicht akut auftreten.

Bei wässrigem Durchfall gibt es extrem gelben Durchfall, der auf loderndes Magenfeuer hinweist. Es gibt auch weißen Durchfall, der von leerem Yang im unteren Erwärmer ohne Feuer stammt. Es gibt grünen Durchfall, der durch eine Jue Yin-Kältetransformation verursacht wird. Es gibt Durchfall, der wie eine durch Tai Yin-Nässe verursachte, pastöse Sauce aussieht. Es gibt Durchfall, der wie Entengrütze aussieht durch Kälte in den Zang-Organen. Es gibt auch Durchfall, der Speichel ähnelt und durch Lungenhitze verursacht wird. Es gibt Durchfall mit hellroter

Farbe, der durch Yang verursacht wird, welches Yin nicht kontrolliert. Bei all diesen vielen Syndromen muss bei der Beurteilung jedes Einzelfalls beobachtet werden, ob eine Leere oder Fülle vorliegt. Ob die Krankheit chronisch oder akut ist, der Puls Shen hat oder nicht, all dies spielt bei der Verwendung von Arzneien natürlich eine Rolle.

Bei diesem Syndrom ist die geeignete Methode die Beseitigung von Trockenheit. Das Rezept ist **Gan Jie Tang** mit den zwei Dong, Di Gu Pi, Sang Bai Pi, Huang Qin, Xing Ren und weißer Honig.

Gan Jie Er Dong Tang

Gan Cao 1 liang, *Jie Geng* 8 Qian, *Tian Men Dong* 4 Qian, *Mai Men Dong* 4 Qian, *Di Gu Pi* 3 Qian, *Sang Bai Pi* 3 Qian, *Huang Qin* 2 Qian, *Xing Ren* 20 Stück, weißer Honig 5 Qian

Erklärung

Gan Jie Tang ist eine bittere und süße Yin-Rezeptur. Zhongjing verwendet diese Rezeptur zur Behandlung des Shao Yin-Halsschmerzen-Syndroms. Dies ist ein Zustand, der durch Shao Yin-Feuer verursacht wird, das zum Hals aufsteigt, da das Shao Yin-Kollateral (luo) den Hals umrundet.

Wenn dieses Syndrom Gan Cao und Jie Geng zur harmonischen Transformation bekommt, dann erhält das Shao Yin Nahrung und die Krankheit ist geheilt.

Im obigen Fall verwenden wir diese Rezeptur aber zur Behandlung von Tai Yin. Wir nutzen Jie Gengs Bitterkeit, um das Qi der Lunge zu öffnen und zu leiten, und die versteckte Hitze verschwindet sofort. Wir nutzen das Süße des (in Honig präparierten) Gan Cao, da große Süße bei der Umwandlung von Wärme ausreicht. Zusätzlich können bittere und süße Kombinationen Yin umwandeln. Yin transformiert sich also um und befeuchtet die Lunge. Zusätzlich gibt es noch die zwei Dong (Mai Men und Tian Men), zwei Pi (Sang Bai und Di Gu), Huang Qin, Xing Ren und weißen Honig, also eine Mischung aus süßen kalten, bitter und absteigenden Kräutern. Daher hört in der Lunge die Trockenheit auf und wässriger Durchfall bleibt ebenso aus.

Frage 17: Was verursacht einen trockenen Husten, bei dem die Haut des gesamten Körpers juckt?

Antwort: Dies wird durch eine Leere an Yuan-Yin verursacht, welches die Lunge nicht befeuchten kann, dann wird die Lunge trocken und kann keine Körperflüssigkeiten in die Haut verteilen. Wenn ein Patient an trockenem Husten leidet, so ist dies ein Zeugnis für Blut-Leere und Trockenheit der Lunge. Die Lunge regiert die Haut und das Haar. Wenn das Lungen-Qi klar ist, schreiten saisonale Veränderungen ohne exogene Attacken voran. Alle Zang-Fu-Organe verlassen sich darauf. Wenn das Lungen-Qi trocken ist, geht die Harmonie mit den saisonalen Veränderungen verloren: Körperflüssigkeiten bewegen sich nicht, und es treten unzählige Beschwerden auf wie Lungenschwäche, Geschwulste, Darmtrockenheit, Störungen und Schlaffheit, Sehnenkrämpfe, Knochendampf-Fieber[300] und mehr. Wenn sich Körperflüssigkeiten nicht nach außen bewegen, treten andere Syndrome an Haut, Muskeln und Nägeln, wie beispielsweise Trockenheit und Juckreiz auf.

300 Siehe hierzu im Lexikon des Blutstase-Buches

Dieser Abschnitt spricht über Blut-Leere und Lungentrockenheit. Wenn dieses Syndrom der Fall ist, so folgt daraus die geeignete Methode Trockenheit zu beseitigen und Ying zu pflegen. Das Rezept lautet **Bu Xue Tang** in Kombination mit **Gan Cao Gan Jiang Tang** sowie **Wu Wei Zi** und weißem Honig. Siehe obige Erklärungen.

Wenn man sich mit diesem Dao beschäftigt, sollte man wissen, dass für den menschlichen Körper, um den Mechanismus von Qi und Blut zu nutzen, das Folgende zutrifft: Die Wurzel von Qi und Blut befindet sich unten, seine Entwicklung in der Mitte, während sein Ausdruck oben ist. Das Bild für die Wurzel ist der Kreis ◯, dessen nachhimmlische Weiterentwicklung der Kreis im Kreis ist ◎, während die Manifestation dieser Energien der Kreis mit dem Punkt ⊙ ist.[301]

Das die Lunge regierende Qi wird durch einen äußeren Kreis ausgedrückt. Das Herz regierende Blut wird durch einen inneren Kreis ausgedrückt. Der äußere Kreis findet seine Wurzel in der Transformation von QIAN, während der innere Kreis seine Wurzel in KUN (Siehe Frage 11) findet. Dies ist der Himmel, der die Erde umgibt und die Erde wird vom Himmel geformt. Auf diese Weise werden sie zu einem gemischten und nicht unterscheidbaren Ding.

Das Qi-Steigen aus der Erde repräsentiert eine Yang-Linie in KAN von unten nach oben in die Mitte und dann nach oben. Sobald man ausatmet, steigt es auf. Das absteigende Qi im Himmel repräsentiert das wahre Yin im Trigramm LI und geht von oben zur Mitte und dann nach unten. Sobald man einatmet, tritt es ein. Daher wird gesagt, dass Einatmen und Ausatmen der Blasebalg (Ursprung) von Yin und Yang ist. Ausatmen bewirkt, dass sich Qi bewegt und Blut folgt, und während man einatmet, bewegt sich das Blut und Qi umgibt es. Obwohl das Ein- und Ausatmen Yin und Yang unterscheidet, führt das Aufsteigen in Wirklichkeit dazu, dass die beiden Energien zusammen aufsteigen, während das Absteigen ebenfalls die beiden Energien zusammen absteigen läßt.

Aufsteigen und Absteigen zirkulieren endlos, und sobald sie oben oder unten sind, unterscheidet man sie in Yin oder Yang. Die Weisen des Altertums befürchteten, dass die Menschen dies nicht verstehen würden, und zeichneten daher die Trigramme, die Yin und Yang erklären sollen. Qian und Kun sind vorhimmlisch, während die anderen sechs Trigramme (Kinder) nachhimmlische Energien darstellen. Die heutigen Menschen konzentrieren sich unerschütterlich auf die Geburt und Kontrolle der nachhimmlischen Energien und beschäftigen sich nicht mit dem Auf und Ab des Yin und Yang der vorhimmlischen Energien. Sie kennen das Ende des Himmels, aber sie kennen die Wurzel nicht.
Wer das Dao von Yin und Yang kennt, kann gemeinsam mit anderen das richtige Dao erlernen.

301 Siehe hierzu Rolle zwei dieses Buches, Abschnitt »Orientierungsprinzipien zu Arzneimittelverwendungen nach Qin-An«

Frage 18: Was verursacht einen Zustand, in dem Sehnen verkrampft sind, und sich nicht öffnen können?

Antwort: Dies ist auf eine Leere an Blut zurückzuführen, das die Sehnen nicht nährt, und daher verursacht dies trockene Sehnen. Bei trockenen Sehnen sagen einige, dass es kongenitale Ursachen hat. Auch wenn sie sagen, dass Wasser Holz hervorbringen kann, in Wirklichkeit sind Wasser und Feuer im Herzen und in der Lunge. Die Lunge dominiert das Qi, während das Herz das Blut dominiert. Wenn das Lungen-Qi zu fünf Zang-Organen wandert, wandert auch das Blut dorthin. Wenn das Lungen-Qi zu sechs Fu-Organen wandert, wandert auch das Blut dorthin. Ist das Lungen-Qi ist extrem trocken, dann nimmt seine Wirkung ab und Körperflüssigkeiten befeuchten die Sehnen nicht mehr und diese werden daher trocken. Wenn die Sehnen extrem trocken sind, ziehen sie sich zusammen und dehnen sich nicht. Die geeignete Methode besteht darin, Trockenheit zu beseitigen und das Blut zu nähren.

Die geeignete Rezeptur ist daher **Shao Yao Gan Cao Tang,** aber es ist auch möglich, die beiden Dong (Tian Men und Mai Men) und Honig hinzuzufügen.

Shao Yao Gan Cao Tang
Shao Yao 2 liang, Zhi Gan Cao 2 liang (in Honig präpariert)

Shao Yao Gan Cao Tang ist eine zugleich bittere und süße Yin-Rezeptur. Bai Shao Yao ist bitter und gelangt in die Leber. Leber ist Yin. Gan Cao ist süß und gelangt in die Milz. Milz ist Erde. Wenn bitter und süß kombiniert werden, so reicht es aus, um das Rezept an das Blut anzupassen. Wenn das Blut des gesamten Körpers angepasst wird, werden die Sehnen und Knochen des Körpers gepflegt. Wenn die Sehnen mit Blut versorgt werden, so gleicht sich die Trockenheit aus. Wenn die Trockenheit ausgeglichen wird, dann können sich die Sehnen wieder entspannen und dehnen.
Natürlich muß man sich nicht auf diese eine Rezeptur beschränken. Jede Arznei, die bittersüß oder sauer-süß ist, kann Yin umwandeln. Dies ist eben der wunderbare Schlüssel einer lebendigen Methode. Der Gelehrte sollte dies wissen.

Frage 19: Wie kommt es, dass alte Leute vergesslich werden und sich immer wiederholen?

Antwort: Dies entsteht, wenn das Yuan-Yin sehr leer ist, und das Shen nicht mehr verankert ist. Das Blut wird ja im Herz erzeugt und das Shen wird im Blut gespeichert. Shen gehört zum Feuer und ist Energie, also das oberste Yang KAN, das dort im Blut residiert. Qi und Blut sind voneinander abhängige Gegensätze, die man unterscheiden muß. Wenn man also sagt »Das Herz beherbergt das Shen« dann ist dies wie die Unterscheidung zwischen Göttern[302] und Dämonen.

302 Hier entsteht bei der Übersetzung das Problem, das Shen 神, in der CM sowohl das Geistige im Menschen bedeuten kann, als auch im religiösen Kontext »Götter« oder spirituelle Gestalten (im christlichen Glauben Engel), also Entitäten, die in der reinen Yang-Welt leben, im Gegensatz zu Gui 鬼Dämonen, die in der Yin-Welt residieren. Hinzu kommt die Idee der Wiedergeburt, nämlich, dass ein Mensch nach dem Tod auch als Gott oder Dämon wiedergeboren werden kann. Hier folgt Zheng der Idee des Volks-Daoismus, in welchem – wie im Hinduismus – aber im Gegensatz zum Buddhismus der Mensch nach dem Tode sowohl zum Himmel auf- als auch zur Hölle absteigen kann

Es heißt: »Götter und Dämonen sind zwei verschiedene Qualitäten von Energie.« Diese zwei Energie-Qualitäten bedeuten, dass hier die ursprüngliche Qualität des wahren Yang und des wahren Yin gemeint sind: Shen steht für eine reine Yang-Seele, einen Körper des Himmels, der respektvoll Shen genannt wird – Gui steht für eine reine Yin-Seele, einen Körper der Tiefe (Erde), der bescheiden als Gui bezeichnet wird.

Wenn ein Mensch Gutes tut, dann folgt seine geistige Haltung dem Yang, einer Abstraktion des hellen klaren Lichts. Wenn ein Mensch Böses tut, dann folgt seine geistige Haltung dem Yin, einer Abstraktion des dunklen düsteren Schattens.

Wenn also ein Mensch stirbt, dann wird er danach beurteilt, wie er sich im Alltag verhalten hat. Wenn er zum Todeszeitpunkt ein Überwiegen an freundlicher Energie enthält, so fährt seine ursprüngliche Seele zur Stirn, genannt Himmelstor[303] hinaus und hinauf zum Dao des Himmels, oder zu den Höllentüren hinaus und hinunter, zum Dao der Unterwelt.

Wenn also beim alten Menschen Qi und Blut in Leere sind, so reicht auch sein Jing und Shen nicht aus. Reichen Jing und Shen nicht aus, so wird das Shen verwirrt. Wenn aber das Shen nicht von extremer Hitze verwirrt wird, dann empfiehlt sich die Methode des Blut nährens, oder man kann auch gleichzeitig Qi und Blut tonisieren. Die Rezeptur hierzu sind die **Bu Xue Tang, Du Shen Tang** oder auch **Zao Ren Tang.** Zur Bu Xue Tang und Du Shen Tang siehe oben.

Shen Zao Tang
Xi Yang Shen 1 liang, *Suan Zao Ren*[304] 1 liang, *Gan Cao* 5 Qian, 1 Schweineherz[305]

Die oberen drei Bestandteile werden fein gemahlen und zusammen mit dem Herz als Eintopf gekocht oder zu Pillen verarbeitet.

Erklärung
Shen Zao Tang ist sowohl bitter und süß, so dass es Yin umwandelt, als auch sauer und süß, so dass es das Yin sammelt. Da das Yuan-Yin sehr schwach ist, und das Shen nicht nähren kann, hat dieses die Wurzel verloren und ist daher mal klar und mal getrübt. Es ist fast wie bei

303 Tian Men 天门, bedeutet Himmelstor und liegt zwischen dem linken und rechten Akupunkturpunkt Zan Zhu (Bl2), also in der Stirnmitte (»Drittes Auge«), im Gegensatz zu Di Yu 地户 (Erdtüren), die von den Nasenöffnungen aus nach unten gehen. Nach dem Volkstümlichen Daoismus tritt die Seele aus Himmeltor und Erde- (Höllen)türen aus. Das Wort Di Yu 地狱 bedeutet wörtlich Erde-Hölle, so dass im oberen Text die Übersetzung sowohl Erd-Tor, aber auch Höllentor übersetzt werden könnte. Sinngemäß sind hier aber nicht die Gegensätze Himmel-Erde, sondern Himmel-Hölle gemeint

304 Da Suan Zao Ren oft bei Schlafstörungen eingesetzt werden und es einen engen Zusammenhang zwischen fragmentiertem Schlaf bei Alzheimer oder Schlafstörungen und Demenz gibt, erscheint dies ein interessanter Ansatz. Genaueres hierzu findet sich im Zwillingsband dieses Buches über TCM und neuropsychologische Erkrankungen mit dem Titel »Vom Leeren der Fülle – Yin, die Kraft der Ruhe«, welches in Planung ist

305 Seit der Antike gibt es in China die Idee vom »Füllen der Eingeweide mit den Eingeweiden« und »Füllen des Herzens mit dem Herzen«. Schweineherz ist nach moderner Ernährungsanalyse ein sehr nahrhaftes Lebensmittel. Es enthält Eiweiß, Fett, Kalzium, Phosphor, Eisen, Vitamin B1, Vitamin B2, Vitamin C und Niacin usw., die einen großen Einfluss auf die Stärkung der Myokardernährung und die Kontraktilität des Myokards haben. Relevante klinische Daten zeigen, dass viele Herzerkrankungen eng damit zusammenhängen, ob die Myokardaktivität normal ist oder nicht. Obwohl Schweineherz die organische Herzkrankheit nicht völlig verbessern kann, kann es daher das Myokard stärken und nähren, was für die Heilung von funktionellen oder neurologischen Herzkrankheiten von Vorteil ist. In Anbetracht der heutigen Massentierhaltung ist Schweinefleisch aus konventioneller Zucht wegen der Fütterung von Abfällen nicht mehr zu empfehlen, ebenso Rind und Geflügel, so dass als »gesunde Alternative« im Prinzip nur Wild, Ziege, oder Schaf empfohlen werden kann

einer Öllampe, wenn das Licht vor dem Verlöschen steht. Wenn man wieder Öl hinzufügen würde, so leuchtete die Flamme wieder hell und klar.

Man verwendet also das süße bittere des Xi Yang Shen und das sauere sammelnde des Suan Zao Ren um das Yuan-Yin zu tonisieren. Wenn das Yuan-Yin sich wieder sammelt, so sammelt sich auch wahres Qi, so dass man sagt »Das Shen ist gespeichert.« Auch sind die Energien des Schweineherzens von gleicher Natur, so dass sich auch das Shen des Patienten wieder klärt. Hinzu kommt das harmonisierende und umwandelnde Gan Cao, so dass die Quelle des wahren Blutes nicht versiegt.

Diese Rezeptur behandelt nicht nur die Vergesslichkeit von älteren Menschen, sondern auch alle Fälle von übermäßigem Grübeln, die das Yin und Blut dezimieren.

Frage 20: Was verursacht einen Zustand, in dem der Enddarm einige Zentimeter prolabiert, der Anus sich wie in Flammen stehend anfühlt, und es Mundgeruch, keuchende Atmung und das Verlangen nach kalten Getränken gibt?

Antwort: Dies ist eine Yuan-Yin Leere, die sich auf die Lunge ausgewirkt hat. Die Lunge leidet unter Feuer, welches sich in den Dickdarm ausbreitet. Wenn der Darmausgang solche Symptome hat, dann muß man differenzieren, ob dies von Yin-Leere oder Yang-Leere kommt. Wenn dieser Mensch unter Yang-Leere leidet, dann ist sein Yuan-Qi extrem leer und kann nicht die Schließmuskeln kontrollieren. Er muß dann erschöpft und matt sein, sein Durst wird nach warmen Getränken sein, es müssen überall Yin-(Feuer) Symptome vorkommen, und die Methode wird sein, die Mitte zu wärmen.

Wenn Yin-Leere die Ursache für den Darmvorfall ist, so kommt es von einem Feuer im unteren Erwärmer, welches dies bewirkt. Dieser Mensch wird keine geistige Erschöpfung verspüren, aber ein Verlangen nach kalten Getränken, und es wird überall Hitze-Zeichen geben.

Beide diese Syndrome beginnen oft nach schwerem Durchfall oder Dysenterie. Wenn man sie behandelt, so ist das Wichtigste zu unterscheiden, um welche Ursache es sich handelt, so dass die Behandlung klar ist.

Im obigen Fall ist es eine Yin-Leere mit loderndem Feuer, das zum einen bis in die Lunge geht, so dass eine keuchende Atemnot besteht und zum anderen in den Dickdarm absteigt, wo es zum Darmvorfall führt. Die passende Methode ist es daher, das Yin zu nähren und das Feuer ausleitend zu kühlen. Die Rezeptur ist die **Da Huang Huang Lian Xie Xin Tang,** oder man kann auch die **Ge Gen Huang Lian Huang Qin Tang** anwenden. Dazu siehe oben.

Da Huang Huang Lian Xie Xin Tang

Da Huang 1 liang, *Huang Lian* 5 Qian

Da Huang Huang Lian Xie Xin Tang ist ein Rezept zum Ausleiten des Feuers. Zhongjing verwendet diese Rezeptur, um Klumpen und Fülle unter dem Herzen zu behandeln, die sich unter Druck weich anfühlen. Formloses Hitze-Toxin verbirgt sich unter dem Herzen und verursacht diesen Zustand. In unserem Fall verwenden wir dieses Rezept ebenfalls, auch wenn es scheint, als ob es nicht konform ist. Manche wissen nämlich nicht, dass die bittere Kälte von Da Huang und Huang Lian die toxische Hitze aller drei Erwärmer nach unten ausleiten kann. In diesem Fall greift die Hitze die Lunge an und es besteht ein Keuchen. Hitze greift den Darm an und so entsteht ein Aftervorfall. Wenn hier bittere Kälte von Da Huang und Huang Lian angewendet wird, wird das Feuer gekühlt. Sobald das Feuer-Toxin ausschieden ist, kehrt wieder Frieden sowohl oben als auch unten ein. Dies ist die eine andere Methode, die gemeistert werden muss.

Frage 21: Wenn das Wasserlassen extrem schmerzhaft ist, Durst nach kalten Getränken besteht, ist es dann auch das Lin-Syndrom[306] oder nicht?

Antwort: Dies geschieht, wenn das Yuan-Yin der Blase nicht ausreicht und durch pathogenes Feuer verbrannt wird. Es handelt sich um einen extremen Fall des Tai Yang-Fu-Organ Syndroms.

Weil eine Attacke auf das Tai Yang erfolgte, verwandelt sich dies in Hitze-Pathogen, im Tai Yang und residiert als versteckte Hitze in der Blase. Daher besteht Durst auf kalte Getränke und das Wasserlassen ist schmerzhaft. Die geeignete Methode ist die Umwandlung von Qi und Verteilen von Wasser. Das Rezept ist **Wu Ling San.**
Es ähnelt tatsächlich dem Lin-Syndrom. Alle Lin-Syndrome sind Harnblasensyndrome. Frühere Gelehrte unterschieden fünf Arten von Lin: Blut-Lin, Qi-Lin, Sand-Lin, Stein-Lin und Erschöpfungs-Lin. Zusammenfassend fallen sie alle unter zwei Unterscheidungen: Yin und Yang. Sieben oder acht von zehn Fällen gehören zu einem leeren Yang, dass das Jing nicht transformiert welches daher stagniert. Wenn man ihren Ursprung herleitet, beginnt dies oft als nächtlicher Samenerguß in der Mitte eines Traums. Plötzlich nimmt man es wahr und erhöht den Druck, um es einzuhalten, aber es läßt sich nicht verhindern und die Emission ist nicht glatt verlaufend. Daher ist das anschließende Urinieren ebenfalls äußerst schmerzhaft. Dies ist die Hauptursache für die Erkrankung. In diesem Fall ist dies angemessen stark das Yuan-Yang zu stärken, zu bewegen und zu transformieren, damit sich auch das Qi transformieren und bewegen kann. Dies ermöglicht einen reibungslosen Fluss der Jing-Essenz. In der heutigen Welt nimmt jeder, der schmerzhaftes Wasserlassen sieht, sofort an, dass dies Feuer ist, und so tut er es nicht. Ich dagegen wage es nicht, Rou Gui oder Fu Zi auch nur in kleiner Dosis zu verwenden. Das liegt daran, dass viele die vorhandenen Zeichen nicht vollständig erkennen. Es gibt andere Fälle, in denen die Essenz lange Zeit stagniert und die Qi- Regulierung behindert. Diese Unterdrückung wird zu Hitze und dann verbrennt das Yin-Blut der Harnblase vollständig. Dieses pathogene Feuer kocht die Jing-Essenz und so gibt es all die Namen für Sand- und Steinsyndrome. Insgesamt ist die Ursache für dieses Feuer die stagnierende Essenz. Menschen mit Yang-Leere sind oft unter den hiervon Betroffenen.

Geeignete Rezepte wären hier Rezepte von B**ai Tong Tang, San Cai Tang, Qian Yang Dan** usw. Für Menschen mit Yin-Leere und extrem erfolgreichem Feuer wäre es angemessen, die Rezepturen **Zi Shen Wan, Liu Wei Wan** und **Wu Ling San** zu verwenden. Siehe obige Erklärungen. Ferner kann man auch die **Fu Zi Xie Xin Tang** verwenden.

306 Vergleiche Lin-Syndrom im Lexikon von »Blutstase-Syndrom«: Diese Art Strangurie ist durch schmerzhaftes und schwieriges Urinieren gekennzeichnet und entsteht meist durch Hitze-Nässe in der Blase, durch Unterfunktion und Leere des Nieren-Qi, oder z. T. auch durch Absenken des Qi der Mitte. Der Begriff umfaßt zwar jede Dysurie, ist aber in seiner Bedeutung breiter gefaßt, als schmerzhaftes Urinieren und Dysurie

Wu Ling San

Bai Zhu 1 liang, *Fu Ling* 8 Qian, *Zhu Ling* 5 Qian, *Ze Xie* 5 Qian, *Gui Zhi* 6 Qian

Erklärung

Wu Ling San ist ein Rezept für die Umwandlung von Qi und dem Abfließen von Wasser. Da Kälte das Tai Yang-Fu Organ Blase verletzt, breitet sich die Qi-Umwandlung nicht richtig aus und die Wasserwege können nicht frei fließen. Deshalb entsteht pathogene Hitze. Wenn Hitze die Körperflüssigkeiten verletzt, so können diese nicht aufsteigen und befeuchten und es gibt Durst nach kühler Flüssigkeit. Da sich das Qi nicht bewegt, tritt der Urin zwar aus, aber nicht fließend, was Schmerzen verursacht. In diesem Fall verwenden wir die beiden Ling (Fu Ling, Zhu Ling), Bai Zhu und Ze Xie, die speziell das Wasser bewegen und die Mitte tonisieren. Der gelungenste Teil der Rezeptur ist jedoch die Anwendung von Gui Zhi. Es transformiert die Qi-Bewegung der Blase. Wenn sich das Qi transformiert und bewegt, löst sich sowohl die pathogene Hitze als auch die Kälte auf natürliche Weise auf. Diese Rezeptur betont die Qi-Transformation aber nicht so viel das Zerstreuen der Wärme. Allerdings weiß man, dass wenn Qi sich umwandelt und bewegt, auch Wärme mit dem Wasser ausgestoßen wird. Viele Menschen verstehen dies Prinzip nicht.

Fu Zi Xie Xin Tang

Fu Zi 1 Stück, *Huang Qin* 5 Qian, *Huang Lian* 5 Qian, *Da Huang* 1 liang

Erklärung

Fu Zi Xie Xin Tang ist eine Rezeptur, die sowohl heiß als auch kalt wirkt. Zhongjing verwendet es für epigastrisches Klumpengefühl (unter dem Herzen) und wiederkehrende Abneigung gegen Kälte mit Schweißausbruch.

Es ist eine Hitze in Shao Yin, die sich unter dem Herzen zusammenballt, um sich wie ein Klumpen anzufühlen. Eine Tai Yang-Kälte kommt darunter ebenfalls zum Vorschein und bewirkt Schweiß, wodurch man merkt, dass Yang zugrunde geht. Daher werden Huang Qin, Huang Lian und Da Huang verwendet, um die im Shao Yin verborgene Hitze abzuleiten, und zusätzlich wird Fu Zi verwendet, um die Wurzel des Yuan-Yang zu tonisieren. Kalt und heiß werden beide verwendet, was wirklich das großartige Prinzip bei der Zusammensetzung dieser Rezeptur ist.

In diesem Fall wird Fu Zi zum Behandeln von stagnierender Jing-Essenz verwendet, welche Wärme erzeugt und zu einem Lin-Syndrom führt, um das vorhimmlische Yang zu tonisieren. Die Helfer-Arzneien sind Huang Qin, Huang Lian und Da Huang, welche die versteckte Hitze ausleiten. Es leitet aus, ohne zu leeren, und stabilisiert, ohne zu blockieren.

Medizinische Bücher verwenden hier häufig Arzneien, um Wasser zu fördern und Hitze zu kühlen. Sie wenden eine Methode gegen Hitze-Akkumulation an, lassen jedoch die Methode zur Umwandlung von Jing-Essenz aus. Meiner Meinung nach sollte man die Rezeptur mit zusätzlich zwei oder drei Qian (An) Rou Gui ergänzen, um Fu Zis Stärke zu verbessern. Dies kann auch dazu beitragen, Qi zu transformieren, und wenn sich Qi bewegt erzeugt es die Jing-Essenz ungehindert, die Hitze löst sich auf und das Pathogen wird ausgeleitet. Wie kann es dann noch ein Lin-Syndrom geben? Andere Rezepturen können ebenfalls in Anbetracht gezogen werden, wie San Cai Feng Sui Dan plus An Rou Gui oder Zi Shen Wan mit doppelter

Dosis von An Rou Gui. Wichtig ist nur, dass nicht ausschließlich Wasser treibende Methoden genutzt werden.

Frage 22: Was verursacht einen Zustand, in dem nach der fünften Doppelstunde (wu geng = vor Sonnenaufgang) starke Träume vorkommen und drei- bis fünfmal pro Monat oder im Extremfall sieben- oder achtmal dabei nächtliche Samenergüsse auftreten?

Antwort: Dies wird durch Yuan-Yang Leere und das Shen verursacht, das die Kontrolle verliert. Der nächtliche Samenerguß und das Bettnässen unterscheiden sich geringfügig. Die Urinöffnung öffnet sich eher leicht, die Jing-Öffnung nicht. Beide Öffnungen werden vom Herz Qi kontrolliert, aber der Grad der Tiefe ist nicht der gleiche. Über das Feuchte-Träume-Syndrom stehen in allen Büchern krause Theorien, die nicht schlüssig sind. Ich berechne daher sein Prinzip hier sorgfältig.

Das Shen ist der Meister des menschlichen Körpers. Es befindet sich inmitten der beiden Qi (Yuan Yin und Yuan-Yang). Tagsüber weilt es im Herz, nachts steigt es in die Niere hinab.

Wenn das nächtliche Emissionssyndrom vor den Zeiträumen Xu und Hai (19-23 Uhr)[307] auftritt, liegt eine Krankheit in den Nieren vor. Wenn es nach der Zeit von Zi (23-01 Uhr) passiert, ist die Krankheit im Herzen. Dies ist das Dao Shen von Yin und Yang.

Die oberen und unteren Öffnungen des menschlichen Körpers können als vom Shen kontrolliert zusammengefasst werden. Shen ist Feuer. Es ist Qi. Es ist das wahre Yang in der Mitte des KAN-Trigramms. Wenn wahres Yang sich mit wahrem Yin verbindet, dann beginnt das Shen zu regieren. Wenn wahres Yin sich mit wahrem Yang verbindet, dann erhält das Shen etwas, auf das es sich verlassen kann.

Bei nächtlicher Emission besteht das Ziel nun darin, diese Ursache zu finden. Liegt das Ereignis in der ersten oder zweiten Hälfte der Nacht, um den Ort des Geistes zu bestimmen? Wenn sich eine Krankheit in der ersten Hälfte der Nacht befindet, nimmt das Yin zu und das Yang nimmt ab. Leeres Yang kann die Essenzöffnung nicht kontrollieren. Gleichzeitig kann das Herz lüsterne Gedanken haben und dies löst es dann aus. Die geeignete Methode besteht nun darin, das Yang mit Rezepturen wie *Qian Yang Dan, Bai Tong Tang* und *Gui Zhi Long Gu Mu Li Tang* zu unterstützen.

Wenn eine Krankheit in der zweiten Hälfte der Nacht auftritt, steigt Yang an und Yin nimmt ab. Leeres Yin kann sich dem Yang nicht anschließen, Yang Qi wächst und zusätzlich verschlimmert das Herzfeuer durch die lüsternen Gedanken dies. Das Shen ist ohne Anker und kann nicht ruhig bleiben und dadurch wird sie ausgelöst. Die geeignete Methode besteht darin, Yin zu nähren, um Yang zu senken mit Rezepturen wie *Feng Sui Dan* mit doppelter Dosierung von Huang Bai, *Shen Zao Tang* mit Huang Lian, *Bu Xue Tang,* Jun-Dan[308] und (Xi) Yang Shen-Dan.

307 Siehe Tabelle in Frage 15

308 Wörtlich: »General-Ei«, da Da Huang als General unter Arzneien bezeichnet wird. Schlagen Sie zuerst ein kleines Loch oben auf dem Ei aus, entfernen Sie die Eierschale, geben Sie fein gemahlenes Da Huang-Pulver hinein, rühren Sie gut mit Stäbchen um und verschließen Sie das kleine Loch dann mit Reispapier oder Weißmehl und Wasser. Anschließend wird das verschlossene Ei gekocht und gegessen. Yang Shen Dan wird genau so gehandhabt, nur eben mit Xi Yang Shen

Viele der verschiedenen Ursachen dieses Syndroms sind die gewohnheitsmäßige Lüsternheit oder manchmal was die Augen sehen und das Herz dazu denkt, oder was die Ohren vernehmen. Leidenschaftliche Gedanken strömen dann endlos im Kopf und werden zu einem lustvollen Verlangen. Ohne es bewußt zu werden, ist es bereits in der Mitte des Geistes fest verankert. Sobald man dann fest schläft, reist der ursprüngliche Geist (Yuan Shen) im Traumland. Und all das was man hat gesehen oder gehört hat oder damit in Kontakt kam kann sich als lüsterner Gedanke manifestieren und mit dem Herzfeuer nach unten bewegen, unterstützt vom ministerialen Feuer, welches direkt zur Essenzöffnung fließt. Die Öffnung öffnet sich und dann das Jing, die Essenz tritt auf natürliche Weise aus.

In diesem Fall sagen wir, dass das Blut leer ist und der Geist keinen Anker hat. Der Samenverlust erfolgt nach der fünften Woche in einer Zeit, in der das aufrechte Yang wächst und das Yin schwindet und ist daher auch ein Zeichen von Blut-Leere. Die geeignete Methode ist die Nährung des Yin, um sich wieder mit Yang zu verbinden. Die Rezeptur ist die **Shen Zao Tang**, Erklärung siehe oben.

Frage 23: Was verursacht einen Zustand, in dem ein gesunder Mensch mit einem ebenfalls gesunden Geist und normalem Appetit, plötzlich Durst nach kaltem Getränk hat, kaum uriniert und dennoch jede Nacht Bettnässen erlebt?

Antwort: Dies wird durch die Yuan-Yin Leere und eine geringere versteckte Hitze (Fu Re) von Jiao verursacht. Viele Menschen glauben, dass Bettnässen zu einer Leere an Feuer im unteren Erwärmer gehört. In Wirklichkeit ist dies nicht ganz so: Es gibt Fälle, in denen die untere Quelle wirklich kein Feuer hat, in diesem Fall kann das Yang-Qi die Öffnung der Blase nicht kontrollieren und zurückhalten. Eine Person, die unter dieser Krankheit leidet, muss einen müden Geist und einen verminderten Appetit haben. In diesem Fall gibt es Hinweise auf eine Yang-Leere und die geeignete Methode besteht darin, das ursprüngliche Yang zu sammeln und zurückzubringen sowie das Feuer zu tonisieren.

Im obigen Fall hat der Geist nicht abgenommen und der Appetit ist normal. Es ist also sicherlich Hitze, die in der Harnblase verborgen ist. Es gibt auch Fälle, in denen Herz-Feuer in den Dünndarm oder in die Leber wandert und Wärme in die Blase wandert, was zu Bettnässen führt. Dies geschieht, weil Hitze die Mitte irritiert und die Schleusen können nicht geschlossen werden. Diese Fälle müssen im Puls von Leber und Herz gesucht werden, und das ist alles.

Wenn wandernde Herz-Hitze diesen Zustand verursacht, wendet man die Rezeptur *Dao Chi San* an. Wenn Leber-Hitze zur Blase dies verursacht, so heilt man sie mit Xiao Chai Hu Taang mit doppelter Dosis von Huang Qin. Man sollte auch die Aktualität der Erkrankung in der ersten oder zweiten Hälfte der Nacht weiter untersuchen, um den Mechanismus des Wachstums und des Rückgangs von Yin und Yang zu untersuchen. Wenn man diesen versteht, so kann man nicht fehl gehen.

Das oben beschriebene Syndrom gehört sicherlich zu der versteckten Hitze in der Harnblase, da die Person keine Beeinträchtigung des Geistes erfährt und ihr Appetit stark ist, sie Durst nach kalten Getränken hat und das Wasserlassen oft spärlich ist. Daher kann man es einschätzen. Die geeignete Methode besteht darin, die Nieren zu befeuchten und das Feuer auszuleiten. Das Rezept lautet **Liu Wei Di Huang Tang** mit Zhi Mu und Huang Bai. Siehe obige Erläuterungen.

Frage 24: Was ist der Fall, wenn eine Person eiskalte Füße hat, so dass sie nicht laufen kann, während Arzneien wie Rou Gui und Fu Zi, oder Nässe trocknende Arzneien alle nicht helfen, und sogar im Gegenteil die Erkrankung verschlimmern?

Antwort: Dies ist nicht ein Fall von Yang-Leere mit Nässe, die von unten kommt, sondern eine Blut-Leere aufgrund von Trockenheit der Lunge, die das Blut hindert nach unten zu wandern. Der Körper benötigt oben wie unten die Verteilung und den Schutz durch das Qi.

Wenn das wahre Yang schwach ist, so bestehen Kälte-Symptome und die Verwendung von Fu Zi und Rou Gui hilft dies zu beheben. Wenn aber die Milz leer ist, das Qi nicht transportiert und Nässe nicht umgewandelt werden, dann ist die Verwendung von Milz tonisierenden und Nässe (oder Nässe) transformierenden Arzneien angebracht.

Da nun in diesem Fall die (warmen) Arzneien wirkungslos waren, weiß man, dass weder Yang-Leere noch aufsteigende Nässe vorliegen, sondern dass es nur Trockenheit der Lunge mit Blut-Leere sein kann.

Die Lunge ist der »Patriarch der hundert Gefäße«. Von dort aus werden die Glieder kontrolliert. Wenn das Qi der Lunge fließt, dann fließen auch die Säfte und die hundert Gefäße blühen auf. Wenn aber das Lungen-Qi trocken ist, dann fließen auch die Säfte des Körpers nicht, und der Körper wird nicht mehr genug ernährt. In diesem Fall sind beide Füße eiskalt, was auch beim Zusammenbruch von Wasser und Auflodern von Feuer sein kann.[309]

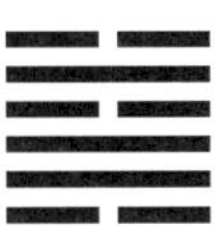

63 (Nach der Vollendung = KAN oben LI unten)
Im Körper residiert normalerweise das Wasser unten (Norden[310])
und das Feuer oben (Süden).

Übermäßiges Feuer kann dazu führen, dass Körperflüssigkeiten (JinYe) austrocknen und das Knochenmark nicht mehr genährt wird. Aber auch die Trockenheit der Lunge führt dazu, dass die Körperflüssigkeiten unzureichend sind und aufgrund dieses Mangels (an Kühlung) pathogenes Feuer entsteht. Wenn pathogenes inneres Feuer noch nicht extrem ist, so fühlt es sich heiß an; aber wenn es noch stärker wird, dann fühlt es sich kalt an.[311]

Im Altertum hieß es das das Yang wenn es seinen Zenit überschreitet in Yin umschlägt und umgekehrt.[312]

309 Ähnlich wie ein tiefschwarzer Zungenbelag, der sowohl auf extreme Hitze wie auch auf extreme Kälte hinweisen kann

310 Die klassischen Landkarten blickten immer vom im Norden residierenden Kaiser nach »unten« in den Süden

311 Für die Praxis ist es hierbei relevant, dass bei vielen Neuropathien die Patienten es als »brennen« und »Feuer unter der Haut« beschreiben, während alles auf Yang-Leere hinweist. Siehe auch unter »Knochendampffieber« im Lexikon des Blutstasebuches

312 Dies bezieht sich auf die Hexagramme 63 (und 64) im Buch der Wandlungen. »Vor der Vollendung« in Hexagramm 64 ist LI (Feuer) oben und KAN (Wasser) unten, »Nach der Vollendung« in Hexagramm 63 ist es umgekehrt, da Feuer und Wasser die Plätze tauschen.

䷿ 64 (Vor der Vollendung = LI oben KAN unten)

Auch in der Entwicklung einer Erkrankung kann ein solches Phänomen auftreten. Ein oberflächlicher Betrachter kann das nicht alles wissen. Für diese Erkrankung eignet sich daher hauptsächlich eine bittere, süße Yin umwandelnde und Trockenheit befeuchtende Methode. Als Rezepturen kann man die **Shao Yao Gan Cao Tang** verwenden oder die **Liu Wei Di Huang Tang** mit den zwei Dong (Mai Men und Tian Men) und einer halben Tasse Honig dazu, oder die **Huang Lian E Jiao Tang.** Siehe dazu die Erklärungen weiter oben.

Frage 25: Wenn die Muskeln schwach werden und die Haut trocken, hierbei häufig Ohnmachten vorkommen und der Gedanke an kühle Getränke vorherrscht, was ist der Grund dafür? Meistens wird dies als Gan-Erkrankung[313] gedeutet. Ist das so?

Antwort: Diese Erkrankung wird von versteckter Hitze im Magen verursacht, die das Yin und Blut der Milz aufbraucht. Alle Muskeln werden von Milz und Magen regiert. Sie gedeihen, wenn das Magen-Qi ausgeprägt ist, und sind geschmeidig, wenn das Milz-Yin ausreicht. Wenn die Muskeln des ganzen Körpers ausgeprägt und geschmeidig sind, so zeigt dies einen Reichtum an vorhimmlischer Energie an.

Milz und Magen stehen aber im Zang-Fu Verhältnis, so dass ein einseitiger Überfluß nicht aufkommen sollte, da daraus Krankheit entsteht. Wenn nun also beim Patienten die Glieder trocken und verdorrt sind, so folgt dies sowohl aus Feuer wie auch eine Yin-Leere. Das Verlangen nach kaltem Wasser ist zwar ein Krankheitszeichen aber zugleich eine Schutzmaßnahme, die vor Yin-Zusammenbruch schützen soll.

Man darf also folgern, dass die versteckte Hitze im Magen für diese Erschöpfung des Milz-Yin verantwortlich ist. Erkrankungen wie diese kommen oft in Kleinkindern und Kindern vor, wenn Milz und Magen durch falsche Ernährung geschädigt sind, so dass schließlich eine Leere des Yuan-Qi entstehen kann.

Das Verzehren von kühlen und rohen Nahrungsmitteln erzeugt diese Art von Stagnation, welche dann zu innerer pathogener Hitze führt. Dann werden die falschen Arzneien verschrieben und die Erkrankung wird so ausgelöst. In acht von zehn Fällen ist diese Ursache verantwortlich.

313 Was bei Erwachsenen ein Erschöpfungs-Syndrom (Lao) der Milz bildet, führt bei Kindern zum Gan-Leeresyndrom. Seine Zeichen sind z. B. ein gelber Teint (= Erde, Milz), trockene Haut und Haare, Müdigkeit und ausdruckslose Augen.
Wang Qing-Ren schrieb dazu:
»... da die Krankheitsursache meist in der Überfütterung mit Milch zu finden ist. Wenn zuviel Fettes und Süßes nicht mehr absorbiert werden kann, staut es sich im Magen, der Nahrungstransport wird gestört und der Magen-Darm-Trakt nimmt allmählich Schaden. Auf diese Weise entwickelt sich aufstauende Hitze. Wird diese Hitze immer größer, so entwickelt sich das Gan-Leeresyndrom, Qi und Blut werden reduziert, die Körperflüssigkeiten (Jin-Ye) trocknen aus.«
Siehe dazu in meinem Blutstasebuch bei Wang Qing-Rens Beschreibung im »Yi Lin Gai Cuo«, zweiter Teil unter Indikationen für Tong Qiao Huo Xue Tang, Nr. 14. Unter Infantile Malnutrition (Gan-Syndrom, Mangelernährung).
Es bestehen hierbei Überschneidungen mit schulmedizinisch definierten Krankheiten wie Malnutrition und Wurmbefall bei Kleinkindern

Auch kommt es oft vor bei Frauen mit Leber-Stagnation und Milz-Leere durch Qi-Stau[314].

Heute werden alle Arten von Atrophien von Ärzten als Gan-Erkrankung kategorisiert, so dass sie dafür die »fünf Gan-Erkrankungen« erfunden haben. Das ist nicht korrekt.

Die Rezeptur hierfür ist die **Gan Cao Hei Jiang Tang** mit Wu Wei Zi. (Erklärung weiter oben) Man sollte aber unterscheiden, wie stark die gestaute Hitze ist und die Dosis entsprechend anpassen.

Frage 26: Was verursacht tägliche, extrem schmerzhafte Durchfälle von blutigem Stuhl mit weißen Schleimbeimischungen,[315] bei imperativem Stuhldrang?

Antwort: Dies wird verursacht, weil das Yuan-Yin zu schwach ist, so dass die Lunge trocken wird, und infolgedessen, die Trockenheit als (exogene) Gastenergie sich in den Dickdarm ausgebreitet hat.
In vielen Büchern heißt es, dies sei von Nässe-Hitze verursacht, wobei die Nässe für weiß und die Hitze für rot steht. Jedoch sind diese Rezepturen hierfür oft nicht besonders wirksam.
Nachdem ich über dieses Konzept nachgedacht habe, erscheint mir in diesem Zusammenhang das der menschliche Körper auch dem Prinzip von KAN und LI[316] unterworfen ist. Alle Bewegungen im Körper sind mit Herz und Lunge verbunden: Das Herz gehört zum Feuer, wandelt Blut und sitzt unter der Lunge, und die Lunge gehört zum Metall, wandelt das Qi um und sitzt über dem Herz in einer respektablen Position. Sie beginnen den Zyklus des Qi und senden es nach außen an Muskeln, Haut, Sehnen, Knochen und innere Zang und Fu Organe, so wie der Himmel überall die Erde umgibt.
Dorthin wo das Qi aus der Lunge fließt, folgt ihm auch das Blut aus dem Herz, hoch und hinunter und wieder zurück in ewigem Kreislauf. Wenn die zwei Qi in Harmonie sind, dann entsteht nirgends Schaden. Wenn aber das Qi oder Blut der Lunge einmal in Unordnung sind, so erhebt sich ein Schwarm von Problemen hieraus. Wie kann es also sein, dass dies nur eine Ruhr erzeugt?
Die Ruhr-Erkrankung entsteht allerdings oft im Herbst, wenn die Trockenheit des Metalls dominiert. Das exogene Pathogen befällt also als Trockenheit die Lunge und blockiert die reinen Kanäle. Daher verliert die Umwandlung die Kontrolle und die feinen und trüben Flüssigkeiten wandern zum Dickdarm. Der Dickdarm wird ebenfalls zu trocken und heiß, so dass man sagt: »Die Lunge überträgt die Trockenheit auf den Dickdarm.«

Wenn das Lungen-Qi stagniert, so hemmt es auch das Qi des Dickdarms und zugleich stagniert auch das Blut, so dass dieses Ruhr-Syndrom entsteht. Der weiße Anteil resultiert aus der Qi-Stagnation, der rote Anteil aus der Stase[317] des Blutes. Wenn also rot und weiß zusammenkommen, so zeigt das, dass sowohl Herz als auch Lunge von exogenem Pathogen blockiert sind. Um diese Ruhr zu behandeln muß man sich folglich auf diese beiden konzentrieren: Herz und Lunge.

314 Wie bereits in meinem Blutstase-Buch definiert, bedeutet Qi-Stau eine Qi-Stagnation durch Emotion

315 Wörtlich: »Ruhr mit rot und weiß« 赤白痢. Könnte heute für chronisch entzündliche Darmerkrankungen stehen, wie z. B. Colitis ulcerosa oder Morbus Crohn

316 Trigramme für Feuer und Wasser. (siehe im Abschnitt »Großer Hinweis durch die Trigramme QIAN und KUN«)

317 Wörtlich: Rauheit des Blutes, wie im Se-Mai

Man möge sich nicht davon verwirren lassen, dass es heißt »Hitze tritt im Sommer auf, die Ruhr folgt darauf im Herbst.« Dies bedeutet, dass das Wetter im Sommer heiß ist, und auch die Sommerhitze und Nässe treten auf. Wenn der Spätsommer in den Herbst übergeht, sind Sommerhitze und Nässe aber noch nicht vorbei, und verkleben den Dickdarm, so dass sie als Ruhr herauskommen.
Es heißt ja, dass die Schlacken aus Magen und Darm täglich, oder alle 2-5 Tage entsorgt werden. Wie können Nässe und Hitze also den Dickdarm verkleben?
Weiß steht für Nässe, die dazu neigt, als Durchfall zu fließen – rot steht für Hitze, die dazu neigt zu Verstopfen. Der Durchfall will hinaus, ist aber blockiert, so dass eine Art Ruhr daraus resultiert.

Kann man also erkennen, dass hier Hitze und Nässe dies verursachen? Diese Theorie macht ebenfalls Sinn, aber es gibt viele Möglichkeiten, dass sich Nässe und Hitze zu einer Krankheit verbinden, warum also nicht auch hier? Diese Art Ruhr aber, entsteht ausschließlich im Herbst. Und zwar ganz deutlich deshalb, weil hier die Trockenheit die Lunge attackiert.

Dazu muß man berücksichtigen, dass das Weiße für Qi steht, und auch für Feuer (LI) und dass es die dicke Flüssigkeit (Ye) des Dickdarms ist.
Rot ist dagegen Blut, es fließt wie Wasser (KAN), und überall im Körper wo es fließt, wird es doch durch das Feuer produziert.
Daher sagt man, dass Blut Yin ist, und auch zum Yin gehört, es aber durch Yang-Qi bewegt wird. Dort wo das Qi der Lunge hinfließt, folgt ihm das Blut.
Aus diesem Grunde schlage ich vor, dass man sich auf Trockenheit konzentriert, wenn man diese Art Ruhr behandelt, auch wenn man zwischen rot und weiß – je nach deren Überwiegen differenzieren kann – man kann dies alles auf eine Ursache reduzieren: Trockenheit. Nur wenn die Trockenheit behandelt wird, dann werden die beiden Organe entlastet, und diese Ruhr wird von selbst aufhören ohne dass sie direkt behandelt wird. Rot und weiß werden sich wieder auflösen, ohne dass man rot und weiß direkt behandelt hat – darin liegt das Geheimnis.

Shu Chi-Yuan[318] hat ein Muster mit vier Prinzipien zur Behandlung von Ruhr erstellt. Man kann diesem auch folgen, da er erklärt, dass weiß mit Nässe verbunden ist, und rot mit Blut jedoch erklärt er nicht, worauf diese basieren. Später wurden immer weitere nicht immer schlüssige Ideen aufgebracht, zumindest kann man akzeptieren, dass das Qi harmonisiert werden soll und auch das Blut bewegt.

Die angebrachte Methode hier ist es, die Trockenheit zu erfrischen mit Schwerpunkt auf der Lunge, so dass die passende Rezeptur die **Xing Dong Er Pi Bai Mi Gan Jie Tang** ist.

Fälle, die wie Ruhr aussehen, dies aber nicht sind, sollten ebenfalls nicht ignoriert werden. Ruhr tritt dutzende Male pro Tag auf, als akute Bauchschmerzen, Tenesmen und spärliche Stuhlentleerung. Bei Patienten, die wie Ruhr aussehen, dies jedoch nicht sind, erscheint es als leichte Bauchschmerzen, Blähungsgefühl während des Stuhlgangs mit vermehrtem Stuhl-

318 Ein Arzt aus Jiangxi der Qing-Dynastie der zur Shang Han Lun-Schule gehörte und Mitte des 18. Jh. viele Bücher zu den Sechs Schichten veröffntlichte

gang, drei- oder fünfmal täglich, sieben- oder achtmal in schweren Fällen; sowie Stuhlgang unmittelbar nach vorausgehenden Bauchschmerzen, mit Beginn in allen vier Jahreszeiten und häufig nach schweren oder chronischen Erkrankungen.
Dies entsteht aufgrund einer großen Leere des Mitte-Qi, die dazu führt, dass der Dickdarm nicht mehr kontrolliert wird. Magen und Darm füllen sich nur wenig, können es aber nicht lange halten, da eine große Qi Leere vorliegt. Dies sieht dann aus wie Ruhr, ist aber keine Ruhr.
Wenn das Qi der Mitte wieder aufgefüllt ist, so können auch die Därme wieder speichern, ohne die Kontrolle zu verlieren. Für diese Fälle eignet sich am besten **Fu Zi Li Zhong Tang** am besten mit Wu Zhuyu and An Gui (Zimtrinde aus Anyang=Vietnam).
Fast alle Bücher über Ruhr empfehlen Qi und Blut zu regulieren. Ich habe hierzu ebenso eine Rezeptur erstellt, die sich eignet: Die **Da Huang Mu Xiang Tang.**

Xing Dong Er Pi Bai Mi Gan Jie Tang
Xing Ren 5 Qian, *Tian Dong* 4 Qian, *Mai Men Dong* 4 Qian, *Di Gu Pi* 3 Qian, *Sang Bai Pi* 5 Qian, *Jie Geng* 4 Qian, *Gan Cao* 3 Qian, ½ Tasse Honig

Da Huang Mu Xiang Tang
Da Huang 6 Qian, *Mu Xiang* 6 Qian, *Dang Gui* 5 Qian, *Su Ye* 3 Qian, *Gan Cao* 3 Qian, ½ Tasse Honig

Erklärung
Die **Xing Dong Er Pi** Bai Mi Gan Jie Tang ist eine Rezeptur zum Erfrischen der Trockenheit und Befeuchten der Lunge. Die Ursache der Erkrankung liegt in exogener Trockenheit, welche die Lunge attackiert und eine Stagnation des Lungen-Qi verursacht hat. Daher können die Flüssigkeiten nicht in den Dickdarm fließen. Die Rezeptur bewirkt das Bittere in Xing Ren das Glätten des Qi und wird mit Tian Men Dong, Mai Men Dong, Di Gu pi, Sang Bai pi, Gan Cao, Jie Geng und einer halben Tasse Honig ergänzt, um zu öffnen und zu befeuchten. Wenn daher die Trockenheit vertrieben und das Lungen-Qi erfrischt ist, so wird dessen absteigende Richtung wieder befolgt und das gesamte Qi fließt wieder ohne Blockade. Wie kann dann noch eine Ruhr auftreten?

Da Huang Mu Xiang Tang ist eine Rezeptur, die das Qi und Blut bewegt.
Da Huang und (Sheng) Gan Cao zusammen mit Dang Gui kühlen Hitze und erzeugen das Blut und nähren so das Yin. Mu Xiang, Su Zi Ye und Honig bewegen die Qi-Stagnation und unterstützen so das Yang. Wenn Qi und Blut zugleich erzeugt werden, dann gibt es kein unharmonisches Überwiegen von einem der beiden und darum kann hieraus keine Ruhr mehr entstehen.

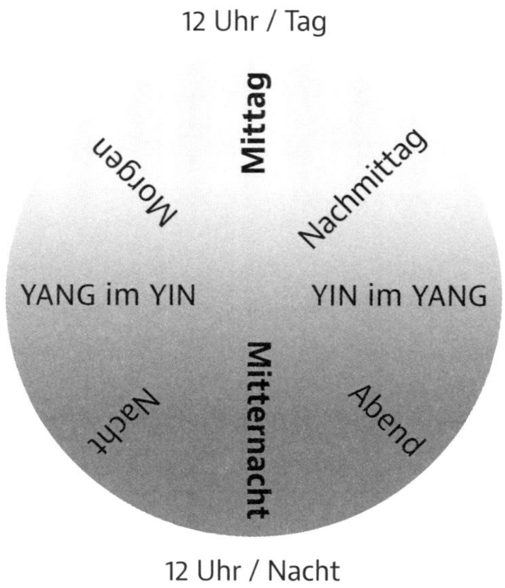

Frage 27: Was verursacht eine tägliche Reizbarkeit nach dem Frühstück mit intensivem Juckreiz in Hand und Fußsohlen, die in der Doppelstunde Wu (11-13 Uhr) wieder verschwindet?

Antwort: Dies ist eine Folge der Leere des Yuan-Yin, die zum Überfluss von Herz-Yang führt.
Im Körper des Menschen gibt es keinen Ort, sei es oben, unten oder alle vier Richtungen, in welchen die zwei Energien nicht fließen. Sie sollten aber nicht einseitig vorhanden sein. Sind sie disharmonisch insofern, dass das Yang überwiegt, dann wird das Yin leer – überwiegt das Yin, dann wird das Yang leer.
Wenn nun ein Patient über Juckreiz in Hand und Fußsohlen klagt, so mag es durch Yin-Leere oder Yang-Leere verursacht sein, nicht aber zwangsläufig durch Blut-Leere.
Bei Yin-Leere erscheint das Symptom also in der frühen Hälfte des Tages.[319]
Der Körper enthält diese zwei Energien, welche nach den Jing-Luo (Leitbahn und Kollateralen) Kreisläufen vom Yin zum Yang fließen und dann vom Yang wieder zum Yin. Am Morgen regieren also die drei Yang-Schichten, so dass das Yang am Überwiegen und das Yin schwächer ist.
Auch im Buch der Wandlungen (Yi-Jing) heißt es: »Beim Edlen nimmt das Dao zu, beim Gewöhnlichen nimmt das Dao ab.«
Am Nachmittag regieren die drei Yin-Schichten: Das Yin ist stark, das Yang schwach.
Das Buch der Wandlungen sagt dazu: »Beim Edlen nimmt das Dao ab, beim Gewöhnlichen nimmt das Dao zu.«
Der Edle und der Gewöhnliche stehen hier für Yang und Yin.
Tatsächlich handelt es sich um den zyklischen Wandel des wahren Qi, wie es ab- und zunimmt. Darum sprachen die Weisen[320]: »Lao-Zi ist wie ein wandernder Drache.«
Ist aber nicht auch unser Körper wandelbar wie ein wundersamer Drache?

319 Idealerweise, aber eigentlich nur zu den Equinoxen erscheint die Sonne für zwölf Stunden und ist nachts ebenso zwölf Stunden abwesend. Ihre Anwesenheit ist, durch Licht und Wärme gekennzeichnet, also Yang, der Tag. Der Sonnenhöchstand (Medium Coeli) ist die hellste und »YangESTE« Tageszeit. Danach beginnt der Abstieg der Sonne am Himmel, ein Schwinden, also ein Yin-Prinzip. Der Nachmittag wird daher als Yin im Yang bezeichnet. Auch umgekehrt gilt die Zeit von Mitternacht (=stärkstes Yin) bis zum Sonnenaufgang als Yang im Yin, da sich das Leben mit Vogelzwitschern und Verblassen der Sterne wieder langsam dem helleren und aktiven Teil des Tages zuwendet. Man könnte nun z.B. die Nacht (Yang im Yin) weiter unterteilen in die Zeit von Mitternacht bis 3 Uhr, den ruhigeren und dunkleren Teil der Nacht, also Yin im Yang im Yin, und den Frühmorgen von 3 Uhr bis Sonnenaufgang was demnach Yang im Yang im Yin wäre

320 Der Ausspruch Lao-Zi ist ein Drache wird Konfuzius zugeschrieben, der es nach einem Treffen über Lao-Zi gesagt haben soll. Im Shi Ji, 63 Rolle, heißt es dazu: 《史记》卷六十三《老子韩非列传 · 老子》。指道家老子，亦谓道之高深奇妙，如龙之变化不可测，泛称有道之士。
»Dies weist auf den Daoisten Lao-Zi hin, der sich auf die seltsame und wundersame Tiefe und Höhe des Dao bezog, welches sich wie ein Drache unvorhersehbar wandelt, wie ein Edler der das Dao verstanden hat«

Was diese Erkrankung angeht, so sollte sie behandelt werden, in dem man das Yin wieder nährt, um dem Yang ebenbürtig zu sein. Man nimmt daher die Huang Lian Ji Zi E Jiao Tang oder Dang Gui Bu Xue Tang, wie schon oben beschrieben.
Wenn ein Juckreiz von Yin-Leere verursacht wird, so sind die Innenflächen von Hand und Fuß trocken und welk mit rauer heller Haut.
Ist der Juckreiz dagegen von Yang-Leere verursacht, so ist die Haut dort weich, feucht und nicht rau, aber der Juckreiz ist so stark, dass man stark drückt und reibt, was die Diagnose bestätigt. Zusätzlich sollte man auch die Farbe und (lokale) Unterschiede beurteilen. Bei Yang-Leere sollte man Yang (im Ming Men) sammeln und zurückbringen, mit Rezepturen wie **Qian Yang Dan, Si Ni Tang, Feng Sui Dan**. Erklärungen hierzu finden sich im Kapitel zur Behandlung von Yang-Leere.

Frage 28: Woher kommt ein dauerhafter Schwindel nach dem Erbrechen von Blut?

Antwort: Dies resultiert daraus, dass Blut leer ist und nicht aufsteigen kann. **Schwindel kann entstehen aus Fülle oben und Leere unten oder aus Leere oben und Fülle unten,** weil das klare Yang nicht aufsteigen kann und das trübe Yin dort stört. Mal ist es Leere-Wind, mal Leere-Feuer, mal sind die Zang und Fu-Organe unausgeglichen. Dies ist alles möglich, aber in Wahrheit dreht sich alles nur um das Verhältnis von Yin und Yang.
Wenn man es also mit diesem Symptom zu tun hat, weil das Gesicht blass und ohne Spannung ist, der Appetit fehlt, bei normaler Stuhl- und Blasenentleerung, der Patient sich erschöpft fühlt und sich hinlegen möchte, Heißes vorzieht aber Kaltem abgeneigt ist, Kurzatmigkeit und Herzklopfen hat, ein Völlegefühl mit Bauchschmerz und Durchfall besteht, Inkontinenz und spontane Schweißverluste, wenn er einen oberflächlichen kraftlosen und leeren Puls (ruo, Wu Li, kong) – der in der Mitte leer ist[321] – hat, dann geht dies alles auf Yang-Leere zurück, bei welcher das klare Qi nicht aufzusteigen mag.
Das Prinzip sollte also ein Unterstützen des Yang sein, mit scharfen süßen Arzneien und sollte je nach Ermessen passend zum Auftreten im oberen, mittleren oder unteren Bereich sein.
Wenn dieser Patient nicht geistig erschöpft ist, der Zungenbelag gelb, gerne Kaltes trinkt, Speisen schnell verdaut, sein Harn und Stuhl aber wenig und kompakt sind, oder wenn er Hitzegefühl und Reizbarkeit verspürt oder beim Husten gelben Auswurf hat, oder nach üppigem Essen ein Schwindel auftritt, oder häufiger, aber vorübergehender kurzer Schwindel, bei kraftvollem Fülle-Puls oder Langem Puls (You Li, Shi-Mai, Chang-Mai), all dies gehört zur Yin-Leere mit hochschlagendem Feuer. Hier sollte man bittere, umwandelnde Yin-Arzneien nehmen, die je nach Wirkort oben, in der Mitte oder unten, je nach Ermessen passend eingesetzt werden.
Da im obigen Fall der Schwindel nach Bluterbrechen auftritt, handelt es sich deutlich um eine Yin-Leere, die das Nähren des Kopfes nicht erreicht. Diese Leere erzeugt Wind, der den Schwindel verursacht, so dass das Therapieprinzip darin besteht, das Blut zu nähren. Die Rezeptur ist **(Dang Gui) Bu Xue Tang** mit jeweils passenden Ergänzungen. Wenn es sich um exogene pathogene Energien gehandelt hätte, so wäre nur Kopfschmerz, nicht aber Schwindel aufgetreten. Dies sollte der Leser beachten.

321 Ein Puls, der in der Mitte leer (kong) ist, weist in der Pulsdiagnose auf Blutverlust hin

Frage 29: Was ist die Ursache für plötzliche Schmerzen der Schädeldecke bei Frauen die gerade eine Sturzblutung hatten?

Antwort: Hier ist eine starke Blut-Leere vorhanden, bei der das Yang nichts mehr hält, und es plötzlich nach oben treibt. Qi und Blut haben die gleiche Wurzel, so dass keines der beiden plötzlich fehlen darf: wenn Yang-Qi schlagartig leer wird, so ist nichts mehr vorhanden welches Yin und Blut antreibt, wenn das Yin und Blut schlagartig leer wird, so ist nichts mehr vorhanden welches Yang und Qi transportiert.

Wenn also die Patientin plötzlich ihr Blut verliert, dann ist das Wasser der Niere seicht, und kann den Drachen nicht mehr halten, so dass dieser aufsteigt bis ins höchste Yang in der Schädeldecke und dort Schmerzen verursacht. Man muß hier also nach dem Grund suchen, der den Schmerz verursacht. Wenn man nur den Schmerz als solchen mit behandelt, so besteht die Gefahr, dass das schon schwache Yang ganz zerstört wird. Deshalb besteht hier die Methode im Starken Mehren des Wassers. Ist das Meer wieder tief, so kehrt der Drache auch zurück. Dies ist der Sinn der gegenseitigen Abhängigkeit von Yin und Yang. Als Rezepturen kommen in Frage Bu Shui Tang oder Bu Xue Tang.

Bu Shui Tang (Wasser tonisierendes Dekokt)

Xi Yang Shen 2 liang, *Huang Bai* 1 liang, *Bai Mi* (weißer Honig) 1 liang

Der Sinn von Bu Shui Tang ist es, dass bitter und süß das Yin erzeugen:

Der Xi Yang Shen ist weiß und bitter und hat somit eine Verbindung zum Herz, kann aber auch die Niere stärken[322] *(wie in der Shen Nong Schule betrachtet[323])*. Das Herz ist die Ursache der Bluterzeugung. Huang Bai ist ebenfalls bitter und stärkt die Niere, denn diese ist das Organ, das das Wasser regiert. Außerdem ist das Süße des Bai Mi (weißer Honig), der die Lunge befeuchtet und so auch das Metall. Metall ist die Mutter des Wassers. Zusammen kann hier also das Yin entstehen und zu Blut umgewandelt werden, diese Quelle erzeugt beständig. Obwohl der Drache dem Yang zugehört, liebt er das Wasser, und braucht es um sich darin zu verstecken. Wenn der Drache also wieder untergetaucht ist, dann ist der Himmel wieder leer, so dass auch der Schmerz in höchster Höhe des Scheitels nicht mehr existiert.

322 Tao Hong-Jings »Fu Xing Jue« über die Verwendung von Arzneien im »Tang Ye Jing« von Yi Yin: »Die Fähigkeit der Niere ist die Festigkeit, daher stärkt Bitteres die Niere, Süßes aber leert die Niere durch Entspannen und Nachgeben. Der Niere schadet die Austrocknung, daher befeuchtet Salziges die kranke Niere, damit wieder Flüssigkeit (Jin-Ye) erzeugt wird.« Hier sieht man, dass Zheng natürlich auch die stark daoistisch geprägte Nong-Yi Schule und ihre Interpretationen des Arzneigeschmackes kannte

323 Früher gab es noch das ebenfalls über 2000 Jahre alte Shen Nong Ben Cao Jing (Klassiker des göttlichen Landmannes), das Arzneien nicht nach den Wandlungsphasen, sondern nur nach Geschmack und Thermik ordnet. Dieses System ist außerordentlich logisch und stringent, wenngleich man hierbei völlig umdenken muß (Fülle/Leere: Holz = scharf/sauer, Feuer = salzig/bitter, Erde = süß, Metall = sauer/scharf, Wasser = bitter/sauer)

Kleine Zusammenfassung der Fragen und Antworten zu Yin-Leere Syndromen

Die obigen Abschnitte widmen sich ausdrücklich der Yin-Leere und leiten diese immer wieder aus den Symptomen ab. Man muß dazu aber wissen, das sich das Yuan-Yin (Ur-Yin) im Blut widerspiegelt, also das Wasser repräsentiert, während das wahre Feuer in diesem Wasser weilt, wie (Yang im Yin) das Taiji ☯, so wie das Qi vom Blut umgeben ist und wie sich Feuer und Wasser gegenseitig beeinflussen. Oder wie das Shen im Herz gespeichert ist. Wenn also Symptome von Leere des Blutes auftreten, so sind dies alles Zeichen wie verdorrt, austrocknet, ausgemergelt, also Zeichen in Form von Feuer. Weshalb?
Feuer ist ja im Inneren von Wasser (Blut) enthalten. Wenn also im Ungleichgewicht das Feuer überwiegt, dann wird natürlich das Yin schwächer. Ist das Yin leer, dann lodert Feuer nach oben. Dies ist also der Hauptgrund der Yin-Leere, wie man daraus schließen kann.
Die Symptome der drei Yin und der drei Yang sind somit klar zu unterscheiden:
Die Leere der drei Yang zeigt sich in Yin-Symptomatik (Yin-Feuer), denn wenn das Yang schwach ist, überwiegt das Yin. Gibt es hingegen Symptome der Leere der drei Yin, so zeigen sich pure Yang-Symptome. Denn ist das Yin zu schwach, dann ist das Yang zu stark.
Dies ist die Methode zur deutlichen Unterscheidung von Yin-Leere und Yang-Leere.

In allen Dynastien gab es Dutzende von Büchern, die alle sehr verwirrend waren. Keiner von ihnen konnte die Kernidee für Yin und Yang klar darlegen und verwendete stattdessen Tausende von Seiten, um die Geburtszyklen und Kontrollzyklen der nachhimmlischen fünf Wandlungsphasen zu diskutieren. Sei es die Festlegung der beiden Polaritäten im menschlichen Körper oder die wunderbare Bedeutung des gemeinsamen Ursprungs oder der Zirkulationsmechanismus der beiden Qi, niemand konnte wirklich klare Erklärungen liefern.
Entweder waren ihre Ideen verwirrend, oder die Quellen ihrer Argumente waren unklar. Daher konnten nur wenige dieses Wissen verstehen. Es ist bedauernswert, dass niemand (Zhang) Zhong-Jings Methoden verstehen konnte. Denn nur wenige konnten den Bezug zum Sechs-Schichten-Modell herstellen. Noch schlimmer ist es, dass einige über Wen Bing oder Ruhr (infektiöse Durchfälle) schrieben, um sich als Spezialist auszugeben und mit Zhong-Jing Schritt zu halten.
Es scheint, als wüßten diese nicht, dass ihr geistiger Vorfahr die sechs Schichten in Himmel und Erde bereits erklärt hatte, woraus sich die sechs pathogenen Faktoren ergaben, die wiederum die Gründe für alle Erkrankungen bilden:
Die sechs Qi des Körpers sind die Gastgeber oder Wurzel-Energien, die in Bezug zu den sechs Gast-Energien, den pathogenen Faktoren stehen.[324]
All diese 397 Methoden sind großartig, jede einzelne der 113 Rezepturen wirkt wunderbar. Alle sind durchdacht und gehen niemals fehl.

324 *Wenn man von den sechs schädlichen Energien oder Qi spricht, so sind dies Wind, Kälte, Sommerhitze, Nässe, Trockenheit und Feuer. Diese sechs Energien sind das Wurzel-Qi, die Gastgeber der sechs Schichten, jedes dauert etwa 60 Tage lang und zusammen ergeben sie ein Jahr, so dass man sie auch die Gast-Energien nennt. Diese Gastenergien sind in jeder der Jahreszeiten jene, die keine gesunde Energie repräsentieren.* Aus Zheng Qin-An: **Yi Fa Yuan Tong**
Siehe dazu ausführlich im unter »Zusätzliche Erklärung« im Abschnitt »Shao-Yang Symptome«. Die Kenntnis von Wu Yun Liu Qi, wie in der daoistischen Medizin ist hier von großem Nutzen und wird vermutlich nicht auch noch in dieses Buch passen, da es sehr kompliziert ist

Wer sie kennt, seien es die Rezepturen der Si Ni Tang, Bai Tong Tang, Li Zhong Tang, Jian Zhong Tang, kann bei allen Yang-Leere Syndromen nicht fehlschlagen.
Mit der Huang Lian Ji Zi E Jiao Tang, der Dao Chi Tang, (Dang Gui-) Bu Xue Tang und Du Shen Tang lassen sich alle Yin-Leere Syndrome ohne Fehl behandeln.

Trotz dieser Prinzipien sollte man flexibel bleiben bei den Yin-Leere Rezepturen:
Zum Glätten und Befeuchten des Yin eignen sich eher Dekokte wie Du Shen Tang, Huang Lian Ji Zi E Jiao Tang und Dang Gui Bu Xue Tang, während zum Kühlen und Klären des Yin eher Dao Chi San oder Ren Shen Bai Hu Tang in Frage kommen.
Um das Yin durch bittere kühlende Methoden zu fördern, eignen sich Da Cheng Qi Tang, Xiao Cheng Qi Tang, San Huang Tang und Rezepturen wie Shi Gao Tang.
Dies ist das ganze Geheimnis, das Yin zu retten und zu tonisieren.

Das Gleiche gilt beim Tonisieren des Yang:
Um es indirekt zu unterstützen nimmt man Rezepturen wie Da Jian Zhong Tang and Xiao Jian Zhong Tang.
Um das Yang durch Wärmen und Tonisieren zu unterstützen, werden Rezepturen wie Gan Cao Gan Jiang Tang oder Li Zhong Tang benutzt. Um das Yang durch scharfes Wärmen oder scharfes Erhitzen zu unterstützen, werden Rezepturen wie Si Ni Tang oder Bai Tong Tang benutzt.
Dies ist das ganze Geheimnis, die Yang-Leere zu behandeln.

Bei der Behandlung der sechs pathogenen Energien, werden die Jahreszeiten berücksichtigt, und nach deren Veränderung angepaßt. Genauer wird dies im Abschnitt »Erklärung wie man die sechs Schichten differenziert« erklärt.
Man muß natürlich Zhong-Jings Sechs-Schichten-Modell kennen und wissen, dass sechs Sphären von Zhongjings Shanghan nicht nur über Kälteschäden (Shang Han) sprechen, sondern auch die Methoden für alle sechs Schritte der Schichten einschließen.

Nehmen wir beispielsweise die Tai Yin-Sphäre:

Tai Yin regiert als Gastgeber (Wurzel)-Energie die Nässe und hasst die Nässe als Gast-Energie. Feuchte Erde ist die Gastgeber-Energie im Spätsommer. Daher gedeiht die Wandlungsphase Erde am Ende des sechsten Monats und wird durch das Wasser (Sheng-Zyklus) gefördert. Wenn nun ein Mensch unter schwachem (Wei-)Qi leidet, dann bekommt er zu dieser Zeit besonders leicht Verdauungsbeschwerden wie Bauchschmerzen, Durchfall und Erbrechen. Zhong-Jing hat dafür eine Strategie durch die Li Zhong Tang gefunden. Spätere Ärzte haben dann Xiang Sha Liu Jun Zi Tang, Si Jun Zi Tang, Liu Jun Zi Tang verwendet, um diese Erkrankungen der Erde/Milz zu behandeln. Doch diese wurden alle aus der Li Zhong Tang entwickelt, während diese kaum noch Verwendung findet.

Seit Jahrtausenden tauchten immer neue Gelehrte auf, die viele neue Rezepturen erdachten. Hierbei aber gerieten die Methoden von Zhang Zhong-Jing in Vergessenheit. Ich werde daher nicht müde, sie immer wieder zu empfehlen.[325]

325 Obwohl ich zunächst zögerte, habe ich aus genau diesem Grunde das Ur-Werk, den Vorläufer des Shang Han Za Bing Lun in diesem Buch beigefügt. Wer sich mit der Feuerschule beschäftigt, kommt an Zhang Zhong-Jing nicht vorbei. RGN

Diverse Fragen

Frage 1: Ist Erbrechen von Blut auf Yang-Leere oder Yin-Leere zurückzuführen?

Antwort: Das Bluterbrechen (Hämatemesis) hat drei Hauptpunkte: unzureichendes Yang, unzureichendes Yin und Obstruktion durch externe Pathogene. Es ist wichtig, sie zu kennen, um sie geschickt unterscheiden zu können.
Den menschlichen Körper kann man auf nur zwei Worte zurückführen: Qi und Blut.
Qi bezieht sich auf Yang, Himmel und Ehemann und Blut auf Yin, Erde und Ehefrau.
Der Platz des Mannes ist außen, während der der Frau innen ist. Dies ist ein natürliches Prinzip.
Qi und Blut ergänzen sich gegenseitig, das Qi nach oben, das Blut nach unten. Beide zirkulieren ewig, ohne zu stocken. Sie befinden sich in ausgewogener Harmonie, ohne nach einer Seite zu überwiegen. Wie kann also das Blut nach oben ausgebrochen werden?
Wenn also Blut erbrochen wird, dann ist das auf einen kontravektiven (Gegenfluss) der Qi-Regulierung zurückzuführen.

Wenn das Yang leer ist, schießt das Blut nach oben, weil das Qi des Yang zu schwach ist, das Blut in den Adern zu halten. Wenn das Yin-Qi dann stärker wird und nach oben strebt, so trocknet es allmählich die klaren Wege aus, so dass es nach außen will, so wie ein schwacher Bauer sein Haustier nicht binden kann, und es nach außen türmt.

Bei Patienten mit Yin-Leere hingegen, wird das Yang-Qi alleine übermächtig, schießt nach oben und drückt das Blut ebenfalls nach außen, so wie die Haustiere des Bauern nicht vor seiner wütenden Attacke sicher sind.

Bei jenen, wo die exogenen Pathogene das Blut kontravektiv nach oben drücken, sei es durch Wind oder durch Kälte, ist die Regulierung des Qi-Flusses, seines Auf- und Absteigens blockiert, so dass Blut und Jin-Ye (Körperflüssigkeiten) nicht mehr wie normal durch die Gefäße fließen, sondern mal zum Brustraum strömen, mal am Mageneingang stauen, und dann bei der kleinsten Berührung sofort hinaussprudeln.

Weitere Frage: Nachdem nun die drei Ursachen des Bluterbrechens erklärt wurden, wird man nach dem Diagnostizieren der drei Syndrome fragen. Wie werden sie unterschieden und wie werden sie behandelt?

Antwort: Bei Bluterbrechen, das durch Yang-Leere verursacht wird, fehlt beim Sprechen und im Puls der Geist (Shen). Außerdem ist der Teint blaß und es fehlt an Energie und Kraft. Es herrscht Müdigkeit und Drang zu schlafen oder sich hinzulegen, sowie Appetitlosigkeit, Husten von viel klarem Schleim. Hier muß man prüfen, ob die Ursache im oberen, mittleren oder unteren Erwärmer liegt, wo sich die Krankheit am deutlichsten zeigt. Es empfiehlt sich scharfe, süße, Yang transformierende Arzneien zu verwenden, um das Yuan-Yang wieder aufzubauen, wie *Gan Cao Gan Jiang Tang, Li Zhong Tang, Jian Zhong Tang* oder ähnliches.

Beim Bluterbrechen durch Yin-Leere, sind Sprache, Puls und Hautfarbe dieser Patienten (sowie Shen) normal und obwohl sie sich auch viel übergeben, fühlen sie sich nicht krank und husten klebrigen Schleim ab.

Um zu identifizieren, wo sich die Krankheit manifestiert, und zu differenzieren, welches Zang-Fu-Organ überwiegt, müssen oberer, mittlerer und unterer Erwärmer unterschieden werden, da die Wahl der Arzneien davon abhängt. Die Methode hier sind bittere, süße, Yin transformierende Arzneien, wie in **Xie Xin Tang, Dao Chi San, Huang Lian Ji Zi Tang** und ähnliche.

Wenn Wind und Kälte zu Blockierung und Stagnation zu Erbrechen führen, die von Fieber, Kopfschmerzen, Gliederschmerzen und einem oberflächlichen oder gespannten (fu, jin) Puls begleitet werden, ist es angebracht, nach der Differenzierung vorzugehen, mit den Methoden des Hebens, Zerstreuens, und Kühlens, wie zum Beispiel mit **Gui Zhi Tang, Ma Huang Tang** oder **Ge Gen Tang.**

Rezepturen **Gui Zhi Tang, Ma Huang Tang, Jian Zhong Tang, Li Zhong Tang** und **Gan Cao Tang,** siehe unter Yang-Leere (Rolle zwei).

Xie Xin Tang, Dao Chi San, Huang Lian Ji Zi Tang siehe unter Yin-Leere (Rolle drei).

Ge Gen Tang
Ge Gen 4 Qian, *Ma Huang* 3 Qian, *Gan Cao* 2 Qian, *Bai Shao Yao* 1 Qian, *Gui Zhi* 2 Qian, *Sheng Jiang* 3 Qian, *Da Zao* 3 stk.

Die Dosierung der ursprünglichen Rezeptur ist zu hoch, da sie darauf abzielt, die Blasenleitbahn des Tai Yang zu erreichen, um das Pathogen von dort auszuscheiden.
Wenn man nun hiermit Bluterbrechen behandelt, dann ist es unbedingt erforderlich, dass auch tatsächlich ein Tai Yang-Syndrom vorliegt, mit Hals- und Nackensteife und kein Schwitzen, eine Abneigung gegen Wind, sowie gleichzeitig ein Yang-Ming-Syndrom mit Durchfall, ansonsten sollte die Dosierung verringert werden.
Wenn ich nun die Dosierung hierbei verringert habe, so folgt es diesem Sinn: Nachdem man die Schwere der Erkrankung unterschieden hat, sollte man dementsprechend die Dosis anpassen.

Erklärung
Ge Gen Tang ist eine Rezeptur, das nicht nur die Muskeln und den BIAO befreit, sondern auch Tai Yang und Yang Ming zugleich.
Was Wind und Kälte Pathogene angeht, so treten diese durch Muskeln und Poren (Cou Li) in den Körper ein, so dass ein Gui Zhi Tang-Syndrom entsteht, oder, wenn das Pathogen vom BIAO tiefer eindringt, ein Ma Huang Tang-Syndrom.
Wenn nun zur *Gui Zhi Tang* Ma Huang und Ge Gen hinzugefügt wird, so wird das Pathogen über Poren und Muskeln wieder zum BIAO gebracht, und dort ausgeschieden.

Die Tai Yang und Yang Ming Schicht sind verbunden. Wenn sich das Pathogen bereits in der Tai Yang-schicht befindet, so muß es sich zur Yang Ming-Schicht weiter ausbreiten. Obwohl das Yang Ming noch nicht erkrankt ist, so wird es auch krank. Wenn man aber das Pathogen aus dem Tai Yang vertreibt, so rettet man auch Yang Ming.

Verwendet man nun Ge Gen als Hauptkraut von Yang Ming ist das wie bei einer Drei-Wege-Attacke: Es schneidet zum einen den Weg der Yang Ming Schicht frei und es ermutigt das Magen-Qi sich nach oben auszubreiten. Seine Helfer Gui Zhi und Ma Huang haben die Kraft, das Pathogen nach Außen zu zerstreuen, so dass sie zusammen unbesiegbar sind.

Da die ursprüngliche Rezeptur nicht zur Behandlung von Bluterbrechen gedacht war, wird diese selten für diese Krankheit verwendet, und sollte nicht verwendet werden, wenn das Bluterbrechen nicht von Wind- und Kälteblockade kommt und von Nackensteifheit und Kopfschmerzen mit spontanem Schwitzen begleitet ist, und keine Abneigung gegen Kälte besteht.

Frage 2: Wenn sich im Stuhlgang Blut befindet, was bedeutet das?

Antwort: Es gibt viele Gründe von Blutungen im Stuhl, unter welchen hier zwei erklärt werden. Welche zwei sind das? Dies sind die beiden Wörter »Yin und Yang«. Yin und Yang sind Qi und Blut, und daher ist es normal, dass Blut richtig nach unten und durch die Gefäße fließt und nicht gegenläufig sein sollte.
Bei Menschen mit leerem Yang zeigt die Tatsache, dass unten Blut ausfließt, dass im unteren Erwärmer das Yang so leer ist, dass es das Blut nicht mehr umfassen und steuern kann.
Bei Menschen mit leerem Yin zeigt die Tatsache, dass unten Blut ausfließt, dass das Yin im unteren Erwärmer so leer ist, dass es das Ming Men Feuer nicht mehr kontrollieren kann und dieses das Blut von sich weg nach außen drückt.
Wenn sowohl Yang als auch Yin nicht ausreichen, sollten der Puls und die Farbe auf die gleiche Weise wie beim Bluterbrechen überprüft werden. Wenn der Blutfluss nach unten auf unzureichendes Yang zurückzuführen ist, ist es angebracht, das Yang in der Mitte und unten zu erhöhen mit Rezepturen wie **Si Ni Tang** und **Li Zhong Tang,** die im Abschnitt über leeres Yang beschrieben wurden (Rolle zwei).
Wenn andererseits der Blutfluss nach unten auf unzureichendes Yin zurückzuführen ist, ist es angebracht, das Yin der Mitte und im unteren Erwärmer mit Rezepten zu nähren wie **Xie Xin Tang, Liu Wei Di Huan Tang** und **Dang Gui Bu Xue Tang,** die im Abschnitt über leeres Yin beschrieben wurden (Rolle drei).

Weitere Frage: Was ist der Unterschied von Blut, welches vor oder welches nach dem Stuhlgang auftritt?

Antwort: Blutungen, die vor dem Stuhlgang auftreten, sind auf eine mangelnde Kontrolle des Dickdarms auf Blut zurückzuführen, während Blutungen, welche nach dem Stuhlgang auftreten, auf leeres Yin sowohl der Milz als auch des Magens zurückzuführen sind.

Um die Leere oder Fülle des Magens und Darms zu unterscheiden, muß die Unterscheidung nicht allzu genau sein, es genügt zu wissen, ob die Stuhlkonsistenz zu hart oder zu weich ist. Zusätzlich sollte man wissen, wie das tägliche Leben und die Gewohnheiten dieses Menschen verläuft, sein Äußeres begutachten, ob er Shen oder kein Shen hat, um Leere oder Fülle zu unterscheiden.
Blutungen, die vor dem Stuhlgang auftreten, werden durch Feuer im Magen verursacht. In diesem Fall können Rezepturen wie **Ren Shen Bai Hu Tang** und **Ma Ren Wan** angewendet werden.

Blutungen, gefolgt von weichem Stuhl, sind auf die Unfähigkeit der Milz zurückzuführen, das Blut in den Adern zu halten. In diesem Fall kann man die Rezepturen **Li Zhong Tang** und **Jiang Zhong Tang** verwenden.
Harter Stuhlgang gefolgt von Blutungen werden durch Feuer im Herzen verursacht. In diesem Fall **Dao Chi San** verwenden.
Weicher Stuhl, gefolgt von Blutungen werden durch Blut-Leere im Herzen verursacht. In diesem Fall **Bu Xue Tang, Shen Zao Tang** verwenden.
Zhong-Jing nannte Blutung nach einem Stuhlgang »entferntes Blut« und verwendete **Huang Tu Tang** als Hauptrezeptur.
Er nannte die Blutung vor einem Stuhlgang »nahes Blut« und benutzte hierzu **Chi Shao Dou Dang Gui San.**

Huang Tu Tang
Di Huang 8 Qian, *Bai Zhu* 1 liang, *Fu Pian* 1 liang, *E Jiao* 1 liang, *Huang Qin* 5 Qian, *Gan Cao* 8 Qian, *Huang Tu* 2 liang.

Chi Xiao Dou Dang Gui San
Chi Xiao Dou 3 Sheng, *Dang Gui* 10 liang

Erklärung
Huang Tu Tang ist eine Rezeptur, die sowohl Blutungen »vor« als auch »nach« dem Stuhlgang behandelt.
Blutungen nach einem Stuhlgang deuten auf eine Leere des Milz-Yang hin. Um die Milz zu tonisieren, muß man zunächst das Feuer stärken.
Fu Zi wird hier nicht nur verwendet, weil es Yuan-Qi stärkt, sondern auch, weil es das Yang der Milz tonisiert. Bai Zhu, Gan Cao und Huang Tu helfen dem Qi in der Milz und Mitte, großartig kombiniert mit Di Huang, E Jiao und Huang Qin, die bitter und süß, sowie und bitter und kalt sind, so dass sie das Yin in der Milz befeuchten und Wasser mit Erde so harmonisieren können, dass sie weder zu kalt noch zu trocken sind.
Es ist also eine wunderbar warme und harmonisierende Rezeptur, die das Milz-Yin wiederherstellen kann, ohne dass das Risiko eines Blutverlusts besteht. Warum soll man sich da noch Sorgen über diese Krankheit machen?

Die Rezeptur *Xiao Dou Dang Gui San* zerstört Toxine und kühlt Hitze.
Bei Patienten mit Blutungen vor dem Stuhlgang deutet dies darauf hin, dass sich im Dickdarm Nässe-Hitze anstaut, aber nicht in Milz und Magen. Das Blut des Dickdarms welches durch Hitze geschädigt ist, hat die normale Kontrolle verloren. Wenn die Defäkation stattfinden soll, versagt die Qi-Regulierung, und aus diesem Grund fließt das Blut in den Darm wie Wasser in die Abwassergräben, das von einem Erdklumpen dorthin gedrückt wurde.
Der Hauptbestandteil des Rezepts ist Chi Xiao Dou, weil es die Nässe-Hitze im Dickdarm kühlt, während sein Assistent Dang Gui ist, weil es das Blut belebt und Qi bewegt. Auf diese Weise wird die Krankheit auf natürliche Weise geheilt.
Zhong-Jing weist auf diese Rezeptur hin, in ›Jin Gui Yao Lue‹, Abschnitt Hu Huo Men.

Frage 3: Was ist der Grund für Blut im Urin?

Antwort: Bei Hämaturie muß man zunächst unterscheiden, ob es mit oder ohne Schmerzen verbunden ist. Ist es schmerzhaft, so gilt es als Blut-Lin-Syndrom. Siehe hierzu die Methode im oberen Abschnitt über Lin-Syndrome (Rolle 3, Frage 21).
Ist es dagegen nicht mit Schmerzen verbunden, so ist es Urin mit Blutbeimischung, welches meist daher rührt, dass das Milz-Qi das Blut nicht in den Gefäßen zurückhalten kann.
Das Blut staut sich am Trennungs-Tor »Lan-Men«[326] im Damm, wo sich klare und trübe Flüssigkeiten aus der Nahrung voneinander trennen sollten, jedoch das Blut und der Urin sich nicht trennen, so dass man es Urin mit Blutbeimischung nennt.
Wenn jemand keinen Durst und Appetit hat, sich müde fühlt und ein schwaches Shen zeigt, so ist die geeignete Methode die Verwendung von **Li Zhong Tang** mit Gui Yuan (Fr. Longan) oder **Gan Cao Gan Jiang Tang** plus Wu Wei Zi, um der Milz das Regulieren des Yin und Yang zurückzugeben, so dass das Blut im Urin auf natürliche Weise stoppt.
Wenn eine Vorliebe nach kühlen Getränken besteht, aber zugleich eine gute Verdauung, so ist das auf Wind-Feuer im Magen zurückzuführen, der das Blut nach unten treibt. Hier ist die geeignete Methode das Kühlen des Magens z. B. mit **Ren Shen Bai Hu Tang.**

Blut kann auch durch die Hitze des Herz nach unten gedrückt werden, da es zu seinem Fu-Organ in den Dünndarm wandert. In diesem Fall ist die geeignete Methode die Kühlung des Herzens z. B. mit so etwas wie **Dao Chi San.**

Blut kann auch durch im Chong und Ren Mai versteckte Hitze (Fu Re) herausgedrückt werden. In diesem Fall ist die geeignete Methode die Kühlung der Hitze, beispielsweise mit **Chi Shao Dang Gui San** oder **Shao Chai Hu Tang** mit Huang Qin und Huang Lian.

Frage 4: Was ist die Ursache von Erbrechen?

Antwort: Übelkeit kommt davon, dass das Mitte-Qi des Magens, anstatt hinabzufließen, stattdessen hinaufsteigt. Mal kommt dies von hochloderndem Magen-Feuer, welches den Mechanismus des Hinabströmens stört. Die passende Methode hier ist eine absenkende Rezeptur wie Da Cheng Qi Tang oder Xiao Cheng Qi Tang und ähnliches.
Mal kommt es auch davon, dass das Magen-Yang zu leer ist, und daher durch Kälte der Mitte blockiert wird, welche die Qi-Regulierung stört. Hier ist die passende Methode die Mitte zu wärmen und das Aufsteigende zu senken, wie beispielsweise mit Li Zhong Tang plus Wu Zhu Yu und Ban Xia.
Wenn Qi- Kontravektion von Chong-Mai und Ren-Mai vorliegt, welche bewirkt, dass das Leber-Qi falsch fließt, so muß die Leber reguliert werden und das nach oben steigende nach unten geleitet werden. Hier kommt z. B. Da Ban Xia Tang in Frage, oder Xiao Chai Hu Tang mit Wu Zhu Yu, Ban Xia und ähnliche Arzneien.
Bei manchen wird morgens gegessen aber abends erbrochen, weil die untere Quelle kein Feuer hat, um Milz und Magen Wärme zur Verdauung zu senden. Hier eignet sich das Tonisieren des Feuers mit z. B. Wu Zhu Yu Tang oder Wu Zhu Yu Si Ni Tang.

326 阑门 Extrameridian Punkt 1 ½ cun oberhalb des Nabels, auch ein Name für Ge-men (阁门), der im Damm hinter den Geschlechtsteilen und 3 cun beiderseits der Mittellinie liegt und nicht genadelt, sondern nur gemoxt werden darf

Dann gibt es solche, die sich sogleich nach dem Essen übergeben, wo das Magen Qi nicht abfließt, weil pathogenes Feuer hinaufschießt. Hier eignet sich das Klären des Magens, das Senken des Aufsteigens, wie mit solchen Rezepturen wie **Ren Shen Bai Hu Tang** und zusätzlich einer großen Dosis **Ban Xia.**
Wenn Fäulnis im Magen auftritt, so ist das, weil sich das Pen-Tor (Einspritztor[327]) nicht ausdehnt. In diesem Fall ist die geeignete Methode das Erweichen und Befeuchten, beispielsweise durch das Trinken von **Yin ge San**[328] und dergleichen.
Zusammenfassend lässt sich sagen, dass das Erbrechen immer als Kontravektion bezeichnet wird. Wenngleich jeder der zwölf Kanäle kontravektiv fließen kann, so verläßt dies nicht den Bereich der Differenzierung von Yin und Yang und der wunderbaren Verwendung von Arzneimitteln hierzu, welche an alle Erfordernisse angepaßt werden können.

Frage 5: Spontaner Schweiß und Nachtschweiß sind auf unzureichendes Yin oder Yang zurückzuführen. Die Theorie umfasst zwei Punkte, und in den Büchern steht, dass spontaner Schweiß auf unzureichendes Yang zurückzuführen ist, während Nachtschweiß auf unzureichendes Yin zurückzuführen ist. Genauer wird dies meist nicht erklärt, so dass ich es hier erklären werde. Spontaner Schweiß ist auf eine Leere des Yang Wei-Qi zurückzuführen, welches Blut und Schweiß im Außen nicht mehr kontrollieren kann. Das Trigramm hierzu ist LI ☲.
Nachtschweiß ist auf eine Leere des Yin zurückzuführen, welches das Ming-Men Feuer im Inneren nicht mehr kontrollieren kann, so dass es nach außen strömt. Dies gilt auch für das den Schweiß Erzeugende. Das Trigramm hierzu ist KAN ☵.
Das Schicksal eines Menschen beruht auf diesen beiden Energien. Im Morgengrauen stehen alle auf und öffnen die Augen, wobei sie LI ☲, dem Trigramm der Trennung entsprechen. Ab diesem Moment fließt das wahre Qi (als Abwehrenergie Wei-Qi) nach außen zum Yang-Aspekt, während das Yin nach Innen (als Bauenergie Ying-Qi) wandert. Wenn Yang jedoch leer ist, so kann es das Yin nicht befehlen und der Schweiß fließt spontan aus.
Nachts gehen die Menschen ins Bett und schließen ihre Augen, was KAN ☵ entspricht.
Daher fließt das wahre Qi nach innen und teilt sich, so dass im Schlaf Yang nach innen fließt und Yin nach außen. [329]
Wenn Yin jedoch leer ist, treibt das Yang-Qi nach oben. Die Flüssigkeiten folgen ihm und es entsteht Nachtschweiß. Diese beiden Bedingungen führen zum Schwitzen.

327 Eingang zum Magen, siehe Blutstasebuch, Anhang Yi Lin Gai Cao, Kapitel 10, im Abschnitt Anatomie, *Über das Tor der Flüssigkeit* (...): »Der obere Eingang, das Einspritz-Tor (Pen-Men), ist zur Wirbelsäule hin geneigt und der Fundus des Magens liegt zum Bauch hin nach unten. Das Tiefe Tor des Magenausgangs zeigt wieder nach oben und nach rechts hinten an der Flanke zur Wirbelsäule hin.«

328 Aus: Cheng guo-pengs »Yi Xue Xin Wu« (1732): sha shen 9g, dan shen 9 fu ling 3g, chuan bei mu 45g, Yu jin 1.5g, Sha Ren 1.2g, He Ye 2 Köpfe Chu Tou Kang (Reiskleie) 1.5g

329 Der im Huang Di Nei Jing erwähnte weiter den Zyklus von Wei und Ying Energie (Qi). Dieser Qi-Zyklus hat eine tägliche Umlaufzeit von 50 und es zirkuliert beim Wachen an der Körperoberfläche und im Schlaf (wörtl. bei geschlossenen Augen) im Inneren des Körpers, d.h. dass das Wei-Qi fünfundzwanzig mal Außen (Tag) und 25 Innen (Nacht) zirkuliert. Das Wei Qi im BIAO das auch mit der Abwehr von äußeren Einflüssen (Immunabwehr) in Verbindung gebracht wird, und im Schlaf im Körperinneren fließt, wird im Alter schwächer was schließlich als Ursache für den schlechten Nachtschlaf und gehäuften Tagschlaf im Alter genannt wird, wie Qi Po der Arzt des Gelbes Kaisers im Kapitel 18 des Nei Jing Ling Shu erklärt

Die geeignete Methode bei spontanen Schweißausbrüchen ist das Tonisieren von Yang, beispielsweise mit **Jiang Zhong Tang** mit Fu Zi oder **Qi Fu (Zi) Tang.**
Bei Nachtschweiß ist die geeignete Methode die Nährung von Yin, beispielsweise mit **Shen Zao Tang** oder **Bu Xue Tang** und ähnlichen.
Es kommt auch vor, dass Yang-Fülle das Yin nach außen drängt, eine Situation, die ein Yang Ming Bai Hu Syndrom darstellt, aber ebenso kann Fülle-Yin das Yang nach außen drängen, wie bei Jue Yin-Syndrom, mit Si Ni Tang, wenn das Yang wiederbelebt werden muß. Obwohl es viele Arten Schweiß gibt, liegt keine Ursache dafür außerhalb der oben genannten Prinzipien.

Frage 6: Wie entstehen die drei konsumtiven (verzehrenden) Erkrankungen?

Antwort: Verzehrende Krankheiten[330] beginnen im Jue Yin, nämlich im Qi von Wind und Holz. Das untere Jue Yin ist Holz, während das obere Jue Yin Feuer ist. Deshalb können sich Wind und Feuer gegenseitig verstärken und so verzehrende Krankheiten verursachen. Die Geschwindigkeit, mit der sich konsumierende Krankheiten entwickeln, ist wie die einer Kerze, die durch einen Windzug schneller abbrennt.
Die meisten Bücher erklären, dass eine konsumierende Erkrankung im oberen Jiao mit Symptomen wie übermäßigem Durst und dem Trinken großer Mengen von Flüssigkeiten einhergeht. Dies sei auf die Vermischung des Feuers des Perikards (Xin Bao) mit dem Wind der Leber zurückzuführen, welche dann nach oben das Metall der Lungen attackieren, das daher nicht mehr in der Lage ist, seine eigene Quelle für die Transformation zu liefern.
Wenn das Meer ausgetrocknet ist und nicht nach oben aufsteigen kann, sucht es nach Hilfe von getrunkenem Wasser. Daher besteht Durst und Polydipsie. Im Altertum nahm man zur Behandlung daher **Ren Shen Bai Hu Tang.**
Wenn das Feuer das Perikard durch den Leber-Wind zum Magen überspringt, Wind und Feuer fächern sich gegenseitig im Magen auf, und starkes Magen-Feuer erzeugt trotz den Mahlzeiten immer ein Hungergefühl. Deshalb wurde es als »Verzehrungskrankheit der Mitte« bezeichnet und wird mit **Tiao Wei Cheng Qi Tang** behandelt.
Wenn das Feuer des Perikards zusammen mit dem Wind der Leber zum Wasser der Niere vordringt, so können die Nieren nicht mehr Sammeln und Verteilen, so dass durch das vermehrte Trinken und Ausscheiden die »Verzehrungskrankheit des unteren Erwärmers« entsteht. Diese wird mit hohen Dosis **Mai Wei Di Huang Tang** behandelt. Alle diese Methoden und Rezepturen kann man verwenden, wenn das Syndrom vorliegt.
Es gibt aber auch vorhimmlische (angeborene) Verzehrungskrankheiten, bei welchen das vorhimmlische Feuer nach oben strömt, so dass im oberen Erwärmer eine Verzehrung entsteht, wenn es in die Mitte fließt, eine Verzehrung der Mitte und wenn es nach unten fließt, entsteht eine Verzehrung im unteren Erwärmer.

Daher werden sie alle als Leere des Yang diagnostiziert. Die passende Methode ist es daher, den Drachen (des Ming Men) mit **Qian Yang Dan, Feng Sui Dan**[331] oder **Si Ni Tang,**

330 Im Nei Jing, Abschnitt Qi Bing Lun (Seltsame Erkrankungen) wird diese Erkrankung auch Xiao Ke (Verzehren und Durst) genannt, und stimmt größtenteils mit den heutigen Formen der Diabetes überein

331 Im Text heißt es »Die beiden Dan«, also die von Zheng gerne verwendete Kombination namens Qian Yang Feng Sui Dan

Bai Tong Tang, wieder zurück ins Meer zu locken, welche alle nach eigenem Ermessen verwendet werden sollten.

Meist sind Wind und Feuer die Wurzel für diese Erkrankung: Da Jue Yin Wind und Holz unten sind und Jue Yin Pericardium oben ist, nutzt der Wind die Kraft des Feuers und das Feuer nutzt die Kraft des Windes und fließt daher nach oben.

Aber wenn das Feuer gekühlt wird, so legt sich auch der Wind. Wenn umgekehrt der Wind zerstreut ist, so stirbt auch das Feuer.

Um es auf den Punkt zu bringen: Wind ist Qi und Qi ist Feuer. Es ist zwar einfach, das Wort »Feuer« zu verwenden, doch es beinhaltet auch den »Wind« in seinem Zusammenhang. Der Charakter des Windes sollte lebendig betrachtet werden. Die Sechs Energien (Qi) in einem Jahr sind wie sechs Winde. Im Buddhismus regiert das »Rad der Winde« die große Welt und des Menschen ist sein »Ein- und Ausatmen«, ohne den sie sterben würden. Im Leben eines Menschen ist Wind (Qi) das Gleiche wie das Wasser im Leben eines Fisches. Wenn der Fisch das Wasser verlässt, stirbt er. Dieses sollte der Gelehrte berücksichtigen.

Frage 7: Welchen Grund hat ein Erbrechen von Spulwürmern?

Antwort: Erbrochene Spulwürmer treten unter feuchten und warmen Bedingungen auf und werden in der Jue Yin Schicht umgewandelt. Jue Yin ist der Anfang von Geburt und Transformation.

Aus »Tai, Ruan, Shi und Hua« geboren zu werden ist eine der vier Geburten[332], um ins Leben zu kommen, so dass auch der jeweilige Körper eine andere Form hat, um andere Zwecke zu erfüllen. Wenn der Wind des Frühlings den Anstoß gibt, so entstehen alle Lebewesen mit Geburt oder Umwandlung.

Obwohl Zhong-Jing das Wort »Chong« (Wurm) gebraucht hat, so bezieht er sich dennoch auf die grundlegenden Prinzipien von Geburt und Transformation von Himmel und Erde, welche auch in diesen (den Würmern) versteckt liegen.

Es ist nämlich wichtig zu wissen, dass die Menschen am Wachstum der hundert Würmer beteiligt sind. Denn auch der menschliche Körper ist nichts anderes als ein Gefäß für einen kleinen Himmel und eine kleine Erde.

Deshalb hatte Mencius gesagt: »Wenn mein Wesen all die zehntausend Dinge umfasst, kann es darüber sogar einen Wurm hervorbringen!«

Obwohl auch Krankheiten Tausende von Rändern haben, die sich verändern wie eine Wolke, so kann man doch den Mechanismus der zehntausenden Veränderungen und Transformationen von Yin und Yang erkennen. Zhong Jing unterschied aber klar die drei Yin und die drei Yang und deren Verbindung zu den sechs Leitbahnen, um die Manifestation von (den Trigrammen) Kun ☷ und Qian ☰ zu klären.

Diese Krankheit tritt hauptsächlich bei Kindern auf. Durch übermäßiges Essen von Rohem und Kaltem werden Milz und Magen geschädigt. Wenn Milz und Magen verletzt werden, so

332 Im Altertum sprach man von den vier Geburten: Nämlich (Tai Sheng) aus dem Embryo wie bei Säugetieren, aus Eiern (Ruan Sheng) wie bei Fischen und Vögeln, dann aus verpuppten Eiern (Shi Sheng) wie bei Insekten und schließlich aus Häutenden (Hua Sheng) schlüpfende Insekten, wie Motten

können sie nicht die Nässe vom Essen und Trinken umwandeln. Die gestaute Nässe erzeugt wiederum Hitze, die den Leber-Wind anregt. Daher heißt es, dass Spulwürmer durch Wind und Holz entstehen.
Zhong-Jing ersann daher die Rezeptur **Wu Mei Wan** zur Behandlung.

Wu Mei Wan
Wu Mei 300 Stück, *Xi Xin* 6 liang, *Gan jiang* 10 liang, *Huang Lian*, 1 jin,
Chuan Jiao 4 liang, *Dang Gui* 4 liang, *Gui Zhi* 6 liang, *Fu Zi* 6 liang, *Ren Shen* 6 liang,
Huang Bai 6 liang.

Erklärung
Die Rezeptur Wu Mei Wan benutzt sowohl kalte als auch heiße Arzneien und ist eine Rezeptur, die die Leber stärkt, Nässe austrocknet und Würmer abtötet.

Hand Jue Yin Perikard ist oben, während Fuß Jue Yin unten wohnt und das Leber-Holz regiert. Sie sind verbunden mit Symptomen wie konsumptivem »Xiao Ke« (siehe Frage 6), hochschießendem Qi, welches das Herz bedrängt, Hitzegefühl und Schmerzen im Brustkorb, es besteht Hunger ohne Verlangen nach Essen, Erbrechen von Würmern nach dem Essen sowie anhaltendem Durchfall. Dies ist nur ein Umriss möglicher Krankheiten im Zusammenhang mit diesen Hand- und Fuß-Leitbahnen.

Bisher ging es nur um die Ursache von Wurmkrankheiten. Zhong-Jing befasste sich eingehender mit der Ursache des Auftretens von durch Wind-Holz transformierten Würmern und entwickelte das Rezept Wu Mei Wan, das nicht nur für Spulwürmer, sondern für alle anderen Jue Yin-Krankheiten ebenfalls benutzt werden kann.

Obwohl Würmer hauptsächlich durch feuchte Hitze im Inneren verursacht werden, ist es das Qi von Leber Holz welches sie umwandelt.

Holz ist gerade und wächst empor, der saure Geschmack des Holzes ist das Zang-Organ von Zhi Yin (Ende des Yin), mit einer Yang-Linie am Boden in seinem Trigramm ☳. [333]

Wenn das Qi des Holzes nicht glatt fließt, so steigt das Qi des einen Yang (im Trigramm) nach oben, vermischt sich mit Nässe, steigt weiter an, verursacht Herzschmerzen und beleidigt (wu) die Erde so dass Appetitlosigkeit entsteht, sowie Erbrechen der Würmer und schwerer Durchfall.
Zhong-Jing entschied sich für Wu Mei, wegen seines stark saurem Geschmacks, welcher mit der Natur des Holzes übereinstimmt, und als Helferarzneien scharfe warme Arzneien wie Gui Zhi , Fu Zi, Xi Xin, Gan Jiang und Chuan Jiao damit sie das Qi des Yang wieder zu senken vermögen. Außerdem erwärmen sie den mittleren Erwärmer und töten die Würmer. Andererseits entschied er sich für Huang Lian und Huang Bai, bittere und kalte Arzneien, die sowohl abkühlen als auch trocknen können, um die Hitze des Perikards zu zerstreuen und die Nässe zu trocknen. Schließlich befeuchtete und nährte er das Yin der Milz mit Ren Shen und Dang Gui, so dass sich die Mitte wieder stärken kann, nachdem die Würmer vertrieben sind. Das Qi des Jue Yin wird somit geglättet und fließt wieder gleichmäßig.

333 Zhen 震, der Donner

Frage 8: Wie entsteht Epilepsie (Dian-Xian)?

Antwort: Die beiden Krankheiten »Dian« und »Xian« werden durch mangelnde Bewegung durch das echte vorhimmlische Yang und durch Stagnation von kaltem Schleim verursacht. »Dian« weist auf eine Trübung des Geistes (Shen) mit Unordnung hin, und bei »Xian« blockiert der Schleim den Geist.
Diese beiden Krankheiten haben viele Gemeinsamkeiten, unterscheiden sich aber auch geringfügig: Diejenigen, die an »Dian« leiden, neigen zu verbalen Wiederholungen und reden ununterbrochen, während diejenigen, die an »Xian« leiden, dazu neigen, kaum etwas zu sagen, als verstünden sie überhaupt nichts.

Ist das Leben eines Menschen nicht wie ein Atemzug des wahren Qi (Zhen Qi)? Solange das wahre Qi genügt, zirkuliert es durch alle Öffnungen. Wenn jedoch ein Klumpen eines Yin-Pathogens erscheint, wird das wahre Qi geschwächt und Kälte, Nässe und Schleim vermögen einzudringen. Wenn das Yang nicht ausreicht, wird es durch Schleim gestört, und wenn dieser hartnäckige Schleim in den Palast des Herzens gelangt, geraten Geist (Shen) und Zhi (Wille) durcheinander und die Xian-Krankheit setzt ein.
In der Antike gaben die Leute der »Xian«-Erkrankung fünf Namen, weil Patienten Geräusche machten, welche wie die von Ziegen, Hunden, Schweinen, Kühen und Pferden klangen. Sie glaubten, dass diese die Wurzel von »Xian« waren.
Meine Theorie ist, dass die Wurzel dieser beiden Krankheiten in der Erschöpfung des wahren Qi liegt und dass dessen Auswirkung die Ursache die Schleimblockade ist.
Um diese beiden Syndrome einzudämmen, ist es daher unerlässlich, das Yuan-Yang massiv zu tonisieren. Ist dann das Yuan-Yang wieder stark, so verschwinden die Yin-Pathogene wie Schleim und Nässe von allein.
Wie könnte dann noch »Dian« oder »Xian« entstehen?

Frage 9: Was versteht man unter der Krankheit »Guan-Ge«[334]?

Antwort: Die Guan-Ge Erkrankung ist, wenn das Qi nur auf- aber nicht absteigt. Die Weisen des Altertums schrieben: »Oben geht es nicht hinein, das ist Ge, unten kommt es nicht hinaus, das ist Guan. Dies kommt, weil die mittlere Achse den Transport nicht reguliert.« Es heißt auch: »Das Essen geht nicht hinein, das ist das Feuer; unten kommt nichts heraus, das ist die Kälte.« Hierfür eignet sich Herrn Yu Jia-yans[335] **Jin Tui Huang Lian Tang.**
Ich sage dazu, wenn oben nichts hineinkann, so fließt es im Brustkorb kontravektiv, wenn unten nichts heraus kann, so fließt das Feuer nicht nach unten ab. Beim Menschen kommt es auf Qi und Blut an, und wenn das Qi fließt und transformiert, dann werden alle Kanäle versorgt, und die Tore öffnen und schließen sich.

334 Die Symptome dieser Erkrankung bestehen in Inappetenz bis zum sofortigen Erbrechen von Gegessenem, Harnverhalt oder Brennen bei mühsamer Blasenentleerung oft mit Stuhlverstopfung

335 Yu Jia-yan (1585-1664) synonym Yu Chang, ein Arzt aus Jiangxi, Autor von »Yi Men Fa Lü«, in welchem er die »Vorwärts-Rückwärts Coptis Tang« (进退黄连汤) erfunden hat, die zur Behandlung von Guan-Ge eingesetzt wurde. Sie enthält in Ingwersaft geröstetes Huang Lian 1 ½ fen; Pao Jiang 1 ½ fen; Ren Shen (in Milch gedämpft) 1 ½ fen; Gui Zhi 1 qian, mit Ingwersaft geröstetes Ban Xia 1 ½ fen und zwei Stücke Da Zao

Wenn jetzt nun bei einem Patienten das Qi nur aufsteigt, aber nicht abfließt, so ist das hauptsächlich eine Kontravektion. Wenn das Essen nicht nach unten geht, so muß es nicht ausschließlich Feuer sein. Wenn unten nichts herauskommt, so muß es nicht ausschließlich Kälte sein. Man muß es also genau beobachten:

Wenn die Lippen und Mund gerötet sind und die Zunge gelb belegt, ein Verlangen nach Kaltem hat, der Puls fein ist, aber Shen hat, das Gemüt nicht müde ist, dann ist es starkes Yang-Feuer, welches kontravektiv nach oben schlägt, also Qi, das nur hinauf aber nicht hinabfließt. Wenn man das Feuer in die richtige Richtung bringt, dann kehrt sich die Qi- Regulierung auf natürliche Weise nach unten, und die Öffnungen sind nicht mehr blockiert. Wenn der Patient anderseits zyanotisch blasse Lippen und Teint hat, die Zunge blassweiß aber welk und kein Shen vorhanden ist, so bedeutet das, dass das Yin-Qi nach kontravektiv oben schlägt, und es voll ist und das Yang leer, so dass es im unteren Erwärmer nicht das Yin umwandeln kann. Daher öffnen sich die unteren Körperöffnungen (hier: Schleusen) nicht.

Schlägt also das Feuer kontravektiv nach oben, so eignet sich die Feuer ausleitende Methode vorwiegend mit **Da Cheng Qi Tang.** Blockiert die Kälte kontravektiv den Qi Fluß der Mitte, so muß diese gewärmt und der Qi-Fluß geglättet werden, mit zum Beispiel **Wu Zhu Yu Si Ni Tang.**

Frage 10: Woher kommt es, wenn Zheng-Chong[336](Herzjagen) auftritt?

Antwort: Dies ist eine Yang-Leere des Herzens, die auftritt, wenn Yin-Pathogene von unten angreifen.

Das Herz ist die Wohnung des Shen. Wenn das Qi, die Energie des kaiserlichen Feuers ausreicht, so haben die Yin-Pathogene keine Chance, aber wenn dessen Qi abnimmt, so kann eine Yin-Fülle wachsen.

Wenn nun bei einem Patienten Zheng-Chong entsteht, dann sind dies Zeichen der Unruhe. Je mehr das Herz-Yang eines Yang-Leere Patienten abnimmt, desto stärker wird natürlich auch sein Herz-Yang leer und dies von Yin-Pathogenen bedrängt. Wenn es Unruhe im oberen gibt, so fühlt man das Chong von unten nach oben schießen, was ganz klar ein Unglück ist.

Daher ist es absolut nötig, das Yang des Herzens zu tonisieren, mit Rezepturen wie **Gui Zhi Long Gu Mu Li Tang** und plus einer höheren Dosis Fu Zi.

Es gibt es auch Patienten mit gestautem Wasser unter dem Herzen, welches Herzklopfen verursacht. Auch Herzklopfen ist ein Zeichen der Unruhe und ähnelt daher Zheng-Chong, nur das die Ursache für Zheng-Chong in der Yang-Leere liegt und die Ursache für Herzklopfen in der Flüssigkeits-Ansammlung im Brustraum, welches man hören kann. Bei diesen Ansammlungen unter dem Herzen ist der Schmerz groß.

336 Herzjagen bezeichnet eindeutig spürbares, beschleunigtes Klopfen des Herzens im gesamten Brustraum, das im ganzen Brustraum wie ein »Pumpen« spürbar ist. Dieses Gefühl ist stärker als **Herzklopfen** (Xin Ji) und hält auch länger an. Während letzeres sowohl auf Fülle wie auch auf Leere hindeuten kann, gehört Herzjagen zu den Symptomen eines Leere-Syndroms. (Aus: Blutstasesyndrom, Glossarium)

Zhong-Jing verwendete **Shi Zao Tang** hauptsächlich für Wassereinlagerungen mit starken Schmerzen, aber **Ling Gui Zhu Gan Tang**[337] für Herzklopfen ohne Schmerzen; **Xiao Qing Long Tang** für Herzklopfen mit Husten und Keuchen.

Ling Gui Zhu Gan Tang siehe unter **Gui Ling Zhu Gan Tang** (Nr. 120) in Rezepturen für das leere Yang.

Gui Zhi Long Gu Mu Li Tang
Gui Zhi 1 liang, *Bai Shao* 6 Qian, *Long Gu* 4 Qian, *Mu Li* 4 Qian, *Gan Cao* 2 Qian, *Sheng Jang* 5 Qian, *Da Zao* 6 Stk., *Fu Zi* 4 qian

Shi Zao Tang
Yuan Hua 2 Qian, *Gan Sui* 1 Qian, *Da Ji* 1 Qian, *Da Zao* 10 Stk.

Xiao Qing Long Tang
Ma Huang 6 Qian, *Bai Shao* 6 Qian, *Xi Xin* 6 Qian, *Gan Jiang* 6 Qian, *Gan Cao* 6 Qian, *Gui Zhi* 6 Qian, *Ban Xia* ½ Sheng, *Wu Wei Zi* ½ Sheng.

Erklärung
Um »Zheng« und »Chong« einzudämmen, sollte man in *Gui Zhi Tang* Long Gu und Mu sowie Fu Zi verwenden. Long Gu und Mu Li werden verwendet, weil sie klärende Arzneimittel sind: Long Gu ist eine Yang Arznei und Mu Li eine Yin Arznei,[338] die somit zusammen wirken. Nachdem man Yin und Yang ineinander verwurzelt hat, wird es möglich, den Fu Zi zu verwenden, um das Kaiserliche Feuer zu stärken und dem (wahren) Ming-Men Feuer zu helfen.

Wenn das Feuer des Kaisers stark ist, verschwinden die Angriffe des Yin und die Unruhe des Zheng-Chong löst sich auf. Diese Rezeptur wird in neuerer Zeit auch oft bei Spermatorrhoe und spärlichem Urin verwendet, da das Long Gu und das Mu Li das Jing[339] sammeln können.

Shi Zao Tang ist die wichtigste Rezeptur, um das Fließen des Wassers zu bewirken. Die Anwendung dieser Rezeptur ist bei Schaden des Qi in der Tai Yang-Schicht durch Wind und Kälte.
Tai Yang regiert Kälte und Wasser, wenn seine Qi-Regulierung blockiert ist und die ausleitenden Wasserkanäle fließen können, so stürmt dies nach oben und sammelt sich unter dem Herzen, wo sich das kaiserliche Feuer und das Wasser vermischen und somit Schmerzen verursachen. Dies kann nicht mit *Wu Ling San* behandelt werden, da es nur im unteren Jiao wirksam ist, ist der Grund, warum man die bitteren, kalten und scharfen Arzneien Yuan Hua, Da Ji und Gan Sui verwendet, welche Wasser stark purgierend und Schleim umwandelnd wirken.

337 In manchen chinesischen Ausgaben heißt es als Druckfehler: (Huang) QIN Gui (Zhi) (Bai) Zhu Gan (Cao) Tang, das in der TCM ebenfalls mit der Jiao Li Huang Tang bei Wasseransammlungen im Darm verwendet wird. Nicht zu verwechseln mit LING Gui Zhu Gan Tang. Im Original ist aber die Ling Gui Zhu Gan Tang aus dem ›Jin Gui Yao Lue‹ gemeint, nur das Zheng sie verwirrenderweise in anderen Teilen seiner Bücher als Gui Ling Zhu Gan Tang (mit Gui Zhi und Fu Ling vertauscht) bezeichnet, und als Quelle das ›Shang Han Lun‹ angibt

338 Long Gu, wörtlich Drachen-Knochen wird wie der Drache dem Yang zugeordnet, Mu Li aus dem Meer dem Yin

339 *Jing* kann wie *Qi* mehrere Bedeutungen haben, die aber in den alten Texten nicht klar unterschieden werden. Die Essenz, das Jing, von dem hier die Rede ist, ist konkret das Sperma

Man muß auch berücksichtigen dass es den mittleren Erwärmer schädigen kann, wenn nur diese starken kalten Arzneien verwendet werden. Wenn man hiergegen Gan Cao nehmen würde, so müßte man befürchten, dass es auf Gan Sui, Yuan Hua und Da Ji antagonistisch wirkt. Zhong-Jing verwendete daher kein Gan Cao, sondern Da Zao, weil es dem ähnlich ist, aber nicht Gan Sui antagonisiert (fan). Da Zao ist süß und tonisiert die Mitte. Wenn es in dieser Rezeptur verwendet wird, die das Wasser bewegt, ohne die Mitte zu beschädigen, so zeigt dies, dass es eine wirklich gut durchdachte Rezeptur ist.

Auch Xiao Qing Long Tang ist eine Rezeptur zum Wasser bewegen und Schweiß anregen. Wenn sich im BIAO der Tai Yang Ebene die Pathogene noch stauen, so bewegt sich Wasser nicht, und sammelt sich unter dem Herzen, was zu Husten, Keuchen und Herzklopfen führt, welche auf das kontravektive Wasser zurückzuführen sind. Daher muß man Ma Huang, Gui Zhi und Xi Xin verwenden, um das Tai Yang nach außen im BIAO durch Schweiß freizumachen, sowie Gan Cao, Gan Jiang, Ban Xia und Wu Wei Zi, um das Wasser des Shao Yin zu bewegen und den Abwärtsfluss nach unten zu fördern. Gan Cao tonisiert die Mitte-Erde, Bai Shao sammelt Yin, was genau passend ist.

Diese Rezeptur ist stark zum BIAO freimachen und wenn dieser frei ist, so sammelt sich das Wasser von alleine nicht mehr, so dass der Drache im Namen vorkommt. Dies kommt durch das (grüne) Ma Huang, welches mit dem Schweiß das Wasser bewegt, wie ein Drache, der mit seinen wandlungsfähigen Bewegungen am Himmel den Regen erzeugt.

Frage 11: Was ist das Besondere bei Frauenkrankheiten?

Antwort: Männer stehen unter dem Zeichen von QIAN ☰, während Frauen im Zeichen von KUN ☷ stehen. Qian regiert die Transformation vor, während Kun die Geburt und das Wachstum regiert. Dank ihnen gibt es die Schwangerschaft, die Geburt und die Menstruation.

Damit verbunden sind verschiedene Krankheiten, aber von allen betreffen nur diese drei Leben und Tod. Deshalb muß man sie unbedingt kennen, und sollte auch unbedingt darüber reden. Sprechen wir zuerst über Menstruationen. Was ist ein Monatszyklus?

Hier Zeit und Periodizität des Menstruationszyklus.

Wenn eine Frau zwei mal sieben Jahre alt ist, kommt die Tian Gui[340] (die Zeit des Himmels) an, die Kanäle werden aktiv, und das Blut kommt einmal im Monat, immer wieder und entsprechend dem endlosen Zyklus des Mondes von Wachsen und Schwinden, Schwinden und Wachsen.

Da sich die angeborenen Eigenschaften der Menschen unterscheiden, unterscheiden sie sich auch in Bezug auf das Auffüllen und Schwinden.

Wenn Frauen zu früh menstruieren und das Blut zu oft nach unten fließt, so ist das ein Zeichen, dass Qi im Übermaß vorhanden und wenn Qi in Fülle ist, ist es Feuer. Deshalb ist es hier angebracht, Wärme zu kühlen.

340 Im ›Nei Jing Su Wen‹ Abschnitt »Shang Gu Zhen Yan Lun« heißt es, dass mit 14 bei Frauen und mit 16 bei Männern die Tian Gui beginnen wird. Der Nei Jing Spezialist Guo Ai-Chun beschreibt Tian Gui als »Eine Substanz, die die Geschlechtlichkeit und das Kinder zeugen ermöglicht.« Wenn wir also von Substanz ausgehen, dann kann es sich eigentlich nur um Hormone handeln. Was Zheng hier also beschreibt, als die Zeit, wenn Tian Gui gekommen ist, wenn innerhalb von drei Tagen die Befruchtung stattfinden muß, ist – der Eisprung!

Wenn sich die Menstruation jedoch verzögert, bevor das Blut nach unten fließt, ist Qi leer, und wenn Qi leer ist, dann ist es auch kalt. Deshalb ist es angebracht, die Mitte zu erwärmen. Die Mitte ist der Ort der Transformation von Jing und Blut und der Mechanismus, der die Menses reguliert.

Wenn das Menstruationsblut zu blass ist, so ist das Feuer nicht stark genug, um das Blut umzuwandeln. In diesem Fall ist die geeignete Methode die Tonisierung des Feuers. Ist aber das Monatsblut violett, oder dunkelrot und geronnen, so ist die Feuerumwandlung zu stark. Hier ist die geeignete Methode die Kühlung der Wärme.

Wenn die Blutung zu stark ist, und es besteht erhöhte Reizbarkeit, dann ist das Blut leer. Die geeignete Methode ist daher, das Blut zu nähren.

Wenn die Menstruation spärlich, ist und Bauchschmerzen auftreten, stagniert das Qi. In diesem Fall ist die geeignete Methode das Bewegen von Qi.

Wenn die Blutung länger andauert und die Blutung lange nicht zu Ende geht, ist das Qi leer und die Milz schwach und kann das Blut nicht zurückhalten. In diesem Fall ist die geeignete Methode, das Yang mit süßen, warmen Arzneien zu stärken.

Wenn nach Beginn der Blutung Bauchschmerzen mit einem Gefühl der Leere im Bauch auftreten, sind sowohl Qi als auch Blut plötzlich leer geworden. In diesem Fall ist die geeignete Methode die Harmonisierung von Qi und Blut.

Wenn die Menstruation mehr als einen Monat zu spät ist, kann dies an einer Schwangerschaft liegen, und wenn eine Schwangerschaft vorliegt, sollte man sie natürlich nicht behandeln. Wenn jedoch keine Schwangerschaft vorliegt, geschieht dies, weil der monatliche Blutfluss behindert ist. Wenn es eine Blockade gibt, ist es angebracht, sie zu öffnen.

Ist das Hindernis auf Qi zurückzuführen, so ist das geeignete Verfahren das Bewegen von Qi. Wenn das Hindernis auf Kälte zurückzuführen ist, das geeignete Verfahren das Zerstreuen von Kälte.

Wenn das Hindernis auf Hitze zurückzuführen ist, ist das geeignete Verfahren das Kühlen des Feuers.

Wenn die Blockade durch starke Blutgerinnung verursacht wird, ist die geeignete Methode das Blut zu bewegen.

Da die Wurzeln jeder Krankheit jeweils andere sind, diagnostizieren sie den Grund, bevor sie behandelt wird.

Acht oder neun von zehn Frauenkrankheiten sind: weißer Ausfluss, starke Blutungen (Beng) und häufige Blutungen (Lou)[341].

Ausfluß wird anhand von fünf Farben unterschieden, was auch Teil des Yin Yang-Prinzips ist. Daher bilden die Differenzierungsmethoden von Yin und Yang die Grundlage für die Behandlung von vaginalem Fluor.

341 Beng-Lou: Blutungen der Gebärmutter, die zwischen der Menstruation vorkommen. Oft ein Zeichen für Blutstase. Das hintere Zeichen »*Lou*« kommt auch bei »*E Lou*« **Lochien** vor und bedeutet einen ständigen geringen Ausfluß von Blut aus dem weiblichen Geschlechtskanal. »*Beng*« hingegen bedeutet »Zusammenbruch« und steht für eine massive Blutung aus dem Uterus in unregelmäßigen Abständen. Genau genommen müßte man »*Beng*« mit Metrorrhagie und »*Lou*« mit Metrostaxis übersetzen, doch in der klassischen Literatur findet sich keine solche exakte Trennung der Begriffe, was dazu geführt hat, dass man in der modernen chinesischen Literatur beide Zeichen zusammen verwendet. (Aus: Blutstasesyndrom, Glossar)

Was den Puls bei Ausfluß betrifft, so gibt es viele Messwerte. Oft ist der Puls an beiden Cun Positionen kraftlos (wu li), aber oberflächlich (fu), groß (da). In den beiden Guan-Positionen schlüpfrig und fein an den Chi-Positionen.
Dies zeigt an, dass das Yang oben erschöpft ist, und dass Yuan Feuer unten nicht ausreicht. Hier ist die geeignete Methode das Erwärmen der Mitte und zum Zurückbringen des Yang am besten geeignet.
Wenn jedoch die beiden Cun-Positionen groß (da), voll (shi) und kraftvoll (you li) sind, die beiden Guan-Positionen schlüpfrig (hua) und die beiden Chi-Positionen fein (xi) sind, so bedeutet dies, dass sich Wärme aus Herz und Lunge nach unten bewegt und die Milz-Nässe darunter blockiert. Ausleiten der Nässe und Hitze kühlen liefert die besten Ergebnisse.

Beng und *Lou* unterscheiden sich voneinander: *Lou* ist etwas leichter, es kann aber ein Vorbote einer anderen Erkrankung sein. *Beng* dagegen ist mächtig und kommt, als sei etwas geplatzt.
Lou ist zwar schwächer, scheint aber gar nicht aufhören zu wollen. Beide Syndrome können sowohl auf einen leeres Yang- oder leeres Yin hinweisen, aber sie können auch einer Fülle oder Leere entspringen.
Auch gibt es kontravektiv aufsteigende Menses mit Bluterbrechen. Sie wird im obigen Abschnitt über Bluterbrechen erklärt.

Was passiert, bevor der Fötus entsteht?
Wenn ein Paar Geschlechtsverkehr hat, vermischen sich Jing und das Blut, die zwei (Qi) und die fünf (Wandlungsphasen) vereinen sich zu einem. Dank des Dao von Geburt und Umwandlung wird das Fundament für das Schicksal und den Charakter und das Leben eines Menschen gelegt. Dieses nennt man Embryo.

Im Volksmund heißt es: »Hitze ist im vorgeburtlichen Stadium unpassend.« Alle glauben dies, aber die meisten wissen nicht, dass es kein Dogma ist.
KUN ist dichte Materie. Alles kommt von ihm und sein Überleben hängt wiederum von den zwei Qi ab, dem Bewegenden (Yang) und dem Stillen (Yin). So mischen sich Yin und Yang und das Yuan-Yin wandelt und bringt die fünf Zang-Organe zur Welt – mit dem Pericard sechs –, während Yuan-Yang die sechs Fu-Organe wandelt und gebiert.
Es gibt also zwölf Paläste. Deshalb sagt man Yang sechs sechs und Yin sechs sechs. Die sechs und sechs Yang stammen aus QIAN, dem Trigramm des Himmels, während die sechs und sechs Yin aus KUN, dem Trigramm der Erde stammen. Die Transformation von QIAN ☰ und KUN ☷ bringt die fünf Wandlungsphasen hervor. Somit können die fünf Wandlungsphasen nicht vom inneren Kern der beiden Qi abweichen, so wie die beiden Qi nicht von den fünf Wandlungsphasen abweichen können. Deshalb sagt man der Himmel zählt fünf und die Erde zählt ebenfalls fünf.
Wenn ein Kind im Bauch der Mutter weilt, dann atmet die Mutter ein und aus. Nach zehn Monden ist der Zyklus vollendet und das Schicksal und Charakter (des Kindes) vollständig und mit dem Zerbrechen des einen Ursprungs beginnen KAN ☵ und LI ☲ ihren Anfang.
Bevor das Leben beginnt, sind Kälte und Hitze getrennt. Wenn der Fötus zu kalt ist, so nimmt er leicht Schaden. Ist der Fötus zu heiß, so kommt es leicht zum Abort. Sind die Bedingungen

normal, dann geht alles gut. Diese Aussage ist überall bekannt, ohne dass man weiß, dass sie unvollständig ist.
Die Weisen der Antike sagen, dass der Fötus Monat für Monat genährt werden muß.
Das kann man in der Tat so befolgen, oder auch nicht. Wenn ich es genau betrachte, so werden ja Yin und Yang in Harmonie im Palast von KUN genährt, und zu dieser Zeit strömt Blut ununterbrochen durch die Kanäle, so wie der große Wagen am Himmel den Mittelpunkt, der um ihn kreisenden Sterne bildet.

Darunter gibt es die sogenannte üble Stauung, wenn der Fötus Form anzunehmen beginnt, dann im KUN-Palast wächst, und das Qi der Erde plötzlich widerstrebt, dann kommen zum Beispiel Übelkeit und Erbrechen vor, so dass es sich empfiehlt, die Mitte zu wärmen und das Milz-Qi zu bewegen.
Dann gibt es das »orientierungslose Kind«, bei welchem der Fötus nach oben drückt. Hier sollte man das Qi wieder nach unten bewegen.
Manchmal ist das Kind zu groß, dann drückt es nach unten. Hier muß der Stau gebrochen und das Qi bewegt werden.
Es gibt die Schwangerschaftsstummheit[342], bei welcher der Fötus auf das Shao Yin drückt, welcher die Leitbahnen und Gefäße zum Zungengrund behindert. Hier muß das Qi des Fötus angehoben werden. Falls das noch nicht klappt, dann kommt die Sprache nach der Geburt wieder.
Es gibt die Schwangerschaftsgeräusche, weil (die Mutter) abrupt etwas fangen wollte und die Arme ausstreckte. Der Atem der Mutter klemmt dann den Fötus ein. Hier sollte (die Mutter) sich kurz krümmen und wieder strecken, um das zu beheben.
Dann gibt es Bauchschmerzen mit spärlichem Harnfluß. Hier drückt der Fötus auf die Blase. Die Methode ist das Anheben (des Qi).
Wenn es zu (verfrühten) Blutungen wie *Lou* kommt, so presst Feuer das Blut nach unten, und man muß Feuer kühlen. Man muß hier auch nachprüfen, ob es stattdessen nicht an einer Yang-Leere liegt, die das Blut nicht halten kann. Dann ist die Methode das Tonisieren des Yang.
Es gibt auch das »angeschwollene Kind« bei welchem das Fruchtwasser gestaut ist und sich nicht bewegt. Hier muß man das Qi umwandeln und das Wasser bewegen.
Dann gibt es das »Husten (erzeugende)-Kind«, bei dem das Lungen-Qi des Fötus durch Feuer bedrängt wird. In diesem Fall ist die geeignete Methode die Kühlung der Hitze des Fötus.
Manchmal wächst der Fötus nicht gut, weil das Qi der Mutter leer ist. Hier muß man Qi und Blut stark tonisieren.
Dann gibt es das saure Aufstoßen. In diesem Fall die Verdauungsstagnation regulieren.
Manchmal kommt es aufgrund exogener Pathogene zu Blockaden, so dass der ganze Körper große Hitze und Schmerzen verspürt. Hier sollte man je nach dem sechs-Schichten Modell die entsprechende Gast-Energie behandeln.

342 Zi Yin (子瘖)= wörtlich Kinder-Stummheit, ein meist im 9. Monat vorkommendes Phänomen, bei dem der Hals der Mutter trocken und die Wangen gerötet sind. Die Stimme ist leise oder ganz weg. Es bestehen zugleich oft 5-Herzen-Hitze und Ohrgeräusche

Es kann auch zu abwechselnd Erbrechen und Durchfall kommen, wodurch der Fötus unruhig wird. In diesem Fall empfiehlt es sich, die Mitte zu wärmen.

Dann kann es noch zu unstillbarem Verlangen nach kalten Getränken, Verwirrung, großer Hitze, starkem Schweiß und Verstopfung kommen. In diesem Fall ist es angebracht, massiv zu purgieren.

Manche leiden unter kaltem Schweiß und Erschöpfung, Müdigkeit und Verlangen nach warmen Getränken. Hier muß das Yang zurückgebracht werden.
Dies sind einige pränatale Erkrankungen, die man genauer eruieren sollte.

Wie ist es aber mit postpartalen Erkrankungen?
Sobald das Baby zur Erde hinabsteigt, werden die 100 Kanäle von allen Gefäßen geöffnet, (die Gebärmutter) streckt sich und bemüht sich kraftvoll, es zu gebären. Das Blut der zwölf Kanäle, die den Fötus geschützt hatten, schießt ebenso nach unten. In diesem Augenblick werden Qi und Blut erschöpft. Wenn es hier über das Gewöhnliche hinausgeht, darf man keinen Fehler bei der Arzneimitteltherapie machen.

Wenn nach der Geburt die Mutter sofort das Bewusstsein verliert, ist dies auf Blutstase zurückzuführen, durch die sich das Blut nach oben statt nach unten staut. In diesem Fall ist es angebracht, die Blutstase zu bewegen.

Wenn der Bauch hart ist und es sehr starke Schmerzen gibt, ist das Blut stagniert, weil das Yang zu leer ist, um es zu bewegen. In diesem Falle muß man die Mitte wärmen und die Stase beleben.
Es gibt eine Art Leere-Schmerz mit einem Bauch, der nicht hart ist, hier ist eine spontane Leere von Qi und Blut entstanden, so das es angebracht ist, das Qi und das Blut stark zu tonisieren.
Wenn es kalte Schweißausbrüche und schwere Ohnmachtsanfälle gibt, so ist das Yang zusammengebrochen. In diesem Fall ist die Methode, das Yang zurückzuholen (Si Ni Tang).
Es könnte auch hohes Fieber mit großem Bedürfnis nach kalten Getränken geben. Dies zeigt an, dass das Blut leer ist und dass das Yang es nicht halten kann, so dass es nach außen fließt. In diesem Fall muß man das Blut stark tonisieren.

Es gibt Kopfschmerzen, die wie Feuer auf der Schädeldecke brennen, weil das Blut leer ist, und das Yang es nicht umfängt, so dass es plötzlich nach oben schlägt. Hier paßt eine starke Tonisierung des Blutes.

Wenn deutliches Asthma mit Schüttelfrost, und profusem Schweiß bei kalten Gliedern auftritt, so findet keine Interaktion zwischen Yin und Yang statt, weil das Yang zusammenbrechen will. In diesem Fall ist es angebracht, das Yang zurückzuholen.

Wenn der Fötus zu früh (tot) geboren wird, so nennt man das eine »kleine Entbindung« und weicht von der normalen Geburt ab. Bei dieser ist es, wie bei einem reifen Kürbis, der von alleine abfällt, da er die korrekte Nährung durch Yin und Yang erhalten hat.

Bei »kleinen Entbindungen« ist es wie bei der Ernte, wenn zu früh gepflückt wird und somit Schaden entsteht. Während der Geburt muß ebenso gehandelt werden wie bei normaler Geburt, aber anschließend muß die Nährung aufwendiger gestaltet werden.[343] Ein einfältiges Paar könnte diese Geburt als normal anschauen und die notwendige Nährung versäumen, so dass dies zum Tod der Mutter führen könnte. Das ist sehr bedauerlich!

Es gibt eine andere Situation, nämlich wenn der Fötus im Bauch stirbt und nicht geboren werden kann. Dieses wird auf jeden Fall Schaden verursachen und in diesem Fall ist es nötig nach unten abzutreiben.
Es gibt viele Krankheiten, wie kann man sie alle beschreiben?[344] Diese Gliederung soll nicht mehr Regeln liefern, sondern lediglich einen Überblick für den Gelehrten geben.
Weitere Informationen zu den Arzneimitteln erhalten. Siehe dazu im ›Ji Yin Gang Mu‹[345].

Frage 12: Was ist das Besondere bei Kinderkrankheiten?

Antwort: Kleine Kinder, wenn sie geboren sind, können nicht sprechen, sie ernähren sich aus dem Blut und Jing der Mutter, aber können sehr wohl schon krank sein; es gibt aber nur einige Erkrankungen, die die Ärzte eben zu erraten haben, und selbst diese kann man genau erkennen, wenn man sie nur genau genug anschaut.
Da Kleinkinder noch keine feste Nahrung zu sich nehmen, bekommen sie anfangs eher äußere Pathogene als Schäden im Inneren. Erst wenn von außen Nahrung kommt, so sind innere wie äußere Schädigungen gleichermaßen möglich. Da gibt es dann Pocken, Masern und andere gefährliche Erkrankungen. Deshalb nennt man die Kinderheilkunde auch noch »Fachgebiet für pockenartige Erkrankungen«. Vulgär spricht man sogar von der »Stummenheilkunde«, aber dazu möchte ich wirklich nichts sagen.
Das Verderblichste ist aber die Mode, dass man – kaum dass die Kinder geboren sind – Da Huang, Jin Yin Hua, Gou Teng oder Gan Cao ähnliches benutzt, um deren »Fötales Gift« und Blutkot (Mekonium) auszuscheiden, damit bin ich ganz und gar nicht einverstanden:

Im Allgemeinen ist es so, dass der Mensch aus den zwei Qi (von Himmel und Erde) geboren wird, das ist natürlich. Wenn nun ein Kind geboren wird, dann ist es so empfindlich wie eine Kürbissprosse, die gerade erst durch den Boden bricht. Man darf kein eiskaltes Wasser über sie schütten und auch kein kochend heißes. Leben und Wachsen entstehen natürlich, und (Ausscheidung) im Bauch und dem Darm erfolgt auf natürliche Weise. Wozu braucht man da Da Huang und Jin Yin Hua, um ein Gift auszuleiten?

Man muss nur zwei Dinge beachten: Dass es den Kindern nicht zu heiß oder zu kalt wird, denn wenn man solche extremen Arzneien verwendet, legt man die Wurzel für spätere Erkrankungen.
Wenn das Kind Hitze abbekommen hat, müssen das Gesicht und die Lippen rot sein, der Atem rau, der Mund heiß: es genügen dann eine oder zwei bittere und süße Arzneien und schon geht es wieder.

343 Hiermit ist eine Wochenbett-Therapie (zuo yue zi) gemeint, die ich im Detail im Band 1 von Fachbuch für Fortgeschrittene (Gynäkologie) beschrieben habe

344 Im Anhang finden sich noch einige Ergänzungen von Zheng Qin-An und anderen zur Gynäkologie

345 Berühmtes Gynäkologisches Werk von von Wu Zhi-wang (1552-1629)

Wenn das Kind dagegen Kälte abbekommen hat, so müssen das Gesicht bleich und Lippen und Zunge blass sein, der Atem schwach, der Mund kühl: da gibt man eine oder zwei scharfe und süße Arzneien und schon geht es wieder.
Wenn das Kind exogene Pathogene abbekommen hat, muss man genau schauen: Obwohl das Kind nicht sprechen kann, so kann man doch spüren, ob es heiß ist, ob es schwitzt oder nicht, ob der Mund heiß ist oder nicht, ob die zwei Ausscheidungen (Kot und Urin) funktionieren oder nicht – mit solchen wenigen Maßnahmen kann man feststellen, welche Erkrankung es ist.
Wichtig hierbei ist, die Taiyang-Ebene regiert die Haut, strömt zu Ying-Blut und Wei-Qi, und stellt die erste Schicht dar. Wenn eines der sechs Pathogene eindringt, muss es zuerst diese Schicht verletzen. Dies muss jeder Studierende beherzigen.
Man sollte bei Kleinkindern *nicht* von »Körper aus purem Yang« ausgehen, so dass diese keinen Schaden durch Kälte bekommen können; wer das sagt, weiß nicht, dass das Qi der Kleinkinder dünn und ihre *(Abwehr-)*Kraft noch schwach ist. Das Korrekte (Qi) wird leicht durch Kälte geschädigt. Schäden durch Kälte können in allen vier Jahreszeiten vorkommen.

Solche so genannten Schäden durch Kälte schaden dem ganzen Bereich des Taiyang.
Die Energie des Taiyang (nach Yi-Jing und Neijing) selbst ist kalt, die sechs Pathogene müssen alle durch die Taiyang ins Innere eindringen, man kann sie also alle »Schäden durch Kälte hervorrufende« nennen.
Diese Methode wird Leben retten, das kann ich ehrlich sagen.

Unter diesen Schäden gibt es solche, die man Wind-Schrecken (Feng-Jing) nennt, und solche, die man chronischen Milz-Wind (Man Pi-Feng) nennt; diese Namen kommen alle in den Klassikern nicht vor. Ich möchte hier Menschenleben retten und kann deshalb nicht schweigen: der sogenannte Wind-Schrecken entsteht bei kleinen Kindern mit Hitze und Fieber, sie haben Krämpfe und Konvulsionen, ein steifes Genick oder rollen mit dem Kopf, stecken die Zunge heraus und haben manchmal heftige Zuckungen, die wie Erschrecken aussehen. Weil man aufgrund der Klassiker den Namen gab, und weil es wie Schrecken aussah, nannte man es Wind-Schrecken.
Man gewahrte nicht, dass hier exogene Pathogene in die Leitbahnen und Netzgefäße des Taiyang-Bereiches eingedrungen waren. Wenn diese durch die Pathogene abgeschnürt werden, so nimmt die Qi-Bewegung Schaden. Sobald es sich staut, entsteht Hitze, aus dieser kann, wenn sie stark ist, Wind-Krampf (Chou Feng) entstehen, mit Symptomen wie Konvulsionen usw.
Dies ist eine BIAO-Affektion, die entsprechend mit Gui Zhi Tang oder Ma Huang Tang (diesen zwei) oder mit Ma Xing Shi Gan Tang behandelt werden kann, um den BIAO zu befreien. Sind die Pathogene besiegt, so entstehen auch keine Hitze und Wind mehr. Wie kann es dann noch zu Krämpfen kommen?
Viele Ärzte verfallen heute der Idee vom Wind-Schrecken, und haben daher unzählige andere Namen erfunden, die immer weitergegeben werden, um dann ein Konzept zu erdenken, bei dem Schrecken beruhigende, Wind vertreibende und Schleim ausleitende Rezepturen verwendet werden, mit denen, wer weiß wie viele, Millionen unschuldige Kinder zu Tode gebracht wurden.

Jedenfalls, beim Menschen ist die Haut die erste Schicht, diese wird von Taiyang regiert. Wie kann also ein exogenes Pathogen eindringen, ohne diese Schicht zu schädigen? Wenn man dies weiß, wie kann man da nicht besonders auf das Taiyang aufpassen?
Geht es nun um den chronischen Milz-Wind (Man Pi Feng), wenn ein Kind zuvor oft erkrankt war, so ist seine Ernährung nicht mehr in Ordnung. Es isst und trinkt nicht richtig, so dass es spontane oder Nachtschweiße hat, die aber, wie auch sein Erbrechen und Durchfälle, nicht korrekt behandelt werden, so wird die Stagnation von Tag zu Tag mehr und das Yuan-Qi immer dünner.
Wenn dann ein Leere-Syndrom entstanden ist, so dass das Yuan-Qi so leer ist, dass es das Shen nicht mehr kontrollieren kann, und alle vier Richtungen unterstützt werden können, dann entstehen Tremor, Temperaturanstieg, dauernder Schweißverlust und Symptome, die wie Wind-Schrecken aussehen, es aber nicht sind. Für Außenstehende sieht es auch wie Shen-Verlust aus, mit fahlem Gesicht, blassen Lippen, Schlaffheit und geschlossenen Augen. Dieses Syndrom muss mit einer starken Yuan-Qi-Tonisierung behandelt werden!

Wenn das Ur-Yang erstärkt ist, so wird der Shen ruhig und der Körper wieder gut. Wie kann da noch ein Zittern auftreten?
Die Menschen nannten das früher Chronischen Milz-Wind, weil er langsam entstand. Wenn man über Wind spricht, so denkt man an die drei Yang-Ebenen, also Fülle, aber dieses Syndrom gehört zu den Leere-Zuständen.
Wind-Schrecken kommt von außen, langsamer Milz-Wind durch allmählichen Schaden im Inneren. Also Erbrechen, Durchfall, Schweißverlust, Inappetenz erzeugen diese Erkrankung. Yin und Yang müssen also diagnostisch genauestens unterschieden werden, ebenso wie Rezeptur und Arznei genau in Attackieren und Tonisieren differenziert werden müssen. Dies ist der Kern, um den es beim Retten von Leben geht, man darf hier auf keinen Fall etwas falsch machen!

Frage 13: Was ist der Unterschied bei chirurgischen Methoden zwischen Traumata und Geschwüren?

Antwort: Allen Krankheiten mit Wunden ist gemeinsam, dass die beiden Qi nicht harmonisch sind also entweder Qi oder Blut entweder in Fülle oder Stagnation sind, so dass sich die Ursache der Krankheit von innen nach außen bewegt. Stichverletzungen, Wunden, Knochenfrakturen und deren Entzündungen unterscheiden sich jedoch untereinander.
Bei Wunden ist die Unterscheidung zwischen Yin und Yang klar, man darf sie nicht verwechseln:
Bei Yang-Syndromen ist die Farbe hellrot und geschwollen, bei zugleich starkem Schmerz, die Hitze ist stark; es besteht Durst und Reizbarkeit, der Urin ist konzentriert, der Stuhl trocken und verstopft und Kühlung wird als angenehm empfunden. Hier benutzt man eine hohe Dosis Blut belebende, Qi bewegende Arznei, hauptsächlich auch wird das Feuer gekühlt und das Yin genährt.[346]

346 Zum Beispiel mit Wang Qing-Rens *Jie Du Huo Xue Tang* (Detox Dekokt) innerlich oder speziell bei Verletzungen *Yu Long Gao* (Jadedrachen Paste) oder *Mu Er San;* alle zu finden im »Blutstasessyndrom«

Bei Yin-Syndromen ist die Farbe weniger rot und die Hautfarbe normal, bei wenig oder keinem Schmerz. Die Hitze ist stark; die zwei, Urin und Stuhl, sind normal, aber der Patient ist müde oder erschöpft.
Hier benutzt man vorwiegend **Da Bu Yuan Yin Tang.**

Bezüglich aller Verletzungen heißt es im Nei Jing: »Sie alle gehören zum Feuer«.
Das Leben einer Person kann mit einem einzigen Wort zusammengefasst werden: Feuer. Feuer ist Qi, übermäßiges Qi ist noch mehr Feuer und wenn das Qi leer so entsteht Kälte.

Wunden durch Fülle-Qi erzeugen die Yang-Symptome und entwickeln sich mit Sicherheit aus einer Stagnation. Daher sollte man Arzneien verwenden, die das Feuer kühlen und Yin nähren, Blut beleben und Qi bewegen. Die Hauptrezeptur ist **Gui Zhi Tang** mit doppeltem Bai Shao sowie **Mai Ya, Xiang Fu** und **Zhi Zi.**
Wunden aufgrund von Qi-Leere, also Yin-Syndrome, entwickeln sich aus leerem Yang, welches das Yin nicht transformiert. In diesem Fall besteht die Methode darin, Yuan-Yang zu stärken mit **Gui Zhi Tang** mit doppelter Dosis Gui Zhi sowie Mai Ya, Fu Zi und Xiang Fu.

Die hervorragende Methode zur Harmonisierung von Qi und Blut verwendete ursprünglich keine Arzneien wie Huang Qin, Huang Lian, Jin Yin Hua, Chuan Shan Jia und Da Huang, die das Feuer kühlen.
Man muß wissen, dass Qi- und Blutstagnation schwärende Wunden erzeugen kann, so dass das Harmonisieren des Qi bedeutet, Qi zu bewegen, und das Harmonisieren von Blut bedeutet, Blut zu bewegen.
Hoch dosiertes Gui Zhi harmonisiert Yang und hochdosiertes Bai Shao harmonisiert Yin. Wenn das Yin leer erhöht man daher Bai Shao Yao und fügt Zhi Zi hinzu, während man bei Qi-Leere, wenn die Yin-Fülle das Yang schwächt, das Gui Zhi verdoppelt und Fu Zi hinzukommt. Zhong-Jing verwendete diese Rezeptur bei Shang Han (Kälteschäden) und wählte sie als die erste der einhundertdreizehn Rezepturen, was darauf hindeutet, dass sie Yin und Yang harmonisiert.
Man fragt sich, wie kann man krank werden, wenn Yin und Yang harmonisch sind?
Oder wie können so noch Wunden entstehen?
Anders dagegen erfordern Messerstiche, Knochenbrüche, Verstauchungen und Verrenkungen andere Behandlungsmethoden, die sich von denen unterscheiden, die für solche verwendet werden, die auf innere Ursachen zurückzuführen sind. Aus diesem Grund beziehen diese sich auf die »Chirurgie«[347].

Frage 14: Wenn Augenerkrankungen ihre Ursache im Inneren haben, warum werden sie dann anders behandelt?

Antwort: Man sagt, es gibt 13 Syndrome, deren gemeinsamer Nenner die Innere Medizin ist. Aber da alle Augenkrankheiten auch aus den fünf Zang und den sechs Fu hervorgehen, warum sollte es nicht möglich sein, Augenkrankheiten zu behandeln, wenn es möglich ist, innere Krankheiten zu behandeln?

347 Wörtlich: »Wai Ke«, die Wissenschaft von Äußeren Verletzungen

Bei Augenkrankheiten gibt es unendlich viele Möglichkeiten, und diejenigen, die auf diesem Gebiet erfahren sind, und sich hier spezialisieren, erheben eine klare Diagnose zu den Symptomen und kennen die notwendigen Medikamente, anders als so mancher Arzt der sich mit Augen befaßt, aber keine Augenheilkunde versteht.

Man sagt einerseits, es gäbe 72 Syndrome der Augenerkrankungen und andererseits heißt es, dass es 360 Arten davon gibt. Je mehr Namen es gibt, desto unklarer wird das Ziel. Wenn man nun das Prinzip hierzu knapp zusammenfaßt, so kommt man zu dem Schluss, dass es wieder nur diese beiden Wörter sind: Yin und Yang.
Bei Yang-Syndromen sind beide Augen rot und geschwollen, es gibt Lichtempfindlichkeit und Schleier vor den Augen, sowie rote Adern, Tränenfluss und starke Schmerzen, begleitet von wenig Urin, Verstopfungsneigung und Vorliebe für kühle Flüssigkeiten.

Bei Yin-Syndromen sind beide Augen nur leicht rot, aber sind nicht lichtempfindlich, weisen jedoch eine weit verteilte Rötung auf, und die Sicht ist wie durch Nebel verhüllt. Die Schmerzen sind minimal, auch Urin und der Stuhl sind normal und es werden eher warme Suppen bevorzugt.
Zunächst sollte man darauf achten, wo das Symptom beginnt, und dann versuchen, es dahingehend zu verstehen: Man muß wissen, das obere Augenlid gehört zum Magen; das untere Augenlid gehört zur Milz; das weiße Auge des Auges gehört zur Lunge; das Dunkle der Iris gehört zur Leber und die Pupille gehört zur Niere und die beiden Augenwinkel gehören zum Herzen.

Bei Patienten die einen Infekt durch ein exogenes Gast-Qi haben, welches sich nach außen entfaltet, sind den BIAO freimachende zerstreuende und kühlende Methoden angebracht. Solche Patienten leiden auch gewiß unter Fieber, Kopf- und Gliederschmerzen.

Beim Vorliegen von inneren Verletzungen, die darauf zurückzuführen sind, dass das klare Qi nicht aufsteigt und das trübe Yin nicht hinunterfließt, muß man ebenfalls sehen, an welchem Teil des Auges die Erkrankung bevorzugt auftritt.

Genau damit kann man es behandeln. Mal paßt es, mit süßen wärmenden Arzneien, mal mit scharfen wärmenden, mal mit zusammenziehenden und sammelnden, mal mit Kontravektion senkenden zu behandeln, so wie es das Prinzip erfordert. Damit läßt sich alles behandeln.

Über die Pulstastung

Die Pulsdiagnose zu der bereits die Weisen der Vorzeit den Puls am Cun Kou (Radiuskopf) verwendeten, wird verwendet, um im Körper die Fülle und Leere von Qi und Blut zu bestimmen. Bei solchen mit vollem Puls (Shi-mai) ist das Qi zu üppig, so dass die Kraft des Pulses stark ist (you li) und solche Pulse wie Hong-Mai, Da Mai, Chang-Mai, Shi-Mai, Fu-Mai, Jin-Mai und Shuo-Mai[348] hervorbringt. Diese alle sind Zeichen für zuviel, zu stark, für loderndes Feuer. Wenn das Feuer zu stark brennt, so muß das Yin zusammenbrechen und die verwendete Arznei soll das Übermaß wieder reduzieren und die Harmonie wiederherstellen.

Bei solchen mit Leere ist das Qi reduziert, wie bei Chi-Mai, Wei-Mai, Chen-Mai, Xi-Mai, Ru-Mai, Ruo-Mai, Duan-Mai und Xiao-Mai. Sie alle sind Zeichen, dass etwas nicht genügt, nicht ausreicht, dass das Feuer schwach ist, und wenn das Feuer zu schwach ist, so wird das Wasser zu stark. Die Arznei soll dem schwachen Qi zur Stärkung gereichen, um die Harmonie wieder herzustellen. Mittels dieser zwei Unterscheidungen kann man bereits leicht die Grundprinzipien für den Arzneimitteleinsatz bestimmen. Die nachfolgenden Generationen haben nicht genau erklärt, dass es sich um das eine Qi handelt, welches die unzähligen Krankheiten erzeugen kann, indem es zu viel oder zu wenig ist. Es wird durch nachhimmlische Veränderungen wie die fünf Wandlungsphasen und ihre Sheng- (Hervorbringung) und Ke-(Hemmung) Zyklen zu den 28 verschiedenen Pulsen verändert, was aber alles auf das Wachsen und Schrumpfen des Qi zurückgeht, was allmählich aus dem Fokus geriet, in dem man nur noch den Puls (ohne Zusammenhang) interpretierte.

Erklärungen zur Dreifingertastung

Früher hat man die Arterie am Radiusköpfchen (Cun-Kou, wörtl. Mündung am »Cun«, dem Fingerzoll) gewählt, die mit dem Finger gedrückt wird und in drei Pulsstellen, nämlich oben (Cun), mittig (Guan) und unten (Chi) gegliedert wird. Es ist ja genau genommen ein gesamtes Qi des Körpers, das in drei Teile geteilt wird, nämlich Himmel (kaiserliches Feuer), Erde (Milz-Magen) und Wasser (Niere und Ming-Men) und letztlich als ein Ganzes wieder zusammenarbeitet.

Die drei Taststellen der Pulse (distal, mittig, und proximal), werden beim Tasten in die Ebenen geteilt, nämlich oberflächlich tastbar, in der Mitte tastbar und in der Tiefe tastbar.
Diese drei mal drei ergeben neun (an jeder Hand), was nicht falsch sein kann, da man das Prinzip leicht nachvollziehen kann.
Es wird benutzt, um im menschlichen Körper die oben, mittig und unten sitzenden Zang und Fu, Jing und Luo, und deren Erkrankungen zu erkennen. Mit dieser Methode ist es nicht schwer zu diagnostizieren. Aber aufgrund unterschiedlicher Interpretationen wird das Prinzip immer unklarer:

Mal heißt es links ist Herz, Dünndarm, Leber, Galle und Niere, und rechts ist Lunge, Dickdarm, Milz, Magen, Ming-Men-Feuer, aber mal heißt es auch links ist Herz, Tan-Zong, Leber, Galle

348 siehe zu Namen und Bedeutung die Tabelle in »Einfügung: Ergänzung und Kommentar von Tang Bu-Qi zu den Pulsen.« Seite 222

und Niere, und rechts ist Lunge, Zong-Qi, Milz, Magen, Ming-Men-Feuer, dann wieder heißt es, der Dünndarm sei proximal an der linken Chi-Pulsstelle zu finden und der Dickdarm proximal an der rechten Chi-Pulsstelle.
Auch heißt es, die linke Chi-Pulsstelle zeige das Yuan-Yin (Ur-Yin) an, und die rechte Chi-Pulsstelle das Yuan-Yang (Ur-Yang). Dies hört sich widersprüchlich an, so dass es schwer wird, dem noch zu folgen, auch ich kann dem nicht ohne Zweifel zustimmen. Woran ich zweifle?

Ich zweifle daran, ob es überhaupt richtig ist, alles so einzuteilen.
Wenn man nach den Zi-Wu Himmelsstämmen beurteilt, dann liegt das kaiserliche Feuer des Herzens an der Cun-Position vorne links und die Leber als Holz in der mittleren Guan-Position, die hintere Chi-Position des Wassers der Niere ist dann links hinten, das ist soweit logisch. Das dann die Lunge aber an der rechten Cun-Position vorne sein soll, macht nach den Zi-Wu Himmelsstämmen aber keinen Sinn, da sie dann nicht den Stämmen Mao-You entspricht.
Ferner muß man zweifeln, welchen Sinn es macht, links das Nieren-Yuan-Yin und rechts das Nieren-Yuan-Yang an den Chi-Positionen zu suchen. Wenn man schaut das Yin und Yang zusammengehören und sich als Qi gleichmäßig nach oben, unten und in alle vier Extremitäten verteilen, so sind sie doch aus einer Quelle. Welchen Sinn macht es da sie in links und rechts zu suchen? Allgemein gesagt, wenn die Bewegung des Yin-Qi und Yang-Qi im Körper nicht klar ist, so muß man dies zuerst erklären.
Dieses Bild (Original links) schlägt vor, dass der Zeitpunkt des Pulses in Übereinstimmung mit der Reihenfolge der sechs Meridiane von Zhang Zhong-Jing sein sollte, was mit dem Mechanismus des Ein- und Austretens des ursprünglichen Yuan-Zhen-Qi übereinstimmt. Die linke Hand sollte die oberflächliche Ebene verwenden, um die drei Yang Schichten zu erhalten, die tiefe Ebene, um die drei Yin Schichten zu erhalten. Die rechte Hand sollte die oberflächliche Ebene verwenden, um die drei Yin Schichten zu erhalten, die tiefe Ebene, um die drei Yang Schichten zu erhalten. Es folgt auch ein Diagramm der Zirkulation des Qi-Mechanismus, welches nichts weiter ist, als eine eigene Anschauung und möglicherweise auch nicht besser ist als die klassische Theorie.

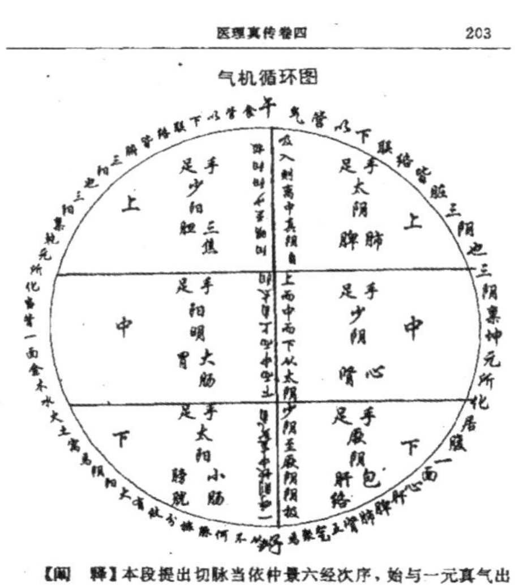

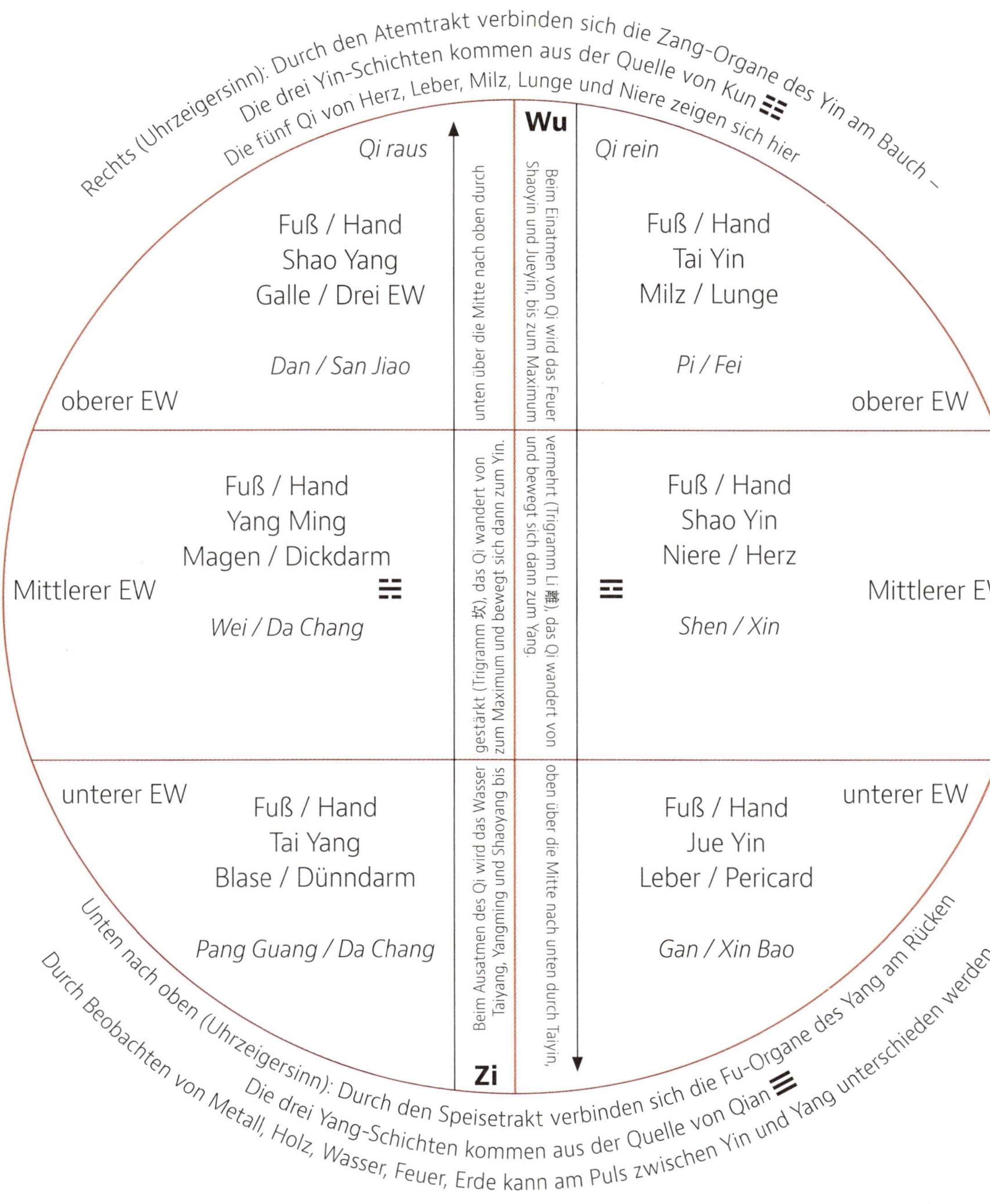

Bescheidene Erklärung meinerseits

Die Wurzel des menschlichen Körpers beruht auf dem Qi, (der Energie) von QIAN (Himmel), die hinabsteigt in den Palast von KUN (Erde). Die beiden Qi vermischen sich zu einem und verwandeln und gebären die sechs Schichten, welche nach oben, in die Mitte und nach unten gehen und dort ihre Plätze einnehmen. Würden sie dort verharren, so wären sie nur tote Materie, aber durch die Bewegung entsteht die Wandlung des Qi.

Der Himmel beginnt in der Stunde ZI, ebenso wie die Energie des Menschen ihre Runde an ZI beginnt, von unten aufsteigt zur Mitte und wieder nach oben, von wo es erneut wieder nach unten geht – im Kreise hinaus und hinein. Das ist das Leben des Menschen.

Die Pulsdiagnose nun kann nicht über dieses Prinzip des Wachsens und Schwindens hinausgehen. Auch wenn man die späteren Weisen betrachtet, die zum Puls die Beziehung zu Zang- und Fu-Organen einfügten, durch welche die Qi Regulation hinein- und hinausgeht, so stimmt es mit Zhong-Jings sechs Schichten überein, wo auch die Regulierung des ursprünglichen Zhen-Qi als Hinein- und Hinausgehen beschrieben wird.

Obwohl Zhong-Jing nicht über die Pulsdiagnose referierte, so beschrieb er dennoch die Bewegung des Qi in den sechs Schichten, was sich auch auf den Puls bezog.

Heute scheint man nicht zu wissen, dass man den Puls von Yin und Yang am Cun-Kou nicht in zwei verschiedene Wege beurteilen sollte, und ignoriert dass sowohl links als auch rechts Teile von Yin und Yang enthalten, denn es ist ja ein und dasselbe Qi. Wie kann man es in zwei verschiedene Wege spalten?

Das Zhen Qi zirkuliert, beginnend von links und dann nach rechts, und von rechts wieder zurück nach links. Die rechte Hand enthält die drei Yang die nach außen fließen, während das Yin im Inneren ist, so wie es im Trigramm LI ☲ dargestellt wird.

Die linke Hand enthält die drei Yin, so dass das Yin oben ist und das Yang darunter verweilt, so wie es im Trigramm KAN ☵ dargestellt wird.

Was die Höhe der Pulswelle betrifft, so kann man die oberste (Fu) Ebene des Pulses links in die drei Yang-Schichten einteilen und die unterste (Chen) Ebene ebenfalls in die drei Yin-Schichten unterteilen. Genauso kann man auf der rechten Pulshand die oberste Ebene in die drei Yin-Schichten unterteilen und die untere Ebene in die drei Yang-Schichten.[349]

Da das harmonische Prinzip ist, dass das Qi aus dem Yin in das Yang fließt und aus dem Yang in das Yin, kann man eigentlich nicht behaupten, dass es sich gleichzeitig in zwei verschiedene Wege aufteilt. Ob diese Ansicht richtig ist, müssen Weisere beurteilen oder korrigieren.

Daher oben das Bild vom Zyklus der Qi-Regulation.

Zusätzliche Ergänzung zu klassischen Pulsen

Wie es so heißt, konzentrierten sich die Alten nicht auf den Puls,[350] sondern auf die Inaugenscheinnahme, das Abhören und Abwägen als diesem überlegen. Das Fragen und das Pulstasten galten als niedere Künste. Auch stimmen die Bedeutungen der Pulsbilder nicht mit dem Sechs-Schichten-Modell überein.

349 In der Republik China auf Taiwan wird dies von manchen Ärzten tatsächlich noch so praktiziert, so dass sich pro Seite und PulsSTELLE sechs, anstatt drei Ebenen differenzieren lassen. Das ergibt insgesamt 36 Pulsebenen, die dann aber nicht in die 28 Pulse sondern in die sechs Schichten differenziert werden. Wie gut das funktioniert, kann ich nicht sagen, da mein Lehrer mir die seit Li Shi-zhen (1518-1593) übliche Pulsdiagnose beibrachte, die auch so in Theorie (und in der Praxis rudimentär) in der Volksrepublik China gelehrt wird. Die universitäre Ausbildung läßt leider keinen Meister-Schüler-Unterricht zu

350 Was Zheng hier mit Altertum meint, ist unklar. Fest steht, dass sowohl der legendäre Arzt Bian Que (500 v. Z.) als auch im ›Tang Ye Jing‹ der Shang-Dynastie (vollständige Rekonstruktion siehe Anhang) des Yi Yin (ca. 1600-1549 v. Z.) deutlich über die Pulsdiagnose an den drei Pulsstellen pro Hand und der Unterteilung in je drei Ebenen und somit 18 Pulsstellen bekannt (2 x 9 = 18) ist. Die Pulse wurden zwar nur in 24 Arten unterteilt und es gab auch Pulsstellen am Körper, jedoch läßt sich nicht nachvollziehen, weshalb es vor 3500 Jahren noch keine Pulsdiagnose gegeben haben soll. Im letzten Kapitel Tang Ye Jing wird ausschließlich über Pulse berichtet

Wenn dieses mit der Qi-Regulierung des Sechs-Schichten Modell übereinstimmen würde, so würde es sich in den Rezepturen des Shang Han widerspiegeln. Ich kann nicht ganz nachvollziehen, warum das so ist.
Zumindest lässt sich sagen, dass Herz und Lunge über dem Zwerchfell liegen und dem Himmel entsprechen und somit der Cun-Position. Sie sind oben wie auch Brustkorb und Rachen.
Milz und Magen befinden sich unterhalb des Zwerchfells, reichen bis zum Nabel und entsprechen der Erde. Somit gehören sie zur Mitte, wobei die Mitte die Achse zwischen oben und unten ist.
Leber und Nieren sowie alles unter dem Nabel entsprechen dem Wasser und gehören zum Unteren, wie der Unterbauch und der Rücken, die Oberschenkel, Knie, Schienbeine und die Füße. Dies ist durch die Entstehung des nachhimmlischen Körpers bestimmt, wie man klar erkennen kann, und wurde von Zhong-Jing in die sechs Schichten eingeordnet, was demnach nicht falsch sein kann.
Würde ich mich nur auf die Orte verlassen, die durch die nachhimmlische Energie hervorgebracht wurden, so wäre das unflexibel und wie tot. Der wahre Mechanismus beruht auf der Einheit der zwei und fünf, die vom Atem bewegt werden.
Die fünf Wandlungsphasen beruhen auf den zwei Qi und die zwei Qi (Yin und Yang), finden sich in den fünf Wandlungsphasen wieder. Wenn die zwei Qi im Übermaß sind, so sind auch die fünf Wandlungsphasen in Fülle. Wenn die zwei Qi in Leere sind, so sind auch die fünf Wandlungsphasen in Leere. Wenn die zwei Qi sterben, so stirbt auch das Qi der fünf Wandlungsphasen. Wichtig bei der Behandlung von Krankheiten ist also die Beobachtung des Teints und ob der Ausdruck Shen hat, oder nicht, um zu erkennen, ob das Qi in Fülle oder Leere ist.
Ist die Stimme schwach, so kann man erkennen, dass das Qi ebenfalls schwach ist. Auch durch Befragen nach der Vorliebe von kalten oder warmen Getränken, kann man beurteilen, ob das Qi in Fülle ist. Durch diese Methoden lassen sich die zehntausend Krankheiten erkennen, die alle auf das eine Qi zurückgehen, kann man unterscheiden, ob es voll oder leer ist, und welches sich in die drei Qi, nämlich oben, mittig und unten differenzieren läßt.
Die Pulse wurden beschrieben, doch man befrage doch einmal alle Ärzte, wie sie 28 Pulse unterscheiden.
Meiner bescheidenen Meinung nach hängt alles davon ab, ob der Puls kraftvoll oder kraftlos ist, so dass man gar nicht weitersuchen muß.
Was die Zuordnung der Zang und Fu-Organe aus dem ›Nei Jing‹ angeht, so ist auch das nicht verkehrt, aber noch besser ist Zhong-Jings Methode, nämlich das Kommen und Gehen des Qi in den sechs Schichten zu untersuchen. Man kann also sowohl nach dem ›Nei Jing‹ als auch nach Zhong-Jing vorgehen. Ich wage nicht, hier ein Urteil abzugeben. Man wird einmal es zusammen besprechen müssen.

Zu den fünf Wandlungsphasen

Himmel und Erde verwandeln und gebären die fünf Wandlungsphasen, und daher gibt es Grün, Gelb, Rot, Weiß und Schwarz.
Die Leber ist grün, gehört zum Holz und Frühling und regiert im Osten. Die Lunge ist weiß, gehört zum Metall und regiert den Herbst im Westen. Das Herz ist rot, gehört zum Feuer

und Süden, regiert den Sommer; Die Niere ist schwarz, gehört zum Wasser und regiert den Winter im Norden; Die Milz ist gelb, gehört zu Erde und regiert die Feuchtigkeit der Mitte. Jede der fünf Phasen hat ein spezifisches Qi, jede regiert eine Schicht und jede gebiert, kontrolliert, widersteht und transformiert.

Das ›Nei Jing‹ sagt: »Die Leber breitet sich nach links aus, die Lunge nach rechts, das Herz zum BIAO, die Nieren zum LI und die Milz ist der Bote der vier Richtungen.«

Da sich alte Kommentatoren eher auf diesen Satz als auf den zuvor oben erwähnten bezogen, in dem es um das eine Qi geht, verloren die fünf Wandlungsphasen allmählich ihre wahre Bedeutung. Das möchte ich richtigstellen.

Der menschliche Körper unterscheidet sich nicht vom Himmel und der Erde, der Himmel und die Erde sind mit dem Qi der fünf Wandlungsphasen gefüllt, und der menschliche Körper ist ebenso mit dem Qi der fünf inneren Organe gefüllt. Warum ist das so?

Die Knochen haben ihre Wurzel in den Nieren und der ganze Körper verlässt sich auf sie; die Muskeln gehören zur Leber und der ganze Körper ist für seine Existenz auf die Muskeln angewiesen; Blut gehört zum Herzen und der ganze Körper ist für seine Existenz auf Blut angewiesen; Körperbehaarung bezieht sich auf die Lunge und der ganze Körper ist für seine Erhaltung auf das Körperhaar angewiesen.

Genau genommen sind aber die fünf Wandlungsphasen ein Teil des einen Qi, nicht die Leber links, die Lunge rechts, das Herz außen, die Niere innen und die Milz in der Mitte. Nur durch das Zuordnen, sitzen die Leber links, die Lunge rechts, das Herz außen, die Niere innen und die Milz in der Mitte. Wenn die fünf Wandlungsphasen ausschließlich unter dem Gesichtspunkt der fünf Richtungen analysiert werden, geht die Bedeutung verloren.

Wenn die fünf Wandlungsphasen jedoch aus der Perspektive der Einheit des Qi betrachtet werden, wird die Bedeutung der fünf Phasen klar. Die fünf Wandlungsphasen können nicht aus dem Kontext der beiden Qi (yin und yang) herausgenommen werden, und ebenso können die beiden Qi nicht aus dem Kontext der fünf Wandlungsphasen herausgenommen werden.

Die beiden Qi dominieren die Eckpfeiler des menschlichen Körpers, gebären die fünf Wandlungsphasen und kehren dank der fünf Wandlungsphasen zu ihrem Ursprung zurück.

Der Ausgangspunkt der fünf Wandlungsphasen ist jedoch die Erde in der Mitte, da ohne Erde kein Feuer gespeichert werden könnte, ohne Erde kein Holz gepflanzt und aufrecht stehen könnte, ohne Erde könnte kein Metall hervorgebracht werden, ohne Erde könnte das Wasser nicht gestaut werden.

Darum heißt es: Die Erde ist die Mutter der zehntausend Dinge, auf die sich nicht nur die Richtungen des Nachhimmels, sondern auch die beiden Qi des Vorhimmels im großen Taiji ☯ stützen. Deshalb sagen die Klassiker, dass es ohne Vorhimmel keinen Nachhimmel gibt und ohne Nachhimmel kein Vorhimmel entstehen kann. Der Nachhimmel ist stark auf Milz und Magen angewiesen.

Die Speisen, welche die Menschen täglich essen, gelangen in die Milz und den Magen, wo sie sich in Jing und Blut verwandeln, und nähren das Shen und das Qi, so dass die beiden vorhimmlischen Qi erhalten bleiben. Wenn diese beiden Qi funktionieren, so funktioniert auch der Bewegungs- und Zirkulationsmechanismus von Milz und Magen, während wenn diese beiden Qi schwinden, dann nimmt auch der Mechanismus von Milz und Magen ab.

Wenn sich der Vorhimmel und der Nachhimmel nicht aufeinander verlassen könnten, so gäbe es eine Trennung von dem, welches nicht getrennt werden kann, und eine Vereinigung von dem, welches nicht vereint werden darf.
Das Prinzip bei der Verwendung von Arzneien beruht ebenfalls auf dieser nachhimmlischen Milz, nämlich der Erde, und deshalb entwickelt Zhong Jing die beiden Methoden zum Aufbau und zur Befreiung der Mitte.
Jian Zhong Tang ist die beste Rezeptur, wenn externe Pathogene das Ying-Qi und Wei-Qi behindern und das mittlere Qi schädigen, hingegen ist *Li Zhong Tang* am besten, wenn innere Kälte und Nässe das mittlere Qi schädigen.
Diese beiden Methoden, eine für das Äußere und für das Innere, waren die Schätze für die Behandlung von Krankheiten und auch von Alters her das Hauptprinzip eines Arztes, obwohl die Menschen sie oft nicht verstanden haben.
Sobald ein einziger Schluck süßer und warmer, bitterer und kalter Arzneien herunterfließt, gelangen sie in den mittleren Palast. Süß und warm entsprechen Yang, welches hiervon abhängig ist, um etwas zu bewegen. Kalt und bitter entsprechen Yin, welches ebenso davon abhängt, dass es zirkuliert. Deshalb wird gesagt, dass die Mitte die Achse zwischen Auf und Ab ist.

Später erfand der weise Li Dong Yuan seine *Bu Zhong Tang* zur Behandlung von Erschöpfung, welche die Milz geschädigt hat, welche auch auf der Methode der *Jian Zhong Tang* basiert.
Im Volksmund heißt es: »Die Hundert Krankheiten treten durch den Mund ein«, was sich ebenso auf einen Schaden der Mitte bezieht. Ich sage daher, dass man sich bei der Behandlung aller Leere-Zustände in Yin- oder Yang auf den Palast der Mitte konzentrieren sollte.
Die drei oben genannten Methoden können alles ändern und behandeln. Um jedoch gründlich zwischen Yin- und Yang-Leere zu unterscheiden, sollte man Methoden zur Unterscheidung wie in den vorherigen Schriftrollen konsultieren.

Frage: Im ›Nei Jing‹ heißt es: »Wenn im Winter die Kälte schadet, so folgen febrile Erkrankungen im Frühling«. Kann es auch anders sein?

Antwort: Was ist die Logik hinter einer Theorie, welche besagt, dass Kälteschäden in den Wintermonaten auftreten und es im Frühjahr zu einem verzögerten Ausbruch kommt?
Wenn Himmel und Erde sich zusammenziehen und schließen (Winter), wird Yang Qi gespeichert und die Qi-Regulierung des menschlichen Körpers wird ebenfalls gespeichert.
Wen dieses Einfrieren nur wenig betrifft, der wird dadurch nicht sofort krank, aber wenn der Frühling mit seinem Frühlings-Wind bläßt, so bewegt sich die Qi-Regulation wieder nach außen, und die Samen, welche das Kälte-Pathogen gesetzt hat, keimen auf und erzeugen die Krankheit.
Streut man im Frühling die Samen aus, so kann man sie im Sommer ernten – streut man im Sommer die Samen aus, so kann man sie im Herbst ernten. Wenn man über febrile Krankheiten (Wen Bing) spricht, dann gilt hier das gleiche Prinzip. Das ist das gleiche Prinzip wie »Wer im Frühling Schaden durch Wind bekommt, dem erfährt im Sommer weicher unverdauter Stuhl«, sowie »Wem die Sommerhitze im Spätsommer schadet, der bekommt im Herbst malariartige Durchfälle« und »Wem Nässe im Herbst schadet, der bekommt Husten im Winter.«
So sehe ich das auch.

Wenn im eiskalten Winter das Qi von Himmel und Erde kalt ist so ist auch das Qi des menschlichen Körpers kalt. Ebenso reagiert das Zheng-Qi des Körpers mit einfrieren, wenn das Qi von Himmel und Erde eingelagert wird. Die pathogene Gast-Energie der Kälte ist wie ein übler Einbrecher als Gegenspieler zum aufrechten Zheng-Qi. Wenn auch nur ein hauchdünnes Quantum an Gast-Energie eingedrungen ist, so ist es unmöglich nicht krank zu werden. Wenn diese (Kälte) nur leicht ist, so kann sie die Qi-Regulierung nicht einfrieren und blockieren, denn wenn sie auf das Zheng-Qi trifft, wenn es stark ist, so kann das Pathogen sich nicht entwickeln. Ist das Eindringen aber stark, so vermag das Pathogen die Qi-Regulierung zu dämpfen, aber erzeugt nicht sofort eine Erkrankung.
Natürlich sind auch viele Menschen an den Schäden durch Kälte gestorben, das muß man auch erwähnen. Wie ich durch viele Untersuchungen erfahren habe, entstehen solche Schäden durch die Kälte und Nässe im Inneren. Es ist nicht möglich, diese Qi-Regulierung des Wei-Qi von außen zu behindern. Deshalb entsteht nicht sofort eine Erkrankung. Wenn sich diese Pathogene jedoch in der Mitte verstecken, und von dort Himmel und Erde blockieren, dann kann sich das Qi nicht mehr nach außen zum BIAO entfalten und über den Schweiß ausscheiden, und wenn es sich dann bis zum Frühling hinzieht, so wandelt sich das Kälte-Qi um in Hitze, welche der (aufgetauten) Qi-Regulierung dann nach außen folgt. Da die Energie im Frühling warm und harmonisch ist, nennt man es daher Wärme-Erkrankung (Wen-Bing).

Daher kann man ableiten, dass der Schaden durch die Kälte im Winter verursacht wurde, welche sich im Frühling in eine warme Krankheit verwandeln muß.
Viele Bücher erklären genau, was febrile (Infekte) bedeuten. Dort gibt es Wind-Fieber, Kälte-Fieber, Hitze-Fieber, Nässe-Fieber, Trockenheits-Fieber, sowie über Fieber mit geschwollenem Kopf, Erdbeerartiges-Fieber, verdrehter-Hals-Fieber, oder Fieber mit weichen Beinen, um nur ein paar zu nennen.
Wie alle wissen, gehört Wind-Fieber zum Frühling, Hitze-Fieber zum Sommer, Nässe-Fieber zum Spätsommer, alle werden den jeweiligen Schichten zugeordnet. Ich finde, der Name »warm« (Fieber) ist in den Monaten des warmen Frühlings durchaus angemessen, aber in den anderen Jahreszeiten unpassend.
Das sogenannte »Kälte-Fieber« bezieht sich auf den Ursprung einer Krankheit, während das sogenannte »Wind-Fieber« die Jahreszeit angibt, in der die Krankheit kommt. »Hitze Fieber« zeigt an, dass sich Kälte in Hitze verwandelt hat, »Nässe-Fieber« zeigt an, dass im Inneren Nässe besteht und »Trockenheits-Fieber« dass das Pathogen in Yang Mings trockene Erde eingedrungen ist und sich dort versteckt.

Wenn wir Febrile Infekte (Wen Bing) auf diese Weise erklären, dann ist der Name »warm« für febril richtig, aber wenn wir von Wärme in Bezug auf das Sechs-Qi und die sechs Schichten sprechen, dann ist die Bezeichnung »Wärme« falsch, da jedes der sechs Qi seine eigenen Krankheiten hervorbringt. Man sollte sich fragen, wie man sie korrekt benennen sollte.

Wenn zu Beginn einer warmen Krankheit anfänglich eine Abneigung gegen Kälte besteht, gefolgt von Fieber, und dann während des Fiebers keine Kälte-Abneigung, so ist deutlich, dass es sich um ein Frühlings-Fieber handelt. Da es mit dem korrekten Qi der Jahreszeit nicht übereinstimmt, kann es sich nur um ein Wärme-Pathogen handeln. »Wärme« bedeutet hier,

dass es sich um ein Pathogen handelt, welches zunächst Tai Yang angreift. Tai Yang ist die Sphäre des kalten Wassers, so dass Wärme hier nicht durch Kälte kontrolliert wird.
Daher geht es direkt zur Yang Ming-Schicht, wo es sich unter dem Zwerchfell versteckt.
Yang Ming regiert die Trockenheit, die Wärme und die Trockenheit vermischen sich und bewirken daher dass nun Wärme besteht, ohne eine Abneigung gegen Kälte. Dies ist in der Tat eine verzwickte Yang-Ming-Krankheit.
Zhong-Jing hat dazu viel früher die *Ma Xing Shi Gao Tang* und die *Gan Cao Tang* entwickelt für eine solche Erkrankung. Ma Huang wirkt schweißtreibend, Xing Ren durch Qi-Regulierung, Shi Gao durch Kühlen von Hitze im Fleisch von Yang Ming und Gan Cao durch die Harmonisierung der Mitte. Dies kann das Pathogen, welches in die Tai Yang-Schicht eingedrungen ist, auch wieder durch das Tai Yang austreiben. Dies ist eine sanfte Rezeptur, die aber tief genug reicht.
Die Menschen danach klärten den BIAO durch Methoden des Hebens, Senkens und Zerstreuens, um Wind-Fieber zu behandeln, vergaßen aber den Qi-Mechanismus, nämlich dass Qi auch Wärme sein kann und Wärme ist Qi, also ist Qi auch Wind. Warum muß es dafür also solch viele Rezepturen geben?
Ebenfalls nachkommende Generationen irrten insofern, dass die obige Rezeptur für febrile Infekte mit Wind sei, ohne zu verstehen, dass das Prinzip das gleiche ist, wie bei der *Xing Ren Shi Gan Tang.* Sie taten das Gleiche mit *Bai Hu Tang, Ren Shen Bai Hu Tang* und *Cang Zhu Bai Hu Tang.*

Febrile Krankheiten sind alle Erkrankungen mit Hitze, die aus den zwei Yang (Tai Yang und Yang Ming) hervorgehen. Die Bücher haben sich in immer feinere Tiefen der Erklärung verstrickt, und wurden immer komplizierter und seltsamer, so dass schließlich keine Methode daraus hervorging. Der Gelehrte sollte das wissen!

Die wichtigsten Hinweise zur Unterscheidung und Behandlung von Krankheiten

- **Fieberarten**

Fieber mit Körperschmerzen ist auf BIAO-Attacke Pathogene zurückzuführen. (Spontane Schweißausbrüche: **Gui Zhi Tang;** ohne Schweißausbrüche: **Ma Huang Tang)**

Fieber ohne Körperschmerzen, aber mit einem Gefühl von Verstopfung und saurem Aufstoßen ist auf kalte oder rohe Lebensmittel zurückzuführen, die das LI schädigen (**Ping Wei San** plus Arzneien, die die Verdauung unterstützen und das Qi bewegen).

Fieber mit Körperschmerzen, keine Abneigung gegen Kälte, gelbe Zunge und das Verlangen nach kalten Getränken ist Hitze im LI (**Bai Hu Tang** plus Gui Zhi, Gan Ge).

Fieber mit Körperschmerzen, Abneigung gegen Kälte und Mangel an Durst ist darauf zurückzuführen, dass das Pathogen ins Shao Yin eingedrungen ist **(Ma Huang Fu Zi Xi Xin Tang).**

Mangel an Jing, übermäßig heißer Körper scheinbar grundlos, bläuliche Zunge und das Verlangen nach extrem heißen Getränken sind darauf zurückzuführen, dass Yuan-Yang nach außen flieht. Kann auch ohne Durst vorkommen. **(Wu Yu Si Ni Tang).**

Hohes Fieber bei Kindern bei starkem Schnaufen und Durst, ist auf eine gemischte Erkrankung von innen nach außen bei Hitze im LI (Inneren) zurückzuführen (**Ren Shen Bai Du San** mit Huang Qin, Huang Lian und Zhi Zi).

Fieber, bei dem die Atemluft leicht warm ist, der Mund jedoch nicht warm, zugleich bei farblos und reichlich vorhandenem Urin, nicht festem Stuhl, der Patient häufig krank, ist auf eine Leere des Yuan-Qi zurückzuführen **(Li Zhong Tang, Liu Jun zi Tang)**

• Malaria-Symptomatik mit abwechselnd Hitze und Kälte vs. Echte Malaria

Echte Malaria ist Hitze und Kälte, die sich zu einer festgelegten Zeit abwechseln. Wenn es in der ersten Tageshälfte einmal täglich auftritt, ist die Krankheit auf ein Pathogen zurückzuführen, das in den drei Yang Krankheiten verursacht. (**Xiao Chai Hu Tang** plus Gui Zhi und ge Gen).

Wenn es in der zweiten Tageshälfte einmal täglich auftritt, ist die Krankheit auf die drei Yin-Übel zurückzuführen. (**Li Zhong Tang** plus Chai Hu und Gui Zhi)

Wenn es jeden zweiten Tag auftritt, ist die Krankheit bereits in einer tieferen Schicht
(Die Therapie erfolgt entsprechend, ob Kälte oder Hitze vorherrschen).

Wenn es Hitze gibt, aber keine Kälte, bei ständigem Durst nach kalten Getränken, ist die Krankheit in Yang Ming **(Bai Hu Tang).**

Wenn es Hitze gibt, nur mit dem Wunsch nach warmen Getränken, ist die Krankheit in Tai Yin **(Li Zhong Tang).**

Völlegefühl und Druckgefühl in der Brust mit abwechselndem Schüttelfrost und Fieber sind auf Malaria zurückzuführen, die durch Lebensmittel verursacht wurde. (**Ping Wei San** mit Shan Zha, Shen Qu und Chai Hu).

Abwechselnde Schüttelfrost und Fieber, die auf das Erbrechen von klarem Wasser folgen, wobei extrem heiße Suppen bevorzugt werden, sind darauf zurückzuführen, dass sich Yang der Milz nach außen bewegt. Das sieht nach Malaria aus, ist es aber in Wirklichkeit nicht. (Geeignet: **Wu Yu Si Ni Tang**)

• Schwellungen

Aufgedunsenheit des Bauches ohne Schwellungen der Glieder, bläuliche Zunge, Verlangen nach warmen Flüssigkeiten ist darauf zurückzuführen, dass sich das pathologisches Yin in der Mitte versteckt und Kälte die klaren Abflüsse behindert. (**Li Zhong Tang** oder **Wu Yu Si Ni Tang**)

Nur eine Schwellung der vier Gliedmaßen ohne abdominale Schwellung ist, auf die Yang der Milz die Säfte nicht kontrolliert, welches sich dann in die vier Gliedmaßen bewegt (**Li Zhong Tang** plus Sha Ren).

Eine Schwellung am ganzen Körper mit Mangel an Durst und Appetit ist auf unzureichendes Yuan-Qi zurückzuführen. (Sammeln und Zusammenhalten, auf keinen Fall abschwellende Rezepturen, sondern zum Beispiel **Li Zhong Tang** und **Hui Yang Tang**).

Aufgeblähter Bauch mit blutroter Hautfarbe ist darauf zurückzuführen, dass das Yin kontravektiv an den BIAO gelangt ist. (Yang tonisieren, Yin hinunter leiten, wie zum Beispiel bei **Yang Dan Tang, Qian Yang Dan**).

Schwellung mit Haut wie Kristalle, aber ohne Krankheitszeichen, ist Wasser-Qi, welches sich auf der Haut verteilt **(Wu Pi Yin).**

Es gibt viele Krankheiten mit Schwellungen, die unter diesen Prinzipien der Unterscheidung von Yin und Yang auf jeden Fall richtig behandelt werden.

- **Abdominale Massen**

JiJu[351] entweder links oder rechts, die nach einem anfänglichen Schmerz tastbar werden oder weder schmerzhaft noch tastbar sind, sind Zheng-Jia. (Blut beleben und Qi bewegen, zum Beispiel mit **Dang Gui Bu Xue Tang** plus Rou Gui und Mai Ya).

Wenn sie greifbar sind, aber nicht weh tun und sich nicht unter Druck bewegen lassen, handelt es sich um Zheng[352] (San Wu Hou Po Qi Qi Tang).

Massen im Bauchraum mit fauligem Geruch (ex Ore) sowie stark stinkenden Stühlen sind auf Nahrungsmittelstagnation zurückzuführen (**Ping Wei San** mit Da Huang und E Zhu).

Unaufhörlicher Speichelfluss, ein Gefühl wiederkehrender Schmerzen und ein Geräusch von Gluckern wie Wasser sind auf die Ansammlung von Schleim-Nässe zurückzuführen. (**Gui Zhi Zhu Gan Tang, Li Zhong Tang** plus Sha Ren und Ban Xia).

Ein harter und voller Unterbauch mit Harnverhalt ist auf eine Blutansammlung (JiJu) im unteren Erwärmer zurückzuführen (**Wu Ling San** plus Tao Ren und Hong Hua).

Bei allen Patienten, die Druck auf den Bauch als angenehm empfinden, ist die Ursache eine Ansammlung von Yin, welches durch Yang nicht bewegt wird. (Inneres wärmende, Yin lösende Rezepturen).

Bei allen Patienten, die Druck als unangenehm empfinden, liegt eine Yang-JiJu vor, aufgrund von Qi-Stagnation sowie einer starken Blutstase (Stase brechende Rezepturen).

Die Behandlung von abdominalen Massen schließt also das Prinzip von Yin Yang nicht aus.

351 **Anhäufungen und Ansammlungen:** *Ji* und *Ju*
Syndrome, die abdominale Massen (Resistenzen) oder Zusammenballungen bezeichnen, insbesondere von Speise im Verdauungstrakt; wobei Anhäufungen *(Ji)* auf unbewegliche feste abdominale Massen hinweisen, im Gegensatz zu Ansammlungen *(Ju)*, welche bewegliche weiche Massen im Abdomen bezeichnen. Ansammlungen werden oft mit stagniertem *Qi* in den Zang-Organen in Verbindung gebracht, dagegen Anhäufungen eher mit gestautem Blut in den Fu-Organen. Beide treten mit Schmerz und Völlegefühl auf. (siehe Das Blutstasesyndrom, Glossar)

352 ZhengJia: Eine andere, oft mit Anhäufungen und Ansammlungen verwechselte Form abdominaler Massen (Resistenzen), sind **Konkretionen und Kongelationen.** Beide sind verwandte Syndrome und werden auch oft nicht mehr unterschieden. Tang Zong-hai im Xue Zheng Lun schreibt: »Konkretionen *(Zheng)* entstehen stets durch das Verdichten von Blut und *Qi* miteinander. Hier muß man also die Blutstase aufbrechen, um das *Qi* wieder beweglich zu machen und die Verklumpung zu beseitigen. Der Ursprung der Krankheit ist hier von höchster Wichtigkeit, man darf diesen auf gar keinen Fall vernachlässigen.« (siehe Das Blutstasesyndrom, Kapitel 11, Abschnitt 6)

• Schleimretention (Tan Yin[353])

»Schleim« ist ein anderer Name für Nässe und (pathogenes) Wasser. Schleim kann nicht ohne Nässe aus der Milz existieren, wenn der Wasserfluss frei ist, so kann keine Yin-Krankheit entstehen.
Wenn der Schleim klar und nicht klebrig ist, deutet dies auf eine Leere im Magen-Yang hin, aufgrund dessen das Wasser nicht abfließen kann. (Mitte wärmen: z. B. **Li Zhong Tang**)

Wenn der Schleim gelb und klebrig ist und wenn rohes oder kaltes Essen bevorzugt wird, so besteht ein starkes Feuer, das die Säfte austrocknet **(Jizi Huang Lian Tang).**

Weißer, grünlicher oder salziger Schleim sind alle Zeichen für Leere an Yang. (Hier muß man das LI [Innere] wärmen und tonisieren).

Übelriechender Schleim, ununterbrochen zäh wie ein Seidenfaden tropfend, oder klumpiger, fester Schleim, Zusammenbrechen des Yin durch aufloderndes Feuer **(Wu Wei Zi Yang Xue Tang).** Das ›Jin Gui Yao Lue‹ listet hierzu die fünf Bedeutungen der fünf Tan-Yin auf, und sollte leicht konsultiert werden.

• Husten

Husten mit Fieber und Gliederschmerzen ist eine BIAO Krankheit **(Xiao Qing Long, Ma Huang Tang).**

Husten ohne Fieber, aber mit Gliederschmerzen, ein Völlegefühl und Druck in der Brust, Aufstoßen mit fauligem Geruch ist eine Verdauungsstagnation; es kann auch mit Fieber auftreten. (**Ping Wei San** mit Mai Ya und Shen Qu).

Husten mit sehr hohem Fieber, dennoch Vorliebe für sehr heiße Getränke, zyanotisch-blasse Lippen und Zunge ist darauf zurückzuführen, dass das Yuan-Yang ausbricht und folglich pathogenes Yin in den klaren Kanälen nach oben aufsteigt **(Wu Yu Si Ni Tang)**.

Husten, und Gefühl als wäre der Körper in Urne eingesperrt, mit dem Bedürfnis nach heißen Getränken ist Kälte-Schleim, der die Lunge verstopft. (**Qin Gui Zhu Gan Tang** plus Xi Xin, Gan Jiang und Wu Wei Zi)

Husten mit trockenem Mund, Vorliebe für kalte Getränke, Verstopfung und Harnverhalt weist hin auf Feuer, das die Lunge bedrängt. (**Xie Bai San** mit Su Ye sowie Zhi Zi)

Trockener Husten ohne Schleim ist Lungentrockenheit und Blut-Leere (**Bu Xue Tang** kombiniert mit **Hei Jiang Gan Cao Tang** ›= **Gan Jiang Gan cao Tang**‹ plus Wu Wei Zi).

Husten und Schleim wie Wasser, welches herausläuft, wird verursacht durch leeres Milz-Yang, das die Säfte nicht transportiert. (**Li Zhong Tang** mit Sha Ren, Ban Xia, Wu Zhu Yu, Fu Ling).

Obwohl es viele Hustensyndrome gibt, können auch sie alle nach Yin und Yang unterschieden werden.

353 Hierzu ist das extrem hilfreiche Buch meines Kollegen Steve Clavey die beste Quelle: »Therapiehandbuch Körperflüssigkeiten: Das physiologische Konzept von Jin Ye in der Chinesischen Medizin«

- **Asthma**

Asthma mit Fieber und Gliederschmerzen ist ein Kältepathogen, welches die klaren Wege der Lungen verstopft (**Ma Huang Tang** bei doppelter Dosis Ma Huang).

Asthma ohne Fieber, aber mit Gliederschmerzen bei bläulicher Zunge bei normalem Stuhl und Urin ist bedingt durch Yuan-Qi, welches nach oben steigt **(Qian Yang Dan).**

Asthma mit großer Hitze, Gesicht rot wie Zinnober, dennoch kein Durstgefühl aber violetten oder weißen Lippen und Zunge, ist verursacht von Yuan-Qi, welches (bei drohendem Zusammenbruch) nach draußen überschießt **(Wu Yu Si Ni Tang).**

- **Erbrechen**

Erbrechen von Speisen und Getränken mit dem Bedürfnis nach kalten Getränken ist abgeschnittene Hitze in der Mitte **(Huang Lian Sheng Jiang Tang).**

Erbrechen aber das Verlangen nach extrem heißen Flüssigkeiten ist bedingt durch Kälte in der Mitte **(Li Zhong Tang mit Wu Zhu Yu).**

Erbrechen, mit Fieber und Kopfschmerz, zusätzlich BIAO-Affekt (**Gui Zhi Tang** mit doppelter Dosis Sheng Jiang, sowie Wu Zhu Yu)

Erbrechen mit großer Hitze im Körper, ohne das es eine BIAO-Infektion ist, zugleich aber ein Verlangen nach warmen Flüssigkeiten, wird durch nach außen treibendes Milz-Yang verursacht (**Fu Zi Li Zhong Tang** plu Wu zhu Yu)

Es gibt jedenfalls viele Fälle von Erbrechen mit Fieber, weil durch Erbrechen die Qi-Regulation nach außen geht, so dass der Körper heiß wird, und es gibt dabei häufig keine Gliederschmerzen.

- **Huo Luan (Cholera)**

Choleraartige Bauchschmerzen bei gleichzeitigem Erbrechen und starkem Durchfall und dem Bedürfnis nach Wasser, sind bedingt durch gestaute Hitze der Mitte, die den Austausch zwischen Yin und Yang behindert (**Wu Ling San** mit geröstetem Gui Zhi).

Gleichzeitiges Erbrechen und Durchfall mit dem Wunsch nach heißen Getränken ist bedingt durch gestaute Kälte der Mitte, die den Austausch zwischen Yin und Yang behindert **(Li Zhong Tang).**

- **Schluckauf**

Schluckauf, bei dem das geschluckte Trinkwasser nicht herunterfließt, ist bedingt durch Feuer des Magens, welches nach oben flammt **(Da Cheng Qi Tang).**

Schluckauf, mit dem Bedürfnis nach sehr heißen Getränken, ist bedingt durch Yin-Pathogene welche in die klaren Wege aufsteigen **(Wu Yu Si Ni Tang).**

- **Ruhr**

Nicht klar unterscheidbare rote oder weiße Ruhr bei gelber Zunge und Puls mit Shen ist bedingt durch trockene Hitze **(Da Huang Mu Xiang Tang).**

Rote und weiße Ruhr mit Puls ohne Shen und ohne Durst ist bedingt durch den Zusammenbruch des Yang im unteren Erwärmer, so dass dort Jing und Blut nicht umgewandelt werden (**Fu Zi Li Zhong Tang** plus Xiao Hui Xiang, »An« Rou Gui).

Rote und weiße Ruhr, bei hoher Hitze aber Durstgefühl nach extrem heißen Getränken oder kein Durst bei violetter und schlüpfriger Zunge ist verursacht von Yuan-Yang, das sich nach außen bewegt durch dessen Leere im Inneren (LI) Magen und Darm das Jing und Blut nicht umwandeln **(Wu Yu Si Ni Tang).**

Bei Große Hitze mit gelbem Zungenbelag und unstillbarem Durst nach kalten Flüssigkeiten (Trinken von mehr als zehnmal am Tag) ist extreme Hitze im Magen (**Bai Hu Tang** mit Chai Hu und Ge Gen).

Ruhr im Anfangsstadium mit Fieber, Gliederschmerzen und oberflächlichem Puls (Fu Mai) ist durch eine Infektion im BIAO verursacht **(Ren Shen Bai Du San).**

• Kopfschmerzen

Bei sehr starkem Kopfschmerz, als ob er platzen wollte, aber viel weniger Gliederschmerzen, mit violetter Zunge und ohne Durstgefühl oder aber bei großer Hitze im Körper oder beweglichem Puls (Dong Mai) ist es das Yuan-Yang, das sich nach außen bewegt, mit Zeichen, dass es plötzlich zusammengebrochen ist darf auf keinen Fall diaphoretisch zerstreuend therapiert werden, sondern hier ist Sammeln angemessen **(Si Ni Tang, Qian Yang Dan).**

Kopfschmerzen mit Hitze im Körper, steifem Genick und Rückenschmerzen sind die Ursachen Wind und Kälte, die das Tai Yang angreifen **(Gui Zhi Tang).**

Jeder der sechs Jing hat seine (typischen) Kopfschmerzen,[354] daher sollte jede Art mit dem entsprechenden Prinzip behandelt werden, denn wenn dies nicht klar ist, so können Gefahren durch falsche Methoden entstehen.

• Schmerzen in Ohr, Auge, Mund, Nase, Lippen, Zähne oder Rachen

Schwellungen und Schmerzen in jedem Körperteil, entweder mit oder ohne Fieber, feiner Puls (xi mai) mit Shen, gelbem Zungenbelag, Verlangen nach kalten Flüssigkeiten, spärlichem Urin und wenig Stuhl, aber geistig vital bei gutem Appetit und ohne Zeichen von Leere, weist auf ein Fülle-Qi Syndrom hin (geeignete Arzneien sind kühlende, hebende und lösende, nach unten ausleitende, wie **Xiao Chai Hu Tang, Gan Jie Tang, Bai Hu Tang, liang ge Tang** und **Dao Chi Tang**).

Schwellung und Schmerzen in jedem Körperteil, mit oder ohne Fieber, Puls ohne Shen und oberflächlich, groß und hohl (fu, da, kou mai), oder fest und hart wie ein Stein, begleitet von violettweißen Lippen, Mund und Zunge, intensiver Speichelfluss, Vorliebe für sehr heiße Flüssigkeiten, Stuhl und Urin normal mit etwas rötlichem Urin. Das sind alles Symptome eines leeren Qi-Syndroms. Obwohl Schwellungen und Schmerzen oft auf Feuer zurückzuführen sind, ist hier der Grund, dass das Yin in Fülle ist und das Yang hinaustreibt.

354 Siehe dazu in Yi Yins *Tang Ye Jing* oder auch im Fall von Wu Pei-Heng: Chronische Shaoyin-Kopfschmerzen beim Teenager

Häufig nennen es Ärzte Yin-Leere mit aufsteigendem Feuer und verwenden zu viele Medikamente, die das Yin befeuchten und das Feuer senken. Man muß sich fragen, wie es möglich ist, übermäßigen Speichelfluss, violettweiße Lippen, Mund und Zunge, Puls ohne Shen, normalen Urin und Stuhl bei Yin-Leere mit aufsteigendem Feuer zu beobachten.

Ich hoffe, dass Ärzte nicht, wenn sie einen Kopf sehen, auch nur den Kopf behandeln, eine Schwellung sehen nur die Schwellung behandeln, sondern wenn sie auf ein Syndrom treffen, klar Yin und Yang unterscheiden vermögen und ebenso Fülle und Leere, damit sie beim Einsatz der Arzneien und Rezepturen keine Fehler machen.

- **Herzschmerzen**

Brust-Schmerz oder im Herzen mit zyanotischem Gesicht, kalten Gliedmaßen, schlüpfriger Zunge und ohne Durst ist ein exogenes Pathogen, welches das kaiserliche Feuer direkt attackiert, so dass es extrem leer wird **(Si Ni Tang).**

Schmerz im Herzen mit rotem Gesicht, gelber Zunge und dem Verlangen nach kalten Flüssigkeiten ist eine exogene pathogene Hitze, die das Perikard angreift **(Zhi Zi Da Huang Tang).**

- **Schmerzen und Schwellungen in Brust, Bauch, Rippen, oberer und untererer Rücken, Hüfte, Ellbogen und Knie**

Schwellungen und Schmerzen im Körper bei Berührungsempfindlichkeit, mit Fieber oder ohne, bei Kälteabneigung und Bedürfnis nach Wärme, gelbem Zungenbelag, rötlichem Urin und feinem Puls (xi mai) mit Shen sind Stagnation von Qi und Blutstase, welche ein Fülle-Syndrom verursachen (geeignet sind Blut belebende Arzneien und kühlende, Qi bewegende Arzneien).

Entweder Schwellungen oder Schmerzen überall in allen Teilen des Körpers möglich, bei welchen Druck durch Berührungen angenehm empfunden wird, egal ob Fieber oder nicht, mit bläulichvioletter Zunge und Vorliebe für warme Flüssigkeiten, klarem Urin und Stuhl, mit Puls ohne Shen und extremer Müdigkeit deuten auf Yang-Zusammenbruch hin, welcher dazu führt, dass sich das Qi nicht mehr bewegt. Dies sind alles Zeichen von Leere. (Geeignet sind hier Arzneien, die die Mitte wärmen und das Qi wieder bewegen).

- **Krankheiten von Urin und Stuhl**

Verstopfung und Harnverhalt bei aufgeblähtem Bauch, Unruhe und Reizbarkeit, gelbem Zungenbelag, Verlangen nach kühlen Flüssigkeiten und feinem Puls (xi mai) mit Shen sind Zeichen für eine Blockade durch ein Yang-Pathogen (Geeignet sind hier Arzneien, die Kühlen und Klären, den Stuhl nach unten purgieren).

Verstopfung und Harnverhalt, ohne Völlegefühl im Bauch, Entspanntheit, kein Durst, Müdigkeit, feinem Puls (xi mai) ohne Shen, violette Zunge mit schlüpfrigem Belag, sind Zeichen für eine Blockade durch ein Yin-Pathogen bei Yang-Leere, so dass das Yang das Yin nicht umwandeln kann (Geeignet sind hier Substanzen, die das Yang wärmen, tonisieren und zurückbringen).

Differentialdiagnosen von Fülle und Leere

- **Erkennen durch Pulsdiagnose**

Fülle: oberflächlich (fu), überflutend (hong), lang (chang), groß (da), voll (shi), schnell (shuo) und gespannt (jin). Wenn dahinter ein Yin-Syndrom steckt, welches nicht dem Puls entspricht, ist es wichtig, der Krankheit zu folgen und den Puls zu ignorieren.

Leere: tiefer (chen), langsamer (chi), feiner (xi), verschwindender (wei), kurzer (duan) und rauer Puls (se). Wenn dahinter ein Yang-Syndrom steckt, das nicht dem Puls entspricht, ist es wichtig, der Krankheit zu folgen und den Puls zu ignorieren.

- **Methode durch Erkennen verschiedener Symptome**

Fülle: Puls, Stimme, Teint, Speisen und Getränke (z. B. Appetit) und Alltag (z. B. Bewegung) haben Shen
Leere: Puls, Stimme, Hautfarbe, Appetit und Alltag haben kein Shen.

- **Methode durch Erkennung verschiedener Hautgeschwüre**

Fülle: rotes Aussehen, mit Schwellung, hohe Vorwölbung, starke Schmerzen, Unruhe, gutes Shen ist auf Abszess[355] (yong) zurückzuführen.
Leere: normale Hautfarbe, chronische Schwellung, keine Schmerzen, dem Menschen fehlt es aber an Shen. Das ist auf Karbunkel (ju) zurückzuführen.

- **Pickelunterschiede erkennen**

Fülle: Pickel sehen rotviolett aus, oder fleckfieberartig rot mit schwarzer Spitze, roten Lippen, Verstopfung und ähnliche Zeichen.
Leere: Pickel sehen grau aus, eingefallen oder flach, mit Schüttelfrost, bläulich-weißen Lippen und weichen Stühlen.

- **Methode zur Erkennung von Augenerkrankungen**

Fülle: Rötung und Schwellung, Druckschmerz durch Spannung, zähe Augenschleier und Verklebungen, gerötete Kapillaren, Tränen der Augen und Reizbarkeit.
Leere: Alle Schmerzen und Schwellungen nur schwach ausgeprägt, dafür viel Schleier und Trübungen ohne dass der Patient es als sehr leidvoll empfindet.

- **Unterscheidende Farben**

Fülle: tiefroter Teint, Lippen rot wie Zinnober, Reizbarkeit und Unruhe. Wenn die Farbe nicht zur Krankheit paßt, sollte man sich nicht auf diese verlassen, sondern auf die Symptome der Krankheit.

355 Karbunkel sind Anhäufungen von Furunkeln, wo sich die Infektion subkutan verbreitet hat, was zu tiefer Eiterung führt. Dieser Zustand heilt oft langsam und hinterläßt eine große Narbe. Das Wort Ju in der Chinesischen Medizin bedeutet eine Blockierung von Qi und Blut durch Toxine. In frühen chinesischen Texten, wie z. B. im Inneren Klassiker des Gelben Kaisers, wurde nicht klar und deutlich zwischen Abszessen *(yong)* und Karbunkeln unterschieden. Diese Erscheinungen wurden einfach mit der kombinierten Bezeichnung von »Abszess- Karfunkel« *(yong ju)* beschrieben

Leere: glanzlos und fahl oder fahlweiß ohne Shen, zyanotische Lippen und Mund. Wenn die Farbe nicht zur Krankheit paßt, sollte man sich schnell auf die Symptome der Krankheit konzentrieren.

• Unterscheidende Zungenzeichen

Fülle: Zungenbelag ist gelb, oder trocken und weiß, dunkelgelb, oder nur trocken und schwarz, der Zungenkörper ist violett oder tiefrot, Patient hat Unruhe oder Reizbarkeit und Bedürfnis nach kalten Getränken.
Leere: Zungenkörper ist violett oder blaß, Zungenbelag schlüpfrig oder feucht und gelb, oder feucht und schwarz, oder trocken und schwarz oder gelbgrün oder teils gelb teils weiß, mit starkem Speichelfluss. Der Patient ist sehr ruhig und hat eine Vorliebe für warme Flüssigkeiten.

• Unterscheidung des Atems und der Sprache

Fülle: tiefer Atem der kräftig ausgestoßen wird, die Stimme ist eher laut.
Leere: flacher Atem oder kurzatmig, tonlos oder mit schwacher Stimme.

• Unterscheidung des Speichelflusses

Fülle: Ständiger Speichelfluss bei warmem Mundgefühl; der Patient möchte viel trinken. Das ist Magen-Feuer.
Leere: Ständiger Speichelfluss mit kühlem Mundgefühl; der Patient möchte gerne warme Suppen (Getränke) essen. Das ist Magen-Kälte.

• Unterscheidung von Urin und Stuhl

Fülle: Der gesamte Urin ist spärlich und rot. Der Stuhl gelb und rötlich und hart wie Schafskot, der Stuhl stinkt extrem, oder stark gelber Stuhl.
Leere: profuser farbloser Urin, manchmal gelb. Der Stuhl ist weich, hell oder grünlich.

• Unterscheidendes Körperhaar, Haut und Fleisch

Fülle: trockene, verwelkte und runzelige Haut, trockenes und sprödes Haar. Die Haut hat auch Juckreiz aufgrund von Trockenheit.
Leere: Haut ist glatt und glänzendes Haar, kein Hautjuckreiz trotz Magerkeit.

• Essen und Trinken unterscheiden

Fülle: Große Speisemengen bei guter Verdauung, guter Appetit, Bedürfnis nach Getränken.
Leere: Kleine Speisemengen mit schlechter Verdauung, schnelles Völlegefühl, kaut gerne feste Nahrung.

• Lebensstil und Emotionen unterscheiden

Fülle: Schlanker Körper, liebt Bewegung und Wandern, regt sich leicht auf, lacht auch leicht, eher die Art von Menschen, die gerne laut herumbrüllt.
Leere: Schwerer Körper, liebt Ruhe, redet nicht gerne, eher die Art von Menschen, die gerne grübelt und sich sorgt.

Orientierungsprinzipien zu Arzneimittelverwendungen nach Qin-An

Nach vielen Jahren der reiflichen Überlegung, habe ich zu einer profunden Strategie des Arzneimitteleinsatzes gefunden, die von der allgemein üblichen abweicht:

Ungeachtet dessen, ob es sich um oben, Mitte oder unten handelt, ob Mann, ob Frau, ob alt oder ob jung **solange** Symptome auftreten wie eine violette Zunge, viel Speichel im Mund, schwacher Puls oder Atem, Müdigkeit und Schwäche, Blässe der Lippen, Durstlosigkeit oder Verlangen nach warmen Flüssigkeiten, keine Behinderung von Stuhl und Urin **sogar** wenn es zugleich äußerlich nach großer Hitze aussieht, oder Kopf- und Körperschmerz vorhanden sind, oder wenn die Augen entzündet sind oder Aphten im Mund, **dann** verwende ich ohne zu zögern Arzneien, die den Keim der vorhimmlischen Energien stärken, und keine Behandlung bleibt erfolglos!

Solange ich dagegen einen gelben, trockenen Zungenbelag sehe, oder Austrocknung der Säfte, oder Durst und Verlangen nach kühlen Getränken, oder kraftvollen Puls und Atem, oder der Mensch eher aufgeregt oder gereizt ist, **sogar** wenn sich der Körper kalt wie Eis anfühlt, **dann** verwende ich ohne zu zögern Arzneien, die das vorhimmlische Yuan-Yin behandeln, und von Hundert Malen geht keiner fehl.

Die nun folgenden zwei Bilder sollen dies erläutern, damit dies der Gelehrte genau zu erforschen vermag:

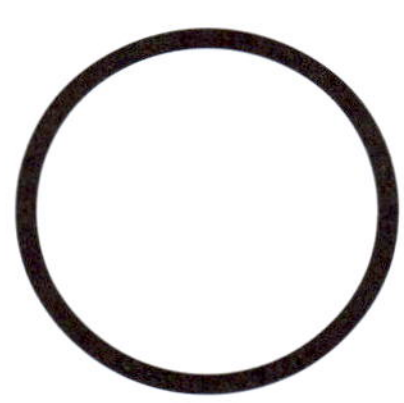

Bild 1: Kälte-Pathogene dringen von Außen ein

Dieses Bild zeigt einen Ring mit weißer Fläche ○, die das korrekte (Zheng-)Qi des Menschen zeigt. Außen herum liegt ein schwarzer Ring ◎ der das Pathogen, die Kälte repräsentiert. Das Pathogen attackiert die äußerste Schicht, Haut oder Schleimhaut, welche der Taiyang Schicht entspricht.

Krankheit zeigt sich hier meist mit Kopfschmerz, steifem Genick oder Gliederschmerzen, Fieber oder Kälteabneigung. Das Pathogen dringt also in die Haut und Fleisch ein, wie ein Räuber in eine Wand eindringt: Er schaut, wo der nächste Schwachpunkt liegt, um weiter einzubrechen. Er muß sich nicht daran halten was am ersten Tag drankommt und was am zweiten.

Ist er erst mal eingedrungen, so nimmt er weiter irgendeinen Weg, wie über Hand- oder Fuß-Yangming (also Dickdarm-Magen), oder mal über Hand- oder Fuß-Shaoyang (also San-jiao- Gallenblase), oder mal über Hand- oder Fuß-Taiyin (also Lunge-Milz), oder mal über Hand- oder Fuß-Shaoyin (also Herz-Niere), oder mal über Hand- oder Fuß-Jueyin (also Pericardium-Leber).

Beim Taiyang, dieser einen Schicht hat Zhang Zhong-Jing alle 397 verschiedenen Methoden und 113 Rezepturen herangezogen, um zu erfassen, wie das Pathogen kommt und sich weiterbewegt.
Es sind aber **keine Sechs Schritte,** die aufeinander folgen müssen, sondern sie sind alle miteinander verbunden und können fließend ineinander übergehen. Nur weil Zhong-Jing befürchtete man könne die weiteren Schritte des Räubers nicht erraten, hat er diese Struktur der sechs Schichten zum Klären verwendet.

Damit man aber auch weiß, was geschehen muß, wenn die Arzneien falsch eingesetzt wurden zum Beispiel nachdem man fälschlich Schwitzen erzeugt hat, oder fälschlich Erbrechen, oder fälschlich purgiert hat, oder wenn man versäumt hat, Schwitzen zu erzeugen, wenn es richtig gewesen wäre, wenn man versäumt hat, Erbrechen zu erzeugen wenn es richtig gewesen wäre, oder zu purgieren, wenn es angebracht gewesen wäre; also um bei solchen Veränderungen der Erkrankung ebenfalls Abhilfe zu schaffen damit dies alles berücksichtigt werden kann, dazu hat er die 113 Rezepturen zusammengestellt, und dies sollte ein Gelehrter wirklich beherzigen. Und dies bezieht sich auch nicht nur auf das Kälte-Pathogen, sondern auf alle sechs exogenen Pathogene gleichermaßen.

Noch wichtiger ist es zu wissen, dass wenn exogene Pathogene nach Innen eindringen, sich dann die Poren schließen als Reaktion der (Wei-) Qi-Funktion, und Fieber und Gliederschmerzen entstehen, so muß man das Pathogen mittels Schwitzen zerstreuen. Dies ist das Allererste, was nach dem Eindringen getan werden muß.

Dringt nun das Pathogen über die **drei Yang** nach Innen ein, so kann sich durch diese Stauung die Kälte in Hitze umwandeln. Wenn aber die Hitze groß wird, dann kann sie dem Yin Schaden zufügen.
In diesen Fällen, wenn der Schaden leicht ist, nahm Zhong-Jing die *Ren Shen Bai Hu Tang* oder auf *Xiao Chai Hu Tang* basierende Rezepturen, um das **Yin wieder zu speichern;** bei schweren Fällen dagegen verwendete Zhong-Jing die Rezepturen wie Da Cheng Qi Tang, Xiao Cheng Qi Tang, um das Yin zu retten.

Wenn nun exogene Pathogene über die *drei Yin* weiter vordringen, so können Kälte und Nässe sich zusammentun, um übermächtig zu werden und damit das Yang zu schädigen. Ist es nur leicht geschwächt, so nimmt Zhong-Jing zum **Wiederaufbau des Yang,** Rezepturen wie *Xiao Jian Zhong Tang, Da Jian Zhong Tang* oder *Li Zhong (Wan* oder *Tang).*

Ist der Schaden aber schwer, so verwendete er Rezepturen wie die *Si Ni Tang, Bai Tong Tang* und ähnliche, um das Yang wieder herzustellen.

Ich halte dies für das Orientierungsprinzip[356] von Zhang Zhong-Jing zur Therapie von exogenen Pathogenen, die nach Innen eingedrungen sind.

356 子午针, wörtlich: Kompassnadel, hier auch: ein »Instrument zur Orientierung«

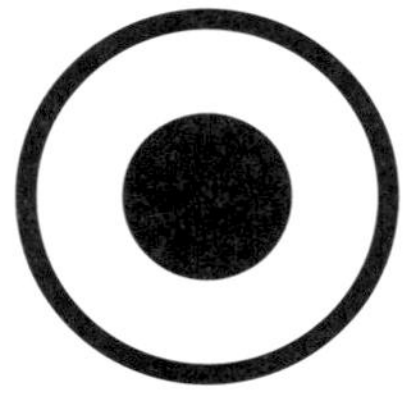

Bild 2: Kälte-Pathogene entstehen im Inneren

Dieses Bild zeigt eine weiße Fläche ○, die das Zheng Qi des Menschen darstellt. Wenn das korrekte Qi stark ist, so kann keine Kälte eindringen und auch innere Kälte kann nicht entstehen. Wenn innere Kälte entsteht ⦿, so ist das Zheng-Qi im Inneren nicht ausreichend. Wo nun das Zheng-Qi einen Schritt nachgibt, da kann das Yin-Pathogen einen Schritt wachsen 🌀.

Die Klassiker sagen dazu: »Wo das Qi nachgibt, da ist noch mehr Kälte.« Gründe, warum es nun nicht ausreicht, können sein

- eine sexuelle Verausgabung, die das Nieren-Yang schwächt;
- eine falsche Ernährung, die das Milz-Yang schwächt,
- eine Überanstrengung von Herz (und Shen), die das Herz-Yang schwächt.

Das Yang, von dem hier die Rede ist, ist das Qi. An jedem Ort wo das Yang-Qi vermindert wird, da vermehrt sich das Kälte-Pathogen. Je länger es geschieht dass das Yin sich sammelt, desto mehr wird das Yuan-Yang von ihm ausgelöscht.

Wenn dies

- oben der Fall ist, dann verwendete Zhang Zhong-Jing zum Zurückbringen des Herz-Yang die *Gui Zhi Tang* (-Variationen),
- in der Mitte verwendete er zum Zurückbringen des Milz-Yang die *Jian Zhong Tang* und *Li Zhong Tang* (-Variationen)
- unten verwendete Zhong-Jing zum Retten des Nieren-Yang die *Si Ni Tang* und *Bai Tong Tang* (-Variationen).

Wenn das Yang für lange schwach ist, so kann es das wahre Yin nicht umwandeln und erzeugen. Wenn Yin und Körpersäfte immer leerer werden, dann trocknet auch das Blut und das leere Yang sammelt sich und steigt nach oben wie ein Pathogen. Dies kann man wirklich eine **Yin-Leere** nennen. Die passende Methode ist es dann süße kühle Arzneien zu verwenden, auf gar keinen Fall darf man dann bittere kalte Arzneien verwenden.
Daher verwendete Zhong-Jing hier die *Zhi Gan Cao Tang*, die *Gui Zhi Long Gu Mu Li Tang* und die *Gan Cao Hei Jiang Tang (Gan Cao Pao Jiang Tang)*. Hiermit leitete er mittels des Yangs das Yin, nährte Yin oder wandelte Yin um.
Ich halte dies für das Orientierungsprinzip von Zhang Zhong-Jing zur Therapie von inneren Schäden.

»Erschöpfung kommt vom Feuer« heißt es in den Büchern. Aus der Erkenntnis heraus, dass dies alles aus dem Schaden am Yang herrührt. Leider hat man dieses Prinzip nicht zu Ende gedacht, so dass die Nachwelt nicht wußte, wie dies zu behandeln seie und daher viele Menschen der Erschöpfung[357] zum Opfer gefallen sind. Wenn ein Gelehrter die Yin-Syndrome, die bei einer **Yang-Leere** auftreten alle deutlich erkennen will, so läßt sich dies im Abschnitt über Yang-Leere weiter vorne im Buch im ersten Abschnitt nachschlagen.

- Besteht eine **Yang-Leere bedingte Yin-Leere,** weil es dass Yin nicht mehr umwandeln kann, so werden die Flüssigkeiten und Körpersäfte trocken, ebenso die Haut, der Geist ist erschöpft und Atem kurz, bei Schleim ist das Sputum zäh und eingedickt. Man kann daher nachforschen, wo das Feuer sitzt und Rezepturen aus dem Bereich Yin-Leere verwenden, wie Zhang Zhong-Jings *Zhi Gan Cao Tang,* die *Gui Zhi Long Gu Mu Li Tang* und die *Gan Cao Hei Jiang Tang (Gan Cao Pao Jiang Tang).*
- Besteht, was man eine (echte) Zhen-Yin Leere durch (Fülle-)Hitze, die das Blut schädigt, nennen könnte, weil über die Yang Schichten eingedrungene exogene Pathogene sich in Hitze verwandelten, so kann man tatsächlich alle bitteren, kalten, erfrischenden, BIAO befreienden Arzneien verwenden.

Besteht aber die erste Art der Yin-Leere, so darf man nur süße, warme und nur leicht kühle Arzneien verwenden und mittels des Yang das Yin wieder umwandeln. Egal ob von Innen oder Außen, dies ist das Prinzip. Ich habe im vorigen Abschnitt des Buches die Zeichen zur Unterscheidung von Yang-Leere und Yin-Leere aufgelistet.
Wenn man diese Symptome differenziert, so ist ein Orientierungsprinzip.
Scharfes süßes hilft dem Yang, bitteres süßes dem Yin. Dies ist das Orientierungsprinzip beim Verwenden der Arzneien.
Ist die Energie[358] in Fülle, so entsteht Feuer, ist die Energie in Leere, so entsteht Kälte – tatsächlich bezieht sich dieses Prinzip auf ein und denselben Ursprung.[359]
Wenn der Gelehrte genau darüber nachdenkt, so wird er auch die Tiefe dieses Prinzips verstehen. Wahrlich, wahrlich!

Anhang: Wenn chronische Krankheiten nicht gut werden wollen

Merkwürdige Syndrome und seltsame Wunden und ähnliches, welches auch durch Beten zu kleineren Gottheiten behoben werden kann

In einer normalen Familie ist es am schwersten zu verstehen, wenn eine Krankheit, welche leicht oder gering erscheint, weder von Heilkunst der Ärzte noch von Arzneien geheilt werden kann.
Wenn sie aber schwer ist und zwei von drei Jahren dahin gehen, ohne dass Arzt und Arznei helfen, und solche Erkrankungen nicht auf das schlechte Karma des vorigen Lebens zurückgeführt werden können, dann liegt es daran, dass man nicht genau analysiert, welche Fehler man in diesem Leben begangen oder angehäuft hat.

357 痨 lao = Erschöpfung, Verausgabung, auch gebraucht für Tuberkulose, die »Erschöpfungskrankheit«

358 Wörtlich: Qi, also in diesem Falle pathologisches Xie-Qi ist Fülle, Fehlen von physiologischem Zheng-Qi ist Leere

359 Dies ist exakt, was der modernen Physik heute selbstverständlich ist: Hitze ist eine relative Anwesenheit der thermischen Energie, Kälte eine relative Abwesenheit der thermischen Energie. Beide befinden sich nur an zwei Punkten der gleichen Skala. Kälte ist also keine eigenständige Entität, sondern die Abwesenheit der Wärme

Ob gegen den Vater oder gegen den Sohn, den jüngeren Bruder oder älteren Bruder oder gegen den Ehepartner – man muss zurückblicken und sein moralisch korrektes Verhalten[360] wiederherstellen durch künftige gute Taten. Oder man sollte bis zum Ende seines Lebens seine Diät umstellen und kein Rindfleisch oder Hundefleisch mehr essen, oder die ganze Familie sollte den neun antiken Kaisern huldigen, oder religiöse Verdienste erwerben durch Freilassung von zum Tode bestimmten Fischen und ähnlichen Lebewesen,[361] oder in dem man (einem Armen) den Sarg spendiert oder eine Straße reparieren läßt, wie es sich gerade ergibt.
So sollte man seine Verdienste im Himmel mehren, durch Fasten und in sich gehen, in dem man über seine bösen Taten meditiert und sich dazu bekennt, in dem man sie mit der Bitte um Vergebung schriftlich niederlegt, und zum Zhong Gong betet, danach zum Cheng Huang und schließlich zum Dongyue Da Di, indem man diese Bekenntnis, und die Bitte dazu verbrennt.[362] Damit kann die Gefahr gebannt und die Obhut wieder hergestellt werden.
Ich lehre diese Methode oftmals dem Menschen, was wiederholt erfolgreich ist. Sie reicht auch an Stellen hin, welche Arzt und Arznei nicht erreichen können.[363]

360 Hier: die Tugend, De (德)

361 Dieser Brauch, gefangene Fische oder Schildkröten in die Freiheit zu entlassen, stammt aus dem Buddhismus und wird heute noch in ganz Asien praktiziert. In Chinesisch heißt er »Fang Sheng« (Leben »frei« lassen 放生, https://en.wikipedia.org/wiki/Life_release) und dient dazu, gutes Karma zu sammeln

362 Diese Vorgehensweise stammt aus dem volkstümlichen Daoismus: Der Zhong Gong (中宫 zentraler Palast) ist der Sitz der höchsten himmlischen Kaiser (Yu Huang Da Di), der Stadtgott (城隍 Cheng Huang) ist für den ganzen Bezirk zuständig und der Gott des heiligen Berges Taishan (東岳 Dong Yue) wohnt im Osten wo alle Dinge beim Austausch von Yin und Yang beginnen. Der Gott des Taishan kennt daher die Länge des Lebens des Menschen und man kann dort nach der Daoistischen Religion um »Verlängerung« bitten in dem man seine Bekenntnis und Reue mit der Bitte an die Götter verbrennt so dass sie in die Welt des Yin (die Unterwelt oder Himmel) gelangen

363 Zheng Qin-An will damit sagen, dass auch die Psyche erreicht werden muß, wenn die »weltlichen« Verfahren nicht ausreichen. Zu seiner Zeit geschah dies durch die Religion und die volkstümlichen Bräuche

Aus Zheng Qin-Ans zweitem Buch »Yi Fa Yuan Tong« (Tiefes Verständnis der Methoden der Medizin)

Unruhe bei Herzerkrankungen (im Allgemeinen Herzklopfen und Herzangst[364] in der Brust)

Im Allgemeinen, wenn man von Unruhe bei Herzerkrankungen spricht, so gibt es solche, die unter der Erkrankung von Herz-Blut-Leere leiden, und solche, die unter der Erkrankung von Herz-Qi-Leere leiden.[365]

Wenn eine Herz-Blut-Leere die Erkrankung ist (da wenn das Blut leer ist, so muß das Feuer hoch lodern), so haben die Patienten Reizbarkeit, wenig und rötlichen Urin, ihr Hals ist trocken, ihre Haut und Muskeln sind trocken und spröde, aber ihr Geist (Shen) ist nicht allzu erschöpft, in schweren Fällen besteht sogar *Manie oder Lachanfälle*[366], so dass ihr Puls entweder fein und beschleunigt (xi, shuo) oder sogar groß und überflutend sein muß (da, hong). Es besteht eine Vorliebe für süße kühlende, erfrischend-fade, ölige-befeuchtende Speisen und Getränke.

Bei solchen, die unter der Erkrankung von *Herz-Qi-Leere* leiden, (also Yang-Qi Leere, wenn es zusammenbricht, muß das Blut aufwallen[367]) ist der Geist erschöpft, so dass der Patient gerne schläft und wenig spricht; der Urin ist klar und viel, manchmal kommt es vor, dass vermehrtes Sprechen[368], bei körperlicher Anstrengung, oder bei geistiger Anstrengung Hitzewallungen und spontane Schweiße auftreten, in schweren Fällen sogar mit Würgen und Brechreiz (durch das Aufwallen des Yin nach oben). Der Puls muß fein und verschwindend sein (xi, wei) oder oberflächlich und leer.[369]

Es besteht eine Vorliebe für scharfe, gebratene, frittierte oder extrem heiße Speisen und Getränke.

Was man aber bei den Ärzten zur Zeit so sieht, so wird nicht mehr zwischen Yin oder Yang unterschieden, sobald man nur hört, dass das Herz nicht ruhig ist, behandelt man immer wieder nur einseitig die Blut-Leere des Herzens. Daher funktioniert das mal, und dann mal wieder nicht. Entweder man gibt Ren Shen, Suan Zao Ren, Fu Shen, Yuan Zhi, Hu Po, Long

364 **Neeb:** Xin Huang, wörtlich: Xin Huang = Herz-Panik, siehe Kommentar mit Fällen von Tang am Schluss des Abschnittes

365 **Tang:** Eines davon, das Herz-Blut gehört zum Yin, das andere, das Herz-Qi gehört zum Yang, was heute kaum deutlich unterschieden wird

366 **Neeb:** Kuang Wang Xi Xiao, wörtl.: Verrückt, Übermäßig, Lachen, Kichern. Der Puls kann hier zwischen reiner Leere oder beginnendem Yin-Feuer unterscheiden

367 **Jing:** Das Herz-Qi ist das Gleiche wie das Herz-Yang, auch Shen genannt. Wenn das Shen Schaden nimmt, so wird auch das Jing zerstreut. Ist das Jing zersteut, dann kann es nicht Qi und Blut festhalten, brechen aber die Flüssigkeiten zusammen, so entsteht spontaner Schweiß und Hitzewallungen. Dies ist wenn Yang das Yin nicht halten kann und die Kontrolle über das Yin verloren hat

368 **Zheng:** Sprache ist der Ton des Herzens, Schweiß seine Flüssigkeit. Wenn das Herz sein Qi verliert und das Blut nicht mehr halten kann, so folgt der Schweiß

369 **Neeb:** fu, kong = gemeint ist, nur an der Oberfläche tastbar, mittig und unten leer, besonders an der L cun Position

Gu, Zhu Sha, (Shou) Di Huang, Dang Gui, Long Yan Rou und ähnliches, also in Rezepturen wie Tian Wang Bu Xin Dan, Ding Zhi Wan, Ning Shen Wan und so weiter. Alles also, zum Blut nähren – so dass dies großartig paßt, wenn das Herz-Blut tatsächlich leer ist. Wenn aber das Herz-Yang zusammengebrochen ist und man dies hiermit durcheinanderwirft, ohne genau zu unterscheiden, das kann ich nicht mitansehen ohne etwas zu sagen. Daher beschreibe ich hier eine Rezeptur, um die Herz-Yang-Leere zu behandeln und die Auslassung der heute üblichen Methode zu ergänzen.

Bu Kan Yi Li Dan (Kan tonisierendes Li nährendes Elixier)[370]

(Nr. 89 im Rezepturenanhang)

Fu Zi 8 Qian, *Gui Zhi* 8 Qian, *(Hai) ge Ke Fen* 5 Qian, *Zhi Gan Cao* 4 Qian, *Sheng Jiang* 5 Scheiben[371]

Erklärung

Wenn man von Bu Kan Yi Li[372] spricht, so ist das Stärken des kaiserlichen Feuers mittels der Tonisierung des vorhimmlischen Feuers. Das Wahre Feuer und das kaiserliche Feuer sind das gleiche Qi aus der gleichen Quelle. Wenn also das eine Feuer gestärkt ist, dann kann das andere auch stärker werden, ist aber das wahre Feuer schwach, dann wird auch das kaiserliche Feuer schwach. Das wahre Feuer ist versteckt im Wasser, ihrer beider Energie (wörtl. Qi) bildet eine Einheit, so dass man vom gemeinsamen Ursprung (Yuan) spricht.

Wenn dann das wahre Feuer aufsteigt, so muß es das wahre Wasser mit hinauf zum Herzen nehmen. Dies ist das Yin, welches im Trigramm Li enthalten ist. Daher heißt es, wenn sich das Qi bewegt, dann folgt das Blut. So wie das Wasser hinaufgetragen wird, so muß es dann aber selbst wieder absteigen. Wenn es dann absteigt, so kann ihm auch das Feuer wieder nach unten folgen, so dass es heißt »das Yin enthält das Yang« und auch »wenn das Blut fließt dann begleitet es das Qi«.

Das Feuer oben regiert und glänzt und doch ist es ein Teil des gesamten Qi: Am Morgen folgt es dem Yang und hält Hof wenn es oben ist als Trigramm Li – in der Nacht möchte es ruhen und folgt dem Yin nach unten als Trigramm Kan. Dies ist die Regel, auf der das menschliche Leben basiert und die daher in der Medizin nicht genug betont werden kann.

Wenn nun also ein Patient Unruhe im Herzen hat, dann aber Blut nährende Arzneien keinen Erfolg zeigen, dann muß es klar sein, dass hier das Yang nicht genug ist. Will man aber das Herz-Yang stärken, also sagt man »das Trigramm Kan tonisieren«, dessen Wurzel aber ist unten.

370 Ginseng, Zizyphus spinoza, Poria, Polygala, Succinium, Os Draconis, Cinnabar, Rehmannia präp., Angelica, Fr Perilla Longan. Genannte Rezepturen hierzu: Herz tonisierende Pille des Himmelskönigs (Nr.27), die den Willen festigende Pille (aus Qian Jin fang) mit Ginseng, Poria, Polygala, Acorus, Honig (Nr.97) oder die Shen beruhigende Pille von Zhu Dan-xi mit 25 Arzneien gegen so ziemlich alles (siehe Rezepturenanhang Nr. 61)

371 Die moderne Rezeptur würde im Idealfall so aussehen: RP: *Aconitum lat.* ca. 25g, *Cx. Cinnamomi* (beste Qualität, Rinde innen durch Schleifen freigelegt = Rindenherz) 25g, *Concha Cyclina* (gemörsert), 15g, *Rx. Glycyrrhiza prep.* 12g, *Zingiberis recens* 12g

372 Bu = Tonisierung, Kan = Trigramm des Yi Jing, Symbol für Ming Men, da eine Yang-Linie zwischen 2 unterbrochenen Yin-Linien, Yi = nähren, Li = Trigramm des Yi Jing, Symbol für kaiserliches Feuer, da eine Yin-Linie zwischen 2 ununterbrochenen Yang-Linien

Ich meine sogar, man kann in beiden Fällen von unten behandeln, bei Herz-Blut Leere ebenso wie bei Herz-Qi/Yang Leere. Wie das?
Wasser und Feuer sind durch die gleiche Wurzel miteinander verbunden, und diese ist eben in beiden Fällen in Trigramm Kan. Wird (der eine Aspekt) das ministeriale Feuer gestärkt, so wird von alleine auch (der andere Aspekt) das kaiserliche Feuer gestärkt. Wenn das wahre Feuer aufsteigt, so steigt auch das wahre Wasser auf, so dass auch eine Leere des Herz-Blutes behandelt werden kann.
Wenn man also nicht den vollen Erfolg durch Verschreiben von Ren Shen, Suan Zao Ren usw. erhält, so kann es daran liegen, dass das Wasser nicht aufsteigt, weil das Feuer zu schwach ist. Die Rezeptur verwendet Arzneien wie Fu Zi, Rou Gui usw. um das wahre Yang im Trigramm Kan zu tonisieren.
Daneben verwendet man das salzige Hai ge Ke Fen um die Niere zu tonisieren. Ist die Niere wieder stark, so kann sie das Yang wieder halten.
Dann ist hier noch Sheng Jiang und Gan Cao, um die Mitte zu regulieren und so den Ausgleich zwischen oben und unten zu verbessern. Es heißt eben auch Mitte, weil es die Achse zwischen oben und unten ist. Und obwohl die Arzneien in dieser Rezeptur nur wenige sind, so werden doch alle drei Erwärmer gleichzeitig reguliert, da das Geheimnis in der Temperatur der Arzneien liegt:
Im Verstehen der menschlichen Funktion des Qi, welche Arznei gehört zum Yang, welche Arznei gehört zum Yin, wie fließt es mit dem Qi, wie fließt es gegen das Qi.
Wer dieses Prinzip der klaren Unterscheidung von Yang oder Yin der Krankheit und dazu das Prinzip der klaren Unterscheidung von Yang oder Yin der Arzneieigenschaft beide beherrscht, kann dies mit eins, zwei beliebigen Arzneien tun und den gleichen Erfolg erzielen (wie mit einer fixen Formel)! So unglaublich es klingen mag, ich habe lange Erfahrung hierin gesammelt. Doch ach, leider blicken die meisten nicht über den Tellerrand hinaus, und beherrschen dieses Prinzip nicht.
Deshalb beschreibe ich hier nochmals dieses Prinzip, das das gleiche ist wie in Zhang Zhong-Jings Rezepturen wie Bai Tong Tang oder Gui Zhi Long Gu Mu Li Tang, und die gleiche Methode der späteren Meister in Shen Fu Tang, Feng Sui Dan, Yang Ba Wei Tang.

Wenn früher die Alten eine Rezeptur kreierten, so beherrschten sie klar die Unterscheidung zwischen dem Yin und Yang von oben, mittig und unten, und wußten um die Wirkungen und Eigenschaften der Arzneien. Wenn sie daher irgendwelche Arzneien für diese Prinzipien auswählten, so entstand aus der Rezeptur eine berühmte Rezeptur.
Heute beherrschen die Leute nur das Auswendiglernen der Rezepturen, ohne das Prinzip dahinter zu erkennen. Kein Wunder also, dass sie an der Rezeptur verhaftet bleiben.
Noch schlimmer ist es heute mit dem Gan Cao, welches zum Teil nur in Bruchteilen von Gramm benutzt wird, da (die heutigen Ärzte) nicht wissen, dass es früher beim Erstellen von Methode und Rezeptur immer ein Heben und Senken gab und immer Gan Cao benutzt wurde, um das Geheimnis von Yin und Yang zu bilden, den mittleren Palast der sie verbindet, den regulierenden Mechanismus, der nur auf der Wirkung vom Alten des Landes (Guo Lao 國老, gemeint ist Gan Cao) beruht. Es ist leider schon zur Gewohnheit geworden, dass dieses Prinzip nicht mehr verstanden wird.

Kommentare: Zusammen bilden sie ein lebendiges Bild des Taiji (der Monade).
Zheng: Das wahre Feuer ist dem Himmel zugeordnet, daher steigt es hoch. Das wahre Wasser ist der Erde zugeordnet: nachdem es im Kaiserpalast des Trigramms Li angekommen ist erreicht es den Höhepunkt und muß dann wieder seiner Natur gemäß, nach unten folgen.[373]
Zheng: Man schaue sich den scharfen Geschmack und die heiße Temperatur von Fu Zi und Rou Gui an: scharf, das ist der Geschmack von Metall und heiß, das ist die Temperatur des puren Yang. Zhang Zhong-Jing verstand Erzeugung und Umwandlung in aller Tiefe und wußte, dass die Kraft von Gui und Fu das Yang wiederbringen kann. Daher erfand er Rezepturen wie Bai Tong Tang, Si Ni Tang um das Yang geschwind vom Sterben zum Leben zurückzuholen.[374]
Zheng: Dem Yin oder Yang folgen, das kann verschiedene Grade haben. Dem Yuan-Yin oder Yuan-Yang folgen, dies ist die Bedeutung von Kan und Li, dem Taiyang, Taiyin, Shaoyang, Shaoyin, Yangming, Jueyin, damit sind die sechs Schritte gemeint. Darin liegen sowohl oberflächliche als auch tiefe Bedeutungen, die je nach Eigenschaften der Arzneien angesprochen werden können. Dieses muß man sich klar machen.[375]

Praxis von Tang Bu-Qi: Alle Erkrankungen von welchen die moderne Medizin bei Abweichungen der Herzfrequenz spricht, wie z.B. Tachycardien, Bradycardien, Vorhofflimmern, Herzinsuffizienz, Myokarditis, Endocarditis und viele andere fallen alle in den Umkreis dieser Erkrankung. Ich habe selbst die kranken Kinder Chen und Wang, jeweils mit Myokarditis behandelt, welche fahlblasse Gesichter mit wenig Shen hatten, bei häufigem klarem Nasenfluß, hoher Infektanfälligkeit, und knotigem oder intermittierendem (jie, dai) Puls, so dass hier das Herz-Yang deutlich fehlte.
Herzklopfen (Palpitationen) bedeutet, dass der Patient oft selbst ein starkes Klopfen verspürt, Herzangst (ängstliches Unruhegefühl in der Brust, nicht nur aber auch bei Angina pectoris) geht oft einher mit Druck oder Schmerz in der Brust, Kurzatmigkeit, Kälteabneigung, Ödeme in Gesicht oder Extremitäten, fahle Gesichtblässe, blaßweißer violetter Zungenkörper, feinem, beschleunigtem Puls (xi, shuo) oder gelegentlich mit deutlichen Aussetzern.
Mein Patient Li, 60 Jahre alt, hatte Vorhofflimmern mit einem Puls von weit über 120 pro Minute, sein Gesicht war fahlblaß mit wenig Shen, bei beidseitigen Knöchelödemen und großer Kälteabneigung. Selbst an den heissesten Sommertagen waren seine Beine eiskalt; der Mund war trocken mit bitterem Geschmack, der Hals und Rachen ausgetrocknet, aber dennoch bestand kein Bedürfnis nach Getränken.
Der Zungenkörper war blaßrot, der Zungenbelag weiß und schlüpfrig. Bei Bewegung entstand Kurzatmigkeit und Herzrasen, Herzangst bei feinem, beschleunigtem Puls (xi, shuo) und gelegentlichen Aussetzern.

373 Zheng beschreibt hier, dass beide Feuer eines sind, aber der Name – je nach Ort und Funktion – in kaiserlich oder ministerial unterschieden wird. Das wahre Wasser ist, wenn es oben im Trigram Kan ist, mit dem Blut identisch

374 Cyclina = Salzige Wasserarznei mit Lebensfeuer. Das Symbol für das Trigramm Kan mit Feuer im Wasser

375 Jing Zhi-Fei schreibt in seinem Kommentar hierzu, dass Zhang Zhong-Jing beim Behandeln der tieferen Schichten in der Zhen Wu Tang keinen Gan Jiang, sondern Sheng Jiang und in der Li Zhong Tang Gan Jiang aber kein Fu Zi verwendet, da es hier um einzelne Wirkung in den inneren Schichten geht, bei Si Ni Tang aber geht es ums Leben, um alle Schichten, so dass Fu Zi, Gan jiang und Gan Cao alle verwendet werden

Nach allen Symptomen differenziert war dies eindeutig Schwäche durch Herz-Yang Leere, so dass ich eine hohe Dosis des Bu Kan Yi Li Dan (Kan tonisierendes Li nährendes Elixier) für zwei Einnahmen verschrieb.
Hernach empfand er die Trockenheit in Hals und Rachen als geringer, weil etwas mehr Flüssigkeit vorhanden war.
Die Menge an Fu Zi Pian betrug zu Anfang 50 g und wurde allmählich auf 200 g gesteigert. Nach weiteren acht Einnahmen empfand sich der Patient als munterer und die Ödeme waren auch weg, so auch das Kältegefühl im Magen. Die Flüssigkeit im Mund hatte zugenommen und der bittere Geschmack war mit der Trockenheit verschwunden. Die Atemnot war deutlich besser und der Puls war stabil um die Frequenz von etwa 70.
Ich verschrieb weiter für 10 Einnahmen die Originalrezeptur plus Nieren-Tonika wie Ge Jie, Sha Ren, Bu Gu Zhi, Yi Zhi Ren usw. bis der Patient am Ende über eine grundlegende Besserung berichtete.

Tangs Erklärung: In diesem Fallbeispiel wurde Akonit in hoher Dosierung verwendet um das echte (ministeriale) Feuer zu stärken. Wenn das Nieren-Feuer stark ist, dann ist das (kaiserliche) Herz-Feuer ebenso gestärkt. Außerdem ist die Niere das Organ von Feuer und Wasser: Wenn das ministeriale Feuer überall hinströmt, dann folgt ihm das echte Wasser und steigt auf zum Herz. Wenn Herz und Niere sich verbunden sind, dann sind Feuer und Wasser in gegenseitiger Balance und daher kann die Rekonvaleszenz eintreten.

Schlüssel zum Einsatz der Arzneien nach der Differenzierung von Yin und Yang

Der richtige Einsatz von Arzneien entscheidet über Leben und Tod. Man sollte eine Rezeptur nicht erstellen, und auch keine Arzneien verwenden, wenn man die Syndrome nicht korrekt zu differenzieren versteht. Was genau muß man hier differenzieren? Nur den Unterschied zwischen Yin und Yang, zwischen Fülle und Leere. Allein Yin und Yang, diese zwei Zeichen, können zehntausend Verwandlungen durchlaufen und in zehntausend Formen erscheinen. Oben gibt es die Erscheinungsformen von Yin und Yang, in der Mitte gibt es die Erscheinungsformen von Yin und Yang und unten gibt es die Erscheinungsformen von Yin und Yang.
Nach der Zeit von Zhang Zhong-Jing, angefangen von der Tang-Dynastie, der Song-Dynastie, der Yuan-Dynastie, der Ming-Dynastie bis zur heutigen Dynastie gibt es einige, die dieses wissen, doch gibt es mehr die es nicht wissen.
Die, die es nicht wissen und sich nur auf einige Rezepturenreime verlassen, einige Arzneien kennen, berufen sich nicht auf dieses Prinzip, und kennen nicht seine Tiefe, sie behaupten nur die Medizin zu kennen. Sobald sie aber einem gefährlichen Syndrom begegnen, beginnen sie zu schwanken und kennen die Unterschiede zwischen Yin und Yang nicht mehr, und unterscheiden nicht mehr zwischen Fülle und Leere, zwischen faust und infaust.
Wenn einer sagt, er hat etwas am Kopf, so behandeln sie den Kopf, sagt einer er hats an den Füßen, so behandeln sie die Füße. Wenn sie dann zufällig einen Erfolg damit haben, so schmücken sie sich damit für ihre großartige Heilkunst. Versagen sie dagegen, so verlängern sie die

Krankheit mit Ausreden für Tag und Jahr. Sie behaupten, die Krankheit sei zu schwer um mit ihr fertig zu werden. Sie behaupten: Ist die Krankheit bis zum Gao Huang fortgeschritten, so gibt es keine Rettung mehr. Sie erkennen nicht, dass ihre Vorgehensweise die Ursache für das Versagen ist.

Dann gibt es eine bestimmte Art von Patienten, die vielleicht einige Bücher über Medizin gelesen haben, einige Rezepturenreime und Arzneien gelernt, doch wenn jemand in der eigenen Familie krank wird, so verlassen sie sich nicht auf die eigene Kunst, sondern ziehen Ärzte zu Rate. Wenn sie deren Rezeptur anschauen, blasen sie sich auf und kritisieren, dass diese Arznei nicht passe, nämlich sei sie zu zerstreuend, jene sei zu heiß, die andere zu kalt. Oder sie kennen deren Eigenschaften nicht und schlagen geschwind im »Ben Cao Lue Yao« nach, um herauszufinden, ob diese Arznei gegen jene Erkrankung helfe oder nicht.

Paßt sie genau zur Krankheit so schweigen sie, paßt sie aber ihrer Meinung nach nicht, so beschweren sie sich in den höchsten Tönen. Sie ändern dann die Rezeptur selbst ab und wenn sie hilft, so schreiben sie es ihren eigenen Verdiensten zu, hilft sie dagegen nicht, so beschuldigen sie natürlich den Arzt. Solche Patienten bemühen ebenfalls nicht dieses Prinzip, sondern glauben an ihre eigene Schlauheit und fördern die Verschlimmerung der Krankheit, dass zum Schluss selbst die Weisen der Medizin nicht mehr heilen können.

Dann wieder gibt es eine Art aus reichen Familien stammendes Klientel, die wegen einer Kleinigkeit Arzneien einnehmen, aber kaum das die Arznei auch nur eine kleine Wirkung zeigt, von der sie nicht wissen, ob die Krankheit hierdurch besser oder schlechter wird, schnellstens einen anderen Arzt aufsuchen. Dies geht soweit, dass sie pro Monat sechs oder sieben aufsuchen, die aber alle angeblich falsch gelegen waren. Sie wissen nicht einmal, ob Erkrankung und Arznei sich bekämpfen oder sich verstärken – wie kann man da behaupten, dass eine Arznei nicht richtig passe?

Warum geben sie diesem nicht etwas mehr Zeit und lassen die Arznei ihre Kraft vollständig entfalten?

Im Altertum hieß es, man solle die Arzneien wie Soldaten einer Armee benutzen: Es gibt die Kaiserarznei, die Ministerarznei, die Gehilfenarznei und die Botenarznei; es gibt das Hinleiten der Wirkung, die allmähliche Attacke, die schnelle Attacke, es gibt das Ausnutzen einer günstigen Gelegenheit, den oberen und unteren Weg und die Seitenwege; es gibt die Attacke von Kälte mit Kälte oder von Hitze mit Hitze, Attacke von Blockade mit Blockieren, Attacke von Durchlaufen mit Durchgängigmachen. Wie kann man nicht erkennen, dass Arznei und Erkrankung miteinander kämpfen?

Ich hoffe auch darauf, dass Patienten aus reichen Familien nicht so ungeduldig sind, dass sie – kaum dass sie eine Erkältung haben, nehmen sie zwei, drei Arzneipulververordnungen ein, und wollen dann eine sofortige Besserung wahrnehmen. Bei Qi-Stagnation, Verdauungsstagnation, Leibschmerzen, plötzlicher Ohnmacht und ähnlichen akuten Symptomen kann man auch eine ebenso plötzliche Verbesserung erwarten. Wenn aber eine Leere, ein innerer Schaden oder lange Verausgabung bestehen, und dann vielleicht durch falsche Verschreibung von zerstreuenden Arzneien, Hitze kühlenden, Qi-Stau brechenden, klebrigen Yin-nährenden Arzneien oder kalten Nahrungsmitteln letztlich ein Husten mit weißem Schleim, mit Nachmittagshitze, Knochendampffieber, Nachtschweiß, Bauchschwellung, Gesichtsödemen, asthmatischem Keuchen und ähnlichen Symptomen entsteht, dann kann man natürlich nicht erwarten, dass hier zwei, drei Verabreichungen genügen. Im Altertum sagte man vergleichsweise, man muß zumindest sieben Tage eine Verschreibung einnehmen, oder auch mal 30 Tage oder fünfzig, und selbst siebzig, achtzig Tage Rezepturen verschrieben wurden, dann konnte man die ganzen Erfolge sehen und mit dem Verschreiben aufhören.

Sehr zu kritisieren ist auch das Verhalten von Patienten, die nur teueres für gut halten und billiges verabscheuen. Sie halten Arzneien wie koreanischen Ren Shen, Gou Ji Zi, Gui Ban, Lu Jiao, Hu Jiao, E Jiao, altes Di Huang, Lu Rong, usw. für wahre Schätze. Dagegen fürchten Sie Gui Zhi, Sheng Jiang, Fu Zi, Xi Xin, Da Huang, Mang Xiao, Shi Gao und ähnliches wie giftiges Pi Shuang. Da sie das Prinzip der Differenzierung von Yin und Yang, Fülle und Leere nicht kennen, wissen sie auch nicht welche Arznei bei welcher Krankheit korrekt ist und welche nicht. Wenn es der Krankheit entspricht, so wirken auch Fu Zi, Da Huang, oder giftiges Pi Shuang als Schatz. Entspricht es hingegen nicht der Krankheit, dann wirken auch Ren Shen, Huang Qi, Lu Rong, Gou Ji Zi alle wie Gift.

Wenn heute die Menschen diesen Sinn nicht begreifen, dann heißt es im Volk: »Ren Shen, Huang Qi, Dang Gui, Di Huang haben noch nie geschadet«; wenn aber einer nach der Einnahme von Rou Gui, Fu Zi oder Da Huang gesund wird, dann ist es nie deren Beitrag der geholfen hat.

Doch zurück zur eigentlichen Ursache dessen:
Wenn man die Werke von Zhang Zhong-Jing nicht gut kennt, sondern nur ein paar Rezepturen mit etwas Glück gut anwendet und ein paar Arzneien auswendig kann, aber damit hingeht und behandeln will, dann ist es als trage man prächtige Kleider und komme hoch zu Roß daher, hat aber ein großes Nichts im Kopf. Solche suchen also nicht bescheiden nach den Prinzipien, sondern halten sich in ihrer Überheblichkeit für das Gelbe vom Ei.
Wenn man aber bloß ein paar Bücher gelesen hat, und nur ein paar Zeichen aufs Papier bringt, wie kann man dann das Prinzip von Yin und Yang verstehen? Wenn solche Leute den einen Patienten mit Rou Gui und Fu Zi totbehandeln und den anderen mit Da Huang und Mang Xiao, so dauert es nicht lange, bis diese Arzneien einen schlechten Ruf bekommen. Aus diesem Grunde haben die Patienten Angst vor Arzneien wie Gan Jiang, Fu Zi, Mang Xiao und Da Huang und lassen sich lieber langsam umbringen von süßen Arzneien wie Ren Shen, Huang Qi, Dang Gui, Shou Di Huang und ähnlichen. Dass es auf der Welt solche Ärzte gibt, ist ein Schaden für die medizinische Welt.
Ich hoffe, dass unser Beruf vielmehr davon profitiert, dass man Bücher wie das *Huang Di Nei Jing, Nan Jing, Shang Han Lun, Jin Gui Yao Lüe,* die Bücher des Weisen Sun Si-Miao *Qian Jin Fang* und *Qian Jin Yi Fang,* und aus den Dynastien Tang, Song, Jin, Yuan, die Bücher der Meister Zhu Dan-Xi, Zhang Zi-He, Liu Wan-Su und Li Dong-Yuan und aller späteren Weisen der Medizin anschaut und vergleicht und danach entscheidet was richtig ist und was nicht.
Meine eigenen Anmerkungen hierzu habe ich in den Büchern *Yi Li Zhen Zhuan* und in *Yi Fa Yuan Tong* hinterlassen.

Wenn man dann das Prinzip der Unterscheidung zwischen Yin und Yang verstanden hat, und nicht bei Kopfschmerzen den Kopf und bei Husten das Husten behandelt, sondern das dahinterstehende Prinzip der Achse zwischen Yin und Yang erkennt, wenn die Arzneien genau nach dieser Relation von Yin und von Yang abgestimmt werden, dann hat man die Klarheit über das Prinzip und es spielt keine Rolle, ob man nun Jin-Fang (klassische Rezepturen) oder Shi-Fang (moderne Rezepturen) verwendet, dann gibt es solche Grenzen nicht mehr.

Nach einiger Zeit versteht man die Methode durch Erfahrung und das Prinzip wird zur guten Gewohnheit, so dass man immer diesen Weg (Dao) geht und egal welche zwei, drei Arzneien nach diesem gewählt werden, sie werden immer zu einer effektiven Rezeptur.

Schaut man sich das Buch *Yi Xue San Zi Jing* (ABC der Medizin) von Chen Xiu-yuan an, wo einige Zeilen zu jeder Erkrankung stehen, da heißt es, man solle ruhig zuerst ein paar moderne Shi-Fang Rezepturen versuchen, und dann – wenn sie nicht helfen sollten – im Jin Gui Yao Lue genauer nachschlagen. Dem Autor waren nämlich die Wesensart der heutigen Ärzte durchaus bekannt, so dass er erst mal die modernen Rezepturen wie *Si Jun Zi Tang, Liu Jun Zi Tang, Si Wu Tang, Ba Zhen Tang, Shi Quan Da Bu Wan, Gui Pi Tang, Bu Zhong Yi Qi Tang, Liu Wei Di Huang Tang, Jiu Wei Di Huang Tang, Yin Ba Tang, Yang Ba Tang, Zuo Gui Wan, You Gui Wan, Shen Su Tang, Wu Ji Tang, Ping Wei San, Chai Hu Fu Ling Tang, Xiao Yao Wan, Bai Du Tang* und so weiter modifizieren ließ, was ja auch erfolgreich sein kann. Dies vor allem wenn die Krankheit leicht ist, hingegen bei schwerer oder schwieriger Erkrankung können diese nur schwerlich wirken.

Dies ist aber genau die Absicht von Xiu-Yuans Büchern *Yi Xue San Zi Jing* (ABC der Medizin) und *Cong Zong Lu:* Um die eigenen Unzulänglichkeiten zu erkennen, muß man zuerst die Standard-Rezepturen erfolglos verbraucht haben, denn erst wenn einem die Hände gebunden sind, so wird man sich nach besseren Wegen umschauen und das *Jin Gui Yao Lue* zu Rate ziehen. So lehrt er einen vom Seichten ins Tiefe zu gehen und in der Tiefe findet man schließlich das Prinzip.

Denn der Text ist schwer zu verstehen und von großer Tiefe, die Sprache ist altertümlich und man bekommt das Prinzip nicht genau erklärt. Besser ist es, man differenziert in externe und interne Ursachen, Yin oder Yang, anstatt wie heute üblich Arzneien gewohnheitsmäßig zu verschreiben. Sieht es nun so aus dass ich gerne kritisiere? Nein – Ich möchte viel lieber, dass wir alle gemeinsam durch das Tor des großen Zhang Zhong-Jing eintreten und seine Methoden erlernen, damit alle universelle Rettung erfahren (buddhistisches Ziel) und alle in der Stadt der Langlebigkeit wohnen können (daoistisches Ziel), das ist mein wahrer Wunsch!

Auszüge aus Zheng Qin-Ans drittem Buch: Shan Han Heng Lun (mit Kommentaren von Tang Bu-Qi)

Wie man exogene Hitze von innerer Hitze unterscheidet

Wenn Ärzte Krankheiten behandeln, so ist es essentiell die Methoden die Inneres und Äußeres betreffen zu unterscheiden, denn Pathogene können von Außen ins Innere eindringen oder eben von Innen nach außen, dies ist ein fundamentaler Unterschied. Wenn nun ein Hitze-Symptom entsteht, egal ob bei Frauen, Männern, Alt oder Jung, kaum dass man Hitze sieht, sollte man nicht sofort annehmen, das es sich um eine Erkältung (wörtlich: ein exogenes Pathogen) handelt, denn der Unterschied ist groß.
Erst nach vielen Jahrzehnten habe ich viele Erfahrungen gesammelt und wage nicht sie geheim zu halten, sondern gebe sie der Welt bekannt um dieser damit zu helfen.
Obwohl von alters her Generationen verstrichen, so ist doch bisher leider noch niemand auf diese Idee gekommen, so dass ich es hier deutlich beschreiben muß.
Mal heißt es von Außen mal von Innen, aber wie läßt es sich unterscheiden? Was sind die Symptome?
Egal ob bei Frauen, Männern, Alt oder Jung, sobald exogene Pathogene vorhanden sind, so dringen diese durch die kleinen Poren und Öffnungen ein und wenn sie durch die Funktion des Qi im Inneren verschlossen sind, so geht es den Menschen so schlecht, dass sie sich hinlegen müssen mit Symptomen wie Gliederschmerzen, Kopfschmerzen, Zugempfindlichkeit, Frieren und ähnliches.

Tang Bu-Qi, einer der Schüler von Zheng merkt hier an:
Bei Gliederschmerzen und verschlossenen Poren Ma Huang Tang und bei Schweiß Gui Zhi Tang, das ist eine Erkältung mit Pathogenen von Außen.

TAI YANG ZHENG (Tai Yang Syndrom)
Bei Gliederschmerzen mit gelbem Zungenbelag und Bedürfnis nach kühlen Getränken Bai Hu Tang mit Gui Zhi, Gan Jiang und Ge Gen weil hier die Hitze im Inneren schädigt;

YANG MING ZHENG (Yang Ming Syndrom)
bei mangelndem Durstgefühl, Kälteabneigung und Gliederschmerz ist das Shao Yin vom Pathogen betroffen daher Ma Huang Fu Zi Xi Xin Tang;

SHAO YIN ZHENG
wenn dagegen Hitzegefühl ohne Gliederschmerzen besteht aber saures Aufstoßen und Druck im Epigastrium, so hat das Pathogen den Verdauungstrakt befallen und man gibt Ping Wei San plus verdauungsfördernde, Qi-bewegende Arzneien.
Anders eben bei schwachen Patienten mit Leere-Symptomatik und starken Hitzezeichen, bläulichvioletter Zunge und Bedürfnis nach sehr heißen Getränken, da ist das Ur-Yang (wörtlich: Yuan-Yang) nach Außen gedrängt und obwohl es auch solche mit den gleichen Symptomen aber ohne Durst gibt, so gibt man hier Wu Zhu Yu Si Ni Tang.

SHAO YIN ZHENG

Ferner gibt es noch Fieber bei Kindern mit Hitze-Zeichen im Mund und schneller Atmung, hier sind Innen und Außen (Biao und Li) gleichermaßen befallen und die Hitze staut sich im Inneren, da gibt man dann Ren Shen Bai Du San plus Huang Qin, Huang Lian und Zhi Zi.

SHAO YANG ZHENG

Und zuletzt gibt es noch Hitze mit nur lauer Ausatemluft und keinen Hitzezeichen des Mundes, viel klarem Urin, nicht geformtem Stuhl, und Reizbarkeit: hier stabilisiert das Yuan-Qi die Flüssigkeiten nicht und man gibt Li Zong Tang oder Liu Jun Zi Tang und ähnliches.

TAI YIN ZHENG

Wenn es hingegen von innen nach außen dringt, egal ob bei Frauen, Männern, Alt oder Jung, so werden sie nicht müde, so als ob sie gar nicht krank wären, aber es ist ihnen eben nur heiß. Diese Hitze besteht auch nur manchmal als Hitzegefühl in den Extremitäten (wörtl. Handflächen), manchen wird es nur in der ersten Tageshälfte heiß und manchen nur in der zweiten Tageshälfte, manchen nur nachts, jeder auf seine Art.

Aber das Gesicht ist meist blaß, die Lippen bläulichviolett, es besteht kein Durstgefühl, der Mund ist sogar komplett feucht, es besteht kein Bedürfnis nach Essen, die Ausscheidungen sind unauffällig außerdem gibt es kein Durstgefühl.

Sogar wenn das Gesicht rot wie Zinnober ist, der Mund rot und die Lippen rissig, solange die Zunge feucht ist, der Urin normal und klar und ein Bedürfnis nach heißem Wasser besteht, so gilt das Gleiche wie oben ohne Ausnahme (d.h. Es ist eine von Innen kommende Hitze).

S. 860 Diskurs: »Warum trocknen Fu Zi und Gan Jiang das Nieren-Wasser nicht aus?« Und andere Fragen.

Frage: Im Allgemeinen heißt es doch oft, dass Gan Jiang und Fu Zi das Yin der Niere austrocknen könnten, wie ist das denn nun tatsächlich?

Antwort: Obwohl Zhang Zong-Jing Gan Jiang und Fu Zi zum Wiederherstellen des Yang benutzt, es ist so, dass wenn das Yang zurückgekehrt ist, dann wird auch wieder die Bildung der Flüssigkeiten in Gang gesetzt. Wie könnte es denn sein, dass ein Mensch nur mit Knochen aber ohne Fleisch (d.h. Nur Yang ohne Yin, die sich gegenseitig erzeugen) geboren wird?

Yin und Yang stehen in enger Beziehung, wer also so etwas behauptet, kennt diese nicht und fürchtet Jiang und Fu als ob sie Pi Shuang (Arsentrioxid, eine hochgiftige Arznei) wären und traut sich nicht sie einzusetzen. Auch der Patient hat wohl Befürchtungen und so steigern sie sich in diese Angst hinein.

Besonders scheinen diese wohl nicht zu wissen, dass Jiang-Fu die Hauptarzneien des Shao Yin sind: Zhang Zhong-Jing benutzte sie um das schwache Lebensfeuer zu unterstützen und das Qi wieder entstehen zu lassen.

Frage: Kann man also Jiang-Fu auch für längere Zeit benutzen?

Antwort: So ist es.

Frage: Woher weiß man denn, dass man Jiang-Fu auch für längere Zeit benutzen kann?

Antwort: Wie käme es denn sonst dass all die Yang-Leere Patienten mit Symptomen wie Kraftlosigkeit, unklarer Aussprache, Schweregefühl, Kälteabneigung, leiser Stimme, Atemnot, schwarzer oder feuchter Zunge, klaren, prompten Ausscheidungen, Durstlosigkeit, Herzklopfen, Ohnmacht, Aphasie, heißen Extremitäten, Verlangen nach warmen Getränken, Blut im Stuhl oder Erbrochenen, Redefluss bei geschlossenen Lidern, extremer Halitosis, Schließmuskelverlust mit Harn- oder Stuhlverlust, eiskalten Händen oder Füßen, spontanem Schweiß, Unruhe und Schlafstörungen, in großer Gefahr, und vielen anderen Symptomen sich schwer wieder erholen können, wenn nicht eben durch Jiang-Fu, und vor allem von der schweren Krankheit wieder in die Genesung finden?

Frage: Wie kommt es aber dass oft (die kalten Arzneien) Da Huang und Mang Xiao verwendet werden?

Antwort: Da Huang und Mang Xiao werden verwendet, um das Syndrom zu behandeln, bei welchem ein Fülle-Feuer das Qi verzehrt.

Frage: Wie erzeugt denn das Fülle-Feuer eine Erkrankung?

Antwort: Ein Fülle-Feuer ist ein exogenes Hitze-Pathogen, welches zusammen mit der Hitze im Yang Ming ins Innere dringt. Wenn man nun nicht schnellstens dieses Feuer löscht, so verzehrt es das wahre Yin und gefährdet das Leben, daher heißt es (im Nei-Jing) «das Fülle-Feuer verzehrt das Qi«

Zhang Zhong-Jing verwendet in diesem Fall die Ren Shen Bai Hu Tang oder wenn besondere Schwere vorliegt auch die Da Zheng Qi Tang oder Xiao Zheng Qi Tang mit Liu Wei, Mai Wei, Ji zi, Huang Lian um die Trockenheit zu befeuchten, das Yin zu nähren und zu retten.

Bei allen Krankheitssymptomen wie schnelle Atmung, Hitzezeichen am Mund, großes Bedürfnis nach kalten Getränken, hohem Fieber, Unruhe, Schweißausbrüchen, Schlaflosigkeit, lauten Atemgeräuschen, Mundgeruch, roten Zungenpapillen, Bewußtseinstrübung und Bewußtlosigkeit, Harnverhalt und Verstopfung, Druckgefühl in der Brust, rastloses lautes Rufen im Fieberwahn, Blut in Stuhl oder Harn, oder im Erbrochenen, alle hochbedrohliche Symptomatiken, die nur schwer zu bekämpfen sind. Bei solchen Symptomen wird Jiang und Fu Zi nicht eingesetzt, sogar jegliche scharfe oder trocknende Arzneien, sind hier streng kontraindiziert.

(Auszug) Wu Pei-Heng über Yin-Feuer

Die gegenseitigen Beziehungen zwischen nachhimmlischer Erde und vorhimmlischem Herz und Nieren

Die Welt der Natur im Universum ist eine verbundene Einheit: zuerst gibt es Himmel und Erde, nachher Feuer und Wasser, Metall und Holz, die aus der Erde entstehen. Die letzteren vier sind wie Räder, die sich um die Achse der Erde immerfort bewegen und ebenso auch die Welt.
Der Himmel ist ein großes Universum, der Mensch ebenso ein kleines, so dass man von Beziehungen, zwischen Mensch und Himmel sprechen kann.
Aus diesem Grunde – wenn man die Medizin unserer Vorfahren erlernen will – ist es wichtig die Veränderungen in der Natur zu verstehen und die Bewegungen von Yin, Yang, und den sechs Qi, den fünf Wandlungsphasen und deren hervorbringenden (Sheng) und hemmenden (ke) Beziehungen. Dieses sollte in Beziehung gesetzt werden mit dem im menschlichen Körper vorhandenen Yin und Yang, dessen sechs Qi und deren Beziehungen, um sie in der Physiologie, Pathologie, und Arzneimittel-Therapie anzuwenden.
Das zweite nun, das man verstehen muß, wenn man die Medizin unserer Vorfahren verstehen will: Wenn man die Beziehung zwischen pränatalem (vorhimmlisch) und postnatalem (nachhimmlisch) bei Diagnose und Therapie nicht versteht, dann ist nicht nur die Therapiewirkung nicht sehr hoch, sondern man macht auch leicht Therapiefehler, denn Herz und Niere sind vorhimmlisch, also ursprünglich und somit im Körper die kostbarste Verbindung des Lebens, während die zweitwichtigste, die nachhimmlische Verbindung zwischen Milz und Niere ist.
Die dicht verflochtenen Beziehungen zwischen Vorhimmlischem und Nachhimmlischem ist ein Ganzes, das niemals getrennt werden darf: Man darf auf keinen Fall nur an das andere denken, wenn man das Eine betrachtet. Deshalb soll dies hier nun analysiert werden:

Theoretische Grundlagen

Im Abschnitt »Über Shao Yin Kaiserliches Feuer« bei Huang Yuan-Yu heißt es:

Alle Wärme entsteht durch die Transformation im kaiserlichen Feuer des Shao Yin. Was im Himmel die Sonnenwärme ist, entspricht auf der Erde dem Feuer, und im Menschen dem Herzen.

Das kaiserliche Feuer des Shao Yin entspricht in der Hand-Shao Yin Leitbahn dem Herz-Feuer, und in der Fuß-Shao Yin Leitbahn dem Nieren-Feuer. Die wertvolle Arbeit der Qi-Erzeugung wird vom kaiserlichen Feuer gespeist.
Das heißt, das Feuer hat zwar seinen Sitz oben, aber seine Quelle unten, im Yang des QIAN (Hexagramm Eins im Buch der Wandlungen), in der Wurzel des Feuers.
Wenn das Yang des QIAN sich erhebt, dann bewegt es und transformiert, so wird also das (Lebens-)Feuer aus dem Wasser (der Niere) gebildet.
Dieses Feuer entsteht also aus dem Wasser, (durch »Tian Gui«, dem himmlischen Befehl) dem Nieren-Wasser heraus und aus dem (Herz) Feuer.
Da das Nieren-Feuer aus dem (Nieren-) Wasser geboren wird, sendet das Tian Gui sein Qi aus dem Herz hinab, das in der Niere zum Feuer umgewandelt wird. So entsteht das Kalte (Winter, Kälte, Niere) aus dem Heißen (Feuer, Herz).
Das Qi des Shaoyin macht also Feuer und Wasser gleichermaßen voll, untersteht aber dem kaiserlichen Feuer.

Das kaiserliche Feuer steigt von der Hand-Shao Yin (Herz) herab und wenn es voll ist, von Fuß Shao Yin (Niere) wieder hinauf.
Wenn das Yang voll ist, so steigt es durch den Hand Shao Yin nach oben, so dass aus dem »Tian Gui« Wasser auch eine heiße Quelle entspringt.
Wenn das Yin voll ist, so leitet das Hand Shao Yin (Herz) das Qi nach unten, so dass das Herz Feuer die Kälte (von Niere) besiegen kann.
Obwohl das kaiserliche Feuer über den Hand ShaoYin (Herz) absteigt, steigt es, wenn es voll ist via Fuß Shaoyin (Niere) wieder auf. Wenn das Yang voll ist, und von oben regiert, produziert das Tian Gui auch unten eine warme Quelle. Wenn das Yin voll ist, dann sendet das Fuß Shao Yin das Qi nach unten, und das Herz-Feuer senkt sich in die Kälte und wärmt.
Obwohl Herz Feuer die Qi-Transformation kontrolliert, hat das Nieren-Wasser letztendlich die Kontrolle.
Denn es ist sicher, Feuer lässt Erde wachsen (Sheng-Zyklus), aber obwohl Erde das Wasser kontrolliert (Ke-Zyklus), entstehen die hundert Krankheiten dennoch durch die Nässe der Erde, da nasse Erde das Wasser nicht genug dämmen kann, oder sogar von Wasser beleidigt wird (Wu-Zyklus).
Obwohl Erde das Wasser kontrolliert, so gilt das nur für Shang Han Yangming Cheng-Qi Rezepturfamilie[376], aber bei neun von zehn ist es vorwiegend Wasser-Kälte, die die Erde beleidigt. Wenn aber die Erde aufgeweicht ist, so versiegt auch das verbundene Feuer, daher müssen bei Shaoyin Erkrankungen das Wasser zu stark und Feuer und Erde geschädigt sein.
Hierdurch entsteht Hitze, so dass die aufsteigende Hitze durch das kontravektiv aufsteigende Ministeriale Feuer entsteht. (=Yin-Feuer)
Im Feuer gibt es Wasser, welches die Wurzel des Nieren-Wassers ist. Wenn das Ministeriale Feuer also krankhaft nach oben prescht, so bedrängt es den Palast (Kaiserliches Feuer), so dass die Herz-Flüssigkeit nicht kühl bleibt und sich erhitzt.
Im Allgemeinen, wenn im Shaoyin Hitze herrscht, so ist dies auf das Ministeriale Feuer zurückzuführen, nicht auf das Herz selbst. **Obwohl es oben Hitze zu sein scheint, muß unten Kälte vorherrschen, da Wasser (Niere) und Feuer (Herz) nicht mehr verbunden sind.**
Wenn man also Hitze des Herzens feststellt, dann muß in der Niere Kälte herrschen, weil das Nieren-Wasser das (ministeriale) Feuer nicht mehr beherbergt und festhält, also auch daher das Wasser gefriert.
Auf lange Sicht kann das Feuer das Wasser nicht mehr kontrollieren, was immer weiter zu mehr Kälte im (Nieren) Wasser führt. Das ist eindeutig klar.
Blut hat seine Wurzel im Herz und wird in der Leber gespeichert, dahingegen hat Qi seine Wurzel in der Niere und wird in der Lunge gespeichert.
Wenn nun das Kaiserliche Feuer ebenfalls höher lodert, so muß das Herz erfrischt, und die Niere erwärmt werden.
Daher bestehen solche Therapiemethoden darin, dass man das Blut der Leber sanft wärmt, das Blut des Herzens erfrischt, das Qi der Lunge kühlt und das Nieren-Qi stark erwärmt.

aus: Wu Pei-Heng Yi Yao Jian Shu (Einfache Erklärungen von Arznei und Medizin)

376 Da Cheng Qi Tang, Xiao Cheng Qi Tang und Tao Hre Cheng Qi Tang, usw.

Yi Yin Tang Ye Jing –

weltweit erste Übersetzung mit Kommentaren

Vorläuferwerk für Zhang Zhong-Jings **›Shang Han Za Bing Lun‹**

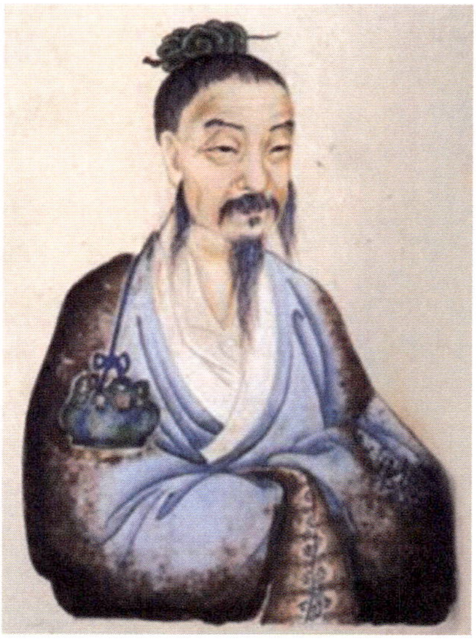

Yi Yin
(1648 bis ca. 1549 v. Z)

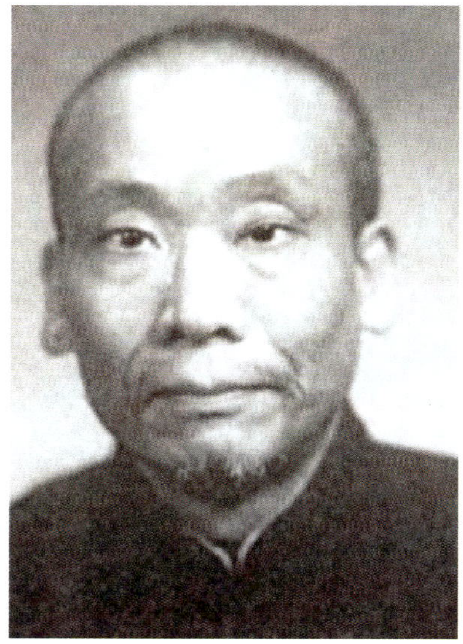

Yang Shao-Yi
(1888-1948 n.Z.)

Yi Yin zugeschrieben, recherchiert und ergänzt aus Ma Wang Dui-Funden und archäologischen Ausgrabungen, bibliothekarischen Textsammlungen und dann mit Kommentaren aus anderen Klassikern aus der Han-Dynastie versehen von *Yang Shao-Yi*

Koordiniert und editiert und ergänzt von Dr. Gunter Neeb, übersetzt von Jui-Feng und Ernst Bankwitz, Johannes Baumgartner, Dr. Bi-Hsia Yeh und Dr. Gunter Neeb als Projekt der Deutschen Gesellschaft für TCM im Jahre 2011

›伊尹忧天下之不治，调和五味，负鼎俎而行。五就桀，五就汤，将欲以浊为清，以危为宁也。‹

»Yi Yin sorgte sich darum, dass alles unter dem Himmel nicht gut verwaltet seie. Daher kombinierte und harmonisierte er die fünf Geschmäcker und wanderte mit seinem Kessel und dem Schneidebrett auf dem Rücken fünfmal zum Herrscher von Jie[377] (der Xia-Dynastie) und fünfmal zum Herrscher von Tang (der darauffolgenden Shang-Dynastie), um das Getrübte zu klären und die Gefahr zu beruhigen.«

aus Liu An: Huai Nan Zi (um 139 v.Z), Kapitel 20 Abschnitt 19

377 König Jie (chinesisch: 桀; traditionell 1728–1675 v. Z.) war der 17. und letzte Herrscher der Xia-Dynastie in China. Er gilt traditionell als Tyrann und Unterdrücker, der seine Dynastie zum Einsturz brachte. Sein Nachfolger, etwa um 1600 vor der Zeitrechnung war König Tang, der Begründer der Shang-Dynastie, in welcher Yi Yin Koch und später Berater war. Der König von Tang sandte Yi Yin als Botschafter an den Hof von Jie, wo er drei Jahre blieb. Siehe auch in: https://en.wikipedia.org/wiki/Jie_of_Xia#cite_ref-ba_12-7

Über die Entstehung des vorliegenden Werkes

Zur Zeit, als Zhang Zhong-Jings Shang Han Za Bing Lun schrieb, muß es noch einige wenige Ausgaben des Tang Ye Jing gegeben haben, denn im Vorwort von Zhangs späterem Zeitgenossen Huang Fu-Mi (Zhen Jiu Jia Yi Jing) finden sich noch viele Hinweise auf das Tang Ye Jing, das also Huang noch gekannt haben muß. Huang merkt an, dass Zhang Zhong-Jing basierend auf dem Tang Ye Jing eine Erweiterung der Kommentare begann, die insgesamt 10 Rollen (Abschnitte) ergab. Er lobt, dass es ein sehr effektives Buch mit wirksamen Rezepturen seie. Huang erklärt also das Werk von Zhang Zhong-Jing als eine Erweiterung des damals noch vorhandenen Tang Ye Jing von Yi Yin, das sich das Tang Ye Jing also – wenngleich anders geordnet – vollständig im Shang Han Za Bing Lun zitiert – befindet.

Die Frage ist daher also: Worin unterscheidet sich Yi Yins Werk von dem des großen Zhang?

Yang Shao-Yi nimmt an, dass Zhang die Symptomatik und Therapie sowohl in den Einleitungen der jeweiligen Kapitel jeder der sechs Schichten schon erwähnt hat, wie auch in den einzelnen Abschnitten später nochmals und dass diese doppelten Erwähnungen in den heute noch erhaltenen Ausgaben des Shang Han als redundant gestrichen wurden.

Während alle sechs Schichten schon erwähnt werden, hat erst Zhang den Schwerpunkt auf Shang Han (und die Taiyang-Schicht) gelegt.

Yi Yins im Tang Ye Jing verwendete Formeln decken sich mit vielen Arzneien im Shen Nong Ben Cao (später als Shen Nong Ben Cao **Jing** aus der Tang Dynastie erhalten). Zhang hat sie aus der logischen Struktur der daoistischen Methodik in eine auf seiner Erfahrung basierenden mehr praktisch orientierten Zusammensetzung geändert. Doch bereits im Tang Ye Jing findet sich die Struktur der acht Leitkriterien (Yin-Yang, Kalt-Heiß, Außen-Innen und Fülle-Leere).

Die Methodik der fünf Geschmäcker, auf welcher die Zusammenstellung der Arzneien basiert, hat für Jahrhunderte die Gelehrten fasziniert, da sie ein Analogon zum Einsatz der Wandlungsphasentheorie in der Akupunktur darstellt (»antike Punkte«), aber diese um Diagnose ergänzt.

Erst im 5. Jh. nach der Zeitrechung wurde sie vom daoistischen Arzt und Arzneikundigen Tao Hong-Jing im sogenannten »Pu Xing Jue« entschlüsselt.
Tao hat unter anderem auch daoistische Bücher aus der Zeit vor der Han-Dynastie, der Zeit der streitenden Reiche (475–221 v.Z.) kommentiert, weshalb sie uns erhalten geblieben sind.

Darunter findet sich im Buch 2 des Klassikers Gui Gu Zi[378] (Meister vom Geistertal) auch die Erwähnung von Yi Yin:

378 https://wiki2.org/en/Guiguzi: ›故伊尹五就湯，五就桀，而不能有所明，然後合於湯。‹ Buch 2, Kap. 6.3. Anmerkung: König Tang ist nicht zu verwechseln mit den Kaisern der Tang-Dynastie (618–907), die erst etwa 2000 Jahre nach König Tang regierte. Der König Tang dagegen war der erste Herrscher der Shang-Dynastie, welche die älteste bekannte Dynastie Chinas, die Xia-Dynastie (ca. 2070-1600 vor der Zeitrechnung) ablöste

»Yi Yin diente fünfmal dem König von Tang und fünfmal dem König von Jie, ohne (nötige) Klarheit erhalten zu können, bevor er sich schließlich für den Dienst beim König von Tang entschied.« Auch der Prinz von Huai, Liu An (179–122 v. Z.), in seinem Buch *Huai Nan Zi* und der berühmte Historiker Sima Qian (145 – 86 v.Z) in seinem *Shi Ji*[379] erwähnen Yi Yin, so dass es an der Existenz dieser historischen Persönlichkeit keine Zweifel gibt, auch wenn diese 3700 Jahre zurückliegt und die ursprünglichen Texte nicht mehr vorhanden sind.

Sima Qian schreibt über ihn:
»Yiyins Name war A-Heng. A-Heng wollte König Tang treffen, hatte aber keine Gelegenheit dazu; er wurde daher Koch des Prinzen von Xin, und während er Tang Speisen zum Probieren brachte, überzeugte er ihn zugleich, sich auf dem Weg der alten Könige zu vervollkommnen.
Einige sagen, dass Tang, als Yiyin im Ruhestand lebte, ihn fünfmal zu einem Treffen einlud, bevor er ihn erhörte und über Angelegenheiten im Zusammenhang mit dem arglosen König und den neun Herrschern sprach.
Yiyin ging vom Hof der Tang nach Xia zum Hof der Jie. Empört über den Souverän von Xia kehrte er aber nach Bo (die Hauptstadt) zurück, und als er durch das Nordtor eintrat, traf er die Gelehrten Rujiu und Rufang, und schrieb daher die Gedichte ›Rujiu‹ und ›Rufang‹.
Zu dieser Zeit war König Jie von Xia unterdrückerisch und seine Herrschaft löste sich auf, und einer der Prinzen Kunwu rebellierte, also stellte König Tang eine Armee auf und stellte sich an die Spitze der Prinzen. Yiyin folgte Tang, der mit einer Hellebarde gegen Kunwu marschierte und dann Jie angriff. (..)
Als König Tang das Land der Xia-Dynastie erobert hatte, wollte er die Altäre für die Geister des Landes entfernen, konnte dies aber nicht, und der ›Altar von Xia‹ wurde geschrieben. Yiyin erstattete Bericht, und als die Prinzen zufrieden waren, bestieg König Tang den kaiserlichen Thron und beruhigte das Land innerhalb der vier Meere.«

Yi Yin schrieb noch viele Berichte und Aufsätze und überlebte sowohl den König von Tang, als auch viele seiner Nachfolger bis er schließlich unter der Herrschaft des Shang-Dynastie Königs Wo-Ding starb und in der Hauptstadt Bo begraben wurde.
So soll Yi Yin auch die Methode des »Pu Xing Jue« erfunden haben, bei welcher die Geschmäcker und deren Arzneiwirkung kombiniert wurde. Eine »Entschlüsselung« dieses Textes wurde erst in den 70er Jahren des letzen Jahrhunderts in den Höhlen von Dun Huang als Diagramm wiedergefunden.
In diesem Diagramm (Tangyejing Fa Tu) wird die stringente Logik der Formelzusammenstellung nach den fünf Geschmäckern erklärt. Nur wenige Ärzte in der chinesischen Medizin haben dieses System in der Arzneimitteltherapie verwendet, wie zum Beispiel Dr. Li Yang-Po, der zwar Yangs Kompilation des Tang Ye Jing kannte, aber sein System noch v o r der Entdeckung des Dun Huang Diagramms entwickelte.
In der Akupunktur hingegen beruht die Ling Gui Ba Fa-Methode und das Zi Wu Liu Zhu System auf ähnlichen Prämissen der Himmelsstämme-Erdenzweige und der Wandlungsphasen-Theorie.

379 Kapitel III: Über die Dynastie von Yin: https://ctext.org/shiji/yin-ben-ji/ens

Letztendlich wurde also vor mehr als 2000 Jahren auch die Arzneimitteltherapie nach diesen daoistischen Systemen verwendet. Auf diese Methodik wird noch in einem anderen Buch gründlich eingegangen werden.

Der hier nun vorliegende Text enthält also das gesamte Tang Ye Jing, die erweiternden Kommentare von Zhang Zhong-Jing, sowie die Ergänzungen durch Yang Shao-Yi (in Chinesisch in kleinerer Schrift, in Deutsch meist als Fußnote, um bessere Lesbarkeit zu gewährleisten), die aus den zeitgenössischen Texten der Han-Dynastie stammen, wie dem Mai-Jing von Wang Shu-He, verschiedenen Versionen des *Shang Han Lun* (Song-Ban, Gui Lin-Ban und andere), sowie die im Shen Nong Ben Cao Jing angegebenen Arzneimittel-Geschmäcker.

Yang Shao-Yi der Chinesische Kompilator und Kommentator war ein Arzt der chinesischen Medizin mit extrem umfangreichen Wissen über die alten Schriften und großem Sachverstand.

Diese Übersetzung wurde von der *Deutschen Wissenschaftlichen Gesellschaft für Chinesische Medizin* als Wissenschaftspreis 2009 für das Projekt gefördert. Sie wurde im Laufe der Jahre 2010 bis 2011 von Jui-Feng und Ernst Bankwitz, Johannes Baumgartner, Dr. Bi-Hsia Yeh und mir übersetzt und mit Kommentaren weiter ergänzt. Ich habe die teils unterschiedlichen Übersetzungen abgeglichen, korrigiert und editiert, so dass etwaige noch vorhandenen Fehler allein auf mein Unvermögen zurückgehen.

Über den ursprünglichen Text und seinen ersten Autor

Yi Yin (伊尹) zum Herrscher Cheng Tang (成汤), dem Begründer der Shang-Dynastie über seine Kochphilosophie:

»Von den Tieren der drei Gruppen haben die Wasserbewohner Fischgeruch, die Raubtiere riechen streng, die Grasfresser scharf. Und doch können sie trotz des Gestanks delikat schmecken, alles hat seinen Grund. Beim Ursprung eines jeden Geschmacks steht das Wasser ganz am Anfang.
Es gibt fünf Geschmacksrichtungen, drei Materialien, neun Arten etwa zu Garen, neun Arten zu verändern, die Hitzezufuhr ist dabei entscheidend. Zuweilen muß sie rasch geschehen, zuweilen langsam. Dies vermag den Fischgeruch verschwinden zu lassen, den üblen und strengen Geruch zu entfernen. Will man dabei sicheren Erfolg haben, darf man die Regeln für die Dauer und den Grad der Hitzezufuhr nicht vernachlässigen.
Beim Würzen muß man süß, sauer, bitter, scharf und salzig richtig abwägen, muß wissen, was früher, was später zugegeben wird und wie viel von jedem. Dieses ins Gleichmaß bringen ist sehr unscheinbar, für alles gibt es dabei eine eigene Ordnung. Die Veränderungen im Kochkessel sind fein und unauffällig, sie sind unaussprechbar und sind nicht begreiflich zu machen. Es ist wie bei den Finessen des Bogenschießens und des Wagenlenkens, dem Wandel von Yin und Yang, dem Berechnen der vier Jahreszeiten. Darum kann etwas haltbar sein, ohne verdorben zu sein, gekocht ohne zerkocht, süß ohne übersüß, sauer ohne ätzend, salzig ohne versalzen, scharf ohne brennend, fade ohne geschmacklos, fett ohne fettig zu sein.«

Lüshi chunqiu (chinesisch: 吕氏春秋; Pinyin: Lüshi chunqiu; »Frühling und Herbst des Herrn Lü«) des Lü Buwei (gest. 235 v. Z.) aus der Zeit der Streitenden Reiche.

Yi Yin (chin. 伊尹) (* 1648 v. Z.; † 1549 v. Z.) war ein berühmter Politiker und Minister in der früheren Shang-Dynastie von China. Die Shang-Dynastie (chin. 商朝, shang chao) war die zweite Dynastie in der chinesischen Geschichte. Sie regierte China zwischen dem 16. Jahrhundert v. Chr. bis etwa zum 11. Jahrhundert v. Chr. Sie folgte der in ihrer Existenz umstrittenen Xia-Dynastie und wurde von der Zhou-Dynastie abgelöst. Die Shang-Dynastie ist die erste chinesische Dynastie, die zeitgenössische schriftliche Dokumente hinterlassen hat. Besonders die spätere Periode der Shang-Dynastie, die Yin-Zeit (殷), ist mittlerweile sehr gut untersucht. Insgesamt sind Namen von 30 Königen aus 17 Generationen überliefert. Alle diese Namen wurden auch auf den Orakelknochen aus Yinxu wiedergefunden, so dass die meisten Historiker davon ausgehen, dass die Könige auch tatsächlich gelebt haben.
Yǐn (chin. 尹) bedeutet Minister zur Rechten. Yi Yin war als Sklave und Teil der Mitgift aus Youxin Shi zum späteren Herrscher Cheng Tang (成汤) gekommen. Er soll als Koch für Cheng Tang eingesetzt worden sein. Yi Yin wollte nicht sein ganzes Leben als Sklave verbringen und nutzte daher jede Gelegenheit wenn er Cheng Tang das Essen lieferte, für ihn die politische Lage Chinas zu analysieren. Cheng Tang schätzte ihn daher hoch, befreite ihn vom Sklaventum und ernannte ihn zum Minister. 1600 v. Chr. Yi Yin half Cheng Tang, die vorige Xia-Dynastie zu zerstören und die Shang-Dynastie zu begründen, deren erster Herrscher Cheng Tang danach war.
Während seiner Amtszeit organisierte Yi Yin die Verwaltung der Beamten. Er soll auf die Stimme des einfachen Volkes gehört haben, entwickelte die Wirtschaft und soll eine nicht korrupte und gerechte Politik geführt haben.
Später nach der Krönung zum 4. König war der geistig verwirrte Tai Jia, ein Nachkomme von Cheng Tang, nicht fähig zu regieren. Yi Yin exilierte Tai Jia für drei Jahre nach dem Ort Tong (chin. 桐), und diente dem Staat in dieser Zeit als Regent. Als Tai Jia seine ehemaligen Taten bereute, soll Yi Yin ihn wieder empfangen haben, um die Macht wieder zurück zu geben und ihn weiter regieren zu lassen. Tai Jia soll danach ein weiser König geworden sein.

Yi Yin diente nach Cheng Tang auch für die Könige Da Ding, Zhong Ren, und – nach Tai Jia auch für Wo Ding, insgesamt mehr als 50 Jahre lang, und leistete große Beiträge zur Regierung der Shang-Dynastie. Im achten Jahr von Wo Ding (1549 v. Chr.), starb er im Alter von etwa 100 Jahren. Wo Ding begrub ihn mit allem Aufwand im Stil des Sohnes des Himmels (d. h. mit königlichen Ehren) bei Cheng Tangs Grab, um seine herausragenden Leistungen anzuerkennen.
Yi Yin wird von den nachfolgenden Generationen in China als der früheste Vorfahr der Köche und der erste Minister aus dem Volk und von nichtadliger Herkunft betrachtet.
Da sich Yi Yin als Koch mit der medizinischen Wirkung von Pflanzen und Tieren auskannte, wird ihm die Erfindung des Dekoktes zugeschrieben, der später als Gui Zhi Tang zur berühmtesten und variantenreichsten Formel Gui Zhi Tang zugeschrieben, ferner das älteste Werk über Arzneimittelkombination und Rezepturerstellung, das hier übersetzte Tang Ye Jing.

Über Yang Shao-Yi

Meister Yang ist ein Phänomen in der Chinesischen Medizin: Man kennt seinen Geburtstag nicht, weiß dass er in Chengdu/Sichuan geboren ist. Sein größter Lehrer Liao Ji-Ping(廖季平) war ein berühmter Gelehrter der chinesischen Literatur und Naturwissenschaften. Yang vertiefte sich in die Bücher und behandelte täglich Patienten als Arzt der Chinesischen Medizin. Er war sehr genügsam und lebte ein einfaches, bescheidenes Leben. Er starb ebenfalls ohne eine große Bekanntheit angestrebt zu haben irgendwann in den 1940ern in Shanghai, wohin er 1936 gekommen war. Diese Lebensführung entspricht dem Ideal der klassischen Daoisten.

Meister Yangs Schreibstil in seinem Vorwort entspricht dem der Klassischen Werke und ist in moderner Zeit extrem schwer zu schreiben. Sein Wissen um die wenzi kaoju (Etymologie) ermöglichte es erst, den Text des Tangyejing aus dem *Shang Han Lun*, dem *Mai Jing* (Klassiker der Pulse), dem *Qian Jin Yi Fang* (Anhänge zu den Tausend Dukaten Rezepturen) und anderen Werken zu extrahieren.

Sein Werk schlüsselt sich nach drei zeitlichen Ebenen auf, nämlich

1. Den ursprünglichen Text des Yi Yin Tang Ye Jing aus der Shang-Dynastie
2. Die Kommentierung und Erweiterung durch den *Shang Han Lun* Autor Zhang Zhong-Jing aus der Han-Dynastie
3. Die Ergänzungen des Textes durch Zhangs Schüler nach seinem Tode 219 A. D. aus der Zeit der drei Reiche

Aufgrund der im modernen Mai Jing (Jue Yin Bing Tiao) aufgeführten Abschnitte, in welchen es heißt »der Meister spricht« schließt Yang, dass das *Shang Han Lun* erst seine heute verwendete Fassung mit der Aufteilung in sechs Schichten erhielt, nachdem es durch die Nachfolger und Schüler von Zhang ergänzt wurde.

Man darf also annehmen, dass Zhang diese Aufschlüsselung vermutlich in späten Jahren erfunden, aber nur mündlich weitergegeben hatte.

Es gibt viele Gründe dieses hervorragende Lebenswerk Yangs zu loben und wenngleich noch kein hundertprozentiger Nachweis der Richtigkeit seiner Aufschlüsselung besteht, so scheinen doch die Funde und Werke nach seinem Tode in Dunhuang (Tangyejing Yongyao Tupu) oder Guilin (Shang Han Zabing Lun, Gui Lin Ban) seine Auffassung bestätigen und künftig vielleicht noch durch weitere Ausgrabungen bestätigt werden.

Wie es schon vor etwa 2500 Jahren hieß, hatte das Yi Yin Tang Ye Jing damals 32 Abschnitte. Diese wurden später wie folgt ergänzt:

Abschnitte über Schicht	Tangyejing	Shang Han Za Bing Lun	Spätere Autoren
Taiyang	12 Abschnitte	+ 2 Abschnitte	+ 5 Abschnitte
Yangming	16 Abschnitte	+ 4 Abschnitte	+ 10 Abschnitte
Shaoyang	3 Abschnitte	+ 5 Abschnitte	+ 1 Abschnitt
Taiyin	2 Abschnitte	+ 2 Abschnitte	+ 1 Abschnitt
Shaoyin	17 Abschnitte	+ 16 Abschnitte	+ 9 Abschnitte
Jueyin	2 Abschnitte	+ 2 Abschnitte	+ 1 Abschnitt

Anmerkungen:

- Die **fettgedruckten** Texte stammen aus dem Tang Ye Jing,
- in normaler Schrift ergänzt von Zhang Zhong-Jing im Shang Han Za Bing Lun.
- Die *kursiven Texte* oder mit der Anmerkung »Ergänzung« versehenden Stellen sind Erweiterungen oder Erläuterungen aus klassischen Quellen hierzu, die Yang Shao-Yi aus archäologischen Ausgrabungen und verschiedenen anderen klassischen Texten oder Versionen des Shang Han Za Bing Lun hinzugefügt hat.
- In Klammern (.....) finden sich weitere Anmerkungen von Yang, wenn er beispielsweise einen Fehler im jetzigen *Shang Han Lun* (Song-Text) durch eine logische aus anderen Texten verbessert und dies erklärt.
- **oder** – um den Lesefluss zu erleichtern – der Chinesische Name einer deutschen Übersetzung in Pinyin, wenn der Pinyin-Name ebenso bekannt ist, wie die Übersetzung z.B. bei den Namen der Pulse (...mai) oder Erkrankungen wie Windschlag (zhong feng).
- In Fußnoten finden sich weitere Erklärungen oder Ergänzungen durch die modernen Übersetzer.

Konventionen:

Das Tang Ye Jing wird, je nach Kommentar mal als Tang Ye Jing, mal als Yi Yin Tang Ye Jing (Tang Ye Jin des Yi Yin) und in Texten nach der Zeitenwende meist als Tang Ye Jing Fa (Methode des Tang Ye Jing) bezeichnet.

Ab hier soll in diesem Text die Bezeichnung Tang Ye Jing (Klassiker der Sude und Dekokte) als Standard gelten.

Yi Yin Tang Ye Jing (Klassiker der Sude und Dekokte)

Yi Yin Tang Ye Jing, Rolle Eins

1. Über Erkrankungen des Taiyang

1. Bei einer Taiyang Erkrankung ist der Puls oberflächlich (fu)[380].

Bei Taiyang Erkrankung mit Hitze, Schweiß und Windabneigung, der Puls ist behäbig (huan), dann spricht man von Windschlag (zhong feng).

Bei Taiyang Erkrankung mit Windschlag gibt es solche mit Hitze und Kälteabneigung.

Bei Windschlag in die Wei (-Schicht) besteht Windabneigung, bei Windschlag ins Ying (-Schicht) besteht Kälteabneigung.

Beim ersteren handelt es sich um Wei-Windschlag, beim zweiten um Ying-Windschlag.

Taiyang Erkrankungen treten manchmal schon mit Hitze, manchmal noch ohne Hitze auf, es ist aber mit Sicherheit Schaden durch Kälte (shang han) vorhanden, wenn Kälteabneigung, Gliederschmerzen und Übelkeit vorherrschen und sowohl die Yin als auch die Yang Pulse[381] gespannt (jin) ist.

Hier ist von Windschlag durch Kälte im Äußeren (biao) die Rede, welcher sich zum Inneren (li) wendet.

Wenn bei einer Taiyang Erkrankung Hitzegefühl und Durst, aber keine Kälteabneigung vorherrschen, handelt es sich um eine febrile Erkrankung (wen bing).

Windschlag ist eine Erkrankung des Äußeren, Kälteschaden (Shang Han) ist eine des Inneren. Febriler Wind (Feng Wen) ist eine Erkrankung des Äußeren, febrile Erkrankung (Wen Bing) ist eine des Inneren.

2. Wenn trotz des Schwitzens der Körper sehr heiß bleibt, so nennt man dies eine durch Wind verursachte febrile Erkrankung (d.h. febrilen Wind, feng wen). Bei dieser Krankheit sind die Yin und Yang Pulse beide oberflächlich (fu), man schwitzt von alleine, die Glieder sind schwer und man hat ein erhöhtes Schlafbedürfnis, das Atmen ist mit Sicherheit auffällig (durch die verstopfte Nase) wie Schnarchen, und es fällt einem schwer, sich deutlich zu artikulieren.

380 Texte in Klammern sind Anmerkungen oder Erklärungen der Übersetzer

381 »Beide, die Yin und Yang Pulse« kann sich zwar auf L/R (also Blut/Qi) beziehen, ebenso auf Cun-Puls und Chi-Puls (also O.E. und U.E.) und fu-(oberflächlich) und tief (chen). Ich stimme hier Chen Qin-An und anderen zu, dass, klinisch gesehen, fu/chen für Yang/Yin am besten passt, wie auch in der Song-Version, Zeile 3 & 382, N.

Wird nun eine purgierende Arznei verabreicht, so kommt es zu Harnentleerungsstörungen, zu einem starrenden, glasigen Blick[382], und zu Stuhlinkontinenz[383].

Gibt man ein Diaphoretikum[384], bekommt der Patient eine leicht gelbliche Hautfarbe, und im Extremfall treten Spasmen und epilepsieartige Konvulsionen auf.

Dies sind untrügliche Symptome einer fehlerhaften Diaphorese-Behandlung bei einer Febrilen Wind (feng wen) Erkrankung.

Nach einer (fehlerhaft gegenläufigen) Behandlung dieser Erkrankung mit der Feuer-Räucher-Methode[385] verlängert sich der Krankheitsverlauf, wird sie aber nochmals angewendet, bringt man den Patienten in Lebensgefahr.

3. Wenn bei einer Taiyang Erkrankung der Puls unerwarteterweise schnell und kräftig wird, so erreicht das Yang(-Pathogen) das (vom Schwitzen bereits leere) Yin und der Patient stirbt.[386] Kann er schwitzen und beruhigt sich der Puls, so bleibt er am Leben.

Beim Auftreten von Erbrechen mit geschwollenen Unterzungenvenen stirbt der Patient.[387]

Wenn der Speichel im Mund klebrig wird, ist es schwer auszuleiten.[388]

Kommt es aber an den vier Zungenrändern wieder zu Speichelfluss, so gesundet der Patient. Wenn das Pathogen die Leitbahn erreicht hat, die Oberlippe eine natürliche Farbe hat und der Puls harmonisch ist, wird der Patient gesunden. Wenn die Färbung und Puls extrem werden, ist die Krankheit noch nicht überstanden.[389]

Wenn man bei einer Taiyang Erkrankung purgierende Arznei gibt und der Puls hetzend (cu) wird, der Patient jedoch keine Spannung und Druckempfindlichkeit im Brustraum verspürt, wird er gesunden.
Wird aber der Puls oberflächlich (fu), so tritt diese Spannung und Druckempfindlichkeit im Brustraum[390] sicher auf (da das Pathogen sich im oberen Erwärmer sammelt).
Bei jenen mit gespanntem Puls (jin) kommt es mit Sicherheit zu Halsschmerzen. Bei jenen mit saitenförmigem Puls (xian) folgt Spannung im Bereich von den Achselhöhlen bis unterhalb der seitlichen Rippen.

382 Durch die Erschöpfung des Jing, welches die Augen nicht mehr nährt, so dass diese geschwächt werden

383 Hier wird das Wort 失溲 oft als Urininkontinenz verstanden, steht aber im Widerspruch zu 小便不利 = Harnflußstörung. Durch den Schaden am Milz-Yang aufgrund der kalten Purgativa, bleibt der Stuhl nach der Purgation dünn, die Flüssigkeit geht also im Stuhl verloren und der Urin vermindert sich

384 Anm. von Yang Shao-Yi: Das ursprüngliche Wort »Feuer« muß im Original wohl richtigerweise »Schwitzen« heißen (daher die Übersetzung »Diaphoretikum«). Weiter unten ist jedoch das Wort »Feuer-Räuchern« zu verwenden

385 Vgl. Zeile 114 (Song): »Feuer-Räuchern« (huo xun, selber Ausdruck) oder Schwitzen weist auf die Therapiemethode des Moxens, heißen Nadelns usw. hin. Es gibt Interpretationen, die dies als »wie von Feuer geräucherte Haut« übersetzen. Der Satzbau mit »ruo« 若 anstatt »ru« 如 spricht aber dagegen. Obwohl während der Tang-Dynastie das ruo gleichbedeutend mit ji war. N

386 Es gibt mehrere Interpretationsmöglichkeiten dieses aus dem Mai Jing und Su Wen übernommenen Satzes

387 Stirbt an der angesammelten Hitze-Stase im Kopf, d.h. wahrscheinlich an Apoplexie

388 Durch das bereits schwache Yin, das nicht weiter mittels Verlust der Körperflüssigkeiten vermindert werden darf

389 Dieser Abschnitt wurde wahrscheinlich nachträglich als Ergänzung hinzugefügt und ist nicht Teil des Tang Ye Jing sondern vermutlich von Zhang Zhong-Jing

390 Wörtlich: Jie Xiong, Knoten in der Brust, siehe http://baike.baidu.com/view/668119.htm

Wenn der Puls fein (xì) und schnell (shuo) wird, kommt es zu weiter anhaltenden Kopfschmerzen.
Wenn der Puls tief (chen) und gespannt (jin) wird, kommt es gewiß zu Brechreiz. Wo der Puls tief (chen) und schlüpfrig (hua) wird, folgt Hitze-Durchfall.
Ist der Puls oberflächlich (fu) und schlüpfrig (hua), so kommt es zu blutigem Stuhl.
Wird bei einer Taiyang Erkrankung der Puls oberflächlich (fu) und gespannt (jin) mit gleichzeitiger Entstehung von Hitze aber ohne Schweiß, so bekommt der Patient Nasenbluten, aber wird gesunden.
Wenn bei einer Taiyang Erkrankung die Kopfschmerzen bis zum siebten Tag anhalten, wird der Patient von selbst gesunden. Der Grund ist: das Pathogen hat die Grenze erreicht und ist nicht weiter gewandert.
Bei jenen, wo es weiter in der Leitbahn wandert, nadle man die Fuß-Yangming Leitbahn[391]. Wenn dies gelingt, wird der Patient gesunden.

4. Am ersten Tag des Kälteschadens (Shang Han) ist das Taiyang betroffen. Wo der Puls ruhig ist, wandert (die Kälte) nicht weiter. Muß sich der Patient erbrechen und ist gereizt bei im Extremfall schnellem (shuo), rasenden (ji) Puls, so wird (das Pathogen) weiter wandern. Wenn bei Kälteschaden (Shang Han) keine Symptome für die zweite und dritte Yang-Schicht auftreten, so wandert es auch nicht weiter.

(Wenn die Krankheit mit Hitzesymptomen und Kälteabneigung auftritt, so breitet sie sich im Abschnitt des Yang [Taiyang, Yangming, Shaoyang] aus. Bei solchen ohne Hitze, aber mit Kälteabneigung geschieht die Ausbreitung über das Yin. Bei jenen mit der Ausbreitung über das Yang stellt sich nach 7 Tagen die Gesundung ein, da 7 eine Yang-Zahl[392] ist. Bei Ausbreitung über das Yin gesundet man nach 6 Tagen, da 6 eine Yin-Zahl ist.)[393]

Patienten mit Windschlag, bei denen die äußeren (biao) Symptome bereits abgeklungen sind aber sich noch nicht wieder genesen fühlen werden erst nach 12 Tagen genesen.

Die optimale Zeit zur Behandlung der Erkrankungen des Taiyang ist zwischen den Doppelstunden Si und Wei (9-15 Uhr)[394].

Wenn eine Taiyang-Erkrankung vorherrscht, hat man Kopfschmerzen, das Genick ist steif und es besteht eine Kälteabneigung.
Wenn der Patient unter großer Hitze leidet, zugleich aber mehr Kleidung wünscht, so steckt die Hitze in der Haut, die Kälte aber in der Tiefe, im Knochen(mark).
Verspürt er große Kälte, möchte aber im Gegensatz dazu nicht mehr Kleidung, so steckt die Kälte in der Oberfläche (Haut) die Hitze aber in der Tiefe (Knochenmark).

391 Yangming=Leitbahn, die nach Taiyang folgt (Magen, Dickdarm)

392 Wie schon seit dem Yi-Jing (Buch der Wandlungen üblich) ist Yang = ungerade Zahl wie 1, 3,5 ,7 und 9 und Yin gerade, da durch zwei teilbar, also 2, 4, 6, 8 und auch 10

393 Bei diesem Abschnitt handelt es sich um Erklärungen von Zhang Zhong-Jing im Shang Han Za Bing Lun zum Text des Tang Ye Jing

394 Eine andere Interpretation ist: Während dieser Zeit wird bei Taiyang Erkrankungen die Genesung erfolgen

2. Über Erkrankungen des Yangming und deren Symptome

1. Bei Windschlag (zhong feng) ins Yangming hat man einen bitteren Geschmack im Mund und eine trockene Kehle. Man verspürt eine Spannung im Bauch und es kommt zu Kurzatmigkeit. Es tritt Hitze mit Kälteabneigung auf. Der Puls ist oberflächlich (fu) und gespannt (jin).
Wenn man purgierend behandelt, verstärkt sich die Spannung im Unterleib und es kommt zu Harnentleerungsstörungen.
Wenn bei einer Yangming Erkrankung Nahrung aufgenommen werden kann, so handelt es sich um Windschlag. Ist eine Nahrungsaufnahme nicht möglich, handelt es sich um Kälteschlag.
Bei einer Yangming Erkrankung mit Kälteschlag kann man nichts essen und es kommt zu (Harn-) Inkontinenz. Man schwitzt extrem stark und leidet an Durchfall. In diesem Fall muß man den Durchfall stoppen und dafür sorgen, dass sich der Stuhl verfestigt. Der Grund ist die in den Magen eingedrungene Kälte, die dafür sorgt, dass Flüssigkeit und Nahrung nicht voneinander getrennt werden können.

2. Bei manchen Yangming Erkrankungen hat man anfangs großen Appetit, jedoch fließt der Harn aber nur spärlich und der Stuhlgang kann kontrolliert werden. Der Patient leidet unter Gelenkschmerzen und zeigt schwelend auftretende Hitze-Symptome. Es kommt zu starker Erregtheit mit Schweißausbrüchen. In diesem Fall wird der Patient gesunden. Der Grund ist, dass das im Magen vorhandene Wasser-Qì (=Yin) das mit der Nahrung aufgenommene Yang nicht überwältigen kann und als Schweiß ausgeschieden wird.
Wenn der Stuhl fest geworden ist, ist die Krankheit überstanden.[395]
(Treten Gelenkschmerzen und Hitze-Symptome auf, befindet sich die Krankheit noch im Äußeren (biao). Kommt es zu starkem Schwitzen, Verfestigung des Stuhls, das heißt Ausbleiben der Durchfallsymptome, so handelt es sich um Wind-Kälte (feng han), die nicht weitergewandert ist und der Patient gesundet.
Wenn in Lehrbüchern behauptet wird, dass »die Krankheit überstanden ist, wenn der Puls gespannt (jin) wird«, so ist dies falsch. Tatsächlich ist in diesem Fall eine Genesung im Gange, aber noch nicht erfolgt. Wenn ein oberflächlicher (fu) und gespannter (jin) Puls bedeutet, dass die Krankheit noch nicht überstanden ist und bei einem gespannten Puls die Krankheit noch weiter wandert, wie kann man da von Genesung sprechen?)

Erst wenn bei einer Yangming Erkrankung der Stuhl über längere Zeit fest bleibt, bedeutet dies Genesung.

395 Diese Änderung stammt von Yang, der dazu anmerkt, dass in vielen Versionen des Shang Han Lun steht »wenn der Puls gespannt (jin) geworden ist, ist die Krankheit überstanden« und erklärt ausführlich, dass dieser Satz unlogisch ist und warum es »Schweiß ausscheiden« anstatt »Puls gespannt werden« heißen muß. Wir halten uns hier an Yangs logische Version, die in Klammern wiedergegeben wird

3. Wenn der Patient viel schwitzt, wird sich der Stuhl verfestigen. Wenn man dafür sorgt, dass der Patient schwitzen kann, kommt es ebenfalls zu einem festen Stuhl.

Es gibt Yangming Erkrankungen mit oberflächlichem (fu) und gespanntem (jin) Puls, mit feuchter Hitze und Schweißausbrüchen zu (ganz) bestimmten Zeiten. Patienten mit oberflächlichem (fu) Puls können von selbst schwitzen.

Wenn bei einer Yangming Erkrankung, bei der man eigentlich stark schwitzen sollte, der Schweiß ausbleibt und die Haut stattdessen stark juckt, so als ob Insekten darunter umherwandern würden, so kommt dies von einer lang anhaltenden Leere.

Im Winter treten Yangming Erkrankungen auf, bei denen der Patient nicht schwitzt und das Wasserlassen leicht von statten geht. Wenn man zwei bis drei Tage lang Übelkeit verspürt und hustet und wenn die Hände und Füße sehr kalt sind, treten ganz sicher (auch) Kopfschmerzen auf. Bleiben Übelkeit, Husten und kalte Gliedmaßen aus, so hat man auch keine Kopfschmerzen.

Wenn bei einer (anderen) im Winter auftretenden Yangming Erkrankung dem Patienten schwindelig ist, er keine Kälteabneigung verspürt, (jedoch) Nahrung aufnehmen kann und hustet, hat er sicher auch Halsschmerzen. Bleibt der Husten aus, kommt es auch nicht zu Halsschmerzen.

Es gibt Yangming Erkrankungen, bei denen der Patient nicht schwitzt und der Harnfluss gestört ist. Man ist unruhig und leicht reizbar und der gesamte Körper zeigt eine Gelbfärbung.

4. Yangming Erkrankung, durch Feuer erzwungen: Leichte Schweißbildung auf der Stirn, behinderter Harnfluss. Es muß eine »Gelbfärbung« auftreten.

Yangming Erkrankung, trockener Mund, Verlangen den Mund mit Wasser zu »spülen« nicht aber Wasser zu trinken. Es gibt gewiß Nasenbluten.

Oberflächlicher Puls, Hitzezeichen, trockener Mund und Nase, es kann Nahrung aufgenommen werden, es gibt gewiß Nasenbluten.

Yangming Erkrankung: Es kann keine Nahrung aufgenommen werden, wird die Hitze attackiert, so muß es zu Brechreiz führen. (ohne Erbrechen) Der Grund ist die (iatrogene) Leere-Kälte des Magens.

Yangming Erkrankung mit verhärteter und angefüllter Sensation unterhalb des Herzens. Dies kann nicht nach unten purgiert werden. Wird es purgiert, so führt dies zu starken andauernden Durchfall, mit infausten Folgen. Vergeht der Durchfall so tritt Heilung ein.

Handelt es sich bei einer Erkrankung um Yang-Fülle, so ist Hitze vorhanden; ist Hitze vorhanden so gibt es Hitze-Symptome.[396] Menschen mit starker Yang Konstitution sind heiß (neigen zu Hitze). Purgiert man hier, so festigt es sich (wird hartnäckig und führt zum Gefühl von eingeschnürter Brust.)[397]

396 »Fa Re«: heute meist als Fieber »Fa Shao« verstanden, zur Zeit des Tangyejing und noch bis vor einigen Jahrzehnten umfaßte die Bedeutung jedoch alle Hitzezeichen, einschl. Fieber

397 Zu »Jie Xiong«, in der Anmerkung von Yang: Ansammlung von Pathogenen im Brustbereich. Gefühl von eingeschnürter Brust

5. Ist die Krankheitswurzel ein Leere-Syndrom und es werden (Hitze-) attackierende Methoden angewandt, so muß es zu Brechreiz kommen. Wenn kein Yang vorhanden ist, aber das Yin (-Pathogen) stark und fest, so führt eine Purgation mit Sicherheit zu Druck im Bauch und Durchfällen mit unverdauten Nahrungsresten.

Die optimale Zeit zur Behandlung der Erkrankungen des Yangming ist zwischen den Doppelstunden Shen und Xu (15-21 Uhr)[398].

6. Shang Han (Kälte Schaden), Hitzezeichen, keine Schweißbildung, Würgereiz, kann nicht essen. Wenn jedoch andauerndes Schwitzen auftritt so bedeutet dies die Pathogene sind in den Yangming Kreislauf eingetreten. Shang Han am dritten Tag, der Yangming Puls ist groß.

Shang Han mit oberflächlichem und trägem Puls, sowie warmen Händen und Füssen. Hier ist (das Pathogen) im Taiyin. Sind die Pathogene im Taiyin, sieht die Haut gelblich aus. Bei denen mit normalem Urinfluß tritt aber keine Gelbfärbung auf.

Wird ab dem siebten oder achten Tag der Stuhl fest, so gehört es zum Yangming.
Bei denen, wo sich Shang Han (Pathogene) auf der Yangming (Schicht) ausbreiten, kommt es zu andauerndem leichten Schwitzen.

(In den vier Abschnitten oben wurde die Ausbreitung der Krankheit in den Schichten erklärt.)

7. Yangming Erkrankung ist Kälte im Magen.[399]
Wird bei einer Taiyang Erkrankung mit schweißtreibenden Methoden behandelt, aber die Pathogene nicht vollständig ausgeleitet, so gehen die Pathogene in den Yangming über.

(Dies und der obere Vers stammen aus dem »Ping Mai Bian Zheng«.)

8. Eine Frage: Es gibt Taiyang – Yangming, Echtes Yang – Yangming und schwaches Yang – Yangming. Was bedeutet dies?
Antwort: Bei solchen mit Taiyang – Yangming ist die Milz eingeschnürt.[400]
Echtes Yang – Yangming ist Fülle von Magen (bzw. Verdauungssystem)
Schwaches Yang – Yangming, entsteht, wenn nach schweißtreibenden Methoden auch noch harntreibende Methoden angewandt werden, so dass Trockenheit im Magen entsteht und daher erschwerter Stuhlgang.

(Diese Fragen unter Punkt acht und die unten folgenden Fragen/Antworten stammen allesamt aus dem Buch »Tai Lu Yao Lü.«)[401]

398 Eine andere Interpretation ist: Während dieser Zeit wird bei Yangming Erkrankungen die Genesung erfolgen

399 Während man heute bei Yangming meist an Hitzeerkrankungen denkt, wird hier eher betont, dass die Kälte des Taiyang wenn sie in den Magen des Yangming eindringt zunächst einmal kalt ist. Dies hat seine Ursachen wie hier beschrieben oftmals im fehlerhaften Therapieren durch Purgation oder Diaphorese

400 »Pi Yue« (gebundene Milz) durch Kälte aus dem Taiyang

401 《胎胪药录》 Tai Lu Yao Lue, ein verschollenes daoistisches Werk, von Zhang Zhong-Jing im Vorwort zum Shang Han Za Bing Lun erwähnt

Frage: Wie kommt es zur Yangming Erkrankung?
Antwort: Bei einer Taiyang Erkrankung wurden schweißtreibende Methoden angewandt. Werden nun noch purgierende Methoden angewandt, so werden die Körperflüssigkeiten verbraucht und der Magen wird trocken. So entsteht die Yangming Erkrankung.
Kein Stuhlgang oder erschwerter Stuhlgang können auch zu Yangming Erkrankung führen.

Frage: Welche äußeren Zeichen hat die Yangming Erkrankung?
Antwort: hohe Körpertemperatur, Schwitzen, keine Aversion gegen Kälte, aber Aversion gegen Hitze.

Frage: Man ist den ersten Tag erkrankt und hat Hitzezeichen und Aversion gegen Kälte, Warum?
Antwort: Eben darum (wie oben beschrieben).

Vor dem zweiten Tag wird die Aversion gegen Kälte von selbst vergehen, es folgt Schwitzen und Aversion gegen Hitze. Danach ist diese (die Kälteabneigung) nicht mehr vorhanden.

Frage: Wie kann die Aversion gegen Kälte von selbst vergehen?
Antwort: Yangming befindet sich in der Mitte und wird von der Erde regiert. Die Zehntausend Dinge kehren alle zurück zur Erde, es gibt keines, das nicht dorthin weitergeleitet regiert.
Dies bedeutet, dass selbst wenn am Anfang (im Taiyang) eine Aversion gegen Kälte vorhanden ist, diese jedoch am zweiten Tage von selbst vergeht, so handelt es sich nun um eine Yangming Erkrankung.

Die oben angeführten Fragen und Antworten behandeln die Yangming Wärme Krankheiten.

3. Über Erkrankungen des Shaoyang und deren Symptome

1. Shaoyang Erkrankung mit Wind-Schlag: Die beiden Ohren nehmen nichts wahr, die Augen sind gerötet, im Brustraum besteht ein Völlegefühl und Reizbarkeit.

Hier darf nicht emetisch attackiert werden. Wird hier therapeutisch Erbrechen erzeugt, so entsteht Herzklopfen mit Herzangst.

Bei einer gemeinsamen Erkrankung der drei Yang (-Schichten) ist der Puls groß und oberflächlich, besonders in der oberen Ebene der Guan-Pulsstelle. Es besteht eine große Müdigkeit und nach dem Einschlafen tritt Schweiß auf.

Die optimale Zeit zur Behandlung der Erkrankungen des Shaoyang ist zwischen den Doppelstunde Yin und Chen (3-9 Uhr)[402].

2. Shang Han mit saitenförmigem, feinem Puls; der Kopf schmerzt und es gibt Hitzezeichen. Dies gehört zum Shaoyang.

402 Eine andere Interpretation ist: Während dieser Zeit wird bei Shaoyang Erkrankungen die Genesung erfolgen. Wahrscheinlich aber gilt beides: Wenn die Gesundung nicht von selbst eintritt, so läßt sie sich zu dieser Zeit am besten beschleunigen

Bei Shaoyang Erkrankungen darf nicht der Schweiß angeregt werden, sonst folgt nach der Diaphorese aufgeregte wirre Rede, die durch den Magen entsteht. Ist der Magen im Gleichgewicht, so folgt die Gesundung – bei Ungleichgewicht des Magens aber entsteht Reizbarkeit und Unruhe.

Wenn nach Shang Han (Schaden durch Kälte) nach sechs oder sieben Tagen immer noch keine große Hitze aufgetreten ist, der Patient aber reizbar und entnervt ist, so entstand dies daraus, dass das Yang sich ins Yin bewegt hat:
Wenn nach drei Tagen Shang Han die drei Yang – Phasen durchlaufen sind, so breitet sich das Pathogen weiter in die Yin-Schichten aus, die es danach empfangen.
Kann der Patient dennoch essen ohne dass es ihm übel wird, so haben die Yin-Schichten das Pathogen nicht weiter empfangen.

Wenn nach drei Tagen Shang Han der Puls im Shaoyang klein wird, so ist es fast vorüber.

(Bei Shaoyang Erkrankungen ist der Mund bitter, der Rachen trocken und die Augen trübe.)

4. Über Erkrankungen des Taiyin und deren Symptome

1. Wind-Schlag in den Taiyin mit Spannung und Schmerzen der Glieder bei welchem (die Pulse des) Yang schwach ist[403] und das Yin schwammig (nachgiebig).
Die optimale Zeit zur Behandlung der Erkrankungen des Taiyin ist zwischen den Doppelstunde Hai und Chou (21-3 Uhr)[404].

2. Wenn bei Shang Han am ersten Tag im Taiyang der Puls schwach ist, so ist er am vierten Tag im Taiyin ein großer Puls.
Wenn bei Shang Han der Puls oberflächlich und behäbig ist, die Hände und Füße aber warm sind, so ist die Krankheit im Taiyin. Bei Taiyin gibt es (typischerweise) den gelben Teint. Nur bei jenen ohne Urinstörungen kann keine Gelbfärbung entstehen.
Wenn nach sieben oder acht Tagen plötzlich Spannung (im Bauch) und spontane Durchfälle von mehr als zehn Malen Häufigkeit entstehen, so ist die Erkrankung beendet. Denn bei jenen wo dies von alleine aufhört, bestand eine Fülle der Milz und die faulen Fäkalien wurden hierbei ausgeschieden.

(Der folgende Absatz ist von Yang aus dem Mai Jing hinzugefügt)

Bei Taiyin Erkrankungen ist der Bauch gespannt und voll und es besteht Brechreiz, man kann nichts essen – oder wenn doch etwas heruntergeschluckt wird, dann verstärkt sich alles und es schmerzt zugleich und es verdichtet sich zu Verhärtungen im Bauch.

403 Hier stand ursprünglich das Zeichen »se« für rau, welches Yang durch »ru« also nachgiebig ersetzt hat, denn bei Nässe wäre dies auch ein eher typischer Puls als der bei Yin-Leere auftretende raue Puls

404 Eine andere Interpretation ist: Während dieser Zeit wird bei Taiyin Erkrankungen die Genesung erfolgen

5. Über Erkrankungen des Shaoyin und deren Symptome

1. Shaoyin Erkrankungen sind oft mit Brechreiz aber ohne Spannungsgefühl (im Bauch), dafür aber mit Schlafbedürfnis. Wenn nach fünf, sechs Tagen Durchfall entsteht und zugleich Durst, so gehört dies zu den Shaoyin Erkrankungen. Wenn eine Leere besteht, so hilft sich der Patient, in dem er selbst trinkt.

Bei allen Shaoyin Erkrankungen gibt es hellen (weißen[405]) Urin. Bei den Patienten mit hellem Urin besteht eine Leere-Kälte im unteren Erwärmer, so dass dieser nicht mehr festhalten kann und daher der Urin hell (und profus) wird.

Bei der Erkrankung sind sowohl die Yang-Pulse als auch die Yin-Pulse alle gespannt. Wenn hierbei dennoch Schweiß austritt, so ist dies ein Zeichen des zusammenbrechenden Yang. Zum Shaoyin gehört auch das Prinzip von erneutem Erbrechen oder Durchfall nachdem Halsschmerzen aufgetreten sind.

2. Bei Shaoyin Erkrankungen mit gespanntem Puls entsteht nach sieben, acht Tagen ein Durchfall. Wenn der Puls plötzlich verschwindend ist, und die Hände und Füße wieder warm werden, so dass der gespannte Puls weggegangen ist, so wird die Gesundung folgen. Obwohl Spannung im Bauch mit Durchfall besteht, so ist die Gesundung sicher.

Bei Shaoyin Erkrankungen mit Durchfällen die wieder nachlassen ist die Behandlung möglich, auch wenn Frieren (des Rumpfes) mit Zusammenkrümmen besteht, solange nur die Hände und Füße warm sind.

Bei Shaoyin Erkrankungen mit Frieren und Zusammenkrümmen, aber warmen Händen und Füßen kann man behandeln.

Bei Shaoyin Erkrankungen mit Frieren und Zusammenkrümmen, sowie immer wieder auftretender Reizbarkeit, bei dem der Patient seine Kleider reduzieren möchte, kann man behandeln.

Bei Shaoyin Erkrankungen mit Frieren und Zusammenkrümmen und Durchfall, sowie eiskalten Händen und Füßen kann man nicht behandeln.

Shaoyin Erkrankungen mit Schwindel nach dem Aufhören des Durchfalls und immer wieder auftretenden spontanen Schweißen sind infaust.

Wenn bei Shaoyin Erkrankungen der Patient nach sechs, sieben Tagen immer wieder nach Luft schnappt, so ist dies ein infaustes Zeichen.

Wenn bei Shaoyin Erkrankungen der Patient unter Erbrechen und Durchfall leidet, sowie unruhig ist und kalte Extremitäten hat, so ist dies ein infaustes Zeichen.

Bei Shaoyin Erkrankungen mit verschwindendem, feinem, tiefem Puls, wenn der Patient immer nur schlafen will, der Schweiß austritt ohne eine Unruhe (Reizbarkeit) so besteht der Drang zu Erbrechen. Nach fünf, sechs Tagen folgt Durchfall. Es besteht Unruhe und Angespanntheit, aber der Patient vermag nicht zu schlafen. Dies ist infaust.

405 Wörtlich heißt es zwar »weißer Urin«, aber es ist wohl ein heller und profuser Urin gemeint

Bei Shaoyin Erkrankungen mit kalten Extremitäten[406], Frieren mit Zusammenrollen, unregelmäßigem Puls ohne (geistige) Reizbarkeit aber mit (körperlicher) Unruhe ist die Lage infaust.

Bei Shaoyin Erkrankungen mit ununterbrochenem Durchfall, Ohnmacht und Zentralisation ist kein Puls zu spüren. Hier besteht trockener Brechreiz und Reizbarkeit. Wenn nach dem Verabreichen von Arznei und Dekokt der Puls plötzlich heftig wird, so ist dies ein Todeszeichen, kommt er aber verschwindend und fein wieder, so wird der Patient leben.

3. Bei Durchfall mit kaltem Zusammenbruch (»Jue«, Definition siehe unten) in den Händen und Füßen, ohne tastbaren Puls droht – wenn Moxibustion nicht Wärme zuführen kann – bei trotz noch hörbaren schwächlichem Atemgeräusch wenn der Puls nicht zurückkehrt, der Tod.

Wenn nach dem Durchfall der Puls zusammengebrochen ist, und Hände wie Füße eiskalt und leer sind, aber der Puls plötzlich zurückkehrt und die Extremitäten warm werden, so wird der Patient überleben. Kehrt der Puls nicht zurück, dann nicht.

Was den kalten Zusammenbruch (Jue) angeht, so nennt man dies allgemein so, wenn das Qi zwischen Yin und Yang nicht korrekt hinströmt und angenommen wird. Bei denen mit Kaltem Zusammenbruch sind die Hände und Füße eiskalt.

Wenn bei einer Shaoyin Erkrankung beim Patienten Erbrechen und Durchfall auftreten, zugleich aber keine eiskalten Hände und Füße auftreten, sondern sogar Hitzezeichen, dann wird der Patient überleben. Wenn hierbei der Puls schwach ist, so sollte man den Shaoyin mit sieben Zhuang[407] Moxakraut wärmen.

Bei Durchfall mit tiefen, saitenförmigem Puls gibt es Tenesmen. Bei jenen, wo der Puls groß ist, ist die Erkrankung noch nicht zu Ende. Bei jenen, wo der Puls verschwindend, schwach und beschleunigt ist, wird (der Durchfall) von alleine aufhören und sie werden trotz der Hitzezeichen überleben.

Bei Durchfall mit leichten Hitzezeichen hat der Patient Durst. Der Puls ist schwach und sie werden gesunden.

Bei Durchfall mit beschleunigtem Puls wird – wenn leichte Hitzezeichen bestehen – ein spontaner Schweiß auftreten und die Gesundung tritt ein. Doch wenn der Puls wieder gespannt wird, dann ist es noch nicht überstanden.

4. Bei einer Shang Han (Schaden durch Kälte) Erkrankung muß die Gesundung von alleine eintreten, wenn nach einem Kalten Zusammenbruch (Jue) Hitzezeichen und Durchfall entstehen. Wenn hier wieder ein Kalter Zusammenbruch geschieht, so wird wieder ein Durchfall erfolgen.

406 Hier wörtlich: »Si Ni« = vier (Glieder mit) Kontravektiv (-e fließendem Qi, also auch inverser Blutfluß mit Zentralisation als Folge)

407 Zhuang: »Prise« Eine Einheit für eine mit drei Fingern abgemessene Menge an Artemisiakraut

Bei einer Shang Han Erkrankung muß der Durchfall von alleine aufhören, wenn er nach einem Kalten Zusammenbruch (Jue) zusammen mit Hitzezeichen entstanden ist. Wenn danach Schwitzen auftritt und ein starker Schmerz im Rachen, so ist der Rachen gestaut[408]. Bei Hitzezeichen ohne Schweiß aber muß der Durchfall von alleine aufhören.[409] Falls er nicht aufhört, so ist der Durchfall mit Eiter-Blut tingiert. Jene mit Eiter-Blut im Stuhl haben aber wieder keine schmerzhafte Obstruktion im Rachen.[410]

Bei Shang Han mit Hitzezeichen für 4 Tage, dennoch »Kaltem Zusammenbruch« für 3 Tage, erneuten Hitzezeichen nach vier Tagen, also mit weniger Zusammenbrüchen und mehr Hitzezeichen führt es letztlich zur Gesundung. Wenn nach vier bis sieben Tagen Hitzezeichen noch nicht vergangen sind, so muß der Stuhlgang eitrig-blutig sein.
Denn schmerzhafte Blockade des Rachens ist eine Shaoyin-Erkrankung und eitrig-blutige Stühle sind ebenfalls eine Shaoyin-Erkrankung.[411]

Bei Shang Han Erkrankung mit Kaltem Zusammenbruch für fünf Tage und dann wieder Hitzezeichen für fünf Tage läßt sich annehmen, das am sechsten Tag wieder ein Kalter Zusammenbruch eintritt. Ist dies nicht der Fall, so tritt die Gesundung ein. Weil der Kalte Zusammenbruch nicht länger als fünf Tage dauert, aber die Hitzezeichen ebenfalls fünf Tage dauern, weiß man, das die Erkrankung vorüber ist.

Bei Shang Han mit Kaltem Zusammenbruch nach vier Tagen, dann Hitzezeichen für drei Tage, dann wieder mit fünf Tage Kaltem Zusammenbruch zeigt sich, dass die Krankheit fortschreitet. Denn Kälte überwiegt und Hitze unterliegt, das Yang-Qi nimmt ab, daher schreitet die Krankheit voran.

Bei Shang Han zu Beginn mit Hitzezeichen für sechs Tage, dann aber für neun Tage Durchfall: Während des kalten Zusammenbruchs und des Durchfalls besteht kein Appetit. Wenn man trotzdem essen kann, muß man befürchten, dass die Mitte geschädigt wurde.[412]

Ißt man Getreidekuchen wenn keine Hitzezeichen bestehen und danach entstehen Hitzezeichen, so weiß man, dass das Magen-Qi in Ordnung ist und daher die Gesundung naht. Man muß nur befürchten, dass eine plötzliche Hitze ebenso schnell wieder vergeht.
Man sollte daher eine Pulsdiagnose zu Rate ziehen. Denn hält die Hitze an, so ist die Gesundung innerhalb eines halben Tages und einer halben Nacht zu erwarten.
Denn wenn ursprünglich sechs Tage Hitzezeichen vorkamen, dann aber neun Tage kalter Zusammenbruch und anschließend wieder drei Tage Hitzezeichen, so ergeben letztere zusammen mit den ersten drei Tagen auch neun Tage, was der Dauer des kalten Zusammenbruchs gleichkommt.

408 Bi = Obstruktion, Blockade

409 In diesem Abschnitt werden die verschiedenen Verläufe nach Shang Han (Kälteschaden) erklärt, wobei hier im Allgemeinen Hitzezeichen wie z.B. Fieber als gutes Zeichen gewertet werden

410 Weil hier im unteren Erwärmer noch Hitze oder Nässe-Hitze existiert. Dennoch ist das Yang stark genug um diese Hitzezeichen zu erzeugen. Eitrig-blutige Stühle beziehen sich auch auf Stuhlgang mit Schleimbeimischung (weiß) und Blut (rot). Diese Zeichen werden heute auch bei einer Autoimmun-Colitis beobachtet, wobei differentialdiagnostisch meist zwischen »mehr rot als weiß« (Hitze) und »mehr weiß als rot« (Nässe) unterschieden wird

411 Yang merkt hierzu an: Bei Wang-Shu He »Mai Jing« steht dies im Abschnitt Jueyin-Erkrankungen, was ein Fehler ist

412 Yang merkt an: Das Zeichen »er« 而 muß hier »bu« heißen, was durch die antike Schreibweise verwechselt werden konnte

Daher ist die Gesundung innerhalb eines Tages und einer Nacht zu erwarten. Nimmt man den Puls der letzten drei Tage und er ist beschleunigt, dann ist die Hitze noch nicht vorbei und es besteht eine Fülle an heißem Qi, darum muß eitrig-blutiger Stuhl auftreten.

Bei Shang Han mit verlangsamtem Puls für sechs, sieben Tage: Gibt man dennoch Huang Qin Tang gegen Hitze – verlangsamter Puls weist auf Kälte hin und Huang Qin Tang nimmt ja noch mehr Hitze weg – so gibt es Kälte in der Mitte. In diesem Falle vermag man nicht mehr zu essen. Wenn man nun plötzlich wieder essen kann, ist es, weil die Mitte zerstört wurde. Dies ist tödlich.

Bei Shang Han mit Hitzezeichen und Kältezusammenbruch und nach sieben Tagen Durchfall sind Patienten schwer zu behandeln.

Bei Shang Han mit kaltem Zusammenbruch für sechs, sieben Tage ohne Durchfall aber dann nach Hitzezeichen auftretendem Durchfall werden die Patienten überleben. Fangen sie aber an spontane Schweiße zu entwickeln und der Durchfall hört nicht mehr auf, so ist es tödlich. Der Grund ist, es ist nur Yin ohne Yang vorhanden.

Shang Han mit Hitzezeichen, aber Durchfall bis zum kaltem Zusammenbruch ohne aufzuhören – infauste Prognose.

Bei Shang Han mit hetzendem Puls und eiskalten Hände und Füßen kann moxibustiert werden. Jede Art von kontravektiv-kalten Extremitäten (Si Ni) bei Shaoyin und Jueyin kann durch Moxibustion behandelt werden. Alle Durchfälle können durch moxibustieren von von fünf Prisen (zhuang) Moxa am Fuß-Punkt Da Du[413] behandelt werden. Es ist auch von sieben Prisen die Rede. Bei den Punkten Shang Qiu und Yin Ling Quan[414] nimmt man drei Prisen[415] Moxakraut.

Bei Shang Han für sechs, sieben Tage mit verschwindendem Puls, eiskalten Extremitäten Reizbarkeit und Unruhe sollte man seine Jueyin-Leitbahnen moxen.[416] Wenn sich danach der kalte Zusammenbruch nicht abschwächt, ist die Prognose infaust.

Bei Shang Han mit Durchfall und kaltem Zusammenbruch, Unruhe aber dem Unvermögen zu schlafen ist die Prognose infaust.

Bei Shang Han mit mehr als zehn Tagen Durchfall und dennoch vollem Puls ist die Diagnose infaust.

413 Da Du = Yingxue, (Quellpunkt) Mi 2, nach der klassischen Wandlungsphasenakupunktur der 2. Abfolge der 5 Shu-Punkte entsprechend: 1. Jiing, 2. Ying, 3. Shu, 4. Jing und 5. He

414 Shang Qiu = Jingxue (Flußpunkt) Mi5 und Yin Ling Quan = Hexue (Seepunkt) Mi9

415 zhuang = Prise, etwa die Menge Moxakraut, die man mit drei Fingern aufnehmen kann. Dies kann schwanken zwischen der Größe einer Bohne bis zu einer Walnuß und wird nach der Erfahrung des Behandlers der Größe und Konstitution des Patienten angepaßt

416 Also Fuß-Jueyin Leber und Hand Jueyin-Pericard

5. Bei Shaoyin Erkrankungen wenn nach acht, neun Tagen der Rumpf und die Extremitäten noch siedend heiß sind, so ist die Hitze in der Blase und es muß Blut im Urin vorkommen.

Wenn bei Shang Han mit wenig Hitzezeichen und nur geringem Kälte Zusammenbruch, nur die Fingerspitzen kalt sind, der Appetit nicht so recht gut ist und Reizbarkeit und Unruhe besteht dann nach einigen Tagen wieder heller Urin ausgeschieden wird, so ist die Hitze vergangen. Wenn nun der Appetit wieder vorhanden ist, so ist die Krankheit überstanden.
Wenn aber ein kalter Zusammenbruch mit Würgereiz folgt, sowie Reizbarkeit und Völlegefühl in Brust und unter den Rippen, so muß daraufhin Blut im Stuhl folgen.

Bei Shaoyin Erkrankungen liegt es am Anstacheln des Feuer-Qi wenn ein Patient bei Husten und Durchfall auch noch verwirrt redet.[417] Der Urin ist dann schwer zu entleeren, denn der Shaoyin wurde ja zum Schwitzen gezwungen.

Jedenfalls bei Fülle redet der Patient wirr und laut, bei Leere hört man eher ein Murmeln. Beim Murmeln sagt er immer wieder das selbe. Bei starrem, glasigem Blick, wirrer Rede und schnaufender Atmung wird der Patient sterben. Ebenso wenn wieder Durchfall einsetzt.

Bei Shaoyin Erkrankungen mit nur kaltem Zusammenbruch ohne Schweiß, muß man den Ausbruch erzwingen und das Blut in Bewegung bringen, weiß aber noch nicht wo die Ausscheidung stattfinden wird.
Manchmal erfolgt sie via Mund und Nase, oder mal über die Augen; dabei ist unten der Kälte Zusammenbruch und oben die Stauung; dies ist schwer zu behandeln.[418]

Bei Shaoyin Erkrankungen mit Wind-Schlag wird die Gesundung eintreten wenn die Yang Pulse verschwindend und die Yin Pulse oberflächlich sind.

Die optimale Zeit zur Behandlung der Erkrankungen des Shaoyin ist zwischen den Doppelstunden Zi und Yin (23-5 Uhr)[419].

Ist der Shaoyin erkrankt, so ist der Puls verschwindend und fein und es besteht das Bedürfnis immer nur zu schlafen.

417 Zan Yu = »wirre Rede« bezieht sich meist auf eine durch hohes Fieber verursachte Bewußtseinstrübung mit lauter Rede oder Selbstgesprächen. Zheng Sheng (s. u.) ist eher ein leises »Murmeln« oder Flüstern da durch Leere bedingt

418 Obwohl sich die Yin-Feuer-Theorie erst in den folgenden Jahrhunderten weiterentwickelte, war eine solche Symptomatik hier schon im Ansatz bekannt: »unten kalt, oben heiß.«

419 Eine andere Interpretation ist: Während dieser Zeit wird bei Shaoyin Erkrankungen die Genesung erfolgen

6. Über Erkrankungen des Jueyin und deren Symptome

1. Bei Wind Schlag des Jueyin, wenn der Puls verschwindend und oberflächlich ist, so tritt Heilung ein. Ist er nicht oberflächlich, so ist noch keine Heilung eingetreten.

Die optimale Zeit zur Behandlung der Erkrankungen des Jueyin ist zwischen den Doppelstunden Chou und Mao (1-7 Uhr)[420].

Bei Shang Han mit Völlegefühl im Bauch und wirrer Rede, sowie oberflächlichem, gespannten Puls an der Cun-Pulsstelle, weist dies auf eine Attacke der Leber auf die Milz hin. Man nennt das »Längsschießen«[421]. Hier muß man den Punkt Qi-Men[422] nadeln.

Bei Shang Han mit Hitzezeichen und Kältezittern (Schüttelfrost) bei dem der Patient einen großen Durst verspürt und Essig oder Soßen trinken möchte, muß der Bauch geschwollen sein und der Patient schwitzen und der Harn (normal) abgehen. Diese Erkrankung wird aber vergehen. Der Grund ist ein Attacke der Lunge durch die Leber. Man nennt dies »Quertreiben«[423]. Hier muß man den Punkt Qi-Men nadeln.

Der Meister spricht: Bei Jueyin-Erkrankungen gibt es Auszehrung und Durst[424], das Qi schießt nach oben, im Herzen ist ein schmerzhaftes Brennen zu spüren, es besteht zwar ein Hungergefühl, aber nicht der Wunsch zu essen. In schweren Fällen will der Patient erbrechen. Wenn man hier purgiert, so hört es nicht mit Sicherheit auf.

420 Eine andere Interpretation ist: Während dieser Zeit wird bei Jueyin Erkrankungen die Genesung erfolgen

421 »Cong« eine Abwärtsbewegung, hier eine Attacke des Holzes auf die Erde. Das Leber-Qi steigt also nicht auf sondern »schießt quer nach unten«. Das Gegenstück hierzu heißt »Heng« und bedeutet eigentlich quer cong-heng heißt also zusammen längs und quer. Im anatomischen Sinne ist »quer« von Leber nach Milz zwar richtig, aber in diesem Text weiter hinten wird »heng« = quer als attackierende Bewegung von Leber zur Lunge beschrieben. Es handelt sich also eher um eine räumliche Anordnung nach den Wandlungsphasen, von welchen hier die Rede ist

422 Am Mu-Punkt Qi-Men (Le 14) verbindet sich nämlich die Leber-Leitbahn mit der Milz-Leitbahn und Yinwei-Leitbahnen

423 Erklärung dazu siehe zwei Fußnoten früher

424 Wörtlich: »Xiao-Ke«, eine Kombination die heute im modernen Chinesisch für Diabetes mellitus gebraucht wird, wörtlich aber als »Ausdörren und Durst« übersetzt werden könnte

Yi Yin Tang Ye Jing, Rolle zwei

7. Über Erkrankungen, bei denen Diaphorese untersagt ist: febrile Erkrankungen (wen bing), bei denen man nicht schwitzen lassen darf, Kälteschäden (shang han), bei denen nicht purgiert werden darf

Über (Erkrankungen mit) Diaphoreseverbot:

(Yang: In diesem Kapitel werden »Febrile Wind Syndrome« im BIAO durch gemeinsame Erkrankung von Taiyang und Yangming Schichten erklärt, genannt *Zhi Zi Chi (-Tang)*[425] Syndrom. Schwitzen lassen ist hier untersagt.)

1. Yangming Erkrankungen (mit folgenden Symptomen): oberflächlicher *(fu)* und gespannter *(jin)* Puls, trockene Kehle und bitterer Geschmack im Mund, abdominale Anspannung und Kurzatmigkeit, Hitze mit Schweißausbrüchen, keine Kälteempfindlichkeit, jedoch Aversion gegen Wärme, Gliederschwere:

Wenn man hier diaphoretisch behandelt, erhitzt sich der Körper (weiter) und trocknet aus und es kommt beim Patienten zu Verwirrung und Realitätsverlust.

Eine Akupunkturbehandlung mit heißen Nadeln (Moxibustion) verursacht Erregtheit und Angstzustände, der Patient ist angespannt und findet keinen Schlaf.

Wird dagegen purgierend therapiert, führt dies zu einer Erschöpfung des Magen*(-Qi)*. Das hat zur Folge, dass sich ebenfalls das *Qi* des Brustraums erschöpft, wodurch das Pathogen dort eindringen kann und das Herz in Unruhe versetzt. Auf der Zunge bildet sich ein Belag.

(Yang: All diese Symptome gehören zum (durch) *Zhi Zi Tang* (zu behandelnden) Syndrom, aus dem in späterer Zeit die *Yin Qiao San*[426] Rezeptur hervorgegangen ist.)

2. (Yang: Am Besten verwendet man hier eine Rezeptur aus den Klassikern. Sollte jemand behaupten, bitter-kalte Rezepturen seien zu vermeiden und stattdessen süß-kalte zu verwenden, so ist dies unsinnig:

Falls eine Behandlung mit bitter-kalten Wirkstoffen noch nicht zur Genesung führt, bedeutet dies, dass die Hitze bereits in den Bereich des Blutes[427] vorgedrungen ist. In diesem Fall sollen zusätzlich *sheng Di, Dan Pi*[428] oder ähnliches verwendet werden.

425 Bestehend aus Zhi Zi (Gardenienfrüchte) und Dan Dou Shi (fermentierte Sojabohnen)

426 Forsythia Lonicera Pulver, Formel aus der Wen Bing Schule

427 Die vier Schichten bei febrilen Erkrankungen sind (von außen nach innen): Wei – Qi – Ying – Xue

428 Sheng Di (Huang) (Rehmanniawurzel), (Mu) Dan Pi (Strauchpaeonienwurzelrinde)

Mit *Zhi Zi, Zhi Mu, Huang Lian* und *Huang Bo*[429] werden Symptome des *Qi*-Bereichs behandelt, daher können sie in diesem Fall nicht zum Erfolg führen.

Wenn die Hitze sich auch an der Oberfläche *(Biao)* befindet, soll zusätzlich mit *Dou Chi* und *Shi Gao*[430] therapiert werden. Der Grund liegt darin, dass zur Behandlung von gleichzeitigen inneren und äußeren Symptomen Arzneimittel mit unterschiedlicher Wirkungsweise zur Anwendung kommen müssen, wobei eine Behandlung mit bitter-kalten Wirkstoffen grundsätzlich richtig ist. Von dieser Erkenntnis darf sich kein Heilkundiger durch Beeinflussung von Unwissenden abbringen lassen.

Die Anwendungsweise und Geschmackszusammenstellung von *Zhi Zi Tang*, die heute wieder Beachtung findet, entstammt ursprünglich dem »*Shen Nong Ben Cao*«[431]. Was im »*Shen Nong Ben Cao*« nicht aufgeführt ist, ist in jedem Fall im »*Bie Lu*«[432] enthalten.)

Zhi Zi Tang

Arznei	Dosis	Eigenschaften
Zhi Zi, gehackt	14 Stück	bitter-kalt
gute *Chi*, in Baumwollstoff verpackt	4 *ge*	*bitter-kalt (salzig)*

Zunächst die *Zhi Zi* in 4 *Sheng*[433] Wasser kochen und auf 2 ½ *sheng* reduzieren lassen, dann *Chi* dazugeben und weiter auf 1 ½ *sheng* reduzieren. Danach abseihen, in zwei Portionen aufteilen und zunächst eine Portion warm verabreichen. Wenn sich der Patient erbrechen muß, soll er danach noch die zweite Portion einnehmen.

(Yang: *Zhi Zi Tang* verursacht selbst keine Übelkeit. Wenn sich der Patient dennoch erbricht, ist dies auf die Kälte im Magen zurückzuführen und nicht auf die Wirkung der Arznei. Daher soll das Mittel gegen die febrile Erkrankung nach dem Erbrechen noch einmal eingenommen werden. Spätere Anwender dieser Rezeptur haben aufgrund dieser Wirkung *Zhi Zi Tang* fälschlicherweise für ein Emetikum gehalten.

Falls dies wirklich der Fall sein sollte, müsste *Zhi Zi Tang* auch in den Kapiteln (der Standardwerke) als Emetikum aufgeführt sein, jedoch weder im *Shang Han Lun* der Song-Epoche, noch im *Mai Jing*, noch im *Qian Jin Yi Fang*[434] wird *Zhi Zi Tang* als brechreiz-erregend oder emetisch erwähnt. Das sollte als Beweis für die oben getätigte Aussage ausreichen.)

Falls der Patient bereits leichte Diarrhoe-Symptome aufweist, darf Zhi Zi Tang nicht verabreicht werden.

429 Gardenienfrüchte, Anemarrhena-Wurzelstock, Goldfaden-Wurzelstock und Phellodendri Chinensis Cortex

430 Präparierte Sojabohnen, mineralischer Gips

431 Kräuterlehre des Göttlichen Landmanns »Shen Nong«

432 Ergänzungen zum »Shen Nong Ben Cao«

433 1 sheng entsprach zur Zeit der Östlichen Han-Dynastie etwa 180-200 ml

434 »Ergänzungen zu den tausend Goldstücke werten Rezepten«

(Da es sich hierbei um ins Yangming[435] eingedrungene Kälte handelt, gilt hier die gleiche Regel, die vorher besagte, dass mit der Einnahme des Heilmittels bis nach dem Erbrechen gewartet werden sollte.)

3. Durch Kälte verursachte Krankheiten treten manchmal mit Kopfschmerzen, im Körper eingeschlossener Hitze, dem Windschlag *(zhong feng)* ähnlichen Symptomen, häufigen leichten Schweißausbrüchen und spontanem Brechreiz auf.

Wenn hier purgierend behandelt wird, führt dies zu einer Verschlimmerung der Symptome und zu weiterer Unruhe und Reizbarkeit des Patienten.

Lässt man den Patienten schwitzen, führt dies zu Spasmen und Muskelverkrampfungen, die die Beweglichkeit des Körpers einschränken.

Wendet man die »Feuer-Räucher-Methode« an, wird sich die Haut gelb verfärben und es kommt zu Harnflussstörungen. Bei einer Behandlung mit Akupunktur kommt es zu Hustenreiz mit Auswurf von Speichel.

Bei (anderen) durch Kälte verursachten Krankheiten kommt es zu Hitze, jedoch mit Kopfschmerzen und leichten Schweißausbrüchen.

Wird purgierend behandelt, führt dies zu Bewusstseinsstörungen und Verwirrtheit des Patienten.

Bei Anwendung der »Feuer-Räucher-Methode« kommt es zu asthmaähnlichen Symptomen, Harnflussstörungen, Beklommenheit und abdominalem Völlegefühl.

Bei purgierender Behandlung kommt es zu Kurzatmigkeit, einem Anschwellen des Unterleibs und erschwertem Harnfluss.

Hat der Patient Kopfschmerzen und einen steifen Rücken und es wird mit heißen Nadeln (Moxibustion) behandelt, so kommt es zu Nasenbluten.

Über (Erkrankungen mit) Diaphoreseverbot, Teil 1.2:

(In diesem Kapitel werden durch Wind und Nässe verursachte äußere Symptome des Taiyang und Shaoyang, sowie aller drei Yang-Schichten gleichzeitig betreffenden Erkrankungen, genannt *Weiße Tiger* Erkrankungen[436] behandelt. Schwitzen lassen ist hier untersagt.)

Bei Erkrankungen, die alle drei Yang Schichten betreffen, kommt es zu abdominalem Völlegefühl und Gliederschwere, ein Umdrehen des Körpers (im Liegen) fällt schwer, es kommt zu Artikulationsstörungen, der Teint ist ölig und unansehnlich, der Patient redet wirr und es kommt zur Harninkontinenz.

Wird diaphoretisch behandelt, beginnt der Patient unverständlich zu reden.

435 Einige Kommentatoren sind der Meinung, dass es hier eher »...ins Taiyin eingedrungen« heißen müsste

436 Es wird 症 (Erkrankung), statt 証 (Symptom) verwendet, wobei es sich möglicherweise um einen Fehler handelt

Wird purgierend therapiert, tritt Schweiß an der Stirn aus, man bekommt kalte Hände und Füße und beginnt von selbst zu schwitzen. Diese Symptome sind durch Bai Hu Tang [437] zu behandeln.

Bai Hu Tang

Zhi Mu	6 *liang*	bitter-kalt
Shi Gao, gemahlen	1 *jin*	scharf-kühl
Gan Cao, geröstet	2 *liang*	süß-neutral
Jing Mi	6 *ge*	süß-neutral

Die vier Zutaten in 1 *dou*[438] Wasser zu einer Reissuppe verkochen, dann abseihen und pro Tag dreimal 1 *sheng* warm trinken.

Es gibt durch Kälteschäden verursachte Krankheiten, bei denen der Puls schlüpfrig *(hua)* und unregelmäßig *(jue)* ist. An der Oberfläche sind sie jedoch heiß, so dass die Bai Hu Tang hier regiert.

(Die Unregelmäßigkeit drückt sich darin aus, dass der Puls zunächst deutlich spürbar ist, dann langsam verschwindet, um anschließend allmählich wieder anzuschwellen.

Die Hitze befindet sich an der Körperoberfläche und die richtige Therapie ist (in diesem Fall) *Bai Hu Tang*, was (zwar) nicht im *Mai Jing*, jedoch im *Qian Jin Yi Fang* so erwähnt wird.

Im *Shang Han Lun* heißt es nicht »Die Hitze befindet sich an der Körperoberfläche«, stattdessen steht dort »Die Hitze befindet sich im Inneren«. Falls sich jedoch bei einem Patienten die Hitze im Inneren befindet, würde er Durst verspüren und daher im Therapievorschlag zu *Bai Hu Tang* sicher 3 *liang Ren Shen*[439] hinzugefügt werden.

Da jedoch im *Shang Han Lun* weder von einer *Bai Hu Tang* mit hinzugefügtem *Ren Shen* die Rede ist, noch erwähnt wird, dass der Patient Durst verspürt, ist bewiesen, dass die Aussage »Die Hitze befindet sich im Inneren« falsch ist und richtigerweise, wie im *Qian Jin Yi Fang* beschrieben, »Die Hitze befindet sich an der Oberfläche« lauten muß.)

Es gibt durch Kälte verursachte Krankheiten, bei denen der Puls oberflächlich *(fu)* und schlüpfrig *(hua)* ist. Die Hitze befindet sich an der Körperoberfläche und (auch) hier ist *Bai Hu Tang* die richtige Therapie.

Yang: Ursprünglich stand an dieser Stelle statt »Die Hitze befindet sich an der Oberfläche«: »Die Kälte befindet sich im Inneren«, was jedoch von Lin Yi und anderen als Kopierfehler erkannt und aus dem Text entfernt wurde, um heutige Leser nicht zu verwirren.

437 Weißer Tiger Dekokt, ursprünglich wohl Kleines Weißer Tiger Dekokt »Xiao Bai Hu Tang«, wie im Fu Xing Jue und dem Abschnitt über daoistische Formeln erklärt wird

438 1 Dou waren 10 sheng (ein sheng 2ooml), also hier etwa 2 Liter Wasser

439 Radix Panax Ginseng

Über (Erkrankungen mit) Diaphoreseverbot, Teil 2.1:

(In diesem Kapitel werden innere Symptome von febrilen Erkrankungen des Shaoyin, genannt *Cheng Qi* Erkrankungen[440] behandelt. Schwitzen lassen ist hier untersagt.)

1. Es gibt Shaoyin Erkrankungen, bei denen der Puls fein *(xi)*, tief *(chen)* und hetzend *(cu)* ist. Das Pathogen befindet sich im Inneren, daher darf man nicht diaphoretisch behandeln.

Bei Shaoyin Erkrankungen treten nach 6 bis 7 Tagen abdominales Völlegefühl und Obstipation auf, was durch das Purgativum *Da Cheng Qi Tang* therapiert werden sollte.

Da Cheng Qi Tang

Da Huang	bitter-kalt	4 *liang*
Hou Po, geröstet	bitter-warm	8 *liang*
Zhi Shi, geröstet	bitter-kalt	5 *Stück*
Mang Xiao	bitter-kalt	3 *ge*

Von den vier Zutaten zunächst *Hou Po* und *Zhi Shi* in 1 *dou* Wasser kochen und auf 5 *sheng* reduzieren. Dann *Da Huang* hinzugeben und auf 2 *sheng* reduzieren lassen. Den Sud abseihen und anschließend *Mang Xiao* darin auflösen. Etwas abkühlen lassen und solange einnehmen, bis es zum Stuhlgang kommt, dann mit dem Purgieren aufhören.

Es gibt durch Kälte verursachte Erkrankungen, bei denen der Puls nach 4 bis 5 Tagen tief *(chen)* wird. Der Patient ist leicht reizbar und atmet schnell und keuchend. Bei Patienten mit tiefem Puls steckt das Pathogen im Inneren. Wenn man hier diaphoretisch behandelt, wird der Körper viel Flüssigkeit verlieren, was den Stuhlgang zusätzlich erschwert.
Es kommt zur Leere im Äußeren, während im Inneren Übermaß herrscht. Wenn dieser Zustand zu lange anhält, (kommt es beim Patienten zu einem Realitätsverlust) beginnt er wirr zu reden.

2. Wenn zwei bis drei Tage nach Ausbruch einer Shaoyin Erkrankung Mund und Kehle trocken werden, soll mit dem Purgativum *Da Cheng Qi Tang* therapiert werden.

Patienten mit trockener Kehle darf man nicht schwitzen lassen.

Wenn ein Patient bei einer durch Kälte verursachten Erkrankung zwischen dem ersten oder zweiten und dem vierten oder fünften Tag kalte Hände und Füße bekommt, so wird es bestimmt auch zu Hitzesymptomen kommen.

Je kälter seine Hände und Füße, desto mehr Hitze wird er entwickeln.

Bei weniger kalten Gliedmaßen wird sich auch die Körperhitze in Grenzen halten. In diesem Fall soll purgierend behandelt werden.

Wenn man den Patienten schwitzen lässt, werden sich orale Geschwüre und Entzündungen bilden.

440 Cheng Qi = Regulierung des Qi durch die nach unten ausleitenden Formeln der »Cheng Qi Tang«-Familie

Über (Erkrankungen mit) Diaphoreseverbot, Teil 2.2:

(In diesem Kapitel werden innere Symptome von febrilen Erkrankungen des Shaoyin, genannt *Huang Lian Huang Qin Shao Yao* Erkrankungen[441] behandelt. Mit dieser Therapie wird die Hitze aus dem Körper getrieben und das Wasserlassen erleichtert. Schwitzen lassen ist hier untersagt.)

Wenn der Patient zwei bis drei Tage nach Ausbruch einer Shaoyin Erkrankung starke Erregtheit zeigt, wodurch ein Einschlafen verhindert wird, so soll am besten mit *Huang Lian E Jiao Tang* behandelt werden.

Huang Lian E Jiao Tang[442]

Huang Lian	bitter-kalt	4 *liang*
Huang Qin	bitter-neutral	1 *liang*
Shao Yao	bitter-neutral	2 *liang*
Ji Zi Huang	süß-warm	2 *Stück*
E Jiao	*süß-warm*	3 *Plättchen*

Von den fünf Zutaten sollen zunächst die ersten drei in 6 *sheng* Wasser gekocht werden. Nachdem die Flüssigkeit auf 2 *sheng* reduziert wurde, werden die festen Bestandteile herausgenommen und *E Jiao* in der Abkochung aufgelöst. Anschließend die Eigelbe einrühren. Dreimal pro Tag sollen 7 *ge* warm eingenommen werden.

Über (Erkrankungen mit) Diaphoreseverbot, Teil 3.1:

Patienten die zu starken Blutungen neigen, darf man nicht schwitzen lassen, da dies den Körper stark abkühlt und es zu Schüttelfrost kommt.

Patienten mit Nasenbluten darf man nicht schwitzen lassen, da sonst die Schläfe (und Augen) eingefallen aussieht, und der Puls an der Oberfläche saitenförmig *(xian)*, gespannt *(jin)* und rasend *(ji)* wird. Der Patient bekommt einen glasigen Blick, wirkt abwesend und kann nicht einschlafen.

Patienten mit Hautgeschwüren darf man nicht schwitzen lassen, auch wenn sie Schmerzen haben, da sonst Konvulsionen auftreten.

Wenn man im Winter diaphoretisch behandelt, kommt es zu Erbrechen und Durchfall, sowie oralen Geschwüren und Entzündungen.

Patienten mit Urinerkrankungen (Lin Bing), darf man nicht schwitzen lassen, da es sonst zu blutigem Stuhl kommt.

441 Die ersten drei sind Rx. Coptidis, Rx. Phellodendron und Rx. Päonia lactiflora (Goldfadenwurzelstock, Baikal-Helmkrautwurzel, chinesische Pfingstrosenwurzel)

442 In der daoistischen Medizin vor Zhang Zhong-Jing war dies die Zhu Que Tang (Phönix-Dekokt oder Dekokt des zinnoberroten Feuervogels), siehe im Buch unter den Liu-Shen Dekokten (Sechs Göttertiere-Dekokte)

Patienten, die zu Zusammenbrüchen mit kalten Gliedmaßen neigen, darf man nicht schwitzen lassen. Wird diaphoretisch behandelt, führt dies zu Verwirrtheit beim Sprechen, einer schwachen Stimme, das Bewegen der Zunge und das Schlucken fällt schwer.[443] Das Essen erreicht hier nicht seine Bestimmung. Wenn nämlich schon vorige Probleme bestehen, dann aber noch der Schweiß getrieben wird, so kann kaum Besserung erfolgen. Im schlimmsten Falle folgen verwirrte Laute[444], nach oben verdrehte Augen und der Tod. Hier ist schwer, mit dem Leben davon zu kommen.

Bei einer Blockade der Atemwege darf man den Patienten nicht schwitzen lassen. Falls man es doch tut, wird es zu blutigem Auswurf kommen, der Atem wird sehr schwach bis zum scheinbaren Stillstand, die Hände und Füße werden kalt, beim Hinlegen wird sich der Patient zusammenkrümmen und die Wärme wird nicht von selbst in den Körper zurückkehren.

Patienten, die husten und (anfangs) normalen Harnfluss aufweisen, darf man nicht schwitzen lassen, wenn der Harnfluss ausbleibt, da nach dem Schwitzen die Gliedmaßen kalt werden.

(Dieser Abschnitt, im Shang Han ohne Bezug zu den sechs Schichten, wurde von Yang hier eingefügt, da er zur inhärenten Logik paßt).

Über (Erkrankungen mit) Diaphoreseverbot, Teil 3.2:

(Dieses Kapitel ist in acht Abschnitte unterteilt, welche im *Qian Jin Yi Fang* nicht behandelt werden.)

1. Wenn sich das *Dong Qi*[445] auf der rechten Seite[446] ansammelt, darf man nicht diaphoretisch behandeln. Falls man es doch tut, bekommt der Patient Nasenbluten und Durst. Das Herz-Qi steigt nach oben und führt zu Unruhe und Reizbarkeit. Gibt man dem Patienten Wasser zu trinken, wird er sich sofort erbrechen.

Wenn sich das *Dong Qi* auf der linken Seite ansammelt, darf man nicht diaphoretisch behandeln. Falls man es doch tut, führt dies zu Schwindelanfällen und die Schweißbildung lässt sich nicht stoppen. Es kommt auch zu Muskelkrämpfen.

Wenn sich das *Dong Qi* oberhalb ansammelt, darf man nicht diaphoretisch behandeln. Falls man es doch tut, wird das Qi weiter nach oben wandern und Herzrasen verursachen.

Wenn sich das *Dong Qi* unterhalb ansammelt, darf man nicht diaphoretisch behandeln. Falls man es doch tut, wird die Schweißbildung ausbleiben und der Patient verspürt starke Erregung und vom Herzen ausgehende Unruhe. Es kommt zu stechenden Gelenkschmerzen, Schwindelgefühlen, Kälteempfindlichkeit und (zu sich genommene) Nahrung wird sofort wieder erbrochen. Anders ausgedrückt: eine Verdauung kann nicht stattfinden.

443 Den Symptomen nach könnte es sich hier um eine Hypoglykämie mit Kreislaufstörungen handeln, die ja im Extremfall zu epileptischen Formen oder Tod ausufern kann

444 Wie auch bei Apoplexien und anderen Hirnschäden

445 »Sich bewegendes Qi«. Eine Schwäche oder Stauung des Yuan Qis führt dazu, dass pathogenes Qi von außen eindringt und dafür sorgt, dass das körpereigene Qi seinen korrekten Platz in den Organen verläßt und im Körper »umherwandert«. Die Energiebalance wird dadurch gestört

446 Aus der Sicht des Behandlers gesehen, also Herz rechts, Leber links

2. Wenn der Puls nachgiebig *(ru)* und weich *(ruo)* ist, genauer gesagt, der *Guan* Puls weich und der *Yuji*[447] Puls nachgiebig ist, der *Cun* Puls verschwindend *(wei)* und der *Chi* Puls rau *(se)* ist, (hat dies folgende Bedeutung):
Der verschwindende Puls bedeutet einen Leere an *Yang-Qi*; der raue Puls bedeutet einen Leere an Blut. Eine Yang-Leere führt zu Windschlag ähnlichen Symptomen mit Schweißausbrüchen sowie Reizbarkeit. Eine Blut-Leere führt zu einem Auskühlen des Körpers mit kalten Händen und Füßen. Wenn man bei Yang-Leere schwitzen lässt, führt dies zu Reizbarkeit und Schlafstörungen.

Wenn der Puls nachgiebig *(ru)* und weich *(ruo)* ist, genauer gesagt, der *Guan* Puls weich und oberhalb dessen (am Cun) nachgiebig ist, die obere Ebene saitenförmig *(xian)* und die *untere Ebene* verschwindend *(wei)* ist, (hat dies folgende Bedeutung):
der saitenförmige Puls bedeutet ein Übermaß an *(Yang-)*Hitze, der verschwindende Puls bedeutet ein Übermaß an *(Yin-)*Kälte.

Augenscheinlich herrscht an der Oberfläche Übermaß und im Inneren herrscht Leere, weshalb dem Patienten Wärme zugeführt werden muß. Das heißt, wenn sowohl saitenförmiger als auch verschwindender Puls auftritt, bedeutet dies tatsächlich Leere, daher darf man nicht schwitzen lassen. Falls man es doch tut, kommt es zu schüttelfrostartigen Symptomen, die von selbst nicht abklingen.

3. Bei Patienten mit Hustenbeschwerden verschlimmern sich diese und es kommt zu häufigem dünnem Auswurf. Die Kehle wird trocken und der Harnfluss gerät ins Stocken. Der Patient verspürt im Epigastrium ein nagendes Hungergefühl.
Diese Symptome treten immer zur gleichen Zeit auf und ähneln denen einer malariaähnlichen (nue) Erkrankung. Dem Patienten ist sehr kalt und (trotz der diaphoretischen Behandlung) wird sich keine Wärme einstellen. Aufgrund der Yang-Leere zittert der Patient vor Kälte. Wenn man ihn bei diesem Husten nun schwitzen lässt, wird dies zu abdominaler Verhärtung führen und der Patient wird sich aufgrund der Unterleibsschmerzen zusammenkrümmen.

Wenn der Puls nachgiebig *(ru)* und gespannt *(jin)* ist, (hat dies folgende Bedeutung):
Der nachgiebige Puls bedeutet *Yang-Qi* Leere, während der gespannte Puls durch ein Eindringen des Kältepathogens ins *Ying*[448] verursacht wird.
Die *Yang*-Leere begünstigt den Windschlag *(Zhong Feng)* in die (oberste) Wei-Schicht, welcher beim Patienten Hitzezeichen und Kälteempfindlichkeit hervorruft.
Das Eindringen der Kälte in die (tiefere) *Ying*-Schicht sorgt für ein Abkühlen des Magen-*Qi* und führt damit zu leichter Übelkeit mit Erbrechen, sowie zu erhöhter Reizbarkeit und Unmut beim Patienten.

Wenn der Therapeut den Patienten aufgrund der starken Hitzesymptome schwitzen lässt, wird dies zu einer weiteren Entleerung des *Yang-Qi* führen, was beim Patienten starke Gereiztheit und innere Unruhe hervorruft. Der Unterleib ist angespannt, verhärtet und schmerzt. Da so-

447 Oberhalb des Cun Pulses auf dem Daumenball

448 Die Bauenergie YING, dritte Schicht nach dem Wen Bing Schema Wei-Qi-Ying-Xue

wohl im Inneren, als auch an der Oberfläche *Yang*-Leere vorherrscht, wird dem Patienten beim Aufrichten schwindelig.

Wenn die Hitze sich an der Hautoberfläche befindet, führt dies zu Gereiztheit und Schlafstörungen. Wenn man aufgrund der Hitze an der Oberfläche nicht bemerkt, dass die Kälte im Inneren, genauer gesagt im *Guan Yuan* Punkt[449], sitzt und keine bessere Idee hat, als den Patienten in kaltes Wasser zu tauchen, wird dies zwar die Hitze vertreiben, den Patienten jedoch stark unterkühlen, was zu Schüttelfrost führt.
Wenn man den Patienten zum Schwitzen in dicke Decken einwickelt, wird dies Schwindelgefühle und Sehstörungen hervorrufen. Hände und Füße werden kalt und der Patient beginnt zu zittern. Das Wasserlassen fällt zunehmend schwer. Die Wasseransammlung im Körper führt zu großer innerer Kälte, die anhaltenden Durchfall verursacht. Zusätzlich zur starken Diarrhoe tritt Übelkeit mit Erbrechen auf, so dass der Körper nicht zur Ruhe kommt. Die Hände und Füße des Patienten kühlen ab, doch obwohl die Körperoberfläche kalt ist, herrscht im Inneren starke Unruhe und Gereiztheit.
Falls es zu den oben genannten Symptomen kommt, ist eine Rettung des Patienten nicht mehr möglich.

Wenn der Puls des Patienten sowohl beschleunigt *(shuo)* und beweglich *(dong)*, als auch verschwindend *(wei)* und weich *(ruo)* ist, darf man ... schwitzen lassen.[450] Falls man es doch tut, kommt es zu Trockenheit im Verdauungstrakt mit erschwerter Stuhlentleerung.
(In einer anderen Version lautet es: Falls man es doch tut, kommt es zu Trockenheit der Blase mit erschwerter Harnentleerung.)
Eine Trockenheit im Magen mit Gereiztheit zeigt die gleiche Symptomatik, hat aber andere Ursachen.

8. Über Erkrankungen, bei denen man schwitzen lassen darf

(In diesem Kapitel werden durch Windschlag verursachte äußerliche Symptome behandelt, die man diaphoretisch therapieren kann.)

Über (Erkrankungen mit) Diaphoresebehandlung, Teil 1:

Wenn der Patient drei bis vier Tage nach Ausbruch einer Taiyang-Erkrankung sich weder erbrechen mußte, noch Durchfallsymptome zeigte und der Puls hohl (kou) ist, soll man diaphoretisch behandeln.
(Diese Aussage wurde aus dem »Qian Jin Yi« ergänzt.)[451]

449 Auf dem Ren Mai in Höhe des Bauchnabels

450 Hier handelt es sich wahrscheinlich um einen Fehler in Yangs Original und es muß stattdessen »darf man nicht schwitzen lassen« heißen, da der Satz andernfalls in dem Zusammenhang keinen Sinn ergibt

451 Das bedeutet, dass dieser Abschnitt im Shang Han Lun nicht vorkommt

Die Kernaussage dieser Therapiemethode ist: Während der Frühlings- und Sommermonate soll man den Patienten schwitzen lassen.

Diaphoretisch behandeln bedeutet, dass der Patient am gesamten Körper langsam zu schwitzen beginnen soll. Keinesfalls darf der Schweiß unkontrolliert und in Strömen fließen. Wenn nach einer Behandlung noch keine Besserung eintritt, darf das Diaphoretikum ein zweites Mal verabreicht werden, jedoch muß verhindert werden, dass durch zu starkes Schwitzen eine Yang-Leere entsteht. In diesem Fall darf man kein zweites Mal behandeln.

Wenn nach der Diaphoresetherapie die Genesung eintritt, soll man auf weitere Verabreichungen des Diaphoretikums verzichten.

Wenn eine Diaphoresetherapie angezeigt ist, jedoch kein entsprechendes Dekokt zubereitet werden kann, kann das Diaphoretikum auch als Pulver oder Pille verabreicht werden. Wichtig ist, dass der Patient schwitzen und damit genesen kann. Allerdings kann in dem Fall die Arznei nicht so gut auf die Bedürfnisse des Patienten abgestimmt werden.

Bei durch Windschlag *(Zhong Feng)* verursachten Taiyang-Erkrankungen ist der Yang-Puls oberflächlich *(fu)* und der *Yin*-Puls nachgiebig *(ru)* und weich *(ruo)*. Bei einem oberflächlichen Puls wird die Hitze von selbst nach draußen getrieben und bei einem nachgiebigen und weichen Puls wird der Patient von selbst zu schwitzen beginnen. Auch in der Nähe von Wärmequellen verspürt er Kälteempfindlichkeit und selbst in geschlossenen Räumen herrscht Windabneigung. Die Körperoberfläche des Patienten zeigt eine erhöhte Temperatur, es kommt zu einem Anschwellen der Nasenschleimhäute (Schnupfen) und Würgereiz (jedoch ohne Erbrechen). All diese Symptome gehören zum (durch) *Gui Zhi Tang*[452] (zu behandelnden) Syndrom.

Gui Zhi Tang

Gui Zhi, geschnitten	2 *liang*	scharf-warm
Shao Yao	2 *liang*	bitter-neutral
Shen Jiang	2 *liang*	scharf-warm
Gan Cao, geröstet	2 *liang*	süß-neutral
Da Zao, die Schale einschneiden	20 Stk.	süß-neutral

Die 5 Zutaten in 7 *sheng* kochendes Wasser geben und auf kleiner Flamme auf 3 *sheng* reduzieren lassen. Dann abseihen und 1 *sheng* warm verabreichen.

Kurze Zeit danach soll eine Schale (1 *Sheng*, 200 *ml*) heißer Reis- oder Haferbrei eingenommen werden, um die Wirkung des Dekokts zu unterstützen. Danach soll der Patient in eine Decke gewickelt werden, um die Schweißbildung zu fördern, wobei ein leichtes Schwitzen am vorteilhaftesten ist. Falls es nicht zur Schweißbildung kommt, soll zusätzlich 1 *sheng* des Dekokts verabreicht werden. Beginnt der Patient immer noch nicht zu schwitzen, kann innerhalb von 12 Stunden der Rest des Dekokts eingenommen werden.

452 Zimtbaumzweige Dekokt

Bei schweren Erkrankungen soll mit der Dekoktgabe auch nachts fortgefahren werden, wobei der Patient nach 24 Stunden untersucht werden soll, da es nach dieser Zeit zu einer deutlichen Besserung gekommen sein sollte.

Normalerweise sollte spätestens nach dreimaligem Einnehmen des Dekokts eine Schweißbildung und somit die Genesung beginnen, wobei das Dekokt nicht verbraucht werden muß, wenn nach der ersten oder zweiten Gabe bereits eine Besserung erkennbar ist.

Gui Zhi Tang ist eine diaphoretisch wirkende Rezeptur, jedoch darf sie nicht verabreicht werden, wenn der Patient einen oberflächlichen *(fu)* und gespannten *(jin)* Puls, sowie Hitzesymptome ohne Schweißbildung aufweist. Dies muß unbedingt beachtet werden, um eine Fehlbehandlung zu vermeiden.

Bei Alkoholabhängigen darf *Gui Zhi Tang* nicht verordnet werden. Der Patient würde die Arznei sofort erbrechen, da er den süßen Geschmack nicht verträgt.

Bei Asthmatikern soll die Rezeptur durch *Hou Po*[453] und *Xing Zi*[454] ergänzt werden.
(Es sollen 2 *liang Hou Po* und 50 Stück geschälte Aprikosenkerne hinzugefügt werden, wobei die Zubereitung ansonsten gleich bleibt.)
Falls sich der Patient nach der Einnahme von *Gui Zhi Tang* erbrechen muß, wird es wahrscheinlich auch zum Erbrechen von blutigem Schleim kommen.

Wenn die äußeren Symptome einer Taiyang-Erkrankung vorherrschen und der Puls oberflächlich *(fu)* und weich *(ruo)* ist, soll man den Patienten schwitzen lassen. In diesem Fall ist *Gui Zhi Tang* die richtige Therapie.

Wenn eine Taiyang-Erkrankung mit Hitze und Schweißbildung auftritt, das heißt, wenn das Innere *(ying)* geschwächt und das Äußere *(wei)* zu stark ist, soll man den Patienten schwitzen lassen. Es handelt sich um mit *Gui Zhi Tang* zu behandelnde Symptomatik, wobei eine Heilung des durch Wind verursachten Pathogens erfolgen soll.[455]

Oft beginnt der Patient von selbst zu schwitzen, was bedeutet, dass sich das ins Innere *(Ying)* vorgedrungene *Qi* bereits beruhigt hat. Wenn sich das innere *Qi* beruhigt hat, der Patient jedoch noch Hitzesymptome (Fieber) zeigt, bedeutet dies, dass das *Qi* im Äußeren *(wei)* noch nicht harmonisiert ist. Das innere *Qi* bewegt sich im Inneren der Leitbahnen, es ist dem *Yin* zugeordnet und verrichtet seine Arbeit im Inneren. Das äußere *Qi* bewegt sich außerhalb der Leitbahnen, ist dem *Yang* zugeordnet und verrichtet seine Arbeit im Äußeren. Wenn man den Patienten noch zusätzlich schwitzen lässt, wird sich das äußere Qi ebenfalls beruhigen und er wird genesen. Diese Symptome gehören zum (durch) *Gui Zhi Tang* (zu behandelnden) Syndrom.

Wenn der Patient keine inneren Beschwerden aufweist, es jedoch zu wiederholten Schweißattacken kommt, bedeutet dies, dass sich das äußere *Qi* noch in einem Zustand der Unruhe befindet. In dem Fall kommt es zur Genesung, wenn man zu einem Zeitpunkt, da der Patient

453 Cx. Magnolia, Magnolienrinde

454 Sm. Armenica, Aprikosenkerne

455 Das Wort »Heilung« (救 wörtl. »Rettung«) wird angezweifelt und soll wahrscheinlich »Bekämpfen« (攻)heißen. Andererseits ist das Wort 救 (Rettung) wahrscheinlich doch richtig, da es ursprünglich auch die Bedeutung »Stoppen« besaß

nicht von selbst schwitzt, diaphoretisch behandelt. Diese Symptome gehören zum (durch) *Gui Zhi Tang* (zu behandelnden) Syndrom.

Wenn der Patient bei einer Taiyang-Erkrankung Kopfschmerzen, Hitzesymptome, Schweißbildung und sowohl Wind- als auch Kälteempfindlichkeit zeigt, gehört dies zum (durch) *Gui Zhi Tang* (zu behandelnden) Syndrom.

Wenn der Patient bei einer Taiyang-Erkrankung einen oberflächlichen *(fu)* und beschleunigten *(shuo)* Puls aufweist, soll man diaphoretisch behandeln. Auch dies gehört zum (durch) *Gui Zhi Tang* (zu behandelnden) Syndrom, wobei andere der Meinung sind, dass dies durch *Ma Huang Tang*[456] zu behandeln sei.

Bei einem oberflächlichen Puls befindet sich das Pathogen an der Oberfläche und man kann diaphoretisch behandeln. Auch dies gehört zum (durch) *Gui Zhi Tang* (zu behandelnden) Syndrom, wobei nach anderer Lehrart *Ma Huang Tang* anzuwenden sei.

Wenn bei einer Yangming-Erkrankung der Puls verlangsamt *(chi)* ist, der Patient stark schwitzt und leichte Kälteabneigung zeigt, bedeutet dies, dass die Hitze aus dem Äußeren noch nicht vertrieben ist. Hier kann man diaphoretisch behandeln, daher gehört dies zum (durch) *Gui Zhi Tang* (zu behandelnden) Syndrom.

Wenn es bei einer Taiyin-Erkrankung zu Gliederschmerzen sowie Gereiztheit und Unmut kommt, wobei der Puls oberflächlich *(fu)* ist, kann man diaphoretisch behandeln. Auch dies gehört zum (durch) *Gui Zhi Tang* (zu behandelnden) Syndrom.

Wenn der Patient bei einer Jueyin-Erkrankung Durst verspürt, sollte er genesen, wenn man ihm (genügend) Wasser zu trinken gibt. Falls er jedoch kalte Hände und Füße aufweist und der Puls fein *(xi)* und kaum mehr fühlbar ist, soll man mit *Dang Gui Si Ni Tang*[457] behandeln. Falls der Patient Kältesymptome zeigt, soll *Dang Gui Si Ni Jia Wu Zhu Yu Sheng Jiang Tang*[458] verabreicht werden.

Dang Gui Si Ni Tang

Dang Gui	3 *liang*	süß-warm
Gui Xin	3 *liang*	scharf-warm
Da Zao, die Schale einschneiden	25 *Stück*	*süß-neutral*
Xi Xin	3 *liang*	scharf-warm
Shao Yao	3 *liang*	bitter-neutral
Gan Cao, geröstet	2 *liang*	süß-neutral
Tong Cao	2 *liang*	*scharf-neutral*

Die 7 Zutaten in 8 *sheng* kochendes Wasser geben und auf kleiner Flamme auf 3 *sheng* reduzieren lassen. Dann abseihen und dreimal am Tag 1 *sheng* warm verabreichen.

456 Ephedrakraut Dekokt, in der daoistischen Medizin, das »Kleine grüner Drachen Dekokt«, Xiao Qing Long Tang

457 Angelikawurzel-Dekokt für kalte Extremitäten

458 Angelikawurzel-Dekokt für kalte Extremitäten mit hinzugefügten Evodiafrüchten und frischem Ingwer

Dang Gui Si Ni Jia Wu Zhu Yu Sheng Jiang Tang

(zusätzlich zu den 7 Zutaten von *Dang Gui Si Ni Tang*)

Wu Zhu Yu, geschnitten	2 *liang*	scharf, heiß
Sheng Jiang, klein geschnitten	8 *liang*	scharf-warm

Die 9 Zutaten in 4 *sheng* Wasser und 4 *sheng* Reiswein geben, kochen und auf kleiner Flamme auf 3 *sheng* reduzieren lassen. Dann abseihen und viermal am Tag je ein Viertel der Menge warm verabreichen. Andere Quellen geben jeweils 6 *sheng* Wasser und Reiswein vor.

(Über Erkrankungen mit) Diaphoresebehandlung, Teil 2:

Eine Taiyang-Erkrankung mit den Symptomen Kopfschmerzen, Hitze, Muskel-, Kreuz- und Gelenkschmerzen, Windempfindlichkeit, Ausbleiben von Schweiß und Kurzatmigkeit gehört zum (durch) *Ma Huang Tang* (zu behandelnden) Syndrom.

Ma Huang Tang

Ma Huang, die Knoten von den Halmen entfernen	3 *liang*	bitter-warm
Gui Zhi	2 *liang*	scharf-warm
Gan Cao, geröstet	1 *liang*	süß-neutral
Xing Ren, schälen und in zwei Hälften spalten	70 *Kerne*	süß-warm

Von den 4 Zutaten zunächst Ma Huang in 9 sheng kochendes Wasser geben und auf kleiner Flamme auf 7 sheng reduzieren lassen. Dann den entstandenen Schaum abschöpfen, die restlichen Zutaten dazugeben und weiter auf 2 ½ sheng reduzieren. Abseihen und 8 ge warm verabreichen. Den Patienten anschließend in eine Decke wickeln, um ihn leicht schwitzen zu lassen. Abgesehen von dem zusätzlichen Verabreichen von Reisbrei ist die Behandlungsmethode ansonsten mit der von Gui Zhi Tang identisch.

(Aus Chokukan Kitamura »*Shang Han Lun Shu Yi*«[459], Zitat von Liu Chai-Ting: Laut *Jin Gui* stellt bei Patienten mit Ödemen die Zugabe von *Xing Ren* den wichtigsten Bestandteil der Rezeptur dar. Obwohl ursprünglich vorgesehen, soll beim Auftreten von starken Ödemschmerzen auf die Zugabe von *Ma Huang* verzichtet werden.

Der Grund liegt darin, dass sowohl *Xing Ren* als auch *Ma Huang* wasserausleitende Wirkung besitzen, jedoch die Wirkung unterschiedlich schnell einsetzt. *Ma Huang* ist zusätzlich ungeeignet zur Behandlung von Atembeschwerden. Die ausschließliche Verwendung von *Xing Ren* soll damit gezielt ein bestimmtes Symptom therapieren, daher sollen auch *Jiang* und *Zao* weggelassen werden. Wie eingangs erwähnt; wirkt *Ma Huang* diaphoretisch, während *Xing Ren* die Kurzatmigkeit lindert, was jedoch keineswegs als allgemein

459 Erläuterungen zum Shang Han Lun

anerkannt gilt. Die gezielte Bekämpfung des zentralen Symptoms ist hierbei vergleichbar mit der Eliminierung des feindlichen Generals, worauf sich das übrige gegnerische Heer [von selbst] zerstreuen wird.)

Bei oberflächlichem *(fu)* und gespanntem *(jin)* Puls wird der oberflächliche Puls durch (eingedrungenen) Wind und der gespannte Puls durch (eingedrungene) Kälte erzeugt. Durch den Wind wird das Äußere geschädigt und durch die Kälte das Innere. Wenn sowohl das Innere, als auch das Äußere geschädigt ist, führt dies zu Gelenkschmerzen und Gereiztheit. In diesem Fall kann man durch den Einsatz von *Ma Huang Tang* diaphoretisch behandeln.

Wenn bei einer Yangming-Erkrankung der Puls oberflächlich *(fu)* ist und kein Schweiß entsteht, wird es beim Patienten zu Kurzatmigkeit kommen. In diesem Fall wird der Patient durch eine diaphoretische Behandlung genesen. Diese Symptome gehören zum (durch) *Ma Huang Tang* (zu behandelnden) Syndrom.

Wenn bei einer Taiyang-Erkrankung Hitzesymptome und Kälteempfindlichkeit vorherrschen, wobei die Hitzesymptome gegenüber den Kältesymptomen überwiegen und der Puls verschwindend *(wei)* und weich *(ruo)* ist, bedeutet dies extreme Yang-Leere. In diesem Fall darf man nicht länger andauernd schwitzen lassen und soll mit *Gui Zhi Er Ma Huang Yi Tang*[460] behandeln.

(Laut »*Shang Han*« und »*Qian Jin*« soll in diesem Fall *Gui Zhi Er Yue Bi Yi Tang* eingesetzt werden, wobei es hier zu einer Vertauschung mit der *Gui Zhi Tang* Rezeptur zur Behandlung von Patienten mit starker Schweißentwicklung, überflutendem *(hong)* und großem *(da)* Puls sowie malariaähnlichen Symptomen gekommen ist.

Als Nachweis dieser fehlerhaften Vertauschung gilt die Tatsache, dass in der *Yue Bi Tang* Rezeptur *Shi Gao*[461] enthalten ist. Von dieser Rezeptur wird explizit bei Symptomen mit verschwindendem und weichem Puls, Schweißausbrüchen und Windempfindlichkeit abgeraten,[462] da es sonst zum Auftreten von Bewusstlosigkeit und Muskelzittern und somit zu einer Verschlimmerung der Symptomatik kommen würde. Diese Symptome entsprechen jedoch genau denen der oben beschriebenen Taiyang-Erkrankung, daher kann eine Behandlung mit *Shi Gao* nicht korrekt sein. Des Weiteren sind die Symptome starke Schweißentwicklung, Gereiztheit und Durst, sowie überflutender und großer Puls dem durch *Bai Hu Tang*[463] zu behandelndem Syndrom zugehörig. Diese Entsprechungen, vor allem der Pulse, lassen daher eindeutig auf eine Vertauschung der Rezepturen schließen.)

460 Dekokt aus zwei Teilen Gui Zhi und einem Teil Ma Huang

461 Gypsum fibrosum, mineralischer Gips

462 Und zwar im Zusammenhang mit der Da Qing Long Tang Rezeptur

463 Dekokt des Weißen Tigers,(in dem Shi Gao enthalten ist)

Gui Zhi Er Ma Huang Yi Tang

Gui Zhi	*2 liang + 17 zhu*	scharf-warm
Ma Huang, ohne Knoten in den Ästchen	16 *zhu*	bitter-warm
Sheng Jiang	1 *liang* + 6 *zhu*	scharf-warm
Shao Yao	1 *liang* + 6 *zhu*	bitter-neutral
Gan Cao, geröstet	1 *liang* + 2 *zhu*	süß-neutral
Da Zao, die Schale einschneiden	5 Stück	süß-neutral
Xing Ren, schälen und in zwei Hälften spalten	16 Kerne	süß-warm

Von den 7 Zutaten zunächst *Ma Huang* in 7 *sheng* Wasser geben und auf kleiner Flamme eine Weile köcheln lassen. Dann den entstandenen Schaum abschöpfen, die restlichen Zutaten dazugeben und auf 2 *sheng* reduzieren lassen. Abseihen und 1 *sheng* warm trinken. Pro Tag können zwei Portionen verabreicht werden. Ursprünglich bestand die Rezeptur aus zwei Anteilen *Gui Zhi Tang* und einem Teil *Ma Huang Tang,* was ebenfalls eine Menge von 2 *sheng* ergab. Heute kann das Dekokt direkt aus einer Rezeptur hergestellt werden.

Eine durch Windschlag *(zhong feng)* verursachte Taiyang-Erkrankung mit oberflächlichem *(fu)* und gespanntem *(jin)* Puls, Hitzesymptomen und Kälteempfindlichkeit, allgemeinen Körperschmerzen, ausbleibender Schweißentwicklung, Gereiztheit, Unruhe und Kopfschmerzen gehört zum (durch) *Da Qing Long Tang*[464] (zu behandelnden) Syndrom. Falls der Patient einen verschwindenden (wei) und weichen (ruo) Puls, Schweißausbrüche und Windempfindlichkeit aufweist, darf diese Rezeptur nicht angewandt werden, da es sonst zu Bewusstlosigkeit und Muskelzittern und somit zu einer Verschlimmerung des Zustands kommen würde.

Da Qing Long Tang

Gui Zhi	2 *liang*	scharf-warm
Ma Huang, ohne Knoten in den Ästchen	6 *liang*	bitter-warm
Sheng Jiang	3 *liang*	scharf-warm
Shi Gao, zerbröckeln und in Stoff einwickeln	1 Stk. hühnereigroß	scharf-kühl
Gan Cao, geröstet	2 *liang*	süß-neutral
Da Zao, die Schale einschneiden	10 Stück	süß-neutral
Xing Ren, schälen und in zwei Hälften spalten	40 Kerne	süß-warm

464 Großes Dekokt des Grünen Drachens »Da Qing Long Tang«

Von den 4 Zutaten zunächst *Ma Huang* in 9 *sheng* kochendes Wasser geben und auf kleiner Flamme auf 7 *sheng* reduzieren lassen. Dann den entstandenen Schaum abschöpfen, die restlichen Zutaten dazugeben und weiter auf 3 *sheng* reduzieren. Abseihen und 1 *sheng* warm verabreichen. Den Patienten anschließend leicht schwitzen lassen. Falls der Patient zu stark zu schwitzen beginnt, soll die Schweißbildung mittels Puder[465] gestoppt werden. Falls es nach der ersten Einnahme des Dekokts bereits zur Schweißbildung kommt, soll auf eine weitere Verabreichung verzichtet werden, da es bei zu starkem Schwitzen zu einer *Yang-Qi*-Leere kommt. Der Patient wird dann stark geschwächt, windempfindlich und findet aufgrund innerer Unruhe keinen Schlaf.

Bei einer durch Kälte verursachte Erkrankung mit oberflächlichem *(fu)* und behäbigem *(huan)* Puls, ohne Schmerzen, jedoch mit Gliederschwere, eher leichten Beschwerden und noch keinen dem Shaoyin zuzuordnenden Symptomen soll *Da Qing Long Tang* angewandt werden.

(Yang: Während die Rezeptur *Ma Huang Tang* bei den durch Windschlag verursachten, die Oberfläche betreffenden Erkrankungen der beiden Leitbahnen Taiyang und Yangming zur Anwendung kommt, wird *Da Qing Long Tang* bei den die beiden Leitbahnen Taiyang und Shaoyang betreffenden, (ebenfalls) durch Windschlag verursachten, an der Oberfläche befindlichen Erkrankungen eingesetzt, wobei der Patient sowohl Kälte- als auch Hitzesymptome aufweist.

Xiao Qing Long Tang[466] behandelt durch eingedrungene Kälte und Windschlag verursachte Symptome der Leitbahnen Taiyang und Shaoyin, wobei das Pathogen sowohl im Äußeren als auch im Inneren sitzt. *Chai Hu Tang*[467] wird bei die Leitbahnen Taiyang und Shaoyang betreffenden, durch eingedrungene Kälte und Windschlag verursachten Erkrankungen eingesetzt, wobei sich das Pathogen (ebenfalls) gleichzeitig im Äußeren und im Inneren befindet. *Gui Zhi Tang* schließlich behandelt ausschließlich das Taiyang betreffende, durch Windschlag verursachte und an der Oberfläche auftretende Erkrankungen mittels seiner diaphoretischen Wirkung.)

Eine Taiyang-Erkrankung, bei der die (pathogene) Hitze noch in der Oberfläche steckt, mit Wasseransammlung im Brustraum, Übelkeit, Fieber und Husten, manchmal mit Durst oder Durchfall, manchmal mit zugeschwollenem Hals, der das Schlucken erschwert, eventuell ausbleibendem Harnfluss, angeschwollenem Unterleib und leichter Kurzatmigkeit gehört zum (durch) *Xiao Qing Long Tang* (zu behandelnden) Syndrom.

(In diesem Abschnitt wurde das Wort »Kälteübel« durch »Taiyang-Erkrankung« ersetzt, da die Rezeptur *Da Qing Long Tang* (bekanntermaßen) aus dem »*Tang Ye Jing*« stammt. Es kann jedoch nur ein »großes« Dekokt geben, wenn auch gleichzeitig als Gegenstück ein »kleines« Dekokt existiert. Somit muß auch die *Xiao Qing Long Tang* Rezeptur ihren Ursprung im »*Tang Ye Jing*« haben. Die gleiche Logik lässt sich auch auf *Da* und *Xiao Chai Hu Tang* beziehungsweise *Da* und *Xiao Cheng Qi Tang* anwenden.

465 Wen Fen: Pulver, das sich aus verschiedenen Zutaten herstellen lässt

466 Kleines Dekokt des Grünen Drachens

467 Chin. Hasenohrwurzel Dekokt

Im gesamten vorliegenden Werk wird *Xiao Qing Long Tang* zweimal erwähnt und zwar in diesem Abschnitt. Davon stammt mit Sicherheit die eine Abhandlung aus dem »*Tang Ye Jing*«, während die andere aus dem »*Guang Lun*« stammt. Anhand der Art und Weise der Symptombeschreibung sowie der Wortwahl lässt sich eindeutig ableiten, dass die obige zum »*Tang Ye Jing*« und die nachfolgende zum »*Guang Lun*« gehört.)[468]

Xiao Qing Long Tang

Gui Zhi	3 *liang*	scharf-warm
Ma Huang, ohne Knoten in den Ästchen	3 *liang*	bitter-warm
Gan Jiang	3 *liang*	scharf-warm
Shao Yao	1 *Stk.* hühnereigroß	bitter-neutral (?)
Gan Cao, geröstet	3 *liang*	süß-neutral
Xi Xin	3 *liang*	scharf-warm
Wu Wei Zi, gewaschen	½ *Sheng*	sauer-warm
Ban Xia, mehrfach gewaschen	½ *Sheng*	scharf-neutral

Von den 8 Zutaten zunächst *Ma Huang* in 1 *dou* kochendes Wasser geben und auf kleiner Flamme auf 8 *sheng* reduzieren lassen. Dann den entstandenen Schaum abschöpfen, die restlichen Zutaten dazugeben und weiter auf 3 *sheng* reduzieren. Abseihen und 1 *sheng* warm verabreichen. Falls der Patient Durst verspürt, soll *Ban Xia* durch 3 *liang Gua Lou Gen*[469] ersetzt werden. Hat der Patient leichten Durchfall, wird *Ma Huang* weggelassen und eine hühnereigroße Menge *Rao Hua*[470] hinzugefügt, was dem Dekokt eine rötliche Farbe verleiht. Bei Patienten mit zugeschwollenem Hals soll (ebenfalls) *Ma Huang* entfernt und stattdessen ein Stück vorbehandelte *Fu Zi*[471] hinzugefügt werden. Hat der Patient nur spärlichen Harnfluss und einen angeschwollenen Unterleib, wird *Ma Huang* durch 4 *liang Fu Ling*[472] ersetzt. Bei Atembeschwerden soll statt *Ma Huang* ½ *sheng* geschälte *Xing Ren* verwendet werden.

Wenn der Patient bei einer durch Kälte verursachten Erkrankung mit Wasseransammlung im Brustraum, Husten und leichten Atembeschwerden, mit Hitzesymptomen, jedoch ohne Durst nach der Behandlung Durst verspürt, bedeutet dies, dass die Kälte bereits ausgetrieben ist und der Patient gesundet. Diese Symptome gehören zum (durch) *Xiao Qing Long Tang* (zu behandelnden) Syndrom.

468 Als Yang Shao-Yi dies schrieb, hatte zur gleichen Zeit Zhang Da-Chang schon die Dun Huang Ausgrabung des »Tang Ye Jing Fa Tu Fu Xing Jue« zur Hand, die ebendiese Vermutung bestätigte

469 Schlangenkürbiswurzel

470 Blüten der Wikstroemia (Diplomorpha canescens)

471 Eisenhutseitenwurzel (Aconitum lateralis)

472 Kiefernschwamm

Wenn der Patient bei Beginn einer Shaoyin-Erkrankung Hitzesymptome und einen tiefen *(chen)* Puls aufweist[473], kann dies mit Ma Huang Xi Xin Fu Zi Tang behandelt werden.

Ma Huang Xi Xin Fu Zi Tang

Ma Huang, die Knoten von den Halmen entfernen	2 *liang*	bitter-warm
Xi Xin, Wurzel	2 *liang*	scharf-warm
Fu Zi, präpariert	1 Knolle, in 8 Scheiben geschnitten	scharf-warm

Von den 3 Zutaten zunächst *Ma Huang* in 2 *dou* kochendes Wasser geben und auf kleiner Flamme auf 19 *sheng* reduzieren lassen. Dann den entstandenen Schaum abschöpfen, die restlichen Zutaten dazugeben und weiter auf 3 *sheng* reduzieren. Abseihen und 1 *sheng* warm verabreichen.

Zwei bis drei Tage nach Ausbruch einer Shaoyin-Erkrankung soll der Patient mit *Ma Huang Fu Zi Gan Cao Tang* diaphoretisch behandelt werden. Wenn er nach zwei bis drei Tagen keine (dem Inneren zugeordneten) Symptome aufweist, kann man leichtes Schwitzen hervorrufen.

Ma Huang Fu Zi Gan Cao Tang

Ma Huang, die Knoten von den Halmen entfernen	2 *liang*	bitter-warm
Fu Zi, präpariert	1 Knolle, in 8 Scheiben geschnitten	scharf-warm
Gan Cao, geröstet	2 *liang*	süß-neutral

Von den 3 Zutaten zunächst *Ma Huang* in 7 *sheng* kochendes Wasser geben und auf kleiner Flamme köcheln lassen. Wenn Schaum entsteht, diesen abschöpfen, die restlichen Zutaten dazugeben und weiter auf 2 ½ *sheng* reduzieren. Abseihen und 8 *ge* warm verabreichen.

Über (Erkrankungen mit) Diaphoresebehandlung, Teil 3:

Eine durch Windschlag *(zhong feng)* hervorgerufene Taiyang-Erkrankung läuft im Äußeren ab. Der ständige Wechsel von Kälte- und Hitzesymptomen sind oberflächliche Symptome. Eine durch Kälte verursachte Erkrankung läuft (dagegen) im Inneren ab. Nach fünf bis sechs Tagen entsteht im Brustraum ein Gefühl von Enge und Anspannung, (manchmal auch) ein Stechen, Antriebs- und Appetitlosigkeit, Gereiztheit und Übelkeit, welches innere Symptome sind.

Manchmal herrschen auch Unruhe und Gereiztheit, jedoch keine Übelkeit vor. Manchmal verspürt der Patient Durst oder hat Bauchschmerzen.

473 Die Shaoyin-Erkrankung sollte eigentlich ohne Hitze und mit verschwindendem *(wei)* und feinem *(xi)* Puls beginnen

Manchmal entstehen druckempfindliche Schwellungen in den Rippenbögen oder Angstgefühle mit Herzrasen und Schwierigkeiten beim Wasserlassen.
Manchmal hat der Patient keinen Durst und leicht erhöhte Körpertemperatur oder es entsteht Hustenreiz. Diese Symptome gehören zum (durch) Xiao Chai Hu Tang (zu behandelnden) Syndrom.

Mit dieser Rezeptur lassen sich demnach sowohl durch Kälte als auch durch Wind verursachte Erkrankungen behandeln, wobei eines der genannten Symptome (zur Diagnose) genügt und nicht alle gemeinsam auftreten müssen.

(Der Ausdruck »Taiyang-Erkrankung« war ursprünglich im Text nicht vorhanden und wurde am Beginn des Abschnitts zum Wort »Windschlag« hinzugefügt. Dies geschah mit der Gewissheit, dass dieser Abschnitt aus dem »*Tang Ye Jing*« stammt, was aus der gewählten Wortwahl, sowie aus der Beschreibung der sieben Symptome hervorgeht.

Ergänzung: Diese Art der Darstellung wird **Chuang Fa Tong Lun** genannt, im Unterschied zu **Guang Fa Bu Yi.** Im Text werden an insgesamt fünf Stellen ähnliche Symptombeschreibungen angewandt. Neben dem hier behandelten Syndrom heißt es im *Zhen Wu Tang* Abschnitt:

»Manchmal tritt Husten auf, manchmal übermäßiger Harndrang. Im Abschnitt zum Si Ni San heißt es: Manchmal tritt Husten auf, manchmal Herzrasen oder Schwierigkeiten beim Wasserlassen.«

Im Abschnitt *Tong Mai Si Ni Tang* steht: Manchmal Bauchschmerzen, manchmal Übelkeit ohne Erbrechen, manchmal Halsschmerzen. Beim *Xiao Qing Long Tang* Syndrom heißt es: Manchmal mit Durst oder Durchfall, manchmal mit zugeschwollenem Hals, der das Schlucken erschwert. Aufgrund der Ähnlichkeiten in der Darstellung dieser vier aus dem »*Tang Ye Jing*« stammenden Syndrome mit dem hier behandelten Abschnitt, kann auch dieser eindeutig diesem Werk zugeordnet werden.)

Xiao Chai Hu Tang

Chai Hu[474]	8 *liang*	bitter-neutral
Huang Qin[475]	3 *liang*	bitter-neutral
Ren Shen	3 *liang*	süß-kühl
Gan Cao, geröstet	3 *liang*	süß-neutral
Sheng Jiang, klein geschnitten	3 *liang*	scharf-warm
Ban Xia, gewaschen	½ *shen*	scharf-neutral
Da Zao, die Schale einschneiden	12 Stück	süß-neutral

Die 7 Zutaten in 1 *dou* 2 *sheng* kochendes Wasser geben und auf 6 *sheng* reduzieren lassen. Dann abseihen und auf kleiner Flamme weiter köcheln, bis 3 *sheng* übrig bleiben.

474 Chin. Hasenohrwurzel

475 Baikal-Helmkrautwurzel

Dreimal am Tag 1 *sheng* warm verabreichen. Falls der Patient über Enge im Brustraum und Unruhe klagt, ohne dass Übelkeit auftritt, sollen *Ban Xia* und *Ren Shen* weggelassen und durch ein Stück *Gua Lou Shi*[476] ersetzt werden.
Falls der Patient Durst verspürt, soll ebenfalls *Ban Xia* weggelassen und der Anteil von *Ren Shen* auf 4 ½ *liang* erhöht werden.
Bei Patienten mit Bauchschmerzen wird *Huang Qin* weggelassen und stattdessen 3 *liang Shao Yao* hinzugefügt.
Wenn der Patient in den Rippenbögen druckempfindliche, schmerzhafte Schwellungen aufweist, wird *Da Zao* durch 6 *liang Mu Li* ersetzt.
Bei Patienten mit Herzrasen und Harnflussstörungen soll *Huang Qin* durch 4 *liang Fu Ling* ersetzt werden.
Verspürt der Patient keinen Durst, zeigt jedoch leichte Hitzesymptome, soll *Ren Shen* weggelassen und stattdessen 3 *liang Gui (Zhi)* hinzugefügt werden. In diesem Fall soll der Patient nach der Einnahme der Arznei langsam zum Schwitzen gebracht werden, indem er in eine Decke gewickelt wird.
Wenn der Patient hustet, lässt man *Ren Shen, Da Zao* und *Sheng Jiang* weg und nimmt stattdessen ½ *sheng Wu Wei Zi* (31 g) und *2 liang Gan Jiang* hinzu.

Wenn eine Taiyang-Erkrankung bereits 10 Tage andauert, der Puls oberflächlich *(fu)* und fein *(xi)* ist und der Patient eine erhöhtes Ruhebedürfnis hat, bedeutet dies, dass die oberflächliche Hitze bereits aus dem Körper ausgetrieben wurde.
Verspürt der Patient ein drückendes Gefühl im Brustraum und weist Brustenge mit schmerzhaften Rippenbögen auf, soll *Xiao Chai Hu Tang* verabreicht werden. Falls der Puls (nur) oberflächlich ist, handelt es sich um ein durch *Ma Huang Tang* zu behandelndes Syndrom.

Aus folgenden Gründen kommt es zu einer Schwächung des *Qi*-Blutes.
(Der Schweiß korrespondiert mit dem *Qi*-Blut, das heißt je mehr Schweiß austritt, desto stärker wird das *Qi*-Blut geschwächt, oder anders gesagt, das körpereigene *Yin-Qi* »verdampft« zusammen mit dem austretenden Schweiß.
Durch das Schwitzen verringert sich das *Qi* nach und nach, was schließlich zu einer *Qi*-Leere führt.)
Durch die geöffneten Hautporen gelangt das pathogene *Qi* in den Körper und wird im Bereich der Rippenbögen vom körpereigenen *Zheng-Qi* bekämpft, was dazu führt, dass der Patient abwechselnd Hitze- und Kältesymptome zeigt.
Während dieser Zeit hat der Patient ein erhöhtes Ruhebedürfnis und verweigert die Nahrungsaufnahme. Da die Zang- und Fu-Organe miteinander verbunden sind, werden die Symptome von den Zang-Organen abwärts in die Fu-Organe wandern. Wenn das eingedrungene Pathogen die Oberhand gewinnt, kommt es zu den (beschriebenen) Druckgefühlen in der Brust und den Schmerzen in den Rippenbögen.
Ferner kommt es zu Übelkeit und Erbrechen. In diesem Fall soll mit *Xiao Chai Hu Tang* behandelt werden. Falls der Patient nach der Einnahme Durst verspürt, handelt es sich

476 Schlangenkürbisfrucht

um eine Yangming-Erkrankung und muß mit den entsprechenden Methoden behandelt werden.

Wenn bei einer Yangming-Erkrankung unter den Rippenbögen schmerzhafte Schwellungen auftreten, der Stuhl ausbleibt, es zu Übelkeit und Erbrechen kommt und die Zunge einen Belag[477] aufweist, kann dies durch *Xiao Chai Hu Tang* behandelt werden. Durch das Öffnen des Oberen Erwärmers können die Körperflüssigkeiten nach unten ausgeleitet werden. Dadurch wird das Magen-Qi harmonisiert und der Patient beginnt leicht zu schwitzen, was schließlich zur Genesung führt.

Wenn eine durch Kälte verursachte Erkrankung bereits fünf bis sechs Tage andauert und auf der Stirn des Patienten Schweiß austritt, leichte Kälteempfindlichkeit vorherrscht, die Hände und Füße kalt sind, Völlegefühl im Magen besteht, wodurch der Patient unfähig ist, Nahrung aufzunehmen, der Stuhl sehr fest und der Puls fein *(xi)* ist, bedeutet dies eine »leichte Einschnürung des Yang[478]«.

Dabei treten in jedem Fall äußere, jedoch auch innere Symptome auf. Eine innere Erkrankung bedeutet, dass der Puls auch tief *(chen)* ist. Das Austreten von Schweiß zeigt eine leichte Einschnürung des Yang an. Wenn es sich um eine »Einschnürung des Yin[479]« handeln würde, würde der Patient keinerlei äußere, sondern ausschließlich innere Symptome zeigen. Da sowohl äußere, als auch innere Symptome bestehen und trotz tiefem *(chen)* und gespanntem *(jin)* Puls, handelt es sich hierbei nicht um eine Shaoyin-Erkrankung. Bei dieser würde es auch nicht, wie oben beschrieben, zu einer Schweißentwicklung kommen. In diesem Fall soll mit *Xiao Chai Hu Tang* behandelt werden. Falls die Symptome nicht sehr deutlich in Erscheinung treten, genügt es, purgativ zu behandeln und der Patient wird gesunden.

Wenn es bei einer Yangming-Erkrankung immer zu einer bestimmten Tageszeit zu Hitzesymptomen kommt, der Stuhl flüssig und der Harnfluss normal ist und der Patient ein drückendes Gefühl im Brustbereich verspürt, gehört dies zum (durch) *Xiao Chai Hu Tang* (zu behandelnden) Syndrom.

Wenn eine durch Kälte verursachte Erkrankung bereits sechs bis sieben Tage andauert und der Patient Hitzesymptome und leichte Kälteempfindlichkeit aufweist und die Gelenke aller vier Gliedmaßen stark schmerzen, ist die Taiyin-Leitbahn betroffen, welches zu den äußeren Symptomen gehört.[480] Der Patient empfindet leichte Übelkeit und muß sich (gelegentlich) erbrechen, es entsteht ein Völlegefühl im Magen und die im Äußeren vorherrschenden Symptome sind noch nicht abgeklungen. In diesem Fall soll mit *Chai Hu Gui Zhi Tang* behandelt werden.

477 Einige Textvarianten sprechen von einem »weißen Zungenbelag«

478 Yang Jie: Pathogene Hitze ist in den Magen eingedrungen, was den Stuhl austrocknen lässt und zu Verstopfung führt

479 Yin Jie: Bedeutet Milz- und Nieren-Leere, was ebenfalls zu Konstipation führt

480 Diese Aussage wird angezweifelt, da das Taiyin eigentlich zu den inneren Leitbahnschichten zu zählen ist

Chai Hu Gui Zhi Tang

Chai Hu	4 *liang*	bitter-neutral
Huang Qin	1½ *liang*	bitter-neutral
Ren Shen	1½ *liang*	süß-kühl
Sheng Jiang	1½ *liang*	scharf-warm
Gui Zhi	1½ *liang*	scharf-warm
Shao Yao	1½ *liang*	bitter-neutral
Ban Xia, gewaschen	2½ *ge*	scharf-neutral
Gan Cao, geröstet	1 *liang*	süß-neutral
Da Zao, die Schale einschneiden	6 Stk.	süß-neutral

Die 9 Zutaten in 6 *sheng* kochendes Wasser geben und auf 2 *sheng* reduzieren lassen. Dann abseihen und 1 *sheng* warm verabreichen. Ursprünglich wurde folgendermaßen vorgegangen: es wurde zunächst *Ren Shen Tang* verabreicht, welche aus *Gui Zhi Tang* mit hinzugefügtem *Chai Hu* und *Huang Qin* bestand und anschließend (noch einmal separat) mit *Chai Hu Tang* behandelt. Heutzutage wird *Ren sheng Tang* mit halbierten Dosierungen der Zutaten verwendet.

9. Über Krankheitssymptome, die nach der Diaphorese vorherrschen

Über (Symptome) nach erfolgter Diaphoresebehandlung, Teil 1:

Wenn bei einer Taiyang-Erkrankung der Patient nach der gerade begonnenen Diaphoresebehandlung durch *Gui Zhi Tang* mit starker Gereiztheit reagiert, soll man die Akupunkturpunkte *Feng Chi*[481] und *Feng Fu*[482] nadeln. Anschließend soll mit der Gabe von Gui Zhi Tang fortgefahren werden und der Patient wird gesunden.

War der Patient nach der Diaphoresebehandlung einer durch Kälte induzierten Erkrankung bereits beschwerdefrei, zeigt nach Ablauf eines halben Tages jedoch erneut Unruhe und Gereiztheit bei oberflächlichem *(fu)* und beschleunigtem *(shuo)* Puls, so soll er erneut durch Gabe von Gui Zhi Tang diaphoretisch behandelt werden.

Eine Erkrankung kann zwei Yang-Leitbahnschichten zugleich betreffen.
Dies bedeutet, dass die Diaphoresebehandlung eines Taiyang-Syndroms nicht zum vollständigen Abklingen der Symptome geführt hat, sondern das Pathogen in die Yangming-Leitbahn weitergewandert ist, wodurch der Patient von selbst leicht zu schwitzen beginnt, jedoch keine Kälteempfindlichkeit (mehr) zeigt.

481 Gb-20

482 Du Mai 16

Solange die Taiyang-Symptomatik noch vorherrscht, darf kein Purgativum verabreicht werden, da dies zu einer Verschlimmerung der Symptome führen würde. Stattdessen soll man den Patienten weiterhin leicht schwitzen lassen.
Falls der Patient eine rötliche Gesichtsfarbe aufweist, bedeutet dies eine Stauung des *Yang-Qi* unter der (Körper-)Oberfläche. In diesem Fall muß die Hitze durch eine diaphoretische Behandlung ausgeleitet werden. Falls die Schweißbildung nur unzureichend stattfindet, staut sich das *Yang-Qi* weiterhin unter der Oberfläche, was beim Patienten zu Unruhe und Gereiztheit führt.
Es treten ebenfalls Schmerzen auf, die sich nicht genau lokalisieren lassen. Tastet man den Körper ab, schmerzen manchmal der Unterleib und manchmal die Extremitäten.
Der Patient muß sich setzen und der Atem beschleunigt sich. Dies sind die Folgen unzureichenden Schwitzens, daher wird der Patient gesunden, wenn man erneut diaphoretisch behandelt.
Woran kann man nun erkennen, dass die Schweißbildung unzureichend war? Am beschleunigten *(shuo)*[483] Puls.

Wenn nach einer Diaphoresebehandlung der Puls oberflächlich *(fu)* und beschleunigt *(shuo)* ist und der Patient gereizt sowie durstig ist, handelt es sich um ein (mit) *Wu Ling San*[484] (zu behandelndes) Syndrom.
(Zur *Wu Ling San* Rezeptur siehe nachfolgenden Abschnitt 4 über das Löschen von Durst.)
Wenn es nach einer Diaphoresebehandlung zu Schmerzen kommt und der Puls tief *(chen)* und verlangsamt *(chi)* ist, handelt es sich um ein (mit) *Gui Zhi Jia Shao Yao Sheng Jiang Ren Shen Tang*[485] (zu behandelndes) Syndrom.

Gui Zhi Jia Shao Yao Sheng Jiang Ren Shen Tang

Gui Zhi	3 *liang*	scharf-warm
Shao Yao	4 *liang*	bitter-neutral
Shen Jiang, klein geschnitten	4 *liang*	scharf-warm
Gan Cao, geröstet	2 *liang*	süß-neutral
Da Zao, die Schale einschneiden	12 *Stück*	süß-neutral
Ren Shen	3 *liang*	süß-kühl

Die 6 Zutaten in 1 *dou* und 2 *sheng* (ca. 2,4 l) kochendes Wasser geben und auf kleiner Flamme auf 3 *sheng* (0,6 l) reduzieren lassen. Dann abseihen und 1 *sheng* (200 ml) warm verabreichen. Als Grundlage dient die *Gui Zhi Tang* Rezeptur, wobei zusätzlich *Shao Yao, Shen Jiang* und *Ren Shen* hinzugegeben werden.

483 Das im Text verwendete Schriftzeichen 濇 (se) ist höchstwahrscheinlich falsch und muß 數 (shuo) heißen

484 »Fünf Ling«-Pulver

485 Gui Zhi Tang mit hinzugefügten Shao Yao, Sheng Jiang und Ren Shen

Wenn der Puls des Patienten oberflächlich *(fu)* und gespannt *(jin)* ist, werden auch Körperschmerzen auftreten und man sollte diaphoretisch behandeln. Falls jedoch der *Chi*-Puls verlangsamt *(chi)* ist, darf man den Patienten nicht schwitzen lassen. Warum ist das so? Weil in diesem Fall *Ying-Qi* in ungenügendem Maße vorhanden ist und somit eine leichte Blut-Leere vorherrscht.
Nachdem der Patient geschwitzt hat, soll man die Behandlung mit *Gui Zhi Tang* absetzen. Wenn der Patient nach dem Schwitzen kurzatmig wird und keine größeren Hitzesymptome mehr zeigt, kann *Ma Huang Xing Zi Gan Cao Shi Gao Tang* verabreicht werden.

Ma Huang Xing Zi Gan Cao Shi Gao Tang

Ma Huang, die Knoten von den Stängeln entfernen	4 *liang*	bitter-warm
Xing Ren, geschält	50 Kerne	süß-warm
Shi Gao, fein zerreiben	½ *jin*	scharf-kühl
Gan Cao, geröstet	2 *liang*	süß-neutral

Von den 4 Zutaten zunächst *Ma Huang* in 7 *sheng* Wasser geben und langsam erhitzen. Dann den entstandenen Schaum abschöpfen, die restlichen Zutaten dazugeben und auf 3 *sheng* reduzieren. Abseihen und 1 *sheng* warm verabreichen. Diese Rezeptur wurde ursprünglich *Huang Er Bei*[486] genannt.

Wenn der Patient nach dem Schwitzen viel Flüssigkeit zu sich nimmt, wird es zu Atemnot beziehungsweise Kurzatmigkeit kommen. Dies ist ebenfalls der Fall, wenn man den Patienten mit Wasser übergießt.

Wenn man, obwohl der Patient bereits stark geschwitzt hat, weiterhin Diaphorese betreibt, kommt es zu einer Erschöpfung des Yang *(Wang Yang)*. Falls der Patient (in so einem Fall) Symptome von Verwirrung zeigt und ein kurzer *(duan)* Puls gemessen wird, wird er sterben. Falls sich der Puls wieder normalisiert, wird er überleben.

Falls es nach starkem Schwitzen zu einer Erschöpfung des Yang mit Verwirrtheit des Patienten (Delirium) kommt, darf man nicht purgativ behandeln. In diesem Fall kann man *Chai Hu Gui Zhi Tang* verabreichen, um *Wei* und *Ying* zu harmonisieren und den Flüssigkeitshaushalt zu normalisieren. Der Patient wird dann gesunden.

Falls ein Patient, bei dem noch kein Puls genommen wurde, mit einer Hand auf der Brust liegend erscheint und nicht in der Lage ist, nach Aufforderung sofort zu husten, ist auch das Hörvermögen beeinträchtigt. Der Grund liegt darin, dass zu häufig Diaphorese betrieben wurde und sich somit das Yang-Qi des Herzens erschöpft hat.

486 Wörtllich »Gelbe Ohren Tasse«, eine Tasse mit Zwei Henkeln (»Ohren«), die bei Wohlhabenden vergoldet (»gelb«) war. Ca. 200 ml Fassungsvermögen, also etwa 1 *Sheng*

Über (Symptome) nach erfolgter Diaphoresebehandlung, Teil 2:

Wenn der Patient bei einer Taiyang-Erkrankung nach erfolgter Diaphoresebehandlung nicht zu schwitzen aufhört, Windempfindlichkeit zeigt und Probleme beim Wasserlassen hat sowie das Bewegen der Arme und Beine Schwierigkeiten bereitet, handelt es sich um ein (mit) *Gui Zhi Jia Fu Zi Tang* (zu behandelndes) Syndrom.

Bei diesem Dekokt wird zu Gui Zhi Tang ein Stück vorbehandelte[487] *Fu Zi* hinzugefügt.

Wenn bei einer durch Kälte induzierten Erkrankung der Puls oberflächlich *(fu)* ist, der Patient von selbst zu schwitzen beginnt und starken Harnfluss aufweist, unruhig und gereizt sowie leicht kälteempfindlich ist und die Beinmuskulatur verkrampft, kommt es vor, dass diese oberflächlichen Symptome (fälschlicherweise) mit *Gui Zhi Tang* therapiert werden.
In diesem Fall wird es beim Patienten zu kalten Händen und Füßen sowie einer trockenen Kehle kommen, die Unruhe und Gereiztheit wird sich verstärken und der Patient wird sich erbrechen. In diesem Fall soll mit *Gan Cao Gan Jiang Tang* therapiert werden, um das (fehlende) Yang zu tonisieren.
Wenn die Gliedmaßen sich langsam zu erwärmen beginnen, soll *Shao Yao Gan Cao Tang* verabreicht werden, um die Beweglichkeit der Beine wieder herzustellen.

Falls das Magen-Qi nicht harmonisiert ist und der Patient ins Delirium fällt, soll *Tiao Wei Cheng Qi*[488] *Tang* in geringer Dosierung verabreicht werden. Wenn mit der Diaphoresebehandlung fortgefahren und zusätzlich mit heißen Nadeln (Moxibustion) behandelt wird, und dadurch der Körper des Patienten noch weiter auskühlt, soll mit *Si Ni Tang*[489] therapiert werden.

Gan Cao Gan Jiang Tang

Gan Cao, geröstet	4 *liang*	süß-neutral
Gan Jiang	2 *liang*	scharf-warm

Die 2 Zutaten in 3 *sheng* kochendes Wasser geben und auf 1 *sheng* reduzieren lassen. Dann abseihen und warm verabreichen.

Shao Yao Gan Cao Tang

Shao Yao	4 *liang*	bitter-neutral
Gan Cao, geröstet	4 *liang*	süß-neutral

Die 2 Zutaten in 3 *sheng* kochendes Wasser geben und auf 1 *sheng* reduzieren lassen. Dann abseihen und warm verabreichen.

(Zur *Tiao Wei Cheng Qi Tang* Rezeptur siehe nachfolgenden Teil 3. Zur *Si Ni Tang* Rezeptur siehe nachfolgenden Abschnitt 3 über das Behandeln mit Emetika.)

487 Klassische Methode: In einer Pfanne anrösten, dann die Wurzelrinde entfernen und in Scheiben schneiden

488 Dekokt, das den Magen reguliert und das Qi ordnet

489 Kalte-Extremitäten-Dekokt

Frage: Aufgrund der Symptomatik war die Behandlung mit *Yang Dan Tang*[490] angebracht, jedoch hatte dies zu einer Verschlimmerung der Symptome geführt. Hände und Füße wurden kalt, ein Beugen und Strecken der Beine war beeinträchtigt und der Patient fiel ins Delirium.

Die Antwort des Meisters lautet: Nach Ablauf einer halben Nacht sollten sich Hände und Füße erwärmt haben und das Bewegen der Beine wieder problemlos möglich sein, so wie es der Meister vorausgesagt hatte.

Warum es dazu kam, lässt sich wie folgt beantworten: Der *Cun*-Puls war zunächst oberflächlich *(fu)* und groß *(da),* wobei oberflächlich bedeutet, dass Wind (als Verursacher) vorhanden war und der große Puls eine (Yang-)Leere andeutete.

Durch den Wind wurden leichte Hitzesymptome verursacht und die Leere führte zu den Beinkrämpfen. Obwohl die Krankheitssymptome denen durch *Gui Zhi Tang* zu behandelnden ähneln, soll in diesem Fall *Fu Zi* hinzugefügt werden, da durch *Gui Zhi* zu starke Schweißbildung hervorgerufen wird, wodurch sich das Yang erschöpft.

Die Wirkung von *Fu Zi i*st dagegen erwärmend und somit Yang tonisierend. Daraufhin kam es beim Patienten zum Abkühlen der Extremitäten, einem Austrocknen der Kehle, Unruhe und Gereiztheit, einer Hitzestauung in der Yangming-Leitbahn und dem Delirium.

In diesem Fall soll zu einer Behandlung mit *Gan Cao Gan Jiang Tang* gewechselt werden. Gegen Mitternacht sollte sich das *Yang-Qi* erholt und die Beine erwärmt haben, obwohl sie sich noch nicht vollends ausstrecken lassen, was nach einer Behandlung mit *Shao Yao Gan Cao Tang* ebenfalls gelingt.

Die leicht abführende Wirkung von *Cheng Qi Tang* führt schließlich zum Verschwinden der Verwirrtheit (Delirium) und damit zur völligen Genesung.

Wenn der Patient nach erfolgter Diaphoresebehandlung über einen gespannten und angeschwollenen Unterleib klagt, handelt es sich um ein (mit) *Hou Po*[491] *Sheng Jiang Ban Xia*[492] *Gan Cao Ren Shen Tang* (zu behandelndes) Syndrom.

Falls sich der Zustand des Patienten nach dem Schwitzen nicht gebessert hat und er vielmehr (nach wie vor) gegen Kälte empfindlich ist, handelt es sich um ein Leere-Syndrom, das mit *Shao Yao Gan Cao Fu Zi Tang* behandelt werden soll.

Falls keine Kälteabneigung besteht, sondern vielmehr Hitzesymptome vorherrschen, handelt es sich um ein Übermaß-Syndrom. In diesem Fall muß das Magen-Qi harmonisiert werden, was mit *Xiao Cheng Qi Tang* erreicht wird.

In einem anderen Text heißt es, es werde die *Tiao Wei Cheng Qi Tang*[493] verwendet.

490 Hier kommt der alte daoistische Name der bei *Zhang Zhong-Jing Gui Zhi Tang* genannten Rezeptur zum Vorschein: »Erweckung des Yang« Dekokt, gleichbedeutend mit *Xiao Yang Dan Tang,* wie im Fu Xing Jue beschrieben

491 (Hou Po) Magnolienrinde

492 (Ban Xia) Pinelliaknollen

493 *Tiao Wei Cheng Qi Tang* mit dem harsche Arzneien besänftigenden *Gan Cao* bedeutet »Dekokt, das den Magen reguliert und das Qi ordnet«

Hou Po Sheng Jiang Ban Xia Gan Cao Ren Shen Tang

Hou Po, geröstet	½ *jin*	bitter-warm
Sheng Jiang, in Scheiben geschnitten	½ *jin*	scharf-warm
Ban Xia, gewaschen	½ sheng (55,7 g)	scharf-neutral
Gan Cao, geröstet	2 *liang*	süß-neutral
Ren Shen	1 *liang*	süß-kühl

Die 6 Zutaten in 1 *dou* kochendes Wasser geben und auf 3 *sheng* reduzieren lassen. Dann abseihen und dreimal am Tag 1 *sheng* warm verabreichen.

Shao Yao Gan Cao Fu Zi Tang

Shao Yao	3 *liang*	bitter-neutral
Gan Cao, geröstet	3 *liang*	süß-neutral
Fu Zi, (vorbehandelt), geschält und in 6 Scheiben geschnitten	1 Knolle (ca. 30-60 g)	scharf-warm

Die 3 Zutaten in 3 *sheng* kochendes Wasser geben und auf 1 *sheng* und 2 *ge* reduzieren lassen. Dann abseihen und dreimal am Tag (4 *ge*) warm verabreichen.

Zur *Xiao Cheng Qi Tang* Rezeptur siehe den Abschnitt über Behandlungen mit Purgativa.

Wenn nach einer Diaphoresebehandlung der Körper sehr warm ist und man trotzdem weiter schwitzen lässt, führt dies zu Leere und Kälte im Magen und der Patient wird sich erbrechen. Wenn der Patient nach erfolgter Diaphoresebehandlung nicht mehr in der Lage ist, (weitere) Arznei zu sich zu nehmen, bedeutet dies eine Verschlechterung des Zustands. Wenn in diesem Fall weiter diaphoretisch behandelt wird, kommt es zu anhaltendem Erbrechen und Durchfall. Wenn der Patient sehr stark schwitzt und (dennoch) die Hitze nicht aus dem Körper getrieben werden kann, führt dies zu abdominalen Krämpfen, schmerzenden Extremitäten, Durchfall, kalten Händen und Füßen, sowie Kälteabneigung. Dieses (Syndrom) soll mit Si Ni Tang behandelt werden.

Über (Symptome) nach erfolgter Diaphoresebehandlung, Teil 3:

Wenn eine Taiyang-Erkrankung (bereits) drei Tage andauert und trotz erfolgter Diaphoresebehandlung keine Besserung eingetreten ist und der Patient vor Hitze »dampft«, liegt ein Magenproblem vor, welches mit *Tiao Wei Cheng Qi Tang* behandelt werden kann. Wenn der Patient Durst verspürt und nach Wasser verlangt, weil sein Mund ausgetrocknet ist, soll *Bai Hu Tang* verabreicht werden.

Alternativ kann auch mit *Bai Hu Ren Shen Tang* behandelt werden, wobei *Bai Hu Tang* 3 *liang Ren Shen* zugefügt werden.

Wenn der Puls oberflächlich *(fu)* ist, Hitzesymptome und Durst vorherrschen und der Urin nur spärlich fließt, soll mit *Zhu Ling Tang* therapiert werden.

(Yang: Im *Shang Han Lun* werden die *Bai Hu Tang* und *Zhu Ling Tang* Symptome am Ende des *Zhi Zi Tang*-Kapitels behandelt, während sie im *Qian Jin Yi Fang* am Ende des *Bai Hu Tang* Kapitels bei der Behandlung von gleichzeitigen Erkrankungen aller drei Yang-Leitbahnschichten auftauchen.

Obwohl die Nennung im *Bai Hu Tang*-Abschnitt nicht wirklich passend ist, jedoch im *Qian Jin* diese Symptome nicht im *Zhi Zi Tang* Kapitel genannt werden, wird daraus geschlussfolgert, dass sie ursprünglich ebenfalls nicht der *Zhi Zi Tang* Thematik zugeordnet waren. Da die ursprüngliche Quelle der beiden vorgenannten Symptomatiken bereits verloren gegangen ist, wurde nach Überprüfung mehrerer hundert Krankheitsbilder schließlich eine Einordnung an dieser Stelle vorgenommen, da sie hier am sinnvollsten erschien.)

Tiao Wei Cheng Qi Tang

Da Huang	4 *liang*	bitter-kalt
Mang Xiao	½ *liang*	bitter-kalt
Gan Cao, geröstet	2 *liang*	süß-neutral

Die ersten beiden Zutaten zunächst in 3 *sheng* kochendes Wasser geben und auf 1 *sheng* reduzieren lassen. Dann abseihen, auf kleiner Flamme *Mang Xiao* darin auflösen und in einer Portion verabreichen.

Zhu Ling Tang

Zhu Ling, die schwarze Haut abziehen	1 *liang*	süß-neutral
Fu Ling	1 *liang*	süß-neutral
Ze Xie	1 *liang*	süß-kalt
A Jiao	1 *liang*	süß-neutral
Hua Shi, fein gemahlen	1 *liang*	süß-kalt

Von den 5 Zutaten zunächst alle außer *A Jiao* in 6 *sheng* kochendes Wasser geben und auf 2 *sheng* reduzieren lassen. Dann abseihen und *A Jiao* darin auflösen. Pro Tag sollen dreimal jeweils 7 *ge* (=140 ml) warm verabreicht werden.

Wenn der Patient bei einer Yangming-Erkrankung sehr stark schwitzt und Durst verspürt, darf nicht mit *Zhu Ling Tang* behandelt werden. (Der Grund liegt darin, dass) der Magen durch das Schwitzen bereits ausgetrocknet ist und *Zhu Ling Tang* zusätzlich diuretisch wirken würde.

Wenn der Patient nach Verabreichung von *Gui Zhi Tang* stark zu schwitzen beginnt, sehr gereizt ist und fortwährend Durst verspürt, der Puls überflutend *(hong)* und groß *(da)* ist, gehört dies zum *Bai Hu Tang* Syndrom. Alternativ kann auch *Bai Hu Jia Ren Shen Tang*[494] verabreicht werden.

494 In der daoistischen Medizin als *Da Bai Hu Tang* (Großes Weißer Tiger Dekokt) bekannt

Wenn der Patient nach dem Schwitzen (zusätzlich) purgativ behandelt wird und dadurch unruhig und gereizt wird, Hitzesymptome zeigt und ein Gefühl der Enge im Brustkorb verspürt, handelt es sich um ein (mit) *Zhi Zi Tang* (zu behandelndes) Syndrom.

Wenn man einen Patienten, der natürlicherweise zum Schwitzen neigt, zusätzlich diaphoretisch behandelt, wodurch Benommenheit und Unruhegefühle hervorgerufen werden und es zu Schmerzen beim Wasserlassen kommt, soll mit *Yu Yu liang Wan* therapiert werden. (Die Zusammensetzung dieser Rezeptur ist leider nicht überliefert.)

Wenn der Patient bei einer Yangming-Erkrankung von selbst zu schwitzen beginnt und zusätzlich diaphoretisch behandelt wird, wodurch sich der allgemeine Zustand zwar verbessert, jedoch ein Gefühl von Gereiztheit und Unbehagen entsteht, so ist dies auf eine Verhärtung des Stuhls (im Darm) zurückzuführen.

Diese Obstipation wird durch innere Dehydrierung mit Austrocknung des Magens verursacht. In diesem Fall soll der Patient nach der Häufigkeit des Wasserlassens befragt werden.

Wenn dies drei bis viermal pro Tag erfolgt, wird sich der Stuhl über kurz oder lang von selbst lösen. Falls jedoch bis zum aktuellen Tag nur spärlicher Harnfluss stattgefunden hat, bedeutet dies, dass sich die Flüssigkeit noch im Magen ansammelt. Auch in diesem Fall wird sich das Problem von selbst lösen, da sich der Stuhl schließlich aufweichen wird und ausgeschieden werden kann.

Wenn bei einer Yangming-Erkrankung, bei der der Patient von selbst zu schwitzen beginnt, zusätzlich diaphoretisch behandelt wird und es (gleichzeitig) zu starker Harnausscheidung kommt, wird der Körper zu stark entwässert.

Obwohl man weiß, dass es zu einer Obstipation kommt, darf man nicht purgativ behandeln, sondern muß auf den natürlichen Stuhldrang des Patienten warten. Dies kann durch eine stuhlgangfördernde *Mi Jian Dao*[495] Therapie unterstützt werden. Ebenso können *Tu Gua Gen*[496] oder *Zhu Dan Zhi*[497] verwendet werden.

Mi Jian Dao

Feng Mi (Bienenhonig)	7 *ge* (ca. 140 ml)	*süß-neutral*

Den Honig in einem Kupfergefäß langsam erhitzen, bis er karamellisiert, wobei durch ständiges Rühren ein Anbrennen verhindert wird. Wenn eine feste Kugel entstanden ist, wird diese herausgenommen und zu einem fingergroßen, konischen Zäpfchen geformt, welches in das Rektum eingeführt wird. Ein Wiederausscheiden soll mit der Hand solange verhindert werden, bis der natürliche Stuhldrang einsetzt.

495 Wörtlich: »Erhitzter-Honig-Abführmittel«

496 Trichosanthis Cucumeroidis Wurzel

497 Schweinegalle

Zhu Dan

1 große Schweinegallenblase (Fellea suis)

Die Gallenflüssigkeit aus der Blase herauspressen, mit etwas Essig vermischen und als Einlauf in den Darm einführen. Nach Ablauf einer kurzen Zeit, wie sie etwa für die Einnahme einer Mahlzeit benötigt wird, sollte die Ausscheidung von übelriechendem Stuhl einsetzen. Diese Therapie wurde bereits mit großem Erfolg angewandt.

Yi Yin Tang Ye Jing, Rolle drei

10. Krankheiten bei denen man entweder auswerfende[498] Methoden anwenden darf oder nicht, Symptome nach dem Erbrechen.

Hauptmethode: Erbrechen induzieren, (Expectoratio)
Immer wenn man bei oder nach der Einnahme von Rezepturen erbrechen muß, sollte man die weitere Einnahme der Rezeptur stoppen und nicht etwa die restlichen Portionen trinken. Bei Taiyang Erkrankung mit Aversion gegen Kälte und Fieberbildung vorhanden, jedoch sind die Symptome starkes Schwitzen (ohne körperliche Anstrengung), keine Kälteabneigung und keine Fieberbildung. Guan Puls ist dünn und schnell. Dies kommt durch zu starken Gebrauch von Expectoratio (Auswurf erzeugende) Methoden.
Wenn nach ein zwei Tagen der Erkrankung Erbrechen auftritt, so ist zwar Hungergefühl vorhanden, jedoch kann keine Nahrung aufgenommen werden.
Erbrechen am dritten oder vierten Tag, Abneigung gegen Haferbrei, Verlangen kalte Speisen einzunehmen, Speiseneinnahme am Morgen mit Erbrechen am Abend.
Dies wird »Xiao Ni« genannt (kleiner Fehler) und ist verursacht durch Anwendung von Expectoratio Methoden.

Taiyang Erkrankung mit Erbrechen. Leitsymptom der Taiyang Erkrankung sollte Aversion gegen Kälte sein, hier jedoch ist keine Aversion gegen Kälte vorhanden auch kein Verlangen mehr Kleidung anzulegen. Dies ist nach innen gerichtete Hitze ausgelöst durch Vomitio.

Wenn immer kalte Hände und Füsse in der Symptomatik auftreten dürfen keine Expectoratio Methoden angewendet werden. Das gleiche gilt auch für chronisch Schwache (Menschen mit chronischen Leere-Syndromen).

498 Bedeutung: 吐法 Auswerfen: expectoratio oder vomitio, 下法: Reinigung, Nachuntenführen: purgatio, praepicitatio

Shao Yin Erkrankung mit Appetit, jedoch mit sofortigem Erbrechen nach Nahrungseinnahme. Leichtes Wärmegefühl in Herznähe mit ständigem Drang zum Erbrechen. Jedoch sollte von Erbrechen abgesehen werden (*dies beinhaltet auch Anwendung von Expectoratio Methoden). Wenn noch Kältegefühl an Händen und Füssen und ein verlangsamter *(chi),* saitenförmiger *(jin)* Puls hinzukommt, so ist dies ein Zeichen für Fülle der Brust. Hier dürfen keine Purgierenden Methoden angewandt werden. Stattdessen sollten Expectoratio Methoden angewandt werden.

Hat man kalte Pituita über dem Diaphragma mit trockenem Erbrechen so dürfen keine Expectoratio Methoden angewandt werden. Hier sollten das Innere Wärmende Methoden verwendet werden, am besten *Si Ni Tang*.

Die Rezeptur der Vier Kontravektiven (Si Ni Tang)

Gan Cao, geröstet	2 *liang*	süss-neutral
Gan Jiang	1½ *liang*	scharf-warm
Fu Zi, roh, geschält und in 8 Scheiben geschnitten	1 Knolle	scharf-heiss

Die 3 Kräuter in 1 ½ Liter Wasser kochen lassen bis ca. 600 ml verkocht sind. Die Kräuter entnehmen. Aufteilen und warm zu sich nehmen. Bei Menschen starker Konstitution kann eine große Knolle *Fu Zi* und 3 *liang Gan Jiang* verwendet werden.

Kalte Hände und Füsse, gespannter Puls. Heteropathie stagniert in der Brust, Fülle unter dem Herzen und Ruhelosigkeit. Hungergefühl ohne Appetit. Die Krankheit ist in der Brust, es müssen Expectoratio Methoden angewandt werden.

(In der *Qian Jin* Ausgabe von *Sun Si-Miao* steht hier angemerkt »Anwendung von *Gua Di San*«, in der *Mai Jing* Ausgabe steht diese Anmerkung jedoch nicht.)

Über der Brust Fülle Syndrome, Gefühl der Verdichtung und Schmerzen innerhalb der Brust. Kein Appetit. Will man den Kranken zur Ruhe legen, jedoch wird trüber Speichel gebildet, Durchfall für mehr als 10 Tage und verlangsamter Puls, verschwindender und schlüpfriger Puls an der *Cun* Stelle. Hier können Expectoratio Methoden angewandt werden.

Sobald Erbrechen eintritt, sollte man mit der Einnahme der Rezepturen aufhören.

Bei Dyspepsie im oberen Abdomen können auswerfende Methoden angewendet werden.

(All die oben angeführten Verse haben keine Rezeptangaben.)
Notiz: *Gua Di San* und *San Wu Xiao Bai San* sind beides Expectoratio Rezepturen.
Unter der Rezeptur der *San Wu Xiao Bai San* steht angemerkt: »Ist die Krankheit über dem Diaphragma, so sollen Expectoratio Methoden angewandt werden.«

Beide Verse haben nirgendwo Rezepturangaben, man weiß nicht, ob es daran liegt, dass unklar war, ob hier *Gua Di* oder *San Wu Xiao Bai San* verwendet wurde.

Sorgfältig betrachtet, sieht man dass in *Gua Di San* die Arznei *Dou Zhi* verwendet wird, aber in der Diskussion über *Xiao Bai San* steht »Kälte Fülle stagniert in der Brust, es existieren keine Hitzezeichen. Dies muß mit San Wu Xiao Bai San behandelt werden.«

Handelt es sich um Fülle Kälte Heteropathie so muß *Bai San* verwendet werden. Handelt es sich um Fülle mit Hitze Heteropathie oder gleichzeitiger Wasser Stagnation so muß *Gua Di San* verwendet werden. Der anwendende Arzt kann hierzu Bezug nehmen und in der klinischen Anwendung abwägen, welches der beiden zu benutzen ist.)

Gua Di San

Gua Di, erhitzt	ein Teil von zwei	bitter-kalt
Chi Xiao Dou	ein Teil von zwei	süss-neutral

Beide Kräuter müssen zermahlen werden. Man nimmt mit einen Löffel ein halbes *Qian*, 1 *ge* Salz fermentierter Bohnen, 7 *ge* gekochtes Wasser, einen kurzen Moment einweichen, Kräuter entfernen, die zermahlenen Kräuter hinzufügen, etwas abkühlen lassen und auf einmal zu sich nehmen.

Wenn kein Erbrechen auftritt, sollte man die Dosis leicht erhöhen bis Erbrechen eintritt, danach sollte die Einnahme gestoppt werden.
Bei Menschen mit Blutarmut und chronischen Leere Patienten darf *Gua Di San* nicht angewendet werden.

Taiyang Erkrankung, mehr als 10 Tage schon aus der (Taiyang) Schicht. Warme Stagnation unter dem Herzen und Verlangen nach Erbrechen. Jedoch Schmerzen in der Brust, flüssiger Stuhlgang, leicht angeschwollener Bauch, unangenehme Stagnation und leichte Verstimmungen.

Wenn jemand von selbst zuerst starkes Erbrechen und Durchfall hatte, sollte man *Tiao Wei Zheng Qi Tang* anwenden.
Wenn dem nicht der Fall ist, so kann man es nicht anwenden.

Verlangen zu Erbrechen, Schmerzen in der Brust, leicht flüssiger Stuhlgang, dies ist kein Chai Hu Tang Symptom. Durch das Verlangen nach Erbrechen weiss man um das starke Erbrechen und Durchfall.
(Brustschmerzen sind nicht *Chai Hu Tang* Symptome.
Wenn vor der Behandlung nicht von selbst ein starkes Erbrechen und Durchfall auftrat so kann man entweder *Gua Di San* oder *Bai San* verwenden.)

Shang Han, nach Erbrechen. Geschwollener Bauch *Tiao Wei Zheng Qi Tang*.

11. Krankheiten bei denen nicht abführende Methoden angewandt werden dürfen.

(Bei *Shang Han* dürfen keine Purgations-Methoden und bei *Wen Bing* keine Sudatio Methoden angewandt werden.)

Verbot von Purgation, Teil 1:

(Hier werden Verbote von Purgierenden Methoden bei oberflächlichen *Zhong Feng* Symptomen erklärt)

Taiyang Erkrankung mit noch unausgelösten oberflächlichen (Biao) Symptomen. Es können keine purgierenden Methoden angewandt werden, ansonsten entsteht ein »Ni« Symptom. (falsche, kontravektive Behandlung)
Befreien der Oberfläche mit *Gui Zhi Tang*.
Wenn ursprünglich schweißtreibende Methoden angewandt werden sollten, jedoch purgative Methoden angewandt wurden, so ist dies eine falsche Behandlung (»Ni« Kontravektion).

Wenn zuerst schweißtreibende Methoden angewandt werden so ist es die richtige Behandlungsmethode.

Wenn purgative Methoden angewandt werden müssen, jedoch schweißtreibende Methoden angewandt werden so ist dies eine falsche Behandlung.

Wenn hier zuerst purgative Methoden angewandt werden, so ist es die richtige Behandlungsmethode.

He Bing (gemeinsame Krankheit) von Taiyang und Yangming, Keuchen und Füllegefühl in der Brust. Es können keine purgativen Methoden angewandt werden.
Dies gehört zu dem *Ma Huang Tang* Symptom.

Oberflächlicher und großer Puls, es müssen schweißtreibende Methoden angewandt werden. Werden jedoch purgative Methoden angewandt, so ist dies ein großer Behandlungsfehler (große »Ni«).

Oberflächlicher und großer Puls, bei Befragung sagt der Patient der Stuhlgang wäre hart.
Würde man ableiten (Purgatio Methode) entsteht Leere, dies ist großes »Ni« (schwerer Behandlungsfehler). Harter Stuhlgang ist Füllen, durch Sudatio Methoden wird dies gelöst.

Warum verhält sich das so?
Bei oberflächlichem Puls müssen schweißtreibende Methoden angewandt werden.

Verbot von Purgation, Teil 2:

(Hier wird das Verbot von Purgations-Methoden bei Shang Han im Inneren besprochen.)

Shao Yin Erkrankung mit verschwindendem Puls. Es dürfen keine schweißtreibenden Mittel angewandt werden, da kein Yang vorhanden (extreme Yang Schwäche).
Besteht schon eine Yang Leere, mit rauen (se) und weichen (ruan) Pulsen an der Chi-Pulsstelle, so dürfen keine weiter abführenden Methoden angewandt werden.

Shao Yin Erkrankung für ein zwei Tage. Keine besonderen Krankheitszeichen im Mund, Aversion gegen Kälte am Rücken. Es sollte Moxibustion angewandt werden. Leitrezeptur: *Fu Zi Tang.*

Fu Zi Tang

Pao (geröstet) *Fu Zi*, schälen und in 8 Scheiben schneiden	2 Knollen	scharf-heiss
Fu Ling	3 *liang*	süss-neutral
Ren Shen	2 *liang*	süss-kühl
Bai Zhu	4 *liang*	bitter-warm
Shao Yao	3 *liang*	bitter-neutral

Die 5 Kräuter in 8 *sheng* Wasser kochen bis auf 3 *sheng* reduzieren lassen. Kräuter entfernen, auf drei Portionen aufteilen. Warm einnehmen.

Yin Erkrankung, Körperschmerzen, kalte Hände und Füsse, Knochen und Gliederschmerzen, tiefer Puls. Leitrezeptur: *Fu Zi Tang*

Shang Han 5–6 Tage, kein »Jie Xiong« Symptom (Gefühl der Brustverengung), der Bauch ist weich, leerer Puls, kalte Hände und Füsse. Es können keine abführenden Methoden angewandt werden. Abführende Methoden würden zu Schäden am Blut führen, dies bedeutet Tod.
Wenn immer der Patient kalte Hände und Füsse hat, können keine abführenden Mittel verwendet werden.
Dies gilt auch für alle Patienten mit Leere.

Shao Yin Erkrankung mit tiefem Puls. Es muß schnell erwärmt werden. Empfehlung: *Si Ni Tang*

Der Lehrer sagt: »Fieber, Kopfschmerzen, Puls jedoch tiefliegend. Wenn noch keine Besserung eingetreten ist und noch stärkere Körperschmerzen bestehen, muß das Innere *(Li)* gerettet werden. Am besten mit warmen Medizinen wie *Si Ni Tang.*«

Verbot von Purgation, Teil 3.1

Wann immer ein Oberflächen Fülle Symptom vorhanden ist, dürfen keine abführenden Methoden angewandt werden. Abführende Methoden führen zu leichten Hitzezeichen.
(Im Original heißt es nicht »*Fa Re*« = Hitzegefühl, sondern »*Wo Re*« was ungefähr «festgehaltene, lokale Hitze« bedeutet[499]).
Werden die Adern geschwächt, so entsteht ein »*Jue*« Zusammenbruch (kalte Hände und Füsse). In diesem Fall entsteht um den Nabel herum ein Hitzegefühl.

499 Hier ist ein Hinweis auf die Entstehung eines lokalen Yin-Feuers durch iatrogene Schädigung des Yang im Inneren mittels kalter Arzneien, wie es die wärmeerzeugende Darmflora beim Einsatz von Antibiose erfährt. Das als Folge entstehende lokale Hitzegefühl um den Nabel entspricht dann einem »Ming Men Feuer, das seinen Platz verloren hat«

Bei Leere können niemals abführende Mittel eingesetzt werden. Wenn nach abführenden Methoden ein Durstgefühl eintritt, und der Patient trinken kann, so heilt es von selbst. Wenn der Patient aber kein Durstgefühl hat (im schlimmsten Fall verabscheut), so verschlimmert sich das Krankheitsbild.

Bei Blockaden im Rachen (Gefühl etwas würde den Rachen verstopfen) können keine abführenden Methoden angewandt werden. Wird abgeführt, so wird die Symptomatik oben leicht und unten schwer.
Können Speise und Wasser nicht mehr nach unten, so will man sich in Liegepositionen zusammenrollen, hat starke Körperschmerzen, Durchfall für mehr als 10 Tage.

Bei Brechreiz oder Neigung zum Erbrechen darf nicht abgeführt werden.

Verbot von Purgation, Teil 3.2

(Dieses Kapitel hat insgesamt 8 Verse. Im »Qian Jin« kommen diese nicht vor.)

Bewegt sich das Qi rechts[500] so kann man nicht abführen. Werden abführende Mittel angewendet so vertrocknen die inneren Flüssigkeiten. Trockener Rachen und Nase, Schwindelgefühl, Herzklopfen.

Bewegt sich das Qi links so kann man nicht abführen. Werden abführende Mittel angewandt so kommt es zu Magenkrämpfen, Verlust von Appetit, die Qi Bewegung verstärkt sich.[501] Obwohl der Körper heiß scheint, liegt man in gekrümmter Haltung (da Leere herrscht).

Bewegt sich das Qi oben so kann man nicht abführen. Werden abführende Mittel angewandt, so kommt es zu Hitze der Handflächen und Reizbarkeit, oberflächlicher Körperhitze, spontanem Schweißverlust, und Verlangen nach Flüssigkeit[502] (um sich selbst zu »bewässern«).

Bewegt sich das Qi unten so kann man nicht abführen.[503] Werden abführende Mittel angewandt so kommt es zu einem Gefühl der Fülle im Bauch, Schwindelgefühl bei schnellem Aufstehen, Durchfall unverdauter Nahrungsreste nach Nahrungsaufnahme, Gefühl einen Knoten »unter dem Herzen« zu haben.

500 Wenn sich das Qi der Mitte bewegt, so deutet dies auf eine Leere im Inneren hin, weil es sonst fest am jeweiligen Ort seines Organes bleiben würde. Je nach Ausrichtung bewegt es sich von der Erde (Mitte) horizontal zu Holz oder Metall oder vertikal zu Feuer oder Wasser hin. Nach den Wandlungsphasen zeigt die pathologische »Bewegung« nach rechts, auf mangelnde Kontrolle durch die Lunge (Metall) hin, so dass das Herz (Feuer) zuviel Qi erhält. Läßt man nun Schwitzen oder führt ab, so wird das Yin der Lunge noch schwächer und das Yang des Herzens zu stark und erhitzt sich. Hieraus folgen Symptome der Lunge wie Durst, Trockenheit einerseits und Hitze mit Schwindel und Herzrasen als Fülle des Herzens

501 Bei Bewegung nach links kann die leere Leber nicht den Fluss des Qi regulieren und der Verlust der Säfte durch Abführen läßt ihr Yang aufsteigen, so dass das Speiseschlucken gehemmt ist, der Bauch gespannt wird und eine Verkrampfung im Bauch zunimmt

502 Hier steigt das Qi zum Herzen als Yang-Hitze nach oben und durch das Abführen wird das Herz-Blut weiter geschwächt und resultiert in den Leere-Hitze Symptomen, wie Hitze der Handflächen, Schwitzen usw.

503 Hier ist die Niere leer, wenn durch kalte Purgativa weiter geschädigt (Füllegefühl durch Kälte im Bauch) folgen ortostatischer Schwindel, und Verdauungsschwäche und weitere Folgen der verschlimmerten Mitte-Leere weil das Nieren-Yang das Milz-Yang nicht mehr unterstützt

Nachgiebiger und weicher Puls, jedoch findet sich der weiche Puls an der »Guan« Pulsstelle und (entgegen der Erwartung) findet sich der nachgiebige Puls an der Spitze, der verschwindende Puls oben und der raue Puls unten.

Erklärung: Verschwindender Puls deutet auf Defizit von *Yang Qi,* rauer Puls auf Blut-Leere, *Yang Qi* ist jedoch auch verschwindend.
Zhong Feng (Mitten Wind), jedoch starke Reizbarkeit und Unruhe.
Rauer Puls deutet auf Blut-Leere hin, ferner kalte Hände und Füße (Kältezusammenbruch) und allgemeines Kältegefühl.

Bei Yang Schwäche darf nicht abgeführt werden. Werden abführende Mittel angewandt so kommt es zu dem Gefühl eines »Pi« (Knotengefühl) unterhalb des Herzens (im Epigastrium).

Nachgiebiger und weicher Puls, jedoch findet sich der weiche Puls an der »Guan« Pulsstelle und (entgegen der Erwartung) findet sich der nachgiebige Puls an der Spitze, der saitenförmige Puls oben und der verschwindende Puls unten.

Erklärung: Der saitenförmige Puls deutet auf Bewegung des *Yang*, verschwindender Puls steht für *Yin* Kälte. Obere Fülle gepaart mit unterer Leere: der Patient hat ein starkes Wärmebedürfnis.

Verschwindender Puls steht für Leere Syndrome, bei Leere dürfen keine abführenden Mittel angewandt werden.

Verschwindender Puls bei Husten, ergibt Husten mit Blasen werfendem Auswurf. Nach Anwendung abführender Mittel vergeht der Husten, jedoch kommt es zu andauerndem Durchfall, dem Gefühl von »nagenden Würmern« in der Brust. Einnahme von warmem Reisbrei führt zu Entfernung des Gefühls. Es besteht auch Anurie, Spannung im Epigastrium, schwer gehendem Atem, Nackensteifheit und Taubheitsgefühl in den Armen.

Außerdem extreme Kälte, jedoch mit Schweißbildung. Der Körper ist kalt wie Eis, ein trüber Blick in den Augen, pausenloses Reden.

Bei erhöhter Einnahme von *»Gu Qi«* (Nahrungs-Qi) führt zu gefüllter Mitte (Gefühl eines aufgeblähten Abdomen), Sprachschwierigkeiten (Obwohl man reden will fügt sich die Zunge nicht).

Nachgiebiger und weicher Puls, jedoch findet sich der weiche Puls an der »Guan« Pulsstelle und (entgegen der Erwartung) findet sich der nachgiebige Puls an der Spitze, der oberflächliche Puls oben und der beschleunigte Puls unten.

Erklärung: Oberflächlicher Puls steht für Yang Leere, beschleunigter Puls für Blut-Leere.
Oberflächlicher bei Leere, beschleunigt heißt Entstehung von Hitze.

Oberflächlicher Puls steht für Leere mit spontanen Schweißausbrüchen und Aversion gegen Hitze. Ursprünglich wurde »Aversion gegen Hitze« mit »Fieber« verwechselt.
(In einem anderen Text ist von Aversion gegen Kälte die Rede, was hier aber nicht paßt und falsch ist)

Beschleunigter Puls steht für Schmerzen, Zittern und Schüttelfrost.

Verschwindender und weicher Puls an der »Guan« Pulsstelle, Engegefühl unterhalb der Brust, schweres Atmen (Keuchen) und Schweißausbrüche, Rippenschmerzen beim Ein- und Ausatmen sowie Schüttelfrost, ähnelt den Symptomen von Malaria.

Wendet der Arzt irrtümlich abführende Mittel an so wandelt sich der Puls zu einem beschleunigten rasendem Puls, Fieberbildung, geistige Verwirrung (Halluzinationen), »Knotengefühl« unterhalb des Herzens, schmerzhafte Urinabgabe mit starker Verhärtung des Unterbauches, sowie Blut in Urin.

Oberflächlicher und großer Puls: Oberflächlicher Puls steht für *Qi* Fülle, Großer Puls steht für Blut-Leere.
Blut-Leere bedeutet »*Wu Yin*« (wörtlich: kein Yin), *Qi* Fülle steht für solitäres Yang.

In diesem Fall kommt es zu Schwierigkeiten bei der Harnentleerung und Gefühl der Leere in der Brust.
Wenn es keine Schwierigkeiten bei der Harnentleerung gibt, aber starke Schweißausbrüche auftreten, so ist dies eine Leere des *Wei Qi*.[504]

Ist der Stuhlgang dennoch hart, aber *Jin* und *Ye* zerstreuen sich in alle vier Himmelsrichtungen, mit einer Erschöpfung des Ying und des Blutes und es besteht Schlaflosigkeit, ausgelöst durch Leere bedingte Reizbarkeit oder Syndrom von Blut-Leere und Muskelabbau, so ist dies eine plötzliche Erschöpfung der Flüssigkeiten.

Attackiert der Arzt dann durch Medikamente den Magen (Verwendung abführender Mittel) so führt dies zu extremer Leere. Auch wenn in kurzer Zeit das pathogene Qi bekämpft ist; erfolgt danach ein Durchfall wie mit schmutzigem Schlamm, der letztlich zum Tode führt.

Wenn bei Menschen mit beschleunigtem Puls dieser Puls über lange Zeit anhält und nicht vergeht, so ist dies eine Stagnation oder Verknotung des *Xie Qi* (Pathogenes Qi).

Erklärung: Kann *Zheng Qi* (wahres Qi) nicht wiederhergestellt werden so »verknotet« sich das *Zheng Qi* in den Zang Organen. Dies hat zur Folge das pathogenes Qi nach oben treibt und mit der Haut (Körperoberfläche) interagiert.
Werden bei beschleunigtem Puls abführende Mittel angewandt so muß es chronischen Durchfall und Unruhe zur Folge haben.

504 Wu erklärt es wie folgt: Dieser Puls weist auf Fülle des Qi (durch Xie-Qi) bei gleichzeitiger Leere des Blutes hin. Wenn hier das Urinieren normal ist und von großem Schweiß (Wei-Qi-Leere) begleitet, darf keinesfalls purgiert werden, da sonst lebensgefährliche Leere entsteht

12. Krankheiten bei denen purgative Methoden erlaubt sind

Diskussion über Yangming Wen Bing (Febrile Erkrankungen im Yangming), Teil 1

Leitmethode: im Herbst sind abführende Mittel empfohlen, im Winter eher wärmende Medikamente und Moxibustion.

Wann immer man abführende Mittel einsetzen kann, so gilt die Regel Dekokte sind stärker als Pillen oder Pulver. Wenn während dem Krankheitsverlauf der purgierte Stuhlgang stoppt, so muß man die Einnahme der Medizin nicht fortführen.

Yangming Erkrankung mit Nachmittagsfieber und etwas festem Stuhlgang. Es kann Zheng Qi Tang verwendet werden. Ist der Stuhlgang jedoch nicht fest so kann es nicht verwendet werden.

Bei 6 bis 7 Tagen ohne Stuhlgang, muß an »Zao Shi« (verfestigter trockener Stuhl) gedacht werden.
Diagnosemethode durch geringe Einnahme von *Xiao Zheng Qi Tang:*
Wenn nach Einnahme (von *Xiao Zheng Qi Tang*) eine Bewegung im Darm eintritt, so ist dies ein Zeichen für trockenen Stuhlgang im Darm. Es können hier attackierend abführende Mittel eingesetzt werden.

Kommt es nicht zum bewegenden *Qi,* so entsteht ein Stuhlgang mit der Besonderheit erst fest und gegen Ende weich/flüssig zu sein. In dem Fall können keine abführenden Mittel eingesetzt werden. Werden abführende Mittel eingesetzt so muß es zu einem Blähgefühl im Bauch kommen.

Kann keine Nahrung eingenommen werden, jedoch besteht ein Verlangen nach Flüssigkeitszunahme, so muß Brechreiz bestehen.

Kommt es in Folge zu Fieberbildung, so muß der Stuhlgang wieder fester werden. Dies kann durch *Xiao Zheng Qi Tang* harmonisiert werden.

Bewegt sich das *Qi* im Darm aber nicht, so können keine abführenden Mittel angewandt werden.

Xiao Zheng Qi Tang

Da Huang	4 *liang*	bitter-kalt
Zhi Hou Po	2 *liang*	bitter-warm
Zhi Zhi Shi	3 Stück	bitter-kalt

Die drei Kräuter in 4 *sheng* Wasser (800 ml) geben, kochen bis sie auf 1 *sheng* und 2 *He* (240 ml) reduziert sind. Kräuter abfiltern, warm einnehmen.
Wird der Dekokt eingenommen muß es zu Stuhlgang führen. Wenn nicht muß es weiter eingenommen werden.

Yangming Erkrankung mit verlangsamten Pulsen, trotz Schweißbildung keine Aversion gegen Kälte. Es muß ein Schweregefühl des Körpers vorhanden sein, Kurzatmigkeit, aufgeblähter Bauch und Keuchen und Nachmittagsfieber.

Wenn es sich wie oben geschildert verhält, so sind die oberflächlichen Pathogene schon vergangen und es können abführende Mittel eingesetzt werden.

Konstantes beschleunigtes Schwitzen an Händen und Füssen, der Stuhlgang ist schon fest. Dies gehört in die Kategorie der *Zheng Qi Tang.*

Hitze ohne Nachmittagsfieber: es kann noch nicht durch *Zheng Qi Tang* abgeführt werden.

Ist der Bauch geschwollen, jedoch ohne Stuhlgang, so gehört dies zur Kategorie von *Xiao Zheng Qi Tang.* Das Magen *Qi* muß leicht harmonisiert werden ohne stark abzuführen.

Sind beide Pulse (links und rechts) verlangsamt und saitenförmig, so muß es zu Verhärtungen unter dem Herzen kommen (Magengegend).

Großer und gespannter Puls. Im *Yang* ist *Yin*. Es kann abgeführt werden. Dies gehört in die *Da Zheng Qi Tang* Kategorie.

Gefühl eines gefüllten Bauches mit gelegentlicher Linderung, nach Linderung erneutes Gefühl von Fülle. Dies ist Kälte. Behandlung durch warme Medikamente.

Gefühl eines gefüllten Bauches ohne wesentliche Linderung. Es müssen abführende Mittel eingesetzt werden, *Da Zheng Qi Tang* ist empfehlenswert.

Yangming Erkrankung ohne Erbrechen und ohne Durchfall, jedoch Unruhe und Gereiztheit. Es kann *Tiao Wei Zheng Qi Tang* verwendet werden.

Yang Ming Erkrankung, danach Sodbrennen (Gefühl von Hitze in der Brust), Unruhe und Reizbarkeit. Gefühl von trockenem Verdauungsbrei im Magen. Es können abführende Mittel eingesetzt werden.

Leichtes Gefühl von Fülle im Bauch, Stuhlgang anfangs hart dann weich bis flüssig. Es können keine abführenden Mittel angewandt werden. Ist »Zao Shi« (trockener Stuhl im Darm) vorhanden, so gehört es in die Kategorie der *Da Zheng Qi Tang.*

Erkrankung für 2-3 Tage, im Puls sind keine Anzeichen eines *Taiyang Chai Hu Tang* Syndroms zu finden, jedoch starke Unruhe und Gefühl von Verhärtung unterhalb des Herzens. Am vierten Tag kann man, obwohl der Patient Nahrung zu sich nehmen kann, etwas *Xiao Zheng Qi Tang* verabreichen. Dies führt zu leichter Ruhe. Am sechsten Tag mit einem sheng (200 ml) *Da Zheng Qi Tang* behandeln.[505]

Kein Stuhlgang für 6-7 Tage, geringe Urinausscheidung. Obwohl nur sehr geringer Stuhlgang, dennoch ist er anfangs hart und dann weich/flüssig. Es hat sich noch kein vollständig harter Stuhlgang gebildet. Werden abführende Mittel eingesetzt so muß es zu flüssigem Stuhlgang kommen. Wenn es keine Probleme beim Urinieren gibt und der Stuhlgang hart ist, so können immer noch abführende Mittel eingesetzt werden.

505 B: Tagesangabe bezieht sich höchstwahrscheinlich auf Tage ohne Stuhlgang

Hat der Patient Probleme beim Urinieren, (»Probleme beim Urinieren« ist ein Fehler, es sollte keine Probleme heißen), wechselhaften Stuhlgang, manchmal leicht, manchmal schwer, zeitweise leichte Hitzeschübe, Atemschwierigkeiten in flacher Lage, so ist sicher auch trockener Stuhl im Darm. Dies gehört in die Kategorie der *Da Zheng Qi Tang.*

Yangming Erkrankung, Starke Schweißproduktion, die Flüssigkeiten fließen nach außen, Trockenheit im Magen, der Stuhlgang muß hart sein. Bei hartem Stuhlgang muß es zu Delirium kommen. Dies gehört in die Kategorie der *Xiao Zheng Qi Tang.*

Wenn nach einmaliger Einnahme das Delirium stoppt, so kann die weitere Einnahme gestoppt werden.

Yangming Erkrankung, Delirium, Nachmittagsfieber, schlüpfriger und rasender Puls. Dies gehört in die *Zheng Qi Tang* Kategorie.

Wenn nach Einnahme von einem *sheng Xiao Zheng Qi Tang* bewegtes *Qi* im Bauch entsteht (Darmbewegungen mit Luftabgang) so kann man noch einen weiteren *sheng* (120 ml) einnehmen. Kommt es nicht zu bewegtem *Qi* so muß man weitere Einnahmen stoppen.

Ist am nächsten Tag wieder kein Stuhlgang, der Puls aber rau und verschwindend, so ist dies ein Syndrom von innerer Leere. Es ist schwer therapierbar und darf nicht weiterhin mit *Zheng Qi Tang* therapiert werden.

Yangming Erkrankung, Delirium, Nachmittagsfieber, jedoch keine Nahrungsaufnahme möglich, es müssen 5 oder 6 Stücke trockener Stuhl im Darm vorhanden sein.

Wenn Appetitlosigkeit (keine Nahrungsaufnahme möglich) und nur trockener und harter Stuhlgang, so gehört dies in die Kategorie der *Da Zheng Qi Tang.*

Bei einer Doppel-Yang Kombination[506], wenn Taiyang Symptome bereits vergangen. Nachmittagsfieber, ständigem Schwitzen an Händen und Füssen. Schwierigkeiten bei der Stuhlentleerung und Delirium. Abführende Mittel führen zur Heilung. Gehört in die *Da Zheng Qi Tang* Kategorie.

Ist der Yang Puls verschwindend mit leichtem Schwitzen so wird die Heilung von selbst eintreten.

Starkes Schwitzen wird als »Tai Guo« bezeichnet (im Übermaß. Hier: zu viel Schweiß). Ist der Yang Puls voll und es wird durch Verwendung schweißtreibender Mittel starker Schweiß ausgelöst, so ist dies ebenfalls im Übermaß.
Übermaß: Yang verschwindet im Inneren, Verlust von Flüssigkeiten, dies führt zu hartem Stuhlgang.

Oberflächlicher und hohler Puls. Oberflächlicher Puls steht für *Yang*, hohler Puls steht für *Yin*. Oberflächlicher und hoher Puls vereinen sich. Magen *Qi* produziert Hitze was zur Folge hat das sein *Yang* verschwindet.

Oberflächlicher und rauer Fu Yang Puls (am Fuß gemessen), oberflächlicher Puls steht für starkes Magen Qi, rauer Puls steht für vermehrtes Urinieren.

506 Doppel-Yang Kombination: Gleichzeitige Erkrankung zweier Yang Schichten, hier Taiyang und Yangming

Vereinigung von oberflächlichem und rauem Puls führt zu hartem Stuhlgang, Milz ist »eingeschnürt«. Leitmedikament: *Ma Zi Ren Wan.*

Rauer Puls wurde früher irrtümlicherweise als beschleunigter Puls bezeichnet.

Bei weichem und rauem Puls an der *Chi* Pulsstelle können keine abführenden Medizinen eingesetzt werden.

Ist am nächsten Tag wieder kein Stuhlgang, der Puls aber rau und verschwindend, so ist dies ein Syndrom innerer Leere. Diese ist schwer therapierbar. Es darf nicht weiter mit *Zheng Qi Tang* therapiert werden. Wie kann man aber bei rauem Puls abführende Mittel einsetzen?

Ma Zi Ren Wan

Ma Zi Ren	2 *sheng* (ca.250 g)	süss-neutral
Shao Yao	½ *Jin* (ca. 125 g)	bitter-neutral
Zhi Zhi Shi	8 *liang* (ca. 128 g)	bitter-kalt
Da Huang	1 *Jin* (ca. 250 g)	bitter-kalt
Zhi Hou Po	1 Streifen (ca. 30 g)	bitter-warm
Xing Ren, geschält, geröstet, Fett abscheiden	1 *sheng* (ca. 107 g)	süss-warm

Mit Honig zu kleinen Kugeln machen von etwa der Grösse von Wu Tong Zi Samen (Semen Firminiae 1,0-1 ½ x 2-3cm groß). 3-mal täglich jeweils 10 Stück mit Flüssigkeit einnehmen, langsam das Maß steigern, bis die Wirkung erreicht ist.

Diskussion über gleichzeitige Erkrankung durch Hitze und Kälte. Behandlung durch »Han Fa« (Diaphorese) und »Xia Fa« (Purgation), Teil 2

Unausgeheilte Taiyang Erkrankung, Yin und Yang Pulse sind verschwindend. Es muß erst zu zittern kommen, dann kommt es zu schwitzen und die Krankheit heilt aus.

Ist nur der Yang Puls verschwindend, müssen zur Heilung zuerst diaphoretische Methoden angewandt werden. Geeignet ist die *Gui Zhi Tang.*

Ist nur der Yin Puls verschwindend müssen zur Heilung Purgations-Methoden angewandt werden. Dies gehört in die Kategorie der *Da Chai Hu Tang.*

(In manchen Publikationen steht hier »Yin und Yang Puls sind beide oberflächlich«, dies ist ein Fehler. Im »Bian Mai Fa Pian« steht: »ist der Puls verschwindend und die (oberflächliche Erkrankung) wird ausgeleitet so muß es zu starkem Schwitzen kommen«. Dies ist konform mit der oben genannten Stelle »Es muß erst zu Schütteln (Zittern) kommen, kommt es zu schwitzen heilt die Krankheit aus«. Dies genügt als Beweis dafür dass es sich bei dem »verschwindenden Puls« nicht um eine Fehlinterpretation handelt.)

Da Chai Hu Tang

Chai Hu	8 *liang* (125 g)	bitter-neutral
Bai Shao Yao	3 *liang* (48 g)	bitter-neutral
Huang Qin	3 *liang* (48 g)	bitter-neutral
Sheng Jiang, geschnitten	5 *liang* (78 g)	scharf-warm
Zhi Zhi Shi	4 Stück (56 g)	bitter-kalt
Da Huang	2 *liang* (30 g)	bitter-kalt
Ban Xia, gewaschen	½ *sheng* (55,7 g)	scharf-neutral
Da Zao, gemörsert	12 Stück (63 g)	süß-neutral

Die 8 Kräuter in 1 *dou* und 2 *sheng* (2,4 l) Wasser kochen bis 6 *sheng* (1,2 l) verkocht sind. Kräuter herausnehmen. Noch einmal kochen (den Kräutersud eindicken). 3 mal täglich jeweils 1 *sheng* (200 ml) zu sich nehmen.

Shang Han Erkrankung für mehr als 10 Tage, Hitze »Verknotung« (Stagnation) im Inneren, wiederholte Kälte-Hitze Schwankungen. Dies gehört in die Kategorie des *Da Chai Hu Tang.*

Keine Symptome von inneren und äußeren Krankheiten, erhöhte Temperatur für 7-8 Tage. Obwohl der Puls oberflächlich und beschleunigt ist kann man Purgations-Methoden anwenden. Dies gehört in die Kategorie des *Da Chai Hu Tang.*

Yangming Erkrankung, Fieber mit starkem Schwitzen. Man muß eiligst Purgations-Methoden anwenden. Dies gehört in die Kategorie des *Da Chai Hu Tang.*
(Im Buch *Qian Jin Yi Fang* wird dies in die Zheng Qi Tang Kategorie eingeordnet.)

Shang Han Erkrankung für 6, 7 Tage. Verschwommene Sicht, Dinge erscheinen unklar, keine »Biao« oder »Li« Symptome (keine inneren und äußeren Symptome), Obstipation, geringe Hitzebildung. Dies ist ein Fülle Syndrom, es sollten eiligst Purgations-Methoden angewandt werden. Kategorie der *Da Chai Hu Tang* und der *Zheng Qi Tang* Symptome. Behandlung erst durch *Da Chai Hu Tang,* dann durch *Zheng Qi Tang.*

Schwitzen mit gleichzeitigem Delirium. Trockener Verdauungsbrei im Magen. Dies gehört zu »Wind«. Hat die Symptomatik die Schicht gewechselt, können immer noch Purgations-Methoden angewandt werden.
Werden Purgations-Methoden zu früh angewandt kommt es zu verwirrter Sprache, hier handelt es sich um Leere der Oberfläche und Fülle des Inneren.

Tritt nach Anwendung von Purgations-Methoden Heilung ein, so gehört dies zu dem Da Chai Hu Tang und Zheng Qi Tang Syndrom.

13. Symptome nach Diaphorese, emetischen Verfahren und Purgation

Symptome nach Diaphorese, emetischen Verfahren und Purgation 13.1.1

Taiyang Erkrankung, zuerst Anwendung von Diaphorese Methoden jedoch ohne Besserung, anschließend Anwendung von Purgations-Methoden. Ist der Puls oberflächlich so tritt keine Heilung auf. Der oberflächliche Puls deutet auf eine Krankheit der äußeren Schichten hin. Löst man die Pathogene aus der äußeren Schicht tritt Heilung ein. Die gehört in die Kategorie der *Gui Zhi Tang.*

Taiyang Erkrankung, führt Anwendung von abführenden Mitteln zu leichtem Keuchen (erschwerte Atmung) so bedeutet dies dass die äußeren Schichten noch nicht geheilt sind. Dies gehört in die Kategorie der *Gui Zhi plus Hou Po Xing Zi Tang.*
(Im »Qian Jin« wird hier *Ma Huang Tang* und *Gui Zhi Tang* aufgeführt.)

Gui Zhi* plus *Hou Po Xing Zi Tang* ist *Gui Zhi Tang* plus 2 *liang Hou Po* und 50 Stück *Xingren* (Mandeln, geschält). Zubereitung gleich der *Gui Zhi Tang.

Nach starkem Gebrauch abführender Mittel kann nicht weiterhin *Gui Zhi Tang* verwendet werden. Schwitzen und Keuchen (schwere Atmung), keine große Hitzebildung. Dies kann mit *Ma Huang Xing Zi Gan Cao Shi Gao Tang* behandelt werden.

Taiyang Erkrankung, mehr als 10 Tage über diese Schicht hinausgehend,[507] trotzdem Anwendung von abführenden Methoden. Sind nach vier, fünf Tagen immer noch Chai Hu Symptome vorhanden, so muß zuerst mit *Xiao Chai Hu Tang* behandelt werden.
Ist das Erbrechen gestoppt und die Symptome schwächer geworden und der Patient ist leicht irritiert und melancholisch, so sind die Pathogene noch nicht vollständig ausgeleitet. Dies muß mit *Da Chai Hu Tang* behandelt werden. Wird abgeführt, so tritt Heilung ein.
(In einer anderen Fassung wurde nicht »ist das Erbrechen gestoppt und die Symptome schwächer geworden« sondern »Erbrechen ohne Unterlass, Schmerzen unterhalb des Herzens« geschrieben.)

Wann immer bei einem *Chai Hu Tang* Syndrom abführende Mittel angewandt werden, jedoch die Chai Hu Symptome nicht vergehen, muß weiterhin mit *Chai Hu Tang* behandelt werden. Es muß zu Hitzewallungen und Schütteln (Zittern des Körpers) kommen, kommt es zu Hitze- und Schweißbildung lösen sich die Pathogene.

Shang Han Erkrankung, keine Linderung nach 13 Tagen. Gefühl der Fülle in Brust und Rippengegend sowie Erbrechen. Nachmittagsfieber, leichter Durchfall. Dies sollte eigentlich durch *(xiao) Chai Hu Tang* behandelt werden, aber es dürfte nicht zu weichem Stuhl kommen. Wenn es dennoch zu weichem Stuhl kam, so kommt dies, weil der Arzt fälschlich abführende Arznei verwendet hat.
Nachmittagsfieber ist ein Fülle Zeichen.

507 Gemeint ist die Taiyang Schicht wurde schon verlassen und die Pathogene sind in eine andere Schicht übergegangen

Erst muß erneut *Xiao Chai Hu Tang* verabreicht werden um die oberflächlichen Symptome auszuleiten. Danach muß es mit *Chai Hu Plus Mang Xiao Tang* behandelt werden.[508]

Xiao Chai Hu Tang

Chai Hu	2 *liang*, 16 *Zhu* (ca. 42 g)	bitter-neutral
Zhi Huang Qin	1 *liang* (15,6 g)	bitter-neutral
Sheng Jiang, geschnitten	1 *liang*	scharf-warm
Ren Shen	1 *liang*	süß-leicht kalt
Zhi Gan Cao	1 *liang*	süß-neutral
Ban Xia, gewaschen	1 *ge* (ca. 8 g)	scharf-neutral
Da Zao, gemörsert	12 Stück (63 g)	süß-neutral

Die 7 Kräuter werden in 4 *sheng* Wasser gekocht bis 2 *sheng* abgekocht sind. Die Kräuter filtern und verabreichen. Danach sollte der BIAO frei werden. Falls nicht, nochmals verabreichen.

Chai Hu plus Mang Xiao Tang

Die 7 Kräuter *(Xiao Chai Hu Tang)* plus	
Mang Xiao	3 ge (ca. 30 g)
Da Huang	4 *Fen* (ca. 1 *Cun* lang 3-6 g)
Sang Piao Xiao	5 Stück

Die 7 Kräuter *(Xiao Chai Hu Tang)* in 7 *sheng* Wasser kochen.
Zu 1 ½ *sheng* (300 ml) Wasser reduzieren lassen, die Kräuter herausnehmen, 5 *ge* (100 ml) warm einnehmen. Führt dies zu leichtem Stuhlgang (leichter Abgang), so tritt Heilung ein.

Im ursprünglichen Text stand: Zuerst *Xiao Chai Hu Tang* einnehmen um die Oberfläche auszuleiten. Zu den restlichen 2 *sheng Mang Xiao, Da Huang* und *Sang Piao Xiao* hinzufügen.

Shang Han für fünf, sechs Tage, es wurden schon schweißtreibende und abführende Mittel angewandt. Brust und Rippen sind leicht angespannt (Gefühl von Fülle und Verknotungen), Schwierigkeiten bei Urinieren. Durst ohne Erbrechen, Schweiß auf Kopfgegend beschränkt, abwechselnde Hitze und Kältegefühl, Reizbarkeit. Dies sind Zeichen noch vorhandener Pathogene und gehört in die Kategorie der *Chai Hu Gui Zhi Gan Jiang Tang.*

508 Wenn Da Chai Hu Tang mit Da Huang oder Cheng Qi Tang verwendet wurde, so wird nur Wasser ausgeleitet, aber der Stuhl ist fest. Ist der Stuhl weich, so wurden langsam wirkende Pillen oder Pulver eingesetzt. Nachdem die Xiao Chai Hu den BIAO frei gemacht hat, darf sie dann anschließend mit dem weniger attackierenden Mang Xiao verwendet werden um den trockenen Stuhl zu befeuchten

Chai Hu Gui Zhi Gan Jiang Tang

Chai Hu	8 *liang*	bitter-neutral
Gui Zhi	3 *liang*	scharf-warm
Gua Lou Gen	4 *liang*	bitter-kalt
Zhi Gan Cao	2 *liang*	süß-neutral
Huang Qin	3 *liang*	bitter-neutral
Mu Li, gemörsert	2 *liang*	salzig-neutral
(im Originaltext fehlt) *Gan Jiang*	3 *liang*	scharf-warm

Die 7 Kräuter 1 *dou* und 2 *sheng* Wasser kochen. 6 *sheng* abkochen lassen, Kräuter entfernen, auf kleiner Flamme köcheln lassen. Zweimal täglich 1 *sheng* warm einnehmen. Kommt es nach Einnahme zu leichter Unruhe und Schweißbildung so tritt Heilung ein.

Shang Han 8, 9 Tage. Nach Verwendung abführender Mittel kommt es zu Füllegefühl in der Brust, Unruhe und Schreckhaftigkeit, Schwierigkeiten während dem Urinieren, Delirium, Unfähigkeit den Körper zu drehen/wenden. Dies gehört in die Kategorie der *Chai Hu Plus Long Gu Mu Li Tang.*

Chai Hu plus Long Gu Mu Li Tang

Chai Hu	4 *liang*	bitter-neutral
Huang Qin	1½ *liang*	bitter-neutral
Ren Shen	1½ *liang*	süß-leicht kalt
Sheng Jiang, geschnitten	1½ *liang*	scharf-warm
Long Gu, gemörsert	1½ *liang*	süß-neutral
Mu Li, gemörsert	1½ *liang*	salzig-neutral
Gui Zhi	1½ *liang*	scharf-warm
Qian Dan	1½ *liang*	scharf-leicht kalt
Da Huang	2 *liang*	bitter-kalt
Ban Xia, gewaschen	1½ *ge* (ca. 12 g)	scharf-neutral
Da Zao, gemörsert	6 Stück (ca. 32 g)	süß-neutral

Die 12 Kräuter werden in 8 *sheng* Wasser gekocht, auf 4 *sheng* abkochen lassen, *Da Huang* hinzufügen (in kleine Stücke geschnitten) und noch ein zwei mal kurz aufkochen lassen. Kräuter entfernen. Jeweils warm 1 *sheng* zu sich nehmen.

Im ursprünglichen Text stand: *Chai Hu Tang*, mit Zugabe von *Long Gu* usw.

Symptome nach Diaphorese, emetischen Verfahren und Purgation 13.1.2

Taiyang Erkrankung. Nach Anwendung von abführenden, schweißtreibenden und erbrechensfördernden Mitteln kommt es zu leichter Unruhe, vermehrtem Urinieren, hartem Stuhlgang. Dies kann mit *Xiao Zheng Qi Tang* behandelt werden. Durch Harmonisierung tritt Heilung ein.

Shang Han Erkrankung, keine Besserung nach Erbrechen, abführenden Methoden. Kein Stuhlgang für 5 bis 6 Tage, bis hin zu über 10 Tagen ohne Stuhlgang. Temperaturerhöhung während der Nachmittage.
Keine Aversion gegen Kälte, delirante Selbstgespräche wie wenn er Geister sehen würde. In schweren Fällen nimmt er während der Anfälle keine Menschen mehr wahr.
Ungesteuertes Zupfen an der Bettwäsche im Delirium, unkontrollierte Bewegungen, unruhige Atmung (Keuchen u.a.), starrer Blick.
Ist der Puls saitenförmig, verheißt dies Besserung, ist der Puls rau, verheißt dies lebensbedrohliche Verschlechterung der Symptome.
In leichten Fällen kommt es nur zu Fieber und delirantem Reden, dies gehört in die Kategorie der *Da Zheng Qi Tang.* Kommt es nach Einnahme zu Durchfall (Stuhlabgang) so müssen keine weiteren Einnahmen folgen.

Shang Han Erkrankung für 13 Tage, Übergang aus der einen (Taiyang) in die nächste (Yangming) Schicht, Delirium. Dies ist innere Hitze und muß durch einen Dekokt abgeführt werden. Ist der Urinfluss normal, so sollte der Stuhl fest sein. Ist der Stuhl aber dennoch weich (bis flüssig) und der Puls harmonisch so weiß man dass der vorhergehende Arzt durch Pillen abführende Methoden anwandte. Dies ist nicht die korrekte Behandlungsmethode. Bei Durchfall (oder flüssigem Stuhlgang) muß der Puls schwächer sein. Ist er aber harmonisch, deutet dies auf innere Fülle und gehört somit in die Kategorie der *Tiao Wei Zheng Qi Tang.*

Symptome nach Diaphorese, emetischen Verfahren und Purgation 13.2.1

Taiyang Erkrankung, es wurden abführende Mittel angewandt. Hetzender Puls und Füllegefühl in der Brust. Dies gehört in die Kategorie der *Gui Zhi minus Shao Yao Tang.* Sind leichte Kälteanzeichen vorzufinden, so gehört es in die Kategorie der *Gui Zhi minus Shao Yao plus Fu Zi Tang.*

Gui Zhi minus Shao Yao Tang

Wie *Gui Zhi Tang* nur ohne die Zugabe von *Shao Yao.*
Der Rest ist gleich der Zubereitung für *Gui Zhi Tang.*

Gui Zhi minus Shao Yao Tang plus Fu Zi Tang

Wie *Gui Zhi Tang* nur ohne die Zugabe von *Shao Yao* und mit der Zugabe von *(Pao) Fu Zi* (eine präparierte Knolle in 8 Scheiben geschnitten).
Der Rest ist gleich der Zubereitung für *Gui Zhi Tang.*

Shang Han, der Arzt hat (als Kunstfehler) abführende Mittel eingesetzt und es kommt zu andauerndem Durchfall unverdauter Nahrung bei (grippalen) Körperschmerzen. Es muß schnell das »Innere« gerettet werden.
Wenn die (Biao bedingten) Körperschmerzen vorhanden sind, die weichen Stühle sich dann aber allmählich wieder regulieren, so muß dann die »Oberfläche« gerettet werden. Zur Rettung des »Inneren« sollte *Si Ni Tang* eingesetzt werden, zur Rettung der »Oberfläche« sollte *Gui Zhi Tang* eingesetzt werden.[509]

Taiyang Erkrankung seit 3 Tagen, es wurden schon abführende, erbrechende, schweißtreibende Methoden sowie auch »Wen Zhen« (warme Akupunktur) angewandt ohne Besserung. Dies ist ein »Huai Bing« (eine kaputte Krankheit) weitere Verwendung von *Gui Zhi Tang* passt nicht mehr zu dem Krankheitsbild. Man muß den Puls und die Symptome betrachten, wissen welche Fehler begangen wurden und anhand der Symptome behandeln.

Nach Verwendung abführender Mittel werden noch einmal schweißtreibende Mittel angewandt. Es muß zu Schüttelfrost und verschwindendem feinen Puls kommen. Es liegt eine gleichzeitige Innere und äußere Leere vor. Starke Verwendung schweißtreibender Mittel (starke Schweißproduktion) in Verbindung mit starker Anwendung abführender Mittel mit einhergehender Kälte an Händen und Füssen gehört in die Kategorie der *Si Ni Tang*.

Nach Anwendung abführender Mittel werden schweißtreibende Mittel verwendet. Es kommt zu Schlafstörungen bei Tag und Nacht, Gereiztheit und Unruhe am Morgen. In der Nacht liegen jedoch keine Schlafstörungen vor, kein Erbrechen, kein Durstgefühl, keinerlei Oberflächensyndrome. Der Puls ist tief, keine große Hitze des Körpers, dies gehört in die Kategorie der *Gan Jiang Fu Zi Tang*.[510]

Gan Jiang Fu Zi Tang

Gan Jiang	1 *liang*	scharf-warm
(Pao) Fu Zi, geröstet, geschält	1 Knolle, in 8 Scheiben geschnitten	scharf-warm

Die 2 Kräuter in 3 *sheng* Wasser kochen, 1 *sheng* abkochen lassen. Kräuter entfernen, alles auf einmal einnehmen und der Patient kommt zur Ruhe.

Keine Linderung nach schweißtreibenden, erbrechenden und abführenden Mitteln, Unruhe und Gereiztheit, dies gehört in die Kategorie der *Fu Ling Si Ni Tang*.

509 Wu zur Regulierung von Ying und Wei mit Si Ni Tang und Gui Zhi Tang: 傷寒，醫不分表裏、寒熱、虛實而誤下之，續得下利清穀不止者，寒其裏也。雖有通身疼痛之表未除，但下利清穀不止，裏寒已盛，法當急救其裏。俟便利自調，仍身疼痛不止，再救其表可也。救裏宜四逆湯，溫中勝寒；救表宜桂枝湯，調榮和衛也.

510 Wu erklärt, dass durch die Attacke des Inneren mit Purgativa und die des Äußeren mit Diaphoretika sowohl BIAO als auch Li iatrogen geschädigt wurden. Die Symptome weisen auf ein falsches Yang-Fülle Syndrom, es besteht aber nur eine Trennung der geschwächten Teile, bei dem das Yang tagsüber ungebremst aufsteigt. Da noch keine echte Trennung von Yin und Yang vorhanden ist, müssen diese nur wieder verbunden werden, mittels Gan Jiang Fu Zi Tang

Fu Ling Si Ni Tang

Fu Ling	4 *liang*	süß-neutral
Gan Jiang	1½ *liang*	scharf-warm
(Sheng) Fu Zi, roh, geschält	1 Knolle, in 8 Scheiben geschnitten	scharf-warm
Ren Shen	1 *liang*	süß-leicht kalt
Zhi Gan Cao	2 *liang*	süß-neutral

Die 5 Kräuter in 5 *sheng* Wasser kochen, 2 *sheng* abkochen lassen, Kräuter entfernen. 3-mal täglich je 7 *He* warm einnehmen.

Symptome nach Diaphorese, emetischen Verfahren und Purgation 13.2.2

Yangming Erkrankung, nach Verwendung abführender Mittel besteht noch Hitze der Oberfläche, warme Hände und Füße, kein Knoten-Gefühl der Brustgegend, Druckgefühl in Magengegend mit begleitender Unruhe, starker Heißhunger mit Unfähigkeit zu Essen, Schweißbildung (nur am Kopf). Gehört in die Kategorie der Zhi Zi Tang.

Shang Han Erkrankung für fünf, sechs Tage. Starke Anwendung abführender Mittel, nicht abklingende Körperhitze, Klumpengefühl unterhalb des Herzens. Noch keine Anzeichen von Besserung, dies gehört in die Kategorie der *Zhi Zi Tang.*

Shang Han Erkrankung, der behandelnde Arzt benutzte stark abführende Pillenarznei, nicht abklingende Körperhitze, leichte Irritation (Reizbar). Gehört zur Kategorie der *Zhi Zi Gan Jiang Tang.*

Zhi Zi Gan Jiang Tang

Dies ist das gleiche wie *Zhi Zi Hou Po Tang,* beide sollten *Dan Dou Chi* beinhalten, jedoch ist es nicht verzeichnet. Dies muß ein Fehler in der Übertragung der Rezepte sein.

Zhi Zi, gemörsert	40 Stück	bitter-kalt
Gan Jiang	2 *liang*	scharf-warm

Zhi Zi, aufgebrochen	40 Stück	bitter-kalt
Gan Jiang	2 *liang*	scharf-warm

Die 2 Kräuter werden in 3½ *sheng* Wasser gekocht bis 1½ *sheng* übrig sind. Kräuter entnehmen. Auf 2 Portionen aufteilen, die erste einnehmen. Wenn es zu Erbrechen kommt, die weitere Einnahme einstellen.

Shang Han Erkrankung, nach Verwendung abführender Methoden. Unruhe mit Völlegefühl des Bauches, Schlafstörungen (stark unruhiger Schlaf), dies gehört in die Kategorie der *Zhi Zi Hou Po Tang.*

Zhi Zi Hou Po Tang

Zhi Zi, gemörsert	40 Stück	bitter-kalt
(zhi) Hou Puo	4 *liang*	bitter-warm
(zhi) Zhi Shi	4 Stück	bitter-kalt

Die 3 Kräuter werden in 3 ½ *sheng* Wasser gekocht, bis sie auf 1 ½ sheng abgekocht sind. Kräuter entnehmen, auf 2 Portionen aufteilen, erste Portion warm einnehmen. Kommt es zu Erbrechen, weitere Einnahme einstellen.

Taiyang Erkrankung ohne Linderung, Übertritt in die Shaoyang Schicht. Gefühl von Härte und Fülle in Rippengegend, trockenes Erbrechen (ohne Auswurf), Appetitlosigkeit (kann keine feste und flüssige Nahrung aufnehmen), abwechselnd Hitze und Kälte. Noch keine Anwendung von Erbrechen fördernden und abführenden Mitteln. Tiefer gespannter Puls, dies kann mit *Xiao Chai Hu Tang* behandelt werden.

Wurden schon Erbrechen fördernde und abführende Mittel oder schweißtreibende Mittel und »Wen Zhen« (heiße Nadel-Akupunktur) angewandt, und es kommt zu Delirium, während *Chai Hu Tang* Symptome immer noch vorhanden sind, so ist dies eine »Huai Bing« (schwere vom Arzt verursachte Verschlimmerung, Krankheitsbild außerhalb der 6 Schichten). Man muß den Puls und die Symptome betrachten, und vor allem wissen, welche Fehler begangen wurden und anhand der Symptome behandeln.

Nach Anwendung schweißtreibender Mittel, Erbrechen fördernder Mittel und abführender Mittel kommt es zu Leere, Unruhe und Schlaflosigkeit. In schweren Fällen kommt es zu häufigen Ohnmachtsanfällen, Unruhe und Sodbrennen, Kategorie der *Zhi Zi Tang*. Geht es einher mit starker *Qi*-Leere, so muß es mit *Zhi Zi Gan Cao Tang* behandelt werden. Geht es einher mit Erbrechen muß es mit *Zhi Zi Sheng Jiang Tang* behandelt werden. Geht es einher mit Blähgefühl des Bauches wird es mit *Zhi Zi Hou Puo Tang* behandelt.

Zhi Zi Gan Cao Tang

Man füge zur Zhi Zi Tang 2 liang Gan Cao hinzu.

Zhi Zi Sheng Jiang Tang

Man füge 5 liang Sheng Jiang zu Zhi Zi Tang hinzu.

Shang Han Erkrankung, es wurden schon Erbrechen fördernde und abführende Mittel angewendet. Keine Linderung nach 7 bis 8 Tagen. Innere Hitze Stagnation, Hitze in Oberfläche und Innerem, von Zeit zu Zeit Aversion gegen Wind, starker Durst, trockene Zunge und Unruhe. Starkes Durstgefühl. Dies gehört in die *Bai Hu Tang* Kategorie.
(Andere Versionen vermerken: Bai Hu plus Ren Shen Tang.)

Trockener Mund nach starker Anwendung abführender Mittel, dies ist Innere Leere.

Symptome nach Diaphorese, emetischen Verfahren und Purgation, Anhang: Rückfall nach Erschöpfung, 13.3.1

Taiyang Erkrankung. Eingehende Anwendung abführender Mittel, jedoch ohne Linderung, aus diesem Grund weitere Anwendung schweißtreibender Mittel. Dies führt zu Leere von Innen (Li) und Außen (Biao), Aus diesem Grund entsteht »Mao« (Schwindelgefühl). Wenn »Mao Jia« (Menschen mit Neigung zu Schwindelgefühl) zum Schwitzen gebracht werden tritt Linderung ein. Dies bedeutet Schwitzen harmonisiert die Oberfläche. Ist die Oberfläche (Biao) harmonisiert jedoch das Innere (Li) nicht harmonisiert, müssen noch einmal abführende Mittel angewandt werden.

Bei jeder Erkrankung, sei es nach Anwendung schweißtreibender, erbrechungsfördernder und abführender Mittel, bei Blut-Leere, bei Leere von Flüssigkeiten bei der sich *Yin* und *Yang* von selbst harmonisieren, wird sicher Heilung eintreten.

Nach starker Anwendung abführender Mittel werden weiterhin schweißtreibende Mittel verwendet. Es entstehen Schwierigkeiten beim Urinieren. Dies ist ein Zeichen für eine Leere der Flüssigkeiten und muß nicht behandelt werden. Ist das Urinieren wieder beschwerdefrei, so tritt Heilung ein.

Nach Erbrechen, Schweiß und Abführen ist der Puls normal (harmonisch) mit leichter Unruhe. Dies kommt daher, dass die neu eingetretene Leere noch nicht so stark ist, dass das *»Gu Qi«* geschädigt wurde. (Gu Qi ist die von der Nahrung kommende Essenz)

Sind die Symptome vergangen, der Puls normal und nur eine leichte Unruhe am Abend bleibt bestehen, dies kommt daher da die Krankheit sich verändert hat. Nimmt der Mensch dann ein Übermaß an Nahrungsmitteln zu sich, während jedoch die Milz und der Magen noch leicht schwach sind, so können diese die Nahrung nicht richtig verdauen, was zu leichter Unruhe führt. Wird die Nahrung schließlich verdaut und abgebaut, kommt es zu Linderung.

Shang Han Erkrankung, nach Linderung kommt es erneut zu Fieber. Dies gehört in die Kategorie der *Xiao Chai Hu Tang.*

Krankheiten mit oberflächlichem Puls werden durch schweißtreibende Methoden behandelt. Tiefer voller Puls wird durch abführende Mittel behandelt.

Nach Shang Han Erkrankung ist tiefer Puls festzustellen. Tiefer Puls steht für innere Fülle, Anwendung von abführenden Methoden leitet diese aus. Dies gehört in die Kategorie der *Da Chai Hu Tang.*

Shang Han Erkrankung mit Schweißbildung. Nach Anwendung von abführenden und erbrechungsfördernden Mitteln kommt es zu einem Knotengefühl unterhalb des Herzens, welches durch Aufstoßen nicht besser wird, so gehört dies in die Kategorie der *Xuan Fu Dai Zhe Tang.*

Xuan Fu Dai Zhe Tang

Xuan Fu Hua	3 *liang*	salzig-warm
Ren Shen	2 *liang*	süß-leicht kalt
Sheng Jiang, geschnitten	5 *liang*	scharf-warm
Dai Zhe Shi, pulverisiert	1 *liang*	bitter-kalt
Zhi Gan Cao	3 *liang*	süß-neutral
Ban Xia, gewaschen	½ *sheng* (55,7 g)	scharf-neutral
Da Zao, aufgebrochen	12 Stück	süß-neutral

Die 7 Kräuter in 1 *dou* Wasser kochen, 6 *sheng* Wasser abkochen, die Kräuter entfernen. 3-mal täglich1 *sheng* warm einnehmen.

Nach Linderung einer Shang Han Erkrankung, abgemagert und kraftlos, Drang zum Erbrechen. Dies gehört in die Kategorie der *Zhu Ye Shi Gao Tang*.

Zhu Ye Shi Gao Tang

Zhu Ye	2 Blätter	bitter-neutral
Ban Xia, gewaschen	½ *sheng* (55,7 g)	scharf-neutral
Mai Men Dong, vom Plumulus entkernt	1 *sheng* (143 g)	süß-neutral
(zhi) Gan Cao	2 *liang*	süß-neutral
Ren Shen	2 *liang*	süß-leicht kalt
Shi Gao, pulverisiert	1 *jin* (250 g)	scharf-leicht kalt
Jing Mi	½ *sheng* (86 g)	süß-neutral

Die 7 Kräuter in 1 *dou* Wasser (2 Liter) kochen bis davon 6 *sheng* (1,2 Liter) übrig sind. Die Kräuter entnehmen, den Reis hinzufügen. Wenn der Reis fertig gequollen ist, ist die Arznei fertig. 3-mal täglich jeweils 1 *sheng* warm einnehmen.

Nach Ausheilung einer schweren Krankheit kommt es erneut zu Erschöpfungen, gehört in die Kategorie der *Zhi Shi Zhi Zi Tang*. Bei Transportstörungen des Verdauungsbreis sollten zur Original Rezeptur *Da Huang*, 5 Stück, so groß wie ein flacher chinesischer »Wei-Qi« Schachstein[511] hinzugefügt werden.

511 Japanisch wird das Wei-Qi auch »Go«-Spiel genannt, unter welchem Namen es auch im Westen bekannt ist. Im Original sind die Steine aber größer als die bei uns verwendeten Plastikscheibchen und haben etwa einen Durchmesser von einer 50 Cent-Münze

Zhi Shi Zhi Zi Tang

(zhi) Zhi Shi	3 Stück	bitter-kalt
Dan Dou Chi, separat in einem Beutel verpackt	1 *sheng*	bitter-kalt
Zhi Zi, gemörsert	14 Stück	bitter-kalt

Mit 7 *sheng* (1,4 Liter) sauer vergorenem Reiswasser (Cu Jiang)[512] kochen, auf 4 *sheng* kochen lassen, *Zhi Shi* und *Zhi Zi* hinzufügen, nochmals auf 2 *sheng* reduzieren lassen. *Dan Dou Chi* hinzufügen und noch 5-6 mal aufkochen lassen, Kräuter entfernen, Dekokt warm einnehmen.

Nach Linderung einer schweren Krankheit, »Shui Qi« (Wasser Qi, Ödem) unterhalb der Hüfte. Die gehört in die Kategorie der *Mu Li Ze Xie San*.

Mu Li Ze Xie San

Mu Li, lange gekocht	1 Anteil von 7	salzig-neutral
Ze Xie	1 Anteil von 7	süß-kalt
Shu Qi, gewaschen	1 Anteil von 7	scharf-neutral
Shang Lu	1 Anteil von 7	scharf-neutral
Ting Li, lange gekocht	1 Anteil von 7	scharf-kalt
Hai Zao, gewaschen	1 Anteil von 7	bitter-kalt
Gua Lou Gen	1 Anteil von 7	bitter-kalt

Die 7 jeweils gleichen Anteile werden zu Pulver zermahlen, 3-mal täglich je einen Esslöffel zu sich nehmen. Dies führt zu urinieren.

Nach einer schweren Krankheit kommt es zu lange andauernder vermehrter Speichelproduktion. In der Brust ist Kälte, diese muß mit Wärme behandelt werden. Es empfiehlt sich *Li Zhong Wan*.

Li Zhong Wan

Ren Shen	3 *liang*	süß-leicht kalt
Gan Jiang	3 *liang*	scharf-warm
(zhi) Gan Cao	3 *liang*	süß-neutral
Bai Zhu	3 *liang*	bitter-warm

Die 4 Kräuter werden zu Pulver zerstoßen und mit Honig zu kleinen Kugeln gerollt (Eigelbgröße). Eine Kugel in mehrere *ge* (20 ml) kochendes Wasser gerührt und unter verreiben

512 Man unterschied damals Qing Jiang Shui 清漿水, eine leicht trübe Flüssigkeit, die beim Waschen von Reis entstand. Sie gilt als magenfreundlicher als Wasser. Hier ist nun »saures Jiang« angegeben, das heißt, dass die stärkehaltige Flüssigkeit zu Essig vergoren war

aufgelöst. Einnahme 3-mal täglich, 2-mal in der Nacht je warm einnehmen. Breitet sich im Bauch ein Wärmegefühl aus, so kann man die Dosis auf 3-4 Kugeln erhöhen. Die Wirkung ist aber nicht so gut wie bei einem Dekokt.

Wenn nach Abklingen des Durchfalls nach einem Jahr, Monat oder Tag erneut der gleiche Durchfall auftritt, so heißt dies, dass die Erkrankung noch nicht vollständig abgeschlossen ist. Wenn dies (der körperlichen Konstitution stark genug) entspricht, so ist hier die *Da Cheng Qi Tang* geeignet.

Symptome nach Diaphorese, emetischen Verfahren und Purgation, Anhang: Yin Yang Yi (durch Geschlechtsverkehr übertragbare Infektion[513]), 13.3.2

Shang Han mit Yin Yang Yi Krankheit[514]: Schweres Körpergefühl, wenig Energie, Krämpfe im Unterbauch, mit Verkrampfungen bis in den Genitalbereich, bis zur Brust aufsteigende Hitze, Kopfschwere, die das Kopf heben erschwert, Augenflimmern, rote, geschwollene Hautulzerationen, Krämpfe in Knien und Schenkeln. Behandelt durch *Shao Kun San.*

Shao Kun San

Unterwäsche (Hose) einer Frau, der Teil der dem Vaginalbereich am nächsten ist, zu Asche verbrennen.[515]
Einen Löffel der Asche dreimal täglich mit Wasser zu sich nehmen. Wenn das Urinieren sich normalisiert hat und die Eichel (des Penis) nur noch leicht geschwollen ist, so tritt die Gesundung ein.

Anmerkung: Zheng Qin-An in seinem dritten Buch »Shang Han Heng Lun« schreibt dazu, dass dieses Syndrom Frauen ebenso wie Männer betreffen kann. Er hält es für notwendig, das Yang stark zurückzuholen, schlägt aber vor, bei Männern Frauenunterwäsche und bei Frauen Männerunterwäsche zu verbrennen und mit Tong Bian (Urea infantis), der ja auch zum Ming Men hinleitet, einzunehmen. Bis heute, weiß aber niemand so genau, welche Krankheit vor 2500 Jahren damit gemeint war.

513 Wörtlich: beim »Austausch (Yi) von Yin und Yang«

514 Es könnte sich aufgrund der kurzen Inkubationszeit bei Immunschwäche nach Shang Han (Kälteschaden) um Genitalherpes (HSV-2), aber auch Dermatophyten handeln, die durch irgendwelche Bestandteile der Asche vertrieben werden. Wang Ken-Tang sagt dazu: Wenn nach erschöpfendem Sexualkontakt eine erneute Erkrankung auftritt, so kann es sein, dass die vorige Krankheit noch nicht ausgeheilt war. Er empfiehlt hier Dang Gui Si Ni Tang, bei Ohnmachten mit Fu Zi, bei Kälteattacken mit Wu Zhu Yu und Sheng Jiang, also eine Fu Yang-Methode wie sie auch Zheng Qin-An (s.o.) vorschlägt

515 Wu Qian versucht hierzu im Spiegel der Klassiker fast eineinhalb Jahrtausende später zu erklären: Die Unterhosen der Männer und Frauen sind sehr unreine Dinge. Vielleicht können sie, wenn ihre Asche als Arzneipulver verwendet wird, etwas mit ähnlichem Charakter behandeln. Wenn nach der Einnahme mal leichter Schweiß auftritt, oder nach Harnausscheidung die Besserung eintritt und die Eichel etwas anschwillt, so wird hier das Gift über die Kanäle des Yin ausgeschieden. Wu erklärt, dass hier bei der durch den Kälteschaden entstandenen Leere eine Krankheit auf den geschwächten Mann übertragen wurde, da er sich nicht vor dem Sexualkontakt ausreichend erholt hat

Yi Yin Tang Ye Jing, Rolle vier

14: »Jie Xiong Pi« Akkumulation von Pathogenen in der Brustgegend

(Ab diesem Kapitel werden akute Erkrankungen [Cu Bìng] besprochen. Diese Erkrankungen [Cu Bìng] werden in *Shang Han* [Verletzung durch Kälte] und *Wen Bing* [Wärme Krankheiten] unterteilt und müssen dementsprechend behandelt werden.)

Jie Xiong Pi Teil 1 Absatz 1

Taiyang Erkrankung, starke Anwendung schweißtreibender Methoden bei simultaner Anwendung von abführenden Methoden. Stuhlverstopfung für 5-6 Tage, trockene Zunge, Durst, geringe Fieberschübe während des Nachmittags. Starke Unruhe und Missbefinden der Brustgegend (Brust und Herz), Härte- und Völlegefühl und Schmerzen vom Herzen ausgehend bis zum unteren Abdomen. Dies gehört zur Kategorie der *Da Xian Xiong Tang.*
Bei geringerer Akkumulation von Pathogen in der Brust (Xiao Jie Xiong) genau unterhalb des Herzens (oft der obere Teil des Magens) mit Druckschmerz und oberflächlich (fu) schlüpfrigem (hua) Puls. Behandlung durch »Xiao Xian Xiong Tang«.
Bei Stagnation von Kälte Fülle in der Brust ohne Hitze Zeichen erfolgt die Behandlung durch »San Wu Xiao Bui San«.

Da Xian Xiong Tang

Da Huang	6 *liang*	bitter-kalt
Gan Sui, pulverisiert	1 *qian* (?)	bitter-kalt
Mang Xiao	1 *sheng*	bitter-kalt

In 6 *sheng* Wasser kochen, zuerst einzeln *Da Huang* bis 2 *sheng* verkocht sind, *Da Huang* entfernen, *Mang Xiao* zugeben 1-2 mal aufkochen lassen, *Gan Sui* Pulver zugeben. Wenn bei einmaliger Einnahme der Stuhlgang einsetzt, so wird auf die weitere Einnahme verzichtet.

Xiao Xian Xiong Tang (Kleines Brustraum entlastendes Dekokt)

Huang Lian	1 *liang*	bitter-kalt
Ban Xia, gewaschen	½ *sheng*	scharf-neutral
Gua Lou Shi	1 Stück (groß)	bitter-kalt

Man nehme 6 *sheng* Wasser, zuerst einzeln *Gua Lou Shi* kochen, 3 *sheng* abkochen lassen, *Gua Lou Shi* entfernen und die restlichen Kräuter zugeben. Auf 2 *sheng* reduzieren lassen, Kräuter entfernen. Auf 3 Portionen aufteilen.

San Wu Xiao Bai San (Weisses Pulver der drei Bestandteile)

Jie Geng	18 *zhu*	scharf-leicht warm
Ba Dou, Rinde und Inneres entfernen, auf kleiner Flamme rot-schwarz gegart, zermahlen	6 *zhu*	scharf-warm-giftig
Bei Mu	18 *zhu*	scharf-neutral

Zutaten zu Pulver zermahlen, *Ba Dou* zufügen und im Mörser zermahlen. Zusammen mit *Bai Yin* (unklar: kann klarer Reisschnaps oder aber auch klares Wasser sein. Wahrscheinlich handelt es sich aber um klaren Reisschnaps) einnehmen. Menschen starker Konstitution: ½ qian, schwache Konstitution: etwas weniger. Ist die Krankheit oben, führt die Einnahme zu Erbrechen. Ist die Krankheit unten, führt die Einnahme zu Stuhlabgang. Kommt es nicht zu Stuhlgang, soll man einen Becher heißen Reisbreis einnehmen. Kommt es zu Durchfall soll man einen Becher kalten Reisbrei einnehmen.
(An anderer Stelle heißt es: »einen Becher kaltes Wasser zu sich nehmen«).

Die Krankheit breitet sich im Yang (die 3 Yang Schichten) aus, es werden jedoch abführende Mittel angewandt.
Dadurch dringt die Hitze weiter ein und es kommt zur «Jie Xiong« Symptomatik (Engegefühl und Spannung in der Brust).

Breitet sich die Krankheit im Yin aus (die 3 Yin Schichten) und es werden versehentlich abführende Methoden angewandt, kommt es zur Pi-Klumpen Symptomatik.

Der Grund der »Jie Xiong« Symptomatik liegt in der verfrühten Anwendung abführender Methoden (Purgativa).

Sechs, sieben Tage andauernde Shang Han Erkrankung, »Jie Xiong« Symptomatik mit Hitze Fülle. Tiefliegender und gespannter Puls, Schmerzen im Epigastrium mit palpierbarer Verhärtung. Behandlung durch *Da Xian Xiong Tang.*

Mehr als 10 Tage andauernde Shang Han Erkrankung, innere Hitze Stagnation mit abwechselnden Hitze- und Kälte-Schüben. Dies gehört zur »Da Chai Hu Tang« Symptomatik. Bei isolierter »Jie Xiong«, ohne erhöhter Körpertemperatur liegt der Grund in Stagnation von Wasser im Brust- und Rippenbereich. Bei Auftreten von leichter Schweißbildung im Kopfbereich (Stirn), so wird dies mit *Da Xian Xiong Tang* behandelt.

Anwendung von schweißtreibenden Methoden bei einer Taiyang Krankheit führt unmittelbar zu Fieber und Aversion gegen Kälte.
Werden nun nachfolgend abführende Methoden angewandt, so führt dies zur Pi (Klumpengefühl) Symptomatik im Epigastrium. Hier handelt es sich um eine zeitgleiche Leere von Oberfläche (Biao) und Innerem (Li), *Yin* und *Yang* sind erschöpft. Ist kein *Yang* vorhanden, so ist *Yin* allein. Werden nun noch Feuernadeln verwendet führt dies zu Unruhe,

zyanotisch-gelblicher Gesichtsfarbe und Hautzucken. Dies ist schwer zu behandeln. Ist die Gesichtsfarbe jedoch nur leicht gelblich, die Hände und Füße warm, so kann dies leicht behandelt werden.

Verhärtungen im Epigastrium, die sich bei Druck bessern, oberflächlicher Puls an der Guan Pulsstelle. Behandlung durch *Da Huang Huang Lian Xie Xin Tang.*

Verhärtung im Epigastrium, Aversion gegen Kälte, Schwitzen. Behandlung durch *Fu Zi Xie Xin Tang.*

Da Huang Huang Lian Xie Xin Tang
(Herz entlastendes Dekokt mit Rheum und Coptis)

Da Huang	2 *liang*	bitter-kalt
Huang Lian	1 *liang*	bitter-kalt
Huang Qi	1 *liang*	bitter-neutral

Die 3 Kräuter in 2 *sheng* kochendes Wasser geben, Kräuter herausnehmen, warm einnehmen. (Frühere Fassungen beinhalteten nicht *Huang Qin*, hier wurde *Huang Qin* anhand des *Jin Gui Yao Lüe* wieder zugefügt.)

Fu Zi Xie Xin Tang (Herz entlastendes Dekokt mit Aconitum praeparatrum)

Pao Fu Zi, (Verwendung des ausgekochten Sudes)	1 Stück, einzeln gekocht	scharf-heiß
Da Huang	2 *liang*	bitter-kalt
Huang Lian	1 *liang*	bitter-kalt
Huang Qi	1 *liang*	bitter-neutral

Die letzten 3 Kräuter kurz in kochendem Wasser (chin. Ma Fei Tang) aufkochen lassen, Kräuter entfernen, den *Fu Zi* Sud hinzugeben. Warm einnehmen.

Anwendung abführender Mittel bei oberflächlichem und gespanntem Puls führt zum Eindringen der Pathogene in das Innere (Li), es kommt zu einem Pi-Klumpen Symptom. Besserung durch Massage. Es handelt sich nur um eine *Qi* Stagnations- (als Klumpen Pi) Symptomatik.

Shang Han Erkrankung für fünf bis sechs Tage, Erbrechen, Fieber. Obwohl die Symptomatiken der *Chai Hu Tang* erkennbar sind, werden abführende Mittel angewendet.

Ist nach Anwendung der abführenden Mittel immer noch Chai Hu Symptomatik vorhanden kann weiterhin mit *Chai Hu Tang* behandelt werden.
Obwohl hier schon abführende Mittel angewandt wurden, kam es nicht zu einer (kontravektiven [Ni] Komplikation). Es muß zu Schüttelfrost mit anschließendem Fieber kommen. Nach Fieber, Schwitzen kommt es zur Linderung.

Kommt es zu Völlegefühl und schmerzhafter Verhärtung im Epigastrium handelt es sich um Stauungsgefühl im Brustraum (Jie Xiong) und muß mit *Da Xian Xiong Tang* (Großes Dekokt zur Befreiung des Brustraumes) behandelt werden.

Handelt es sich nur um ein Völlegefühl ohne Schmerzen handelt es sich um ein Pi Symptom. Hier wäre eine Behandlung mit *Chai Hu Tang* nicht induziert, es sollte mit *Ban Xia Xie Xin Tang* behandelt werden.
Durch die Verwendung der abführenden Mittel kam es zum Pi Symptom im Epigastrium, welches durch *Xie Xin Tang* behandelt wird. Zeigt diese Behandlung keinen Erfolg (löst sich das Pi Symptom nicht auf) und kommt es zu starkem Durstgefühl mit Unruhe und Angespanntheit, Harnverhalten so muß mit *Wu Ling San* behandelt werden.
(ursprüngliche Fassung: einen Tag warten, so tritt Linderung ein).

Ban Xia Xie Xin Tang (Herz entlastendes Dekokt mit Pinellia)

Ban Xia, gewaschen	½ *sheng* (55,7 g)	scharf-neutral
Huang Qin	3 *liang*	bitter-neutral
Gan Jiang	3 *liang*	scharf-warm
Ren Shen	3 *liang*	süß-kühl
Gan Cao	3 *liang*	süß-neutral
zhi Huang Lian	1 *liang*	bitter-kalt
Da Zao, aufgebrochen	12 Stück	süß-neutral

Die Kräuter in 1 *dou* (2 Liter) Wasser kochen, auf 6 *sheng* reduzieren, Kräuter entnehmen, dreimal täglich jeweils 1 *sheng* warm einnehmen.

Shang Han Erkrankung, nach Anwendung stark abführender Mittel werden zusätzlich schweißtreibende Mittel angewandt. Es kommt zu Pi (Stagnationsgefühl) im Epigastrium, Aversion gegen Kälte. Das sind Zeichen für nicht ausgeschiedene Oberflächenpathogene.

Hier kann man nicht mit abführenden Mitteln gegen die Klumpen-Pi Symptomatik angehen, zuerst muß die Oberfläche ausgeleitet werden.
Nachdem die Pathogene der Oberfläche ausgelöst sind kann man gegen das Klumpen-Pi Symptom angehen. Die Oberfläche (Biao) wird mit *Gui Zhi Tang* behandelt, das Klumpen-Pi Symptom wird mit *Da Huang Huang Lian Xie Xin Tang* behandelt.

Jie Xiong Pi Teil 1 Absatz 2 Anhang: Nackensteifigkeit

Gleichzeitige Erkrankung von Taiyang- und Shaoyang-Schichten: Kopfschmerzen, Nackensteifigkeit, Schwindelgefühl. Zeitweise ähnelt die Symptomatik der des Stauungsgefühls im Brustraum (Jie Xiong[516]), Verhärtung und Festigkeit im Epigastrium.
In diesem Fall sollten die Punkte Da Shu, Fei Shu, Gan Shu gestochen werden. Es dürfen keine schweißtreibenden Methoden angewandt werden.

516 Wörtlich: Knoten in der Brust

Kommt es zum Schwitzen so führt dies zu geistig verwirrtem Reden und gespanntem Puls. Vergeht die wirre Rede nicht innerhalb von 5 Tagen soll der Leber-Punkt Qi Men gestochen werden.

Knoten im Brustraum (Stauungsgefühl im Brustraum (Jie Xiong), Steifheit des Nackens, schlaffe Muskelzuckungen wird durch Anwendung von Xia Fa (abführenden Methoden) harmonisiert. Es sollte Da Xian Xiong Tang verwendet werden.

Da Xian Xiong Wan (Großes Brustraum entlastendes Dekokt)

Da Huang	8 *liang*	bitter-kalt
Ting Li Zi, gesiedet	½ *sheng*	scharf-kalt
Xing Ren, geschält, gespalten	½ *sheng*	süß-warm
Mang Xiao	½ *sheng*	bitter-kalt

Die 4 Zutaten zerreiben und zu kleinen Kugeln formen.
Mit einem Löffel Gan Sui Pulver, 1 *liang* weißem Honig und 2 *sheng* Wasser kochen. Auf 1 *sheng* Wasser reduzieren. Gesamte Menge warm einnehmen, sollte abführende Funktion haben. Kommt es nicht zu einer abführenden Wirkung, so sollte eine weitere Portion eingenommen werden, bis die abführende Wirkung eintritt.

Gleichzeitige Erkrankung von Taiyang und Shaoyang, Verhärtung und Festigkeit im Epigastrium, Nackensteifigkeit, Schwindel. Man darf keine abführenden Methoden anwenden.
(In der *Qian Jin* Ausgabe stand ursprünglich: Man steche die Punkte Da Shu, Fei Shu, Gan Shu).

Shang Han Erkrankung für 4–5 Tage. Fieber, Aversion gegen Wind, Nackensteifigkeit, Spannungs- Völlegefühl im Rippenbereich, warme Hände und Füße, gesteigertes Durstgefühl. Dies gehört in die Kategorie der Xiao Chai Hu Tang Symptomatik.

Bereits sechs bis sieben Tage andauernde Erkrankung, verlangsamter, oberflächlicher und schwacher *(chi, fu, ruo)* Puls; Aversion gegen Wind und Kälte, warme Hände und Füße.
Die Anwendung abführender Methoden durch einen Arzt resultierte in Appetitverlust. Es kommt dadurch zu Spannungs- und Völlegefühl sowie Schmerzen im Rippenbereich, Ikterus (Körper und Augen), Nackensteifigkeit, Miktionsstörungen.

Wird es nun mit *Chai Hu Tang* behandelt, so muß es zu vermehrtem Stuhl kommen. Hat der Patient Durst und muß nach Flüssigkeitseinnahme erbrechen, so kann nicht mit *Chai Hu Tang* behandelt werden.
Kommt es nach Nahrungsaufnahme zu unproduktivem Brechreiz, so sollte mit *Yin Chen Wu Ling San* behandelt werden.
(Die Rezeptur der *Yin Chen Wu Ling San* steht im *Jin Gui Yao Lüe*)

Nach Einnahme von *Gui Zhi Tang* werden weiter abführende Methoden angewandt. Es kommt zu Kopf- und Nackensteife, leicht erhöhte Temperatur, keine Schweißbildung, Völlegefühl und geringer Schmerz im Epigastrium, Harnverhalt. Dies gehört in die Kategorie der *Gui Zhi jia Fu Ling Bai Zhu Tang.*

Gui Zhi qu Gui Jia Fu Ling Bai Zhu Tang

(Gui Zhi Tang ohne Gui Zhi, Zusatz von Fu Ling und Bai Zhu)

Fu Ling	3 *liang*	süß-neutral
Bai Zhu	3 *liang*	bitter-warm

Gui Zhi aus *Gui Zhi Tang* entfernen, *Fu Ling* und *Bai Zhu* hinzufügen. Einnahme von 1 *sheng* führt zu Wasserlassen/Miktion.

Jie Xiong Pi Teil 2 Absatz 1

Gleichzeitige Erkrankung von Taiyang und Shaoyang, dennoch wurden abführende Methoden angewandt. Es kommt zu Jie Xiong (Stauungsgefühl im Brustraum), Verhärtungen im Epigastrium, andauernder Durchfall, Wasser und Flüssigkeiten können nicht absinken. Es muß zu Reizbarkeit und Unruhe führen.

Taiyang Zhong Feng (Wind-Schlag), Durchfall, Erbrechen. Ist die Oberfläche ausgeleitet, so kann man weiterhin abführende Mittel anwenden (das innere Pathogen angreifen).

Starke Schweißproduktion, regelmäßiges Auftreten der Symptome, Kopfschmerzen, Völlegefühl und Verhärtung im Epigastrium, Rippenschmerzen. Erbrechen führt zu Kurzatmigkeit, Schwitzen, keine Aversion gegen Kälte. Es handelt sich um bereits ausgelöste Oberfläche mit Disharmonie des Inneren. Diese Symptomatik gehört in den Behandlungsbereich von *Shi Zao Tang.*

Shi Zao Tang (Zehn Jujubenfrüchte Dekokt)

Yuan Hua	gleiche Anteile	scharf-warm
Gan Sui		bitter-kalt
Da Ji		bitter-kalt

Die drei Zutaten zu Pulver zerreiben. Separat in 1 *sheng* 5 *he* (300 ml) Wasser 10 Da Zao (Jujubenfrüchte) kochen, auf 8 *ge* (160 ml) reduzieren, Früchte entfernen.

Menschen starker Konstitution fügen einen Esslöffel des drastischen Pulvers, Menschen schwacher Konstitution einen halben Löffel hinzu (zu dem übriggebliebenen Jujuben-Sud). Morgens warm einnehmen.

Ist die purgative Wirkung nicht stark genug, soll es am nächsten Morgen noch einmal eingenommen werden. Diesmal jedoch einen halben Löffel mehr als am ersten Tag. Kommt es zur abführenden Wirkung, soll mit Reisbrei wieder tonisiert werden.

Shang Han Erkrankung, Fieber, Schwitzen führt nicht zur Ausleitung der Oberfläche. Es kommt zu Verhärtung und Gefühl der Blockaden (Pi Symptomatik) in der Herzgegend, Erbrechen und Durchfall. Dies gehört zu *Da Chai Hu Tang.*

Shang Han, Schwitzen führt nicht zur Ausleitung der Oberfläche. Es kommt zu Unwohlsein im Magen (Disharmonie des Magens), Verhärtung und Gefühl der Blockaden (Pi Symptomatik) in der Herzgegend, trockenes Aufstoßen mit Gestank von Nahrung (verdaute Nahrungsmittel), Wasser Qi (Ödeme) unter den Rippen, starken Darmgeräuschen mit Durchfall. Dies gehört zu *Sheng Jiang Xie Xin Tang.*

Sheng Jiang Xie Xin Tang (Brustraum ausleitendes Dekokt mit rohem Ingwer)

Sheng Jiang	4 *liang*	scharf-warm
Ban Xia, gewaschen	½ *sheng*	scharf-neutral
Gan Jiang	1 *liang*	scharf-warm
Huang Lian	1 *liang*	bitter-kalt
Ren Shen	3 *liang*	süß-kühl
Huang Qin	3 *liang*	bitter-neutral
(zhi) Gan Cao	3 *liang*	süß-neutral
Da Zao, aufgebrochen	12 Stück	süß-neutral

Die 8 Zutaten in 1 *dou* Wasser kochen, 6 *sheng* reduzieren. Kräuter entfernen. 3 mal täglich 1 *sheng* warm einnehmen.

Shang Han Zhong Feng Krankheit, jedoch werden abführende Methoden durch den Arzt angewendet.
Es kommt zu Durchfall mit unverdauter Nahrung für mehr als 10 Tage. Starke Darmgeräusche, Verhärtungen und Völlegefühl im Epigastrium, unproduktives Erbrechen, Reizbarkeit und Unruhe, Schlafstörungen.
Der Arzt sieht das Klumpen-Pi Symptom im Epigastrium als nicht kritisch an und wendet weiterhin abführende Mittel an.
Das Klumpen-Pi Syndrom verstärkt sich hierdurch. Dies ist keine Hitze Stagnation (Jie Re), sondern ein Leere im Magen (Wei Xu), pathogenes Qi (Ke Qi) steigt widerstrebend auf und führt so zu Verhärtungen. Dies gehört in die Kategorie der *Gan Cao Xie Xin Tang.*

Gan Cao Xie Xin Tang (Brustraum ausleitendes Dekokt mit Süßholz)

(zhi) Gan Cao	4 *liang*	süß-neutral
Huang Qin	3 *liang*	bitter-neutral
Gan Jiang	3 *liang*	scharf-warm
Huang Lian	1 *liang*	bitter-kalt
Ban Xia, gewaschen	½ *sheng*	scharf-neutral
Da Zao, gemörsert	12 Stück	süß-neutral
In einer anderen Rezeptur zusätzlich Ren Shen 3 liang dazu		

Die 6 Zutaten in 1 *dou* Wasser kochen, 6 *sheng* reduzieren, Kräuter entfernen.
Dreimal täglich 1 *sheng* warm einnehmen.

Shang Han, nach Einnahme von Medizin (Tang Yao, gekochte Arzneien) kommt es zu andauerndem Durchfall und Verhärtung (Pi-Klumpen Symptom) im Epigastrium.
Es wurde schon *Xie Xin Tang* verwendet (eingenommen) und danach wurde mit weiteren Methoden abgeführt.
Es kommt zu andauernden Durchfällen, daraufhin behandelt der Arzt die Mitte (Milz und Magen), die Durchfälle werden dadurch jedoch stärker.
Die Mitte behandeln bedeutet den mittleren Erwärmer zu regulieren.
Dieser Durchfall ist jedoch aufgrund des unteren Erwärmers, dies gehört zu *Chi Shi Zhi Yu Yu liang Tang.*
Hört der Durchfall nach der Behandlung nicht auf, so sollte man den Urin ausleiten.

Chi Shi Zhi Yu Yu liang Tang (Dekokt mit Hallyositum rubrum und Limonit)

Chi Shi Zhi, gemörsert	1 *jin*	süß-neutral
Yu Yu Liang, gemörsert	1 *jin*	süß-kalt

Die 2 Zutaten in 6 *sheng* Wasser kochen, 2 *sheng* reduzieren, Zutaten entfernen. Auf drei Portionen aufteilen, warm einnehmen.

Jie Xiong Pi Teil 2 Absatz 2

Zwei bis drei Tage andauernde Taiyang Krankheit, der Patient kann sich nicht (zum Schlafen) flach hinlegen, will aber aufsitzen. Es müssen Stagnationen im Epigastrium vorhanden sein.
Der Puls ist schwach und fein, dies deutet auf eine der Krankheit zugrundeliegende Kälte hin. Jedoch werden abführende Methoden angewandt und der Durchfall kommt zu einem Ende. Stoppt der Durchfall nicht, müssen nach 4 bis 5 Tagen nochmals abführende Mittel angewandt werden. Dies ist Durchfall mit gleichzeitiger Hitze.

Taiyang Krankheit, die Oberflächen-Symptome sind noch nicht ausgeleitet doch werden mehrmals abführende Methoden angewandt.
Obwohl Hitze involviert ist stoppt der Durchfall nicht, es bestehen ein Klumpen-Pi Syndrom und eine Verhärtung im Epigastrium. Oberfläche und Inneres sind beide nicht ausgeleitet. Dies gehört in die Kategorie der Gui Zhi Ren Shen Tang.

Gui Zhi Ren Shen Tang (Dekokt mit Zimtzweigen und Ginseng)

Gui Zhi, geschnitten	4 *liang*	scharf-warm
(zhi) Gan Cao	4 *liang*	süß-neutral
Bai Zhu	3 *liang*	bitter-warm
Ren Shen	3 *liang*	süß-kühl
Gan Jiang	3 *liang*	scharf-warm

Zuerst 9 *sheng* Wasser kochen, die Zutaten bis auf *Gui Zhi* hinzufügen, auf 5 *sheng* reduzieren. Kräuter entfernen, *Gui Zhi* hinzufügen, weitere 3 *sheng* reduzieren, Kräuter entfernen. Warm 1 *sheng* davon einnehmen. Einmal am Tag und einmal in der Nacht einnehmen.

Pi Symptom an der Oberfläche (Haut) unterhalb der Rippen bis hin zum Bauchnabel, der Schmerz strahlt bis in den unteren Abdomen. Der Schmerz strahlt in den *Yin* Bereich (Genitalien) und die Yin Sehnen und Bänder. Dies führt zu Zang-Organ Knoten[517], mit Todesfolge.

Kalte Hände und Füsse, kein Stauungsgefühl im Brustraum (Jie Xiong) Symptom, Völlegefühl und Spannung im unteren Abdomen mit Druckschmerz. Dies ist Kälte Stagnation in der Blase und am Punkt Guan Yuan (am Schambein auf Ren-Mai).

Frage: Was sind die Symptome von Stauungsgefühl im Brustraum (Jie Xiong) und Zang-Organ Knoten (Zang Jie)?
Antwort: Stauungsgefühl im Brustraum (Jie Xiong): Druckschmerz, oberflächlicher Puls an der Cun Pulsstelle, (Chen) tiefliegender Puls an der Guan Pulsstelle.
Zang Organ Knoten (Zang Jie): Ähnlich dem Jie Xiong Symptom, normaler Appetit, manchmal Durchfall, oberflächlicher Yang Puls, tiefliegender, dünner und gespannter Puls an der Guan Pulsstelle. Weisser feuchter Belag, dies ist schwer zu behandeln.

Zang Jie, keine Yang Symptomatik, Kälte, keine Hitze. Der Patient ist jedoch ruhig, feuchter Belag auf der Zunge. Dies kann man nicht abführen (das Innere angreifen).

Stauungsgefühl im Brustraum (Jie Xiong) Symptomatik, oberflächlicher großer Puls. Man kann nicht abführen. Hier zu purgieren wäre tödlich.

Stauungsgefühl im Brustraum (Jie Xiong) Symptomatik komplett vorhanden, zusätzlich Unruhe und Reizbarkeit, Tod.

517 Sogenanntes »Zang Jie« = schwere Stagnation oder Knoten der Zang Organe

15: Bauchschmerzen (Anhang: Verdauungsstörungen)

Shaoyin Krankheit, keine Linderung nach zwei bis drei Tagen. Nach vier bis fünf Tagen kommt es zu Bauchschmerzen, Harnverhalten, Schweregefühl und Schmerzen in den Extremitäten und Durchfall. Dies bedeutet der Patient hat Shui Qi (Wasser Ansammlung pathogenen Wassers). Entweder kommt es zu Husten, Harnverhalten, Durchfall oder Erbrechen. Behandlung durch Xuan Wu Tang.

Xuan Wu Tang

Fu Ling	3 *liang*	süß-neutral
Shao Yao	3 *liang*	bitter-neutral
Sheng Jiang, geschnitten	3 *liang*	scharf-warm
Bai Zhu	2 *liang*	bitter-warm
Fu Zi, pao, geschält, in 8 Scheiben geteilt	1 Knolle	scharf-warm

Die 5 Zutaten in 8 *sheng* Wasser kochen, 3 *sheng* reduzieren, Zutaten entfernen. Einmalig 7 *he* warm einnehmen.

Bei Husten: Zugabe von ½ *sheng Wu Wei Zi,* 1 *liang Xi Xin,* 1 *liang Gan Jiang*
Bei unkontrolliertem Wasserlassen: Entfernen von *Fu Ling*
Durchfall: Entfernen von *Shao Yao*. Erhöhen von *Gan Jiang* auf 2 *liang*
Erbrechen: Entfernen von *Fu Zi*. Erhöhen von *Sheng Jiang* auf ½ *jin*
Kommt es zu starkem Durchfall mit eitriger Blutbeimengung sollte *Tao Hua Tang* verwendet werden.

Vier bis fünf Tage andauernde Shang Han Krankheit, Bauchschmerzen, starke Darmgeräusche und Stuhldrang (der »Vorbote« des Durchfalls), es wird zu Durchfall kommen.

Taiyang Krankheit, Der Arzt wendet jedoch abführende Methoden an. Daraufhin entsteht ein Völlegefühl des Abdomen, zeitweise abdominale Schmerzen. Dies gehört zu Taiyin und muß mit *Gui Zhi jia Shao Yao Tang* behandelt werden. Sind es starke Fülle-Schmerzen, so muß mit *Gui Zhi jia Da Huang Tang* behandelt werden.

Gui Zhi Jia Shao Yao Tang

Erhöhung der Shao Yao Dosis auf insgesamt 6 liang

Gui Zhi	2 *liang*	scharf-warm
Shao Yao	6 *liang*	bitter-neutral
Sheng Jiang, geschnitten	3 *liang*	scharf-warm
(zhi) Gan Cao	2 *liang*	süß-neutral
Da Zao, aufgebrochen	12 Stück	süß-neutral

Die 5 Zutaten in 7 *sheng* Wasser kochen, 3 *sheng* reduzieren, Kräuter entfernen. Auf 3 Portionen aufgeteilt jeweils warm einnehmen.

Gui Zhi Jia Da Huang Tang

Wie die vorherige Rezeptur, mit zusätzlicher Zugabe von 2 *liang Da Huang*

Keinerlei Yang Symptomatik, schwacher Puls, andauernder Durchfall und verstärkter Harndrang. Wenn *Da Huang* und *Shao Yao* angewandt wird, verringern sich die Symptome. Es handelt sich hierbei um schwaches Magen *Qi* welches sich leicht bewegt. (Bewegen meint hier den verstärkten Stuhl und Harndrang)

Shang Han, rauer Yang Puls (Se Mai), saitenförmiger *Yin* Puls (Xian Mai). Es muß zu akuten abdominalen Schmerzen kommen. Zuerst sollte *Xiao Jian Zhong Tang* eingenommen werden. Gibt es keinerlei Veränderung, so sollte mit *Xiao Chai Hu Tang* behandelt werden.

Xiao Jian Zhong Tang

Gui Zhi	3 *liang*	scharf-warm
Gan Cao, zhi	2 *liang*	süß-neutral
Shao Yao	6 *liang*	bitter-neutral
Sheng Jiang, geschnitten	3 *liang*	scharf-warm
Da Zao, aufgebrochen	12 Stück	süß-neutral
E Jiao	1 *sheng*	süß-leicht warm

Die ersten 5 Zutaten in 7 *sheng* Wasser kochen, 3 *sheng* Wasser reduzieren, Kräuter entfernen. *E Jiao* hinzufügen. Jeweils 1 *sheng* warm einnehmen.
Menschen die an chronischem Erbrechen leiden, können diese Rezeptur nicht einnehmen, da sie süß ist.

Shang Han, Hitze in der Brust (Hitzegefühl im Brustbereich). Im Magen ist pathogenes Qi vorhanden, Bauchschmerzen, Neigung zu Erbrechen. Behandlung mit *Huang Lian Tang.*

Huang Lian Tang (Coptis Dekokt)

Huang Lian	3 *liang*	bitter-kalt
Zhi Gan Cao	3 *liang*	süß-neutral
Gui Zhi	3 *liang*	scharf-warm
Gan Jiang	3 *liang*	scharf-warm
Ren Shen	3 *liang*	süß-kühl
Ban Xia	½ sheng	scharf-neutral
Da Zao	12 Stück	süß-neutral

In 1 *dou* Wasser (2 Liter) kochen, auf 6 *sheng* (1,2 Liter) Wasser reduzieren, Kräuter entfernen, auf 5 Portionen aufteilen. 3 Portionen unter tags und 2 Portionen während der Nacht einnehmen.

Schweißtreibende Methoden leiten die Pathogene (der Oberfläche) nicht aus, Völlegefühl und abdominale Schmerzen. Es müssen schnell abführende Methoden angewandt werden. Verwendung von *Da Cheng Qi Tang* ist angemessen.

Abdominale Schmerzen und Völlegefühl, dies sind Füllezeichen. Es muß abgeführt werden, Verwendung von *Da Cheng Qi Tang* ist angemessen.

Fünf bis sechs Tage kein Stuhlgang, Schmerzen um den Bauchnabel, Unruhe und Reizbarkeit in regelmäßigen Schüben. Dies deutet hin auf die Anwesenheit von Zao Shi (trockener Stuhl im Darm), welcher den Stuhlgang verhindert.

Nach Anwendung starker abführender Methoden kommt es sechs bis sieben Tage nicht zum Stuhlgang, anhaltende Unruhe, schmerzhaftes Völlegefühl (Spannung und aufgeblähter Bauch). Dies ist Zao Shi (trockener Stuhl im Darm), die Ursache findet sich in Verdauungsstörungen (Nahrung verbleibt im Magen Darm Trakt). Verwendung von *Da Cheng Qi Tang* ist angemessen.

Frage: Wie diagnostiziert man Verdauungsstörungen?
Der Meister spricht: Oberflächlicher großer *(fu, da)* Puls der Cun Pulsstelle, beim tieferen Tasten ist dennoch ein rauer Puls fühlbar (Se Mai) und verschwindender und rauer Puls an der Chi Pulsstelle (Wei, Se Mai) bedeutet das Vorhandensein von Zao Shi (trockenem Stuhl). Es muß eiligst abgeführt werden, Verwendung von *Da Cheng Qi Tang* ist angemessen.

Ergänzung: Für das Zeichen »se« für rau, muß hier ursprünglich »shu«, beschleunigt gestanden haben. Sie klingen ähnlich und sind verwechselt worden, was einem klar wird, wenn man den nächsten Satz unten liest.

Schlüpfriger und beschleunigter Puls (Hua Shuo Mai), Verdauungsstörungen, es muß abgeführt werden.

16: Ou, Tu, Sui: Produktives und unproduktives Erbrechen

(Nach dem Buch *Zheng Zi Tong* gilt folgende Definition:
Tu: Produktives Erbrechen ohne Geräusch
Sui: Unproduktives Erbrechen mit Würgegeräusch
Ou: Produktives Erbrechen mit Würgegeräusch)

Ou, Tu, Sui Teil 1

Gemeinsame Erkrankung von Taiyang und Yangming, Ou« (Produktives Erbrechen mit Würgegeräusch) ohne Durchfall. Gehört zu *Ge Gen jia Ban Xia Tang.*

Ge Gen Jia Ban Xia Tang

(ist *Ge Gen Tang* plus ½ *sheng Ban Xia* hinzu)

Ge Gen	4 *liang*	(süß-neutral)
Ma Huang	3 *liang*	(bitter-warm)
Gui Zhi	2 *liang*	(scharf-warm)
Shao Yao	2 *liang*	(bitter-neutral)
zhi Gan Cao	2 *liang*	(süß-neutral)
Sheng Jiang, geschnitten	3 *liang*	(scharf-warm)
Da Zao, gebrochen	12 Stück	(süß-neutral)
Ban Xia, gewaschen	½ *sheng* (55,7 g)	(scharf-neutral)

Zuerst separat *Ma Huang* und *Ge Gen* in 2 *dou* Wasser kochen, 2 *sheng* reduzieren. Den sich auf der Oberfläche bildenden Schaum abschöpfen. die restlichen Kräuter hinzugeben. 3 *sheng* reduzieren, Kräuter entnehmen. Auf drei Portionen aufteilen, warm einnehmen. Muß nicht mit Reisbrei eingenommen werden. Es sollte leichter Schweiß entstehen.

Ergänzung: Ou (Produktives Erbrechen mit Würgegeräusch), Fieber. Behandlung durch *Xiao Chai Hu Tang.*

Ergänzung: »Ou« und Tu«, die Krankheit ist oberhalb des Diaphragma. Verspürt der Patient nach dem Erbrechen Durst, so lindert sich die Krankheit. Behandlung eiligst mit *Zhu Ling Tang*, dadurch erhält der Patient auch Flüssigkeit.

Im Buch *Qian Jin* wird bei diesen Symptomen *Wu Ling San* verwendet.

Zhu Ling San

Zhu Ling	jeweils zu gleichen Teilen	(süß-neutral)
Fu Ling		(süß-neutral)
Bai Zhu		(bitter-warm)

Die Zutaten zu einem Pulver zerreiben. Dreimal täglich einen Löffel einnehmen.

Shang Han Erkrankung mit starkem Ou (Produktives Erbrechen mit Würgegeräusch), obwohl Yangming Symptome vorhanden sind kann man keine abführenden Methoden anwenden. (Man darf nicht das Innere attackieren).

Shang Han, mit »Ou« aufgrund von Kälte, der Arzt verwendete mehrfach Erbrechen fördernde Methoden. Dies führte dazu dass die Kälte tiefer in das Diaphragma eindrang. Werden nun Flüssigkeiten oder Nahrungsmittel eingenommen, so führt dies zu Erbrechen. Dies gehört zu *Gan Jiang Huang Qin Huang Lian Ren Shen Tang.*

Gan Jiang Huang Qin Huang Lian Ren Shen Tang

Gan Jiang	3 *liang*	(scharf-warm)
Huang Qin	3 *liang*	(bitter-neutral)
Huang Lian	3 *liang*	(bitter-kalt)
Ren Shen	3 *liang*	(süß-kühl)

In 6 *sheng* Wasser kochen, auf 2 *sheng* reduzieren, Kräuter entfernen, warm einnehmen.

Ergänzung: Ein beschleunigter Puls (Shuo Mai) bedeutet die Anwesenheit von Hitze, diese Hitze verdaut die eingenommenen Nahrungsmittel und löst somit Hunger aus. Kommt es jedoch zu Erbrechen (Tu) und der Arzt verwendet Schweiß treibende Methoden wird Yang geschwächt und das Qi des Diaphragma wird geschwächt, dies führt zu einem schnellen Puls (Shuo Mai).

Ein beschleunigter Puls (Shuo Mai) bedeutet die Anwesenheit von pathogenem Yang. Dieses Yang kann die Nahrung nicht verdauen.[518] Der Magen wird leer und kalt, dies führt zu Erbrechen (Tu).

Erbrechen (Ou) nach Nahrungsaufnahme gehört zu Yangming und wird mit *Wu Zhu Yu Tang* behandelt. Wird es nach Einnahme der Medizin jedoch schlimmer, so gehört es zum Shang Jiao (oberer Erwärmer).

Wu Zhu Yu Tang

siehe Kapitel über Erbrechen und Durchfall

Unproduktives Erbrechen, Auswurf von Speichel und wiederkehrende Kopfschmerzen. Behandlung durch *Wu Zhu Yu Tang.*

Erbrechen (Ou) mit schwachem Puls (Ruo Mai), vermehrtem Harnfluss, leichtes Fieber. Kommt es gleichzeitig zu kalten Händen und Füssen ist die Behandlung erschwert. Behandlung mit *Si Ni Tang.*

Bei Patienten mit chronischem Erbrechen und eitrigen Karbunkeln (痈脓) kann man nicht direkt das Erbrechen behandeln. Man muß warten bis der Eiter abgeheilt ist, erst dann kann man das Erbrechen behandeln.

518 Da es nicht das natürliche Magen Yang ist

Ou, Tu, Sui Teil 2, Abschnitt 1

Taiyang Zhong Feng (Wind Schlag), sechs bis sieben Tage andauerndes Fieber ohne Linderung mit Unruhe. Gleichzeitiges Vorhandensein von Oberflächen- (Biao) und Inneren (Li-) Symptomen. Durst mit Verlangen nach Flüssigkeit, Erbrechen (Tu) nach Flüssigkeitseinnahme. Dies ist Shui Ni (kontravektives Wasser). Behandlung durch *Wu Ling San.* (Vor dem Zhong Feng zu Beginn der Symptombeschreibung stand ursprünglich nicht »Taiyang«. Dies wird jetzt ergänzt.)

Yangming Krankheit, leere Kälte im Magen. Der Patient kann nicht Nahrung aufnehmen (Appetitlosigkeit), Erbrechen (Sui) nach Flüssigkeitsaufnahme. Ist der Puls oberflächlich und verlangsamt, so handelt es sich um Hitze der Oberfläche und innerer Kälte, es kommt zu Durchfall mit unverdauten Nahrungsresten. Behandlung durch *Si Ni Tang.*

Shang Han, starkes Erbrechen und Durchfall, extreme Leere, danach kommt es zu starkem Schwitzen. Stagnation des äußeren Qi (Wei Qi), zusammen mit dem Einfluss von pathogenem Wasser und Anwendung von schweißtreibenden Methoden führt zu Erbrechen (Sui). Die Ursache ist Magen Kälte.

Shang Han, Erbrechen (Sui), abdominales Völlegefühl. Untersucht man das vorher und nachher, so weiss man welche Ausscheidungen (Stuhl oder Urin) stagnieren. Löst man diese Stagnation, so kommt es zur Besserung.

Ou, Tu, Sui Teil 2 Abschnitt 2: Erbrechen von (Band-)Würmern

Shang Han, verschwindender Puls mit Zusammenbruch (Wei Mai, Jue), kalte Haut nach sieben bis acht Tagen; starke, pausenlose Unruhe, dies ist Zang Jue (extreme Kälte-Zusammenbruch der Zang Organe) und nicht Jue Symptom aufgrund von Bandwürmern.

Ergänzung: Bei einem Bandwurm Jue Symptom erbricht der Mensch Bandwürmer.

Symptomatik bei Kälte der Zang Organe ist der Wechsel von Ruhe mit zeitweisen Perioden von Unruhe. Kommen die Bandwürmer nach oben und treten bis in das Diaphragma ein, so entsteht Unruhe (beim Patienten).

Nach einer Weile beruhigt es sich wieder, nach Nahrungseinnahme kommt es zu produktivem Erbrechen (Ou) sowie erneuter Unruhe. Die Würmer müssen bei dem Geruch von Nahrung austreten (nach oben). Der Mensch (der Kranke) erbricht oft Bandwürmer. Bandwurm Jue Symptom wird mit *Wu Mei Wan* behandelt. Auch kann man damit chronische Durchfälle behandeln.

Wu Mei Wan

Wu Mei	300 Stück	(sauer-neutral)
Xi Xin	6 *liang*	(scharf-warm)
Gan Jiang	10 *liang*	(scharf-warm)
Huang Lian	14 *liang*	(bitter-kalt)
Dang Gui	4 *liang*	(süß-warm)
Shu Jiao, getrocknet	4 *liang*	(scharf-warm)
pao Fu Zi	6 *liang*	(scharf-warm)
Gui Zhi	6 *liang*	(scharf-warm)
Ren Shen	6 *liang*	(süß-kühl)
Huang Bai	6 *liang*	(bitter-kalt)

Bis auf *Wu Mei* werden die Kräuter separat zermahlen und dann vermischt. *Wu Mei* über Nacht in Essig einlegen, die Kerne entfernen und mit 5 *dou* Reis dämpfen, anschließend zermahlen und zu einem Teig vermischen.
Mit den restlichen Kräutern vermischen. In einem Mörser zusammen mit Honig ca. 1000 mal zerstampfen und zu samengroßen (ca. haselnußgroß) Kugeln rollen.
Dreimal täglich 10 Kugeln vor dem Essen einnehmen. Dosis langsam auf 20 Kugeln erhöhen. Hierbei sind zugleich frische, kalte, mästige (ölige Speisen, Fisch usw.) und geruchsintensive Nahrung verboten, zu sich zu nehmen.

Hat der Patient Kälte und es werden schweißtreibende Methoden angewendet, so wird der Magen kalt und es muß zu Erbrechen von Würmern kommen.

17. Über (Erkrankungen mit) Erbrechen und Durchfall.

Über (Erkrankungen mit) Erbrechen und Durchfall (Teil 1):

Wenn der Patient bei einer Shaoyin-Erkrankung Durchfallsymptome sowie einen verschwindenden (wei) und rauen (se) Puls aufweist, so wird es ebenfalls zu Übelkeit und Erbrechen kommen. Häufiger Stuhlgang ist die Folge. Sobald der Patient (trotz Drang) nur wenig oder keinen Stuhl mehr aufweist, soll mit einer erwärmenden Moxa-Therapie[519] auf den Shaoyin-Leitbahnen begonnen werden.
Anmerkung zur Moxa-Therapie: Nach einer anderen Methode soll die Jueyin-Leitbahn mit 5 bis 7 *zhuang* Moxakraut erwärmt werden.

519 Gemeint ist hier die Behandlung mit Moxa-Kegeln, die direkt auf der Haut oder durch Unterlegen einer dünnen Scheibe Ingwer verbrannt werden

Eine Shaoyin-Erkrankung mit Durchfall und verschwindendem (wei) Puls soll mit Bai Tong Tang therapiert werden. Falls die Durchfallsymptome (weiterhin) andauern, die Gliedmaßen kalt sind, der Puls kaum mehr fühlbar ist, Würgereiz (ohne Erbrechen) auftritt und der Patient unruhig und gereizt ist, soll Bai Tong Jia Zhu Dan Zhi Tang verabreicht werden.

Bai Tong Tang

Fu Zi, roh geschält und in 8 Stücke geteilt	1 Knolle	scharf-warm
Gan Jiang	1 *liang*	scharf-warm
Cong Bai	4 Stängel	scharf-warm

Die 3 Zutaten in 3 *sheng* kochendes Wasser geben und auf 1 *sheng* reduzieren lassen. Dann abseihen und warm verabreichen.

Bai Tong Jia Zhu Dan Zhi Tang

Wie oben aber zusätzlich:
Zhu Dan Zhi[520] 10 *Ge*
Ren Niao[521] 5 *Ge*[522]

Die beiden Zutaten mit obiger *Bai Tong Tang* vermischen und warm verabreichen. Sollte keine Schweinegalle verfügbar sein, kann diese weggelassen werden. Falls es nach Verabreichung des Dekokts zu einem plötzlichen heftigen Anschwellen des Pulses kommt, wird der Patient sterben.[523] Falls der Puls langsam ansteigt, wird er überleben.

Bei einer Shaoyin-Erkrankung mit Durchfall und Erbrechen, kalten Händen und Füßen, starker Unruhe und Gereiztheit, so dass der Patient am liebsten sterben würde, soll mit *Wu Zhu Yu Tang* therapiert werden.

Wu Zhu Yu Tang

Wu Zhu Yu	1 *sheng*	scharf-warm
Ren Shen	3 *liang*	süß-kühl
Sheng Jiang, in Scheiben schneiden	6 *liang*	scharf-warm
Da Zao, Schale mehrfach einschneiden	12 Stück	süß-neutral

Die 4 Zutaten in 7 *sheng* kochendes Wasser geben und auf 2 *sheng* reduzieren lassen. Dann abseihen und dreimal am Tag 7 *ge* warm verabreichen.

520 Schweinegalle

521 Urea infantis

522 Das ursprüngliche Wort 人屎 Ren Shi (menschlicher Stuhl) muß richtigerweise 尿 Niao (Urin) heißen

523 Dieser Zustand wird oft mit einer niedergebrannten Kerze verglichen, deren Flamme noch einmal stark aufflackert und dann verlischt

Bei (einer Erkrankung mit) Erbrechen und Durchfall, Schweißausbrüchen, Hitzesymptomen mit Kälteabneigung, Schwierigkeiten beim Bewegen der Gliedmaßen und kalten Händen und Füßen soll mit *Si Ni Tang* therapiert werden.

Wenn der Patient sowohl Übelkeit mit Erbrechen als auch Durchfallsymptome zeigt, keine Probleme beim Wasserlassen hat, jedoch stark schwitzt und unverdaute Nahrung mit dem Stuhl ausscheidet, im Inneren Kälte und im Äußeren Hitze verspürt und einen verschwindenden (wei), kaum mehr spürbaren Puls aufweist, soll (ebenfalls) *Si Ni Tang* verabreicht werden.

Wenn Übelkeit und Durchfall bereits abgeklungen sind, der Patient nach dem Schwitzen starke Kälte verspürt und Schwierigkeiten hat, die Extremitäten zu bewegen sowie einen verschwindenden (wei), kaum mehr spürbaren Puls aufweist, soll mit *Tong Mai Si Ni Jia Zhu Dan Zhi Tang* therapiert werden.

Tong Mai Si Ni Jia Zhu Dan Zhi Tang

Gan Cao	2 *liang*	süß-neutral
Gan Jiang, in Scheiben schneiden	3 *liang;* bei Patienten mit kräftiger Konstitution: 4 *liang*	scharf-warm
Fu Zi, roh geschält und in 8 Stücke geschnitten	1 große Knolle	scharf-warm
Zhu Dan Zhi	½ *ge* (ca. 100 ml)	

Die 4 Zutaten in 3 sheng kochendes Wasser geben und auf 1 sheng und 2 *ge* reduzieren lassen. Dann abseihen und warm verabreichen. Nach Einnahme des Dekokts wird sich der Puls des Patienten normalisieren. Falls keine Schweinegalle verfügbar ist, kann stattdessen auch Ziegengalle verwendet werden.

Wenn der Patient nach Abklingen von Brechreiz und Durchfall Schmerzen am ganzen Körper verspürt, muß zunächst die Hitze aus der Oberfläche (im Äußeren) ausgetrieben werden. Durch Gabe von Gui Zhi Tang kann hier leicht eine Harmonisierung erreicht werden.

Über (Erkrankungen mit) Erbrechen und Durchfall (Teil 2):

Bei einer Shaoyin-Erkrankung mit Durchfall, der bereits 6 bis 7 Tage andauert, starkem Husten mit Würgereiz, Durstgefühlen und innerer Unruhe mit Schlafstörungen soll mit Zhu Ling Tang therapiert werden.

Frage: Welche Symptome sind für Cholera charakteristisch?
Antwort: Es treten sowohl Erbrechen als auch Durchfall auf.

Frage: Wenn der Patient Hitzesymptome aufweist, sowie Kopf- und Körperschmerzen, Kälteempfindlichkeit, Erbrechen und Durchfall, um welche Krankheit handelt es sich hier?
Antwort: Es muß sich um Cholera handeln. Bei Cholera treten nach dem Abklingen von Übelkeit und Durchfall weiterhin Hitzesymptome auf.

Wenn der Patient einen verschwindenden (wei) und rauen (se) Puls hat und zu Beginn (der Erkrankung) Erbrechen und Durchfallsymptome auftreten, handelt es sich um Cholera.

Bei einem Kälteschaden (Shang Han)[524] wird es dagegen (erst) nach 4 bis 5 Tagen Krankheitsdauer, wenn das Pathogen die *Yin*-Leitbahnen erreicht hat, das heißt, vom *Yang* ins *Yin* übergegangen ist, zu Erbrechen und Durchfall kommen.

Bei andauerndem Erbrechen und Durchfall besteht keine Aussicht auf Heilung.
Wenn der Patient Stuhldrang verspürt, es jedoch nur zu Flatulenzen kommt, handelt es sich um eine Yangming-Erkrankung.
Der Stuhl wird sich verfestigen und nach 13 Tagen wird es zur Genesung kommen. Das trifft zu, sofern das Pathogen nicht weiter vorgedrungen ist.
Nach Abklingen des Durchfalls kommt es (wieder) zu festem Stuhl.
Wenn der Stuhl sich verfestigt und der Patient Nahrung aufnehmen kann, wird er genesen.
Falls eine Nahrungsaufnahme (zunächst) nicht möglich ist, jedoch der Patient nach Ablauf eines (Hou-)Zyklus[525] wieder essen kann, sollte er am darauffolgenden Tag genesen.
Falls keine Besserung eintritt, handelt es sich auch nicht um eine Yangming-Erkrankung.

Falls bei einer Cholera-artigen Erkrankung mit Kopfschmerzen, Hitzesymptomen und Schmerzen am gesamten Körper, dem Patienten sehr warm ist und er ständig trinken muß, so soll mit *Wu Ling San*[526] therapiert werden. Falls der Patient jedoch Kälte verspürt und (daher) keinen Durst hat, soll mit *Li Zhong Tang* behandelt werden.

Li Zhong Tang[527]

Ren Shen	3 *liang*	süß-kühl
Gan Jiang	3 *liang*	scharf-warm
Gan Cao, geröstet	3 *liang*	süß-neutral
Bai Zhu	3 *liang*	bitter-warm

Die 4 Zutaten in 8 *sheng* kochendes Wasser geben und auf 3 *sheng* reduzieren lassen. Dann abseihen und dreimal am Tag jeweils 1 *sheng* warm verabreichen.

Wenn es im Bereich oberhalb des Bauchnabels[528] stark rumort, das heißt, wenn das Wasser-Qi der Niere nach oben drängt, soll *(Bai) Zhu* weggelassen und stattdessen 4 *liang Gui Zhi* hinzugefügt werden.

Wenn der Patient sich häufig erbrechen muß, sollen statt *Zhu* 3 *liang Sheng Jiang* verwendet werden.

524 Bei welchem der Puls ebenfalls verschwindend und rau ist

525 5 Tage, in denen das Qi eine Leitbahnschicht durchwandert. Siehe hierzu Daoistische Zeitqualitäten: 12 Shike = Doppelstunden = 1 Tian (Tag, wörtlich: »Himmel«), 5 Tage = 1 Hou (Klimatische Einheit), 3 Hou = 1 Jie Qi (Halbmonat) 14-15 Tage, 24 Jie Qi = 1 Nian (Jahr)= 365 Tage

526 Fünf Bestandteile-Pulver

527 Dekokt, das die Mitte (= Milz-Magen) reguliert

528 Magen-Darm

Falls es jedoch zu starkem Durchfall kommt, soll das *Zhu* beibehalten werden.
Bei Herzrasen sollen zur Rezeptur 2 *liang Fu Ling* hinzugefügt werden.
Sollte der Patient (trotz Kälte) starken Durst haben, soll der Zhu-Anteil auf 4 ½ *liang* erhöht werden.
Bei Magenschmerzen wird der Anteil von *Ren Shen* auf 4 ½ *liang* erhöht.
Bei Patienten mit Kälteempfindlichkeit werden 4 ½ *liang Gan Jiang* verwendet.
Wenn es zu einem schmerzhaften Anschwellen des Unterleibs kommt, soll statt des *Zhu* 1 Stück *Fu Zi* verwendet werden.
Etwa eine halbe Stunde nach Verabreichung der Medizin soll der Patient 1 *sheng* heißen Reisbrei zu sich nehmen. Der Patient soll danach (angenehme) Wärme verspüren, aber keinesfalls schwitzen. Wenn zu viel Hitze entsteht, soll er sich seiner Kleidung entledigen.

18. Über (Erkrankungen mit) Durchfall.

Über (Erkrankungen mit) Durchfall, Teil 1:

Wenn es bei einer Erkrankung, die gleichzeitig das Taiyang und das Yangming betrifft, zu Durchfall, jedoch nicht zu Erbrechen kommt, soll mit *Ge Gen Tang* therapiert werden.

Ge Gen Tang

Ge Gen	4 *liang*	süß-neutral
Ma Huang, die Knoten von den Stängeln entfernen	3 *liang*	bitter-warm
Gui Zhi	2 *liang*	scharf-warm
Shao Yao (Bai Shao)	2 *liang*	bitter-neutral
Gan Cao, geröstet	2 *liang*	süß-neutral
Sheng Jiang, in Scheiben geschnitten	3 *liang*	scharf-warm
Da Zao, die Schale mehrfach einschneiden	12 Stück	süß-neutral

Von den 7 Zutaten zunächst *Ma Huang* und *Ge Gen* in 1 *dou* kochendes Wasser geben und auf 8 *sheng* reduzieren lassen. Dann den entstandenen Schaum abschöpfen, die restlichen Zutaten hinzugeben und weiter auf 3 *sheng* reduzieren. Das Dekokt abseihen und in drei Portionen warm verabreichen.
In diesem Fall soll kein heißer Reisbrei zusätzlich eingenommen, sondern der Patient zu moderatem Schwitzen gebracht werden.

Wenn man bei einer Taiyang-Erkrankung mit Gui Zhi Symptomatik mit einem Purgativum therapiert, wird es beim Patienten zu anhaltenden Durchfallerscheinungen kommen. Der Puls wird hetzend (cu) und das in der Oberfläche sitzende Pathogen wird nicht ausgetrieben. Der Patient zeigt asthmaartige Atemprobleme und Schweißausbrüche.
Diese Symptome gehören zum (durch) *Ge Gen Huang Qin Huang Lian Tang* (zu behandelnden) Syndrom.

Ge Gen Huang Qin Huang Lian Tang

Ge Gen	½ *jin*	süß-neutral
Gan Cao, geröstet	2 *liang*	süß-neutral
Huang Qin	3 *liang*	bitter-neutral
Huang Lian	3 *liang*	bitter-kühl

Von den 4 Zutaten zunächst *Ge Gen* in 8 *sheng* kochendes Wasser geben und auf 6 *sheng* reduzieren lassen. Dann die restlichen Zutaten hinzufügen und weiter auf 2 *sheng* reduzieren. Das Dekokt abseihen und in einer Portion warm verabreichen.

Wenn der Patient bei einer Shaoyin-Erkrankung kalte Extremitäten aufweist und eines oder mehrere der folgenden Symptome zeigt: Husten, spürbar schneller Herzschlag, Dysurie, Unterleibsschmerzen oder extremen Durchfall, so soll dies mit *Si Ni San* behandelt werden.

Si Ni San

Shao Yao (Bai Shao)	10 Gewichtseinheiten	bitter-neutral
Gan Cao, geröstet	10 Gewichtseinheiten	süß-neutral
Zhi Shi, geröstet	10 Gewichtseinheiten	bitter-kühl
Chai Hu	10 Gewichtseinheiten	bitter-neutral

Die 4 Zutaten zu einem Pulver zerreiben. Dreimal täglich jeweils einen Esslöffel in (eine Schale) dünne Reissuppe einrühren und warm trinken.
Bei Husten sollen zusätzlich jeweils 5 Gewichtseinheiten *Wu Wei Zi*[529] und *Gan Jiang* hinzugefügt werden. Diese Rezeptur hilft ebenfalls bei Patienten mit starkem Durchfall.

Bei Patienten mit Palpitationen sollen 5 Gewichtseinheiten *Gui* ergänzt werden.

Bei schmerzhaftem oder spärlichem Harnfluss soll man 5 Gewichtseinheiten *Fu Ling* hinzufügen.
Im Falle von abdominalen Schmerzen soll zusätzlich ein Stück vorbehandelte *Fu Zi* verwendet werden.
Bei extremem Durchfall sollen zunächst 3 *sheng Xie Bai* in 5 *sheng* kochendes Wasser gegeben und auf 3 *sheng* dekoktiert werden. Dann die Flüssigkeit abseihen und 3 Löffel des Pulvers hinzufügen. Weiter auf 1 ½ *sheng* reduzieren und in einer Portion warm verabreichen.
Wenn bei einem Patienten mit Durchfallsymptomen der Puls oberflächlich (fu) und groß (da) ist, wurde ein bereits vorhandenes Leeresyndrom fälschlicherweise purgativ behandelt. Falls der Puls oberflächlich (fu) und trommelförmig (ge) ist und es zu Darmgeräuschen kommt, soll der Patient warm gehalten werden. Wenn sich der Patient nach der Aufnahme von Wasser erbrechen muß, soll mit *Dang Gui Si Ni Tang* therapiert werden.

529 Schisandrae Fructus

Wenn ein Patient nach Abklingen einer Durchfallsymptomatik Körperschmerzen verspürt, jedoch normalen Stuhl aufweist, soll zunächst die Erkrankung des BIAO therapiert werden. In diesem Fall erfolgt eine Behandlung mit *Gui Zhi Tang*.

Über (Erkrankungen mit) Durchfall, Teil 2.1:

Bei einer gleichzeitig das Yangming und das Shaoyang betreffenden Erkrankung mit Durchfallsymptomen wird der Patient eher gesunden, wenn beide zugehörigen Pulse[530] vorhanden sind. Die Behandlung erweist sich jedoch als schwierig, wenn der eine Puls den anderen bereits unterdrückt[531].

Wenn der Patient einen schlüpfrigen (hua) und beschleunigten (shuo) Puls aufweist, deutet dies auf eine Obstipation hin, die purgativ behandelt werden soll. Diese Symptome gehören zum (durch) Da Chai Hu Tang oder Cheng Qi Tang (zu behandelnden) Syndrom.

Wenn ein Patient nach Durchfallerkrankung die Nahrungsaufnahme verweigert, bedeutet dies eine Stauung des Stuhls im Darm welche mit Da Cheng Qi Tang purgativ behandelt werden soll.
Wenn bei einem Patienten mit einer Durchfallerkrankung der Puls schlüpfrig (hua) ist, so soll der Darminhalt entleert werden, indem das Purgativum Da Cheng Qi Tang verabreicht wird.

Wenn ein Patient mit Durchfallerkrankung einen verlangsamten (chi) sowie schlüpfrigen (hua) Puls aufweist, handelt es sich um ein Fülle-(Shi-)Syndrom. Falls der Durchfall abklingt, obwohl der Darm noch nicht vollständig entleert ist, soll weiterhin mit *Da Cheng Qi Tang* purgativ behandelt werden.

Wenn bei einem Patienten mit Durchfallsymptomen alle drei Pulse oberflächlich (fu) sind und eine Verhärtung des Magens fühlbar ist, soll purgativ behandelt werden. Es handelt sich dabei um (durch) *Da Cheng Qi Tang* (zu behandelnde) Symptome.

Ergänzung: Die Symptomatik der drei oberflächlichen Pulse stammt aus dem »*Qian Jin*«. Das *Mai Jing* spricht hier stattdessen von flachen (ping) Pulsen.

Wenn ein Patient mit Durchfallsymptomen wirr redet, deutet dies auf eine Verstopfung durch trockenen Stuhl hin. In diesem Fall soll mit *Xiao Cheng Qi Tang* purgativ behandelt werden.

Bei Shaoyin Erkrankung mit Durchfall wie klares Wasser von dunkler Farbe muß im Epigastrium ein Schmerz vorhanden sein. Ebenso ist der Mund trocken, so dass man purgieren kann. Dies gehört zur *Da Chai Hu Tang*, zu den Syndromen der *Cheng Qi Tang* Familie.

530 Yangming: groß (da), Shaoyang: saitenförmig (xian)

531 Shaoyang (Holz) und Yangming (Erde) stehen in einer Ke-Beziehung zueinander

Über (Erkrankungen mit) Durchfall, Teil 2.2:

Gemeinsame Erkrankung von Tai Yang und Shao Yang, nicht durch Medikamente ausgelöster Durchfall. Behandlung durch Huang Qin Tang. Kommt es zu Erbrechen, so muß mit Huang Qin jia Ban Xia Sheng Jiang Tang behandelt werden.

Huang Qin Tang

Huang Qin	3 *liang*	bitter-neutral
Shao Yao	2 *liang*	bitter-neutral
Gan Cao, zhi	2 *liang*	süß-neutral
Da Zao, gebrochen	12 Stück	süß-neutral

Die 4 Zutaten in 1 *dou* Wasser kochen, auf 3 *sheng* reduzieren lassen, Kräuter entfernen. Morgens und abends je 1 *sheng* warm einnehmen.

Huang Qin Jia Ban Xia Sheng Jiang Tang

Ban Xia, gewaschen	½ *sheng*	scharf-neutral
Sheng Jiang, geschnitten	1 ½ *liang*	scharf-warm
Die 2 Zutaten werden der oben genannten Rezeptur (Huang Qin Tang) beigefügt		

Re Li Xia Zhong (Hitzegefühl mit Tenesmen): Abdominale Schmerzen mit erhöhtem Stuhldrang und erschwertem Stuhlgang, evtl. Analprolaps. Behandlung durch *Bai Tou Weng Tang*.

Bai Tou Weng Tang

Bai Tou Weng	2 *liang*	bitter-kalt
Huang Bo	3 *liang*	bitter-kalt
Huang Lian	3 *liang*	bitter-kalt
Qin Pi	3 *liang*	bitter-adstringierend-kalt

Die 4 Zutaten in 7 *sheng* Wasser kochen, auf 2 *sheng* reduzieren, Kräuter entfernen. 1 *sheng* warm einnehmen, kommt es zu keiner Veränderung, so sollte man es erneut einnehmen.

Durchfall mit Verlangen nach Flüssigkeit. Dies ist ein Hitze Symptom. Behandlung durch *Bai Tou Weng Tang*.

Starke Reizbarkeit nach Durchfall, Nässe im Epigastrium. Die Reizbarkeit ist ein Leere-Syndrom. Behandlung durch *Zhi Zi Chi Tang*[532].

532 Hier nicht aufgeführt. Im Shang Han Lun Vers 76 wird Zhi Zi und Dan Dou Chi 1:1 angegeben. »Nach der Diaphorese kann (der Patient) weder Flüssigkeit noch Arznei schlucken, da ihm davon übel wird. Wiederholt man aber das Schwitzen, dann folgt weiteres Erbrechen und Durchfall und durch das Leere-Feuer kann er nicht schlafen. Bei jenen mit heftigen Reaktionen folgt immer wieder ein Wechsel mit Reizbarkeit – hier ist Zhi Zi Chi Tang indiziert« (Heutzutage etwa jeweils 9 g beider Arzneien)

Über (Erkrankungen mit) Durchfall, Teil 2.3:

Shao Yin Krankheit mit Durchfall. Behandlung durch Bai Tong Tang.

Shao Yin Krankheit, Durchfall mit unverdauten Nahrungsbestandteilen. Innere Kälte mit äußerer Hitze, kalte Hände und Füße, stark verschwindender Puls.
Jedoch mit Aversion gegen Kälte am ganzen Körper, gerötetes Gesicht. Der Patient zeigt entweder Symptome von abdominalen Schmerzen, oder unproduktives Erbrechen, oder Rachenschmerzen, oder andauernder Durchfall mit unfühlbarem Puls. Behandlung durch Tong Mai Si Ni Tang.

Tong Mai Si Ni Tang

Gan Cao, zhi	2 *liang*	süß-neutral
Fu Zi, roh	1 große Knolle, in 8 Stücke geschnitten	scharf-warm
Gan Jiang	3 *liang* oder 4 *liang* bei guter Konstitution des Patienten	scharf-warm

Die 3 Zutaten in 3 *sheng* Wasser kochen, 1 *sheng* und 2 *ge* abkochen lassen. Kräuter entfernen, warm einnehmen.
Wird der Puls deutlicher kommt es zu Heilung.

Symptomabhängige Variationen:

Symptom	Entfernen	Hinzufügen
gerötetes Gesicht		*Cong Bai*, 9 Stängel
abdominale Schmerzen	*Cong Bai*	*Shao Yao*, 2 *liang*
Erbrechen		*Sheng Jiang*, 2 *liang*
Rachenschmerzen	*Shao Yao*	*Jie Geng*, 1 *liang*
Durchfall stoppt, der Puls verbessert sich jedoch nicht	*Jie Geng*	*Ren Shen*, 2 *liang*

Durchfall, tiefer verlangsamter Puls, leicht gerötetes Gesicht, leichtes Fieber, Durchfall mit unverdauten Nahrungsresten.
Das Schwindelgefühl bessert sich durch leichtes Schwitzen, der Patient hat ein leichtes «Jue« Kollaps-Symptom. Hier handelt es sich um nach oben gestiegenes, sich im Gesicht manifestiertes Yang mit unterer Leere.

Durchfall mit unverdauten Nahrungsbestandteilen, innere Kälte mit äußerlicher Hitze, kalte Extremitäten nach Schwitzen. Behandlung durch *Tong Mai Si Ni Tang.*

Durchfall mit unverdauten Nahrungsteilen, man kann die Oberfläche nicht ausleiten, werden schweißtreibende Mittel angewendet so muß es zu abdominalen Spannungen kommen. Es handelt sich um Kälte der Zang Organe, es müssen wärmende Methoden angewandt werden.

Durchfall, gespanntes, aufgeblähtes schmerzhaftes Abdomen, Körperschmerzen. Erst muß das Innere gewärmt werden, dann die Oberfläche befreit werden. Das Erwärmen des Inneren erfolgt durch *Si Ni Tang.*
Das Befreien der Oberfläche anhand von Gui Zhi Tang.

Durchfall (nicht ausgelöst durch Medikamente) ohne Durstgefühl, dies gehört zu Taiyin. Der Grund dafür liegt in pathologischer Kälte der Zang Organe, es müssen wärmende Methoden angewandt werden. Behandlung durch die *Si Ni*-Rezepturen Familie.

Aversion gegen Kälte, verschwindender Puls (wei) und Durchfall. Nach Ende des Durchfalls kommt es zu der Blut-Leere («Mang Xue«). Behandlung durch *Si Ni Jia Ren Shen Tang.*

Si Ni Jia Ren Shen Tang

Si Ni Tang plus *Ren Shen*	1 *liang*	

Durchfall, gespannter verlangsamter Puls, dies bedeutet, die Schmerzen sind noch anhaltend. Es müssen wärmende Methoden angewandt werden. Bei Kälte kommt es zu Völlegefühl und Stuhl mit Schleimauflagerungen.

Durchfall, jedoch Verlangen nach Nahrung, Behandlung durch Wärme. Durchfall, Schmerzen im Anus, Wärmeanwendung mittels warmem Umschlags.

Ein anderes Rezept: *Zhi Shi,* geröstet als warme Arzneiauflage.

Yi Yin Tang Ye Jing, Rolle fünf

19: Blutig eitriger Durchfall

Shaoyin Krankheit, Durchfall mit eitrigen Blut Auflagen. Behandlung durch *Tao Hua Tang.*

Tao Hua Tang

Chi Shi Zhi	1 *jin* (½ *jin* komplett, ½ *jin* zermahlen)	süß-neutral
Gan Jiang	1 *liang*	scharf-warm
Jing Mi (Reis)	1 *sheng*	süß-neutral

Den *Gan Jiang,* den kompletten Anteil des *Chi Shi Zhi* und *Jing Mi* in 7 *sheng* Wasser solange kochen bis der Reis gar gekocht ist, dann die Zutaten entfernen.
Einen Löffel von *Chi Shi Zhi* in 7 *ge* des Dekokts eingeben, warm einnehmen. Vergehen die Symptome nach einmaliger Einnahme wird auf weitere Einnahme verzichtet.

Shaoyin Krankheit, zwei, drei bis zu vier, fünf Tage, abdominale Schmerzen, Harnverhalten, andauernder Durchfall, blutig eitrige Stuhlauflagerung. Behandlung durch *Tao Hua Tang.*

Durchfall, der Puls der *Cun* Stelle ist jedoch oberflächlich und schnell, der Puls der *Chi* Stelle ist rau. Es muß zu eitrigem Stuhl kommen.

Durchfall, oberflächlicher rauer Puls, hat der Patient Durstgefühl so kommt es am selben Tag zur Heilung. Kommt es zu keiner Veränderung, so muß es zu eitrigem Stuhl kommen. Die Ursache liegt in (pathogener) Hitze.

Shaoyin Krankheit, Durchfall mit eitrigem Stuhl. Es kann Akupunktur angewandt werden.

20: Über Kühlung des Blutes bei Feuertoxinen

Wenn bei einer Taiyang Erkrankung mit Feuer behandelt wurde (moxen), der Patient aber nicht schwitzen konnte, so wird er zu trocken, wenn seine Leitbahnen nicht befreit werden konnten, so muß man sein Blut erfrischen. Diesen Zustand nennt man Feuer-Toxine, welcher mit *Gui Zhi Tang* ohne *Shao Yao* behandelt wird (um den Urin besser anzuregen) und kombiniert wird mit *Shu Qi Long Gu Mu Li Jiu Ni Tang* (Dekokt aus Dichroa febrifuga mit Os Draconis und Concha Ostrae das vor der Kontravektion errettet).

Gui Zhi qu Shao Yao jia Shu Qin Long Gu Mu Li Jiu Ni Tang (Gui Zhi Tang minus Shao Yao plus Shu Qin Long Gu Mu Li Jiu Ni Tang)

Gui Zhi	3 *liang*	scharf-warm
Sheng Jiang	3 *liang*	scharf-warm
Shu Qi, gewaschen, ohne Enden	3 *liang*	scharf-neutral
Zhi Gan Cao	2 *liang*	süß-neutral
erhitztes Mu Li	5 *liang*	salzig-neutral
Long Gu, zerkleinert	4 *liang*	süß-neutral
entkernte *Da Zao*	12 Stück	süß-neutral

Diese 7 Zutaten werden in 8 *sheng* Wasser dekoktiert. Zuerst reduziert man das *Shu Qi* um 2 *sheng*, fügt die anderen Arzneien hinzu, und dekoktiert weiter bis auf 3 *sheng*, filtert die Reste und verabreicht je 1 *sheng*, in warmem Zustand.

Eine andere Methode ist insgesamt 1 *dou* 2 *sheng* Wasser zu verwenden und alles zusammen auf 5 *sheng* zu reduzieren.

Bei Shang Han mit oberflächlichem Puls (Fu-Mai), wenn durch den Arzt mit Feuer verletzt wurde, so dass das *Yang* zusammenbricht und Symptome wie Schock oder Wahn und unruhiger Schlaf bestehen, so gibt man *Gui Zhi Tang* minus *Shao Yao plus Shu Qin Long Gu Mu Li Jiu Ni Tang.*

Verwendet man bei Shang Han die heiße Nadel, so muß ein Schock entstehen. Da der Puls oberflächlich ist, ist die Hitze stark, so ist dies Fülle. Behandelt man nun die Fülle mit der Leere-Methode des heißen Nadelns, so regt man das Feuer an, so dass der Hals trocken wird und man blutig tingiertes Sputum erzeugen wird.

Ergänzung: Wenn ein verschwindender, beschleunigter Puls (wei, shuo Mai) besteht, so darf auf keinen Fall gemoxt werden, da das Feuer hier das Pathogen ist, würde eine Verschlimmerung entstehen. Treibt man die Fülle mit der Leere voran, so verteilt sich das (Pathogen) mit dem Blut in den Adern. Und obwohl das Feuer-Pathogen schwach ist, bekommt es Kraft durch die Attacke des Inneren, so dass sich die Knochen erhitzen und die Sehnen trocknen, so dass die Wiederherstellung von Blut und Qi nicht einfach werden wird.

Bei Taiyang Erkrankung am zweiten Tag bricht zunächst starker Schweiß aus, wenn man heiße Kacheln auf den Rücken platziert.[533] Hierdurch treibt man das Feuer-Pathogen in den Magen (Yangming), so dass dieser austrocknet und (fieberhafte) wirre Rede entstehen muß.

Wenn nach mehr als zehn Tagen Zittern (Schüttelfrost) mit Schweißausbrüchen entsteht, so ist dies ein Zeichen der Genesung.
Doch wenn dieser Schweiß nur oberhalb der Hüfte entsteht, zugleich Anurie besteht, und sich der Urin beim Erbrechen löst, so besteht zugleich eine Windempfindlichkeit an den Beinen. Dies ist die Folge des Fehlens von Schweiß unterhalb der Hüfte.
Wenn der Stuhl fest ist, so ist die Harnfrequenz häufig, oder falls weniger häufig, so ist es mehr. Nach der Defäkation schmerzt meist der Kopf und der Patienten hat heiße Fußsohlen, weil das Nahrungs-Qi[534] nach unten gegangen ist.

Wenn man moxibustiert bei oberflächlichem Puls, wenn sich der Schweiß lösen soll, so kann auch das Pathogen sich nicht mit dem Schweiß lösen. Weil das Feuer zu stark ist, so wird sich die Krankheit unterhalb der Hüfte als Blockade stauen. Diese Blockade (Bi) heißt Taubheitsgefühl und entsteht aufgrund der Kontravektion des Feuers nach Innen.

Wenn die Krankheit sich von alleine lösen will, so entsteht zuerst Reizbarkeit. Doch trotz der Reizbarkeit schwitzt man und mit dem Schweiß wird sich die Krankheit lösen.
Woher weiß man das? Der Puls war oberflächlich, daher weiß man, dass sich die Krankheit lösen wird, sobald der Schweiß ausbricht.

Wenn beim Nadeln mit heißer Nadel die Akupunkturpunkte gekühlt[535] werden, so wird die Stelle rot und schwillt an und es muß ein »Beng Tun« (galoppierendes Ferkel-Syndrom[536]) entstehen.

Bei jenen, wo das Qi vom Unterbauch nach oben schießt, muß man die geschwollene Stelle mit einem *zhuang* Moxa wärmen und mit *Gui Zhi Jia Gui Tang* (Cinnamomum mit Cinnamomum Dekokt) behandeln.

533 Alte Therapiemethode der Hitzeapplikation, etwa mit heutiger Fango-Packung zu vergleichen

534 Wörtlich: Das Qi des Getreides (Gu-Qi)

535 gemeint ist, durch einen kalten Zug oder versehentliche andere Abkühlung

536 Gefühl eines kribbelnden Schwalles von Energie vom Bauch nach oben steigend

Gui Zhi Jia Gui Tang (Cinnamomum mit Cinnamomum Dekokt)

Gui Zhi	5 *liang*	scharf-warm
Shao Yao	3 *liang*	bitter-neutral
Sheng Jiang	3 *liang*	scharf-warm
Da Zao, aufgeschnitten	12 Stück	süß-neutral
Zhi Gan Cao	2 *liang*	süß-neutral

Obige 5 Bestandteile werden mit 7 *sheng* Wasser gekocht und auf 3 *sheng* reduziert, gefiltert und (dreimal) warm eingenommen zu je 1 *sheng* (200 ml).

Ursprünglich handelt es sich hier um *Gui Zhi Tang,* doch es sollen 5 Liter *Gui Zhi* hinzugefügt werden. Denn wenn diese hinzukommen, so vermag es das *Qi* des Beng Tun nach unten auszuleiten.

Wenn das Feuer kontravektiv nach innen geht, und daraufhin man eine Purgation verwendet, weil die heiße Nadelung zu Reizbarkeit und Unruhe geführt hat, so gehört dies in den Bereich der *Gui Zhi Gan Cao Long Gu Mu Li Tang (Cinnamom Glycyrrhiza Draconis Ostra Dekokt).*

Gui Zhi Gan Cao Long Gu Mu Li Tang

Gui Zhi	1 *liang*	scharf-warm
Gan Cao	2 *liang*	süß-neutral
Long Gu	2 *liang*	salzig-neutral
Mu Li	2 *liang*	salzig-neutral

Obige 4 Bestandteile werden mit 5 *sheng* Wasser gekocht und auf 2 *sheng* reduziert, gefiltert, und zu je 8 *ge* auf dreimal eingenommen.

21: Qi Shang Zhuang (Nach oben stoßendes Qi)

Taiyang Krankheit, nach Verwendung abführender Mittel kommt es zu »Qi Shang Zhuang« (Nach oben stoßendem Qi). Es kann mit *Gui Zhi Tang* behandelt werden. Stößt *Qi* nicht nach oben, so kann nicht mit *Gui Zhi Tang* behandelt werden.

Shang Han, nach Erbrechen und Durchfall kommt es nach Diaphorese zu Unruhe durch Leere (Xu Fan) und stark verschwindendem (wei) Puls.
Nach acht, neun Tagen ist eine Verhärtung im Epigastrium bemerkbar, es bestehen Schmerzen unterhalb der Rippen, Qi stößt zum Rachen hinauf, Schwindel vor den Augen, klopfen in den Blutgefäßen, bei chronischem Verlauf bildet sich ein Wei-Syndrom (Verkümmerung).
Zur Behandlung dieser Symptome eignet sich am besten *Gui Ling Wu Wei Gan Cao Tang* (Glyzyrrhiza Dekokt mit Schisandra, Cinnamomum und Poria).
Rezeptur befindet sich heute im »Jin Gui Yao Lüe«

Shang Han, nach Erbrechen, Durchfall und Schwitzen kommt es zu Völlegefühl im Epigastrium, Qi stößt nach oben zur Brust, orthostatisch bedingter Schwindel (beim Aufstehen), tiefer gespannter (chen, jin) Puls.
Schwitzen führt zu Zuckungen an den Leitbahnen und Zittern am ganzen Körper. Behandlung durch *Fu Ling Gui Zhi Zhu Gan Cao Tang.*

Fu Ling Gui Zhi Zhu Gan Cao Tang

Fu Ling	4 *liang*	süß-neutral
Gui Zhi	3 *liang*	scharf-warm
Bai Zhu	2 *liang*	bitter-warm
Zhi Gan Cao	2 *liang*	süß-neutral

Die vier Zutaten in 6 *sheng* Wasser kochen, auf 3 *sheng* reduzieren, Kräuter entfernen. Auf drei Portionen aufteilen, warm einnehmen.

Nach Schwitzen ist ein Pulsieren unterhalb des Bauchnabels bemerkbar, daraus kann sich »Beng Tun« (Syndrom des galoppierenden Ferkels) bilden. Behandlung durch *Fu Ling Gui Zhi Gan Cao Da Zao Tang.*

Fu Ling Gui Zhi Gan Cao Da Zao Tang

Fu Ling	½ *jin*	süß-neutral
Gui Zhi	4 *liang*	scharf-warm
Zhi Gan Cao	1 *liang*	süß-neutral
Da Zao, gebrochen	15 Stück	süß-neutral

Zuerst Fu Ling in 1 *dou* Wasser kochen, 2 *sheng* reduzieren, danach die restlichen Zutaten hinzufügen, auf 3 *sheng* reduzieren. Kräuter entfernen, dreimal täglich je 1 *sheng* warm einnehmen.

Krankheit mit *Gui Zhi* Symptomatik, ohne Kopfschmerzen und Nackensteife, Cun Puls ist verschwindend und oberflächlich, Verhärtung im Brustraum (痞坚), ununterbrochenes Gefühl von in den Rachen aufstoßendes *Qi*. Es handelt sich um Kälte in der Brust, es müssen erbrechende Methoden angewandt werden.

22: Klopfendes Gefühl unter dem Brustbein[537]

Klopfendes Gefühl unter dem Brustbein Teil 1

Taiyang Erkrankung, Anwendung schweißtreibender Methoden führt zu ununterbrochenen Schweißausbrüchen mit Fieber, klopfenden Gefühl im Epigastrium, Schwindel, der Patient hat eine Art Pulsieren im Herzraum begleitet mit Schwanken und Gleichgewichtsstörungen. Dies gehört in die Kategorie der *Xuan Wu Tang.*

Oberflächlicher, beschleunigter Puls, die korrekte Therapie wäre Anwendung schweißtreibender Methoden zum Ausleiten der Stauung gewesen, es wurden jedoch abführende Methoden angewandt.
Es kommt daher zu Schweregefühl des Körpers, heftiges Herzklopfen.
Man darf keine schweißtreibenden Methoden anwenden, wenn ein Herzklopfen vorliegt, sondern muß in diesem Falle warten, bis spontan Schweiß austritt, welcher die oberflächlichen Pathogene auslöst.

Verschwindender Puls an der *Chi* Pulsstelle deutet auf Leere des Inneren. Damit es zur Besserung durch spontanes Schwitzen kommt, müssen Oberfläche und Inneres gefüllt und die *Jin* und *Ye* Flüssigkeiten harmonisiert werden.

Klopfendes Gefühl unter dem Brustbein Teil 2

Taiyang Krankheit, Harnverhalten, vermehrte Flüssigkeitsaufnahme muß zu stark klopfendem Gefühl im Epigastrium führen. Bei vermindertem Harndrang müssen auch (Li Ji) schmerzhafte Krämpfe im unteren Abdomen vorhanden sein.

Stark klopfendes Gefühl unter dem Sternum wird durch *Ban Xia Ma Huang Tang* behandelt.

Ban Xia Ma Huang Wan

Ban Xia	gleiche Anteile	scharf-neutral
Ma Huang		bitter-neutral

Die 2 Zutaten zerreiben, mit Honig vermischen und bohnengroße Pillen anfertigen. Dreimal täglich 3 Pillen mit Flüssigkeit einnehmen.

Shang Han mit (Jue) Zusammenbruch (kalte Hände und Füße) und stark klopfendem Gefühl unter dem Sternum. Erst muß mit *Fu Ling Gan Cao Tang* das pathogene Wasser behandelt werden, erst später wird das Zusammenbruchs-Symptom behandelt. Wird nicht so verfahren, so dringt das pathogene Wasser in den Magen ein und es muß zu Durchfall kommen.

537 Hier heißt es wörtlich »Xin Xia« 心下, was meist mit Epigastrium übersetzt wird. Anders als sonst geht es diesmal aber nicht um Magen und Zwerchfell, sondern tatsächlich um Palpitationen des Herzens

Fu Ling Gan Cao Tang

Fu Ling	2 *liang*	süß-neutral
Gan Cao, zhi	1 *liang*	süß-neutral
Gui Zhi	2 *liang*	scharf-warm
Sheng Jiang	3 *liang*	scharf-warm

Die 4 Zutaten in 4 *sheng* Wasser kochen, auf 2 *sheng* reduzieren, Kräuter entfernen, auf 3 Portionen aufteilen, warm einnehmen.

Nach übermäßiger Anwendung Schweiß treibender Methoden, presst der Patient beide Hände über der Brust zusammen, hat ein stark klopfendes Gefühl im Sternum und starkes Ruhebedürfnis. Behandlung durch *Gui Zhi Gan Cao Tang.*

Gui Zhi Gan Cao Tang

Gui Zhi	4 *liang*	scharf-warm
Gan Cao, zhi	2 *liang*	süß-neutral

Die 2 Zutaten in 3 *sheng* Wasser kochen, auf 1 *sheng* reduzieren, Kräuter entfernen. Verbleibenden Dekokt auf einmal einnehmen, bringt Heilung.

Zwei, drei Tage andauernde Shang Han Erkrankung, starkes Herzklopfen und Reizbarkeit/Unruhe. Behandlung durch *Xiao Jian Zhong Tang.*
Shang Han, hängender intermittierender Puls, starkes Herzklopfen. Behandlung durch *Zhi Gan Cao Tang.*

Zhi Gan Cao Tang

Gan Cao, zhi	4 *liang*	süß-neutral
Gui Zhi	3 *liang*	scharf-warm
Sheng Jiang, geschnitten	3 *liang*	scharf-warm
Mai Men Dong, Mitte entfernen	½ *sheng*	süß-neutral
Ma Zi Ren	½ *sheng*	süß-neutral
Ren Shen	2 *liang*	süß-kühl
E Jiao	2 *liang*	süß-leicht warm
Da Zao, aufgebrochen	30 Stück	süß-neutral
Sheng Di Huang, geschnitten	1 *jin*	süß-bitter-kalt

Die 9 Zutaten (außer *E Jiao*) in einem Gemisch aus 7 *sheng* Reiswein (hochprozentiger Reisschnaps) und 8 *sheng* Wasser kochen, auf 3 *sheng* reduzieren, Kräuter entfernen und *E Jiao* in dem Dekokt auflösen lassen. Dreimal täglich 1 *sheng* warm einnehmen.

Behäbiger Puls bei tiefem Druck auf die Pulsstelle mit zeitweisen Aussetzern; dies nennt man den knotigen Puls (Jie mai).
Oder wenn die Welle des Puls nach dem Ankommen kurz aussetzt, um dann mit einem schnelleren Schlag aufzuholen, also zuerst verzögert, dann doch bewegt (Extrasystole), nennt man es auch knotigen Puls (Jie Mai). Dies ist ein Hinweis auf Yin (Pathogene).

Wenn die Welle des Puls nach dem Ankommen kurz aussetzt, aber ihr Gleichmaß nicht wiederfindet, und wieder genauso schlägt, so nennt man das den intermittierenden Puls (Dai mai). Dies ist ein Hinweis auf Yin (Pathogene).
Wenn solche Pulse vorhanden sind, erweist sich die Therapie als schwierig.

23: Xiao Ke, Abmagerung und Durst (Diabetes)

Taiyang Krankheit, gemäßigter Cun Puls, leicht oberflächlicher Guan Puls, weicher *Chi* Puls. Fieber mit Schweißausbrüchen, rezidivierende Aversion gegen Kälte, kein Erbrechen, jedoch Klumpen-Pi-Symptom im Epigastrium (Gefühl der Stagnation). Dies ist verursacht durch (fehlerhafte) Verwendung abführender Mittel durch den Arzt.

Werden keine abführende Mittel verwendet, kommt es nicht zu Aversion gegen Kälte, jedoch zu starkem Durst. Die Folge ist ein Wechsel in den Yangming Zyklus:
Verstärkter Harndrang, verhärteter Stuhlgang oder kein Stuhlgang für bis zu 10 Tage, ohne Beschwerden.
Verlangen nach Flüssigkeit, langsame Aufnahme (kleine Schlucke), der Durst darf gestillt werden, aber die Methodik muß verwendet werden: Behandlung durch *Wu Ling San*.

Wu Ling San

Zhu Ling, schwarze Schale entfernen	18 *zhu*	süß-neutral
Bai Zhu		bitter-warm
Ze Xie	1 Stück, 6 *zhu*	süß-bland-kalt
Fu Ling	18 *zhu*	süß-neutral
Gui Zhi	½ *liang*	scharf-warm

Die 5 Zutaten werden einzeln zerrieben und anschließend in einem Mörser vermischt. Dreimal täglich einen Esslöffel mit Bai Yin (Reiswasser) einnehmen. Viel warmes Wasser einnehmen führt zu Schwitzen, dies unterstützt die Heilung.

Shang Han Krankheit, der Puls ist nicht saitenförmig und gespannt, sondern weich. Bei weichem Puls muß der Patient Durst verspüren, wird Feuer (heiße Methoden) angewandt, so muß es zu verwirrter Sprache kommen. Weicher Puls geht mit Fieber einher.
Ist der Puls oberflächlich, löst man mit schweißtreibenden Methoden die Oberfläche aus.

Taiyang Krankheit mit Schweiß. Kommt es zu starkem Schwitzen, so entsteht eine Trockenheit des Magens (der Magen trocknet aus). Der Patient ist unruhig und reizbar mit Schlafstörungen und starkem Durst.
Es sollte in kleinen Mengen und langsam getrunken werden, um den Magen zu harmonisieren damit es zur Besserung kommt.
Ist der Puls oberflächlich mit Harnverhalten, leicht erhöhter Temperatur, Xiao Ke (Diabetes), so wird mit *Wu Ling San* behandelt, um den Harn auszuleiten und den Schweiß zu treiben.

Shang Han Krankheit, Schwitzen, starker Durst, dies gehört in die Wu Ling San-Symptomatik. Ohne Durst gehört es in die *Fu Ling Gan Cao Tang* Kategorie.

Ist die Krankheit im *Yang*, so muß man durch Schweiß treibende Mittel die Pathogene ausleiten, der Patient trinkt jedoch viel Wasser, so kann die Hitze nicht austreten.
Es kommt leicht zu Unruhe/Reizbarkeit, es bilden sich Pickelchen auf der Haut, der Patient weiss, das er Wasser trinken muß, verspürt jedoch keinen Durst.

Bei Hitze sollte *Wen Ge San* verwendet werden. Kommt es zu keiner Besserung muß mit *Wu Ling San* behandelt werden.

Wen Ge San

Wen Ge (Hai Ge Ke)	5 *liang*	bitter-salzig-kühl

Wen Ge wird zermahlen, danach mit 5 *ge* kochendem Wasser vermengen, einen Esslöffel davon einnehmen.
Es bestehen Fieber und mangelnde Abheilung der Pickelchen, zusätzlich möchte der Patient sich mit Kleidung zudecken.
Trinkt der Patient oder wird mit Wasser gewaschen (der Körper gekühlt) führt dies dazu, das Hitze nicht austreten kann.
Hier sollten Schweiß treibende Methoden angewandt werden, jedoch wird dies nicht unternommen, es kommt zu Unruhe und Reizbarkeit.

Angenommen es wurden schon Schweiß treibende Mittel angewandt und es kommt zu Bauchschmerzen so muß in der oben genannten Methode 3 *liang Bai Shao Yao* zugefügt werden.

Shang Han, kein starkes Fieber, trockener Mund, Durst und Unruhe/Reizbarkeit, leichte Kälte am Rücken. Behandlung durch *Bai Hu Tang.*
Ergänzung: Ursprünglich wurde hier *Bai Hu jia Ren Shen Tang* genannt.

Shang Han, oberflächlicher Puls, Fieber, kein Schweiß. Die Oberfläche ist nicht ausgeleitet. Es kann nicht mit *Bai Hu Tang* behandelt werden. Durst mit Verlangen nach Wasser ohne Oberflächen Symptome. Behandlung durch *Bai Hu Tang.*
Ergänzung: Ursprünglich hieß diese *Bai Hu Jia Ren Shen Tang.*

24: Nasenbluten

Taiyang Krankheit, oberflächlicher gespannter Puls (fu, jin), Hitzezeichen ohne Schweiß, Körperschmerzen. Keine Linderung nach acht bis neun Tagen.

Die Symptome der Oberfläche befinden sich in den oberen Regionen. Hier müssen Schweiß treibende Methoden angewandt werden. Leichte Besserung nach Einnahme von Suppe mit Unruhe und Schwindel vor den Augen.

In schweren Fällen muß es zu Nasenbluten kommen, welches zur Linderung führt. Dies bedeutet ein Übermaß an (pathogenem) *Yang Qi*. Es gehört zur *Ma Huang Tang* Symptomatik.

Shang Han, oberflächlicher und gespannter Puls. Da keine Schweiß treibenden Methoden angewandt werden kommt es zu Nasenbluten. Dies gehört zur *Ma Huang Tang* Symptomatik.

Shang Han, Stuhlverhalten für sechs bis sieben Tage, Kopfschmerzen mit Hitze. Behandlung mit *Cheng Qi Tang*.

Grün-bläuliche Verfärbung des Stuhls[538] bedeutet die Störung ist nicht im Inneren sondern auf der Oberfläche, dies ist die Wurzel des Problems.

Es müssen Schweiß treibende Mittel angewandt werden. Bei Patienten mit Kopfschmerzen muß es zu Nasenbluten kommen, dies zählt zur *Gui Zhi Tang* Symptomatik.

538 Hier heißt es im Text »grüner Stuhl« anstatt wie Yang vorschlägt »dunkler Urin«

25: Über malariaähnliche (Erkrankungen)

Wenn bei einer Taiyang-Erkrankung am achten oder neunten Tag malariaähnliche Symptome auftreten, das heißt abwechselnd Hitze und Schüttelfrost, wobei die Dauer der Hitzeperioden überwiegt, keine Übelkeit besteht und normaler Stuhlgang und nach täglich dreimaliger Diaphoresebehandlung ein verschwindender (wei) Puls gemessen wird und der Patient stark fröstelt, so herrscht sowohl eine Yin- als auch Yang-Leere und die Diaphorese darf nicht fortgesetzt werden.

Wenn in diesem Fall das Gesicht des Patienten vor Hitze glüht, obwohl es eigentlich bleich sein sollte, die Hitze also noch nicht ausgetrieben ist und der Patient am Körper ein Jucken verspürt, so soll mit *Gui Zhi Ma Huang Ge Ban Tang*[539] behandelt werden.

Gui Zhi Ma Huang Ge Ban Tang

Gui Zhi	1 *liang* + 16 *zhu*	scharf-warm
Bai Shao Yao	1 *liang*	bitter-neutral
Sheng Jiang, in Scheiben geschnitten	1 *liang*	scharf-warm
Gan Cao, geröstet	1 *liang*	süß-neutral
Ma Huang, die Knoten von den Stängeln entfernen	1 *liang*	bitter-warm
Da Zao, die Schale mehrfach einschneiden	7 Stück	süß-neutral
Xing Ren, schälen und halbieren	24 Stück	süß-warm

Von den 7 Zutaten zunächst *Ma Huang* in 5 *sheng* Wasser geben und bis zum Siedepunkt erhitzen. Dann den entstandenen Schaum abschöpfen, die restlichen Zutaten hinzugeben und auf 1 *sheng* 8 *ge* reduzieren.
Das Dekokt abseihen und 6 *ge* warm verabreichen.[540] Ursprünglich wurden *Gui Zhi Tang* und *Ma Huang Tang* separat zubereitet und jeweils 3 *ge* von jedem Dekokt verabreicht.

Wenn nach der Einnahme von *Gui Zhi Tang* der Patient sehr stark schwitzt, der Puls jedoch (noch) überflutend (hong) und groß (da) ist, so soll mit der Behandlung mit *Gui Zhi Tang* fortgefahren werden.
Wenn malariaähnliche Symptome auftreten, soll dreimal täglich diaphoretisch behandelt werden, wobei die Genesung eintritt, wenn der Patient zu schwitzen beginnt.

Ergänzung: Dieses (Syndrom) soll mit *Gui Zhi Er Yue Bei Yi Tang*[541] behandelt werden, wobei diese Rezeptur früher (z. B. im *Shang Han Lun*) der folgenden Symptomatik zugeordnet wird:

539 Kombination aus je einer Hälfte Gui Zhi und Ma Huang Tang

540 Die Behandlung mit weiteren Gaben von je 6 Ge solange fortsetzen, bis eine Besserung eintritt

541 Kombination aus zwei Teilen Gui Zhi Tang und einem Teil Yue Bei Tang

»Wenn bei einer Taiyang-Erkrankung Hitzesymptome und Kälteempfindlichkeit vorherrschen, wobei die Hitzesymptome gegenüber den Kältesymptomen überwiegen und der Puls verschwindend (wei) und weich (ruo) ist, bedeutet dies extreme Yang-Leere.«

In diesem Fall darf man nicht länger andauernd schwitzen lassen. Siehe auch Kapitel 8. Über (Erkrankungen mit) Diaphoresebehandlung (Teil 2)[542].

Gui Zhi Er Yue Bei Yi Tang

Gui Zhi	18 *zhu*	scharf-warm
Bai Shao Yao	18 *zhu*	bitter-neutral
Sheng Jiang, in Scheiben geschnitten	1 *liang* + 3 *zhu*	scharf-warm
Gan Cao, geröstet	18 *zhu*	süß-neutral
Ma Huang, die Knoten von den Stängeln entfernen	18 *zhu*	bitter-warm
Da Zao, die Schale mehrfach einschneiden	4 Stück	süß-neutral
Shi Gao	24 *zhu*	scharf-kühl

Von den 7 Zutaten zunächst *Ma Huang* in 5 *sheng* Wasser geben und bis zum Siedepunkt erhitzen. Dann den (nach 15-30 min.) entstandenen Schaum abschöpfen, die restlichen Zutaten hinzugeben und auf 2 *sheng* reduzieren. Das Dekokt abseihen und 1 *sheng* warm verabreichen.

Ergänzung: Ursprünglich wurden *Gui Zhi Tang* und *Yue Bei Tang* separat zubereitet und zu insgesamt 1 *sheng* vermischt. Heute wird das Dekokt kombiniert, wobei die doppelte Menge *Gui Zhi Tang* verwendet wird.

Wenn der Patient gereizt ist, und Hitzesymptome zeigt, wird er genesen, wenn man ihn schwitzen lässt.
Wenn er jedoch malariaähnliche Symptome zeigt, insbesondere, wenn dies in den Abendstunden eintritt, so handelt es sich um eine Yangming-Erkrankung.

Wenn ein voller *(shi)* Puls gemessen wird, so soll purgierend behandelt werden, das heißt, die Symptome gehören zum *Da Chai Hu Tang / Cheng Qi Tang*-Syndrom.

Falls der Puls oberflächlich (fu) und leer (xu) ist, so soll mit *Gui Zhi Tang* behandelt werden.

542 Die Kapitelangabe im chinesischen Original ist nicht korrekt

26: Über das Eindringen von Hitze in die Gebärmutter (verursachte Krankheitssymptome)

Wenn eine Frau nach einem Windschlag (zhong feng) sieben bis acht Tage lang Hitzesymptome und Schüttelfrost aufweist, wobei die Symptome immer zur selben Zeit auftreten und eine fällige Regelblutung ausbleibt, so ist die Hitze in den Uterus eingedrungen und hat zu einer Verklumpung des Blutes geführt.
Diese malariaähnlichen Symptome sollen durch *Xiao Chai Hu Tang* therapiert werden.

Wenn eine Frau nach einem Windschlag (zhong feng) Hitzesymptome und Schüttelfrost aufweist, es in dieser Zeit zur Regelblutung kommt, dennoch nach sieben bis acht Tagen die Hitzesymptome verschwinden, der Puls langsam (chi) wird, der Körper auskühlt und ein Völlegefühl im gesamten Brustbereich entsteht, als ob sich das *Qi* darin stauen würde und die Patientin wirr zu reden beginnt (Delirium), so ist die Hitze in die Gebärmutter eingedrungen. In diesem Fall soll der Akupunkturpunkt Qi Men[543] genadelt werden, wobei darauf geachtet werden muß, ob Übermaß- oder Leeresymptome entstehen.

Wenn eine Frau bei einer durch Kälte induzierten Erkrankung Hitzesymptome aufweist, in dieser Zeit die Regelblutung eintritt, sie sich tagsüber schlecht fühlt, während sie abends wirr zu reden beginnt, als ob sie ein Gespenst gesehen hätte, so ist die Hitze in die Gebärmutter eingedrungen.
Wenn in diesem Fall keine Probleme mit dem Magen oder im Bereich des Mittleren Erwärmers auftreten, so wird die Patientin von alleine gesunden.

Wenn eine Patientin im Falle einer Yangming-Erkrankung blutigen Stuhl aufweist und wirr redet, ist Hitze in die Gebärmutter eingedrungen.
Wenn in diesem Fall Schweißbildung am Kopf entsteht, so soll der Akupunkturpunkt Qi Men genadelt werden, um das Übermaß auszuleiten. Eine schnelle Schweißtreibung (am gesamten Körper) ist hierbei förderlich und wird zur Genesung führen.

27: Über (durch) Manie, Vergesslichkeit und Blutstase (verursachte Krankheitssymptome)

Wenn sich bei einer noch nicht überstandenen Taiyang-Erkrankung die Hitze in der Harnblase gestaut hat, kommt es zu manischer Verwirrtheit des Patienten und zur Ausscheidung von durch Blut dunkel gefärbtem Stuhl.
Wenn in diesem Fall ein Stuhlgang möglich ist, wird der Patient gesunden. Bevor eine Behandlung dieser (inneren) Symptome beginnen kann, müssen zunächst die äußeren Symptome abgeklungen sein.
Diese gehören zum Gui Zhi Tang-Syndrom.
Sofern dies gelungen ist und die Schmerzen im Unterleib unerträglich geworden sind, soll mit der Behandlung durch Tao Ren Cheng Qi Tang begonnen werden.

543 Punkt Leber 14

Tao Ren Cheng Qi Tang

Tao Ren, enthäuten und den Keim entfernen	50 Stück	bitter-neutral
Da Huang	4 *liang*	bitter-kühl
Gui Zhi	2 *liang*	scharf-warm
Gan Cao, geröstet	2 *liang*	süß-neutral
Mang Xiao	1 *liang*	bitter-kühl

Die ersten 4 Zutaten in 7 *sheng* kochendes Wasser geben und auf 2 ½ *sheng* reduzieren. Das Dekokt abseihen, das *Mang Xiao* hinzugeben und noch einmal kurz aufkochen lassen. In drei Portionen aufteilen und warm verabreichen.

Eine Taiyang-Erkrankung, bei der der Patient manisches Verhalten und einen oberflächlichen (fu) Puls zeigt, soll mit *Fang Ji Di Huang Tang* behandelt werden.

Ergänzung: Die vorhergehende Textpassage ist im Original nicht mehr vollständig erhalten, konnte jedoch von Dai Shu-He anhand des folgenden Abschnitts aus dem »*Jin Gui*« rekonstruiert werden:
»Mit Fang Ji Di Huang Tang können die Symptome geistige Verwirrtheit (Manie), gedankenloses Handeln, fortlaufendes Führen von Selbstgesprächen, bei (gleichzeitig) fehlenden Anzeichen von körperlicher Hitze oder Kälte und oberflächlichem (fu) Puls behandelt werden.«
Des Weiteren empfiehlt Xu Si-Bo im »*Qian Jin*« die obige Rezeptur zur Anwendung bei folgenden Symptomen: »Verwirrtes Reden und von Entsetzen geprägtem Gesichtsausdruck.«
Obwohl diese beiden Zitate gegenüber dem »Tang Ye Jing« eine unterschiedliche Wortwahl und Ausdrucksweise verwenden, können sie als Nachweis der Richtigkeit der rekonstruierten Textstelle dienen. Es wurde jedoch versucht, den Abschnitt in der Wortwahl des Yi Yin wiederzugeben.

Fang Ji Di Huang Tang

Fang Ji	1 Teil	scharf-neutral
Gui Zhi	3 Teile	scharf-warm
Fang Feng	3 Teile	süß-warm
Gan Cao	1 Teil	süß-neutral

Die 4 Zutaten zunächst über Nacht in eine alkoholische Flüssigkeit einlegen und dann entfernen.
Dann 2 *jin* von *Sheng Di Huang* (in einem Mörser) zerdrücken und in einem Dämpfer dampfgaren (für die Dauer, die zum Garen von 1 *dou* Reis benötigt wird).
Anschließend die Di Huang Masse auswringen, wobei der Sud in einem kupfernen Gefäß aufgefangen werden soll. Dann den alkoholischen Auszug hinzumischen und die Hälfte der Menge verabreichen.
Falls keine Besserung eintritt, soll auch die zweite Hälfte verabreicht werden.

Wenn bei einer Taiyang-Erkrankung nach 6 bis 7 Tagen die das Äußere betreffenden Symptome noch nicht abgeklungen sind, der Puls verschwindend (wei) und tief (chen) ist, keine Stauung des Pathogens im Brustbereich auftritt und der Patient manisches Verhalten zeigt, so hat sich die Hitze im Bereich des unteren Erwärmers angesammelt und eine Verhärtung im unteren Abdomen hervorgerufen.

Zeigt der Patient einen normalen (ungehinderten) Harnfluss, so wird die Heilung durch Ausscheidung von blutigem Stuhl herbeigeführt.
In diesem Fall ist die äußere Hitze entlang der Taiyang-Leitbahn in das Innere eingedrungen, was mittels *Di Dang Tang* behandelt werden soll.

Di Dang Tang

Da Huang, in 6 Stücke zerbrechen	2 *liang*	bitter-kühl
Tao Ren (präpariert), enthäuten und den Keim entfernen	20 Stück	bitter-neutral
Zhe Chong (präpariert), ohne Beine und Flügel	30 Stück	bitter-kühl
Shui Zhi, präpariert	30 Stück	bitter-neutral

Die 4 Zutaten in 5 *sheng* kochendes Wasser geben und auf 3 *sheng* reduzieren. Das Dekokt abseihen und zunächst 1 *sheng* warm verabreichen. Falls dies nicht zum Stuhldrang führt, sollen weitere Gaben verabreicht werden.

Wenn der Patient bei einer Yangming-Erkrankung unter Vergesslichkeit leidet, so herrscht im Körper eine (Hitze)-Blutstase vor.
Dauert die Blutstase eine zeitlang an, kommt es zu Vergesslichkeit.
Obwohl der Stuhl fest ist, hat er bestimmt eine schwarze Färbung (durch das Blut). Diese Symptome gehören zum (durch) *Di Dang Tang* (zu behandelnden) Syndrom.

Wenn der Patient bei einer durch Kälte induzierten Erkrankung Hitzesymptome und abdominale Spannung sowie Völlegefühl aufweist, sollte eigentlich eine Dysurie vorherrschen.
Wenn der Harn trotzdem normal fließt, so liegt eine Stauung des Blutes vor, was durch Gabe eines Purgativums geheilt werden kann. Diese Symptome gehören zum *Di Dang-Wan* Syndrom.

Di Dang Wan

Da Huang	3 *liang*	bitter-kühl
Tao Ren (präpariert), enthäuten und den Keim entfernen	25 Stück	bitter-neutral
Zhe Chong (präpariert), ohne Beine und Flügel	20 Stück	bitter-kühl
Shui Zhi, präpariert	20 Stück	bitter-neutral

Die 4 Zutaten (in einem Mörser) zerkleinern und 4 Pillen formen. In 1 *sheng* Wasser zunächst eine Pille auskochen und 7 *ge* davon verabreichen.
Innerhalb eines Tages sollte das gestaute Blut mit dem Stuhl ausgeschieden werden. Falls es nicht zum Stuhlgang kommt, soll die Prozedur (mit den restlichen Pillen) wiederholt werden.

Ergänzung: Wenn der Patient bei 7 bis 8 Tage andauernder febriler Hitze keine weiteren äußeren oder inneren Symptome aufweist, kann er, auch wenn der Puls oberflächlich (fu) und beschleunigt (shuo) ist, purgativ behandelt werden.

Wenn nach erfolgtem Stuhlgang der Puls immer noch beschleunigt (shuo) ist und der Patient trotz guten Appetits 6 bis 7 Tage lang keinen weiteren Stuhldrang verspürt, liegt eine Stagnation des Bluts vor. In diesem Fall soll mit *Di Dang Tang* behandelt werden.

Falls es bei nach wie vor beschleunigtem (shuo) Puls zu andauerndem Durchfall kommt, ist dies die gemeinsame Folge von innerer Hitze und Blutstase.
In diesem Fall wird der Stuhl eine Schwarzfärbung (durch das Blut) sowie Eiter aufweisen.

Wenn der Patient Spannung im Brustbereich verspürt, die Lippen trocken und farblos sind, die Zunge eine dunkelviolette Färbung aufweist, der Mund trocken ist und der Patient das ständige Bedürfnis hat, den Mund mit Wasser zu benetzen, ohne es jedoch hinunterzuschlucken, weder Hitze- noch Kältesymptome bestehen, der Puls groß (da) jedoch gleichzeitig verschwindend (wei) und unregelmäßig ist, der Patient über eine Spannung im Unterleib klagt, obwohl diese von außen nicht erkennbar ist, so liegt eine Blutstase vor.

Wenn der Patient eigentlich schwitzen sollte, es jedoch nicht tut, ist die Hitze ins Innere vorgedrungen und hat zu einer Blutstase geführt. Der Patient zeigt Hitzesymptome, Unruhe und Gereiztheit, Völlegefühl im Brustbereich, einen trockenen Mund und Durstgefühl und der Puls entspricht nicht den Hitzesymptomen, sondern weist auf ein Yin-Problem hin.
In diesem Fall handelt es sich (ebenfalls) um eine Blutstase im Inneren, die purgativ therapiert werden sollte.

Dieser Abschnitt fehlt in den einschlägigen überlieferten Vorlagen und wurde aus dem »*Jin Gui*« an diese Stelle kopiert.

28: Über (Erkrankungen mit) Gelbfärbung der Haut

Über (Erkrankungen mit) Gelbfärbung der Haut (Teil 1):

Bei einer Taiyang-Erkrankung mit oberflächlichem (fu), beweglichem (dong) und beschleunigtem (shuo) Puls ist Wind die Ursache für den oberflächlichen, Hitze die Ursache für den beschleunigten und sind Schmerzen der Grund für den beweglichen Puls. Der beschleunigte Puls zeigt außerdem ein Leere-Syndrom an. Da der Patient trotz Kopfschmerzen, Hitze und leichtem Schwitzen auch Schüttelfrost zeigt, kann darauf geschlossen werden, dass die äußeren Symptome noch nicht abgeklungen sind.

Wird in diesem Fall purgativ behandelt, verändert sich der bewegliche und beschleunigte in einen verlangsamten (chi) Puls. Die Kopfschmerzen werden sich verschlimmern und es kommt zu Schwindelgefühlen.
Einer anderen Interpretation zufolge kommt es zu Schmerzen im Brustbereich.

Aufgrund der Leere im Magen dringt das Pathogen in den Brustkorb ein und führt beim Patienten zu Kurzatmigkeit, Gereiztheit und Unruhe im Herzen.
Durch das Eindringen des (äußeren) Yang-Qis kommt es zu einer schmerzhaften Verhärtung des Magens, welche auch Thorax-Blockade genannt wird.
Diese Symptome gehören zum (durch) *Da Xian Xiong Tang* (zu behandelnden) Syndrom.

Wenn es zu keiner Thorax-Blockade kommt und der Patient im Bereich des Kopfes, aber sonst nirgends am Körper schwitzt und Schwierigkeiten beim Wasserlassen hat, wird sich sein Körper gelb verfärben.

Ergänzung: Diese Symptome gehören zum (durch) *Chai Hu Zhi Zi Tang* (zu behandelnden) Syndrom.

Die *Chai Hu Zhi Zi Tang* Rezeptur ist verloren gegangen, es wird jedoch vermutet, dass sie sich aus einer Kombination aus *Da Chai Hu Tang* und *Zhi Zi Chi Tang* zusammensetzt. Ein ähnliches Beispiel ist *Chai Hu Gui Zhi Tang*.

Wenn der Patient bei einer Yangming-Erkrankung von selbst schwitzt und eine rote Gesichtsfärbung aufweist, darf er nicht purgativ behandelt werden.
Andernfalls werden sich die Hitzesymptome verstärken, der Körper wird sich gelb verfärben und es wird zu Problemen beim Wasserlassen (Dysurie) kommen.

Wenn der Patient bei einer Yangming-Erkrankung einen verlangsamten (chi) Puls ausweist, er trotz Appetit nicht viel Nahrung zu sich nehmen kann, da ansonsten innere Unruhe und Schwindelgefühle auftreten würden, haben sich Kälte und Nahrung im Magen verbunden, was eine normale Verdauung erschwert und daher (ebenfalls) eine Dysurie hervorruft.
Dieses Syndrom wird *gu dan*[544] genannt.

Die Verbindung von Nahrung und Kälte im Magen verhindert die Verdauung und auch bei Gabe eines Purgativums wird sich die abdominelle Spannung nicht lösen.
Auf den Schaden durch Kälte kann in diesem Fall eindeutig aufgrund des verlangsamten Pulses geschlossen werden.

Wenn sich bei einer durch Kälte induzierten Erkrankung mit Schwitzen nach Gabe eines Diaphoretikums der Körper und die Augen gelb verfärben, ist das auf die Verbindung von Kälte mit der Nahrung im Magen zurückzuführen, wodurch eine Verdauung verhindert wird.[545]
Es handelt sich hierbei um das *Gu Dan*-Syndrom (Gelbsucht).

Wenn bei einer Yangming-Erkrankung mit Windschlag (zhong feng) die folgenden Symptome auftreten: der Puls ist saitenförmig (xian), oberflächlich (fu) und groß (da), es herrschen Kurzatmigkeit, Völlegefühl und Spannung im Unterleib, Schmerzen an den Seiten des Brustkorbs und in der Herzgegend, wobei das (äußere) Drücken des Brustkorbs keine Schmerzen verursacht,[546] die Nase ist trocken, der Patient schwitzt nicht und hat das Bedürfnis, sich hinzulegen.

544 Eine Art von Gelbsucht

545 寒食 (Kälte und Nahrung) taucht in einigen Werken fälschlicherweise als 寒濕 (Kälte und Nässe) auf

546 Eine andere Interpretation lautet: durch längeres Drücken entstehen Erstickungsgefühle

Der gesamte Körper und die Augen weisen eine Gelbfärbung auf, es besteht eine Dysurie, es treten zu ganz bestimmten Tageszeiten Hitzesymptome auf, der Patient muß häufig geräuschvoll aufstoßen und der Bereich vor und hinter den Ohren schwillt an.

Wenn in diesem Fall eine Akupunkturbehandlung durchgeführt wird, wird es zu einer leichten Linderung der Symptome kommen.
Falls die äußeren Symptome nicht verschwinden und bereits 10 Tage andauern und der Puls oberflächlich (fu) bleibt, kann mit *Xiao Chai Hu Tang* behandelt werden.

Wenn (nur) der Puls des Patienten oberflächlich ist und ansonsten keine weiteren Symptome auftreten, soll *Ma Huang Tang* verabreicht werden.

Wenn kein Harnfluss möglich ist (Dysurie), der Unterleib angeschwollen ist und der Patient ähnlich einem Schluckauf Luft aufstößt, ist eine Behandlung nicht möglich.

Wenn bei einer durch Kälte induzierten Erkrankung die Hitze sich (über längere Zeit) im Körper anstaut, wird es zu einer Gelbfärbung der Haut kommen, was mittels *Ma Huang Lian Qiao Chi Xiao Dou Tang* behandelt werden soll.

Ma Huang Lian Qiao Chi Xiao Dou Tang

Ma Huang, die Knoten von den Stängeln entfernen	1 *liang*	bitter-warm
Lian Qiao	1 *liang*	bitter-neutral
Xing Ren, häuten und den Keim entfernen	30 Stück	süß-warm
Chi Xiao Dou	1 *sheng*	süß-neutral
Da Zao, die Schale mehrfach einschneiden	12 Stück	süß-neutral
Zhi Bai Pi, klein geschnitten	1 *jin*	bitter-kühl
Gan Cao, geröstet	2 *liang*	süß-neutral
Manchmal auch zusätzlich: *Sheng Jiang*	2 *liang*	scharf-warm

Von den 7 Zutaten zuerst *Ma Huang* in 1 *sheng* Wasser geben und zum Sieden bringen. Den entstehenden Schaum abschöpfen, dann die restlichen Zutaten dazugeben und auf 3 *sheng* reduzieren. Das Dekokt abseihen und 1 *sheng* warm verabreichen.

Über (Erkrankungen mit) Gelbfärbung der Haut (Teil 2):

Wenn eine Taiyang-Erkrankung mit Windschlag (fälschlicherweise) durch Moxibustion behandelt wird, um Schwitzen hervorzurufen, kann es zu folgenden Problemen kommen: Der pathogene Wind wird durch das Feuer (der Therapie) noch weiter erwärmt, was *Qi* und Blut in Aufruhr geraten lässt und zu einer Disharmonie im Körper führt.
Wenn beide Yang-Aspekte (pathogener Wind und therapeutische Wärme) zusammenwirken, wird sich der Körper des Patienten gelb verfärben.
Durch das Übermaß von *Yang* kommt es zu Nasenbluten, während die *Yin*-Leere eine Dysurie verursacht.

Wenn nun sowohl *Yin*-, als auch *Yang*-Leere vorherrschen, trocknet der Körper sehr stark aus und es wird nur oberhalb des Halses Schweiß austreten, während der restliche Körper trocken bleibt.
Der Unterleib wird anschwellen, es kommt zu leichter Kurzatmigkeit, die Mundhöhle trocknet aus und die Haut an den Lippen wird aufplatzen. Es kommt zu einer Obstipation und der Patient beginnt wirr zu reden.
In schwerwiegenden Fällen muß der Patient ständig würgen oder aufstoßen, er wird sich im Bett unkontrolliert hin und her winden und die Hände in Kleidung und Bettzeug krallen.
Falls in diesem Fall der Harnfluss normal bleibt, kann eine Heilung herbeigeführt werden.

Wenn der Patient bei einer Yangming-Erkrankung Hitzesymptome zeigt und schwitzt, werden keine Gelbsucht-Symptome auftreten.
Wenn jedoch der Schweiß nur am Kopf austritt, eine Dysurie besteht und der Patient Durst hat, so dass er ständig nach Wasser verlangt, bedeutet dies, dass sich die Hitze im Inneren des Körpers angesammelt hat und es wird zu einer Gelbfärbung der Haut kommen.
Diese Symptome gehören zum (durch) *Yin Chen Hao Tang* (zu behandelnden) Syndrom.

Yin Chen Hao Tang

Yin Chen Hao	6 *liang*	bitter-neutral
Zhi Zi, geöffnet	14 Stück	bitter-kühl
Da Huang	2 *liang*	bitter-kühl

Zuerst Yin Chen Hao in 1 *dou* 2 *sheng* kochendes Wasser geben und auf 6 *sheng* dekoktieren. Dann die übrigen Zutaten dazugeben und weiter auf 3 *sheng* reduzieren.
Das Dekokt abseihen und auf 3 Portionen verteilt warm verabreichen.
Der Harnfluss sollte sich nach der Behandlung normalisieren, wobei der Urin wie durch Anwendung von *Zao Jia*[547] schäumt und eine deutlich rote Färbung aufweist.
Nach Ablauf einer Nacht sollte die Gelbsucht durch die Ausscheidung über den Urin verschwunden sein.

Wenn eine durch Kälte induzierte Erkrankung sieben bis acht Tage andauert, der Körper eine orangene Färbung angenommen hat, eine Dysurie und leichtes Völlegefühl im Abdomen vorherrschen, handelt es sich um *Yin Chen Hao Tang* Symptome.

Wenn der Patient bei einer durch Kälte induzierten Erkrankung eine Gelbfärbung der Haut sowie Hitzesymptome aufweist, gehört dies zum *Zhi Zi Bo Pi Tang* Syndrom.

547 Gleditsiae spinae (Seifenbohnen), erzeugen durch Reiben einen seifenähnlichen Schaum

Zhi Zi Bo Pi Tang

Zhi Zi, geöffnet	15 *Stück*	bitter-kühl
Gan Cao	1 *liang*	süß-neutral
Huang Bo	2 *liang*	bitter-kühl

Die 3 Zutaten in 4 *sheng* kochendes Wasser geben und auf 2 *sheng* reduzieren. Dann abseihen und zunächst 1 *sheng* warm verabreichen.
Sollte keine Besserung eintreten, soll auch der Rest des Dekokts verabreicht werden.

Über (Erkrankungen mit) Gelbfärbung der Haut (Teil 3):

Wenn bei einer Taiyang-Erkrankung der Körper eine Gelbfärbung aufweist, der Puls tief (chen) und hängend (jie) ist, eine abdominelle Spannung und Dysurie vorherrschen, handelt es sich nicht um eine Blutstase. Falls jedoch der Harnfluss normal ist und der Patient manisch reagiert, liegt mit Sicherheit ein Blutstasis-Syndrom vor. In diesem Fall soll mit *Di Dang Tang* behandelt werden.

Yi Yin Tang Ye Jing, Rolle sechs

29: Über durch Nässe verursachte Erkrankungen

Wenn bei einer Taiyang-Erkrankung Gelenkschmerzen, sowie Unruhe und Gereiztheit auftreten, der Puls tief (chen) und behäbig (huan) ist, handelt es sich um eine durch Nässe verursachte Erkrankung. Wenn beim Patienten eine Dysurie vorherrscht, der Stuhl jedoch leicht abgeht, muß vornehmlich die Dysurie behandelt werden.

Ergänzung: In diesem Fall handelt es sich um ein febriles Nässe-Syndrom.

Es gibt durch Nässe verursachte Erkrankungen mit folgenden Symptomen: der ganze Körper schmerzt, es treten Hitzesymptome auf und der Körper zeigt eine dunkelgelbe, wie durch Räuchern entstandene Verfärbung.
Im Folgenden werden zunächst fünf durch (Kombination von) Kälte und Nässe verursachte Syndrome beschrieben.

Es gibt durch Nässe verursachte Erkrankungen, bei denen der Patient ausschließlich am Kopf schwitzt, der Rücken steif und unbeweglich ist und der Patient das Bedürfnis hat, sich zuzudecken oder einen warmen Ort aufzusuchen.
Wenn man in diesem Fall purgativ behandelt, wird der Patient häufig aufstoßen oder ein Völlegefühl im Brustkorb spüren, entsteht eine Dysurie (andere Quellen sprechen von normalem Harnfluss) und auf der Zunge entsteht ein weißlicher Belag.
Dies bedeutet, dass sich Hitze im Bereich des Dan Tian angesammelt hat, während sich Kälte im Bereich des Brustkorbs ausbreitet. Der Patient verspürt Durst, kann jedoch nicht

schlucken, was zu einem ausgetrockneten Mund führt. In diesem Fall soll mit *Wu Ling San* behandelt werden.
(Vergleiche auch die Symptomatik Gelbfärbung von Gesicht, Augen und Körper sowie Versteifung von Hals und Rücken im Kapitel »Schmerzhafte Thorax-Blockaden Teil 1.3.«)

Wenn man eine durch Nässe verursachte Erkrankung (fälschlicherweise) purgativ behandelt und der Patient an der Stirn zu schwitzen beginnt, leichte Atemnot sowie Dysurie auftreten, so wird dies zum Tod führen.
Der Patient wird ebenfalls sterben, wenn durch diese Behandlung länger anhaltender Durchfall verursacht wird.
(In einigen Quellen heißt es statt *Dysurie* »normaler Harnfluss wird zum Tod führen«, was jedoch falsch ist. Siehe hierzu zum Verständnis den Abschnitt über »die Beschaffenheit des südlichen Herz-Pulses im *Ping Mai Fa*[548]«)

Wenn bei einer durch Nässe verursachten Erkrankung Körperschmerzen, sowie Unruhe und Gereiztheit auftreten, soll dies mit Ma Huang Tang Jia Zhu Si liang behandelt werden. Wenn der Patient schwitzen kann, wird er genesen, jedoch dürfen keinesfalls »Feuermethoden[549] angewandt werden.

Ma Huang Jia Zhu Tang

Ma Huang, die Knoten von den Stängeln entfernen	3 *liang*	bitter-warm
Gui Zhi, die Rinde entfernen	2 *liang*	scharf-warm
Gan Cao	2 *liang*	süß-neutral
Xing Ren, schälen und den Keim entfernen	70 Stück	süß-warm
Bai Zhu	4 *liang*	bitter-warm

Von den 5 Zutaten zunächst *Ma Huang* in 9 *sheng* kochendes Wasser geben und auf 7 *sheng* reduzieren.
Dann den entstandenen Schaum abschöpfen, die restlichen Zutaten hinzugeben und weiter auf 2 ½ *sheng* dekoktieren. Dann abseihen und 8 *ge* warm verabreichen, so dass der Patient leicht zu schwitzen beginnt.

Wenn bei einem Patienten Asthmasymptome, Kopfschmerzen, geschwollene Nasenschleimhäute, Gereiztheit und ein großer (da) Puls auftreten, wobei er normal Nahrung zu sich nehmen kann, so liegt die Ursache der Krankheit nicht im Magen-Darm-Bereich.
Es ist vielmehr kalte Nässe in den Kopf eingedrungen, was zum Zuschwellen der Nase geführt hat. Durch Gabe[550] eines schleimhautabschwellenden Mittels wird die Genesung herbeigeführt.

548 »Abhandlung über die Normalen Pulse«, siehe letztes Kapitel

549 z. B. Moxibustion, warme Bäder etc.

550 üblicherweise wurde hier das Arzneipulver fein gemahlen und vom Therapeuten mit einer Art Strohhalm in die Nasenöffnungen gepustet

Wenn eine durch Kälte verursachte Erkrankung bereits acht bis neun Tage andauert, die in den Körper eingedrungenen Pathogene Wind und Nässe miteinander im Widerstreit liegen, wodurch Schmerzen im gesamten Körper entstehen, die jede Art von Bewegung erschweren, wenn weder Übelkeit noch Durst vorherrschen und der Puls oberflächlich-leer (fu-xu) und rau (se) ist, soll mit *Gui Zhi Fu Zi Tang* behandelt werden.

Wenn der Stuhl hart und der Harnfluss normal/erschwert (s.u.) ist, soll stattdessen *Zhu Fu Zi Tang* verabreicht werden
(anstatt »normal« muß es hier richtigerweise »erschwert« heißen, was aus den Beschreibungen der folgenden fünf Wind-Nässe-Syndrome zweifelsfrei hervorgeht).

Gui Zhi Fu Zi Tang

Gui Zhi, die Rinde entfernen	4 *liang*	scharf-warm
Sheng Jiang, in Scheiben schneiden	3 *liang*	scharf-warm
Zhi Fu Zi (vorbehandelt), die Rinde entfernen und in 8 Stücke teilen	3 Knollen	scharf-warm
Gan Cao, geröstet	2 *liang*	süß-neutral
Da Zao, die Schale mehrfach einschneiden	12 Stück	süß-neutral

Die 5 Zutaten in 6 *sheng* kochendes Wasser geben und auf 2 *sheng* reduzieren. Dann abseihen und in drei Portionen warm verabreichen.

Zhu Fu Zi Tang

Bai Zhu	2 *liang*	bitter-warm
Sheng Jiang, in Scheiben schneiden	1½ *liang*	scharf-warm
Zhi Fu Zi (vorbehandelt), die Rinde entfernen und in 8 Stücke teilen	2½ Knollen	scharf-warm
Gan Cao, geröstet	1 *liang*	süß-neutral
Da Zao, die Schale mehrfach einschneiden	6 Stück	süß-neutral

Die 5 Zutaten in 3 *sheng* kochendes Wasser geben und auf 1 *sheng* reduzieren. Dann abseihen und in drei Portionen warm verabreichen.
Wenn nach der ersten Einnahme ein Taubheitsgefühl im Körper entsteht, soll die zweite Gabe nach einem halben Tag eingenommen werden.
Wenn beim Patienten nach der Einnahme aller drei Portionen Schwindelgefühle auftreten, soll dies nicht beunruhigen, da *Bai Zhu* und *Fu Zi* gemeinsam unter der Haut damit beschäftigt sind, die noch vorhandene Nässe auszutreiben.

Wenn die in den Körper eingedrungenen pathogenen Faktoren Wind und Nässe im Widerstreit liegen, führt dies zu starken Gelenkschmerzen, die kaum auszuhalten sind.

Ein Abwinkeln oder Strecken der Gliedmaßen ist nur unter starken Schmerzen möglich. Durch Drücken wird der Schmerz noch einmal verstärkt.
Es kommt zu Schweißausbrüchen, Kurzatmigkeit, Dysurie sowie Windempfindlichkeit, wodurch sich der Patient nur ungern seiner Kleidung entledigt.
Alternativ können im Körper auch leichte Ödeme auftreten. In diesem Fall soll mit *Gan Cao Fu Zi Tang* behandelt werden.

Gan Cao Fu Zi Tang

Gan Cao, geröstet	2 *liang*	süß-neutral
Bai Zhu	2 *liang*	bitter-warm
Zhi Fu Zi (vorbehandelt), die Rinde entfernen und in 8 Stücke teilen	2 Knollen	scharf-warm
Gui Zhi, die Rinde entfernen	4 *liang*	scharf-warm

Die 4 Zutaten in 6 *sheng* kochendes Wasser geben und auf 3 *sheng* reduzieren. Dann abseihen und dreimal am Tag 1 *sheng* warm verabreichen.
Falls der Patient bereits nach der ersten Einnahme leicht zu schwitzen beginnt, kann von einer Genesung ausgegangen werden und der Patient kann normal Nahrung zu sich nehmen.

Wenn der Patient nach dem Schwitzen unruhig und gereizt wird, so soll eine weitere Gabe von 5 *ge* verabreicht werden.
Wenn zu Beginn Bedenken bestehen, eine volle Portion von 1 *sheng* zu verabreichen, so sollte vorsichtshalber die Menge auf 6 bis 7 *ge* reduziert werden.

Wenn der ganze Körper schmerzt, so dass es kaum auszuhalten ist, und zwischen drei und vier Uhr nachmittags die auftretenden Hitzesymptome am stärksten sind, handelt es sich um ein Wind-Nässe-Syndrom.
Dieses wurde entweder dadurch verursacht, dass während des Schwitzens pathogener Wind in den Körper eingedrungen ist, oder dass man sich zu lange in einer kalten Umgebung aufgehalten hat. In diesem Fall soll mit *Ma Huang Xing Ren Yi Ren Gan Cao Tang* behandelt werden.

Ma Huang Xing Ren Yi Ren Gan Cao Tang

Ma Huang (in heißem Wasser eingeweicht), die Knoten von den Stängeln entfernen	½ *liang*	bitter-warm
Gan Cao, geröstet	1 *liang*	süß-neutral
Yi Yi Ren	½ *liang*	süß-kühl
Xing Ren, geröstet, schälen und den Keim entfernen	10 Stück	süß-warm

Die Zutaten vermengen und in mehrere, etwa bohnengroße Kugeln rollen. Für jede Gabe jeweils 4 *qian bi* (Löffelspitzen) davon in etwa 1 ½ *zhan*[551] (230 ml) Wasser kochen und auf 8 von

551 Entspricht ca. 230 ml

10 Teilen (185ml) reduzieren lassen. Dann das Dekokt abseihen und warm verabreichen, so dass der Patient leicht zu schwitzen beginnt, wobei Zugluft vermieden werden soll.

Frage: Wenn die Pathogene Wind und Nässe im Widerstreit liegen und dadurch Körperschmerzen verursachen, so ist Schwitzen lassen die richtige Methode zur Beseitigung dieses Syndroms.
Aus welchem Grund führt diese Methode jedoch nicht zum Erfolg, wenn sie an Tagen mit extremen Regenfällen verordnet wird?

Antwort: Durch die Maßnahme des Schwitzens wird zwar der pathogene Faktor Wind ausgetrieben, die Nässe verbleibt jedoch im Körper.
Daher darf in solchen Fällen die Schweißtreibung nur sehr langsam erfolgen, weil dann sowohl Wind, als auch Nässe gemeinsam »ausgeschwitzt« werden können.

Wenn bei einem Wind-Nässe-Syndrom der Puls oberflächlich (fu) ist, das Gewicht des Körpers (durch die eingelagerte Nässe) angestiegen ist, der Patient schwitzt und empfindlich auf Wind reagiert, soll mit Fang Ji Tang therapiert werden.

Fang Ji Tang

Fang Ji	1 *liang*	scharf-neutral
Gan Cao, geröstet	½ *liang*	süß-neutral
Bai Zhu	7½ *qian*	bitter-warm
Huang Qi, die Wurzelspitzen entfernen	1¼ *liang*	süß-leicht warm

Die Zutaten vermengen und in mehrere, etwa bohnengroße Kugeln rollen.
Für jede Gabe zu jeweils 5 *qian bi* (Löffelspitzen) der Rezeptur noch 4 Scheiben *Sheng Jiang* und 1 Stück *Da Zao* hinzufügen.
Das Ganze in etwa 1 ½ *zhan* (345 ml) Wasser kochen bis noch 80 % der Flüssigkeit (ca. 275 ml) vorhanden sind. Dann abseihen und warm verabreichen.

Falls keine Besserung eintritt, soll eine gewisse Zeit gewartet werden und dann die Behandlung mit jeweils weiteren Gaben fortgesetzt werden.
Falls der Patient Asthmasymptome zeigt, sollen zusätzlich ½ *liang Ma Huang* ergänzt werden.
Sollte der Patient Magenprobleme aufweisen, sollen 3 *fen Shao Yao* hinzugefügt werden.
Wenn das Körper-Qi nach oben gestiegen ist, sollen 3 *fen Gui Zhi* ergänzt werden.
Wenn Kälte in den Bereich des Unteren Erwärmers eingedrungen ist, sollen zusätzlich 3 *fen Xi Xin*[552] verwendet werden.

Nach der Einnahme des Dekokts wird der Patient ein Kribbeln unter der Haut spüren, als ob Insekten darunter herumlaufen würden und die untere Körperhälfte (vom Bauchnabel abwärts) wird auskühlen. Der Patient soll daher auf eine Decke gesetzt werden, die dann eng um seine Beine und Hüften gewickelt wird, wobei durch die Wärme eine leichte Schweißbildung und damit die Genesung herbeigeführt wird.

552 *Radix* Asarum, da zu dieser Zeit laut Ben Cao Jing nur die Wurzel verwendet wurde

30: Über Wind-Wasser (Wind-Nässe), Haut-Wasser (Ödeme), gelben Schweiß und Lungen-Auftreibung[553]

Abschnitt über Wind-Wasser (Wind-Nässe) und Haut-Wasser (Ödeme)

Bei Taiyang Erkrankung mit oberflächlichem, gespannten Puls (fu, jin) sollten in der Regel auch Schmerzen in den Gelenken auftreten.
Tritt aber kein Schmerz auf, sondern allgemeines Schweregefühl und (muskelkaterartiges) Ziehen im ganzen Körper bei Abwesenheit von Verlangen nach Flüssigkeiten, so wird sich alles bessern nachdem Schweiß ausgetreten ist. Dies ist Wind-Wasser (Wind-Nässe).

Starke Kälteabneigung nach dem Schwitzen läßt auf extreme Leere schließen.
Besteht aber Durst und nach dem Schweiß keine Kälteabneigung, so handelt es sich um Haut-Wasser (Ödembildung).

Besteht Gliederschwere mit Kältezeichen und Symptomen wie ein Zhou-Bi-Syndrom[554], bei gleichzeitigem Druckgefühl in der Brust, Inappetenz, lokalisiertem Schmerz und Unruhe gegen Abend, welche zur Schlaflosigkeit führt, so nennt man dies das »Gelbe Schweiß-Syndrom« (Huang Han).
Der Schmerz sitzt hierbei in den Knochen und Gelenken.

Wenn aber der Patient (nach dem Taiyang-Syndrom) hustet und keucht aber keinen Durst hat, so ist dies eine Lungen-Auftreibung. Hierbei erscheint (der Brustkorb) wie angeschwollen, aber nach der Diaphorese tritt die Gesundung ein.

Alle der obigen Erkrankungen können auf diese Weise (d.h. durch Schwitzen) behandelt werden, außer solche mit Durst, Durchfällen und häufigem Urinieren.[555]

Bei Wind-Wasser, welches sich durch Windempfindlichkeit, Schwellungen am ganzen Körper, oberflächliche Pulse, Durstabwesenheit und spontanen Schweißen ohne große Hitze[556] zeigt, regiert die *Yue-Bi Tang* (Dekokt der Magd aus Yue).

553 In diesem Abschnitt geht es um den Pathomechanismus von pathogenen Wassereinflüssen, die auch das Konzept der Nässe beinhalten. Daher sind die Hauptsymptome Schwellungen und Ödeme, Aufgedunsenheit und Gliederschwere. Während damals in Wind-Wasser, Haut-Wasser, Reguläres Wasser, Stein-Wasser und gelben Schweiß unterschieden wurde, wird heute eher in Wind-Nässe (rheumatoide Erkrankungen), Wind-Nässe der Haut (mit Juckreiz), gelben Schweiß, Ödeme der Extremitäten und Lungen-Ödeme oder Asthma unterschieden

554 Zhou-Bi = Nässe-Bi oder Fixes Bi-Syndrom genannt, mit Gelenkschmerz dumpf ziehend, aber stark mit Taubheitsgefühl, schweren Gliedern, Zunge blaßrot, Belag weiß, klebrig, Puls Huan (behäbig) oder Fu (oberflächlich)

555 Durst bedeutet, dass bereits Flüssigkeit fehlt und bei Durchfällen oder häufigem Urinieren hat die Wasserausscheidung bereits begonnen und würde bei therapeutischem Schwitzen in die Defizienz führen

556 Hier ist keine Hitze, sondern eine Wei-Qi Leere mit Unvermögen die Poren zu regulieren die Ursache

Yue Bi Tang (Dekokt der Magd aus Yue[557])

Ma Huang	*6 liang*	bitter-warm
Shi Gao	*½ jin*	scharf-leicht kalt
Sheng Jiang	*3 liang*	scharf-warm
Da Zao	15 Stück	süß-neutral
Gan Cao	*2 liang*	süß-neutral

Die obigen 5 Bestandteile werden mit 6 *sheng* Wasser (1,2 Liter) dekoktiert. Zuerst das *Ma Huang* hineingeben, den Schaum abschöpfen,[558] die anderen Bestandteile hinzufügen und die Flüssigkeit auf 3 *sheng* (600 ml) reduzieren lassen.
In drei Teile teilen und warm einnehmen.

Bei starker Windempfindlichkeit eine Mei (Wurzelknolle) *Pao* (gerösteten) *Fu Zi* hinzugeben.
Bei ausgeprägtem Wind-Wasser (s. o.) 4 *liang Bai Zhu* hinzugeben.[559]
Bei Haut-Wind als Erkrankung sind die Extremitäten geschwollen, da die Nässe des Wassers in der Haut steckt und sich schwabbelnd anfühlt[560]: Hier regiert die *Fang Ji Fu Ling Tang* (Dekokt aus Stephania und Poria).

Fang Ji Fu Ling Tang (Dekokt aus Stephania und Poria)

Han Fang Ji	*3 liang*	scharf-neutral
Huang Qi	*3 liang*	süß-leicht warm
Gui Zhi	*3 liang*	scharf-warm
Fu Ling	*6 liang*	süß-neutral
Gan Cao	*2 liang*	süß-neutral

Die obigen fünf Bestandteile mit 6 *sheng* Wasser (1,2 Liter) dekoktieren bis 2 *sheng* übrig sind. Auf drei Male verteilen und warm einnehmen.

Der Meister spricht: Bei Patienten mit Wasser und Schwellungen von der Hüfte nach unten sollte man Diurese verwenden; bei solchen mit Schwellungen oberhalb der Hüfte sollte man Diaphorese verwenden um die Gesundung zu bewirken.

557 Yue lag im feuchtwarmen Südosten des heutigen China, etwa im heutigen Zhejiang

558 Nach ca. 15 min. bildet sich an der Oberfläche ein schleimiger Schaum, der Ephedrin und andere Ephedra-Bestandteile enthält, welche unerwünschte Nebenwirkungen wie Unruhe, Herzklopfen usw. erzeugen und daher immer abgeschöpft wird

559 Es kann sich auch um Cang Zhu handeln, da damals noch nicht zwischen Atractylodes macraocephalus und A. lancea unterschieden wurde

560 Chin. Onomatopoetisch »Sheshe« von Feng Shi-Lun als Wackeln der Blätter im Wind beschrieben, laut Duden bedeutet das umgangssprachliche »schwabbeln« im mittelhochdeutschen »wabern« und bezieht sich daher ebenfalls etymologisch auf sich bewegendes Wasser. Die Definition des Dudens ist »als schwabbelige Masse zitternd«, was nicht ganz der Übersetzung des Jin Gui Yao Lue von Sung Yuk-Ming »mild twitching« entspricht. »Schwabbeln« hört sich zwar nicht sehr wissenschaftlich an, gibt aber den SINN des Originaltextes besser wieder als jedes andere Verbum

Erkrankungen durch Wasser mit tiefem, kleinen Puls (chen, xiao) gehören zum Shaoyin-Bereich. Oberflächliche Pulse weisen auf Wind ohne Wasserbewegung. (= Ödem). Schwellungen bei Leere weisen auf eine Erkrankung des Qi. Wasser kann durch Schwitzen behandelt werden.

Bei tiefen Pulsen empfiehlt sich *Fu Zi Ma Huang Tang* (Dekokt mit Akonitum und Ephedra); bei oberflächlichen *Xing Zi Tang* (Dekokt mit Semen Armenica).

Fu Zi Ma Huang Tang (Dekokt mit Akonitum und Ephedra)

Ma Huang	3 *liang*	bitter-warm
Pao Fu Zi	1 *Mei* (Knolle)	scharf-warm
Gan Cao	2 *liang*	süß-neutral

Die obigen drei Bestandteile mit 7 *sheng* Wasser (1,4 Liter) dekoktieren bis 2 ½ *sheng* übrig sind. Auf drei Mal täglich 8 *Fen* verteilen und warm einnehmen.

Xing Zi Tang (Dekokt mit Semen Armenica)

Die genaue Formel hiervon ist bisher noch nicht wiedergefunden worden, man vermutet, dass es sich um die *Ma Huang Xing Ren Gan Cao Shi Gao Tang* (Dekokt aus Ephedra, Armenica, Glycyrrhiza und Gypsum) handelt.

Frage: Wie kommt es, wenn nach einer Durchfallerkrankung trotz dem Trinken von Wasser der Urin nicht fließt und statt sich dessen der Bauch voll anfühlt und der Schambereich angeschwollen ist?
Antwort: Dies ist in der Regel eine Wasser-Erkrankung. Wenn der Harnfluß normal ist und Schweiß auftritt, so tritt die Gesundung ein.

Patienten mit Wasser-Erkrankungen haben unter den Augen oft raupendicke Ringe[561], Gesicht und Augen glänzen feucht, der Puls ist versteckt (fu), der Mensch hat Auszehrung und Durstgefühl und weil der Bauch durch die Wassererkrankung geschwollen ist, so stockt auch der Urin. Der Puls ist so tief, dass er fast zusammenbricht, es resultiert also aus Wasser, welches man nach unten ausleiten kann.

Abschnitt über gelben Schweiß

Wenn der Puls oberflächlich und überflutend ist (fu, hong), so weist das Oberflächliche (fu) auf Wind und das Überfluten (hong) auf (Wasser-)Qi.
Bei Wind und (Wasser-) Qi als gemeinsamer Ursache, entstehen – wenn der Wind stärker ist – papulöse Ekzeme, so dass der Körper zu jucken anfängt. Juckreiz bedeutet, dass der Wind nach außen dringt. Wenn diese Kondition für lange besteht, so entwickeln sich tiefliegende Karbunkel und schorfige Krusten[562].

561 Wörtlich: wie schlafende Seidenraupen, gemeint sind also Unterlidödeme

562 Wörtlich: Jia und Lai, wobei Jia harte, tiefliegende Entzündungen meint und Lai trockene verschorfende oberflächliche Hautveränderungen

Ist aber das (Wasser-)*Qi* stärker, so entstehen Wasseransammlungen und es wird schwerer sich vor und zurück zu bewegen.

Wenn sich aber Wind und Wasser gegenseitig verstärken, so entsteht eine überflutende Schwellung, die sich nach dem Schwitzen bessert.

Besteht hierbei eine Windempfindlichkeit, so liegt dem eine Leere zu Grunde: Dies ist das Wind-Wasser.

Besteht aber keine Windempfindlichkeit bei gleichzeitiger Harnverhaltung, so liegt dem eine Kälte im oberen Erwärmer zu Grunde. Hierbei besteht ein übermäßiger Speichelfluß. Dies ist dann Gelber Schweiß.
Wenn eine »Gelber Schweiß-Erkrankung« besteht, so fühlen sich die Beine kalt an. Wenn hier nun eine Hitzeentwicklung besteht, so gehört dies zu den gichtartigen Erkrankungen[563].
Tritt das Schwitzen nach dem Essen auf, und zugleich besteht Nachtschweiß, so ist der Grund eine Leere durch Erschöpfung.

Wenn bereits ein Schwitzen aufgetreten ist, und dennoch Hitzesymptomatik auftritt, so muß allmählich eine übermäßige Verschuppung und Verhornung auftreten.

Geht die Hitze ununterbrochen weiter, so entstehen ulzerierende Karbunkel.

Wenn der gesamte Körper sich schwer anfühlt, dies aber nach dem Schwitzen aufhört, so entsteht hierbei über längere Zeit ein Zittern, welches wieder zu Schmerzen in der Brust führt. Außerdem wird der Schweiß oberhalb der Hüfte eintreten, aber keines unterhalb, sowie Schlaffheit und Schmerzen in Hüfte und Becken mit einem Fremdkörpergefühl in der Haut.

In schlimmen Fällen besteht Inappetenz, Schweregefühl, Reizbarkeit und Unruhe mit Harnverhaltung. Dies alles ist Huang Han, die regiert wird durch die *Gui Zhi jia Huang Qi Tang* (Dekokt mit Gui Zhi plus Huang Qi).

Gui Zhi plus Huang Qi Tang

Gui Zhi	3 *liang*	scharf-warm
Bai Shao	3 *liang*	kühl-neutral
Gan Cao	2 *liang*	süß-neutral
Sheng Jiang	3 *liang*	scharf-warm
Da Zao	12 Stück	süß-neutral
Huang Qi	2 *liang*	süß-leicht warm

Die obigen sechs Bestandteile mit 8 *sheng* Wasser (1,6 Liter) dekoktieren bis 3 *sheng* (600 ml) übrig sind. Hiervon 1 *sheng* (200 ml) warm einnehmen und etwas später etwas mehr als 1 *sheng* Reisbrei einnehmen, um die Arzneiwirkung zu verstärken. Anschließend warm zudecken um einen leichten Schweiß zu erzeugen. Tritt noch kein Schweiß auf, so sollten weitere Einnahmen erfolgen.

563 Wörtlich: Li Jie, auch Li Jie Feng (Li Jie Wind), Bai Hu Feng (Weißer Tiger Wind) oder Tong Feng (Schmerz-Wind = Gicht) genannt

Der Puls an der *Cun*-Pulsstelle ist tief und schwach (chen, ruo): Tiefe gehört zum Reich der Knochen, Schwäche gehört zum Reich der Sehnen; tief weist auf die Nieren hin, schwach weist auf die Leber hin.

Der sauere Geschmack schwächt die Sehnen. Sind diese geschädigt, so wird die Bewegung langsam. Man nennt das »Hinausfließen«.

Der salzige Geschmack schädigt die Knochen. Sind diese geschädigt, so verdorren (atrophieren) sie. Man nennt das »Austrocknen«.

Wenn Hinausfließen und Austrocknen zugleich auftreten, so nennt man dies Abbrechen und Abfließen (Duan Xie).

Wenn das *Ying* (-Xue) nicht durchgängig ist und das *Wei-Qi* nicht fließt, weil *Ying* und *Wei* beide geschwächt sind, dann erreichen sie die vier Extremitäten nicht, weil die drei Erwärmer nicht weitergeben und der Körper wird schwach und dürr.
Lediglich die Füße sind angeschwollen. Der Körper schwitzt einen gelben Schweiß aus und die Beine sind eiskalt.

Sollten nun noch Hitzezeichen auftreten, so entstehen noch eher gichtartige Gelenkentzündungen. Bei diesen gichtartigen (Li Jie) Entzündungen können die Gelenke vor Schmerz nicht gestreckt oder gebeugt werden. Hiergegen regiert die *Wu Tou Tang* (Radix Aconitum Dekokt).

Wu Tou Tang (Radix Aconitum Dekokt)

Ma Huang	3 *liang*	bitter-warm
Bai Shao	3 *liang*	bitter-neutral
Huang Qi	3 *liang*	süß-leicht warm
Zhi Gan Cao	2 *liang*	süß-leicht warm
Chuan Wu Tou	5 Stück	scharf-warm

Die Akonitwurzeln werden mit den Zähnen zerrissen[564] und in 1 *sheng* Honig erhitzt, bis die Gesamtmenge auf 1 *sheng* reduziert ist.
Die obigen vier Bestandteile mit 3 *sheng* Wasser (600 ml) dekoktieren bis 1 *sheng* (200 ml) übrig ist. Dann abfiltern, den Akonit-Honig hinzufügen, nochmals erhitzen und 7 *ge* (140 ml) davon verabreichen. Wenn dies nicht ausreicht, sollte der Rest eingenommen werden.

564 Hierfür geben alle modernen Werke keine andere Erklärung an, als dass man in alten Zeiten die Arznei mit den Zähnen zerkleinert hat. Das mag vor der Erfindung von Schneidwerkzeugen in der Steinzeit der Fall gewesen sein, doch scheint dies selbst bei einem 3500 Jahre alten Werk eher unwahrscheinlich, besonders, wenn es sich um eine Arznei wie Akonitwurzel handelt, deren Giftstoffe durch die Mundschleimhaut aufgenommen werden
Vielleicht handelt es sich um ein falsches Schriftzeichen, welches ebenfalls mit Zerkleinern zu tun hat. Das Zeichen »Ju« oder »zui« kann auch »mit dem Mund schmecken« bedeuten, was im Zusammenhang mit der Prüfung des korrekten Pao Zhi Verfahrens stehen kann: Je mehr eine Taubheit im Mund einsetzt, desto weniger ist die Präparation des Akonits gelungen. In einem anderen Text wird das Zeichen jedoch bei allen 5 Arzneien angewendet, was in diesem Falle keinen Sinn ergibt

Abschnitt Lungen-Auftreibung

Pathologisch aufsteigendes Qi, welches Unruhe und Keuchen verursacht gehört zur Lungen-Auftreibung. Diese Erkrankung ist auf der Grenze zum Umschlagen in eine Wind-Wasser Erkrankung. Sie kann durch Diaphorese (therapeutisches Schwitzen) behandelt werden.

Bei Lungen-Auftreibung mit Husten und kontravektiv aufsteigendem *Qi*, Reizbarkeit, Unruhe und Keuchen, mit oberflächlichem Puls (fu) und Wasseransammlungen in der Brustmitte regiert die *Xiao Qing Long Jia Shi Gao Tang* (kleines Dekokt des blaugrünen Drachens mit Gypsum).[565]

Xiao Qing Long Jia Shi Gao Tang (Kleines Dekokt des blaugrünen Drachens mit Gypsum)

Ma Huang	3 *liang*	bitter-warm
Bai Shao	3 *liang*	bitter-neutral
Gui Zhi	3 *liang*	scharf-warm
Xi Xin	3 *liang*	scharf-warm
Gan Cao	3 *liang*	süß-neutral
Gan Jiang	3 *liang*	scharf-warm
Wu Wei Zi	½ *sheng*	sauer-warm
Ban Xia	½ *sheng*	scharf-neutral
Shi Gao	2 *liang*	scharf-leicht kalt

Das Ma Huang mit 10 *sheng* (2 Liter) Wasser kochen und den Schaum abschöpfen. Die anderen Bestandteile hinzufügen und auf 3 *sheng* Wasser (600 ml) reduzieren.
Kräftige Patienten vermögen hiervon 1 *sheng* (200 ml) einzunehmen, schlanke und geschwächte Patienten weniger; Kinder nehmen 4 *ge* (80 ml) ein. Jeweils drei Mal täglich.

Husten mit kontravektiv aufsteigendem *Qi* ist eine Lungen-Auftreibung, bei der der Mensch keucht. Wenn dabei die Augen hervorstehen, als ob sie herausfallen wollten und der Puls oberflächlich und groß ist (fu, da), so regiert hier die *Yue Bi Jia Ban Xia Tang* (Dekokt der Magd aus Yue plus Pinellia).

565 In Sun Si-Miaos »Qian Jin Yi Fang« gibt es eine Formel mit gleichem Syndrommuster und Therapieprinzip, wobei aber zusätzlich ein bis in die Subclavikulargruppe ziehender Rippenschmerz angegeben wird

Yue Bi Jia Ban Xia Tang (Dekokt der Magd aus Yue plus Pinellia)

Ma Huang	6 *liang*	bitter-warm
Shi Gao	8 *liang*	scharf-leicht kalt
Sheng Jiang	3 *liang*	scharf-warm
Da Zao	15 Stück	süß-neutral
Gan Cao	2 *liang*	süß-neutral
Ban Xia	½ *sheng*	scharf-neutral

Die sechs Bestandteile mit 6 *sheng* Wasser kochen, hierbei aber zuerst das *Ma Huang* kochen und den Schaum abschöpfen, dann die anderen Arzneien hinzufügen und auf 3 *sheng* Wasser (600 ml) reduzieren. In drei Teile teilen und warm einnehmen.[566]

Wenn das *Qi* so aufsteigt, dass das Gesicht geschwollen ist und beim Atmen die Schultern hochgezogen werden, sowie der Puls oberflächlich und groß ist (fu, da), so wird nicht behandelt. Wenn noch ein Durchfall hinzukommt, so gilt das umso mehr.

Bei Shang Han mit Husten und aufsteigendem *Qi* ist die Prognose infaust, wenn der Patient einen zerstreuenden (san) Puls hat. Der Grund liegt darin, dass sich hier sein Zustand zu seinem Schaden verschlechtert hat.

31: Schlag durch Sommerhitze

Taiyang-Erkrankung mit Schlag durch Sommerhitze mit Hitzezeichen und Kälteabneigung, Gliederschwere und Schmerzen ergibt einen saitenförmigen, feinen, hohlen, langsamen Puls (xian, xi, kou, chi Mai).
Nach dem Urinieren erfolgt ein schüttelfrostartiges Schaudern[567] bei extrem kalten Händen und Füßen. Bei geringer körperlicher Anstrengung fühlt sich der Körper plötzlich fiebrig an und der Patient öffnet den Mund (zum Atmen) und die Vorderzähne werden trocken.

Wenn man den Patient nun (therapeutisch) schwitzen läßt, so nimmt die Kälteabneigung noch weiter zu. Verwendet man heiße Nadelungstechniken, so nehmen die Hitzezeichen weiter zu. Purgiert man einige Male, so entstehen Schmerzen beim Urinieren.
Bei Taiyang-Erkrankungen durch Sommerhitze mit Hitzegefühl und Schmerz aber verschwindenden, schwachen Pulsen (wei, ruo) geht man von Schäden durch kaltes Was-

566 Yang fügt hinzu, dass man durch Vergleich mit anderen Texten feststellen kann, dass in beiden Dekokten dieses Abschnittes, die Ban Xia enthalten, der Hinweis auf das Waschen des Pinellia zur Reduzierung der unerwünschten Nebenwirkungen versehentlich ausgelassen wurde

567 Wörtlich: »Mit Gänsehaut. Wohl ähnlich dem Gefühl plötzlichen Schauderns oder Frierens, wenn die Körperhöhle schlagartig eine Menge an Wärme verloren hat, weil ein wässriger Durchfall zu plötzlichen wasserartigen Stühlen geführt hat.«

ser in heißen Sommermonaten aus, die durch das Fließen von Wasser (-Kälte) unter der Haut als Ursache entstanden sind. *Gua Di Tang* (Pedicellus Cucumeris melo[568] Dekokt) regiert diese Erkrankung.

Gua Di Tang (Pedicellus Cucumeris melo Dekokt)

Gua Di	20 Stück	bitter-kalt

Obige Arznei zerkleinern mit 1 *sheng* Wasser (200 ml) dekoktieren und auf 5 *ge* (100 ml) reduzieren. Nach dem Abfiltern auf einmal einnehmen.

Taiyang-Erkrankungen durch Hitze sind mit Sommerhitze identisch. Der Patient schwitzt, hat Kälteabneigung, fühlt sich heiß und hat Durst. Das regierende Dekokt ist die *Bai Hu Tang* (Weißer Tiger Dekokt).

Bei Shang Han Erkrankungen sind die Pulse im Yin und Yang Bereich beide gespannt[569] (jin), so dass aufgrund der Kälteabneigung und Hitzeentwicklung die Pulsqualität Widersprüche anzeigt: Der Widerspruch besteht darin, dass der Puls zu Beginn groß ist (da) und dann allmählich kleiner wird (xiao), wonach er wieder allmählich größer wird (da). Das ist sein Symptom.

Aber bei jenen mit schlüpfrigen widersprüchlichen Pulsen besteht Hitze im BIAO, was von Bai Hu Tang (Weißer Tiger Dekokt) regiert wird.
Ist die Kälteabneigung sehr ausgeprägt, erfolgen spontane Schweißausbrüche und der Rachen schmerzt.

Bei ausgeprägten Hitzezeichen sind die Augen gerötet und trüb. Wenn der Arzt nun schwitzen erzeugt, so verschlimmert sich der Rachen.

Wenn mehrfach purgiert wird, so schließen sich die Augen.[570]
Bei viel Kälte enthält der Stuhl unverdaute Nahrungsreste, bei viel Hitze wird der Stuhl blutig-schleimig.

Wenn mit räuchernden Verfahren (Moxa) therapiert wird, so wird die Haut gelblich; wenn mit heißen Umschlägen therapiert wird, so wird der Rachen trocken.

Fließt bei diesen der Urin normal, so kann der Patient gerettet werden.
Fließt er schlecht, so ist die Prognose schlecht.

Es gibt Shang Han mit Hitzezeichen, wenn der Patient plötzlich hyperventiliert bei Kopfschmerz und gelben Skleren, sowie externe Blutungen hat, die nicht gestillt werden können:

568 Pedicellus Cucumeris melo oder Gua Di alias Tu Zhi (Erde-Ganoderma), ein heute seltenes Emetikum aus den Sümpfen Südchinas, welches bereits in Shen Nong Ben Cao Erwähnung findet, wurde gegen Ödeme, kontravektiv fließendes Qi, Gu-Toxine und Husten eingesetzt. Es hilft bei der emetischen Ausscheidung dieser in Bauch und Brust lokalisierten Erkrankungen. Es enthält Elaterin, Sterol, Saponine und Aminosäuren sowie Cucurbitacin B, E und D etc. Durch seine hepatoprotektiven und Leberglycogen erhöhenden Effekte wurde es in klinischen Studien effektiv bei Ikterus durch Hepatitis eingesetzt und ebenso in der TCM-Onkologie verwendet

569 Dies bedeutet, dass sowohl im Yang (Biao) als auch Yin (Li) Pathogene eingedrungen sind

570 Wörtlich: »Mu Bi« (Augen zu), Bedeutung siehe nächste Fußnote

Jene darunter, die mit starkem Verlangen Wasser trinken, werden Brechreiz verspüren – jene, die Abneigung gegen Wasser haben, werden zusammenbrechen. Purgiert man hier, so entstehen Geschwüre im Hals.

Wenn bei jenen mit warmen Händen und Füßen purgiert wird, so entstehen anale Tenesmen und der Stuhl enthält Blut und Eiter.

Wenn bei jenen mit Kopfschmerzen und gelben Skleren purgiert wird, so schließen sich die Augen.[571]

Wenn bei jenen mit starkem Durst purgiert wird, so kollabiert der Puls, ihr Rachen wird blockiert und macht leise, giemende Geräusche[572].
Läßt man sie therapeutisch schwitzen, so entsteht Schüttelfrost, weil dadurch *Yin* und *Yang* (Biao und Li) beide leer werden.

Purgiert man jene, die Abneigung gegen Wasser haben, so werden sie im Inneren (Li) leer, verlieren den Appetit und ihr Stuhl enthält unverdaute Körner. Läßt man sie schwitzen, so entstehen Geschwüre in der Mundhöhle und der Zungenbelag wird schlüpfrig. Sie werden reizbar und unruhig, und ihr Puls wird beschleunigt und voll (shuo, shi) und haben für sechs, sieben Tage keine Stuhlentleerung, aber schließlich blutigen Stuhlgang. Läßt man sie erneut schwitzen, so stockt ihr Harnabgang.

32: Harter Starrkrampf, weicher Starrkrampf und Nackensteifheit[573]

Abschnitt über harten Starrkrampf und weichen Starrkrampf

Shang Han Erkrankung mit Hitzezeichen, aber ohne Schweiß aber (ohne) Kälteabneigung[574] nennt man harten Starrkrampf.
Shang Han Erkrankung mit Hitzezeichen, aber mit Schweiß und (mit) Kälteabneigung nennt man weichen Starrkrampf.
Der Patient hat ein Hitzegefühl bei kalten Füßen, sein Nacken und Hals sind extrem steif, er hat Kälteabneigung, rotes Gesicht und gerötete Augengefäße, und der Kopf zittert etwas. Dies ist der Starrkrampf.

571 Der Terminus »Mu Bi« (Augen zu) kommt im Text mehrmals vor und bedeutet, dass das Qi geschwächt wurde und nun nach innen fließt, also eine massive Qi-Leere, in der Folge durch die Purgation

572 Wörtlich: »Ying« – ein leises Geräusch, wie wimmern oder Vogelrufe

573 Wörtlich: »jing«: Der geläufigen Übersetzung mit Tetanie oder Spasmus übersetzt, stimme ich hier nicht mit überein, da es nicht zu den anderen Symptomen paßt. »jing« kann auch als strecken, Starre und Anfall übersetzt werden, und wird auch im Zusammenhang mit Krämpfen durch Fieber in Kindern gesehen. Obwohl die Symptome teilweise auf den Wundstarrkrampf durch Tetanus-Erreger passen, ist die Bedeutung, wie oft in der CM, nicht darauf beschränkt. Daher auch die Dekokte Gua Lou Gui Zhi Tang für harte und Ge Gen Tang für weiche Krämpfe

574 Hier folgt eine ausführliche Erklärung von Yang, die den bisher weitergegebenen Text des Yin Gui Yao Lue dahingehend korrigiert, dass es nicht »Kälteabneigung«, sondern durch versehentliche Auslassung des »bu«-Zeichens »**keine** Kälteabneigung« heißen muß. Im nächsten Satz über weiche Krämpfe muß auch das bisher falsch weitergegebene »bu«, also »keine« gestrichen werden. Manche Texte haben versucht, den Fehler zu korrigieren, in dem man anstatt des Zeichens »bu« das Zeichen »fan« (= wider Erwarten, ungewöhnlicherweise) austauschte

Die Starrkrampf-Erkrankung bringt, nach Abschluss des Schwitzenlassens einen sich wie eine Schlange im Matsch windenden Puls hervor (ein anderer Text spricht von wallendem, großen Puls[575]). Wenn der Bauch plötzlich aufgedunsen und groß ist, so folgt die Gesundung. Ist der Puls hingegen wie zuvor (jin) und es setzt immer wieder eine Steifheit ein, so folgt der Starrkrampf.

Wenn bei einer Taiyang-Erkrankung ohne Schweiß aber dennoch mit nur wenig Urin das Qi in die Brust aufsteigt und sich der Mund so verkrampft, dass man nicht mehr sprechen kann, so folgt darauf der Starrkrampf.[576]

Wenn der harte Starrkrampf die Erkrankung ist mit Brustdruck, Kieferkrampf, Probleme flach zu liegen, Krämpfe in den Beinen, so wird der Patient auch mit den Zähnen knirschen. Man kann es hier mit der Da Cheng Qi Tang versuchen.

Wenn bei einer Taiyang-Erkrankung deren typischen Symptome vorhanden sind und dazu der Körper steif und krampfig, der Puls aber dennoch tief und langsam ist (chen, chi), so ist dies ein Starrkrampf und zwar ein weicher Starrkrampf.
Hier regiert die Gua Lou Gui Zhi Tang (Trichosanthis Cinnamomi Dekokt).

Gua Lou Gui Zhi Tang (Trichosanthis Cinnamomi Dekokt)

Gua Lou Gen	2 *liang*	bitter-kalt
Gui Zhi	3 *liang*	scharf-warm
Bai Shao	3 *liang*	bitter-kühl
Gan Cao	2 *liang*	süß-neutral
Sheng Jiang	3 *liang*	scharf-warm
Da Zao	12 Stück	süß-neutral

Die obigen sechs Bestandteile in 9 *sheng* (1800 ml) Wasser kochen und auf 3 *sheng* (600 ml) reduzieren. Auf drei Teile verteilen und einnehmen bis leichter Schweiß auftritt.
Sollte kein Schweiß auftreten, so sollte etwas warmer Reisbrei dazu gegessen werden.

Taiyang Erkrankung mit Hitzezeichen und tiefem, aber feinem Puls (chen, xi) ist ein Starrkrampf, der schwer zu behandeln ist. Hier regiert die *Ge Gen Tang* (Pueraria Dekokt).

Der typische Puls für den Starrkrampf ist, wenn man beim Darauflegen der Finger den Puls gespannt und glatt spürt. Oben ist (die Ader) starr, unten bewegt sich (die Pulswelle).
Bei Starrkrampf ist der Puls versteckt und fest, aber unten starr.

Bei Wind-Erkrankungen darf nicht purgiert werden, weil ansonsten ein Starrkrampf entsteht. Wenn man dann auch noch Diaphorese einsetzt, entstehen mit Sicherheit akute Krämpfe. Wenn man bei Starrkrampf bis zur Ulzerierung moxibustiert, so wird die Behandlung noch mehr erschwert.

575 d.h. »hong« und »da« (überflutend und groß)

576 Der folgende Satz »Hier regiert die Ge Gen Tang« wurde von Dr Yang in den nächsten Absatz hinuntergeholt, um den falschen heutigen Text zu korrigieren

Abschnitt Nackensteifheit

Taiyang Erkrankung mit einem Gefühl der Nackensteifheit, ohne Schweiß und mit Windempfindlichkeit gehört zum Wirkbereich der *Ge Gen Tang* (Pueraria Dekokt).

Taiyang Erkrankung mit einem Gefühl der Nackensteifheit, aber mit Schweiß und mit Windempfindlichkeit gehört zum Wirkbereich der *Gui Zhi Ge Gen Tang* (Cinnamomum Pueraria Dekokt).

Gui Zhi Ge Gen Tang (Cinnamomum Pueraria Dekokt)

Ge Gen	4 *liang*	süß-neutral
Bai shao	2 *liang*	bitter-neutral
Zhi Gan Cao	2 *liang*	süß-neutral
Sheng Jiang, in Scheiben geschnitten	3 *liang*	scharf-warm
Da Zao, geschnitten	12 Stück	süß-neutral
Gui Zhi, geschält	3 *liang*	scharf-warm

Obige 6 Bestandteile in 1 *dou* Wasser (2 Liter) dekoktieren. Hierbei zuerst *Ge Gen* kochen und auf 2 *sheng* weniger reduzieren (1,8 Liter), dann den Rest hinzufügen und auf 3 *sheng* reduzieren (0,6 Liter); abfiltern und jeweils 1 *sheng* (200 ml) warm einnehmen bis ein leichter Schweiß einzutreten scheint. Hier wird kein Reisbrei benötigt. Ansonsten ist die Einnahme wie bei der *Gui Zhi*-Methode (Cinnamomum).

33: Halsschmerzen

Abschnitt über Halsschmerzen, Teil 1

Bei Shaoyin-Erkrankung für zwei bis drei Tage mit Halsschmerzen kann man die *Gan Cao Tang* (Glycyrrhiza Dekokt) verwenden.
Falls nicht ausreichend, so kann man auch *Jie Geng Tang* (Platycodon Dekokt) verwenden.

Gan Cao Tang (Glycyrrhiza Dekokt)

Gan Cao	2 *liang*	süß-neutral

Den einen Bestandteil mit 3 *sheng* Wasser (600 ml) und auf 1 ½ *sheng* reduzieren, filtern und 7 *ge* (140 ml) warm einnehmen. Mehrmals täglich den Rest einnehmen.

Jie Geng Tang (Platycodon Dekokt)

Jie Geng	1 großes Stück	scharf-leicht warm
Gan Cao	2 *liang*	süß-neutral

Obige zwei Bestandteile in 3 *sheng* Wasser (600 ml) kochen und auf 1 *sheng* (200 ml) reduzieren. Filtern und auf zweimal verteilt warm einnehmen.

Shaoyin-Erkrankung mit Halsschmerzen wird von *Ban Xia San* plus Tang (Pinellia Pulver und Dekokt) regiert.

Ban Xia San plus Tang Fang (Pinellia Pulver und Dekokt)

Ban Xia, gewaschen	Ein Drittel der Menge	scharf-neutral
Gui Zhi	Ein Drittel der Menge	scharf-warm
Zhi Gan Cao	Ein Drittel der Menge	süß-neutral

Obige drei Bestandteile in drei gleichmäßige Mengen verteilen und zerkleinern und mischen. Mit klarem Wasser mischen und auf einer Löffelspitze dreimal täglich davon einnehmen.

Falls die Einnahme als Pulver nicht möglich ist, so nehme man 1 *sheng* Wasser (200 ml) und lasse es etwa siebenmal schäumend aufkochen, dann vom Pulver etwa 2 Löffelspitzen mit dem Wasser mischen, nochmals dreimal aufkochen lassen, vom Feuer nehmen und etwas abkühlen lassen. Dieses langsam gurgelnd herunterschlucken.
Ban Xia besitzt eine kleine Giftigkeit, sodass es nicht gut zur Pulvereinnahme geeignet ist.[577]

Shaoyin-Erkrankung mit Halsschmerzen und so starken Ulzerationen, dass der Patient nicht sprechen kann, weil er keinen Ton herausbringt, wird von *Ku Jiu Tang* (Essig Dekokt) regiert.

Ku Jiu Tang (Essig Dekokt, wörtl. »Saurer Wein Dekokt«)

Ku Jiu (Reisweinessig)	ca. 200 ml	bitter-sauer
Ji Zi (Hühnerei)	1 Stück	
Ban Xia, gewaschen, in dattelkerngroße Stücke gemörsert	14 Stück (etwa 10 g)	scharf-neutral

Ein Hühnerei nehmen und den Dotter entfernen, den Essig in die Eierschale geben, und die Ban Xia Stücke hinzugeben.
Die obigen Bestandteile in der Schale in den Ring eines Messers[578] einsetzen und übers Feuer halten, wo die Mischung auf kleinem Feuer dreimal aufwallen sollte. Dann filtern und eine kleine Menge davon im Mund halten und im Halse gurgelnd hinabschlucken.
Wenn dies zur Besserung noch nicht ausreicht, nochmals dreimal einnehmen und die Gesundung tritt ein.

Wenn bei Shang Han für sechs oder sieben Tage, nachdem stark purgiert wurde und der Puls tief und verlangsamt (chen, chi) ist, Hände und Füße eiskalt sind und die unteren (Nieren-) Pulse nicht zu spüren ist der Rachen blockiert und man spuckt purulentes Blut, sowie ein unaufhörlicher Durchfall besteht, so ist dies schwerlich zu behandeln. Dieses gehört in den Bereich der Ma Huang sheng Ma Tang (Ephedra Cimicifuga Dekokt).

577 Yang bezweifelt an dieser Stelle, dass der letzte Zusatz aus dem Original stammt, denn wenn vor der Einnahme als Pulver gewarnt wird, weshalb wird dann die vermutlich ältere Formel mit dem Pulver überhaupt erwähnt?

578 Die damaligen Messer hatten am Griff Ringe zum Aufhängen, was als Halterung für ein Ei praktisch war. Außerdem konnte man so das Ei von unten erhitzen, ohne sich die Hand zu verbrennen. Heute sind natürlich auch andere Halterungen möglich

Ma Huang Sheng Ma Tang (Ephedra Cimicifuga Dekokt)

Ma Huang, ohne Zweigknoten	2½ *liang* (ca. 45 g)	bitter-warm
Zhi Mu	18 *zhu* (etwa 12 g)	bitter-kalt
Wei Ruei (Yu Zhu)	18 *zhu* (etwa 12 g)	süß-neutral
Huang Qin	18 *zhu* (etwa 12 g)	bitter-neutral
Sheng Ma	1 *liang* 6 *zhu* (etwa 20 g)	süß-bitter-neutral-leicht kalt
Dang Gui	1 *liang* 6 *zhu* (etwa 20 g)	süß-warm
Bai Shao	6 *zhu* (ca. 4 g)	bitter-neutral
Gui Zhi	6 *zhu* (ca. 4 g)	scharf-warm
Shi Gao, gemörsert, in Tuch gepackt	6 *zhu* (ca. 4 g)	scharf-leicht kalt
Gan Jiang	6 *zhu* (ca. 4 g)	scharf-warm
Bai Zhu	6 *zhu* (ca. 4 g)	bitter-warm
Fu Ling	6 *zhu* (ca. 4 g)	süß-neutral
Mai Men Dong, entkernt	6 *zhu* (ca. 4 g)	süß-neutral
Zhi Gan Cao	6 *zhu* (ca. 4 g)	süß-neutral

Obige 14 Bestandteile 1 *sheng* (2 Liter) Wasser kochen, aber zuerst das *Ma Huang* zweimal aufkochen bis sich der Schaum abschöpfen läßt, dann die anderen Arzneien hinzufügen und kochend auf 3 *sheng* reduzieren. Abfiltern, in drei Teile teilen und warm in einem Zug einnehmen. Wenn danach Schwitzen auftritt, ist die Heilung eingetreten.

Abschnitt über Halsschmerzen, Teil 2

Shaoyin-Erkrankung mit Durchfall und Halsschmerzen, Druck in der Brust und Reizbarkeit mit Unruhe wird von Zhu Fu Tang (Schweineschwarte Dekokt) regiert.

Zhu Fu Tang (Schweineschwarte Dekokt)

Zhu Fu	1 *jin* (250 g)	

Der obige Bestandteil wird in 1 *dou* Wasser (2 Liter) gekocht und auf 5 *sheng* (1 Liter) reduziert. Dann abfiltern und 1 *sheng* (200 ml) Honig sowie 5 *ge* (ca. 40 g) bis zum Aufsteigen eines aromatischen Geruches geröstetes Reismehl hinzufügen, und alles zusammen mischen. In sechs Teile teilen und warm einnehmen.

Bei Shang Han mit Rachenblockade sollte man an der Hand-Shaoyin-Leitbahn akupunktieren. Die Shaoyin-Leitbahn verläuft über das Handgelenk und man sollte über der Ader des kleinen Fingers nadeln[579]. Die Nadel sollte tonisierend drei *Fen*[580] tief gestochen werden.

579 An der Nagelfalz oberhalb der Fingergelenkfalte des letzten Gelenks des fünften Fingers

580 Ein *Fen* war der zehnte Teil eines *Cun*. Bei der Akupunktur wird das individuelle Cun als Maßstab genommen, welches etwa die Länge einer Daumenbreite beträgt. Das Standard-Fen beträgt heute 3,30 Millimeter

Yi Yin Tang Ye Jing, letzte (siebte) Rolle

Letztes Kapitel: Über die Differenzierung des Pulses

Methode zur Pulsdifferenzierung

Ist der Puls oben dicht wie ein Blättergeflecht als Wagendach[581], nennt man dies den Herbstpuls.

Ist der Puls rollend wie ein Jadering[582], so nennt man dies den Sommerpuls.

Ist der Puls weich wie Fett in (heißer) Suppe[583], so ist das Yang-Qi schwach.

Ist der Puls dünn und zerreißend wie ein Spinnennetz[584], so bricht das Yin-Qi zusammen.

Ist der Puls ohne Kraft und zäh tropfend, wie der letzte Tropfen von ausgegossenem Teer[585], so ist das Blut zusammengebrochen.

Ist der Puls verlangsamt, setzt immer wieder aus und kommt dann wieder, so nennt man es *knotig* (jie).

Ist der Puls beschleunigt, setzt immer wieder aus und kommt dann wieder, so nennt man es hetzend (cu).[586]
Wenn sich Yin und Yang gegenseitig bekämpfen, dann nennt man dies beweglich. Bewegt sich das Yang, so folgt schwitzen; bewegt sich das Yin so wird Hitze empfunden.
Bei jenen, die Kältezeichen haben und Kälteabneigung empfinden hat der Dreifache Erwärmer Schaden genommen.

Wenn ein beschleunigter Puls (shuo) an der oberen Ebene nur der Guan-Pulsstelle zu spüren ist, an peripherer und distaler Pulsstelle aber weder Kopf noch Schwanz, die Pulswellenform einer Bohne entspricht, die in der Hülse hin- und herwackelt, so nennt man dies den beweglichen Puls (dong mai).
Ein Yang-Puls, der oberflächlich und groß ist (fu, da), aber nur nachgiebig (ru) sowie ein Ein Yin-Puls, der oberflächlich und groß ist (fu, da), aber nur nachgiebig (ru) befinden sich beide auf gleicher Ebene[587]. Man nennt dies behäbig (huan).

Ein oberflächlicher, aber gespannter Puls (fu, jin) heißt saitenförmiger Puls (Xian-Mai). Das Gespannte hat die Form einer Bogensehne: Beim Hinabdrücken gibt sie nicht nach. Ein gespannter Puls dreht sich wie ein gegenläufig verdrehtes Seil[588].

581 d. h. ein »fu«, also oberflächlicher Puls, dicht in der obersten Ebene

582 d. h. schlüpfrig glatt und aufwallend »hua« und »hong«

583 d. h. schwach »ruo und weich«

584 d. h. dünn und zerfließend »san« aber aufsteigend »fu«

585 d. h. kraftlos und zäh bewegend, also »se«

586 In vielen Ausgaben des Shang Han Lun heißt es hier »cong«, aber es muß »cu« heißen, da der knotige Puls auf Yin-Fülle hinweist, bei Yang-Fülle aber der hetzende Puls stehen muß

587 Beim nachgiebigen Puls (Huan-Mai) ist auf der obersten Ebene eine leichte Fülle und unten eine leichte Leere zu spüren. Die Verteilung der Kräfte ist also gleich, auch wenn links oder rechts sich nach Yin oder Yang unterscheiden können

588 Die Beschreibung hier, deutet – anders als herkömmlich gedeutet – nicht auf ein verdrilltes Seil, sondern eher auf ein gespanntes Seil, welches in gegensätzliche Richtungen »geschraubt« wird, sodass es dazu neigt, sich zu Knoten zu verdrehen

Ein saitenförmiger, aber großer Puls (xian, da) ist saitenförmig daher (unten) vermindert und groß daher (in der Mitte) hohl. Hierbei weisen das Verminderte auf Kälte und das Hohle auf Leere hin. Man nennt dies einen (Trommel-)Leder-artigen Puls (Ge-Mai).
Wenn bei jungen Frauen vorkommend, so weist er auf Aborte mit starken Blutungen, wenn bei jungen Männern vorkommend, so weist es auf Blutverluste oder Verluste von Sperma (Jing).

Wenn die Yang-Pulse nach oben treiben (fu) und die Yin-Pulse schwach (ruo) sind, so besteht eine Blut-Leere. Bei Blut-Leere beginnen die Sehnen zu zucken.
Jene, deren Puls tief ist (chen), deren Ying-Qi (Bauenergie) ist schwindend. Bei jemandem dessen Puls oberflächlich ist und der Schweiß wie Perlen austritt, ist das Wei-Qi zusammengebrochen. Ist das Ying-Qi schwindend, und es wird mit heißen Nadeln oder Moxa verwendet, so kann das Blut nicht mehr fließen, und es entstehen noch mehr Hitzezeichen mit Reizbarkeit durch Trockenheit.

Bei einem oberflächlichen, beschleunigten Puls (fu, shuo) deutet »oberflächlich« auf Wind und »beschleunigt« auf eine Leere. Der Wind bringt Hitze, die Leere läßt Kälte eindringen. Wenn sich Wind und Kälte gegenseitig verstärken, so folgt ein Schaudern[589] mit Kälteabneigung.
Bei jenen mit oberflächlichen, beschleunigten Pulsen tritt also dann ein Schaudern mit Kälteabneigung ein, wenn die Hitzezeichen vorhanden sind.
Wenn zugleich (irgendwo) eine schmerzende Stelle vorhanden ist, dabei aber Essen und Trinken ganz normal, so gibt es (lokal) eine Ansammlung von Blut-Hitze mit Eiter.

Ist der Puls oberflächlich und groß (fu, da), so deutet »oberflächlich« auf schwachen Wind, und »groß« auf starkes Qi. Wenn Wind und (pathogenes) Qi sich gegenseitig verstärken, so entstehen daraus papulöse Ekzeme und der ganze Körper fängt an zu Jucken. Dieses Jucken nennt man Wind-Ausfluß[590].
Wenn dieses für lange Zeit besteht, so kann es auf Jia-Lai hinweisen. Hierbei werden Augenbrauen und Haare spärlich und schütter, und am Körper entstehen trockene Geschwüre mit fischig stinkendem Geruch.[591]

Ist der Puls oberflächlich und groß (fu, da), dennoch eine Härte im Epigastrium festzustellen, so deutet dies (dennoch nur) auf Hitze[592]. Hier sind nämlich die Zang-Organe betroffen und man muß attackieren und darf nicht versuchen mit Schwitzen zu arbeiten.
Betrifft es aber die Fu-Organe, so darf man nicht vermehrt die Diurese anregen. Ist die Harnfrequenz erhöht, so wird der Stuhlgang hart.
Kann der Patient schwitzen, so kann sich die Hitze zerstreuen; vermag er aber nicht zu Schwitzen, so ist auch sein Stuhlgang hart.

589 Der seltene Ausdruck »sa xi« oder »xian xi« ist zwar auch im psychischen Sinne als Unsicherheit oder Zaudern deutbar; »zaudern und schaudern« wäre sicher eine vollständigere Übersetzung, hat aber keine Relevanz in der Diagnostik und klingt verwirrend. Hier geht es um klinische Klarheit. Daher nur »schaudern«

590 Eigentlich: Wind-Durchfall. Ich vermute hier das Zeichen für Nässe, also Wind-Nässe der Haut, was auch passen würde

591 Hier streiten sich die Gelehrten um die Bedeutung von Jia-Lai: Es wurde schon Lepra vermutet, aber ebenso Hauttuberkulose. Beides paßt etwas, aber nicht ganz

592 Oberflächlich »fu« deutet ja im Allgemeinen auf Erkrankungen von BIAO oder Haut, also der äußeren Schicht hin, hier aber die Ausnahme

Wenn der Puls verlangsamt ist, so darf man noch nicht attackieren.

Wenn ein oberflächlicher, aber überflutender Puls (fu, hong) besteht und ein öliger massiver Körperschweiß, ein ununterbrochenes Luftschnappen, Unfähigkeit zu Essen oder Trinken, kein Körperempfinden mehr mit abwechselnd Zucken und Stille, so ist dies das Ende des Lebens.

Wie kann man nun wissen, welches Zang-Organ hier zuerst Schaden genommen hat?
Wenn die Haare feucht sind und Schweiß vorhanden ist, während ununterbrochenes Keuchen besteht, so ist es die Lunge, die zuerst zusammenbricht.
Wenn nur das Yang alleine zurückbleibt und der Körper dunkel wie rauchgeschwärzt erscheint, die Augen starren und nur der Kopf hin- und herwackelt, so ist es das Herz, welches zuerst zusammenbricht.

Sind Mund und Lippen von zyanotischer Bläue, und die Extremitäten zittern wie Vogelschlag, so ist es die Leber, welche zuerst zusammenbricht.
Sind Mund und Lippen rabenschwarz und es tritt ein leichter, gelber Schweiß auf, so ist es die Milz, welche zuerst zusammenbricht.

Ist die Kontrolle über Stuhl und Urin verloren und es bestehen wirre, laute Rede, sowie leeres Starren und Augenverdrehen, so ist es die Niere, welche zuerst zusammenbricht.

Wie kann man nun wissen, ob das Yin oder Yang der Zang zuerst zusammenbricht?
Wenn das Yang-Qi zuerst zusammenbricht, während das Yin-Qi danach folgt und der Mensch gestorben ist, so ist sein Körper bläulich.
Wenn das Yin-Qi zuerst zusammenbricht, während das Yang-Qi danach folgt und der Mensch gestorben ist, so ist sein Körper rötlich, unter den Achseln noch warm und auch unterhalb des Herzens.

Ist der Puls oberflächlich und schlüpfrig (fu, hua), so steht das Oberflächliche für das Yang und das Schlüpfrige für Fülle. Wenn Yang und Fülle sich gegenseitig steigern, so wird der Puls beschleunigt und hetzend (shuo, ji). Das Wei-Qi steigert sich und verliert die Kontrolle. Wenn ein oberflächlicher, schlüpfriger Puls beschleunigt und hetzend wird, sowie Hitzezeichen bestehen und Schweiß dabei austritt, so wird hier nicht behandelt.

Wenn Yin-Pulse und Yang-Pulse beide gespannt sind, und der Patient heftig atmet, so dass Mund und Lippen trocken sind, der Körper sich zusammenkrümmt und die Füße kalt sind, auch klare Flüssigkeit aus der Nase tropft [593]und Belag auf der Zunge schlüpfrig ist (hua), so sollte man hier nicht unvorsichtig behandeln.
Nachdem sieben Tage vergangen sind, wird nämlich der Mensch sich leicht wärmer fühlen und auch Hände und Füße warm werden, worauf sich die Erkrankung entfernt.

Wenn aber nach mehr als acht Tagen dennoch große Hitzezeichen bestehen, so ist dies schwer zu therapieren. Wenn hier noch Kälteabneigung besteht, so folgt mit Sicherheit Erbrechen. Wenn es hier im Bauch schmerzt, so folgt mit Sicherheit Durchfall.

593 Vor allem bei Temperaturwechsel oder Kontakt mit warmen Getränken: Dies ist das NARE-Syndrom, eine vasomotorische Rhinitis, Zeichen für Lungen-Yang-Leere

Wenn Yin-Pulse und Yang-Pulse beide gespannt sind, und der Patient Erbrechen und Durchfall hat, sich aber der Puls danach noch nicht verbessert hat, so wird die Gesundung erst eintreten, wenn der Puls nicht mehr gespannt ist.

Wenn der Puls sechs, sieben Tage lang verlangsamt ist (chi), dabei Inappetenz besteht, so wird die Erkrankung erst verspätet ausbrechen, da sich das Wasser im Leib angestaut hat und daher noch keine Gesundung zu erwarten ist. Sobald der Patient wieder selbst essen möchte, so steht die Gesundung an.

Besteht die Erkrankung für sechs, sieben Tage, die Pulse an allen Pulsstellen der Hände und Füße sind aber tastbar, und es besteht eine große Reizbarkeit mit Mundsperre und Unfähigkeit zu sprechen, der Patient zugleich aber Unruhe hat, so wird die Genesung eintreten.

Wenn der Puls oberflächlich und verlangsamt ist (fu, chi), das Gesicht heiß und rot mit plötzlichem Zucken, so wird nach sechs oder sieben Tagen die Genesung eintreten sobald der Schweiß austritt.
Jene, die Hitzezeichen ausweisen haben keinen verlangsamten Puls (chi Mai). Verlangsamung bedeutet Abwesenheit von Yang und damit kein Schweiß. Ihr Körper wird dann zu jucken anfangen.

Frage: Beim Puls gibt es Yin und Yang, was kann man dazu sagen?
Antwort: Im Allgemeinen gehören große (da), oberflächliche (fu), beschleunigte (shuo), bewegliche (dong), schlüpfrige (hua) Pulse zum Yang.
Tiefe (chen), raue (se), schwache (ruo), saitenförmige (xian), verschwindende (wei) Pulse gehören zum Yin.

Im Allgemeinen ist es so, dass wenn bei Erkrankungen des Yin Pulse von Yang auftreten, so ist dies ein günstiges Zeichen (der Patient wird leben).
Treten bei Erkrankungen des Yang Pulse von Yin auf, so ist dies infaust.

Frage: Beim Puls gibt es Yin- Zusammenballung und Yang- Zusammenballung, was ist der Unterschied?
Antwort: Wenn der Puls oberflächlich und beschleunigt ist (fu, shuo), Appetit vorhanden ist, aber keine Stuhlentleerung, so liegt dies an Fülle und man nennt das Zusammenballung des Yang. Nach siebzehn Tagen erfolgt eine Verschlimmerung.

Ist der Puls tief und verlangsamt (chen, chi) und es besteht Inappetenz, Gliederschwere und dennoch fester Stuhl, nennt man dies Yin-Zusammenballung. Hier erfolgt nach vierzehn Tagen eine Verschlimmerung.
Frage: Wenn bei der Erkrankung ein Schaudern mit Kälteabneigung aber auch Hitzezeichen vorkommen, wie kommt das?
Antwort: Die Yin-Pulse sind nicht ausreichend und die Yang-Pulse folgen diesen, zeigt hier dass das Yin (Pathogen) hier erobert hat.

Frage: Was bedeutet es »das Yang ist nicht ausreichend«?
Antwort: Wenn beispielsweise der Puls an der Cun-Pulsstelle verschwindend ist (wei), so nennt man dies »das Yang ist nicht ausreichend«. Wenn dann das Yin-Qi (Pathogen) hochschlägt, mitten in das Yang hinein, folgt daraus das Schaudern und die Kälteabneigung.

Frage: Was bedeutet es »das Yin ist nicht ausreichend«?
Wenn die Chi-Pulsstelle schwach ist (ruo), so heißt dies, dass das Yin nicht ausreichend ist. Wenn nun Yang-Qi hinabsteigt in die Mitte des Yin, so entstehen Hitzezeichen.

Frage: Wenn bei einer Erkrankung Zittern und Schweißausbrüche auftreten, die zur Genesung führen, wie kommt das?
Antwort: Ist der Puls oberflächlich und gespannt (fu, jin), beim Tasten in der mittleren Ebene fühlt er sich aber dennoch hohl an (kou), so ist dies eine Leere der Wurzel, was eben zu dem Zittern mit Schweißausbrüchen führen kann. Wenn der Patient eine Leere der Wurzel hat, so wird er zittern.
Da sein oberflächlicher Puls (fu) auf den BIAO deutet, muß er aber Schwitzen um wieder zu gesunden.
Ist sein Puls oberflächlich und beschleunigt (fu, shuo) und fühlt sich beim Tasten nicht hohl (kou) an, so ist auch seine Wurzel nicht leer. Wenn sich dann die Krankheit lösen will, so entsteht alleine der Schweiß, es treten aber keine Fröstelattacken auf.

Frage: Wenn nun aber kein Zittern auftritt, aber nach dem Schwitzen die Genesung, wie kommt das?
Antwort: Ist der Puls groß, sowie oberflächlich und beschleunigt, so weiß man, dass hier kein Zittern auftreten wird, aber stattdessen die Genesung nach dem Schwitzen eintreten wird.[594]

Frage: Wenn kein Zittern auftritt, aber auch kein Schwitzen und dennoch eine Genesung, wie kommt das?
Antwort: Dieser Puls wird verschwindend sein (wei). Denn es sind keine Körpersäfte (Jin-Ye) mehr vorhanden, weil es zuvor bereits Schwitzen, oder Erbrechen, Durchfall oder Blutverluste gab. Danach regulieren sich Yin und Yang von alleine wieder und es muß eine Genesung ohne Zittern, sowie ohne Schwitzen entstehen.

Frage: Shang Han für drei Tage: der Puls ist oberflächlich und beschleunigt sowie verschwindend (fu, shuo, wei) – doch der Körper des Patienten fühlt sich angenehm kühl an, was bedeutet dies?
Antwort: Dies weist auf nachfolgende Genesung hin, die in der Nachtmitte eintreten wird. Ist dessen Puls oberflächlich (fu) so wird unerwartet Schwitzen zur Genesung auftreten; ist er beschleunigt (shuo), so muß zur Genesung der Appetit wieder auftreten und ist er verschwindend (wei), so muß starkes Schwitzen zur Genesung auftreten.

Frage: Angenommen, man möchte prognostizieren, ob der Patient gesundet und dazu den Puls zur Diagnose heranziehen. Wie werden diese differenziert?
Antwort: Wenn die Pulsstellen Cun, Guan und Chi, die Pulse groß, klein, verlangsamt, hetzend, oberflächlich, tief alle ausgeglichen sind, so wird – auch wenn Hitze oder Kälte nicht weg sind von alleine eine Genesung eintreten, da diese Pulse auf ein ausgeglichenes Yin und Yang hinweisen.

594 Die hier dem Leser überlassene Erklärung lautet: Wenn ein Puls groß und beschleunigt ist, so ist bei einer BIAO-Erkrankung mit oberflächlichem Puls noch viel Wurzel-Energie (und Wei-Qi) vorhanden. Daher keine Wurzel-Leere und folglich auch kein Zittern

Frage: Wie kann man im Allgemeinen erkennen, wann die Gesundung eintreten will? Oder zu welcher Zeit die Genesung vorhanden sein wird?
Antwort: Wenn die Erkrankung um Mitternacht beginnt, wird sie morgen zur Mittagszeit vergehen. Beginnt die Erkrankung zu Mittag, so wird sie um Mitternacht vergehen.

Woher kommt diese Erklärung?
Bei jenen, die zu Mittag krank wurden tritt die Genesung zu Mitternacht ein, weil dann das Yang sein Yin erhält und sich damit lösen kann. Bei jenen, die zu Mitternacht krank wurden und zu Mittag genesen, erhält das Yin zu dieser Zeit sein Yang und kann daher genesen.

Über Standards bei der Pulsdiagnose, Teil 1

Frage: Beim Puls gibt es drei Stellen, bei welchen sich Yin und Yang gegenseitig beeinflussen: Ying und Wei, Xue und Qi. Ein und Ausatmen kommen und gehen, oben und unten treffen sich in der Mitte[595].
Weil die Atmung durch die Lunge fließt, so verbinden sich auch Jin und Ye.[596]
Der Puls wird bewegt sich durch die zeitlichen Einflüsse und verändert sich so, dass er durch Vergleiche beschrieben werden kann:

Im Frühling ist er (starr) wie eine Lautensaite (Xian), im Herbst nach oben treibend (fu), im Winter nach unten sinkend (chen), im Sommer überflutend (hong).

Beim Analysieren der Farben und Beurteilen des Pulses stellt man Unterschiede in der Größe fest, die sich aber in kurzer Zeit wieder verändern können.

Untersucht man die Cun und Guan Pulsstelle, so kann man mal kurze, mal lange Pulse differenzieren.

Die oberen Ebenen und unteren Ebenen können sich widersprechen, hier vorhanden und dort abwesend. Wenn sich die Krankheit verändert, so folgt auch der Puls mit Aufsteigen oder Absinken.

Dies alles kann die Sinne verwirren oder die Beurteilung beeinflussen, so dass man die Struktur vergisst.
Um eine klare Differenzierung zu erhalten, würde ich mir daher wünschen, dies nun detailliert beschrieben zu bekommen.

Der Meister sprach: Alles wonach von Euch hierbei gefragt wurde, berührt die ursprünglichsten und tiefsten Wege der Pulsdiagnose:
Der Puls wird in drei Positionen (Pulsstellen) geteilt, nämlich Cun, Guan und Chi. Der Fluß von Wei-(Qi) und Ying(-xue) unterliegt den gleichen Maßen und Gewichtungen.

Der (typische) Nieren-Puls ist tief (chen) und der Herz-Puls überflutend (hong); der Lungen-Puls ist oberflächlich (fu) und der Leber-Puls ist saitenförmig (xian).

595 d.h. in der Milz

596 d.h. die Körperflüssigkeiten

Dies ist eine unbeugsame Regel, die auch nicht den Bruchteil eines Milligramms davon abweicht.[597]

Hinein und heraus, aufsteigen und abfallen, alles bewegt sich mit der Präzision eines Umlaufs der Wasseruhr. Wenn das Wasser zwei *Ke* (Viertelstunden[598]) herabgetropft ist, so ist der Puls eine Runde um den ganzen Körper geflossen und kehrt zur Cun-Stelle des Pulses zurück, so dass sich hier (Information über) Leere und Fülle zeigen. Ebenso die gegenseitigen Veränderungen, die Interaktion zwischen Yin und Yang.

Der Wind zeigt sich durch oberflächlichen, unten leeren Puls (fu, xu); die Kälte durch gespannten, saitenförmigen Puls (xian, jin). Ein herabgesunkener tiefer Puls (chen) deutet auf Wasserakkumulation, bei Zhi Yin[599] (Mukus) ist der Puls rasend und saitenförmig (ji, xian).

Ist der Puls beweglich und saitenförmig (dong, xian) so bedeutet es Schmerz; beschleunigt und überflutend (shuo, hong) ist Reizbarkeit und Hitze.

Angenommen es gibt keine Entsprechung, so sollte man darüber nachdenken, was der Grund für diese Abweichung ist: Der Puls kann an den drei Pulsstellen unterschiedlich sein, so dass sich daher jeweils verschiedene Erkrankungen widerspiegeln.
Ein übermäßiger Puls kann verantwortlich sein,[600] aber dasselbe gilt auch, wenn der Puls zu schwach ist (um genau wahrzunehmen).

Pathogene Faktoren entstehen nicht aus dem Nichts, es muß einen Grund für ihre Entstehung geben. Man sollte daher also im BIAO und Li suchen und genau zwischen den drei Erwärmern unterscheiden. Hat man ihren Ursprung gefunden, so muß man weiter differenzieren zwischen Grad der Erkrankung und ihren Zang- und Fu-Organen.
Jedes muß einzeln betrachtet werden wie mit göttlicher Einsicht.
Es ist nun differenziert wiedergegeben worden, damit ihr es an die Gelehrten weitergeben könnt.

Der Meister sprach: Die Atmung zeigt sich am Anfang des Pulses. Wenn zu Beginn die Pulswelle eilig ankommt und verlangsamt wieder abebbt, so ist dies eine Leere im Inneren und eine Fülle im Äußeren.

Wenn sich zu Beginn des Tastens eine Pulswelle sich langsam aufbaut, dann schnell vergeht, so ist dies im Inneren eine Fülle und im Äußeren eine Leere.

Der Meister sprach: Wenn ein dicker Mensch einen oberflächlichen Puls (fu) hat, so ist das seltsam. Wenn ein dürrer Mensch einen tiefen Puls (chen) hat, so ist das seltsam.

Ein Beleibter sollte einen tiefen Puls haben, wenn er nun trotzdem oberflächlich ist, und ebenso wie wenn ein Dürrer der einen oberflächlichen Puls haben sollte, aber dennoch einen tiefen Puls hat, so ist dies jeweils seltsam.

597 Wörtlich: den Teil eines Zhu, d.h. ein Vierundzwanzigstel eines Liang, das wiederum damals knapp 16 g entsprach, also 0,66 g

598 Wörtl. 2 »Ke«, wobei eine Wasseruhr damals 100 Ke pro Tag hatte, so dass ein Ke etwas mehr als 15 Minuten entsprach

599 喘咳面肿，不得卧，此饮留於肺，名曰支饮也: Keuchen und Husten, bei Gesichtsödem, Unfähigkeit sich gerade hinzulegen, wenn dieser dünne Mukus in der Lunge residiert, so nennt man dies Zhi Yin (Zweig-Mukus)

600 Nämlich in dem er schwächere Pulse überdeckt

Der Meister sprach: Wenn der Puls an der Cun-Position nicht einmal bis hinab zur Guan-Position reicht, so ist das Yang zusammengebrochen.

Wenn der Puls an der Chi-Position nicht einmal bis hinauf zur Guan-Position reicht, so ist das Yin zusammengebrochen. Dieses kann beides nicht behandelt werden und ist todgeweiht.

Wenn man wissen möchte, wie lange seine Lebenszeit noch ausreicht bis zum Tode, so ist dies von der Zeit des Jie-Qi (Halbmonat) abhängig.

Der Meister sprach: Wenn ein Puls (schwere) Erkrankung anzeigt, der Mensch aber nicht krank erscheint, so nennt man das einen Scheintoten.[601] Es ist kein üppiges Qi (mehr) vorhanden, es wird ihm plötzlich schwindelig und er stürzt hin, wird bewußtlos, und sein Leben ist nur noch kurz; er stirbt also.

Ist der Mensch krank, aber sein Puls erscheint nicht krank, so nennt man das Innere Leere.[602] Dieser hat keine Anzeichen von geistiger und körperlicher Frische[603], ist ermüdet, hat aber auch keine Anzeichen von Leid (durch Krankheit).

Frage: Es heißt, eine große Kunst (beim Diagnostizieren) ist es, allein durch Anschauen zu wissen; eine mittlere Kunst ist es, durch Fragen zu wissen; eine kleine Kunst ist es, durch die Pulse zu wissen.

Weshalb sagt man so?
Der Meister sprach: Wenn ein Familienmitglied des Kranken den Arzt ruft, und berichtet: Der Kranke fühlt sich schlecht und heiß, sein Körper schmerzt und er möchte schlafen. Wenn der Arzt ankommt, fühlt er den Puls und stellt einen tiefen, verlangsamten (chen, chi) Puls fest und weiß daher, dass es besser geht.

Woher aber weiß er das?
Wenn der Kranke eine Erkrankung des BIAO hätte, so wäre sein Puls oberflächlich und groß (fu, da). Wenn nun also dieser Kranke stattdessen einen tiefen und verlangsamten Puls hat, so befindet er sich auf dem Weg der Gesundung.

Angenommen, der Kranke hätte stattdessen über plötzlichen Schmerz im Bauchinneren geklagt und sich aufgesetzt.
Wenn dann der Arzt nach der Ankunft einen oberflächlichen, großen Puls festgestellt hätte, so wüßte er auch, dass es dem Kranken besser geht.

Wieso kann er das wissen?
Wenn jemand Erkrankungen des Inneren hat, so ist der Puls tief und fein (chen, xi). Ist jetzt der Puls aber groß und oberflächlich, so müßte er daher gesunden.

Der Meister sprach: Ein Familienmitglied des Kranken ruft den Arzt und berichtet: »Der Kranke fühlt sich selbst heiß und ist extrem gereizt«.

601 »Xing Shi«, wörtlich: sich bewegender Leichnam

602 内虚: Eines der typischen Beispiele, an welchen sich zeigt, dass man »Xu« mit »Leere«, nicht aber mit »Mangel« übersetzen muß. Was würde man denn unter »innerem Mangel« bzw. »äußerem Mangel« verstehen?

603 Wörtlich: »Gu Shen« Getreide und Geist, also ausreichender Ernährung und der daraus folgenden psychischen Frische

Am nächsten Tag kommt der Arzt an und der Kranke hat sich im Schlaf zur Wand gedreht, so ist die Hitze bereits weg. Wenn der Puls noch nicht ganz ausgeglichen ist, so kann man sagen[604], dass die Gesundung eintritt.
Angenommen, der Kranke liegt schon zur Wand gedreht und schläft, aber trotzdem er den Arzt hört, setzt er sich nicht auf und starrt vor sich hin. Er antwortet stockend und schluckt nervös, wenn der Arzt seinen Puls fühlt, so weiß man, dass dies eine simulierte Erkrankung ist.

Wenn der Puls harmonisch ist, so kann man auch durch Reden therapieren und sollte man konstatieren, dass die Erkrankung sehr schwer seie und man darum schwere Erbrechen erregende und mittels Durchfall purgierende Arzneien verschreiben müsse, ferner auch Hunderte von Stellen mit Nadeln und Moxa behandeln müsse, so dass ganz schnell eine »Gesundung« eintritt.

Wenn der Patient bei der Pulsdiagnose gähnt, so ist (er ebenfalls) nicht krank. Streckt und räkelt er sich bei der Pulsdiagnose, so besteht keine Erkrankung. Stöhnt er bei der Pulsdiagnose, ist eine Erkrankung vorhanden.

Ist die Sprache schleppend, so liegt (innerer) Wind vor. Zuckt der Kopf beim Sprechen, so besteht Schmerz im Inneren. Läuft er sehr schleppend, so ist der BIAO (das Äußere) verhärtet.

Sitzt der Patient vorgebeugt, so leidet er unter Atemnot. Sitzt er mit einem Bein ausgestreckt, so leidet er unter Ischias.

Bei Fülle im Li (Inneren) mit Herzschmerzen schützt der Patient seinen Bauch, als hätte er dort etwas (zerbrechliches) wie ein rohes Ei.

Der Meister sprach: Wenn es um verstecktes pathogenes Qi geht, so ist ein sorgfältiges Differenzieren des Zustandes nötig:
In den Monaten (des Frühlings), kommt oft verstecktes pathogenes Qi zum Vorschein.
Wenn man annimmt, es könnte sich um altes verstecktes Qi handeln, so muß man den Puls differenzieren.
Bei den Patienten in welchen der Puls verschwindend oder schwach (wei, ruo) ist, im Hals aber Schmerzen wie durch Entzündung vorherrscht, handelt es sich eben nicht um Hals-Bi-Erkrankungen.
Obwohl der Patient berichtet, dass es im Hals schmerzt, so kann hiernach dennoch ein Durchfall erfolgen.[605]

604 Yang sieht hier das »gesund sagen« als Behandlung an, sozusagen als psychologische Therapie

605 Dies ist ein wegen seiner Knappheit schwer zu durchschauender Abschnitt, aber dennoch umso wichtiger, da hier sowohl über das Fu-Re (versteckte Hitze) der Wen-Bing-Schule aber auch über das Yin-Feuer der Feuerschule gesprochen wird: Im Kommentar zum Shang Han Lu (Shang Han Lun Zhi) aus dem Yi Zhong Jin Jian (Spiegel der Klassiker, 1739) von Wu Qian (1689 ~ 1748, Qing-Dynastie) wird dieser Abschnitt ausreichend erklärt. Er schreibt dort, dass in den ersten drei Monaten des Frühlings die in den Organen versteckten Pathogene des Winters hervorkommen und je nach ihrer Schwere über Leben und Tod entscheiden können. Ist der Körper geschwächt, so sind die Pulse typische Shaoyin-Pulse und somit ein Hinweis auf Leere des Yang (z. B. Ruo-Mai, versteckter Puls). Wenn nun zwar scheinbare Symptome des Taiyang, also BIAO-Erkrankungen wie Shang Han, Wen Bing oder Halsschmerzen auftreten, die Pulse aber auf Leere hinweisen, so kann hier auch noch ein Durchfall erfolgen, und es darf keinesfalls mit kalten BIAO-befreienden oder purgierenden Arzneien behandelt werden. Es handelt sich also um ein Yin-Feuer, das am besten mit den Methoden der Feuerschule behandelt werden kann

Frage: Im Klassiker heißt es, es gibt den Druck beim Puls, der drei *Shu* entspricht, sowie den Druck der sechs *Shu* entspricht. Was bedeutet das?
Der Meister sprach: Ein Puls, der leicht berührt wird, mit einem Druck, der dem Gewicht von drei *Shu* entspricht, erreicht das Qi der Lunge.
Drückt man so schwer, wie es sechs *Shu* entspricht, so erreicht man das Qi des Herzens.
Wenn es so schwer wie neun *Shu* ist, so erreicht man das Qi der Milz.
Wenn es so schwer wie zwölf *Shu* ist, so erreicht man das Qi der Leber.
Drückt man bis auf den Knochen, so erreicht man das Qi der Niere. Die *Shu* ist eine kleine Bohnenart.

Angenommen, es bestünde Durchfall und an der Cun-Position, der Guan-Position und der Chi-Position ware überall kein Puls zu spüren, aber in der Mitte der Chi-Position würde man (beim Atmen) immerhin wieder einen wiederholten Schlag einer Pulswelle spüren, so würde man sagen, dies ist das Qi der Niere.[606]
Wenn aber ein Schadens-Puls zu spüren ist, so ist die Behandlung schwierig.
Ein Schadens-Puls weist auf eine besiegte Milz hin. Ist die Milz besiegt, so kommt die Welle nicht zur rechten Zeit.

Frage: Der Osten gehört zum Puls der Leber, welche Gestalt hat solches?
Der Meister sprach: Die Leber gehört zum Holz, welches man Jueyin nennt. Sind die Pulse verschwindend saitenförmig (wei, xian) oder schwach aber lang (ruo, chang), so sind es Leber-Pulse.
Wird der Puls bei einer Leber-Erkrankung von alleine nachgiebig oder schwach (ru, ruo), so folgt die Gesundung. Wird der Puls hier aber ein ausschließlich saitenförmiger (xian) Puls, so folgt der Tod.

Wie kann man das wissen?
Wenn der Puls gerade und wie eine Saite geformt (xian) wird, so hat das Organ Leber einen Schaden genommen, welcher zum Tode führt.

Frage: Der Süden gehört zum Puls des Herzens, welche Gestalt hat solches?
Der Meister sprach: Das Herz ist Feuer, welches man Shaoyin nennt. Sind die Pulse überflutend und groß oder lang (hong, da, chang), so sind es Herz-Pulse.
Wird der Puls bei einer Herz-Erkrankung von alleine überflutend und groß (hong, da), so folgt die Gesundung.

Wird der Puls hier aber beim Kommen verschwindend (wei) und beim Gehen groß (da), was man auch gegensätzlich nennt, so ist die Erkrankung im Li (Inneren).[607]

606 Im Yi Zhong Jin Jian (Spiegel der Klassiker) von Wu Qian heißt die Erklärung zu dem hier etwas unklaren Text: Es heißt hier, die Pulswelle hebe den Kopf; d.h. sie beim Einatmen folgt nach der ersten Welle eine zweite und beim Ausatmen ebenso, zusammen vier Pulsschläge. Dies zeigt an, auch wenn der Durchfall weiterbesteht, dass das Yuan-Qi zwischen den Nieren noch nicht zusammengebrochen ist, und daher die Behandlung leichter ist. Gäbe es nur noch zwei Pulsschläge pro Atemzug, so spricht man vom Schadens-Puls ohne Magen-Puls, der den Zusammenbruch von Qi indiziert und daher auf schwierige Behandlung hinweist

607 Ist der Beginn der Pulswelle, also sein Yang-Anteil klein oder schwach, so ist das Yin-Pathogen stark und hat das Yang geschwächt, z.B. Kälte oder Nässe haben die Wärme des Yang-Qi reduziert. Umgekehrt ist das Ende der Welle übermäßig schwach, so hat ein Yang-Pathogen das Yin geschwächt, z.B. Hitze hat ausgetrocknet und Jin-Ye reduziert

Ist er Anfang der Welle vorne klein, seine Ende aber groß, so nennt man das falsch und die Erkrankung ist im BIAO (äußeren).

Ist der Puls oben verschwindend (wei) und sein Anfang klein, so wird der Patient schwitzen. Ist der Puls unten verschwindend (wei), seine Ende aber groß (da), so ist das Zwerchfell nicht durchgängig und der Harnfluß stockt.[608]
Wenn kein nur am Kopf zutage getretener Schweiß auftritt, so kann man noch therapieren. Tritt der Kopfschweiß auf, so ist die Lage lebensbedrohend.[609]

Frage: Der Westen gehört zum Puls der Lunge, welche Gestalt hat solches?
Der Meister sprach: Die Lunge ist Metall, welches man Taiyin nennt.
Ihre Pulse sind überflutend (fu) unter der Haut und bei Lungen-Erkrankungen entstehen diese Pulse ganz von selbst.

Wird der Puls bei einer Lungen-Erkrankung behäbig und verlangsamt (huan, chi), so folgt die vollständige Gesundung.
Wird der Puls aber beschleunigt (shuo), so ist die Erkrankung gefährlich.
Die Beschleunigung gehört zum Feuer des Südens und da das Feuer das Metall des Westens kontrolliert, folgen in der Regel Lungenulzerationen mit Schwellungen und sind schwer zu behandeln.

Frage: Wenn jemand im zweiten Monat (des Frühlings) einen oberflächlichen (Herbst-)[610] Puls hat, woher kommt die Vorhersage, dass derjenige dann im Herbst stirbt?
Der Meister sprach: Zur Zeit des zweiten Monats sollte der Puls nachgiebig oder weich (ru, ruo) sein.
Ist er aber stattdessen oberflächlich (wie im Herbst), so weiß man, dass im Herbst der Tod eintritt.
Der zweite Monat steht im Zeichen der Leber. Die Leber gehört zum Holz, so dass der Puls nachgiebig oder weich (ru, ruo) sein sollte.
Ist der Puls stattdessen oberflächlich, so gehört dies zur Lunge.
Die Lunge gehört zum Metall, das Metall schadet dem Holz, so dass wenn der Herbst eintritt, dies (noch stärker) geschieht und zum Tode führt.
Alle Pulse folgen diesem Prinzip.

Der Meister sprach: Zum Sommerbeginn sollte der Puls überflutend (hong) sein.
Dieser sollte sich groß anfühlen (da).
Wenn hier ein Patient Gliederschwere und Schmerzen verspürt, so sollte man ihn Schweiß treibend behandeln.
Wenn am nächsten Tag der Körper nicht mehr schwer und schmerzhaft ist, so braucht man keine Diaphorese mehr.

608 Yi Zong Jin Jian: »Kommt die Pulswelle klein, geht aber groß, so bedeutet es Yin-Pathogene im Li (Inneren); Kommt sie groß, geht aber klein, so bedeutet es Yang-Pathogene im BIAO (Äußeren)«

609 Trennen sich Yin und Yang und das Yang steigt alleine auf, so entstehen Hitzesymptome wie Schweiß ausschließlich am Kopf. Wenn nicht, so sind Yin und Yang noch nicht getrennt

610 Wörtlich: oberflächlich wie die Härchen, was als typischer Herbstpuls beschrieben wird

Wenn sein Schweiß von alleine immer etwas auftritt, so wird die Gesundung am nächsten Tag erfolgen.

Wie kann man das wissen?
Bei Sommerbeginn ein überflutender oder großer (hong, da) Puls entspricht der Jahreszeit und ist so normal. Dieses gilt in allen vier Jahreszeiten.

Der Meister sprach: Wenn der Puls des Patienten verschwindend und rau (wei, se) ist, so ist dies ein Zeichen für eine Erkrankung. Läßt man den Patienten mehrfach stark Schwitzen und purgieren, so entsteht ein Zusammenbruch des Blutes mit abwechselnder Kälteabneigung und Hitzezeichen.

Es gibt Patienten, die in der Hitze des Hochsommers dicke Kleidung wünschen und solche, die sich in der tiefsten Kälte des Winters entkleiden möchten. Der Grund hierfür ist eine Abneigung gegen Kälte weil das Yang verschwindet, oder eine Schwäche des Yin, die zu Hitzezeichen führt.
Wenn der Arzt nun Schwitzen läßt, so wird das Yang-Qi geschwächt, wird mehrfach stark purgiert, so wird das Yin-Qi geschwächt.

Im fünften Monat ist das Yang-Qi im BIAO, der Magen und die Mitte sind daher leer und kälteempfindlich weil das Yang-Qi innen schwach ist. Man erträgt also keinerlei Kälte und hat das Bedürfnis nach warmer Kleidung.

Im elften Monat ist das Yang-Qi im Li (Inneren) und in Mitte und Magen ist es heiß. Das Yin-Qi im Inneren ist dann geschwächt und erträgt keine starke Hitze, so dass man sich entkleiden möchte.
Wenn nun der Puls verlangsamt und rau (chi, se) ist, so bedeutet dies den Zusammenbruch des Blutes.

Frage: Wie kommt es, dass der Mensch bei gewissen Schwierigkeiten einen gespannten Puls bekommt?
Der Meister sprach: Angenommen, jemand leidet unter übermäßigem Schweiß, Erbrechen, Kälte der Lunge, so wird sein Puls gespannt.
Angenommen, jemand hustet, setzt sich der Kälte aus, trinkt kalte Flüssigkeiten, so wird sein Puls gespannt.
Angenommen, jemand hat starken Durchfall, oder es ist Leere-Kälte in den Magen gekommen, so wird der Puls gespannt.

Frage: Wenn jemand nicht trinken kann, was für eine Art von Puls ist dann zu erwarten?
Der Meister sprach: Der Puls wird von alleine saitenförmig (xian, nach anderem Text: rau, se)
Lippen und Mund werden trocken.

Frage: Wenn ein Mensch Scham empfindet, was für eine Art von Puls ist dann zu erwarten?
Der Meister sprach: Der Puls wird von alleine oberflächlich und weich (fu, ruo); sein Gesicht wird mal weiß, mal rot.

Frage: Wenn ein Mensch etwas Schreckliches erfährt, was für eine Art von Puls ist dann zu erwarten?

Der Meister sprach: Der Puls ist dann zu beschreiben als gewunden wie eine Schraube; das Gesicht ist fahlblass und ohne Farbe.

Frage: Wenn der Puls sich zerstört anfühlt, was bedeutet das?
Der Meister sprach: Der Puls ist saitenförmig, gespannt, rau, schlüpfrig, oberflächlich oder tief (xian, jin, se, hua, fu, chen).

Diese sechs Pulse deuten auf Schaden hin; dies kann sich in allen Leitbahnen krankhaft auswirken.

Frage: Was ist sehr seltsam und schädlich an manchen Pulsen?
Der Meister sprach: Wenn ein Mensch erkrankt ist, und der Puls unter dem Einfluß von Taiyang steht, so stehen Puls und Erkrankung im Verhältnis einer Reaktion aufeinander, so muß darauf basierend ein Dekokt bereitet werden.

Wenn man nun das Dekokt verabreicht hat, der Kranke aber danach trotzdem zu Erbrechen oder mit Durchfall beginnt, und die Krankheit sich mit Schmerzen im Bauch zeigt.

Nachfrage: Es heißt also »sehr seltsam und schädlich«, wenn ich zuerst keine solche Hinweise im Puls feststellen konnte, danach aber dennoch solche unerwarteten Veränderungen auftreten.

Nachfrage: Was ist denn die Ursache für solches Erbrechen oder Durchfälle?
Antwort: Vielleicht weil die Arznei verabreicht wurde, kann es dadurch ausgelöst werden. Deshalb heißt es eben sehr seltsam und schädlich.

Frage: Wenn ein oberflächlicher Puls sich plötzlich tief nach unten bewegt, dann nennt man das schlüpfrig (hua).
Wieso ist das so?
Der Meister sprach: Tief heißt reines Yin, oberflächlich und beweglich ist korrektes Yang; wenn Yin und Yang in Harmonie stehen, so wird der Puls schlüpfrig.

Frage: Beim Puls gibt es gegenseitige Überwältigung; diese in kreuz, in quer, mit dem Strich und gegen den Strich. Was bedeutet dies?
Der Meister sprach: Wenn Wasser das Feuer überwältigt oder Metall das Holz überwältigt, so ist diese Bewegung nach kreuz.

Wenn Feuer das Wasser überwältigt oder Holz das Metall überwältigt, so ist diese Bewegung nach quer.

Wenn Wasser das Metall überwältigt oder Feuer das Holz überwältigt, so ist diese Bewegung gegen den Strom.

Wenn Metall das Wasser überwältigt oder Holz das Feuer überwältigt, so ist diese Bewegung mit dem Strom.

Frage: Wieso sagt man, dass die Pulse nachgiebig und schwach die elf Anführer widerspiegeln?
Der Meister sprach: Die fünf Zang und die sechs Fu-Organe sind die sich gegenseitig überwältigenden Anführer.

Daher gibt es elf Möglichkeiten der Widerspiegelung.

Frage: Woran erkennt man es, wenn die Fu-Organe überwältigt sind? Woran erkennt man es, wenn die Zang-Organe überwältigt sind?
Der Meister sprach: Beim Yang mit oberflächlichen oder beschleunigten (fu, shuo) Pulsen, sind die Fu-Organe überwältigt – beim Yin mit verlangsamten oder rauen (chi, se) Pulsen sind die Zang-Organe überwältigt.

Über Standards bei der Pulsdiagnose, Teil 2

(Die folgenden sieben Abschnitte wurden von Yang aus dem Abschnitt »Differenzierung der Pulse« in diesen Abschnitt »Standards der Pulse« übertragen, da er sie aufgrund der Wortverwendung für passender zu diesem Abschnitt im ursprünglichen Tang Ye Jing hält.)

Ist an den Pulsstellen das Wei-Qi ausreichend voll, so sagt man das ist in der Höhe zu tasten.
Ist das Ying-Xue ausreichend voll, so sagt man, es ist bis in die Tiefe gestempelt.
Höhe und Tiefe gehören zusammen, man nennt sie zusammen das Webmuster.
Ist das Wei-Qi schwach, so nennt man das ängstlich.
Ist das Ying-Xue schwach, so nennt man das unterwürfig.
Ängstlich und unterwürfig kommen zusammen vor und werden dann beschädigt genannt.
Ist das Wei-Qi in Harmonie, so nennt man es behäbig (huan).
Ist das Ying-Xue in Harmonie, so nennt man das verlangsamt (chi).
Sind behäbig und verlangsamt in gegenseitigem Ausgleich, so nennt man das kraftvoll.[611]

Der Puls ist behäbig (huan) und verlangsamt (chi) an den Pulsstellen, so bedeutet das Behäbige (huan), dass das Yang-Qi ausreichend ist und somit die (Haut-)Farbe frisch, der Teint glänzend, der Ton voluminös[612], Haupt- und Körperbehaarung lang.

Das Verlangsamte (chi) hingegen bedeutet, dass das Yin-Qi ausreichend ist, somit ist der Puls verlangsamt, Knochen und Mark sich regenerierend, das Blut üppig, Muskeln und Haut straff, fein, durchblutet und von fester Konsistenz.

Yin und Yang vereinen sich, Ying und Wei strömen zusammen, Härte und Nachgiebigkeit ergänzen sich: dies nennt man kraftvoll.

Oberflächliche Pulse (fu) weisen hin auf BIAO, tiefe Pulse (chen) auf Li, beschleunigte Pulse (shuo) auf Fu-Organe, verlangsamte Pulse (chi) auf Zang-Organe.
Wenn also beispielsweise der Puls verlangsamt (chi) ist, so liegt dies an einem Zang-Organ.

Sind die Pulse verschwindend (wei), so bricht das Yang zusammen.
Sind sie nachgiebig (ru), so bricht das Blut zusammen.
Bei schwachen (ruo), besteht Hitze.
Bei gespannten (chi) besteht Kälte.
Wenn die Kälte eindringt, so entstehen kalte Extremitäten, schweres Krankheitsgefühl, bei mangelndem Getreide-Qi des Magens ist die Milz stagniert, der Redefluß ist gestört und es besteht Schüttelfrost.

611 Nach einem anderen Text, nicht »qiang« = kraftvoll, stark, sondern »chen« = tief im physiologischen, nicht im pathologischen Sinn

612 Auch: »shang«, der zweite Modus der pentatonischen Tonleiter, in etwa d e g a c

Ist der Puls oberflächlich (fu) und gespannt (jin), so weist das Oberflächliche auf Wind und das Gespannte auf die Kälte.
Der Wind schadet dem Wei-Qi, die Kälte schadet dem Ying-Xue.
Wenn Wei und Ying zugleich erkranken, so sind Sehnen und Knochen gereizt und schmerzhaft. Man muß daher Diaphorese verwenden.

Wenn sowohl die Yin-Pulse[613] als auch die Yang-Pulse gespannt sind (jin), so ist es in der Regel ein klares Pathogen im oberen Erwärmer und ein trübes Pathogen im unteren Erwärmer.
Sind klare Pathogene oben, so nennt man das »so weiß wie Nebel«.
Sind trübe Pathogene unten, so nennt man das »so trübe wie Matsch«.

Ist ein Yin-Pathogen vorhanden, so besteht Schüttelfrost.
Ist das Qi des BIAO (Äußeren) verschwindend und leer und das Qi des Li (Inneren) verhindert nicht das Eindringen, so wird pathogenes Qi bis in den Bereich des Yin gelangen.

Ist das pathogene Qi im Yang, so müssen Hitzezeichen vorhanden sein, sowie Kopfschmerzen, Nackensteifheit, Krämpfe, Rückenschmerz, Muskelziehen im Bein; so dass man von nebel- oder tauartigem pathogenen Qi im Yang spricht.
Daher spricht man von »klaren Pathogenen oben, trüben Pathogenen unten«.

(Pathogenes) Yin-Qi verursacht Schüttelfrost, Knie und Beine sind eiskalt und es entsteht Urininkontinenz.
Die Energie des BIAO (Äußeren) ist leer, die Energie des Li (Inneren) ist schwach und angespannt.
Der Dreifache Erwärmer ist zusammengeklumpt, da Äußeres und Inneres nicht kommunizieren.
Der Obere Erwärmer ist gestaut, das Qi der Zang-Organe schmaucht nach oben, so dass im Mund starke Ulzerationen entstehen und so das Speisen beeinträchtigt wird.
Der Mittlere Erwärmer funktioniert nicht, so dass das Magen-Qi kontravektiv emporschießt, das Milz-Qi nicht bewegt und wandelt, und im Magen trübe Ansammlungen entstehen. Ying und Wei sind nicht verbunden, das Blut gerinnt und fließt nicht.

Wenn nun zuerst das Wei-Qi wieder beweglich austreten kann, so färbt sich der Urin rötlichgelb. Durch die Verbindung mit Hitze, erzeugt diese Hitze ein Ausscheiden der pathogenen Energie durch die Jing und Luo-Gefäße und Zang-Fu Organe. Wo diese vorbeikommt, entstehen aber Eiter und Geschwüre.
Wenn nun zuerst das Ying-Qi wieder beweglich austreten kann, so ist das Yang-Qi geschwächt. Da das Yin keinen Antrieb (durch Yang-Qi) mehr hat, kann das pathogene Qi durch Niesen ausgeschieden werden und der Hals ist rau.

Wenn Innen ein Kälte-Pathogen die Hitze austreibt, so gerinnt das Blut und fließt mit dem Stuhlgang heraus, so dass Klumpen (im Stuhl) entstehen, die wie rohe Schweineleber aussehen.

Wenn Yin und Yang gleichermaßen zusammengebrochen sind, so ist auch in der Mitte das Milz-Qi ohne Hilfe und zu schwach (zum Halten), so dass alle Körpersäfte herauslaufen.

613 d. h. alle sechs Pulsstellen oberflächlich und in der Tiefe

Alle Ausscheidungen fließen ohne Halt ununterbrochen heraus, so dass Tenesmen und Krämpfe entstehen. Der Bereich um den Nabel wird kalt und schmerzt und es droht Lebensgefahr.

Ist der Puls an der Cun-Pulsstelle verschwindend (wei), aber an der Chi-Pulsstelle gespannt (jin), so hat der Patient Schaden durch Leere mit starkem Schweiß.
Wenn das Yin noch in Ordnung ist, so wird es auf keinen Fall noch Zeichen für das Yang geben.

Ist der Puls an der Cun-Pulsstelle verschwindend (wei), aber rau (se), so bedeutet das Verschwindende, dass das Wei-Qi blockiert ist, das Raue, dass das Ying-Qi nicht ausreicht.
Wenn sich also Ying und Wei nicht gegenseitig ausbalancieren, dann fehlt es den drei Erwärmern an Rückhalt und der Körper fühlt sich taub und stagniert an.
Ist das Ying-Qi nicht ausreichend, so entsteht Schmerz und Reizbarkeit, die sich nur schwer beschreiben lassen. Ist das Wei-Qi hingegen leer, so entsteht Abneigung gegen Kälte und häufiges Gähnen.
Wenn sich die Funktionen des dreifachen Erwärmers nicht regelrecht verhalten, so entsteht beim oberen Erwärmer ein Stau, und es folgen Schluckauf und saures Aufstoßen;
beim Stau im mittleren Erwärmer Verdauungsschwäche und Inappetenz;
beim Stau im unteren Erwärmer eine Harninkontinenz.

Ist der Puls an der Cun-Pulsstelle verschwindend (wei), aber rau (se), so bedeutet das verschwindende, dass das Wei-Qi zusammenbricht ist, das Raue, dass das Ying-Qi leer ist.
Ist das Wei-Qi am Zusammenbrechen, so wird die Gesichtsfarbe gelblichfahl; ist das Ying-Qi leer, so wird die Gesichtsfarbe violettfahl.
Das Ying ist die Wurzel, das Wei sind die Blätter.
Wenn Ying und Wei beide schwach sind, so sind Wurzel und Blätter vertrocknet und es entsteht, ein Zittern mit asthmaartigem Husten, und schaumigem Sputum.

Ist der Puls an der Cun-Pulsstelle verschwindend (wei) und behäbig (huan), so bedeutet das Verschwindende, dass das Wei-Qi zerstreut ist; zerstreut bedeutet, also dass es in der Haut leer ist; behäbig (huan) bedeutet, dass das Magen-Qi voll ist, voll bedeutet, dass die Speisen verdaut und die Flüssigkeiten umgewandelt werden.

Gelangen die Speisen (wörtl. Getreide) in den Magen, so sind die Gefäße gefüllt.
Gelangt die Flüssigkeit in die Adern, so ist das Blut vollständig.

Besteht aber Fülle im Ying-Xue, so fehlt es in der Haut, und die Gefäße in den drei Erwärmern brechen zusammen. Dies nennt man Xue-Beng (Kollaps des Blutes).
Ist der Puls an der Cun-Pulsstelle schwach (ruo) und behäbig (huan), so bedeutet das Schwache, dass das Yang-Qi nicht ausreicht; das Behäbige aber, dass das Qi des Magens in Fülle ist.
Es entstehen Aufstoßen und Sodbrennen und das Essen liegt unbeweglich im Magen und oberhalb des Zwerchfells sammelt sich die Luft
(in anderem Text: »unterhalb« sammelt sich Qi).

Ist der Puls an der Cun-Pulsstelle schwach (ruo) und verlangsamt (chi), so bedeutet das Schwache, dass das Wei-Qi nicht ausreicht; das Verlangsamte, dass Kälte im Ying ist.
Das Ying ist im Xue; dringt aber Kälte ins Blut so entstehen Hitzezeichen.

Das Wei ist im Qi; ist das Qi am verschwinden, so entsteht ein Hungergefühl im Epigastrium. Dieses Hungergefühl durch Leere erzeugt ein Völlegefühl, so dass man dennoch nicht essen möchte.

Ist der Puls an der Cun-Pulsstelle oberflächlich und groß (fu, da) und der Arzt läßt dennoch purgieren, so ist dies ein großer Therapiefehler.
Groß (da) bedeutet Hitze und deren Ausbreitung. Oberflächlich (fu) deutet auf eine Erkrankung im Taiyang, groß auf ein Ausbreiten in den Bereich des Yangming. Ein oberflächlicher und großer (fu, da) Puls bedeutet Wind.

Hier sollte diaphoretisch der Schweiß ausgetrieben werden.
Wenn nun der Arzt fälschlich purgiert, so zerstört er das innere Yang und im Magen entsteht Leere-Kälte.
Wenn hierzu noch Flüssigkeit getrunken wird, so verstärken sich Wasser und Kälte gegenseitig und der Patient wird ersticken.
Dieser große Puls ist also kein Zeichen für Kälte.

Ist der Puls an der Cun-Pulsstelle oberflächlich und groß (fu, da), so weist oberflächlich (fu) auf Leere und groß (da) auf Fülle hin.
Hierbei weist der Puls an der Chi-Position auf (Krankheit) unterhalb des Zwerchfells hin, und der Puls an der Cun-Position weist auf (Krankheit) oberhalb des Zwerchfells hin.
»Guan« macht, dass der Urin nicht fließt, und »Ge« macht, dass man nach oben auswirft.

Ist der Puls an der Fu-Yang Pulsstelle[614] versteckt und rau (fu[615], se), so weist versteckt (fu) auf Gegenläufigkeit mit Erbrechen, da Speisen und Getränke nicht umgewandelt werden und rau darauf, dass kein Essen hinuntergeschluckt werden kann.
Man nennt das Guan-Ge (Block des Tors).

Ist der Puls an der Fu-Yang Pulsstelle nicht zu tasten, so bewegt die Milz weder hinauf noch hinunter, und der Körper wird kalt und die Haut hart.

Ist der Puls an der Fu-Yang Pulsstelle oberflächlich und hohl (fu, kou), so weist das Oberflächliche (fu) auf eine Leere des Magen-Qi/Wei-Qi hin, das Hohle auf einen Schaden an der Milz/Ying[616].
Der Körper ist dünn, ihr Fleisch und Muskeln trocken und ausgedörrt. Wenn oberflächlich und hohl (fu, kou) zusammenkommen, so ist das Zong-Qi verschwindend gering und die vier Extremitäten sind wie abgeschnitten (von der Versorgung).
Ist die Milz erkrankt, so kann sie Jin und Ye (dünne und dicke Körpersäfte) nicht bewegen und die Extremitäten erhalten nicht das Qi aus Nahrung und Wasser.

614 Gemeint ist die an der Magen-Leitbahn am Fuß liegende Arterie am Yuan-Punkt mit dem Namen Chong-Yang (Magen 42), der 1,5 cun neben dem Punkt Jie Xi auf der Arterie liegt. Er indiziert Erkrankungen von Milz und Magen. Der Fu Yang Puls ist also der Puls der Yangming-Schicht, das sollte man bei den folgenden Versen berücksichtigen.

615 ein anderes Zeichen als das geläufigere »fu« 浮 für oberflächlich, nämlich »fu« 伏 für versteckt

616 Die Korrektur des erhaltenen Textes von Wei-Qi auf Magen-Qi und von Ying-Xue auf Milz ist, wenn man die Bedeutung des Kou-Mai anschaut ebenso schlüssig, wie das Original, da sich in der mittleren Ebene des Pulses, sowohl Qi und Blut widerspiegeln, aber auch deren korrespondierende Organe gemeint sein können. Ich habe daher beide Versionen verwendet

Ist der Puls an der Fu-Yang Pulsstelle oberflächlich (fu), so weist das Oberflächliche (fu) auf eine Leere hin.
Wenn das Qi an die Oberfläche gezwungen wird, so wird die Leere verstärkt weil das Qi verbraucht wird. Man spricht auch von Zusammenbruch des Magen-Qi.

Ist der Puls schlüpfrig (hua), so besteht eine Blockade, verursacht durch die falsche Annahme des Arztes, die Magen-Qi-Leere sei schuld, attackiert aber die Fülle so festigt er die Leere und zwingt das Blut (aus den Gefäßen).
Wenn dann der Puls oberflächlich (fu) wird und in der Nase Trockenheit herrscht, so muß Nasenbluten entstehen (durch das aufsteigende Magen-Qi).

Ist der Puls an der Fu-Yang Pulsstelle schlüpfrig (hua) und beschleunigt (shuo)[617], so weist das Schlüpfrige auf eine Fülle des Magen-Qi, das Beschleunigte auf einen Druck im Milz-Qi. Ringen aber die Fülle und der Druck miteinander, so entstehen Schmerzen und Schäden.

Fu-Yang Pulsstelle schlüpfrig (hua) und gespannt (jin), gespannt muß hier beschleunigt (shuo) heißen, da schnelle Pulse auf Hitze hinweisen, die wiederum die Verdauung beschleunigt, so dass die Milz mehr Spannung erhält.
Gespannt wiese ja auf Kälte hin, und wie sollte bei Kälte die Milz mehr Kraft erhalten?
Durch das Übermaß des Magens entsteht also die Fülle, aber das viele Essen erhöht den Druck auf die Milz, so dass hier ein selbstverursachter Schaden an der Milz entsteht, wie wenn man sich an einem Messer versehentlich selbst schneidet.

Ist der Puls an der Fu-Yang Pulsstelle groß (da) und gespannt (jin), so liegt hier starker Durchfall vor. Dieser ist schwer zu kurieren.

Ist der Puls an der Fu-Yang Pulsstelle verschwindend (wei) und gespannt (jin), so weist die Spannung auf Kälte und das Verschwindende auf Leere. Zusammen verstärken sich beide, so dass es zur Kurzatmigkeit führt.

Ist der Puls an der Fu-Yang Pulsstelle tief (chen) und beschleunigt (shuo), so weist das Tiefe auf Fülle und das Beschleunigte auf schnelles Verdauen der Speisen hin.
Ist er stattdessen aber gespannt (jin), so wird es schwer zu kurieren sein.

Ist der Puls an der Fu-Yang Pulsstelle verlangsamt (chi) und behäbig (huan), so weist das auf das normale Qi in der Magen-Leitbahn hin.

Ist der Puls an der Fu-Yang Pulsstelle oberflächlich (fu) und beschleunigt (shuo), so weist das Oberflächliche (fu) auf Schaden am Magen hin, das Beschleunigte auf eine Bewegung (des Qi) der Milz.
Dies ist keine ursprüngliche Erkrankung, sondern durch ein nach unten Purgieren durch den Arzt hervorgerufen. Ying und Wei sind nach unten abgesunken, und das Beschleunigen wird bald in einen verschwindenden Puls (wei mai) übergehen.

Ist er stattdessen ausschließlich oberflächlich, so muß der Patient unter harter Stuhlverstopfung und Aufstoßen leiden.

617 ursprünglicher Text: »schlüpfrig (hua) und gespannt (jin)«

Wieso sagt man so?
Der ursprüngliche Milz-Puls ist behäbig (huan). Wenn nun der beschleunigte Puls die Bewegung in der Milz anzeigt, und dann das Schnelle in einen verschwindenden (wei) Puls übergeht, so weiß man, dass das (transportierende) Milz-Qi geschwächt ist, wodurch der Stuhl fest wird, und die Luft nach oben herauskommt.

Ist nun aber der Puls unerwartet nur noch oberflächlich (fu) und stark (»you li«), obwohl sich das Beschleunigte (shuo) eigentlich in verschwinden (wei) verwandelt haben müßte, so ist das pathogene Qi alleine zurückgeblieben, und es muß ein nagendes Hungergefühl im Epigastrium entstehen. Die pathogene Hitze verbraucht die Speisen und führt zu Hitzeschüben mit Durstgefühl.

Ist der beschleunigte Puls dann langsamer geworden, und der Puls durch die Mengen an Speisen wieder behäbig wie zuvor, so hat der Patient starken Hunger.
Wenn aber der beschleunigte Puls falsch therapiert wird, so dass die Hitze nicht zurückgeht, dann entstehen böse Geschwüre aus diesem Zustand.

Ist der Fu-Yang (Magen) Puls gespannt und beschleunigt (jin, shuo), aber der Shaoyin (Niere) Puls ist so, wie er in der Leitbahn sein sollte, so befindet sich die Erkrankung in der Milz und in der Regel ist es mit Durchfall verbunden. Woher weiß man das?
(Wäre der Puls oberflächlich und groß (fu, da), so müßte das Qi in Fülle und das Blut in Leere sein.)[618]
Wenn der Fu-Yang Puls oberflächlich und rau (fu, se) ist, so weiß man, dass das Milz-Qi nicht ausreicht und auch das Magen-Qi leer ist.
Der Shaoyin Puls ist aber saitenförmig und tief (jin, chen) und korrekt zu tasten, so dass er der Leitbahn entspricht.
Wenn nun stattdessen dieser Puls (tief) schlüpfrig und beschleunigt wäre, müßte auch (durch Yang-Pathogene) der Stuhlgang[619] blutig-eitrig sein.

Ist der Fu-Yang Puls gespannt und oberflächlich, so deutet das Oberflächliche auf das Qi, das Gespannte aber auf eine Kälte hin.
Das Oberflächliche geht mit Völlegefühl einher, das Gespannte mit Schmerzen.
(Die Ursachen für) Oberflächliches und Gespanntes verstärken sich gegenseitig, weshalb der Darm Geräusche beim Bewegen machen wird.
Das Bewegen rührt von der Bewegung des Qi, das Qi des Zwerchfells gehört nach unten.

Läßt sich der Shaoyin Puls nicht tasten, so blockiert ein Yin-Pathogen den Bereich um die Geschlechtsorgane mit Schwellungssymptomen/und Schmerz[620] (weil das Yang-Qi) leer ist.

618 Wu Qian meint auch hier, der Satz wäre von einer anderen Stelle eingeschoben, daher in Klammern

619 Nach einer anderen Version heißt es anstatt »Stuhlgang« stattdessen »Urin«, was im Zusammenhang mit Hitze Pathogenen im Shaoyin ebenfalls denkbar wäre

620 Wu Qian merkt an, das für das Leere-Zeichen 虚, stattdessen ein Schmerz-Zeichen 痛 stehen müßte. Vom Inhalt her macht das zwar Sinn, im Lichte von Zheng Qin-Ans Yin-Feuer durch Yang-Leere macht diese Aussage dennoch ebenfalls Sinn, so dass ich sie so stehen ließ. (G.N.)

Wenn Guan und Chi Pulsstelle von selbst in Harmonie sind, und der Yang-Ming Puls verschwindend und tief (wei, chen), so funktionieren Speisen und Trinken mühelos.[621]

Ist der Shaoyin-Puls[622] verschwindend und schlüpfrig (wei, hua), so wird der Patient auf der Innenseite der Oberschenkel schwitzen und unterhalb der Geschlechtsteile Nässe haben[623]. (Schlüpfrig weist hier auf Fülle des Yin und fühlt sich wie gespannt an, allerdings an der Oberfläche).[624]

Ist der Shaoyin Puls schwach (ruo) und rau (se), so weist das Schwache auf eine Gereiztheit und das Raue darauf, dass die vier Gliedmaßen nicht versorgt werden.

Ist der Shaoyin Puls (am Fuß) nicht zu tasten, so ist das Nieren-Qi verschwindend, und weist auf wenig Jing-Essenz und Blut.
Das (verbleibende) Qi schießt plötzlich nach oben und dringt in Bauch und unter die Brust (im Mediastinum).
Das Zong-Qi sammelt sich dennoch (in der Brust), und das Blut ballt sich im Epigastrium zusammen.
Wenn sich das Yang-Qi zurückzieht, so kehrt die Wärme wieder zurück zum Becken (Geschlechtsteile), wo es auf die Yin-Pathogene (Nässe, Kälte) trifft und dort rumort.
Dies führt dazu, dass der Körper kalt und steif wird wie tot.
Man muß hier die Punkte Qi-Men (Leber 14) und Ju Que (Ren 14) nadeln.

Ende des Textes

621 Im Yi Zong Jing Jian vom oben viel zitierten Wu Qian steht hierzu: Wäre an der Guan-Pulsstelle des Yangming Pulses der Puls verschwindend, tief und nicht schlüpfrig (wei, chen, bu hua) so deutet dies auf Verlust des korrekten Yang und eine Disharmonie im Magen. In diesem Falle funktionierten Speisen und Trinken nicht von alleine

622 Die letzten Pulse in diesem Text beziehen sich auf die Shaoyin-Pulse, deren Pulsstelle auf der Arterie oberhalb des Fußknöchels am Punkt Taixi der Nierenleitbahn liegt

623 Gemeint ist sicher eine übermäßige Schweißbindung an den Geschlechtsteilen, wie z.B. bei den Syndromen der Jin Gui Shen Qi Tang Nässe des Hodensacks, die bei Nieren-Yang-Leere vorkommt

624 Nach Ansicht von Wu Qian (s. o.) gehört diese Beschreibung des schlüpfrigen Pulses an eine andere Stelle. Yang Shao-Yi beließ sie aber hier, daher hier aufgeführt, aber in Klammern

Anhang 1
Sonne, Mond und Sterne: Der chinesische Kalender und seine Beziehungen zur Medizin

1. Verschiedene Systeme

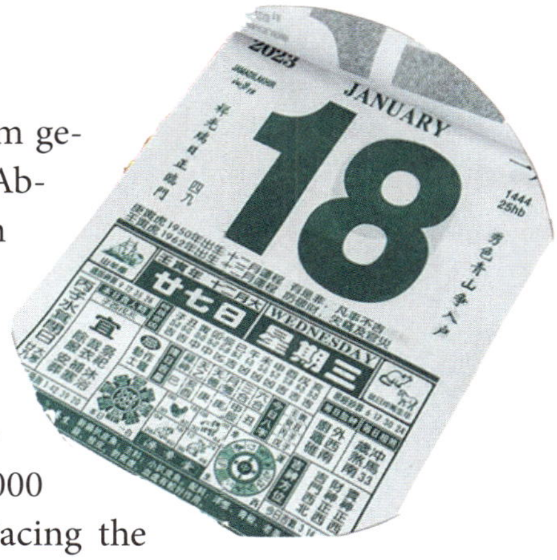

Der chinesische Kalender ist eine Kombination aus einem gebundenen Mondkalender mit Schaltmonaten, die zum Abgleich mit dem Sonnenjahr eingefügt werden und einem Sonnenkalender.
Es gibt parallel das Mondjahr und das Sonnenjahr.
Die umgangssprachliche Bezeichnung »Bauernkalender« (Nong-Li) bezog sich früher nur auf den Sonnenkalender.

Die chinesische Astronomie war schon vor mehr als 3000 Jahren sehr weit entwickelt: In Edward H. Schafers »Pacing the void« (76, Tabelle 2) erklärt Schafer, dass zur Astronomie der Kalenderberechnung der Himmel in 12 Zonen eingeteilt wurde, die jeweils der Stellung der Deichsel des **großen Wagens** (siehe daoistisches Ritualschwert) entsprachen.

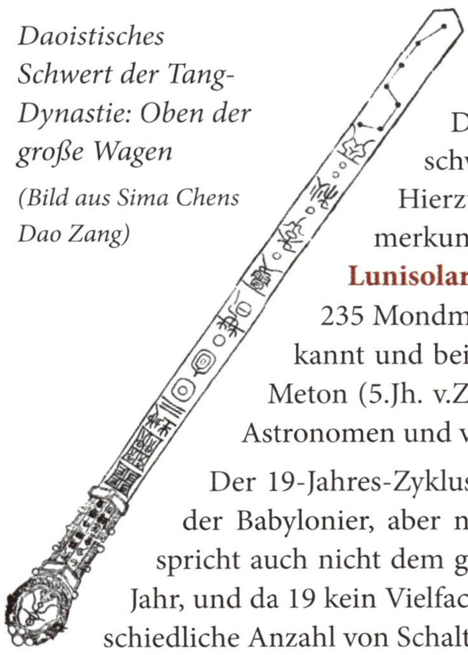

Daoistisches Schwert der Tang-Dynastie: Oben der große Wagen

(Bild aus Sima Chens Dao Zang)

Hierzu zunächst einige für das Verständnis notwendige Anmerkungen und Grundbegriffe:[625]

Lunisolarzyklus oder Meton-Zyklus: Dass 19 Sonnenjahre und 235 Mondmonate etwa gleich lang sind, war schon im Altertum bekannt und bei den Babyloniern die Grundlage ihres Mondkalenders. Meton (5.Jh. v.Z.) gehörte neben Euktemon zu den ersten griechischen Astronomen und vermutlich zu den ersten Griechen, die davon erfuhren.

Der 19-Jahres-Zyklus des chinesischen Kalenders ist nah am Meton-Zyklus der Babylonier, aber nicht ganz genau. Denn der chinesische Kalender entspricht auch nicht dem gregorianischen Kalender, sondern eher dem tropischen Jahr, und da 19 kein Vielfaches von 4 ist, enthalten verschiedene Zyklen eine unterschiedliche Anzahl von Schaltjahren.[626]

625 CAVE: Der Inhalt dieses Anhangs ist für manche Therapeuten vielleicht verwirrend. Der daoistische Master Wu Zhong-Xian schreibt in seinem Buch Tian Gan Di Zhi: »Die Di Zhi können, je nach Kontext, sowohl als Yin oder Yang klassifiziert werden. (…) Sie haben drei Klassifikationssysteme. (…) Beispielsweise ist der physische Körper vom Erdstamm ZI – Wasser Yang, aber seine energetische Funktion Yin. Das heißt im Zusammenhang mit dem chinesischen Kalender ist seine physische Qualität Yang, aber wenn wir es im Kontext einer astrologischen Karte oder chinesischer Medizin benutzen, ist seine energetische Qualität Yin.«

626 Sehr ausführlich und explizit erklärt in Helmer Aslaksens: »The Mathematics of the Chinese Calendar«, Singapore 2010, siehe dazu Ss. 34-38

Tropisches Jahr: Ein tropisches Jahr ist die Zeit zwischen zwei gleichen Zeitpunkten im Ablauf der Jahreszeiten zum Beispiel von einer Frühlings-Tagundnachtgleiche (Frühlingsanfang) zur nächsten oder von einer Sommersonnenwende (Sommeranfang) zur nächsten. Von der Beziehung zur Sonnenwende leitet sich die Bezeichnung »tropisch« ab. Sie nimmt gegenwärtig um etwa eine halbe Sekunde pro Jahrhundert ab, so dass auch die Berechnung von Kalendern vor 20-22 Jahrhunderten nicht exakt dem heutigen Jahr von 365 Tagen, 5 Stunden, 48 Minuten und 45,261 Sekunden entspricht.

Siderisches Jahr (Sternenjahr): Dies ist die Zeitspanne, die vergeht, bis die Sonne von der Erde aus gesehen die gleiche Stellung am Himmel in Bezug auf einen fiktiven unendlich weit entfernten Fixstern ohne Eigenbewegung einnimmt.
Wegen der Präzessionsbewegung des mittleren Frühlingspunktes ist ein tropisches Jahr rund 20 Minuten kürzer, als ein siderisches Jahr, welches gleich der Dauer eines Umlaufs der mittleren Sonne relativ zum ruhenden Sternhintergrund ist.
Da für die Jahreszeiten nicht die Richtung der Sonne relativ zu den anderen Sternen, sondern relativ zum Frühlingspunkt maßgeblich ist, soll die Länge eines Kalenderjahres (das stets eine ganze Anzahl von Tagen enthält), sich also im Mittel an das tropische Jahr annähern.

Wann beginnt das chinesische Jahr ?

Erstens gibt es das Sonnen-Jahr von Wintersonnenwende zu Wintersonnenwende. Im Nong-Li (Bauernkalender) nennt man ein Jahr »Sui« (歳).[627] Nach der Sonnenposition werden in der CM auch die Tian Gan und Di Zhi (siehe unten) berechnet.
Zweitens kennt man ein lunisolares Jahr, also von einem chinesischen Neujahr zum nächsten, den Kalender nennt man YinYangLi, das Jahr »Nian« (年), das Neujahr (guo nian 過年). Es gleicht die Diskrepanz der Sonne- und Mondbewegungen mit Schaltmonaten aus.
Drittens gibt es das astrologische Jahr: Es läuft anders als das des lunisolaren Kalenders: Es beginnt *weder* am chinesischem Neujahr und auch nicht an der Wintersonnenwende, sondern an **Li-Chun,** dem Frühlingsbeginn, und richtet sich somit nach dem Sonnenkalender, nicht zu verwechseln mit Kalender Nummer vier: Unserem gregorianischen Kalender, den wir hier nur am Rande erwähnen wollen.
Üblich in ganz China ist aber die Feier des Neujahrs- oder Frühlingsfestes nach dem zweiten, dem lunisolaren Kalender.
Das heißt: Neujahr wird am ersten Tag des Neumondes nach der »Großen Kälte« (Da Han) gefeiert.[628]

Das hat unter anderem historische Gründe:
Je nach dem, auf welche Quelle also die Berechnung der Monate (und Halbmonate) erfolgte, begann in China früher das neue Jahr mit dem »Großen Schnee« (大雪), der »Kleinen Kälte« Xiao Han (小寒) oder der »Wintersonnenwende«, Dong Zhi (冬至).

627 Wenn man nach dem Alter fragt, heißt es im chinesischen wieviel Jahre ? = »ji sui?« nicht »ji nian?«

628 »Da Han« entspricht 300° der Sonnenekliptik, meist am 20. Januar, so dass der erste Tag des Neumondes danach das chinesische Neujahr ist

Diesem Zeitabschnitt wurde von der Xia-Dynastie vor 4000 Jahren dem 11. Monat des Jahres zugeordnet, die (nachfolgende) Shang-Dynastie erklärte es aber zum 12. Monat (La Yue 臘月), und die (danach) folgende Zhou-Dynasie erklärte es zum 1. Monat (Zheng Yue 整月). Es gab dazwischen wieder unterschiedliche Berechnungen, die versuchten, die Unterschiede zwischen Sonnen- und Mondwanderung zu interpolieren, aber im Jahr 1645 erklärte man die Wintersonnenwende (Dong-Zhi) der Nordhalbkugel wieder auf den 11. Monat fallend, wie zuerst in der Xia-Dynastie (ca. 2200 und bis 1800 v.Z.). Dieser Kalender wird heute noch auf Taiwan verwendet und nennt ihn daher auch Xia-Li (夏曆), während in Festlandchina seit Gründung der Volksrepublik China 1949 der gregorianische Kalender verwendet wird. In Taiwan beginnt das chinesische Jahr also mit dem Frühlingsanfang, Li-Chun (立春).

Will man aber die Energien der Wu Yun Liu Qi (Fünf Bewegungen und sechs Energien, siehe unten) berechnen, so beginnen diese mit **Jue Yin** bereits ein Jie-Qi (Jahresenergie-Knotenpunkt) zuvor, also 15 Tage und in diesem Fall mit dem letzten Halbmonat, der großen Kälte, Da Han (大寒).

Hinzu kommt aber, dass die »normale« Berechnung der Jahresenergien auch je nach ihrer Anwendung (innerhalb Wu Yun Liu Qi, siehe Punkt 2) abweichen kann. Wer sich in das komplizierte Thema einlesen will, dem sei Christopher Cullens »The Foundations of Celestial Reckoning« ans Herz gelegt.

Nächtliche Einteilung der Mondbahn

In Cullens Buch auf den Seiten 112-117 finden sich die hier übersetzten Zitate aus dem »Han Shu« (漢書), aus dem Jahr 36 bis 92 n. Z. über die Berechnung der westlichen Han-Dynastie (207 v. Z.) von den nächtlichen Mondbahnen der Tang-Dynastie:

Im *Han Shu* beginnt die erste Stern-Station (度) genannt »du«, also das beginnende Sternbild mit dem zwölften Grad der Stellung des Großen Wagens (Bei Dou=Nördlicher Scheffel 北斗) in dem Jupiter zugeordneten Bereich »Großer Schnee« (大雪), welches wiederum dem Sternbild Ochsen (牛) zugeordnet wird.

Dieses nannte man später die 28 nächtlichen Stationen (xiu 宿) des Mondes, wie unten im Bild zu sehen[629]. Da der Mond für die Agrikultur immense Bedeutung hatte, wurde dem Mondstand in Relation zu den Sternbildern ein Platz zugeordnet.

Wollte man das Jahr daraus berechnen, so verglich man die Bahn des Mondes im Jahreslauf, und beobachtete, an welchem Sternbild der Mond um Mitternacht stand: Da der große Wagen sich zusammen mit Himmel und den Sternbildern dreht, aber diese sich scheinbar in der Nacht mit ihm drehen, zeigt das Ende seiner »Achse« immer auf die gleichen Sternbilder. Seine scheinbare Bewegung in der Nacht wurde in ein Rad von 360° eingeteilt, welches wieder in vier Quadranten eingeteilt wurde, welche man den vier Göttertieren (Dunkle Schildkröte, weißer Tiger, roter Phönix und türkiser Drache) zuordnete, wie im übernächsten Bild zu sehen.

629 Am Pfeil (links) befindet sich der Mond im Sternbild des Ochsen (Niu 牛)

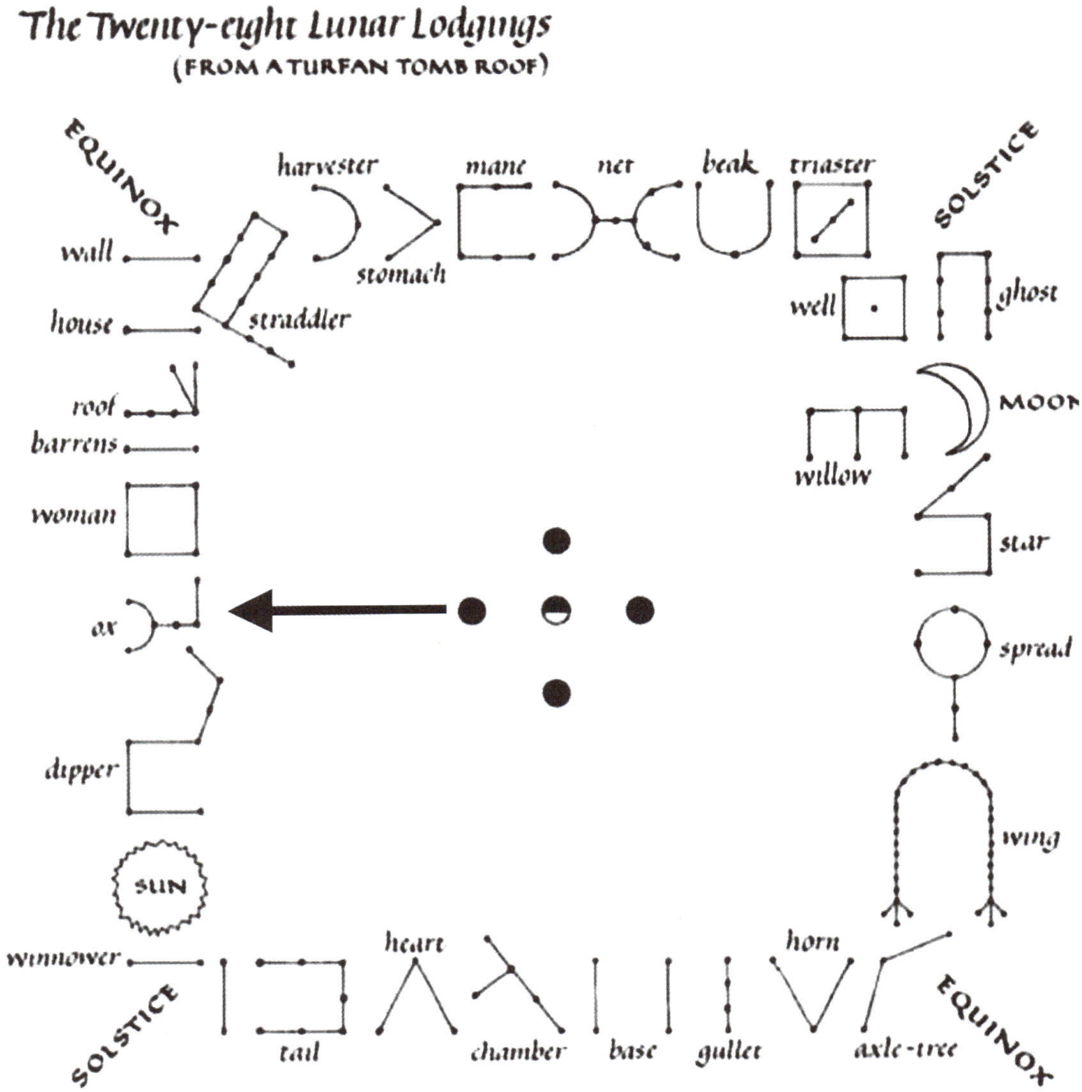

Jahresberechnung aus der nächtlichen Mondbahn

Wenn die Achse des großen Wagens genau zu Mitternacht, also der Zeit vom Erdenzweig Zi senkrecht stand, dann war es der Tag der Wintersonnenwende[630] (Dong Zhi).

Da der Mond zu unterschiedlichen Jahreszeiten um dieselbe Nachtzeit in anderen Sternbildern stand, ergab sich somit ein Kalender mit 24 Halbmonaten zu je 15 oder 16 Tagen, welche wiederum den vier Göttertieren, den 12 Tieren der 12 Erdenzweige (Di Zhi), den Palästen des Mondes und den Stationen des Planeten Jupiter, sowie den klassischen Königreichen vor der Qin-Dynastie zugeordnet wurden:

630 Laut JS Major: »Heaven and Earth in early Han thought- Chapters three, four and five in the Huai Nan Zi«. In diesem Buch von Liu An wurde bereits damals beschrieben, dass zur Wintersonnenwende die Sonne im Erdenzweig Yin aufgeht und in Xu untergeht, also etwa um 8 Uhr morgens und 16 Uhr nachmittags während zur Zeit der Sommersonnenwende die Sonne um 4 Uhr aufgeht und um 20 Uhr untergeht

Palace	Lunar Lodging	Animal Cycle	Jupiter Station	Classical State
玄武 Murky Warrior	斗 Dipper 牛 Ox	丑 OX	星紀 Star Chronicle	吳越 Wu and Yueh
	女 Woman 虛 Barrens 危 Roof	子 RAT	玄枵 Murky Hollow	齊 Ch'i
	室 House 壁 Wall	亥 PIG	觜蠵·陬訾·娵訾 Loggerhead Turtle[1]	衛 Wei
白虎 White Tiger	奎 Straddler 婁 Harvester 胃 Stomach	戌 DOG	降婁 Descending Harvester (?)	魯 Lu
	昴 Mane[2] 畢 Net	酉 COCK	大梁 Great Plank-bridge	晉 Chin
	觜 Beak 參 Triaster	申 MONKEY	實沈 Shih Ch'en (name of deity in Orion)	魏 Wei
赤鳥 Red Bird	井 Well 鬼 Ghost	未 GOAT	鶉首 Quail Head	秦 Ch'in
	柳 Willow 星 Star 張 Spread	午 HORSE	鶉火 Quail Fire	周 Chou
	翼 Wing 軫 Axletree	巳 SNAKE	鶉尾 Quail Tail	楚 Ch'u
青龍 Blue Dragon	角 Horn 亢 Gullet	辰 DRAGON	壽星 Longevity Star (same as name of Canopus)	鄭 Cheng
	氐 Base 房 Chamber 心 Heart	卯 HARE	大火 Great Fire (Antares)	宋 Sung
	尾 Tail 箕 Winnower	寅 TIGER	析木 Split Wood (said to represent the ford of the Sky River)	燕 Yen

Diesen 28 Mondstationen der Nacht wurden beim entsprechenden Mondstand die 24 Halbmonate im lunisolaren Kalender (Sonne und Mond) zugeordnet, welche hauptsächlich eine Bedeutung für die Landwirtschaft hatten, so dass sich die Namen auf die Entwicklung der Natur beziehen (Übersetzung von mir):

J1	Lìchūn	立春	Frühlingsanfang
Z1	Yǔshuǐ	雨水	Regenwasser
J2	Jīngzhé	惊蛰 (驚蟄)	Aufwecken der Insekten
Z2	Chūnfēn	春分	*Frühlings-Äquinoktium*
J3	Qīngmíng	清明	Klare Helligkeit
Z3	Gǔyǔ	谷雨 (穀雨)	Körnerregen
J4	Lìxià	立夏	Sommeranfang
Z4	Xiǎomǎn	小满	Reiskorn füllt sich
J5	Mángzhòng	芒种	Grannen schwellen
Z5	Xiàzhì	夏至	*Sommersonnenwende*
J6	Xiǎoshǔ	小暑	Kleine Sommerhitze
Z6	Dàshǔ	大暑	Große Sommerhitze
J7	Lìqiū	立秋	Herbstanfang
Z7	Chǔshǔ	处暑 (處暑)	Hitzewende
J8	Báilù	白露	Herbstliche Tautropfen
Z8	Qiūfēn	秋分	*Herbst-Äquinoktium*
J9	Hánlù	寒露	Gefrorener Tau
Z9	Shuāngjiàng	霜降	Senkender Frost
J10	Lìdōng	立冬	Winteranfang
Z10	Xiǎoxuě	小雪	Kleiner Schnee
J11	Dàxuě	大雪	Großer Schnee
Z11	Dōngzhì	冬至	*Wintersonnenwende*
J12	Xiǎohán	小寒	Kleine Kälte
Z12	Dàhán	大寒	Große Kälte

Die Bahn, welche die Sonne innerhalb eines tropischen Jahres von 365,24 Tagen scheinbar auf der Ekliptik durchläuft, wird somit in 24 Teile von je etwa 15° unterteilt. Dieses sind die 24 Stationen oder Jahreseinteilungen.

Zu den 12 Jie-Qi gehört Frühlingsanfang, Sommeranfang, Herbstanfang und Winteranfang (Anfang = **Li**, daher Li-Chun, Li-Xia, Li-Qiu und Li-Dong, in der Tabelle mit Unterstrich). Alle **Jie-Qi** (= Qi-Knotenpunkte oder Achsen, da am Anfang/Ende der Energie des Jahres) werden in der Tabelle mit »J« abgekürzt.

Jede zweite Station ist jeweils ein **Zhong-Qi** (= Mitten in der Energie, also der Qi-Zeit) – in Tabelle mit »Z« abgekürzt und in *kursiv* geschrieben – wobei die Sonnenwenden und die Tagundnachtgleichen vier der zwölf Zhong-Qi sind.
Da es sich um Halbmonate handelt, beträgt der zeitliche Abstand von einem Zhong-Qi zum nächsten ein Zwölftel eines tropischen Jahres (siehe oben) oder zwischen 29.44 bis 31.44 Tage. Da auch die Erdbahn keinen exakten Kreis, sondern eine Ellipse bildet, sind die 30° Längen unterschiedlich, und betragen gemittelt 30,44 Tage.[631]

Wie Wikipedia korrekt anmerkt, trafen die astronomischen Berechnungen eher auf Nordchina als auf Südchina zu, da sich die Berechnungen ab 1929 immer auf den Meridian 120° Ost bezogen. Dieser Meridian wurde 1929 für Peking angenommen. Man geht heute von etwas mehr als 116° für Beijing aus. Daher wird aktuell das etwas südlicher liegende Nanjing als Referenzpunkt angenommen.
Doch damit ist die komplizierte Kalenderberechnung nicht zu Ende: Da Sonnenbahn und Mondbahn nicht gleichmäßig sind, werden, wie im gregorianischen Kalender nicht nur Schalttage (bei uns 29. Februar, 30. Februar) sondern Schaltmonate hinzugefügt[632]:

Im metonischen Zyklus (s. o.) von 19 Jahren wird nämlich siebenmal ein Extra-Schaltmonat (genannt »Run Yue« 閏月) hinzugefügt, so dass das Jahr dann – anstatt wie im »normalen« Jahr 353, 354 oder 355 Tage – in diesem Fall mit dem Zusatzmonat 383, 384 oder 385 Tage dauert.

Für die chinesische Medizin ist jedoch eine etwas andere Vorgehensweise entscheidend, wie nun folgt.

2. Die sechs Energien (Liu Qi)

Zheng Qin-An nimmt oft Bezug auf die sechs Energien oder Qi, welche die gleichen Namen wie die sechs Schichten des Shang Han benutzten, aber nicht immer mit dessen Reihenfolge übereinstimmen:

Während am Himmel die zweimal 5 Himmelsstämme (korrespondierend zu den Wandlungsphasen) die Kontinuität in den Jahreszeiten gewährleisten, wird das Leben auf der Erde von größerer Wandlung beeinflußt.
Auch bei den jeweils einem der 12 Erdenzweige zugeordneten 6 Energien (= Qi) gibt es, genau wie bei den 5 Bewegungen eine dominante immer gleiche Phase, die *Zhu Qi*, oder dominierende Energie oder Gastgeber-Energie und die *Ke Qi,* die deversante oder Gast-Energie.

Während die Schritte (Bu) bei den 5 Phasen **73,05** Tage dauern, dauern die Schritte der 6 Energien je knapp **61** (60,875). **Diese zwei Zyklen überschneiden sich und beeinflussen sich gegenseitig.** Man kann dies, wie bei van Nghi (*Pathogenese und Pathologie* Bd.1, Ss. 55 und 57) als sich gegeneinander verschiebbare Scheiben darstellen.

631 Null Grad entspricht der Frühlings-Tagundnachtgleiche, 90 Grad der Sommer-Sonnenwende, 180 Grad der Herbst-Tagundnachtgleiche und 270 Grad der Winter-Sonnenwende. Daher fallen die wichtigen Eckdaten des Sonnenkalenders (Sonnenwende oder Tagundnachtgleiche) immer auf der Mitte eines Monats

632 siehe auch: http://www.kultur-in-asien.de/Kalender/seite465.htm

Huang Di Nei Jing: »Vom Beginn des ersten bis zum Ablauf des dritten Schrittes (bu) regiert die Himmelsenergie. In dieser Zeit kann man die dominierende Energie beobachten; vom vierten Schritt bis Ablauf des letzten Schrittes sieht man meist die schwächere Energie. Doch es muß zuerst dominierende (Gastgeber) Energie gekommen sein, damit anschließend dominierte (Gast) Energie vorhanden ist.«

Es folgen also immer für ein Halbjahr beide Energien nacheinander. Wenn dies nicht der Fall ist, so kann man es als pathologisches Klima deuten. Wenn in den ersten drei der sechs Schritte außergewöhnliche Schwankungen entstanden sind, so nennt man sie auch siegreiche Energien, wenn in den Schritten vier bis sechs Klima herrscht, welches der ersten Jahreshälfte entgegengesetzt ist, so nennt man es auch unterworfene Energien.

Nach den Wu Yun Liu Qi (Fünf Bewegungen und sechs Energien) enthält das Jahr folgende Schritte:

Der 1. Schritt beginnt bei Grosse Kälte (Da Han 大寒) mit Jueyin

Der 2. Schritt beginnt bei Tagundnachtgleiche (Chun Fen 春分) Frühling Shaoyin

Der 3. Schritt beginnt bei Getreide spriesst (Xiao Man 小满) Shaoyang

Der 4. Schritt beginnt bei Grosse Hitze (Da Shu 大暑) Taiyin

Der 5. Schritt beginnt bei Tagundnachtgleiche Herbst (Qiu Fen 秋分) Yangming

Der 6. Schritt beginnt bei Kleiner Schnee (Xiao Xue 小雪) Taiyang

Jeder Schritt beinhaltet 4 Jie-Qi (siehe oben) des Sonnenkalenders.

3. Zhu Qi (Dominierende Energien 主气, Gastgeber)

Die Zhu Qi sind das Qi der Erde und bleiben immer gleich:

Energie	Wandlungsphase	Zeit und Ort	Erdenzweig + = Yang/ - = Yin		Eigenschaft	Körper	Symboltier
Jueyin	Holz	Osten, Frühling	Zi 子 +	Wu 午 +	Wind	Leber	Qing Long = Grüner Drache
Shaoyin	Feuer	Sommer, Süden	Chou 丑 -	Wei 未 -	Hitze	Herz	Zhu Niao = Roter Phönix
Shaoyang	M.Feuer	alle Orte	Yin 寅 +	Shen 申 +	Sommerhitze	Min. Feuer	Teng She = Schwarze Flugschlange
Taiyin	Erde	alle Zeiten	Mao 卯 -	You 酉 -	Nässe	Milz	Gou Chen = Gelbes Qiling
Yangming	Metall	Westen, Herbst	Chen 辰 +	Xu 戌 +	Trockenheit	Lunge	Bai Hu = Weißer Tiger
Taiyang	Wasser	Norden, Winter	Si 巳 -	Hai 亥 -	Kälte	Niere	Xuan Wu = Schwarzer Krieger (Schildkröte)

Nacheinander folgend und beim dominierenden Qi (Gastgeber) gilt folgende Reihenfolge:

1. Jueyin 厥阴	2. Shaoyin 少阴	3. Shaoyang 少阳
4. Taiyin 太阴	5. Yangming 阳明	6. Taiyang 天阳

Der Himmel ist veränderlich: seine Energien dringen in die Erde ein und kommen dort hervor.

Hintereinander folgend und beim deversanten Qi (Gast) gilt folgende Reihenfolge:

1. Jueyin 厥阴	2. Shaoyin 少阴	3.Taiyin 太阴
4. Shaoyang 少阳	5. Yangming 阳明	6. Taiyang 太阳

Die Erde ist konstant: Ihre Energie wächst vom Kleinen ins Große: erst 3 Yin, dann 3 Yang.

4. Ke-Qi (Gastenergien 客气)

Die Energien des Himmels sind die Ke Qi oder Gastenergien. Während das Qi des Gastgebers unveränderlich in jedem Jahreszeitabschnitt dominiert, dient das Gast-Qi dazu, die anormale Entwicklung des Klimas zu erklären. Man kann sie damit vergleichen, dass der Gastgeber immer am Ort wohnt, und den Gast einlädt.

Die Gast-Qi sind rhythmisch wandelbar:

Auch sie regieren 6 Schritte, die bei den 6 Energien 60 Tage ausmachen im Jahr, und zwar als das

1. Regierende Qi des Himmels (Si Tian zhi Qi 四天之气) das Qi der erste Jahreshälfte (Schritt 3)
2. Qi der lokalen Quelle (Zai Quan zhi Qi 在泉之气) das Qi der zweiten Jahreshälfte (Schritt 6) und vom Quellen-Qi aus betrachtet die 4 Qi:
   oberhalb links (Schritt 2)
   oberhalb rechts (Schritt 4)
   unterhalb links (Schritt 1)
   unterhalb rechts (Schritt 5)

Hierzu muß man wissen, da das Himmelregierende Qi immer auf dem 3 Schritt kommt, gilt:

In Jahren mit Zi/Wu 子午 (Kais. Feuer) ist das Himmelregierende Qi: Shaoyin, die Quelle Yangming

In Jahren mit Chou/Wei 丑未 (Erde) ist das Himmelregierende Qi: Taiyin, die Quelle Taiyang

In Jahren mit Yin/Shen 寅申 (Min.Feuer) ist das Himmelregierende Qi: Shaoyang, die Quelle Jueyin

In Jahren mit Mao/You 卯酉 (Metall) ist das Himmelregierende Qi: Yangming, die Quelle Shaoyin

In Jahren mit Chen/Xu 辰戌 (Wasser) ist das Himmelregierende Qi: Taiyang, die Quelle Taiyin

In Jahren mit Si/Hai 巳亥 (Holz) ist das Himmelregierende Qi: Jueyin, die Quelle Shaoyang

5. Abschluss:

Sowohl die im Huang Di Nei Jing angegebenen Namen der natürlichen Welt, als auch die sechs Schichten im Shang Han Lun benutzen die gleichen sechs Namen. Drei dieser im Wu Yun Liu Qi (Fünf Wandlungen und Sechs Qi-Energien) Kapitel des im Su Wen, Kap. 71 angegebenen stimmen mit Kapitel 31 und den im Shang Han Lun verwendeten Erdenzweigen überein.
Der Gastgeber Zyklus im Nei Jing folgt den fünf Wandlungszuständen in der Sheng -(gebärenden) Reihenfolge, der mit Jueyin (Holz/Frühling) beginnt, gefolgt von Shaoyin (Kaiserliches Feuer/Sommer) und Shaoyang (Ministeriales Feuer/Spätsommer). Darauf folgt Taiyin (Spätsommer), Yangming (Metall/Herbst) und zuletzt Taiyang (Wasser/Winter).

Laut Dr. Tyler Rowe in seinem Artikel: »Wuyun Liuqi- Five Phases Six Qi« in THE LANTERN Volume: XX Issue: 1. 2023, Melbourne, Australien[633] gibt es auch gemäß dem Nan-Jing (Klassiker der Schwierigkeiten) bei den Gastenergien eine andere Reihenfolge.

Er warnt aber in seinem Artikel auch vor der leichtfertigen Übertragung der Wu Yun Liu Qi zur Horoskopie:

»Es gibt ein weit verbreitetes Missverständnis, dass die Wuyun Liuqi eine Form der medizinischen Weissagung ist, leider oft von Praktikern mit nur begrenzten Kenntnissen zum Thema, propagiert in einem vagen Versuch, das Ganze weiter zu mystifizieren (..).
Eine Quasi-Spirituelle Mystik rund um die Wu-Yun Liuqi basiert auf der Idee, dass es eine Form der Astrologie oder Wahrsagerei seie (..). Es war nie beabsichtigt, auf das Geburtsdatum einer Person (ein »Geburtshoroskop«) angewendet zu werden (..) Jede detaillierte Studie zeigt, dass das System des Wuyun Liuqi mathematisch ist, und basierend auf **astronomischen, nicht astrologischen** Parametern.«

(Übersetzung und Hervorhebung von mir)

Das gesamte Thema der Wu Yun Liu Qi ist wie gesagt, hochkompliziert, und muß in einem weiteren Buch genauer erklärt werden. Eventuell wird dieses Projekt »Praktische Anwendung Daoistischer Medizin« zu meinen künftigen Veröffentlichungen gehören.

Die obige Zusammenfassung soll also nur einen Einblick in das Wissen und die Denkweise von Zheng Qin-An geben, und ist nicht zwangsläufig ein für die Therapie mit der Feuerschule absolut notwendiges Wissen.

Was die etwa 30 (!) verschiedenen Kalender der chinesischen Kultur angeht, so genügt es für den medizinischen Anwender, die drei oben genannten zu kennen. Wer allerdings noch tiefer in die Materie eindringen will, zum Beispiel zur Berechnung für Feng Shui (風水), der hat noch viel vor sich. Unten im Bild nur ein Ausschnitt aus einem Luo-Pan Kompass, wo die Himmelsstämme und Erdenzweige je nach ihrer Zuordnung zu Yin oder Yang miteinander gemischt sind. So folgt hier auf den Erdenzweig Zi der Himmelsstamm Gui.

633 Auch in *Tian Gan Di Zhi* von Master Zhongxian Wu und Dr. Karin Taylor Wu, Ss. 186 ist eine Tabelle mit Kombination von Erdenzweigen (Di Zhi) und den Liu Qi zu sehen. Auch wenn es hier »Schichten« heißt, sind aber die sechs Qi Energien aufgeführt. Das kann sehr verwirrend sein

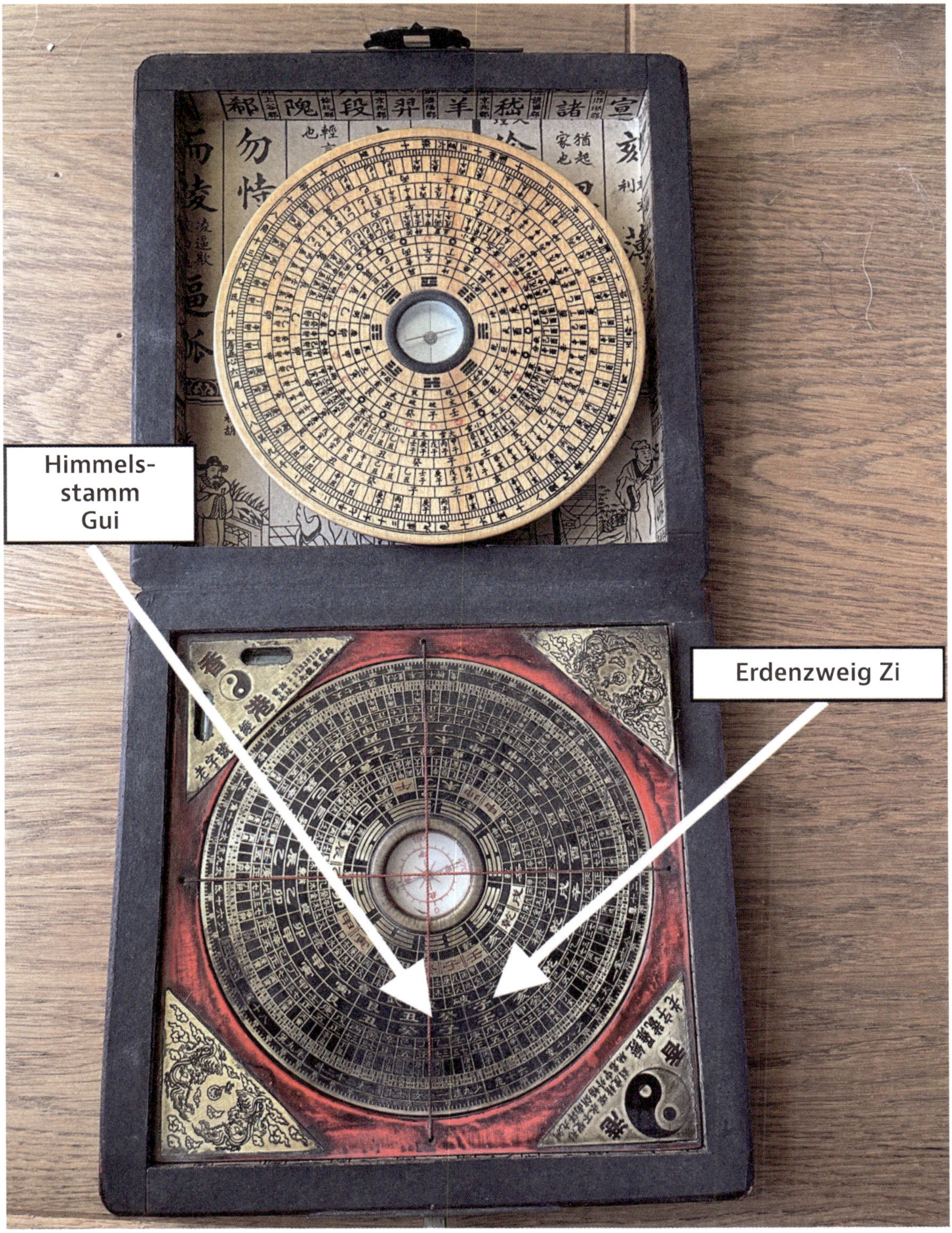

Einer der ersten, die diese komplizierte Materie bearbeitet hat ist Professor Manfred Porkert (1933-2015) der auch mir 1985 den Anstoß gab, die »sprudelnde Quelle« in China selbst zu suchen.

Seine Habilitationsschrift »*Die theoretischen Grundlagen der chinesischen Medizin*« (Franz Steiner Verlag Wiesbaden, 1973) beißt sich tief in die komplizierteste Materie hinein, und ist heute, nachdem viele andere sich des Themas annahmen, nochmals interessant zu lesen.

Auch in Dr. Nguyen van Nghis »*Pathogenese Und Pathologie Der Energetik in der Chinesischen Medizin. Band 1: Behandlung Durch Akupunktur Und Massage.*« 1. Ausgabe – MLV Uelzen, 1977 finden sich bereits umfassende Umsetzungen der Grundkonzepte der energetischen Wandlungen in der chinesischen Medizin.[634]

Der chinesische Philosoph Xün Kuang (genannt Xün-Zi, etwa von 310-238 v.Z) fasst das Studium der Einflüsse und Energien jedoch so prägnant zusammen, wie ich es besser nicht sagen könnte, über die Jahre 2022 und 2023 bisher (Übersetzung von mir):

»Sonne und Mond unterliegen Finsternissen und auch Regen und Wind halten sich nicht an die korrekte Jahreszeit, und am Himmel tauchen sonderbare Himmelskörper auf. Nie gab es Zeiten, in welchen dies anders war.
Wenn ein Regierender weise ist, und die Regierung gerecht, dann wäre es nicht schlimm, selbst wenn dies alles zugleich passieren würde.
Ist aber der Regierende umnachtet und seine Regierung schlecht beraten, dann nützt es auch nichts, wenn all dies nicht passiert.
Sternschnuppen fallen, heilige Äste knarren ominös – solche Dinge geschehen manchmal während der Änderungen von Himmel und Erde und den Wandlungen von Yin und Yang. Man mag sich darüber wundern, muß sie aber nicht fürchten.
Doch von allen unheiligen Vorkommnissen muß man sich tatsächlich vor solchen fürchten, die vom Menschen ausgehen:
Wenn das Feld schlecht bestellt ist, und die Frucht darunter leidet, wenn wegen des Unkrauts die Ernte schlecht ausfällt, wenn die Regierung schlecht ist und die Unterstützung der Leute verliert, wenn die Felder vernachlässigt werden und die Frucht schlecht versorgt, wenn das Getreide von weit her importiert werden muß und daher teuer verkauft wird, wenn die Leute hungern und am Weg sterben, das ist es, was ich meine mit Schaden, der vom Menschen ausgeht.«[635]

Xün-zi, Tian Lun (Über den Himmel) Abschnitt 3 und 11.

Mit diesem über 2000 Jahre alten Zitat eines weisen Philosophen soll dieses Buch schließen.
內龍道, 癸卯年，春分

634 Anmerkung des Autors: Da obige Bücher bereits etwa 50 Jahre auf dem Buckel haben, zeigt auch mir nun, wo ich selbst noch immer stehe: Am Hexagramm 64 (未濟), oben Feuer unten Wasser… ䷿

635 列星隨旋，日月遞炤，四時代御，陰陽大化，風雨博施，萬物各得其和以生，各得其養以成，不見其事，而見其功，夫是之謂神 （。。） 星隊木鳴，國人皆恐。曰：是何也？曰：無何也！是天地之變，陰陽之化，物之罕至者也。怪之，可也；而畏之，非也。夫日月之有食，風雨之不時，怪星之黨見，是無世而不常有之。上明而政平，則是雖並世起，無傷也；上闇而政險，則是雖無一至者，無益也。

Weitere Literatur hierzu:

Roisin Golding: *The complete Stems and Branches*, Churchill Livinstone, England, 2008

Hermann Tessenow/Zheng Jinsheng: Appendix »The doctrine of the five periods and Six Qi in the Huang Di Nei Jing« in: Paul Unschuld »*Huang Di Nei Jing Su Wen*«, University of California Press, 2003

Liu An: »*The Huai Nan Zi*« Übersetzt von John S. Major et al., Columbia University Press

Yaron Seidman: Curing Infertillity: The incredible Hunyuan breakthrough, Hunyuan group, USA, 2010

Edward H. Schafer »*Pacing the Void – T'ang Approaches to the Stars*«, University of California Press, 1977

Wu Zhong-Xian: »*Heavenly Stems and Earthly Branches - TianGan DiZhi: The Heart of Chinese Wisdom Traditions*«, Jessica Kingsley Publishers 2014

Helmer Aslaksens: »*The Mathematics of the Chinese Calendar*«, Singapore 2010

Christopher Cullen: »*The Foundations of Celestial Reckoning: Three Ancient Chinese Astronomical Systems*« (Scientific Writings from the Ancient and Medieval World)

Tyler Rowe: »*Wuyun Liuqi- Five Phases Six Qi*« in THE LANTERN Volume: XX Issue: 1. 2023, Melbourne, Australien

Anhang 2

Formelnummern und Bestandteile der Rezepturen aus Zheng Qin-Ans Büchern

Die folgenen Rezepturen sind alle in **Zheng Qin-Ans** »YI FA YUAN TONG« aufgeführt. (s. a. Nummern in Texten von Tang Bu-Qis Fällen). Die Nummerierung entspricht dem Original. In Klammern die Quelltexte. Für die Dosis bitte die Formel in **Zhengs** Text nachschlagen.

1. ÈR CHÉN TĀNG (HÉ JÌ JÚ FĀNG)
   BÀN XIÀ CHÉN PÍ FÚ LÍNG GĀN CĀO
2. SHÍ HUĪ SÀN (SHÍ YÀO SHÉN SHŪ)
   DÀ JÌ XIǍO JÌ HÉ YÈ CÈ BǍI YÈ
   QIÀN CǍO GĒN MÁO GĒN ZHĪ ZǏ DÀ HUÁNG
   MǓ DĀN PÍ ZŌNG Lǘ PÍ
3. SHÍ ZǍO TĀNG (SHĀNG HÁN LÙN)
   DÀ JǏ YUÁN HUĀ GĀN SUÍ DÀ ZǍO
4. SHÍ QUÁN DÀ HǓ TĀNG (HÉ JÌ JÚ FĀNG)
   RÉN SHÉN DÌ HUÁNG DĀNG GUĪ BÁI SHÁO
   CHUĀN XIŌNG FÚ LÍNG BÁI SHÙ RÒU GUÌ
   HUÁNG QÍ ZHÌ GĀN CǍO
5. RÉN SHÉN BÁI HǓ TĀNG[633] (SHĀNG HÁN LÙN)
   RÉN SHÉN ZHĪ MǓ SHÍ QĪNG ZHÌ GĀN CǍO
   JĪNG MǏ SHĀN
6. RÉN SHÉN BÀI DÚ SÀN (HÉ JÌ JÚ FĀNG)
   RÉN SHÉN CHÁI HÚ QIÁN HÚ QIĀNG HUÓ DÚ
   HUÓ FÚ LÍNG ZHǏ KÉ BÁI SHÁO JÚ GĚNG GĀN
   CǍO
7. BĀ ZHÈNG SÀN (HÉ JÌ JÚ FĀNG)
   BIǍN XÙ QÚ MÀI HUÁ SHÍ MÙ TŌNG CHĒ
   QIÁN ZǏ DÀ HUÁNG ZHĪ ZǏ GĀN CǍO
8. BĀ ZHĒN TĀNG (ZHÈNG TǏ LÈI YÀO)
   RÉN SHÉN FÚ LÍNG BÁI SHÙ ZHÌ GĀN CǍO
   DĀNG GUĪ DÌ HUÁNG .BÁI SHÁO CHUĀN
   XIŌNG
9. JIǓ WÈI QIĀNG HUÓ TĀNG (YĪ XUÉ ZHÈNG
   CHUÁN)
   QIĀNG HUÓ FÁNG FĒNG XÌ XĪN CĀNG SHÙ
   CHUĀN XIŌNG BÁI ZHǏ SHĒNG DÌ HUÁNG QÍN
   GĀN CǍO
10. SĀN HUÁNG SÀN (WÀI KĒ ZHÈNG ZŌNG)
    HĒNG DÀ HUÁNG SHĒNG PÚ HUÁNG JIĀNG
    HUÁNG BĪNG PIÀN SHÈ XIĀNG FĒNG MÌ
11. SĀN XIĀO YǏN (WĒN YÌ LÙN)
    HÒU PǓ BĪN LÁNG SHÁO YÀO ZHĪ MǓ HUÁNG
    QÍN DÀ HUÁNG GĚ GĒN QIĀNG HUÓ CHÁI
    HÚ DÀ ZǍO GĀN
    CǍO SHĒNG JIĀNG
12. SĀN HUÁNG SHÍ YÌ TĀNG (WÀI TÁI MÌ YÀO)
    HUÁNG LIÁN HUÁNG JIÙ HUÁNG QÍN SHÍ YÙ
    DÒU CHǏ ZHĪ ZǏ MÁ HUÁNG
13. SĀN CÁI FĒNG SUǏ DĀN (WÈI SHĒNG BǍO
    JIÀN)
    TIĀN DŌNG SHÚ DÌ RÉN SHÉN HUÁNG JIÙ
    SHĀ RÉN ZHÌ GĀN CǍO
14. SĀN WÙ BÈI JÍ WÁN (JĪN KUÌ YÀO LUÈ)
    DÀ HUÁNG QIĀN JIĀNG BĀ DÒU SHUĀNG
    FĒNG MÌ
15. DÀ QĪNG YǏN (SHÈNG JÌ ZǑNG LÙ)
    DÀ QĪNG YÈ SHĒNG MÁ SHĒNG DÌ DÀ HUÁNG
16. DÀ BǓ YUÁN JIĀN (JǏNG YUÈ QUÁN SHŪ)
    RÉN SHÉN RÈ DÌ SHĀN YÀO DÙ ZHÒNG DĀNG
    GUĪ GǑU QǏ SHĀN ZHŪ YÚ ZHÌ GĀN CǍO
17. DÀ JIÀN ZHŌNG TĀNG (JĪN KUÌ YÀO LUÈ)
    SHǓ JIĀO RÉN SHÉN GÀN JIĀNG YÍ TÁNG
18. DÀ CHÉNG QÌ TĀNG (SHĀNG HÁN LÙN)
    HÒU PǓ ZHǏ SHÍ DÀ HUÁNG MÁNG XIĀO
19. DÀ HUÁNG MÙ XIĀNG TĀNG .(YĪ LǏ ZHĒN
    CHUÁN)
    DÀ HUÁNG MÙ XIĀNG DĀNG GUĪ SŪ YÈ GĀN
    CǍO
20. XIǍO QĪNG LÓNG TĀNG (SHĀNG HÁN LÙN)
    MÁ HUÁNG GUÌ ZHĪ SHÁO YÀO GÀN WĚI WǓ
    MÈI ZǏ XÌ XĪN BÀN XIÀ GĀN CǍO
21. XIǍO CHÉNG QÌ YÁNG (SHĀNG HÁN LÙN)
    HÒU PǓ ZHǏ SHÍ DÀ HUÁNG
22. XIǍO CHÁI ,HÚ YÁNG (SHĀNG HÁN LÙN)
    CHÁI HÚ RÉN SHÉN BÀN XIÀ HUÁNG QÍN
    GĀN CǍO DÀ ZǍO SHĒNG JIĀNG

23 XIǍO JIÀN ZHŌNG TĀNG (SHĀNG HÁN LÙN)
   GUÌ ZHĪ SHÁO YÀO DÀ ZǍO SHĒNG JIĀNG ZHÌ
   GĀN CǍO YÍ TÁNG

24. WǓ LÍNG SÀN (SHĀNG HÁN LÙN)
    FÚ LÍNG ZHU LÍNG ZÉ XIÈ BÁI ZHÙ GUI ZHI
25. WǓ LÍN SÀN (HÉ JÌ JÚ FĀNG)
    CHÌ FÚ LÍNG DĀNG GUĪ CHÌ SHÁO ZHĪ ZǏ GĀN
    CǍO

633 Sic. In seinem 3. Buch »Shang Han Heng Lun« heißt diese aber wie im Shang Han Lun »Bai Hu Jia Renshen Tang«

26. WŬ JĪ SÀN (HÉ JÌ JIĀN FĀNG)
FÚ LÍNG BÀN XIÀ MÁ HUÁNG GÀN JIĀNG
ZHĬ KÉ GUÌ XĪN HÒU PŬ CĀNG SHÙ JÚ GĚNG
CHÉN PÍ BÁI ZHĬ DĀNG GUĪ SHÁO YÀO CHUĀN
XIŌNG JIŬ GĀN BÌ

27. TIĀN WÁNG BŬ XĪN DĀN (SHÈ SHĒNG MÌ PŌU)
DÌ HUÁNG RÉN SHÉN DĀNG GUĪ FÚ LÍNG BĂI
ZĬ RÉN WŬ WÈI TIĀN DŌNG MÀI DŌNG XUÁN
SHÉN SUĀN ZĂO RÉN DĀN SHÉN YUĂN ZHÌ JÚ
GĚNG ZHŪ SHĀ FĒNG MÌ

28. WŪ MÉI WÁN (SHĀNG HÁN LÙN)
WŪ MÉI FÙ PIÀN QIĀN JIĀNG XÌ XĪN CHUĀN
JIĀO HUÁNG JIÙ HUÁNG LIÁN RÉN SHÉN GUÌ
ZHĪ

29 HUÀ BĀN TĀNG (WĒN BÌNG TIÁO BIÀN)
SHÍ QĪNG ZHĪ MŬ GĀN CĂO XUÁN SHÉN XĪ
JIĂO JĪNG MĬ

30. SHĒNG JIĚ SÀN
(FĀNG YUÁN JÍ ZŬ CHÉNG YÀO WÙ JUN1 DÀI
CHÁ)

31. SHĒNG YÁNG SÀN HUŎ TĀNG (DŌNG YUÁN
SHÍ SHŪ)
GĚ GĒN SHĒNG MÁ QIĀNG HUÓ DÚ HUÓ RÉN
SHÉN BÁI SHÁO CHÁI HÚ FÁNG FĒNG SHĒNG
JIĀNG DÀ ZĂO SHĒNG GĀN CĂO ZHÌ GĀN CĂO
32^SHĒNG MÁ GĚ GĒN TĀNG (HÉ JÌ JÚ FĀNG)
SHĒNG MÁ GĚ GĒN BÁI SHÁO GĀN CĂO

33. DĀN ZHĪ SÌ WÙ TĀNG
DĀN PÍ ZHĪ ZĬ SHĒNG DÌ BÁI SHÁO DĀNG GUĪ
CHUĀN XIŌNG

34. DĀN WÉI XIĀO YÁO SÀN (NÈI KĒ DĪ YÀO)
DĀN PÍ ZHĪ ZĬ CHÁI HÚ DĀNG GUĪ SHÁO YÀO
FÚ LÍNG BÁI ZHÚ BÁO HÉ SHĒNG JIĀNG GĀN
CĂO

35. LIÙ WÈI WÁN (XIĂO ÉR YÀO ZHÈNG ZHÍ JUÉ)
SHÚ DÌ FÚ LÍNG SHĀN YÀO DĀN PÍ ZÉ XIÈ
SHĀN ZHŪ YÚ

36. LIÙ JUN ZĬ TĀNG (FÙ RÉN LIÁNG FĀNG)
REN SHÉN FÚ LÍNG BÁI ZHÚ ZHÌ GĀN CĂO BÀN
XIÀ CHÉN PÍ

37. PÍNG WÈI SÀN (HÉ JÌ JÚ FĀNG)
HÒU PŬ CĀNG ZHÚ CHÉN PÍ GĀN CĂO

38. ZUŎ GUĪ WÁN (JĬNG YUÈ QUÁN SHŪ)
SHÚ CHÍ SHĀN YÀO SHĀN ZHŪ YÚ GŎU QĬ TÚ
SĪ GUĪ JIĀO NIÚ XĪ LÙ JIĂO JIĀO 31YÒU GUĪ
WÁN (JĬNG YUÈ QUÁN SHŪ)
SHÚ DÌ SHĀN YÀO SHĀN ZHŪ YÚ GŎU QĬ YĬ SĪ
DÙ ZHÒNG DĀNG GUĪ LÙ JIĂO JIĀO RÒU GUÌ
FÙ ZĬ

40. GĀN JÚ TĀNG (SHĀNG HÁN LÙN)
GĀN CĂO JÚ GĚNG

41. GĀN LÙ YĬN (JÚ FĀNG)
SHĒNG DÌ SHÚ DÌ TIĀN DŌNG MÀI DŌNG SHÍ
HÚ YĪN CHÉN HUÁNG QÍN ZHĬ KÉ GĀN CĂO PÍ
PÁ YÈ

42. GĀN CĂO GÀN JIĀNG TĀNG (SHĀNG HÁN LÙN)
ZHÌ GĀN CĂO PÀO GÀN JIĀNG

43. GĀN JÚ ÈR DŌNG TĀNG (YĪ LĬ ZHĒN CHUÁN)
GĀN CĂO JÚ GĚNG TIĀN DŌNG MÀI DŌNG DÌ
GŬ PÍ SĀNG PÍ HUÁNG QÍN XÌNG RÉN BÁI MÌ

44 ZHÚ FÙ TĀNG (LÈI ZHÈNG HUÓ RÉN SHŪ)
BÁI ZHÚ FÙ ZĬ

45. LÓNG DĂN XIÈ GĀN TĀNG (HÉ JÌ JÚ FĀNG)
LÓNG DĂN CĂO HUÁNG QÍN ZHĪ ZĬ ZÉ XIÈ MÙ
TŌNG MÓU QIÁN ZĬ DĀNG GUĪ SHĒNG DÌ
CHÁI HÚ GĀN CĂO

46. SÌ WÙ TĀNG (HÉ JÌ JÚ FĀNG)
DÌ HUÁNG DĀNG GUĪ BÁI SHÁO CHUĀN XIŌNG

47 SÌ LÍNG SÀN (SHĀNG HÁN LÙN)
FÚ LÍNG ZÉ XIÈ ZHŪ LÍNG BÁI ZHÚ

48. SÌ NÌ TĀNG (SHĀNG HÁN LÙN)
FÙ ZĬ GÀN JIĀNG ZHÌ GĀN CĂO

49. SÌ SHÉN WÁN (ZHÈNG ZHÌ ZHŬN SHÉNG)
BŬ GŬ ZHĪ WÚ ZHŪ YÚ WŬ WÈI SHĒNG JIĀNG
DÀ ZĂO RÒU DÒU KÒU

50. SÌ MÓ TĀNG (JÌ SHĒNG FĀNG)
RÉN SHÉN BĪN BŪ CHÉN XIĀNG TÁI WŪ

51. SÌ JUN1 ZĬ TĀNG (HÉ JÌ JÚ FĀNG)
RÉN SHÉN FÚ LÍNG BÁI ZHÚ ZHÌ GĀN CĂO

52. SÌ WÙ JIĀ RÉN SHÉN TĀNG (DÀI CHÁ)
DÌ HUÁNG DĀNG GUĪ BÁI SHÁO CHUĀN XIŌNG
RÉN SHÉN

53. SÌ LÍNG HUÁ SHÍ Ā JIĀO TĀNG (SHĀNG HÁN
LÙN)
FÚ LÍNG ZHŪ LÍNG ZÉ XIÈ BÁI ZHÚ HUÁ SHÍ Ā
JIĀO

54. BÁI TŌNG TĀNG (SHĀNG HÁN LÙN)
FÙ ZĬ GÀN JIĀNG CŌNG BÁI

55. BÁI HŬ TĀNG (SHĀNG HÁN LÙN)
SHÍ GAO ZHĪ MŬ GĀN CĂO GĚNG MĬ

56. BÁI TÓU WĒNG TĀNG (SHĀNG HÁN LÙN)
BÁI TÓU WĒNG HUÁNG LIÁN HUÁNG BĂI QÍN
PÍ

57. SHĒNG DÌ SÌ WÙ TĀNG (HÉ JÌ JÚ FĀNG)
SHĒNG DÌ BÁI SHÁO DĀNG GUĪ CHUĀN
XIŌNG

58. SHĒNG DÌ QÍN LIÁN TĀNG (SHÒU SHÌ BǍO YUÁN)
SHĒNG DÌ CHÁI HÚ HUÁNG LIÁN HUÁNG QÍN SHĀN ZHĪ ZǏ XĪ JIǍO CHUĀN XIŌNG JÚ GĚNG SHÁO YÀO

59. GUĪ PÍ TĀNG (HÉ JÌ JÚ FĀNG)
RÉN SHÉN BÁI ZHÚ HUÁNG QÍ LÓNG YǍN RÒU FÚ SHÉN MÙ XIĀNG SUĀN ZǍO RÉN ZHÌ GĀN CǍO

60 . GUĪ FÙ TĀNG (YĪ XUÉ SĀN YǓ JĪNG)
DĀNG GUĪ FÙ ZǏ

61. NÍNG SHÉN DĀN (DĀN XĪ XĪN FǍ)
RÉN SHÉN TIĀN MÁ BÁI ZHÚ DĀNG GUĪ FÚ LÍNG CHÉN PÍ JĪNG JIÈ JIĀNG CÁN DÚ HUÓ YUǍN ZHÌ XĪ JIǍO XÌNG RÉN FÚ SHÉN BÀN XIÀ SUĀN ZǍO RÉN CHUĀN XIŌNG YÙ JĪN SHÍ YÌ NÁN XĪNG BÁI FÙ ZǏ CHÉN SHĀ NIÚ HUANG ZHĒN ZHŪ SHĒNG DÌ GĀN CǍO

62. BÀN XIÀ SHĒNG JIĀNG TĀNG (LÈI ZHÈNG HUÓ RÉN SHŪ)
BÀN XIÀ SHĒNG JIĀNG

63. DÁ YUÁN YǏN (WĒN YÌ LÙN)
HÒU PǓ CHÁNG SHĀN BĪN LÁNG ZHĪ MǓ CǍO GUǑ CHĀNG PÚ HUÁNG QÍN QĪNG PÍ GĀN CǍO

64. HUÍ YÁNG YǏN (SHĀNG HÁN LÙN)
PǍO PIÀN QIĀN JIĀNG ZHÌ GĀN CǍO RÉN SHÉN

65. DĀNG GUĪ SÀN (SHÒU SHÌ BǍO YUÁN)
DĀNG GUĪ CHÌ SHÁO SHĒNG DÌ HUÁNG LIÁN HÓNG HUĀ SHÍ GAO

66. DĀNG GUĪ LIÙ HUÁNG TĀNG (DĀN XĪ XĪN FǍ)
DĀNG GUĪ SHĒNG DÌ SHÚ DÌ HUÁNG LIÁN HUÁNG QÍN HUÁNG BǍI HUÁNG QÍ

67. DĀNG GUĪ SÌ NÌ TĀNG (SHĀNG HÁN LÙN)
DĀNG GUĪ GUÌ ZHĪ BÁI SHÁO XÌ XĪN MÙ TŌNG DÀ ZǍO SHĒNG GĀN BÌ

68. DĀNG GUĪ LÚ HUÌ WÁN (XUĀN MÍNG LÙN FĀNG)
DĀNG GUĪ LÚ HUÌ ZHĪ ZǏ HUÁNG LIÁN HUÁNG QÍN HUÁNG JIÙ DÀ HUÁNG QĪNG DÀI MÙ XIĀNG LÓNG DǍN
CǍO SHÈ XIĀNG FĒNG MÌ

69. HUÀ RÒU KÒU SÀN (QÍ XIÀO LIÁNG FĀNG)
RÒU KÒU HUÁNG LIÁN GÀN JIĀNG HĒ LÍ LÈ HÒU PǓ GĀN CǍO BÁI ZHÚ CHÌ FÚ LÍNG

70. YĪN BĀ WÈI (YĪ ZŌNG JĪN JIÀN)JÍ ZHĪ BǍI DÌ HUÁNG WÁN
ZHĪ MǓ HUÁNG BǍI SHÚ DÌ FÚ LÍNG SHĀN ZHŪ YÚ SHĀN YÀO DĀN PÍ ZÉ XIÈ

71. YÁNG BĀ WÈI (JĪN KUÌ YÀO LUÈ)JÍ SHÈN QÌ WÁN
SHÚ DÌ FÚ LÍNG SHĀN YÀO DĀN PÍ SHĀN ZHŪ YÚ ZÉ XIÈ RÒU GUÌ FÙ ZǏ

72. YÁNG DǍO TĀNG (WÀI TÁI MÌ YÀO)
GUÌ 4BÁI SHÁO DÀ ZǍO SHĒNG JIĀNG ZHÌ GĀN CǍO HUÁNG QÍN

73. DǍO CHÌ SÀN (XIǍO ÉR YÀO ZHÈNG ZHÍ JUÉ)
SHĒNG DÌ MÙ TŌNG DÀN ZHÚ YÈ GĀN CǍO

74. SHÁO YÀO GĀN CǍO TĀNG (SHĀNG HÁN LÙN)
BÁI SHÁO GĀN CǍO

75. ZHUÀNG SHUǏ MÍNG MÙ WÁN (SHÒU SHÌ BǍO YUÁN)
SHOÚ DÌ SHĀN YÀO ZÉ XIÈ SHĀN ZHŪ YÚ FÚ LÍNG CHUĀN XIŌNG DĀN PÍ SHĒNG DÌ MÀN JĪNG ZǏ JÚ HUĀ DĀNG GUĪ HUÁNG LIÁN CHÁI HÚ WǓ WÈI ZǏ

76. BĪNG PÉNG SÀN (WÀI KĒ ZHÈNG ZŌNG)
XUÁN MÍNG FĚN ZHŪ MIǍO PÉNG SHĀ BĪNG PIÀN

77. MÀI DŌNG YǏN (WÀI TÁI MÌ YÀO)
RÉN SHÉN MÀI DŌNG +JÚ PÍ LÍNG YÁNG JIǍO SHĒNG JIĀNG

78. QǏ JÚ DÌ HUÁNG WÁN (YĪ JÍ)
GǑU QǏ JÚ HUĀ SHOÚ DÌ HUÁI SHĀN SHĀN ZHŪ YÚ DĀN PÍ FÚ LÍNG ZÉ XIÈ

79. CHUĪ HÓU SÀN (SHÒU SHÌ BǍO YUÁN)
YÁ XIĀO PÉNG SHĀ XIÓNG HUÁNG JǏN CÁN BĪNG PIÀN

80. QÍ FÙ TĀNG (CHÌ SHUǏ XUÁN ZHŪ)
HUÁNG QÍ FÙ ZǏ

81. SŪ ZǏ JIÀNG QÌ TĀNG (HÉ JÌ JÚ FĀNG)
SŪ ZǏ JÚ HÓNG BÀN XIÀ DĀNG GUĪ HÒU PǓ QIÁN HÚ RÒU GUÌ SHĒNG JIĀNG ZHÌ GĀN CǍO

82. SŪ CHÉN JIǓ BǍO TĀNG (ZHÈNG ZHÌ YÀO JUÉ)
ZǏ SŪ CHÉN PÍ MÁ HUÁNG GUĀN GUÌ DÀ FÙ PÍ BÁO HÉ XÌNG RÉN SĀNG PÍ GĀN CǍO

83. QÍN LIÁN SÌ WÙ TĀNG (ZHÈNG ZHÌ ZHǓN SHÉNG)
HUÁNG QÍN HUÁNG LIÁN DÌ HUÁNG DĀNG GUĪ CŌNG SHÁO CHUĀN XIŌNG

84. WÚ ZHŪ YÚ TĀNG (SHĀNG HÁN LÙN)
WÚ ZHŪ YÚ RÉN SHÉN DÀ ZǍO SHĒNG JIĀNG

85. WÚ YÚ SÌ NÌ TĀNG (SHĀNG HÁN LÙN)
WÚ ZHŪ YÚ FÙ ZI GĀN JIĀNG ZHÌ GĀN CǍO

86. ZÀO JIÁO WÁN (JĪN KUÌ YÀO LUÈ)
ZÀO JIÁO DÀ ZǍO FĒNG MÌ

87. BŬ XUÈ TĀNG (DŌNG YUÁN SHÍ SHŪ)
DĀNG GUĪ HUÁNG QÍ

88. BŬ ZHŌNG YÌ QÌ TĀNG (DŌNG YUÁN SHÍ SHŪ)
RÉN SHÉN HUÁNG QÍ BÁI ZHÚ DĀNG GUĪ CHÉN PÍ CHÁI HÚ SHĒNG MÁ PÀO JIĀNG DÀ ZĂO ZHÌ GĀN CĂO

89. BŬ KĂN YÌ LÍ DĀN (YĪ FĂ YUÁN TŌNG)
GUÌ ZHĪ FÙ ZĬ HĂI GE KE SHĒNG JIĀNG ZHÌ GĀN CĂO

90. XĪN YÍ SÀN (JÌ SHĒNG FĀNG)
XĪN YÍ XÌ XĪN SHĒNG MÁ GĂO BĔN CHUĀN XIŌNG MÙ TŌNG FÁNG FĒNG BÁI ZHĬ QIANG HUÓ GĀN CĂO .

91. JĪ MÍNG SÀN (ZHÈNG ZHÌ ZHŬN SHÉNG)
SŪ YÈ WÚ ZHŪ YÚ JÚ GĚNG MÙ GUĀ JÚ PÍ BĪN LÁNG SHĒNG JIĀNG

92. JĪ ZĬ HUÁNG LIÁN TĀNG (SHĀNG HÁN LÙN)
HUÁNG LIÁN HUÁNG QÍN BÁI SHÁO Ā JIĀO JĪ ZĬ HUÁNG (DOTTER)

93. FÙ QIĀNG TĀNG (UNBEKANNT)
FÙ ZĬ GĀN JIĀNG

94. FÙ ZĬ GĀN CĂO TĀNG (SHĀNG HÁN LÙN)
FÙ ZĬ GĀN CĂO

95. FÙ ZĬ LĬ ZHŌNG TĀNG (HÉ JÌ JÚ FĀNG)
FÙ ZĬ RÉN SHÉN BÁI ZHÚ PÀO JIĀNG ZHÌ GĀN CĂO

96. SHÈN ZHE TĀNG (JĪN KUÌ YÀO LUÈ)
FÚ LÍNG BÁI ZHÚ GÀN JIĀNG GĀN CĂO

97. DÌNG ZHÌ JIŬ (QIĀN JĪN FĀNG)
RÉN SHÉN FÚ LÍNG YUĂN ZHÌ CHĀNG PÚ FĒNG MÌ

98. DÌNG CHUĂN TĀNG (SHÈ SHĒNG ZHÒNG MIÀO FĀNG)
MÁ HUÁNG BÁI GUŎ SĀNG PÍ SŪ ZĬ XÌNG RÉN HUÁNG QÍN BÀN XIÀ DŌNG HUĀ CĂO

99. QIĀNG HUÓ FÙ ZĬ TĀNG (WÈI SHĒNG BĂO JIÀN)
QIĀNG HUÓ FÙ ZĬ GÀN JIĀNG MÙ XIĀNG HUÍ XIĀNG

100. ZÉ XIÈ TĀNG (JĪN KUÌ YÀO LUÈ)
ZÉ XIÈ BÁI ZHÚ

101. ZHÌ GĀN CĂO TĀNG (SHĀNG HÁN LÙN)
ZHÌ GĀN CĂO RÉN SHÉN GUÌ ZHĪ Ā JIĀO DÌ HUÁNG MÀI DŌNG MÁ RÉN DÀ ZĂO SHĒNG JIĀNG

102. SHÉN FÙ TĀNG (FÙ RÉN LIÁNG FĀNG)
RÉN SHÉN FÙ ZĬ

103. SHÉN SŪ YĬN (HÉ JÌ JÚ FĀNG)
RÉN SHÉN ZĬ SŪ GĚ GĒN QIÁN HÚ FÚ LÍNG ZHĬ KÉ BÀN XIÀ JÚ HÓNG JÚ GĚNG MÙ XIĀNG GĀN CĂO

104. SHÉN LÍNG BÁI ZHÚ SÀN (HÉ JÌ JÚ FĀNG)
RÉN SHÉN FÚ LÍNG BÁI ZHÚ CHÉN PÍ ZHÌ GĀN CĂO SHĀN YÀO BIĂN DÒU SHĀ RÉN YĬ RÉN LIÁN ZĬ RÒU JÚ GĚNG DÀ ZĂO

105. XÙ PŬ QĪ WÙ TĀNG (JĪN KUÌ YÀO LUÈ)
HÒU PŬ ZHĬ SHÍ GĀN CĂO DÀ HUÁNG GUÌ XĪN DÀ ZĂO SHĒNG JIĀNG

106. FĒNG SUĬ DĀN (YĪ ZŌNG JĪN JIÀN)
HUÁNG JIÙ SHĀ RÉN ZHÌ GĀN CĂO

107. WÈI LÍNG TĀNG (DĀN XĪ XĪN FĂ)
HÒU PŬ CĀNG ZHÚ CHÉN PÍ GĀN CĂO FÚ LÍNG ZHŪ LÍNG ZÉ XIÈ QIÚ GUÌ ZHĪ

108. JĪNG FÁNG BÀI DÚ SÀN (WÀI KĒ LĬ LÌ)
JĪNG JIÈ FÁNG FĒNG RÉN SHÉN QIĀNG HUÓ DÚ HUÓ CHÁI HÚ QIÁN HÚ JÚ GĚNG ZHĬ KÉ FÚ LÍNG CHUĀN XIONG GĀN CĂO

109. JIŎNG LÓNG TĀNG (JĬNG YUÈ QUÁN SHŪ)
TÓNG BIÀN

110. XIĀNG SHĀ LIÙ JUN TĀNG (SHÍ FĀNG GĒ KUÒ)
RÉN SHÉN FÚ LÍNG BÁI ZHÚ ZHÌ GĀN CĂO、BÀN XIÀ CHÉN PÍ MÙ XIĀNG SHĀ RÉN

111. JIĀNG GUÌ TĀNG (YĪ LĬ ZHĒN CHUÁN)
SHĒNG JIĀNG GUÌ ZHĪ

112. JIĀNG GUÌ FÚ BÀN TĀNG
SHĒNG JIĀNG GUÌ ZHĪ ĀO LÍNG BÀN XIÀ

113. JIĀNG FÙ TĀNG (YĪ ZŌNG BÌ DÚ)
GÀN JIĀNG FÙ ZĬ

114. JŬ BĀN TĀNG (WĒN YÌ LÙN)
DĀNG GUĪ CHÌ SHÁO SHĒNG MÁ BÁI ZHĬ CHUĀN SHĀN JIĂ CHÁI HÚ

115. XIÈ BÁI SÀN (XIĂO ÉR YÀO ZHÈNG ZHÍ JUÉ)
SĀNG BÁI PÍ DÌ GŬ PÍ GĀN CĂO JĪNG MĬ

116. XIÈ GĀN TĀNG (SĀN YĪN FĀNG)
CHÁI HÚ QIÁN HÚ SĀNG PÍ XÌ XĪN RUÍ RÉN ZHĪ ZĬ HUÁNG QÍN SHĒNG MÁ MÍNG ZĬ

117. ZHĪ CHĬ TĀNG (SHĀNG HÁN LÙN)
ZHĪ ZĬ DÀN DÒU CHĬ

118. GUÌ ZHĪ TĀNG (SHĀNG HÁN LÙN)
ZHĪ BÁI SHÁO DÀ ZĂO SHĒNG JIĀNG ZHÌ GĀN CĂO

119. GUÌ ZHĪ LÓNG MŬ TĀNG (SHĀNG HÁN LÙN)
GUÌ ZHĪ BÁI SHÁO DÀ ZĂO SHĒNG JIĀNG ZHÌ GĀN CĂO LÓNG GŬ MŬ LÌ

120.GUÌ LÍNG ZHÚ GĀN TĀNG (SHĀNG HÁN LÙN)
GUÌ ZHĪ FÚ LÍNG BÁI ZHÚ GĀN CǍO

121.GUÌ ZǍO JIǓ
(FĀNG YUÁN JÍ ZǓ CHÉNG YÀO WÙ JUN1 DÀI CHÁ)

122.GUÌ LÍNG JIĀNG BÀN TĀNG (DÀI KǍO)
GUÌ ZHĪ FÚ LÍNG GÀN JIĀNG BÀN XIÀ

123.GUÌ ZHĪ DÀ HUÁNG TĀNG (SHĀNG HÁN LÙN)
GUÌ ZHĪ BÁI SHÁO DÀ ZǍO SHĒNG JIĀNG ZHÌ GĀN CǍO DÀ HUÁNG

124.TÁO HUĀ TĀNG (SHĀNG HÁN LÙN)
CHÌ SHÍ ZHĪ QIĀN JIĀNG JĪNG MǏ

125.TÁO RÉN SÌ WÙ TĀNG (NǙ KĒ MÌ YÀO)
TÁO RÉN GUĪ WĚI CHÌ SHÁO CHUĀN XIŌNG SHĒNG DÌ XIĀNG FÙ DĀN PÍ HÓNG HUĀ YUÁN HÚ

126.TÁO RÉN DÌ HUÁNG XĪ JIǍO TĀNG
(FĀNG YUÁN JÍ ZǓ CHÉNG YÀO WÙ JUN1 DÀI CHÁ FÙ

127.TŌNG ZHÌ TĀNG
(FĀNG YUÁN JÍ ZǓ CHÉNG YÀO WÙ JUN1 DÀI CHÁ)

128.QŪ FĒNG SÀN (HÉ JÌ JÚ FĀNG)
JĪNG JIÈ FÁNG FĒNG QIĀNG HUÓ CHUĀN XIŌNG JǏN CÁN HÒU PǓ CHÁN TUÌ JÍ XIĀNG ÀI CĀN FÚ LÍNG CHÉN PÍ GĀN CǍO

129.QŪ FĒNG SÀN SHĪ TĀNG
(FĀNG YUÁN JÍ ZǓ CHÉNG YÀO WÙ JUN1 DÀI CHÁ ÀI

130. ZHĒN WǓ TĀNG (SHĀNG HÁN LÙN) DÚ FÚ LÍNG FÙ ZǏ BÁI ZHÚ BÁI SHÁO SHĒNG JIĀNG

131.RÙN ZÀO TĀNG (DŌNG YUÁN SHÍ SHŪ)
SHĒNG MÁ SHĒNG DÌ SHÚ DÌ DĀNG GUĪ DÀ HUÁNG MÁ RÉN TÁO RÉN HÓNG HUĀ GĀN CǍO

132.CHÁI LÍNG TĀNG (JǏNG YUÈ QUÁN SHŪ)
CHÁI HÚ ZHŪ LÍNG FÚ LÍNG ZÉ XIÈ BÁI ZHÚ HUÁNG QÍN

133.XIĀO YÁO SÀN (HÉ JÌ JÚ FĀNG)
CHÁI HÚ DĀNG GUĪ BÁI SHÁO FÚ LÍNG BÁI ZHÚ GĀN CǍO BÁO HÉ SHĒNG JIĀNG

134.YÌ YUÁN SÀN (XUĀN MÍNG LÙN FĀNG)
HUÁ SHÍ GĀN CǍO CHÉN SHĀ

135.YǍNG XUÈ TĀNG (DŌNG YUÁN SHÍ SHŪ)
DĀNG GUĪ SHĒNG DÌ QÍN JIĀO CHUĀN XIŌNG DÙ ZHÒNG GUÌ ZHĪ GĀN CǍO

136.XIĀO BĀN TĀNG (LÈI ZHÈNG HUÓ RÉN SHŪ)
RÉN SHĒN SHÍ YÌ WĒI RUÍ ZHĪ MǓ GĀN CǍO

137.LIÚ QÌ YǏN (HÉ JÌ JÚ FĀNG)
DÀ HUÁNG CHUĀN XIŌNG JÚ HUĀ NIÚ BÀNG XÌ XĪN FÁNG FĒNG SHĀN ZHĪ HUÁNG QÍN XUÁN CĀN BÁI JÍ LÍ HŌNG JĪNG JĪNG JIÈ MÙ ZÉI CĀNG ZHÚ CǍO JUÉ MÍNG GĀN CǍO

138.LIÁNG GÉ SÀN (HÉ JÌ JÚ FĀNG)
DÀ HUÁNG MÁNG XIĀO ZHĪ ZǏ LIÁN QIÀO HUÁNG QÍN BÁO HÉ ZHÚ YÈ ZHÌ GĀN CǍO

139.LIÁNG XUÈ TĀNG (NǙ KĒ MÌ YÀO)
DĀNG GUĪ DÌ HUÁNG HUÁNG QÍN HUÁNG LIÁN HUÁNG BǍI ZHĪ MǓ FÁNG FĒNG JĪNG JIÈ XÌ XĪN MÀN JĪNG QIĀNG HUÓ GǍO BĚN SHĒNG MÁ GĀN CǍO

140.DIÀO WÈI CHÉNG QÌ TĀNG (SHĀNG HÁN LÙN)
DÀ HUÁNG MÁNG XIĀO ZHÌ GĀN CǍO

141.HUÁNG LIÁN TĀNG (SHĀNG HÁN LÙN)
HUÁNG LIÁN GÀN JIĀNG GĀN CǍO GUÌ ZHĪ RÉN SHĒN BÀN XIÀ DÀ ZǍO

142.HUÁNG LIÁN WÚ YÚ TĀNG (JǏNG YUÈ QUÁN SHŪ)
HUÁNG LIÁN WÚ YÚ

143.HUÁNG LIÁN JIĚ FÈNG TĀNG (RÚ MÉN SHÌ QĪN)
HUÁNG LIÁN HUÁNG QÍN HUÁNG BǍI ZHĪ ZǏ

144.HUÁNG LIÁN XIÈ XĪN TĀNG (ZÁ BÌNG YUÁN LIÚ XĪ ZHÚ)
HUÁNG LIÁN HUÁNG QÍN SHĒNG DÌ ZHĪ MǓ GĀN CǍO

145.HUÁNG LIÁN MÙ XIĀNG TĀNG (ZHÈNG ZHÌ ZHǓN SHÉNG)
HUÁNG LIÁN MÙ XIĀNG HUÁNG BǍI MÙ TŌNG ZHǏ KÉ CHÉN PÍ DÀ HUÁNG

146.HUÁNG QÍ JIÀN ZHŌNG TĀNG (JĪN KUÌ YÀO LUÈ)
HUÁNG QÍ GUÌ ZHĪ BÁI SHÁO DÀ ZǍO ZHÌ GĀN CǍO SHĒNG JIĀNG YÍ TÁNG

147.HUÁNG LIÁN YÙ ZHÚ Ā JIǍO TĀNG
(FĀNG YUÁN JÍ ZǓ CHÉNG YÀO WÙ JUN1 DÀI CHÁ)

148.HUÁNG QÍN SHÁO YÀO TĀNG (SHĀNG HÁN LÙN)
HUÁNG QÍN SHÁO YÀO DÀ ZǍO GĀN CǍO

149.LǏ ZHŌNG TĀNG (SHĀNG HÁN LÙN)
RÉN SHĒN BÁI ZHÚ PÀO JIĀNG ZHÌ GĀN CǍO

150. LǏ PÍ DÍ YǏN
(FĀNG YUÁN JÍ ZŬ CHÉNG YÀO WÙ JUN DÀI CHÁ)

151. MÁ HUÁNG TĀNG (SHANG HÁN LÙN)
MÁ HUÁNG XÌNG RÉN GUÌ ZHĪ ZHÌ GĀN CĂO

152. MÁ RÉN WÁN (SHĀNG HÁN LÙN)
MÁ RÉN HÒU PŬ ZHǏ SHÍ DÀ HUÁNG BÁI SHÁO XÌNG RÉN FĒNG MÌ

153. MÁ XÌNG SHÍ GĀN TĀNG (SHĀNG HÁN LÙN)
MÁ HUÁNG XÌNG RÉN SHÍ YÙ GĀN CĂO

154. MÁ HUÁNG DÌNG CHUĂN TĀNG (ZHĀNG SHÌ YĪ TŌNG)
MÁ HUÁNG XÌNG RÉN HÒU PŬ DŌNG HUĀ SĀNG PÍ SŪ ZǏ HUÁNG QÍN BÀN XIÀ CĂO

155. MÁ HUÁNG FÙ ZǏ XÌ XĪN TĀNG (SHĀNG HÁN LÙN)
MÁ HUÁNG FÙ ZǏ XÌ XĪN

156. ZĪ SHÈN WÁN (WÈI SHĒNG BĂO JIÀN)
HUÁNG BĂI ZHĪ MŬ RÒU GUÌ

157. ZĪ SHÈN YĂNG GĀN WÁN

158. QĪNG TÉNG TĀNG (XUĀN MÍNG LÙN FĀNG)
CĀNG ZHÚ SHĒNG MÁ HÉ YÈ

159. QĪNG WÈI SÀN (DŌNG YUÁN SHÍ SHŪ)
HUÁNG LIÁN SHĒNG DÌ DĀNG GUĪ DĀN PÍ SHĒNG MÁ

160. QĪNG SHÈN YǏN (ZHÈNG YǏN MÒ ZHÌ)
HUÁNG QÍN GĚNG JÚ ZHĪ ZǏ LIÁN QIÀO TIĀN HUĀ FĚN XUÁN SHÉN BÁO HÉ GĀN CĂO

161. QĪNG ZÀO TĀNG (,DŌNG YUÁN SHÍ SHŪ)
HUÁNG QÍ CĀNG ZHÚ BÁI ZHÚ CHÉN PÍ ZÉ XIÈ FÚ LÍNG DĀNG GUĪ RÉN SHÉN SHĒNG DÌ SHĒNG MÁ MÀI DŌNG SHÉN QŬ HUÁNG BĂI ZHŪ LÍNG CHÁI HÚ HUÁNG LIÁN WŬ WÈI ZHÌ GĀN CĂO

162. QĪNG SHŬ YÌ QÌ TĀNG (DŌNG YUÁN SHÍ SHŪ)
RÉN SHÉN BÁI ZHÚ MÀ DŌNG DĀNG GUĪ HUÁNG QÍ WŬ WÈI QĪNG PÍ CHÉN PÍ SHĒNG MÁ ZÉ XIÈ CĀNG ZHI SHÉN QŬ HUÁNG JIÙ GĚ GĒN SHĒNG JIĀNG DÀ ZĂO ZHÌ GĀN CĂO

163. GĚ GĒN TĀNG (SHĀNG HÁN LÙN)
GĚ GĒN GUÌ ZHĪ MÁ HUÁNG BÁI SHÁO DÀ ZĂO SHĒNG JIĀNG ZHÌ GĀN CĂO

164. GĚ GĒN QÍN LIÁN TĀNG (SHĀNG HÁN LÙN)
GĚ GĒN HUÁNG QÍN HUÁNG LIÁN GĀN CĂO

165. XĪ JIĂO DÌ HUÁNG TĀNG (DĀN XĪ XĪN FĂ)
XĪ JIĂO DÌ HUÁNG BÁI SHÁO DĀN PÍ

166. WĒN FÈI TĀNG (HÉ JÌ JÚ FĀNG)
BÁI SHÁO GÀN JIĀNG WŬ WÈI XÌ XĪN RÒU GUÌ BÀN XIÀ CHÉN PÍ XÌNG RÉN GĀN CĂO

167. PŬ JÌ XIĀO DÚ YǏN (DŌNG YUÁN SHÍ SHŪ)
HUÁNG LIÁN HUÁNG QÍN NIÚ BÀNG XUÁN SHÉN CHÉN PÍ MĂ BÓ LIÁN QIÀO BÁO HÉ SHĒNG
MÁ BĂN LÁN GĒN JIĀNG CÁN CHÁI HÚ JÚ GĚNG GĀN CĂO

168. QIÁN YÁNG DĀN (YĪ LǏ ZHĒN CHUÁN)
FÙ ZǏ GUĪ BĂN SHĀ RÉN ZHÌ GĀN CĂO

169. JŪ YÙ WÁN
(FĀNG YUÁN JÍ ZŬ CHÉNG YÀO WÙ JUN DÀI CHÁ)

170. HUÒ XIĀNG ZHÈNG QÌ SÀN (HÉ JÌ JÚ FĀNG)
HUÁN XIĀNG HÒU PŬ BÁI ZHÚ CHÉN PÍ BÀN XIÀ FÚ LÍNG BÁI ZHǏ JÚ GĚNG SŪ YÈ DÀ FÙ PÍ DÀ ZĂO
SHĒNG JIĀNG GĀN CĂO

Tang Ye Jing Formeln + Rezepturen

Allgemeiner Index

O

P

R

S

T

Personenregister

Anmerkung zur Schreibweise: Anders als bei uns kommt die Familie auch im Namen in der chines schen Kultur immer zuerst: In Hong Kong und Taiwan werden die Vornamen meist mit Bindestrich versehen, damit man Vornamen Zheng Qin-An nicht „tschi-nan" sondern „tschin-an" ausspricht. In der VRC hat sich allerdings nicht nur in Namen sondern auch Büchernamen und Orten leider die Zusammenschreibung durchgesetzt, also Wuxi für die Stadt, die „u-hsi" ausgesprochen wird, aber bei Touristen immer zu Wuxi wird, wie in Fix & Foxi und der berühmte Doktor Li Ke, zum »like« oder » ikey« wie in Nike verunstaltet wird, die ursprünglich [ní:kɛ:], ausgesprochen wurde.
Während sich ältere Sinologen sicher noch mit Grausen an die Unterschiede der Schreibweisen von Wade-Giles, Yale und Legge, oder gar Gwoyeu Romatzyh erinnern, geht es mir um die Anwendbarkeit und Vergleichbarkeit von chinesischen Namen beim westlichen Leser. Wie immer, kann man es aber niemals allen recht machen.
Siehe: https://de.wikipedia.org/wiki/Chinesischer_Name

Benutzte Bibliographie

Deutsch:

Dominique Herzer: Das alte und das neue Yijing, Diederichs
Dominique Herzer: Das Mawangdui-Yijing, Diederichs
Richard Wilhelm: I Ging. Das Buch der Wandlungen, Diederichs
R.L. Wing: Das Arbeitsbuch zum I Ging, Diederichs

Englisch:

James Legge: I Ching: Bilingual Edition, English and Chinese
Christopher Cullen: The Foundations of Celestial Reckoning: Three Ancient Chinese
Astronomical Systems (Scientific Writings from the Ancient and Medieval World)
Greg Whincup: Rediscovering the I Ching
Joseph Adler: The Original Meaning of the Yijing – Commentary on the Scripture of Change
Dr. Karin Taylor Wu: Calculating the BaZi: The GanZhi/Chinese Astrology Workbook
Zhongxian Wu, Dr. Karin Taylor Wu: Heavenly Stems and Earthly Branches – TianGan DiZhi: The Heart of Chinese Wisdom Traditions
Wu, Hui: <Guiguzi>, China's First Treatise on Rhetoric: A Critical Translation and Commentary
Josoph Needham: Science and Civilisation in China, Part 6, Medicine
Roisin Golding: The Complete Stems and Branches – Time and Space in Traditional Acupuncture
Liu An: The Huainanzi, translated by J.S.Major, S.A. Queen, A.S.Meyer, H.D. Roth, Columbia Press New York, 2010
Fabrizio Pregadio (ed.): The Routledge Encyclopedia of Taoism, Vol. I und II
Master Zhongxian Wu: Vital Breath of the Dao
Chen Ping: History and Developement of Traditional Chinese Medicine, Vol. 1, Kap. 2, Science Press, Beijing 1999
Zheng Jinsheng, Herman Tessenow, Paul Unschuld: Appendix – The Doctrine of the Five Periods and Six Qi in the Huang Di Nei Jing Su Wen, in Huang Di Nei Jing Su Wen, University of California Press, 2005
Craig Mitchel, Feng Ye, Nigel Wiseman: Shang Han Lun – On Cold Damage, Paradigm Publications, Brookline, 1999
Greta Young Jie De, Robin Marchment: Shang Han Lun Explained, Elsevier Australia, 2009
Sung Yuk-Ming: Understanding the Jin Gui Yao Lue – A Practical Textbook, Peoples Medical Publishing House, Beijing 2008
Gunter Neeb: »2000 years of Medical Exchange Part 1-4« in: THE LANTERN, Volume 1 and 2, Issue 1,2,3 und 4, Melbourne, Australia, Januar 2004-Jan. 2005
Gunter Neeb: »Playing with Fire: the Huo Shen School« in: THE LANTERN, Essays Volume: VII Issue: 1, Melbourne, Australia Januar 2010
»Huo Shen school: thoughts and methods« in: THE LANTERN, Essays Volume: VII Issue: 1, Melbourne, Australia September 2009
Dr Tyler Rowe: Wuyun Liuqi: five phases six qi THE LANTERN Volume: XX Issue: 1

Chinesisch:

Zheng Qin-An: Yi Li Zhen Zhuan, Zhou Peng-Fei (ed.), Yueyuan Chubanshe, 2009
Zheng Qin-An: Yi Fa Yuan Tong, Zhou Peng-Fei (ed.), Yueyuan Chubanshe, 2009
Zheng Qin-An: Yi Shu Chan Shi, Wu Jie-Ping (ed.) Mit Kommentaren von Tang Bu-Qi, Si Chuan Chu Ban Ji Tuan/ Cheng Du: Ba Shu Shu She, 2006
Feng Shi-Lun: Jie Du <Yi YinTang Ye Jing>, Xueyuan Chubanshe, Beijing 2008
Guo Ai-chun: Huangdi Neijing Suwen Yuze, Renmin weisheng Chubanshe, Beijing 1992
Guo Ai-chun: Huangdi Neijing Suwen Jiaozhu Bd.II, Renmin weisheng Chubanshe, Beijing 1992
Huang Yuan-Yu: Si sheng Xin Yuan, 1754
Jiang Yin-Gui: San Yuan Mai Xue, Zhi Yuan Shu Ju, Taipei, TWN, 87
Liu An (劉安 180-122 v.Chr): Huai Nan Zi 淮南子 (Meister von Huainan), online
Peng Zi-Yi: Yuan Yundong de Gu Zhongxixue, Taiwan 1947
Ren Ying-Qiu: Wu Yun Liu Qi, Shanghai Kexue Chubanshe, 1959
Tao Hong-Jing (Wei-Dynastie, 5 Jh.), Auszüge sheng Nong Ben Cao Jing
Wu Pei-Heng: Shi Da Zhu Shuai, Ba Shu Chu Ban She, Sichuan, 1959 Zhang Da-Chang: Yi Lun Yi An Ji, Xue Yuan Chu Ban She Beijing 2008
Zhang Da-Chang: Fu Xing Jue Wu Zang Yong Yao Fa Yao, Xue Yuan Chu Ban She Beijing 2010
Zhang Da-Chang: Fu Xing Jue Wu Zang Yong Yao Fa Yao, Xue Yuan Chu Ban She Beijing 2010
Zhang Jie-Bing: Jingyue Quan Shu, Xinhua Bookstore, 1994
Zhang Zhi-Zong: Huangdi Neijing Suwen Jizhu, Zhejiang, (1630~1674)

Eigene Veröffentlichungen:

Chinesisch:

Nei, Long-Dao (Gunter Neeb): »Experimentelle Langzeitstudie der Chronischen Blutstase/Hyperviskositätssyndrom – Pathomorphologie und funktionelle Störungen der inneren Organe« (Magisterdissertation in Chinesisch), International College for Traditional Chinese Medicine and Pharmacology Tianjin, Research Division, Tianjin, China 1998

Nei, Long-Dao (Gunter Neeb): »Klassische und moderne Ansätze der Behandlung des Lily-Syndromes« (Gu Jin Yi Xue Dui Bai He Bing Zhi Yan Jiu) in: Zhong Yi Chuan Tong Yi Yao Yan Jiu Vol. I, S. 94 ff., Beijing, Chinese Medical Classics Press 1997. ISBN 7-80013-741-4/R737

Nei, Long-Dao (Gunter Neeb): »Experimentelle Erforschung des chronischen Blutstasesyndroms am Tier« (Man Xing Yu Xue Zheng Dong Wu Mo Xing de Zhi Zuo ji Shi Yan Yan Jiu) in: Kongress- Papers of the 2nd international Congress of TCM in Tianjin, China, 1998, S. 351 ff.

Nei, Long-Dao (Gunter Neeb): »Erforschung der chronischen Blutstase als experimentelle Modellstudie – Seine funktionell-organischen und pathomorphologischen Auswirkungen am Hasen« (Man Xing Xue Yu Zheng Tu Mo Xing de Zhi Bei ji Gong Neng Xing Tai Xue de Guan Zha Yan Jiu) in: Thesis and Research-Papers of Lecturers at the 5th Chinese Congress of the Society of Integrated Chinese Medicine, Sept. 1999, Beijing, China, S. 47 ff.

Nei, Long-Dao (Gunter Neeb): »Vergleich zweier Therapiesysteme in Geschichte, Zellkultur, am Tiermodell und 200 chinesischen und deutschen Patienten im symptomatischen Ausdruck, Diagnoseergebnis, Therapieresponse, und im statistischen Vergleich.« (Chuantong Yixue zai Zhongguo he Ouzhou de Tongyidian yu Bingli Biaoshi, Zhenduan, Zhiliao Fanying he Tongji), (Doktordissertation in Chinesisch), International College for Traditional Chinese Medicine and Pharmacology Tianjin, Research Division, Tianjin, China Jan/2001

Nei, Long-Dao (Gunter Neeb): »The Future of Research in Chinese Herbal Pharmacology« in: Sammlung wissenschaftlicher Aufsätze zum 60. Jubiläum der Universität für Chinesische Medizin und Arznei Tianjin, 16. September 2018, (中药药理研究的未来)

Englisch:

»Trick or treat? – Westerners encounter Traditional Chinese Medicine« in: TCM Quarterly, 2/1994, Taipei, Taiwan, S. 23 ff.

»The Geomedicine of TCM« in: Orientation – The Magazine of the Anglo-Dutch Institute for Oriental Medicine, Amsterdam, Niederlande, 11/99, S. 42 ff.

»The TCM-Model: Defining the profession for the 21th Century« in: Orientation – The Magazine of the Anglo-Dutch Institute for Oriental Medicine, Amsterdam, Niederlande, 1/2000

»Non-Linear Medicine: Prospects of a future medicine and the role of TCM in its development« in: Congress papers of the Congress of TCM in The Netherlands, Maastricht, The Netherlands, June 2000

»2000 years of Medical Exchange Part 1–4« in: THE LANTERN, Volume 1 and 2, Issue 1, 2, 3 und 4, Melbourne, Australia, Jan. 2004–Jan. 2005

»Playing with Fire: the Huo Shen School« in: THE LANTERN, Essays Volume: VII Issue: 1, Melbourne, Australia, Januar 2010

»Huo Shen school: thoughts and methods« in: THE LANTERN, Essays Volume: VII Issue: 1, Melbourne, Australia September 2009

Deutsch:

Fernsehsendung: »Schlaf als Schlüssel des Alterungsprozesses« in ARTE: Archimedes Oktober 2001 Interview: Deutschlandfunk, Studenten-Forum 1.02.2001

Sendung: »Wunschbox: Thema TCM« (Mai 2002)

Videos: »Andrologie in der TCM«, Graz, 10. OGKA-Kongress 2013, bei Naturmed

»Long COVID, Chronic Fatigue Syndrom und andere Erschöpfungszustände«, Complemedis, Zürich 2022

Artikel: Ca. 50 in Zeitschrift für Traditionelle Chinesische Medizin, VGM-Wühr-Verlag, Kötzting, Die Volksheilkunde/Der Heilpraktiker, Zeitschrift Naturheilkunde, Richard Pflaum Verlag, München, und in Natur-Heilkunde-Journal, Wahrlich Verlag, Meckenheim, und andere Zeitschriften

»Das Feuer des Drachen-Donners. Geschichte, Diagnose und Behandlung von Yin-Feuer« in: classicalchinesemedicine.org, März 2009

Zuletzt in TCM Fachmagazin Schweiz »YinYang« Ausgabe 12/22 der Artikel: Nieren-Yin Leere mit der Feuerschule behandeln

Blogartikel: »Coronaviren mit Chinesischer Medizin behandeln« in: Naturmed-Blog Februar 2020

»Langzeitbeobachtungen von Covid-Patienten« Naturmed-Blog Sept. 2020

Bücher:

Das Blutstasesyndrom – Chinas klassisches Konzept in der modernen Medizin, VGM-Wühr-Verlag, Kötzting Frühjahr 2001

In Claudia Focks »Praktischer Leitfaden TCM«, Kapitel 1 und 8 (Arzneikräuter), Verlag Urban & Fischer Mai/2003

Verschiedene Kapitel in: »Der ältere Patient in der chinesischen Medizin: Gesund alt werden, Alterserkrankungen vorbeugen und behandeln« Urban & Fischer Verlag/Elsevier GmbH, Juni 2006

»Gynäkologie und Frauenheilkunde: Menstruation, Schwangerschaft, Wochenbett und Wechseljahre« Reihe »TCM Fachbuch für Fortgeschrittene« Band 1, Bacopa Verlag, Dezember 2010

»Pädiatrie: Behandlung von Kindern und Jugendlichen mit Chinesischer Medizin«, Reihe »TCM Fachbuch für Fortgeschrittene« Band 1, Bacopa Verlag Mai 2011

Neuauflage »Das Blutstasesyndrom« Bacopa Verlag Oktober 2022

»Endokrinologie und Andrologie in der TCM«, Gebundene Ausgabe Oktober 2023, Bacopa Verlag

»Yang – vom Füllen der Leere«, März 2023, Bacopa Verlag

E-Book: »Long-Covid: Was wir wissen und was wir tun können«: Geeignet für Therapeuten und Ärzte, Amazon E-Books

Über den Autor

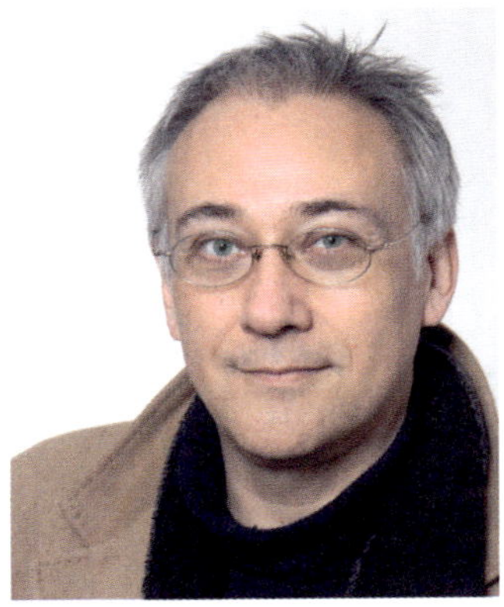

Professor Doktor Gunter Ralf Neeb, geboren im Ji-Hai Jahr in Wiesbaden / Deutschland, HP, Master und Doktor der Chinesischen Medizin, Gastprofessor und Dozent an Universitäten in drei Kontinenten begann zuerst in seiner Jugend Übersetzungen von chinesischen Texten zu lesen. Als Student der naturheilkundlichen Medizin war er vor allem in der Akupunktur interessiert und kompilierte 1980/81 einen Text über in Deutschland erhältliche Chinesische Arzneipflanzen, die auch in Rothenburg verteilt wurden. Nach seinem Studium der chinesischen Sprache, welches er 1987 in Bochum begann und 1988 in China fortfuhr, arbeitete er ab 1991 als Assistent Akupunkteur in der Klinik von Prof., Ph.D., MD. Chang Chung-Gwo, dem Vorsitzenden der TCM-Abteilung im Gesundheitsministerium in Taipei. Dort riet ihm der Nestor der CM, Chen Li-Fu, die chinesische Medizin durch die Klassiker zu studieren und ermöglichte ihm Zugang in die Yi-Jing Xuehui (Buch der Wandlungen-Gesellschaft). Gleichzeitig studierte er daoistisches Qi-Gong für zwei Jahre unter dem bekannten Meister Lee Feng-Shan persönlich.

Danach studierte er zunächst an der Yunnan-Universität, und famulierte unter anderem beim Sohn von „Dr. Fu-Zi", Wu Sheng-Yuan um dann nach Tianjin an die Universität der chinesischen Medizin zu wechseln, wo er mit einem Master of Innere Medizin (Nei Ke) abschloss, und drei Jahre später als erster Europäer mit seiner Doktorarbeit. Seit 1996 arbeitete Professor Neeb als Arzt in der Uni-Klinik des Forschungsinstitutes und wurde als Mitglied in den Lehrkörper der Universität aufgenommen, wo er als Dozent chinesische Studenten in chinesischer Medizin unterrichtete.

Nach seiner Rückkehr nach Deutschland im Jahr 2001 und Eröffnung seiner Praxis lehrte er auch in in vielen Europäischen medizinischen Instituten und Universitäten, sowie 2010 an der University of West-Sydney und anderen Universitäten in Australien. Wie alle seine Bücher, so kombiniert auch dieses seine therapeutische Erfahrung mit erstmaligen Übersetzungen aus klassischen und modernen chinesischen Quellen, in diesem Fall darüber, wie der heutige Mangel an Wärme mit einer Stärkung des Lebensfeuers behoben werden kann.

Bisher im **BACOPA** VERLAG von Gunter Neeb erschienen bzw. in Planung

Neeb Gunter, Das Blutstasesyndrom. Chinas klassisches Konzept in der modernen Medizin

Neuauflage - Jetzt mit Ergänzung zur Schmerztherapie!

Wenn wir nur einige der klinischen Fachgebiete und Krankheiten nennen, die die Chinesische Medizin unter dem Blutstasesyndrom zusammenfasst, wird klar, wie aktuell und wichtig dieses Buch ist: Kardiologie und Angiologie (u. a. Herzinfarkt, Herzinsuffizienz, Arteriosklerose, Thrombosen); Neurologie (u.a. Schlaganfall, Demenz, Tinnitus); Gynäkologie (u. a. Menstruationsstörungen, postpartale Störungen), Onkologie (Tumorbildungen, besonders im Bauchraum); Klinische Psychologie (u. a. Depressionen, Manien, Psychosen); Schmerztherapie.

Gunter Neeb legt mit diesem Buch ein so fundiertes wie praxisnahes Behandlungskonzept der vielfältigen Facetten des Blutstasesyndroms vor.

Das Buch zeigt auf, wie aktuell dieses in der Chinesischen Medizin zentrale Thema für die heutige Praxis ist. Ein Muss für jeden Therapeuten der Chinesischen Medizin.

2. erweiterte Auflage mit 544 Seiten, Grafiken und Abb., mit Lesebändchen, geb.
ISBN: 9783991140061, € 89,00

Neeb Gunter, Gynäkologie und Frauenheilkunde. TCM-Fachbuch für Fortgeschrittene Band 1

Im Band 1 werden die Behandlung von gynäkologischen Problemen wie Prämenstruationssymptomen, Dysmenorrhö, verfrühter Amenorrhö, Endometriose, unregelmäßige Menstruation, ebenso besprochen wie interessante Themen der Geburtsheilkunde wie z.B. weiblichen Fruchtbarkeitsstörungen mit unerfülltem Kinderwunsch, TCM-Begleitung bei künstlicher Befruchtung, Begleitung der Schwangerschaft mit chinesischen Kräutern, Lageprobleme des Kindes und Unruhe mit drohendem Abort, sowie die Nachbehandlung der Mutter im Wochenbett und den Lochien und Erhaltung der Gesundheit und des Gewichtes der Mutter.

208 Seiten, mit Lesebändchen, geb., ISBN: 9783901618789, € 29,00

Neeb Gunter, Pädiatrie Behandlung von Kindern und Jugendlichen mit Chinesischer Medizin TCM-Fachbuch für Fortgeschrittene Band 2

Im Band 2 wird die Behandlung von Kleinkindern und Kindern zwischen 3 Monaten und 15 Jahren mit Arzneikräutern der chinesischen Medizin, aber auch Tuina, Moxa und Akupunktur sowie Nabelpflastern besprochen. Dies beinhaltet natürlich auch die Diagnosefindung und Differenzierung der Syndrome. Krankheiten wie Verdauungsstörungen, Wachstumsstörungen, Infektneigung, Allergien, Asthma, Neurodermitis, Darmparasiten, Kopflausbefall, Warzen, ADS, Hyperaktivität, Heuschnupfen u.v.a. werden differenziert und ihre Behandlung mit der TCM vorgestellt.

264 Seiten, Fotos, mit Lesebändchen, geb., ISBN: 9783901618796, € 29,00

Neeb Gunter, Hormonerkrankungen, Männerheilkunde und die zwei Yin der TCM. Band 3

In diesem Buch geht es zunächst um Hormone, deren Erkrankungen und das, was in China jahrhundertelang als die zwei Yin bezeichnet wurden. Yin stand hier für die versteckten Organe, die zwei Körperöffnungen, also das, was wir als den Urogenital- und Analbereich bezeichnen.

Während der Konfuzianismus diese Bezeichnung und alles damit zusammenhängende tabuisierte, war die Beziehung der Daoisten zum menschlichen Körper eine natürliche und freie Einstellung.

Es geht in diesem Buch also um Blase und Harnwege einerseits, aber auch die primären Sexualorgane der zumindest mehrheitlich am häufigsten auftretenden zwei Geschlechter.

ca. 180 Seiten, mit Lesebändchen, geb., ISBN: 9783991140498, € 34,80
Dieser Titel erscheint im Frühjahr 2024

Alle Titel können direkt beim Verlag unter *versand@bacopa.at* bestellt werden. *www. bacopa-verlag.at*